PSYCHIATRIE DER VERFOLGTEN

PSYCHOPATHOLOGISCHE UND GUTACHTLICHE ERFAHRUNGEN
AN OPFERN DER NATIONALSOZIALISTISCHEN VERFOLGUNG
UND VERGLEICHBARER EXTREMBELASTUNGEN

VON

WALTER RITTER VON BAEYER

HEINZ HÄFNER · KARL PETER KISKER

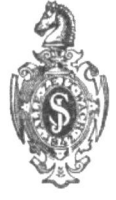

SPRINGER-VERLAG

BERLIN · GÖTTINGEN · HEIDELBERG

1964

Professor Dr. med. WALTER RITTER VON BAEYER,
Direktor der Psychiatrischen und Neurologischen Klinik der Universität Heidelberg

Privatdozent Dr. med. Dr. phil. HEINZ HÄFNER,
Oberarzt der Psychiatrischen und Neurologischen Klinik der Universität Heidelberg

Privatdozent Dr. med. Dr. phil. KARL PETER KISKER,
Oberarzt der Psychiatrischen und Neurologischen Klinik der Universität Heidelberg

ISBN 978-3-642-87978-4   ISBN 978-3-642-87977-7 (eBook)
DOI 10.1007/978-3-642-87977-7

Druck: Carl Ritter & Co., Wiesbaden

Titel Nr. 1213

Vorwort

Diese Arbeit ist aus dem praktischen Bedürfnis entstanden, für die entschädigungsrechtliche Begutachtung von überlebenden Opfern der nationalsozialistischen Verfolgung mit seelisch-nervösen Störungen verläßliche Grundlagen zu finden. Seit etwa 1950 und in stets steigendem Ausmaß seit dem Erlaß des Bundesentschädigungsgesetzes in seiner jetzigen Form (1956) tritt die Frage an den psychiatrisch-neurologischen Gutachter heran, ob, in welchem Umfang und in welcher Weise psychisch-nervöse Normabweichungen und Krankheitszustände bei Verfolgten des NS-Regimes mit den seinerzeit innerhalb und außerhalb der Konzentrationslager erlittenen Beeinträchtigungen der seelischen und körperlichen Integrität zusammenhängen. Dabei wurde es immer deutlicher, daß die in der neuropsychiatrischen Wissenschaft bisher erarbeiteten Beurteilungsmaßstäbe und gutachtlichen Richtlinien nicht voll ausreichen, um die Entstehungsweise und Tragweite der in diesem Fachgebiet liegenden Gesundheitsschäden der Verfolgten zu erfassen. Es war hier etwas Neues in Erscheinung getreten: chronische, äußerst hartnäckige, therapeutisch wenig beeinflußbare Beschwerden, Leistungsmängel, Veränderungen der sozialen Persönlichkeit, die sich bei fehlendem oder gering ausgeprägtem Organbefund, hirnpathologisch nicht erklärbar, in biographischer Kontinuität aus den furchtbaren, leiblich-seelisch-sozialen Schicksalen der Verfolgung entwickelt haben und nur in den wenigsten Fällen den Eindruck einer tendenziösen, rentenneurotischen, übertreibenden, ganz oder halbwegs gewollten Fehleinstellung hinterlassen. Nicht schlechthin, aber relativ *neu*: das chronische, meist in dieser oder jener Weise depressiv gefärbte Störungsbild derartiger Fälle, die Herkunft aus einer extremen Belastungssituation, die durch ihre lange Dauer, mehr noch durch ihre alle menschlichen Daseinsbereiche einschließende Totalität den Menschen aller Existenzsicherheit beraubte, *neu* aber auch die Notwendigkeit, eine echte und unmittelbare Psycho- und Soziogenese, eine nicht nachträglich ausgebaute oder psychopathisch vorgebahnte, sondern zwingend von der Belastungssituation zur Störung sich hinentwickelnde Erlebnisreaktivität bei Erwachsenen ernstlich ins Auge zu fassen. War doch bisher die herrschende Lehre von der „traumatischen Neurose" zum mindesten im deutschsprachigen Raume ganz überwiegend auf die „durchscheinende inhaltlich bestimmte Willensrichtung" (BONHOEFFER) kraft eines „selbstsüchtigen, nach Schutz und Nutzen strebenden Ich-Motives" (FREUD) ausgerichtet und an den vielfach beobachteten, mehr oder minder bewußtseinsnahen Tendenzreaktionen von unfallbetroffenen Menschen des bürgerlichen Lebens und von Kriegsteilnehmern (vor allem am 1. Weltkrieg) orientiert. Nunmehr kommen elementare, nicht zweckbedingte Dauerreaktionen auf extreme seelische Belastungen zur Beobachtung, deren Herleitung weder von psychopathisch-neurotischen Vorgegebenheiten, noch von zweckgesteuerten Einstellungen gelingen will, die vielmehr Ausdruck eines echten „erlebnisreaktiven Persönlichkeitswandels" (VENZLAFF) sind und ihrer Wesensart und Genese nach

eine andere prognostische Beurteilung, therapeutische Behandlung und entschädigungsrechtliche Würdigung verlangen, als dies bei den bekannten Sozialneurosen
der Fall ist.

Die Aufgabe, die wir uns stellen, heißt: es hier nicht bei den ersten Eindrücken
zu belassen, auch nicht die Wiedergutmachung inkommensurabler, im Grunde
nicht wiedergutzumachender Leiden und Nöte, die uns allen auf die Seele fallen,
mit ungenau hinsehender, unwissenschaftlicher „Großzügigkeit" zu befördern.
Jenen Opfern selbst, dem nach der Katastrophe neu formierten Staats- und
Gesellschaftswesen, das sich zur Wiedergutmachungspflicht bekannt und entschlossen hat, wie auch dem wissenschaftlichen Ideal unvoreingenommener Objektivität sind wir es schuldig, genau hinzusehen, die Zusammenhänge zwischen
den durchgemachten Leiden und den Folgezuständen zu prüfen, das post hoc vom
propter hoc zu unterscheiden, Kriterien zu entwickeln, die sowohl der Grausamkeit,
tiefgreifenden Einwirkung und Totalität der durchgemachten Schicksale angemessen sind, wie auch den vielfältigen menschlichen Möglichkeiten, das Schwerste
hinter sich zu bringen oder daran zu scheitern.

Unter den Verfolgten, die nervenärztlicher Beurteilung und Behandlung bedürfen, finden sich natürlich nicht nur Menschen mit einem erlebnisreaktiven
Persönlichkeitswandel oder mit anderen nichtorganischen, nichtpsychotischen,
neuroseähnlichen Störungen. Wir begegnen unter ihnen auch Kranken mit einem
psychoorganischen Syndrom, dessen verfolgungsbedingte oder verfolgungsunabhängige Entstehungsweise zu klären ist. Es ist hier u. a. der cerebral-organischen
Dauerschäden nach Hungerdystrophie zu gedenken. Wir sehen außerdem nicht
selten Mischbilder hirnorganischer oder sonstiger Körperschädigungen mit erlebnisreaktiven Durchflechtungen, Unterbauungen, Überlagerungen. Wir werden
schließlich immer wieder einmal vor die Frage gestellt, ob Syndrome endogenpsychotischen Gepräges, die nach oder während der Verfolgung aufgetreten sind,
mit dem Verfolgungsgeschehen ursächlich zusammenhängen. Schließlich ist eine
von sonstigen Verfolgungsmaßnahmen unterschiedene Läsion der leib-seelischen
Integrität wie auch der mitmenschlichen Bezüge durch die im „Dritten Reich"
durchgeführten Zwangssterilisationen entstanden. Auch derartige Fälle beschäftigen heute den Gutachter in Entschädigungsverfahren bei seinerzeit gesetzmäßiger,
aber evtl. diagnostisch falsch begründeter Indikation, bei außergesetzlichen Sterilisationen von sog. Rassefremden und Opfern medizinischer Experimente unter
dem Gesichtspunkte seelisch-sozialer Folgen der gewaltsam herbeigeführten
Unfruchtbarkeit.

Zu einer möglichst genauen wissenschaftlichen Durchforschung und eingehenden Darstellung sahen wir uns gerade durch die nicht organisch begründbaren
Krankheitszustände und Normabweichungen der Verfolgten aufgefordert, durch
deren erlebnisreaktive Störungen und endogene Psychosen. Auf diesen Gebieten
der Verfolgtenpsychiatrie stehen Zusammenhänge zwischen seelischer Störung
und biographischem Schicksal zur Debatte, die weithin als problematisch gelten,
dabei praktisch von größter Wichtigkeit sind und einer näheren Klärung bedürfen.
Und gerade hier, angesichts des Schicksales der Verfolgten, erweisen sich die bisher
erarbeiteten psychopathologischen und sozialmedizinischen Maßstäbe als unzureichend. Wenn wir auf eine ins einzelne gehende Darstellung der organisch begründbaren Verfolgungsleiden verzichten, so hat das seinen Grund nicht allein

in der besonderen Aktualität und Dringlichkeit der mit den Erlebnisreaktionen und endogenen Psychosen verknüpften Fragen. Unser Untersuchungsgut enthält zwar auch eine Reihe von hirnorganisch bedingten Krankheitszuständen und Einzelbefunden, erweist sich aber im Hinblick auf derartige Abweichungen als nicht sehr ergiebig, jedenfalls nicht aufschlußreich genug, als daß ihm über das Bekannte hinausgehende Schlußfolgerungen abgewonnen werden könnten. Für exogene (traumatische, entzündliche, hungerdystrophische) Hirnschäden wurden diagnostische Kriterien und gutachtliche Maßstäbe anderwärts erarbeitet, denen wir nichts Neues hinzuzufügen haben. Das schwierige Problem der exogenen Beeinflussung arteriosklerotischer Gefäßprozesse glauben wir ohne internistisch-pathophysiologische Spezialkenntnisse und Untersuchungsmethoden nicht angehen zu können (vgl. dazu das von G. SCHETTLER herausgegebene Sammelwerk ,,Arteriosklerose'').

Wir stützen uns, was das eigene Material angeht, auf etwa 700 Begutachtungen in Entschädigungsverfahren, die von den Verfassern im Laufe der letzten 8 Jahre vorgenommen wurden; 535 wurden eingehend statistisch analysiert.

Es bedeutet eine gewisse Einschränkung des wissenschaftlichen Wertes dieser Gutachten, daß ein größerer Teil (398) wegen Unerreichbarkeit oder Tod des Antragstellers ohne persönliche Untersuchung und Beobachtung lediglich aufgrund der Aktenlage erstattet werden mußte. Immerhin verbleibt eine verhältnismäßig stattliche Anzahl von Antragstellern (137), die — neben dem Studium aller zugänglichen Akten, Krankenberichte und Vorgutachten — sorgfältig untersucht und meist auch mehrere Tage in der Klinik beobachtet werden konnten. Das methodische Niveau der Untersuchung war in der Regel durch vielstündige, eingehende Explorationen bestimmt, wozu die übliche internistische, neurologische, elektroencephalographische, gelegentlich auch pneumencephalographische Befunderhebung kam, ergänzt in manchen Fällen durch fachinternistische oder andere fachklinische Zusatzgutachten bzw. Befunderhebungen. Die weiter gesteckte Forderung einer aus intensivem psychotherapeutischem Umgang stammenden Kenntnis der sich der einfachen Exploration entziehenden tiefenpsychologisch-psychodynamischen Vorgänge war leider nicht zu erfüllen. Dagegen konnten stichprobenartig in einem kleinen Teil der Fälle (14) Katamnesen in jahrelangem Zeitabstande zu unserer Begutachtung erhoben und deren prognostische Gültigkeit nachgeprüft werden. Die durch Exploration, klinische Untersuchung und Aktenstudium gewonnenen Unterlagen erscheinen immerhin so reichhaltig und gesichert, daß sie einen globalen Überblick über das Schicksal und die gesundheitliche Entwicklung der Verfolgten vermitteln und auch die Beurteilung der lediglich aus dem Akteninhalt bekannten Fälle auf eine festere Grundlage stellen. Es handelt sich zunächst einmal darum, die wesentlichen Daten der jeweiligen Verfolgungsbelastung, der klinisch-psychopathologischen Zuständlichkeit und Verlaufsrichtung und der soziologischen Verhältnisse herauszuarbeiten, sowie die inneren Zusammenhänge dieser Daten zu prüfen. (Näheres über die Methode des klinisch-statistischen Vorgehens s. S. 272.)

Das uns zugängliche Erfahrungsgut im ganzen dürfte dem eingangs erwähnten praktischen Bedürfnis Genüge tun, der entschädigungsrechtlichen Beurteilung neuropsychiatrischer Gesundheitsschäden bei Verfolgten ein einigermaßen verläßliches Fundament zu verleihen. Doch ist damit das Ideal einer wirklich umfassenden Aufklärung des Wesens, der Herkunft und Tragweite seelisch-nervöser Störungen im Gefolge des Terrors gewiß nicht erreicht. Auf das Fehlen einer an sich wünschenswerten Verfeinerung und Vertiefung der biographischen Anamnese, wie sie im allgemeinen nur durch länger fortgesetzte psychotherapeutische Bemühungen erreichbar ist, wurde schon hingewiesen. Was die statistischen Rohdaten betrifft, so ist zwar der Vergleich unserer sicher nicht repräsentativ und auslesefrei gewonnenen Resultate mit den Ergebnissen bei Antragstellern, die anderwärts neuropsychiatrische Beschwerden und Störungen geltend gemacht haben, möglich (H. STRAUSS, KOLLE u. a.), nicht aber mit den Ergebnissen bei Antragstellern, die überhaupt wegen Gesundheitsschäden Entschädigungsansprüche nach dem BEG erhoben haben und in dieser Richtung ärztlich und rechtlich beurteilt worden sind. Die Vergleichsmöglichkeit fehlt auch gegenüber psychologischen und soziologischen Feststellungen bei einer genügend großen repräsentativen Gruppe von Nicht-Antragstellern, die es aus irgendwelchen Gründen verschmähten, ihre Gesundheitsschäden geltend zu machen oder die nach durchlittener Verfolgung mehr oder minder gesund, leistungsfähig und sozial angepaßt geblieben oder es nach einer gewissen Übergangszeit wieder geworden sind.

Die zuletzt genannte Gruppe müßte besonderes Interesse erwecken. Zweifellos leben Verfolgte des Naziregimes unter uns und im Ausland, die auch die schlimmsten Bedrückungen und Entbehrungen, ja die Hölle der Konzentrationslager relativ gut überstanden haben — ob ohne jeden feineren Bruch im Gefüge der Persönlichkeit, ohne tiefergreifende Rückzüge und Beschränkungen in der Zuwendung zum Leben, zur Sozietät, zum Beruf, zu metaphysisch-religiösen Fragen (vgl. dazu die Diskussionsbemerkung von E. STRAUS, 1961) ist einigermaßen fraglich, mögen auch einzelne leuchtende Beispiele eines wahren Reifens und Wachsens der Persönlichkeit nach durchstandener Verfolgung, einer ausgesprochen souveränen Stellungnahme zum Erlebten bekannt sein. Im allgemeinen sind die überlebenden, gesund gebliebenen oder wieder gesund gewordenen Terroropfer Außenstehenden gegenüber, die ihr Schicksal nicht geteilt haben, wenig geneigt, nähere Mitteilungen über das Erlittene und seine innere Verarbeitung zu machen, ja oft von ausgesprochenem Mißtrauen beseelt. Auch unsere Bemühungen, bei den zuständigen Behörden der Länder statistische Angaben über die Gesamtzahl oder große repräsentative Gruppen von Antragstellern wegen Gesundheitsschäden überhaupt und wegen spezieller, in die neuropsychiatrische Kompetenz fallender Beschwerden zu erhalten, hatten kein befriedigendes Resultat. So hängt unser relativ kleines Gutachtenmaterial statistisch gesehen ein wenig in der Luft, zahlenmäßig beziehbar weder auf die unbestimmte Anzahl derer, die Ähnliches durchlebt haben, aber praktisch gesund geblieben sind, noch auf die den Behörden bekannte Zahl der Antragsteller wegen seelisch-nervöser Störungen[1].

Aus der über die Kontinente verstreuten Masse der überlebenden Verfolgungsopfer des Naziregimes — der weitaus größte Teil, zumindesten der rassisch Verfolgten und der Verfolgten nichtdeutscher Staatsangehörigkeit befindet sich ja im Ausland — gelangte also nur ein kleiner Bruchteil in den Bereich unserer For-

---

[1] Bekannt wurde uns nur die Gesamtzahl der Antragsteller wegen Gesundheitsschäden, sowie die Zahlen der angenommenen und abgelehnten Anträge, vgl. S. 349. Die von uns beabsichtigte Bearbeitung des Materials der Landesentschädigungsämter wurde von den Länderreferenten unter Hinweis auf juristische Gründe nicht zugestanden.

schungen, wobei offenbar die früheren Publikationen unserer Klinik Anlaß waren, daß noch relativ viele Antragsteller besonders in den letzten 2 bis 3 Jahren gerade unserer Begutachtung überlassen wurden. Man kann also keineswegs behaupten, daß unsere Erfahrungen allgemeingültig seien für die Gesamtheit der Verfolgten oder für einen zahlenmäßig festlegbaren Anteil an der Gesamtheit. Es bleibt nur der Vergleich mit anderwärts, im In- und Ausland erzielten Untersuchungsergebnissen, die sich aber ebenfalls nur auf bestimmte ausgelesene Kategorien von Verfolgten beziehen und, soviel wir sehen, nirgends den gewünschten Gesamtüberblick ermöglichen. Trotz dieses offen zutage liegenden Mangels im Ansatz unserer Untersuchungen scheint uns deren Publikation schon allein gerechtfertigt zu werden durch die Tatsache, daß auch verhältnismäßig wenige Fälle, gründlich untersucht und kritisch analysiert, eben das lehren, was an ihnen empirisch aufgewiesen und gegen Zufallserscheinungen abgesichert werden kann. Immerhin ist doch die Zahl der bearbeiteten Fälle, die Fülle der einzelnen Daten groß genug, um daran nicht nur nach den Regeln biographischer Kasuistik, sondern auch nach statistischen Beziehungen die Spezifität genetischer Zusammenhänge zu erkennen und von unspezifischen, mehr oder minder zufälligen Besonderheiten abzuheben. Gerade diese Erkenntnis ist das Fundament jeder sachgemäßen medizinisch-rechtlichen Beurteilung und Begutachtung, die ja dem Einzelfall gerecht werden muß, unabhängig von der Frage, ob es sich um häufige Leiden oder um Raritäten, gewöhnliche oder ungewöhnliche Zusammenhänge handelt.

Unser Dank gehört einigen Mitarbeitern, die uns durch katamnestische Untersuchungen und bei der statistischen Aufbereitung des Materials Hilfe leisteten: Herrn Dr. med. GERHARD VAN KAICK, Herrn cand. med. HANS-DIETER SOHNELL und Fräulein cand. med. RENATE SCHWARZER.

Heidelberg, im Oktober 1963   WALTER RITTER VON BAEYER
                                                          HEINZ HÄFNER
                                                          KARL PETER KISKER

Inhaltsverzeichnis

Seite

A. Allgemeiner Teil 1

  I. Überblick über den nationalsozialistischen Terror 1

    a) Zur Soziologie des Terrors 2
    b) Typische Verfolgungsschicksale 6
      1. Diskriminierung 6
      2. November-Aktion 1938 7
      3. „Endlösung" 8
      4. KL-Typen 11
      5. Anpassungsweisen im KL 13
      6. Ghetto und Versteck 18

  II. Zur Psychopathologie extremer Belastungssituationen 19

    a) Abnorme Angst- und Schreckreaktionen 20
    b) Die „traumatische Neurose" 23
    c) Existential-anthropologische Kritik und Fortführung der Lehre vom „psychi-
       schen Trauma" 30
    d) Die Lehre vom „Stress" in extremen Belastungssituationen 34
    e) Sozialpsychologische und soziologische Faktoren in extremen Lebenslagen. . 38
      1. Kriegsbelastungen 39
      2. Kriegsgefangenschaft 40
      3. Hunger, Hungerdystrophie, Spät- und Dauerfolgen 47
    f) Soziale Entwurzelung und Wiederverwurzelung 50
    g) Zusammenfassung und Diskussion 60

  III. Psychopathologische Begleit- und Folgeerscheinungen der nationalsozialisti-
     schen Verfolgung, insbesondere der Konzentrationslagerhaft 69

    a) Vor der Deportation 70
    b) Im Lager 71
    c) Spätschäden 74
      1. Dänische Untersuchungen 74
      2. Norwegische Untersuchungen 76
      3. Französische und britische Untersuchungen 77
      4. Holländische Untersuchungen 81
      5. Deutschsprachige Untersuchungen 84
      6. Erfahrungen aus der Entschädigungsbegutachtung 85
      7. Erhebungen außerhalb der Begutachtungssituation 94
    d) Zusammenfassung und Diskussion 95

  IV. Die rechtlichen Grundlagen der Entschädigung von Verfolgten 106

B. Klinischer Teil 116

  I. Allgemeine Daten 116

    a) Auftraggebende Instanzen 116
    b) Wohnländer der Begutachteten 118

                                                                      Seite
c) Der Untersuchungsgang 118
d) Herkunftsländer der Begutachteten 120
e) Anlässe zur Verfolgung 120
f) Altersverteilung 121

II. Die Verfolgungsbelastungen 122

    a) Art und Schwere der Verfolgung 122
    b) Verfolgungsanlässe in ihrem Bezug zu Art und Schwere der Verfolgung . . 124
    c) Körperliche Schäden während der Verfolgung 125

III. Klinisch-statistische Daten 126

    a) Familiäre Belastungen 126
    b) Abnormitäten vor der Verfolgungszeit 127
    c) Diagnosen und ihre Beziehung zu den Verfolgungsbelastungen 127
    d) Altersverteilung und Verlaufscharakteristik der erlebnisreaktiven Schäden . 135

IV. Erlebnisreaktive Syndrome bei Verfolgten. Kasuistik, Symptomstatistik und
    Psychodynamik 139

    a) Die Verunsicherung der mitmenschlichen Beziehungen und ihre Folgen . . 139
        1. Die singulär-paranoischen Reaktionen 140
        2. Erlebnisreaktive Veränderungen des Sozialverhaltens 144
        3. Das anthropologische Verständnis der traumatischen Verunsicherung . . 147
        4. Unmittelbare psychosoziale Nachwirkungen langwährender extremer Fru-
           strations-Situationen 149
        5. Die Abkapselung der Verfolgungserinnerungen 154
        6. Die psychosoziale Bedeutung der erlebnisreaktiven Haß- und Schuldgefühle 157
        7. Symptomstatistische Ergebnisse zur Frage der erlebnisreaktiven mit-
           menschlichen Beziehungsstörungen 161
        8. Zusammenfassung 175
    b) Erlebnisreaktiver Persönlichkeitswandel und aktuelle Erlebnisreaktionen . . 177
        1. Die reversiblen traumatischen Angstneurosen (Erlebnisreaktionen) . . . 177
        2. Angstneurotisch-phobische Symptombilder 181
        3. Pathologisch gesteigerte Realängste und Angstträume 185
        4. Vegetative Beschwerden und Symptome 187
        5. Phobien und phobische Fehlhaltungen 189
        6. Differentialdiagnose gegenüber Kernneurosen und Psychopathien 191
        7. Der erlebnisreaktive Persönlichkeitswandel 193
        8. Die asthenischen Syndrome 195
        9. Die Verschlimmerung neurotischer oder psychopathischer Syndrome unter
           der Verfolgungsbelastung 196
    c) Chronisch-reaktive Depressionen 199
        1. Entwurzelungsdepressionen 201
        2. Depressiv-ängstlicher Persönlichkeitswandel nach Extrembelastungen . . 205
        3. Die chronifizierte Verlustdepression (Trauersyndrom) 210
        4. Zusammenfassung (Latenzzeit zwischen Verfolgung und chronischer De-
           pression) 213
    d) Paranoide Fehlhaltungen 215
    e) Erlebnisreaktive Syndrome bei Kindern und Jugendlichen 224
        1. Kernneurosen bei Verfolgung im Vorschulalter 227
        2. Psychopathien und psychopathieähnliches Verhalten nach Verfolgung im
           Kindesalter 234
        3. Verfolgung im Schulalter und in der Pubertät 239
        4. Zusammenfassung 251

Seite

f) Psychische Folgeerscheinungen bei Zwangssterilisation 252
    1. Beurteilung des Verfolgungszusammenhanges 252
    2. Einschätzung der „Erwerbsminderung" 258
g) Klassifizierung, Beurteilung und Therapie erlebnisreaktiver Syndrome . . . 261
    1. Diagnostische Klassifizierung der erlebnisreaktiven Syndrome 261
    2. Die Schätzung der Erwerbsminderung bei erlebnisreaktiven Syndromen . 263
    3. Psychotherapie 264
h) Nachuntersuchungen (Stichprobenkontrolle) Begutachteter mit erlebnisreaktiven Syndromen 265
    1. Verläufe 268
    2. Einschätzung der Erwerbsminderung 269
    3. Diagnosen 270
    4. Soziale und mitmenschliche Situation der Untersuchten 271
    5. Zusammenfassung 272
i) Anhang: Symptomstatistische Erhebungen 272
    1. Verfolgungsalter und psychiatrische Hauptsymptome 275
    2. Symptomprofile der einzelnen diagnostischen Gruppen. 276
    3. Symptomrelation der Verfolgungsbelastungen 278
    4. Familienverluste 280
    5. Nationale Herkunft der Verfolgten 281
    6. Struktur der Herkunftsfamilie 281
    7. Soziokulturelle Bedingungen nach der Befreiung und Emigration 284
    8. Kulturwechsel 285
    9. Soziale Eingliederung 286
    10. Derzeitiges Aufenthaltsland 287
    11. Derzeitiger Familienstatus 288

V. Die Beurteilung der Psychosen. 290
  a) Allgemeine Fragen 290
  b) Weisen der gutachtlichen Beurteilung 291
    1. Die dogmatische Beurteilung 291
    2. Die pragmatische Beurteilung 292
    3. Die differentielle Beurteilung 294
  c) Zusammenhangskriterien 295
  d) Verfolgungsbelastungen als Anlaß-Situationen 299
  e) Frühere Forschungen. 300
    1. Statistische Erhebungen und Schätzungen 300
    2. Beobachtungen über Psychosen während der Verfolgungssituation und der Nachkriegsjahre 302
    3. Gutachtliche Erfahrungen 303
  f) Rechtliche Voraussetzungen der Beurteilung 305
  g) Statistische Daten 310
  h) Kasuistik 314
    1. Schizophrenien 315
    2. Cyclothymien 336
    3. Involutionspsychosen 339
  i) Zusammenfassung 339

VI. Praktische Probleme der psychiatrischen Entschädigungsbegutachtung 340
  a) Allgemeiner Überblick 340
    1. Zuständigkeiten des Gutachters und der Entschädigungsorgane 340
    2. Die besondere Situation des Gutachters im Entschädigungsverfahren . . 344
    3. Häufigkeit psychiatrischer Verfolgungsschäden 349

Seite

b) Gutachtliche Ergebnisse   350
  1. Allgemeine Daten   350
  2. Vergleich mit Erfahrungen anderer Gutachter   352
  3. Erwerbsminderungssätze   353
  4. Kategorien des Verfolgungszusammenhanges (Verursachung, Mitverur-
     sachung, Verschlimmerung usw.)   354
  5. Heilbehandlung   356
  6. Zusammenarbeit mit anderen medizinischen Disziplinen   357
  7. Unterschiedliche Beurteilungen verschiedener Gutachter   359
  8. Auffassung der Sachverständigen und rechtliche Entscheidungen . .   361

C. Zusammenfassung   369

Literatur   374

Namenverzeichnis   386

Sachverzeichnis   391

A. Allgemeiner Teil

I. Überblick über den nationalsozialistischen Terror

Wir halten es für zweckmäßig, den späteren empirischen Kapiteln eine kurze, soziologisch orientierte Erörterung des Terrors voranzustellen. Damit sollen die psychiatrisch-gutachtlichen Ausführungen, in denen die „Verfolgungsbelastung" gewissermaßen als wertfreies Faktum gesehen wird, vor den Hintergrund des Zeitgeschehens gerückt werden.

Auf Schritt und Tritt begegnen uns in den Akten und in den persönlichen Aussprachen mit unseren Patienten Schilderungen aus der Verfolgungszeit, die teils lückenhaft, blaß, schematisch, teils ausführlich, farbig, dramatisch ein vergangenes Geschehen heraufbeschwören, dem gegenüber alle gewohnten Maßstäbe versagen. Die verschont gebliebenen Mitbürger und Zeitgenossen haben das Meiste und das Schlimmste tatsächlich nicht gewußt oder auch, soweit sie informiert sein konnten, nichts davon wissen *wollen*. Nachträglich sind dann durch Strafprozesse, Dokumente, Erlebnisberichte, durch eine ganze Literatur die riesigen Umrisse, die grotesk-schauerlichen Formen einer Terrorlandschaft sichtbar geworden, die viele Millionen Menschen in tiefste Erniedrigung und Freiheitsverlust, in körperliche und seelische Qualen bannte, für Millionen Ermordete und Verhungerte das Grab bereitete. Unermeßlich, nicht vollständig überschaubar, zum Teil widersprüchlich und wirr erscheint auch heute noch trotz aller in Fülle vorliegender Dokumentation, was sich damals im einzelnen abspielte. Und es wächst mit dem sich vergrößernden Zeitabstand die Gefahr, daß die einst so zermalmend mächtig gewesene Wirklichkeit in den Schatten der Nichtbeachtung, des Vergessens oder des bloß Interessanten, im Grunde aber Unvorstellbaren tritt. Die vielberufene „Bewältigung der Vergangenheit" — eine schlagwortartige, aber im Kerne berechtigte, moralisch-politische Forderung — setzt voraus, daß das Wissen um das Vorgefallene in aller Schärfe wachgehalten, ja erweitert und vertieft wird. Ist die Wiedergutmachung des damaligen Unrechtes, speziell die Entschädigung der Verfolgten für erlittene Schädigungen ihrer leiblichen und seelischen Gesundheit ein Versuch von Gesellschaft und Staat, konkret zur Bewältigung der Vergangenheit beizutragen, so erweist sich dieser Versuch erst recht an die Aufgabe geknüpft, gewissenhaft allen destruktiven Einwirkungen auf Leben und Gesundheit nachzuspüren, die im Bereich des Terrors liegen. Die geschichtliche Gestalt dieses Terrors rückt also in den Blickpunkt und sollte möglichst klar und umfassend vergegenwärtigt werden, so schreckliche und beschämende Erinnerungen damit auch anzurühren sind. Das ist nötig, um für die anamnestischen Angaben einzelner Patienten den zeitgeschichtlichen Hintergrund bereitzustellen, nötig auch, um derartige Angaben auf ihre Glaubwürdigkeit und Zuverlässigkeit zu prüfen. Vor allem aber ist ein Rückblick auf die Periode des Terrors unerläßlich, um zu einem besseren Verständnis der Reaktionsweise seiner Opfer zu gelangen.

a) Zur Soziologie des Terrors

Die nationalsozialistische Herrschaft stützte sich von vorneherein auf ideologische Zielsetzungen und realitätsferne Doktrinen, deren Durchsetzung in der realen politischen Welt nach innen und außen hin die Anwendung von Gewalt und List und Einschüchterung, von rücksichtslosem Meinungs- und Gewissensdruck erforderlich machte. Das Gewaltsame und Destruktive der nationalsozialistischen Weltanschauung und Politik verbarg sich anfangs, wie WANDA VON BAEYER-KATTE sagt, unter der „weißen Magie" verführerischer Versprechungen, hochtönender Phrasen, pompöser Aufzüge und anfeuernder Gesänge. Die „schwarze Magie" des Terrors arbeitete aber schon von Anfang an unter der glänzenden Oberfläche und zog mit der Zeit immer weitere Kreise. Wenn die geistige Atmosphäre totalitärer Diktaturen überhaupt durch Propaganda und Terror und deren unheilvolle Wechselwirkungen gekennzeichnet ist (C. J. FRIEDRICH), so trifft das auf die nationalsozialistische Diktatur in eklatanter Weise zu. Um das Meinungsmonopol, keinen Widerspruch duldend, durchzusetzen, um die Einheit des Handelns und Wollens in die Vielzahl der Gruppen und Individuen hineinzubringen, um die Bevölkerung „gleichzuschalten", genügt nicht die „Macht der Idee", nicht die noch so suggestive Darstellung positiver Gründe und Zielsetzungen. Zur Schaffung und Aufrechterhaltung des Meinungsmonopols, zur „Gleichschaltung" bedarf es des Terrors. Schon in der Vorbereitungsphase der nationalsozialistischen Diktatur, in den innenpolitischen Kämpfen um die Macht, zeichnete sich die Tendenz zur Diffamierung politischer Gegner und sog. Rassefremder, die Entschlossenheit zu brutaler Gewalt in schlecht verhehlter Weise ab. Nach der Machtergreifung ging das Regime zum systematischen Ausbau einer möglichst allgegenwärtigen terroristischen Praxis über, die schließlich in der Ermordung von Millionen wehrloser Opfer einen in der Geschichte nie dagewesenen Gipfel erreichte. Wenn man sich nun, wie es ja unsere Aufgabe wäre, im Abstand vieler Jahre zu vergegenwärtigen hat, wie die Zeit des „tausendjährigen Reiches" — diese im geschichtlichen Ablauf kurze, für ein individuelles Menschenleben lange, ja unerträglich lange Spanne der Schreckensherrschaft — von ihren unmittelbaren Opfern durchlebt und durchlitten wurde, reicht es nicht aus, sich ausschließlich mit den Einzelschicksalen zu beschäftigen. Was der Einzelne zu erwarten und zu befürchten hatte, was ihm widerfuhr, in welche Katastrophenwelt er hineingestoßen, in welche Zonen der inneren und äußeren Verarmung und Zerstörung er als Überlebender wieder entlassen wurde, könnte in seiner vollen Bedeutung nur aus dem Blick auf das Ganze jener total vom Terror durchherrschten Zeit erhellt werden. Der Vergleich mit anderen extremen Belastungssituationen geht daran vorbei, daß der totale Terror den Menschen in allen Existenzbereichen zu treffen und zu entwurzeln wußte, daß die Gesamtatmosphäre der Schreckenszeit auch da durchdrang, wo nicht das Allerärgste faktisch geschah, um sich herum ein Klima von Unsicherheit, angstvoller Gehetztheit, schmachvoller Erniedrigung und hoffnungsloser Verlassenheit schuf. Wenn andere ebenfalls umfassende und kollektive Notlagen, wie z. B. die des Krieges an der Front, des Bombenhagels in der Heimat, ja die der härtesten Kriegsgefangenschaft, des kümmerlichsten Flüchtlingslebens, die Betroffenen zu einer Notgemeinschaft zusammenschweißen und ihnen dadurch einen gewissen inneren Halt lassen, so war der totale politische Terror gerade darauf abgestellt, die Verfolgten zu vereinzeln, sie in menschlicher Isolierung zu zer-

mürben und sie in ihrem innersten Kern jeden für sich wehr- und widerstandslos
zu machen — auch gerade dadurch, daß man sie zu Massen in Lagern einsperrte.
Das ist, wie viele Berichte zeigen, nicht überall gelungen. Es gab in den Lagern
und außerhalb intakte Gruppen nationaler, politischer und religiöser Zusammengehörigkeit, es gab die Widerstandskreise und Geheimorganisationen sogar unter
den Häftlingen. Doch haben zahlreiche, vielleicht die meisten Verfolgten nicht
minder an ihrer inneren Isolierung, am Mangel an Gemeinschaft als an den sonstigen seelischen und körperlichen Quälereien gelitten. Am stärksten war das Leid
der Isolierung und Verlassenheit unter den Juden verbreitet, einer Gruppe der
Verfolgten, der die politische, religiöse und kulturelle Einheitlichkeit von Hause
aus fehlte. Gewiß waren den Kriegsgefangenen vielfach ähnliche Einschränkungen,
Entbehrungen und Brutalitäten auferlegt wie den Konzentrationslagerhäftlingen.
Es kam auch in der Kriegsgefangenschaft unter ungünstigen Umständen zum
Gemeinschaftszerfall, zu Unkameradschaftlichkeit, zu Cliquen- und Spitzelwesen.
Dazu waren in manchen Fällen Kriegsgefangene einer systematischen politischen
Indoktrination, der sog. Gehirnwäsche ausgesetzt, was in den Konzentrationslagern des nationalsozialistischen Regimes nicht einmal versucht worden ist. Doch
dürfen alle diese Härten einer unbestimmt langen, von Hunger und Seuchen heim-
gesuchten, einer durchgehend des Rechtsschutzes entbehrenden Kriegsgefangenschaft nicht darüber hinwegtäuschen, daß die Unterdrückung und Entwürdigung
der menschlichen Persönlichkeit im nationalsozialistischen Terror vor allem in den
Konzentrationslagern von extremer Konsequenz und Grausamkeit waren, ganz
abgesehen von den auf die Dauer nicht verborgen gebliebenen Massenmorden in
den Vernichtungslagern, zu deren potentiellen Opfern sich insbesondere die jüdischen Verfolgten und Häftlinge rechnen mußten.

So wäre also zunächst einmal ein Bild der Terrorherrschaft zu entrollen, was
deren Absichten, Objekte und Methoden, deren politische, soziale, ökonomische,
psychologische Folgen, zugleich deren geschichtlichen Verlauf, ihren Zusammenhang mit der inneren Gleichschaltung, der außenpolitischen Expansion und dem
2. Weltkriege sichtbar machte. Für eine derartige Aufgabe wissen sich die Verfasser dieser Studie nicht kompetent, sie würde auch den Rahmen der vorliegenden
Arbeit sprengen. Es muß hier auf einige grundlegende Darstellungen verwiesen
werden, die den Fragen des totalitären Terrors überhaupt und speziell seiner
nationalsozialistischen Form gewidmet sind[1].

---

[1] Vgl. EUGEN KOGON: „Der SS-Staat — das System der deutschen Konzentrationslager",
5. Aufl. Berlin 1954: Ein Werk, das sowohl über die eigenen Erlebnisse des Verfassers als
Konzentrationslagerhäftling, über die Organisation und das Wirken der zivilen SS, wie auch
allgemein über das Terrorsystem der Nazis sehr eingehend und anschaulich informiert. —
GERALD REITMÜLLER: „Die Endlösung — Hitlers Versuch der Ausrottung der Juden Europas
1939—1945", aus dem Englischen ins Deutsche übertragen von J. W. BÜRGEN, Berlin 1956:
auf reichhaltigem dokumentarischem Material fußend, auch statistische Angaben enthal-
tend. — HANNA ARENDT: „Elemente und Ursprünge totaler Herrschaft". Frankfurt am
Main 1955: Historische Forschung, soziologische Analysen, philosophische Wesensbestimmung
der totalitären Herrschaft. — CARL J. FRIEDRICH: „Totalitäre Diktatur", Stuttgart 1957.
Tiefer in die psychologischen Probleme des Lebens unter der NS-Diktatur als die zuletzt genannten mehr historisch — politisch — soziologisch orientierten Werke dringt das Buch von
WANDA VON BAEYER-KATTE: „Das Zerstörende in der Politik — eine Psychologie der politischen
Grundeinstellung", Heidelberg 1958. Es behandelt vorwiegend das Verhalten des unpoli-
tischenDurchschnittsmenschen in Deutschland unter dem Einfluß der nationalsozialistischen

Hier müssen einige kurze Hinweise genügen, um zu verdeutlichen, was Terror, verstanden als politische Schreckensherrschaft, im nationalsozialistischen Herrschaftsbereich bedeutete. Was den modernen Terror zum politischen Machtmittel macht und von anderen Formen staatlicher Machtausübung in historischer, soziologischer und rechtlicher Beziehung generell unterscheidet, läßt sich offenbar nicht mit wenigen Worten sagen. Keine Staatsmacht kann auf Gewalt und Gewaltandrohung gänzlich verzichten, und die neuzeitlichen Staatsterroristen lassen es sich angelegen sein, ihre Praktiken zu legalisieren, sie gesetzes- und justizförmig zu machen, sie mittels bürokratischer Organisationen durchzuführen, sie der Willkür Einzelner zu entziehen, wenn auch an den letzten Stellen der Exekutive der kalte, brutale, fanatisierte, ja sadistische Büttel unentbehrlich ist. Eher ist die *Gesinnung*, aus der heraus die Machthaber zu terroristischen Mitteln greifen, in Kürze zu umreißen: Es ist die Gesinnung zynischer Menschenverachtung, die im Bannkreis politischer und sozialer Ideologien — früher auch religiöser Fanatismen — das Individuum mit seinem Freiheitsanspruch mißachtet, um ,,Menschen zu organisieren, als gäbe sie es gar nicht im Plural, sondern nur im Singular, als gäbe es nur *einen* gigantischen Menschen auf der Erde, dessen Bewegungen in den Marsch eines automatisch notwendigen Natur- oder Geschichtsprozesses mit absoluter Sicherheit und Berechenbarkeit einfallen" (H. ARENDT). So wächst der Terror heutigen Gepräges in seinen unzweideutigen Extremformen als latentes, möglichst geheim gehaltenes, aber nichtsdestoweniger vorhandenes Staatsprinzip auf dem Boden totalitärer, ideologisch bestimmter Herrschaftssysteme. So war er auch im ,,tausendjährigen Reich" als universales Zwangsinstrument allgegenwärtig und unentbehrlich. Er wuchs gleichsam infiltrierend in alle Bereiche des öffentlichen Lebens, aber auch in die Privatsphäre der Menschen hinein. Terror wendet sich ja überall und so auch im Nationalsozialismus nicht an die Stärken, sondern an die Schwächen der menschlichen Natur (KOGON), an ihre Angstbereitschaft, Mutlosigkeit, Unselbständigkeit, Hilflosigkeit wie auch an ihre Neigung, die Macht anzubeten, sich von ihr Vorteile und Privilegien zu erhoffen, sich in die schutzgewährende Abhängigkeit von Stärkeren zu begeben, sich mehr oder minder freiwillig bis zur Korrumpierung des eigenen Gewissens zu unterwerfen, das Wertsystem der Unterdrücker und Quäler zu übernehmen, bisher gebändigten und zurückgedrängten Regungen der Aggressivität und Grausamkeit Raum zu geben. Der terroristische Ansatz war schon gegeben mit der der administrativen ,,Gleichschaltung" parallel oder vorausgehenden Beeinflussung von Einzelpersonen, Gruppen, Berufsständen durch Meinungsdruck, lockende und drohende Propaganda,

---

Propaganda und unter dem Druck der sog. Gleichschaltung. Dabei ergeben sich Ausblicke auf das breite Umfeld des Terrors bei den nicht unmittelbar Betroffenen, auf dessen individual-, gruppen- und mengenpsychologische Beantwortung von seiten nicht verfolgter, aber unter Meinungsdruck gesetzter Durchschnittsbürger. Darin auch ein Kapitel ,,Fanatiker und Kriminelle" über unmittelbare Terrorfiguren, soweit sie in der passiven Bevölkerung sichtbar wurden und in ihr charakteristische Reaktionen hervorriefen (S. 211 ff). — Endlich: EVA G. REICHMANN: ,,Flucht in den Haß", Frankfurt am Main o. J.: Behandelt die Ursachen der deutschen Judenkatastrophe. Historische, soziologische und sozialpsychologische Analyse des Antisemitismus in Deutschland von der Judenemanzipation bis zu den Märzwahlen 1933. Darstellung des radikalen Antisemitismus der Nationalsozialisten und Untersuchung der Gründe, ,,warum sie unter ihren übrigen Missetaten gerade dem Verbrechen an den Juden einen grauenhaften Vorrang gaben".

öffentliche Beschimpfung und Diskriminierung, Boykottandrohung, Gewissenserpressung usw. — Methoden, die dem handgreiflichen Terror den Weg bereiteten, ihn zu rechtfertigen suchten und überhaupt zu den gebräuchlichen Mitteln des politischen Kampfes zählten. Die schon terroristisch gemeinte „Verketzerungsdrohung", wie BASCHWITZ das genannt hat, galt allen Staatsbürgern, die sich die Parolen des Regimes, seine positiven und negativen Vorurteile nicht ohne weiteres zu eigen machen wollten. Unter den negativen Vorurteilen rangiert der radikale Antisemitismus an erster Stelle. Aus dem in Deutschland der vornationalsozialistischen Zeit relativ bescheidenen und verstreuten Antisemitismus wurde der Judenhaß künstlich hochgetrieben, das Judentum zu einem dämonisierten „Antisymbol" gemacht, das einer vorgetäuschten politischen Einigkeit und der Erweckung primitiver Kollektivleidenschaften diente (EVA G. REICHMANN)[1].

---

[1] Den Ursprüngen des Nazi-Antisemitismus nachzugehen, ist hier nicht die Absicht. Man würde dabei zunächst auf den rassentheoretisch unterbauten Antisemitismus des ausgehenden 19. Jahrhunderts zurückgehen müssen. Damals wurde die alte Abneigung gegen die nie ganz aufgesogene und assimilierte Minorität der Juden zum „Bewußtsein einer durch Artverschiedenheit hervorgerufenen Überwertigkeit den Juden gegenüber" (SILBERMANN). Die antisemitische Bewegung verband sich mit ständischen Vorurteilen und Konkurrenzneid, ergriff aber nur verhältnismäßig kleine Bevölkerungsteile und wurde von der offiziellen Politik des kaiserlichen Deutschlands nur geduldet, aber nicht gefördert. Sie erzeugte eine zum großen Teil niveaulose Literatur, zog aber auch einzelne bedeutende Geister in ihren Bann. Die am Ende des 18. und im Beginn des 19. Jahrhunderts begonnene Emanzipation und Assimilation des deutschen Judentums waren bis zum Aufkommen des Nationalsozialismus soziologisch und kulturell weitaus bedeutsamer als der bis dahin noch relativ bescheidene, nuancenreiche und gewaltlose Antisemitismus. Was Hitler und die sich um ihn scharende völkisch-nationalistische Führungsschicht bewog, den antisemitischen Rassenhaß zu propagieren und zum herrschenden Prinzip in Volk, Partei und Staat zu machen, hat vielfältige persönliche, soziologische und politische Gründe, die hier nicht näher zu erörtern sind. Unter der nationalsozialistischen Herrschaft nahm der Antisemitismus zunehmend brutale, gewalttätige Formen an, die alle früheren Pogrome und Judenvertreibungen an zahlenmäßigem Umfang, Rohheit und Systematik bei weitem übertrafen. Es ist die nicht nur theoretische, sondern mit hartem Gewissensdruck verbundene Frage, aus welchen Gründen dieser unverhüllt aggressive, grotesk übersteigerte, mörderische Antisemitismus im deutschen Volk Boden gewinnen und mit geringen Ausnahmen widerstandslos hingenommen werden konnte. Die soziologisch-psychoanalytische Vorurteilsforschung sieht im Naziantisemitismus das Produkt einer autoritären Charakterprägung, einer typischen „Radfahrergesinnung" — Buckeln nach oben, Treten nach unten — wie sie besonders in Deutschland aus historisch-kulturellen Gründen den Menschen von jeher anerzogen worden sei. „Ein Konglomerat von fixierten Vorurteilen und eine unspezifische Vorurteilsbereitschaft — vornehmlich in der sog. „autoritären", d. h. autoritätssüchtigen und -hörigen Charakterstruktur" findet MITSCHERLICH an der Wurzel des Judenhasses. Im Bereich dieser Charakterstruktur entlädt sich der aggressive Triebüberschuß u. a. als Rassenvorurteil, das im jüdischen Mitbürger den „outcast" und Sündenbock entdeckt, das künstlich verfremdete Objekt, an dem sich aggressive Triebregungen ungestraft und unsublimiert ausleben dürfen. Er, der legendengläubige Antisemit „handelt gegen ein Lebewesen, welches so zur Unähnlichkeit mit dem Menschen präpariert wurde, daß man es skrupellos wie das Vieh der Schlachthöfe töten, wie „Schädlinge" ausrotten darf" (MITSCHERLICH). Psychoanalytische Autoren haben die psychodynamischen Voraussetzungen „des" Antisemiten weiterverfolgt bis in die prägenitale Libidoentwicklung: Die Projektionen des Antisemiten kämen unter dem Druck des prägenitalen Überich zustande (GRUENBERGER). Der Oedipuskomplex der Söhne der im 1. Weltkrieg abwesenden oder aus ihm entmachtet zurückgekehrten Väter bringe eine Regression zu sadomasochistischen Phantasien hervor, die erst 2 Jahrzehnte später bewußt werden (WANGH). — Zu diesen und ähnlichen Hypothesen vgl. die Vorträge und Diskussionen auf dem Symposium über „die psychologischen und sozialen Voraussetzungen des Antisemitismus" in Wiesbaden am 5. 5. 1962, das von MITSCHERLICH

b) Typische Verfolgungsschicksale

1. Diskriminierung. Der in der Parteiideologie vorgezeichnete Kampf gegen „rassefremde Elemente" entfesselte schon in den Anfängen der Naziherrschaft (in der NS-Presse natürlich noch früher) eine wahre Schmutzflut von Beschimpfungen und Verleumdungen, phantastischen Verdächtigungen und Anschuldigungen. Politische Gegner und sog. Nichtarier wurden wirtschaftlich geschädigt, Boykottmaßnahmen unterworfen, aus öffentlichen Ämtern entfernt, wohlerworbener Rechte und Stellungen beraubt. Ab 1. April 1933 veranlaßte die Partei mit massivem Druck (Kennzeichnung der Geschäfts- und Praxisräume, Aufstellung von SA-Wachen) den Boykott jüdischer Geschäftsleute und Ärzte. Das Bemühen, jüdische und sog. nichtarische Personen aus dem sozialen und kulturellen Leben der Nation auszuschließen, steigerte sich von da an unaufhaltsam. Am 6. Juli 1933 verbrannten Studenten auf öffentlichen Plätzen die literarischen und wissenschaftlichen Werke jüdischer Autoren. Ständig verschärfte sich der Druck auf jüdische Geschäftsleute, ihre Unternehmen zu unvorteilhaften Bedingungen an nichtjüdische Nachfolger abzugeben (sog. „Arisierung"). Schon bald nach der Machtergreifung erfolgten willkürliche Verhaftungen auf bloßen Verdacht oder auf Denunziation hin. In den Kellergefängnissen der Gestapo spielten sich alsbald Folterungen ab. Unter der euphemistischen Bezeichnung „Schutzhaft" gelangten schon 1933 heute nicht mehr feststellbare Zahlen von Menschen in die ersten, von der SA geführten Konzentrationslager. Dort konnten sich in gesetzloser Willkür sadistische Instinkte und niedrige Ressentiments von kriminellen Schläger-

---

geleitet wurde (Psyche, XVI, 241 [1962]). WANDA VON BAEYER-KATTE faßt die dort vertretenen Thesen über den typischen aggressiven Antisemiten dahingehend zusammen: „Der Antisemit ist ein sozial regredierter Psychopath. Von der Regression führt ein unmittelbarer Weg in die agierte Projektion" (ebendort S. 313). Sie bezweifelt aber — mit Recht — die grundsätzliche Gleichsetzung der Psychologie des einzelnen, fanatisch-aggressiven Antisemiten mit dem Phänomen des Antisemitismus überhaupt. Im Massenantisemitismus der Nazizeit gab es die vielen Mitläufer unter dem Druck der Öffentlichkeit und der Massenmedien. Die regressive Triebdynamik war bei diesen Mitläufern oft nur das kurzlebige Produkt einer in Massenversammlungen hochgetriebenen, lustvollen Erregung. Der typische Mitläufer sah sich zu einem Kompromiß zwischen affektiver Induktion und alltäglicher Normalverfassung veranlaßt. Er fand Kompromißmöglichkeiten innerhalb der kleineren Berufs- oder Organisations- oder sonstigen Gruppen seiner Alltagswelt. Dort konnte er sich in einer seelischen „Schonlage" durch Stellvertreter an den aktiven Antisemitismus anschließen, ohne sich mit der Schuld der eigenen Beteiligung zu belasten. Solche Stellvertreter waren die aktiven, aber auch die „matten", bloß schwätzenden Fanatiker, die die düsteren Vorkommnisse „bei Nacht und Nebel" rechtfertigten. Daneben stand zur Beruhigung des Gewissens in allen derartigen gleichgeschalteten Gruppen die Komplementärfigur des „Edelnazi", der als verblasener Idealist das Böse beschönigte, die saubere Vorderseite des Systems verkörperte. So gliederte sich der reale Naziantisemitismus gruppenpsychologisch auf, ohne daß im sozialen Umfeld der einzelnen aggressiven Antisemiten deren psychopathologische Mentalität kopiert worden wäre. Die Naziorganisationen konnten deshalb zum mindesten im Anfang als eine Art von Familienersatz gelten, Bindungserlebnisse gewähren, ohne sich ausschließlich auf Haß und Fanatismus zu gründen. WANDA VON BAEYER-KATTE hat diese Zusammenhange in ihrem Buch „Das Zerstörende in der Politik" an vielen Beispielen nachgewiesen. Der Antisemitismus in der Nazizeit war ein komplexes, vielschichtiges Phänomen. Seine Auswirkungen an den Verfolgten aber waren allzu eindeutig festgelegt durch eine systematische Ausnützung bürokratischer Organisation, kalten Kadavergehorsams und sadistischer Instinkte zahlreicher Exekutoren des Terrors.

typen gegen die unglücklichen Opfer austoben. War der Terror in den ersten 2 bis 3 Jahren noch mehr oder minder systemlos, unorganisiert, von der Willkür Einzelner abhängig und daher auch lückenhaft, so ging das Regime mit zunehmender Verfestigung seiner Macht dazu über, Formen straff organisierter und auch quasi legaler Unterdrückung und Vernichtung zu finden. Die am 15. September 1935 erlassenen „Nürnberger Gesetze" regelten pseudolegal die Diskriminierung der rassisch unerwünschten „nichtarischen" Staatsbürger und leiteten eine neue, staatlich gelenkte Phase der Verfolgung ein. Alle deutschen Rassejuden verloren ihre Staatsbürgerschaft und damit praktisch ihren Rechtsschutz. Heiraten zwischen Juden und „Ariern" wurden verboten, sexuelle Beziehungen als „Rassenschande" unter hohe Zuchthausstrafe gestellt. Alle Identitätspapiere von Juden erhielten den Stempel „J". Jüdische Kinder wurden aus öffentlichen Schulen entfernt u. a. m. 1936 übernahm die SS den Apparat der Konzentrationslager, erweiterte sich selbst zu einem Staat im Staate und machte aus den Funktionen und Funktionären der Meinungskontrolle, Überwachung, Bespitzelung, Freiheitsberaubung, Versklavung und Vernichtung von echten wie von vermuteten oder nur „potentiellen" Gegnern eine riesenhafte, militärähnlich und bürokratisch aufgebaute Maschinerie. Kühle, korrekte Naturen, Organisationstalente wie Eichmann gelangten unter und neben den führenden Gewaltmenschen in Schlüsselpositionen. Die finanzielle Erpressung der Auswanderer wurde als „Reichsfluchtsteuer" deklariert, von den zur Emigration gezwungenen Juden etwa 1 Billion Reichsmark erhoben.

2. November-Aktion 1938. Die aus undurchsichtigen Motiven erfolgte Ermordung des deutschen Botschaftsrates v. Rath in Paris durch einen jungen Juden wurde in der Nacht vom 10. auf 11. November 1938 mit einer großen, sich über das ganze Reich erstreckenden von oben herab befohlenen und organisierten Aktion beantwortet: Mit der Demolierung jüdischer Geschäfte und Wohnungen, der Einäscherung von etwa 500 Synagogen, mit Mißhandlungen, teilweise auch Tötungen von jüdischen Menschen. Das Programm der „Kristallnacht" im November 1938 war geplant und zentral gesteuert, wie auch die darauf folgenden massenhaften Festnahmen jüdischer Bürger, die zumeist nach einigen Monaten, nachdem sie Qualvolles durchgemacht hatten, aus der „Schutzhaft" wieder entlassen und zur Auswanderung gezwungen wurden. Auswanderung und Flucht waren aber bis zum Kriegsbeginn zunehmend erschwert, von da an praktisch unmöglich geworden. Geldmittel durften nicht mehr mitgenommen werden. Viele Exilländer verweigerten die Einreise oder gewährten nur vorübergehend die Aufenthaltserlaubnis, so daß die Geflohenen alsbald weiterfliehen mußten. Schiffe mit Auswanderern wurden vor dem rettenden Hafen zurückgeschickt (u. a. vom damaligen englischen Mandatsgebiet Palästina), es kam zu wahren Odysseen von Flüchtlingen, deren Schiff Hafen um Hafen anlief, ohne daß ihnen Asyl gewährt wurde. In den Asylländern lebten viele jüdische Flüchtlinge in der Furcht, auch dort noch vom nationalsozialistischen Terror erreicht zu werden — eine Furcht, die sich in manchen europäischen Ländern nach dem Kriegsausbruch nur allzu berechtigt erwies. Trotz der von 1933—1939 steil ansteigenden Emigrationswelle verblieben bei Kriegsbeginn im „großdeutschen" Reich noch rund 330000 Menschen jüdischer Abstammung.

3. Endlösung. Die ersten Deportationen deutscher Juden nach Polen erfolgten im Oktober 1938 und waren der Auftakt der während des Krieges praktizierten „Endlösung der Judenfrage". Die „Endlösung" — neutral klingendes Tarnwort für die in der Geschichte einzigartige, millionenfache Deportierung, Aushungerung, Erschießung und Vergasung aller Menschen jüdischer Abstammung, deren das Regime im Inland und in den eroberten Ländern habhaft werden konnte. Im eroberten, zum „Generalgouvernement" umgewandelten Polen, wurden die dortigen, bald in Ghettos zusammengetriebenen Juden zunächst einmal zum Tragen des gelben „Judensterns" gezwungen, später auch die noch in Freiheit befindlichen jüdischen Bürger im Reich und in den besetzten Gebieten Westeuropas. Alle Juden wurden außerdem gezwungen, sich jüdisch klingende Vornamen zuzulegen.

Wie jede Gewaltherrschaft der Neuzeit umgab die nationalsozialistische den Terror „mit einer Teilanonymität, die zureicht, um alles zu leugnen und doch genügend Furcht zu erwecken" (KOGON). Einrichtungen wie die Gestapo, die Sondergerichte und die komplizierte, sich immer mehr ausdehnende, zahllose Kompetenzen und Funktionen in sich vereinigende Organisation der SS unter der Führung von Heinrich Himmler waren allgemein bekannt und gefürchtet. Das Wirken dieser Einrichtungen vollzog sich aber im Zwielicht geheimnisvoller, undurchschaubarer Machenschaften, wobei die nach dem Zusammenbruch aufgefundenen Dokumente zeigen, daß nicht nur die rechtsstaatliche Tarnung des Terrorsystems nach außen, sondern auch unendliche Reibungen und Kompetenzkonflikte innerhalb des Systems sein Funktionieren unübersichtlich und unberechenbar machten. So entstand, teils gewollt, teils ungewollt, eine Atmosphäre der Ungewißheit, des Sichüberwacht- und Bespitzeltfühlens, der Bedrohung und Einschüchterung durch unheimliche Mächte, auch wenn die letzten Grausamkeiten, die eigentlichen Vernichtungsstätten für den Durchschnittsbürger unsichtbar und unerkennbar blieben oder nur von ferne zu ahnen waren.

In den Konzentrationslagern (KL) gelangte der Terror auf seinen Höhepunkt. Das Leben in diesen Lagern hat keine Parallele zu anderen, ebenfalls unbarmherzigen und rechtswidrigen Freiheitsberaubungen in der Geschichte (ARENDT). Was sich dort unter strenger, fast vollständiger Abschließung von der Außenwelt abspielte, wurde erst nach dem Sturz der NS-Herrschaft einigermaßen überschaubar, wenn auch niemals in ganzem Umfang, in der wahren Unermeßlichkeit erlittener Qualen und Entbehrungen offenkundig. Die gedruckten Erlebnisberichte überlebender KL-Häftlinge, die heute in großer Zahl vorliegen, geben stets auch nur Ausschnitte aus dem Ganzen des KL-Terrors wieder, wobei gewisse Unterschiede nach den Lagern, der Zeit der Inhaftierung und der nationalen, rassischen, beruflichen Zugehörigkeit der Berichterstatter nicht zu übersehen sind. Trotz derartiger Differenzen im einzelnen sind diese Berichte jedoch von erstaunlicher Einheitlichkeit, ja beinahe Einförmigkeit, die Gewähr dafür bietet, daß die wesentlichen Verhältnisse richtig dargestellt sind, zugleich aber auch spüren läßt, daß an diesen höllischen Orten eigentlich Unvergleichbares, mit Worten nicht Wiederzugebendes von der Seinsart des Chaos geschah. So wichtig hier einfache Tatsachenfeststellungen, sachlich-nüchterne Berichte, soziologische und psychologische Analysen sind, so bedarf es der dichterischen Imagination und literarischer Stilmittel, um die Atmosphäre, die Gesamtstimmung jener Stätten des Grauens dem heutigen Leser näherzubringen (so etwa bei den französischen Autoren Rousset und Cayrol)[1].

„Der Hauptzweck der KL war die Ausschaltung jedes wirklichen oder vermuteten Gegners der nationalsozialistischen Herrschaft" (Kogon). Wenn wir bedenken, daß die Zahlen der KL-Häftlinge erst dann ins Ungeheuerliche anschwollen, als das Regime im Zenit seiner Machtentfaltung stand und ernstliche Gegner in den wehrlosen Massen seines Herrschaftsbereiches kaum mehr vorhanden waren, wenn wir in Betracht ziehen, daß die KL beim Versuch der Ausrottung der Juden Europas die Hauptrolle spielten, so ergibt es sich zwingend, daß die überwiegende Mehrzahl der Insassen machtlose, wehrlose, harmlose Opfer waren, ganze Frauen und Kinder umfassende Bevölkerungsgruppen, deren Existenz als schlechthin unerwünscht galt, als unvereinbar mit der rassischen und nationalistischen Ideologie der Machthaber, „Pseudogegner" (von Baeyer-Katte), die dem totalen Terror wie einem blinden, unverständlichen, sinnlosen Schicksal ausgeliefert waren. Diesen Pseudogegnern war jener innere Halt geraubt, der auch bei völliger Entrechtung und Unterdrückung in dem Bewußtsein besteht, für eine gerechte Sache zu leiden oder überhaupt etwas gegen das Regime unternommen zu haben. Politische Gegner und auch Verbrecher sollen der Zermürbung und Auflösung ihrer Persönlichkeit in den Lagern besser widerstanden haben als die Häftlinge, die überhaupt nichts getan hatten (Bettelheim u. a.). Die KL waren Stätten härtester Sklavenarbeit, sei es für ihren eigenen Betrieb und Ausbau, für den Bedarf der SS oder mittels Außenkommandos für Zwecke der Rüstungsindustrie. Vielfach entartete die Arbeit zur bloßen Tortur, zum Mittel der Quälung und Vernichtung von Menschenleben, so in den berüchtigten Steinbrüchen von Mauthausen und Buchenwald. Die sinnlose Vergeudung von Arbeitskraft, die Irrationalität einer derartigen Zwangsarbeit von chronisch unterernährten, geschundenen und geprügelten Häftlingen, gemessen an ökonomischen Maßstäben und an den realen Bedürfnissen der Kriegswirtschaft, gehört offenkundig zu den Erscheinungen der Destruktivität und Selbstzerstörung, die für totalitäre Herrschaftsformen charakteristisch sind (Arendt). Nicht minder sinnlos, unergiebig, vielfach geradezu dilettantisch waren jene fürchterlichen, pseudowissenschaftlich aufgezogenen medizinischen Experimente, zu denen sich zahlreiche Häftlinge hergeben mußten (Mitscherlich u. Mielke). Ein weiterer Zweck der KL war das Härtetraining der zur Bewachung eingesetzten SS-Leute, ihre Erziehung zu unbedingtem Gehorsam, Mitleidlosigkeit, Menschenverachtung, rassisch-nationaler Überheblichkeit, die Formung von Menschen, von denen sicher nur eine Minderzahl von Hause aus pervertierte Sadisten waren. Auf mehr als 100 schätzt Kogon die Zahl der deutschen KL im Jahre 1939 unter Einrechnung der Außenlager, die meisten Männerlager, einige Frauenlager. Der Krieg und die Ausdehnung der NS-Herrschaft auf große Teile Europas brachten eine außerordentliche, nicht mehr genau feststellbare Vermehrung der Lager. Untergebracht waren, zu allermeist unbefristet, viel seltener auf eine vorher festgesetzte und dann auch eingehaltene Zeit, in der Hauptsache folgende Gruppen von Häftlingen: Politische Gegner aus dem In- und Ausland (vor allem Kommunisten), rassisch unerwünschte

---

[1] Für die vorliegende Arbeit wurden verwendet außer dem erwähnten Standardwerk von Kogon die Berichte von Adelsberger, H. G. Adler, Bettelheim, Bondy, Cayrol, Cohen, Kautsky, Kral, Frankl, Levi, Lingens-Reiner, Rousset, Tas, Utitz, u. a.

Personen (in der großen Mehrzahl Juden, auch Zigeuner), Kriminelle, Asoziale, Homosexuelle, zahlenmäßig weniger ins Gewicht fallend gewisse religiöse Gruppen, wie neben Geistlichen der christlichen Konfessionen die sog. ernsten Bibelforscher. Die verschiedenen Häftlingskategorien waren durch verschiedenfarbige Winkel, aufgenäht auf ihre zebraartig gestreifte Sträflingskleidung, vielfach auch durch Tätowierung, voneinander unterschieden. Mochten zeitweise in einem KL die Juden, in einem anderen die Politischen überwiegen, so waren doch im Prinzip überall die Häftlinge nicht nach Haftgründen getrennt, so daß soziale Elemente unter Asozialen und Kriminellen vielfach schwer zu leiden hatten. Auch die Nationen waren, unter Umständen in Wohnblocks getrennt, im allgemeinen in bunter Mischung vertreten, ebenso die verschiedenen Alters-, Berufs- und Standesklassen. So war es eine inhomogene, zusammengewürfelte Masse, die hinter der Stacheldrahtumzäunung ein menschenunwürdiges Leben zu führen hatte. Die Gesamtzahl der Menschen, die durch die KL gegangen, darin gestorben sind oder überlebt haben, ist nicht exakt zu ermitteln. KOGON schätzt sie auf mindestens 8 bis 10 Millionen. Millionen kamen durch Hunger, Seuchen, Mißhandlungen, Erschießungen und Vergasungen, medizinische Experimente ums Leben, in den Lagern und Gaskammern von Auschwitz-Birkenau allein nicht viel weniger als eine Million Menschen (REITLINGER). Andere Vernichtungslager auf polnischem Boden waren: Chelmno, Treblinka, Majdanek, Belzek. Die Massentötungen erfolgten durch Erschießungen, Erstickung mit Kohlenmonoxyd (Auspuffgasen) und dann in größtem Umfang mit dem Entwesungsmittel Zyklon-B, das Cyanwasserstoffgas abgibt. Die Leichen wurden in riesigen Krematorien verbrannt.

Die wechselnde Belegung der Lager, die mörderischen Transporte und Todesmärsche, das Chaos beim militärischen Zusammenbruch des 3. Reiches machen eine auch nur einigermaßen verläßliche Schätzung der Zahl der überlebenden KL-Häftlinge unmöglich. Vor allem die überlebenden jüdischen Häftlinge sahen sich bei der Befreiung meist aller näheren Angehörigen beraubt, halb verhungert, krank und elend, außerstande, in ihre alte Heimat zurückzukehren, auf weiteres Leben in Lagern und Notquartieren angewiesen, beruflich entwurzelt, ökonomisch auf dem Nullpunkt, zur Auswanderung in überseeische Länder gezwungen. Was die äußere Einrichtung der KL, die innere Organisation, die Art der Einlieferung, den üblichen Tageslauf, die Zwangsarbeit, die Strafen, die Ernährungs- und Gesundheitsverhältnisse, die sog. Freizeitgestaltung, die Sondereinrichtungen, wie medizinische Versuchsstationen, Krankenreviere, Bordelle, Strafbunker, die Sonderaktionen und Schicksale einzelner Gruppen, die Außenlager in der Kriegszeit, das Verhalten der SS, den unterirdischen Widerstand gegen die SS, das Ende und die Auflösung der KL betrifft, so muß hier auf das unentbehrliche Werk von KOGON verwiesen werden. Für die Mehrzahl der inhaftierten Bewohner dieses „universe concentrationnaire" (ROUSSET) traf zu: daß sie chronisch unterernährt waren bis zu schwerstem Hunger und bis zum Verhungern, gegen Witterungseinflüsse ungenügend geschützt, zusammengepfercht in primitiven Baracken, oft zu mehreren auf einer Bettstatt schlafend, ohne zureichende sanitäre Einrichtungen und ärztliche Versorgung, Seuchen, anderen Krankheiten und Verletzungen ausgesetzt, durch Zwangsarbeit und langes Appellstehen entkräftet, Schlägen und anderen, manchmal unvorstellbar grausamen und raffinierten Mißhandlungen, barbarischen Prügel- und Bunkerstrafen unterworfen — kurz in ihrer physischen Existenz aufs Schwerste geschädigt und bedroht. Unzählige starben unter dieser Behandlung oder wurden als arbeitsuntaugliche Kranke und Geschwächte durch „Abspritzen" mit intravenösen Benzininjektionen oder mit anderen Mitteln zum Tode befördert. Man lebte und starb in der Tat in einem „realm of death" (COHEN). Unbefristet in diesem Dasein ausharren zu müssen, mit geringer Aussicht, zu überleben, unbefristet von Familie, Heimat, Beruf und kulturellem Milieu getrennt zu sein, eine unverschuldete Degradierung bis zum sozialen Nichts zu erleiden, ein menschliches Wesen zu sein, dem jede Menschenwürde genommen ist, dem dies ständig durch Beschimpfungen, Verhöhnungen und allerhand entwürdigenden Praktiken zum Bewußtsein gebracht wird, absolut rechtlos der Willkür und Launen, den sadistischen Trieben oder auch einer seelenlosen Pedanterie und sturen Befehlsausführung von Seiten des SS-Personals und der Häftlingsfunktionäre unterworfen zu sein, kein Privatleben zu haben, die an Mithäftlingen begangenen Greueltaten miterleben zu müssen, bei den „Selektionen" für die Gaskammern haarscharf am Tode vorbeizuschlüpfen — dies alles und noch vieles andere war Last und Folter für das Erleben, situationsbestimmend für ein Dasein, dem nichts als totale Niederhaltung, Auspressung von Arbeitskraft und schließlich die Vernichtung zugedacht waren. Gewiß widerfuhr nicht allen das gleiche, nicht jedem die ganze Wucht des Terrors, die ganze Fülle dessen, was die KL an Schrecken bereithielten. Die Wellen des Terrors gingen auch innerhalb der KL auf und nieder. Zeitlich und örtlich verschieden waren die Ernährung, der Grad des Hungers, die sanitäre Versorgung, der allgemeine Druck. Verschieden traf man es mit den zum Teil auch korrekten und anständigen Wachmannschaften und Häftlingsfunktionären, verschieden mit der zugewiesenen Arbeit, die manchmal auch in regulären Fabrikräumen Schutz und relative Bequemlichkeit gewährte. Es gab Geld- und Paketempfang, beschränkten Briefverkehr mit den Angehörigen, gewisse Zerstreuungen und kulturelle Anregungen durch Konzerte, Theateraufführungen, Radio, Lektüre, Möglichkeiten, mit Gleichgesinnten zusammenzukommen, Freundschaften zu schließen, ja sich insgeheim politisch zu organisieren.

4. **KL-Typen.** Die SS-Verwaltung schuf drei, nach der Härte der Behandlung gegliederte Stufen von KL, deren Einteilung aber eine höchst fragwürdige und unzuverlässige Bedeutung besaß; nur in den zahlreichen Arbeitslagern der SS außerhalb der eigentlichen KL, die Häftlinge zu befristeter Zwangsarbeit aufnahmen, herrschten fraglos bessere Lebensbedingungen (KOGON). Den tiefsten Abgrund aber stellten die der Massentötung dienenden Vernichtungslager im Osten dar, wo die „Endlösung der Judenfrage" exekutiert, aber auch zahlreiche Polen und Russen nichtjüdischer Herkunft wie gebrechliche und kranke Leute jeglicher Art ums Leben gebracht wurden. Wesentliche Unterschiede bestanden auch in der Verteilung der Funktionen innerhalb der Lagerselbstverwaltung: ob diese wichtigen Funktionen, wie es vielerorts der Fall war, von der SS mit Vorliebe den kriminellen Elementen oder den disziplinierten politischen Häftlingen anvertraut waren. Schließlich kam es darauf an, zu welcher Gruppe von Häftlingen man gehörte. Die Juden standen fast überall auf der untersten Stufe der Wertschätzung und Behandlung, waren vielfach auch noch dem Antisemitismus der Mithäftlinge aus ihren Ursprungsländern ausgesetzt (LINGENS-REINER). Einen ganz wesentlichen Unterschied hinsichtlich der allgemeinen Lebensverhältnisse und auch im

Hinblick auf eine gewisse persönliche Sicherheit machte es aus, ob jemand zu den Funktionären, zur „Lagerprominenz" gehörte oder in der anonymen Masse der Durchschnittshäftlinge mitlaufen mußte. Eine Kluft bestand zwischen den gut ernährten, warm und sauber gekleideten, manchmal mit der SS in guten Beziehungen stehenden Häftlingsfunktionären der Lagerselbstverwaltung und dem halbverhungerten und geschundenen Durchschnittsgefangenen. Das Leben in den KL war überhaupt nicht unwesentlich bestimmt durch die überall eingeführte Häftlingsselbstverwaltung. An ihrer Spitze stand ein Lagerältester, den einzelnen Wohnblocks standen Blockälteste vor, denen Stubendienste beigegeben waren. Die Häftlingsschreibstube, die Küche, die Wäscherei und andere technische Betriebe und Anlagen waren mit Häftlingen besetzt. Die Arbeitskommandos wurden von sog. Kapos und Vorarbeitern geführt. In den Krankenrevieren arbeiteten Häftlingsärzte und Häftlingspfleger unter Aufsicht der oft gleichgültigen und brutalen SS-Ärzte. Leben und Gesundheit der nicht besonders hervorgehobenen, nicht zur Lagerprominenz gehörigen Durchschnittshäftlinge lagen in großem Ausmaß in den Händen der Funktionäre, die nicht nur zahlreiche persönliche Vorteile genossen, sondern auch wenig kontrollierte Machtbefugnisse über ihre Mithäftlinge besaßen, z. B. auch schlagen durften, wenn ihnen dies gut dünkte. Doch waren auch diese Prominenten bis hinauf zum Lagerältesten ihrer Positionen keineswegs sicher. Sie konnten jeden Augenblick von der SS von ihrer Höhe herabgestürzt, degradiert, zu gewöhnlichen Häftlingen gemacht oder auch bestraft und umgebracht werden. Es war ein Kampf um diese gehobenen Stellungen, die vor allem, wenn sie den „Grünen", d. h. Berufsverbrechern und Sicherungsverwahrten überlassen waren, oft in schamlosem Eigennutz, völliger Korruptheit und mit brutalen Mißhandlungen, ja Morden zum Schaden der Mitgefangenen mißbraucht wurden. Andererseits hat die Häftlingsverwaltung auch wiederum durch den selbstlosen und umsichtigen Einsatz intakter Persönlichkeiten, die ihre Menschlichkeit im KL nicht eingebüßt hatten, unsäglich viel Gutes geleistet, den Mitgefangenen das Leben in mannigfacher Weise erleichtern können, vielen auch geradezu das Leben gerettet. Bei allen derartigen Unterschieden und unberechenbaren Wechselfällen, die aus den jeweiligen örtlichen und zeitlichen, den gesundheitlichen und soziologischen Verhältnissen innerhalb der KL entsprangen, war doch generell der Aufenthalt in diesen Lagern für die große Mehrzahl ihrer Insassen ein Martyrium sondergleichen, ein Leben in zahlreichen, fast unaufhörlichen leib-seelischen Nöten, in grenzenloser Unsicherheit, Bedrohtheit und Erniedrigung.

Die äußeren Verhältnisse des KZ-Daseins, die wir im vorstehenden nur kurz und unvollständig umrissen haben, bestimmten das Erleben und Verhalten des Häftlings in enger Beziehung zu den inneren, in seiner Person liegenden Gegebenheiten. Vom KL-Dasein als einer *Situation* sprechen wir, insofern es sich um eine menschliche Situation handelt, in der sich Umwelt und Persönlichkeit, „Geschehnis und Erlebnis" (E. STRAUS), äußeres Schicksal und persönliche Antwort zu einem individuell strukturierten Ganzen verbinden. Für den asozialen Gewohnheitsverbrecher, der womöglich noch in eine einflußreiche und privilegierte Kapostelle aufgerückt war, konnte das KL einen seiner Primitivität, seinen nihilistisch-destruktiven Neigungen angemessenen Aufenthaltsort und im Gegensatz zum Zuchthaus eine ganz erträgliche Bleibe darstellen. Er befand sich im KL mindestens zeitweise in einer Situation, die für ihn mehr entlastende als belastende Momente aufwies. Der Lastcharakter des KL-Daseins war indessen unzweideutig, in überindividueller Geltung für die große Mehrzahl der Häftlinge gegeben und entsprach den Übeln der leiblichen Entbehrungen und Qualen wie denen der Ausschaltung aus der Sozietät, der Auspressung von Arbeitskraft, Entwürdigung, Entpersönlichung, schließlich Vernichtung, Übeln, die allesamt den Opfern des Regimes von den Machthabern zugedacht waren. Als Druck und Last und Bedrohung ohne Ende hat denn auch die große Mehrzahl das über sie verhängte Schicksal erlebt, wie es eben der menschlichen Natur im allgemeinen und ihrer durchschnittlichen sozialkulturellen Prägung entspricht, unter solchen Verhältnissen zu leiden, sie nicht zu genießen. Und doch war die Art und Weise zu leiden und sich mit dem Leiden auseinanderzusetzen, gruppenmäßig und individuell nicht vollkommen gleichartig. Es gab hierin vielmehr große, vielfach über Leben und Tod entscheidende Unterschiede. Wiederum erweist es sich als unmöglich, die Verhältnisse im KL von ihrer subjektiven, persönlich erlebten und gelebten Seite her umfassend zu schildern, die „Mentalität" der Häftlinge unter Berücksichtigung aller gruppenmäßigen und individuellen Differenzen gründlich zu behandeln. Wir müssen uns darauf beschränken, einige wesentliche Züge und immer wiederkehrende Beobachtungen zu referieren, wie sie sich aus den genannten Selbstberichten ergeben.

5. Anpassungsweisen im KL. „Es ist keiner so herausgekommen, wie er hineingegangen ist", sagt KOGON in seinem Buch im Abschnitt „Psychologie der KL-Gefangenen". Die Veränderung habe sich aber nicht auf die Bewußtseinsinhalte bezogen: Die meisten Gefangenen hätten das KL mit den gleichen Überzeugungen verlassen, die sie vorher gehabt hatten. Mehr oder minder gleich oder ähnlich sei dagegen die Reaktionsweise der Häftlinge gewesen, die sich in drei Entwicklungsabschnitten abzeichnete: Im Einlieferungsschock, im Ausleseprozeß der ersten Monate und anschließend in einem jahrelang dauernden Gewöhnungsvorgang, der den Typus des „Konzentrationärs" erzeugte. Dabei ist zu bedauern, daß wir so wenig wissen über die durch Alter und Geschlecht entstandenen Unterschiede in der Reaktionsweise der Häftlinge. Angaben über das Verhalten von Kindern und Jugendlichen oder Greisen finden wir nur sporadisch. Auch sind die Erlebnisberichte der Frauen viel dünner gesät als die von zumeist jüngeren, intelligenten, durchsetzungskräftigen Männern. Auch Kinder und Jugendliche befanden sich in den KL, in Buchenwald z. B. (KOGON) waren etwa 15% der eingelieferten Minderjährigen weniger als 12 Jahre alt, 85% zwischen 12 und 18 Jahren. Ein großer Teil der Jugendlichen wurde durch den Aufenthalt im Lager charakterlich verdorben, viele durch Verlockungen, gutes Essen und Zwang sexuell verführt und ein Opfer der Päderastie. Doch wurde zum Teil auch den Kindern und Jugendlichen uneigennützig geholfen, Unterricht durch ältere Kameraden erteilt, geeignete Arbeit für sie gefunden und eine Erziehung im Geiste wahrer Kameradschaft ermöglicht. Ähnliches berichtet der holländische Psychiater TAS aus dem KL Bergen-Belsen, wo z. T. noch Familien beieinander waren: Verwilderung und Desozialisierung der Kinder und Jugendlichen, die zur Bandenbildung neigten, sich ihre „Führer" selbst wählten und die Autorität der Eltern total mißachteten — andererseits beachtliche psychotherapeutische Einwirkungsmöglichkeiten auch auf Kinder.

Auch aus manchen anderen Schilderungen geht hervor, daß die Häftlinge vom

Tag der Einlieferung an eine schockartig geängstete, verschüchterte und verstörte
Gemütsverfassung durchmachten, eine „initiale Reaktion" (COHEN), die manchmal monatelang dauerte. Bedeutete doch die Verhaftung und Einlieferung
ins KL für die meisten einen absoluten Bruch mit allem Gewohnten, etwas
mehr oder minder Unerwartetes, auch nach den Schilderungen anderer kaum
Vorstellbares, eine akute Verschlechterung aller Bedingungen der inneren und
äußeren Lebenssituation. COHEN berichtet, daß sich die kleine Zahl derer, die
von vornherein von dem auf sie wartenden Unheil eine Ahnung hatten, bei
der Einlieferung in einen Zustand akuter Depersonalisation zu flüchten vermochte, indem sie sich gegen die auf sie einstürzenden ersten Eindrücke durch
affektive Teilnahmslosigkeit abzuschirmen wußte. Die gänzlich Unvorbereiteten
dagegen seien einfach von Schrecken und Angst gejagt worden. Schon die Einlieferung war ja vielfach mit Beschimpfungen und Mißhandlungen, stunden-
langem Stehen im Freien, mit Frieren und Hungern verbunden. Frauen mußten
sich nackt in Gegenwart betrunkener Wachmänner einer körperlichen Untersuchung unterziehen (LENGYEL zit. nach COHEN). In dem ghettoähnlichen Lager
Theresienstadt litten fast alle erwachsenen Neuankömmlinge an einem ein- bis
zweiwöchigen Zustand von reaktiver Depression mit Verlangsamung, Initiative-
losigkeit, Appetitmangel, Schlaflosigkeit und Obstipation. Die Frauen wurden
amenorrhoisch. Kinder und Jugendliche blieben verschont, ältere Leute glitten
leicht in einen apathischen Dauerzustand hinüber (KRAL).

Das Leben im KL nötigte dem Häftling eine seelische Anpassung auf, von
deren Glücken es abhing, ob er überhaupt mit dem Leben davonkam oder unrettbar
verloren war. „Binnen spätestens dreier Monate war man entweder in einem beinahe unaufhaltsamen Ablauf seelisch, wenn nicht schon leiblich zugrunde gegangen oder man begann, das KL zu ‚verarbeiten' " (KOGON). Was die Anpassung
an das KL-Dasein, seine zu stabilen Verhaltensformen führende Verarbeitung
betrifft, so stimmen die Berichterstatter darin überein, daß bei allen nicht von
Hause aus allzu primitiv gearteten Häftlingen eine so oder so geartete Niveau-
senkung unausbleiblich war. KOGON spricht von seelischer Primitivierung, ADELS-
BERGER von einem Rückfall ins Animalische, FRANKL von kulturellem Winter-
schlaf, BONDY vom Abbau höherer sozialer Einstellungen; psychoanalytisch
orientierte Autoren wie BETTELHEIM und COHEN heben die Regression auf primitiv-
infantile Triebeinstellungen hervor. UTITZ faßt die allgemeine Veränderung als
ein Schizoidwerden der Persönlichkeit auf usw. Man sah überall, wie unter dem
ständigen Hungern eine wahre Gier nach Nahrung die Rücksicht auf andere und die
kulturellen Gewohnheiten hinwegspülte, wie üppige, geradezu zwangsartige Speisephantasien das Vorstellen, Tagträumen und die Gespräche beherrschten, während
dagegen sexuelle Triebregungen bei den Unterernährten ganz zurücktraten und
nur bei den ausreichend ernährten Funktionären eine Rolle spielten, bei ihnen zu
Besuchen von Lagerbordellen oder zu heimlichen Frauenbeziehungen am Arbeitsplatz Anlaß gaben, gelegentlich aber auch homosexuell und päderastisch ausgelebt
wurden. Man beobachtete an sich selbst und an anderen eine Abstumpfung gegen
sonst erschütternde, grauenerregende Eindrücke, eine Art Apathie gemischt mit
Gereiztheit bei groben und barschen Umgangsformen (FRANKL), ein Überleben-
wollen um jeden Preis, ein Vorherrschen egoistischer Strebungen und ein Zurücktreten mitleidiger, hilfsbereiter Haltungen. Doch war es offenbar sehr verschieden,

wieweit die sich solchermaßen äußernde Primitivierung des Erlebens und Verhaltens reichte, wie tief sie die Persönlichkeit ergriff und formte. Sie konnte vergleichsweise oberflächlich, als angeeignete Abwehrhaltung ein intaktes Innenleben
wie mit einem Schutzpanzer umgeben. Unter diesem Panzer hielt oder entfaltete
sich womöglich stärker als draußen in der Freiheit eine reiche Innerlichkeit, ein
verfeinertes Gewissen, ein empfindliches Bewußtsein für Recht und Unrecht, für
fremdes Leid, ein religiöses Getragensein. Nicht alle waren im KL ohne geistigen,
moralischen, religiösen Halt, nicht alle mußten, wie es ERWIN STRAUS annimmt,
ihren Glauben an das Gute und ihren Gott verlieren: „Ist doch in so manchem
Häftling in der Haft und durch die Haft eine unbewußte bzw. verdrängte Gott-
bezogenheit aufgebrochen" (FRANKL, ähnlich auch KOGON). Die Ärztin LINGENS-
REINER berichtet eindrucksvoll von durchaus bewußt erlebten und erlittenen
und dann auch entschlossen ausgetragenen Gewissenskonflikten in ihrer Tätigkeit
im Krankenrevier. Bei vielen anderen Häftlingen muß aber die Primitivierung
tiefere Schichten, ja die ganze Persönlichkeit durchdrungen haben mit dem
Ergebnis, daß sich Abstumpfung und mitleidlose Härte mit totaler Ungeistig-
keit und moralischer Anästhesie verbanden, daß Kameradendiebstähle, rück-
sichtsloses „Organisieren" von Nahrung und fehlenden Gebrauchsgegenständen,
Brutalitäten gegen Schwächere, Korruption, Spitzel- und Angebertum bei sog.
„Zinkern" zum dauernden Habitus wurden. Solchen Naturen gegenüber galt der
Spruch: „Der Häftling ist des Häftlings ärgster Feind" (KOGON) — um so mehr,
wenn so geartete Häftlinge als Funktionäre zur Macht gelangten und manchmal
geradezu einen „Cäsarenwahn en miniature" (FRANKL) entwickelten. Auch die
sozialpsychologischen, mitmenschlichen Beziehungen lassen sich nicht durch den
Begriff einer bloßen Primitivierung oder einfach durch das „Gesetz des Dschungels",
den Kampf aller gegen alle (BONDY u. a.) hinreichend kennzeichnen. Solidarität
gegenüber der SS, Kameradschaftlichkeit untereinander konnte zwar in manchen
Gruppen und unter extrem bedrohlichen Umständen völlig vermißt werden.
Durchschnittlich war man aber wohl berechtigt, von einer wenigstens partiellen
Rücksichtnahme am Arbeitsplatz oder in den Wohnblocks zu sprechen sowie
von selektiven Zusammenschlüssen, die Freunde, Gesinnungsgenossen, Landsleute
aneinanderbanden und zu gegenseitiger Hilfeleistung, ja zu selbstlosen Liebes-
diensten verpflichteten. Auch der Humor, dieses Ventil zwischenmenschlicher
Spannungen und Stauungen kam — oft bissig und sarkastisch gefärbt — immer
wieder einmal zu seinem Recht. Eine durchgehende, allgemeine Solidarität der
Häftlinge gab es allerdings nirgends. Dazu war die Zusammensetzung der Kon-
zentrationäre zu heterogen, das System der Selbstverwaltung und Funktions-
verteilung im allgemeinen zu uneinheitlich und vielfach auch zu korrupt, die
Unterdrückung aller offenen Gruppenbildungen durch die SS zu radikal. Waren
die Schlüsselpositionen der Lagerprominenz mit verantwortungsbewußten Menschen besetzt, so konnten von dieser Seite solidarische, zielbewußte, oft raffiniert
getarnte Handlungen zum Wohle der übrigen Häftlinge erwartet werden. An
solchen einflußreichen Stellen, die auch geheime Nachrichtendienste und Verbindungen zur Außenwelt unterhielten, ging es um schwerste Gewissensentschei-
dungen, wie etwa um die Auswahl von Mithäftlingen, die zum Transport in die
Gaskammern und in todbringende Arbeitskommandos bestimmt waren, oder um
Fragen der Häftlingsjustiz. KOGON und KAUTSKY haben derartige Verhältnisse

im KL Buchenwald eindrucksvoll geschildert. Dort existierte im Krieg eine Lager-
feme, die in den Händen kommunistischer Häftlinge lag und für die Untaten der
Grünen (Kriminellen) Rache nahm. Es gab eine Reihe von Möglichkeiten, den
„Verurteilten" unauffällig dem Tode auszuliefern. Kein Todesurteil sei leichtfertig
gefällt worden (KAUTSKY). Unterschiede im sozialen Verhalten ergaben sich in
schwer überblickbarer Weise auch aus der Zugehörigkeit der Häftlinge zu bestimmten Nationen, Rassen, Parteien und Konfessionen. Das, was im Rahmen
dieser Untersuchungen am meisten interessieren würde, das Verhalten der Deutschen und der Juden untereinander und zu anderen Gruppen ist nach KOGON so
schwierig zu erfassen, daß ein Gesamturteil nicht möglich ist — die ausländische
Literatur strotze in dieser Frage von Einseitigkeiten, Vereinfachungen und Fehl-
urteilen! Nach KAUTSKY u. a. unterschieden sich die Juden in ihrem Verhalten
erheblich nach ihrer Nationalität und nach dem kulturellen Milieu, aus dem sie
stammten, besaßen aber generell weniger moralischen Rückhalt als andere Gruppen, weil sie fast ausnahmslos ihren Aufenthalt im KL nicht als politisches oder
religiöses Martyrium, sondern als gänzlich sinnloses Unglück empfanden. So muß
sich das Bild einer allgemeinen Primitivierung und Nivellierung der Persönlichkeit
in den KL in jedem Falle zahlreiche soziologische und psychologische Korrekturen
und Differenzierungen gefallen lassen, um auch nur annähernd wahrheitsgetreu
zu sein. Nach FRANKL erwies sich dort als handgreiflich unrichtig die Meinung
von FREUD[1], daß Hunger allein alle individuellen Differenzen verwischt und an
ihre Statt „die uniformen Äußerungen des einen ungestillten Triebes treten".
In diesem Zusammenhang mag auch der von FRANKL hervorgehobenen Bedeutung
des Zeit-, insbesondere des Zukunftsbewußtseins der Häftlinge gedacht werden.
Als „provisorische Existenz" hat UTITZ die innere Situation des Lagerhäftlings
bezeichnet, ein Provisorium ohne Termin, unabsehbar, erlebnismäßig von unbe-
grenzter Dauer und daher völlig hoffnungslos. Doch wurden immer auch Zukunfts-
pläne geschmiedet (COHEN), das Ende der Haft, die Befreiung, der Wiederanfang
in der Heimat oftmals in kritiklosem Optimismus für bestimmte Termine mit
Sicherheit erwartet — enttäuschte Erwartungen, die dann in uferlosem Pessi-
mismus wieder einer absoluten Hoffnungslosigkeit Platz machten. Die Zukunfts-
losigkeit wie auch die immer wieder getäuschten Zukunftserwartungen brachten
einen tiefgehenden „existentiellen Strukturverlust" hervor (FRANKL). War doch
sogar manchmal zu sehen, wie das Enttäuschtwerden und Erlöschen von Be-
freiungshoffnungen auch den leiblichen Verfall, das Ende durch Versagen der
Widerstandskraft einleiteten. Auf die Dauer hoffnungslos unglücklich zu sein,
konnte sich wohl niemand leisten, der überleben wollte. Die nach normalen Maßstäben im KL zu gewärtigende *ständige* Gemütsbedrückung unter Preisgabe *aller*
Wünsche und Hoffnungen mußte gemildert, gebremst, hintangehalten, durch einen
mehr oder minder tiefgehenden Persönlichkeitswandel im Sinne der emotionellen
Einschränkung und Verhärtung ausgeglichen werden, wenn das kümmerliche
Leben weitergehen sollte. Nur manchmal entließ das KL-Dasein eine gelöste,
sinnerfüllte, situationsangemessene Trauer: „Bei Sonnenuntergang pfeift die
Sirene zum Feierabend. Und da wir wenigstens für ein paar Stunden satt sind,
gibt es keinen Streit, wir fühlen uns seelengut, dem Kapo ist nicht danach, uns
zu schlagen und wir bringen es fertig, an unsere Mütter und Frauen zu denken,

---

[1] Londoner Gesamtausgabe, Bd. V, S. 209.

was im allgemeinen nicht vorkommt; einige Stunden lang können wir unglücklich sein in der Weise der freien Menschen" (LEVI).

Bei vielen langjährig Inhaftierten, insbesondere bei solchen, die Kapo- und andere Funktionen ausübten, nahm die Anpassung an das Lagermilieu die Form einer Angleichung an das Verhalten und die Wertmaßstäbe der SS an: von KOGON als „Freund-Feind-Angleichung" beschrieben, von psychoanalytisch eingestellten Autoren als Identifikation des Schwachen, absolut Abhängigen mit dem Mächtigen, schlechthin Überlegenen gedeutet. Geheime Bewunderung für die „Herrenmenschen", für ihren scharfen und groben Befehlston, ihre Menschenverachtung und Vorurteile, die Brutalisierung schwacher und hilfloser Neuhäftlinge, Schläge und Beschimpfungen bei der Sklavenarbeit und schließlich die Bereitschaft zu korrupten Machenschaften und Spitzeldiensten waren Anzeichen einer derartigen „Kapo-Mentalität". Juden hätten sich z. T. sogar den Antisemitismus der SS zu eigen gemacht (COHEN). Keineswegs alle Häftlinge fanden mit der Zeit einen Weg, sich in irgendeiner Form an das Lagerdasein anzupassen, einzugewöhnen, den unvorstellbaren Härten gegenüber ihren Lebenswillen aufrechtzuerhalten. Unzählige zerbrachen seelisch schon und gerade im Anfang der KL-Zeit. Den naheliegenden Weg des Selbstmordes wählten nach übereinstimmenden Berichten nur wenige. Immerhin kam es auch nicht ganz selten vor, daß verzweifelte Menschen in die Sperrzone der Stacheldrahtumzäunung liefen, um sich von den Wachposten erschießen zu lassen, oder auch andere Mittel der Selbsttötung wählten. Suicide ereigneten sich meistens in den ersten Wochen der Haft. Sie waren manchmal von getarnten Morden, sog. „Erschießungen auf der Flucht" oder von der Nötigung, sich ums Leben zu bringen, schwer zu unterscheiden (KAUTSKY). Was den seelischen und leiblichen Untergang herbeiführte, war viel häufiger als der aktive Suicid so etwas wie ein passiver Selbstmord, eine totale Selbstaufgabe, ein völliges Sichfallenlassen und Erlöschen aller Selbsterhaltungsinstinkte. Die Selbstaufgabe war Vorläufer und Auftakt des Todes an Hunger und Entkräftung. HELLWEG-LARSEN et al. schildern dieses Aufhören des Lebenswillens folgendermaßen: „Der Deportierte kapitulierte vor den Schwierigkeiten, obwohl es ihm bewußt war, daß er sie, um seine eigene Gesundheit zu erhalten, überwinden mußte. Er hörte auf, sich zu waschen, verzichtete u. U. darauf, seine Lebensmittelration abzuholen, verzichtete darauf, den Arzt zu konsultieren, wenn eine Phlegmone anfing, trank ohne Maß trotz der Warnungen, vermochte nicht mehr, sich durch Bewegungen zu wärmen, stand vielleicht nicht einmal nachts auf, um seine Exkremente auszuscheiden. Diese äußeren Zeichen der Präapathie schritten regelmäßig wochenlang oder monatelang fort, bevor sie einen Grad erreichten, der das Ergebnis der Hungerkrankheit konkretisiert, den ‚Muselmann'. Beim Muselmann war das psychopathologische Bild beherrscht von einer ausgesprochenen Verringerung und Verzögerung der äußeren kinetischen Tätigkeit". Nur unbewußte und zufällige „Reflexreminiszenzen", die vom Selbsterhaltungstrieb abhingen, seien im Endstadium erhalten geblieben. Die Bezeichnung Muselmann entstand in den KL für jene Jammergestalten verhungernder Menschen, denen alles gleichgültig war, die sich müde dahinschleppten und bis zum Tode, der vielfach ein gewaltsamer war, nur noch so dahinvegetierten. Es ist schwer zu entscheiden, ob, wie HELLWEG-LARSEN u. Mitarb. annehmen, allein der Hunger die primäre Ursache der völligen Apathie und Inaktivität war und nicht doch eine Art von seelischer Kapitulation,

eben ein passiver Suicid das verhängnisvolle Geschehen wenigstens in seinen
Anfängen bestimmte. Ob hier ein „Ausleseprozess" die von vorneherein Lebens-
untüchtigen, Willensschwachen, die körperlichen und seelischen Astheniker oder
sonstwie konstitutionell minder Belastungsfähigen vom Überleben in der KL-Hölle
ausschloß, oder welchen seelisch-geistigen Voreinstellungen, inneren Reaktionen
und existentiellen Entscheidungen die tödliche Selbstaufgabe zuzuschreiben war,
das weiß niemand[1].

Wer die Belastungen durch das KL-Dasein nur einigermaßen ermessen will,
muß sich vergegenwärtigen, daß ebenso wie der Eintritt und Aufenthalt, auch die
Auflösung der KL beim militärischen Zusammenbruch, die Geschichte der Befreiung vieler Lager unerhört spannungsreich und voll von tödlichen Gefahren
waren. Lange vor dem Ende des 3. Reichs kamen Entlassungen von einzelnen
Gruppen vor, so von Juden, die nach der Rath-Aktion im November 1938 verhaftet worden waren. Die entlassenen Juden wurden gegen erpresserische Geld-
forderungen oder hohe Bestechungssummen zur Auswanderung zugelassen bzw.
gezwungen. Es wurden auch gelegentlich Politische und Kriminelle entlassen und
unter Gestapo-Überwachung gestellt, zuweilen später wieder eingeliefert oder
gegen Kriegsende zur Wehrmacht in die berüchtigten, aus Verbrechern bestehenden Bewährungseinheiten eingezogen. Als sich der militärische Zusammenbruch abzeichnete und die alliierten Heere den Lagern näherten, standen die
KL-Insassen erneut unter schwersten Bedrohungen und Ängsten, waren einem
jähen Wechsel von Hoffnung und Verzweiflung ausgesetzt. Daß Pläne zur
Liquidierung ganzer Lagerpopulationen bestanden, blieb nicht unbekannt. Es
kam auch zu relativ begrenzten Vernichtungsaktionen im letzten Moment.
Vor allem aber war es das Los Unzähliger, auf Rückführungstransporten ins
Innere des Reiches von einem Lager zum anderen verlegt, auf Elendsmärsche
unter unvorstellbar schlechten Bedingungen geschickt zu werden, bei denen noch
viele Tausende umkamen, erfroren, verhungerten, am Wege liegen blieben und
von den Begleitkommandos erschossen wurden.

6. Ghetto und Versteck. Freiheitsentzug, Hunger, Bedrohung, Bedrückung und
Vernichtung aller Art war nicht allein auf die KL beschränkt. Die Geschichte
der vom NS-Regime in den eroberten Ostländern, vor allem in Polen und Rußland eingerichteten jüdischen *Ghettos* ist eine Tragödie für sich[2]. Sie begann 1940
mit der Umsiedlung von Juden in geschlossene Wohnbezirke unter Ausschaltung
aus dem Wirtschaftsleben. Es folgte eine Periode systematischer Aushungerung
mit fürchterlicher Verelendung und ungeheurer Sterblichkeit. Als Hunger und
Seuchen unter den zusammengepferchten Menschenmassen nicht rasch genug
aufräumten, begann der Abtransport zu den Gaskammern und anderen Hin-
richtungsstätten. Die letzte Phase der Ghettos, beginnend mit dem Aufstand in
Warschau im April 1943, führte zu ihrer völligen Liquidierung, nach der die Reste
der arbeitsfähigen ostjüdischen Bevölkerung nur mehr in Arbeitslagern überlebten.

---

[1] Bemerkenswerterweise wurde im Koreakrieg bei amerikanischen Kriegsgefangenen in
kommunistischem Gewahrsam ganz Ähnliches beobachtet, eine sog. give-up-itis, die Krankheit
der Selbstaufgabe, die zum Tode führte. „The prisoner simply became apathetic, listless,
neither eat nor drank, helped himself in no way, stared into space an finally died" (WOLFF).

[2] vgl. dazu REITLINGER, S. 59ff und S. 306ff und Erlebnisberichte aus dem Ghetto von
JEANETTE WOLFF, MARY BERG, JAKOB LITTNER.

Schließlich ist der großen, nicht näher bezifferbaren Anzahl von rassisch und politisch Verfolgten zu gedenken, die Monate und Jahre in Verstecken lebten, oft nur so lange, bis sie schließlich doch entdeckt, verhaftet, deportiert und getötet wurden[1]. Was sich hier im Verborgenen abspielte, muß zu den schwersten seelischen Belastungen gerechnet werden, die überhaupt denkbar sind: Ausgeliefert an die Gnade und Ungnade der Versteck gewährenden Familien, in ständiger Spannung und Furcht vor dem Entdecktwerden, auf engstem Raum zusammengedrängt in Kammern, Verschlägen, Tierställen, Kellern, Dachböden, ja in Erdlöchern und Strohmieten und dergl., höchstens bei Nacht in der Lage, das Versteck für kurze Zeit zu verlassen, in Untätigkeit und Passivität dahinvegetierend, oftmals auch von Konflikten untereinander und im Verhältnis zu den ihrerseits das Schlimmste befürchtenden „Wirten" zermürbt, dann auch wieder zu abenteuerlichen Fluchten und häufigem Aufenthaltswechsel genötigt — so haben diese Untergetauchten, die ja zumeist keinen organisierten „Untergrund" bildeten, zwar manchmal ihr Leben gerettet, aber jeder für sich und in seiner Weise ein Martyrium kaum leichter als in den KL überstanden.

Die vorstehenden, notwendigerweise unvollständigen und kursorischen Angaben über die Praxis des nationalsozialistischen Schreckens und seine Auswirkungen auf die unmittelbar Verfolgten scheinen unerläßlich zu sein, um wenigstens annähernd den zeitgeschichtlichen Hintergrund zu umreißen, vor dem sich das Leiden der vielen Einzelnen abspielte und der jeweils als Ganzes zu vergegenwärtigen ist, wenn die nachträglichen Bekundungen einzelner Verfolgter auf ihren Wahrheitsanspruch und auf ihren individuellen Bedeutungsgehalt hin zu prüfen sind. Dies alles und noch viel mehr konnte dem Einzelnen zugestoßen sein, lag zum mindesten, wo es für den Einzelnen nicht in aller Schwere zutraf, als konkrete Bedrohung und als Horizont des Grauens den Verfolgten und Terrorisierten vor Augen. Gerade in seinem umfassenden, kaum einen Lebensbereich auslassenden Würgegriff liegt ja das Wesen des Terrors, der über alle partikulären Daseinseinschränkungen und Mißhandlungen hinaus den Menschen schonungslos vor seine totale Wertlosigkeit, Verächtlichkeit und Nichtigkeit stellt und ihm den Boden jeder sonst ihm gewährten — relativen — Sicherheit, das Fundament jeglicher Achtung und Würde unter den Füßen wegzieht. Insofern ist das unter dem Zeichen des NS-Terrors dem Menschen Zugedachte und auch Zugefügte, wenn nicht ein Novum in der Geschichte — Terror hat es zu allen Zeiten gegeben — so doch von spezifischer Härte und Schwere, gemeinhin schwerer zu ertragen und zu verarbeiten als andere Katastrophen, Verluste und Mangellagen, die den Opfern wenigstens Reste von Schutz, mitmenschlicher Geborgenheit und Achtung belassen.

II. Zur Psychopathologie extremer Belastungssituationen

Daß der Mensch unglaublich vieles, aber nicht alles erträgt und verwindet, ohne Schaden an seiner seelischen Gesundheit zu nehmen, ist eine Erfahrung, die von der neuesten Geschichte der Weltkriege, politischen Umstürze und Hungersnöte bestätigt wird. Was sich in diesen Zeiten ereignete und in manchen Teilen

---

[1] Vgl. dazu das bekannte Tagebuch der jugendlichen ANNE FRANK und die Aufzeichnungen des zwölfjährigen Knaben DAVID RUBINOWICZ.

der Welt fortlaufend weiter ereignet, hat mit den reinen Naturkatastrophen, wie
Erdbeben, Überschwemmungen, gemeinsam, daß die Not nicht den Einzelnen oder
wenige Einzelne, wie etwa bei einem Verkehrsunfall, überkommt, sondern stets
größere und große Mengen und Gemeinschaften, gemeinsam auch, daß Menschen
verschiedenen Alters und Geschlechts, verschiedener Herkunft, sozialer Stellung
und persönlicher Artung mehr oder weniger wahllos betroffen sind, überhaupt
das Schicksal mit roher Gewalt von außen in die persönlichen Lebensbezirke ein-
bricht, gemeinsam schließlich, daß die seelisch-soziale Not von der leiblichen, von
körperlichen Beeinträchtigungen durch Hunger, Seuchen, Mißhandlungen und
Verletzungen meist nicht scharf zu trennen ist. Die Umweltveränderung, die sich
in derartigen Notlagen begibt, bedeutet überhaupt einen sehr komplexen Eingriff
in die Lebensverhältnisse, der nie auf einen Sektor, z. B. Nahrungsmangel, beschränkt ist, sondern stets auch weitere Situationsänderungen im menschlichen
Bereich, in der sozialen Struktur, im Erlebnisfeld, im Gesundheitszustand nach
sich zieht (BÜRGER-PRINZ). Zu beachten wäre also jeweils die Tragweite ka-
tastrophaler Situationen für das individuelle und soziale Leben, wie auch die
meist doch noch gegebenen Aussparungen und Ausweichmöglichkeiten. Das an
individuellen Lebensläufen geschulte Studium erlebnisreaktiver Störungen und
neurotisch-psychopathischer Entwicklungen trifft auf recht andersartige Voraussetzungen und Fragen, wenn es den psycho-physischen Auswirkungen
kollektiver Extrembelastungen und umstürzender allgemeiner Umweltveränderungen nachzugehen versucht. Dabei verlieren die an individuellen Schwierigkeiten und an Abweichungen der persönlichen Lebensgeschichte gewonnenen
Erkenntnisse keineswegs an Bedeutung, erweisen sich aber als ergänzungsbedürftig
durch einen andersartigen Erfahrungsbereich traumatischen Geschehens. In unserem speziellen Gebiet ist die kollektive Extrembelastung, so verschieden sie im
einzelnen aussehen mag, durch die Tatsache charakterisiert und aus anderen vergleichbaren Notsituationen herausgehoben, daß sie ihre zerstörerische Macht dem
Terror, d. h. menschlichen Fanatismus, menschlicher Bosheit, Gewissenlosigkeit
und Raffinesse verdankt. Daß diese Charakterisierung für unsere Fälle durchgehend zutrifft und eine besondere, eigentümliche, ja einzigartige Atmosphäre des
Schreckens bezeichnet, glauben wir oben gezeigt zu haben. Die Atmosphäre
des politischen Terrors ist i. allg. im Bedingungsgefüge individueller Neurosen,
abnormer Erlebnisreaktionen und Psychosen nicht anzutreffen, verdient also
schon deshalb in unserer Untersuchung besondere Beachtung.

Die psychopathologischen Folgeerscheinungen extrem belastender Umweltveränderungen, besonders die *kollektiver* Belastungssituationen, sind in den letzten
Jahrzehnten vielfach gesehen und studiert worden. Ein Überblick über die dabei
angewandten Methoden und die grundsätzlichen Ergebnisse soll uns in die Lage
versetzen, die an unserem Material gefundenen Ähnlichkeiten und Verschiedenheiten herauszuheben; die spezielle Psychodynamik der Anpassungsvorgänge an
Extrembelastungen wird S. 129 ff. entwickelt.

a) Abnorme Angst- und Schreckreaktionen

Die unmittelbaren Reaktionen auf angst- und schreckerregende Eindrücke
überschreiten in manchen Fällen die Variationsbreite seelischer Irritation und
psychophysischer Veränderungen, die im Verhältnis zum Anlaß — unbestimmt

genug — als normal und durchschnittlich zu bezeichnen sind[1]. Es handelt sich
dabei um Beobachtungen, die vor allem im Anschluß an plötzliche, mehr oder
minder unerwartete und unvorstellbare Lebensbedrohungen gemacht wurden, bei
Erdbeben, Grubenkatastrophen, Explosionen, Kriegsereignissen und dergl.

So schilderte BAELZ (1901) aus eigenem Miterleben des Erdbebens von Tokio
(1894) unter der Bezeichnung „Emotionslähmung" die „vorübergehende Lähmung
oder Suspendierung der höheren Gefühlstätigkeiten unter dem Einfluß eines
mächtigen äußeren Eindrucks". Ähnliche Schutz- und Schonhaltungen einer über-
beanspruchten Affektivität gegenüber akuten, aber auch länger bestehenden
Lebensbedrohungen sind dann immer wieder beschrieben worden, auch unter den
Deportierten unserer Zeit („affektive Anästhesie", MINKOWSKI) und im KL („depersonalisation", COHEN; „state of detachment", BETTELHEIM). Mit intensiven
Schreckerlebnissen fast regelmäßig, mit länger dauernder umweltbedingter Angstspannung seltener, sind Veränderungen der Bewußtseinslage verbunden: Ein-
engungen und Trübungen des Sensoriums, die mitunter amnestische Lücken hinterlassen. Als psychomotorische Auffälligkeiten sind in derartigen akut bedrohlichen
Situationen die an stuporöse Zustände erinnernde Schreckimmobilisation (auch
partielle psychogene Lähmungen), diffuse Unruhezustände, Sich-anklammern und
Äußerungen blinder Deckungs- und Fluchtimpulse beobachtet worden. In den
meisten Fällen, wenn nicht regelmäßig, sind vegetativ-vasomotorische Korrelate
von Angst und Schreck greifbar wie Herzpalpitationen, Erblassen, Schweißausbrüche, Versiegen des Speichelflusses, Magen-Darmerscheinungen, Zittern und
Tonusverlust (Weichwerden in den Knien, Gliederschwere), hie und da auch echte
Ohnmachten. Während es sich bei den genannten Erscheinungen um meist nur
minuten- bis stundenlang anhaltende psychophysische Reaktionen handelt, die
unter extrem bedrohlichen Verhältnissen bei sehr vielen, vielleicht bei der Mehrzahl der Menschen auftreten und kaum als abnorm bezeichnet werden können,
sind ausgesprochen pathologische, ja psychoseähnliche Folgen von Angst und
Schreck ungleich seltenere Vorkommnisse.

Die Kenntnis von längeren Umdämmerungen, Stuporen, poriomanischen Verfassungen, deliriösen, puerilistisch-ganserartigen Zuständen im unmittelbaren Anschluß an derartige Erlebnisse verdanken wir in der Hauptsache den Beobachtungen bei Gruben- und Erdbebenkatastrophen und in geringerem Umfang der
Kriegspsychiatrie des 1. Weltkrieges (BONHOEFFER, WETZEL u. a.). Ganz ausnahmsweise waren sie, zumindest auf deutscher Seite, im 2. Weltkrieg zu beobachten.

Daß die unmittelbare Antwort auf angst- und schreckerregende Lebensbedrohung nur unter besonderen, individuellen und kollektiv-sozialen Umständen das
Maß an verhältnismäßig leichten, rasch reversiblen Beeinträchtigungen des psychophysischen Organismus überschreitet, ist auch das Hauptergebnis des für diese
Fragen besonders aufschlußreichen Werks von F. PANSE „Schreck und Angst"
(dort auch Literatur über vergleichbare Katastrophen). PANSE studierte anhand von zahlreichen Erlebnisberichten die psychologischen und psychopathologischen Auswirkungen des Luftbombardements auf die deutsche Zivilbevölkerung, die sich diesem Kriegsmittel gegenüber ebenso wie die englische

---

[1] Häufigkeitswerte vegetativer Reaktionen bei amerikanischen Kampftruppen des 2. Weltkrieges in und unmittelbar vor dem Einsatz bei MENNINGER, zit. nach J.-E. MEYER, S. 575.

erstaunlich resistent erwies: Trotz monate- und jahrelang sich wiederholender, geradezu überwältigender Gewalteinwirkung auf wehrlose, zur Passivität gezwungene, in Luftschutzbunkern zusammengedrängte Menschen kam es doch niemals zu schwereren, psychoseähnlichen Reaktionen, nur ganz selten und dann nur unmittelbar nach Bombeneinschlägen — im Zustand einer „postemotionellen Apathie" — zu kurzen Umdämmerungen und Bewußtseinsabspaltungen. Auch anderwärts hat man in Deutschland die alten Schreckpsychosen, wie sie STIERLIN, KLEIST u. a. beschrieben, während des 2. Weltkrieges nicht mehr oder so gut wie gar nicht mehr beobachtet. So negativ dieses psychopathologische Ergebnis anmutet, so ergebnisreich ist das Werk von PANSE für die noch normalen, an der Grenze des Pathologischen stehenden Reaktionen auf akute und längerdauernde Lebensbedrohung. Die Variationsbreite derartiger Reaktionen wird sichtbar, wie deren rasches, meist folgenloses Abklingen. Besonderes Interesse verdienen die Hinweise auf Suggestiverscheinungen in der Angst, verändertes Zeiterleben gegensinnig zum erwarteten raschen oder auch langsamen Vorübergehen einer affektbelasteten Zeitspanne, ferner auf apathisch-depressive, ja auch euphorische Nachschwankungen nach Aufhören der unmittelbaren Angstspannung und schließlich auf das Phänomen der „Sensibilisierung": Eine Gewöhnung an wiederholte Lebensbedrohung tritt bei der Mehrzahl der Menschen nicht ein. Die meisten werden im Laufe der Zeit dem Luftkrieg gegenüber immer empfindlicher, nervöser, ängstlicher, unsicherer, unruhiger; Schlafstörungen und schwere Träume machen sich bemerkbar; die Erwartungsspannung im Hinblick auf kommende Angriffe nimmt zu. Die allgemeine Spannkraft nimmt ab. Es kommt zur Ausbildung von „bedingten" Reaktionen auf beliebige Geräusche, die irgendwie an Sirenengeheul und Motorenlärm oder an die Explosionen von Bomben erinnern. Wohl nur bei psychopathisch-neurotisch vorbelasteten Persönlichkeiten nimmt eine derartige Sensibilisierung und Asthenisierung der Persönlichkeit die Form einer ausgesprochenen Angstneurose an[1]. Die stärker Sensibilisierten empfinden ihre Erwartungsangst, gegen die sie sich zur Wehr setzen möchten, als etwas Zwanghaftes. Auch während der aktuellen Lebensbedrohung selbst kommt es gelegentlich zu anankastischen Impulsen[2]. Das Auftreten einer derartigen Sensibilisierung, die eine kurze Phase darstellen, aber auch Monate und Jahre anhalten kann, erinnert sehr an die von britischen und anglo-amerikanischen Kriegspsychiatern beschriebenen Kampfreaktionen (combat exhaustion) von Frontsoldaten und an die als „Abgeflogensein" bezeichneten ängstlich gefärbten Versagenszustände bisher vielfach bewährter Kampfflieger (GRINKER u. SPIEGEL).

Die unmittelbaren, auf erlebte Lebensbedrohung hin erfolgenden Angst- und Schreckreaktionen und ihre seltenen Ausweitungen zu umschriebenen psychopathologisch stärker abweichenden Bildern, zeitlich gebunden an die angst- und schreckgeladene Situation und meist in Stunden oder Tagen reversibel, lassen keinen Zweifel an ihrer ursächlichen Bindung an schwere Emotionen, jähe und ungewohnte Affektstöße. Sie entstehen gleichsam durch plötzliche Überforderung der Affektivität und ihrer somatischen Apparate. „Thymogen" nennt PANSE diese meist flüchtigen Erscheinungen, die im Bombenkrieg erlebt wurden, „hirnphysiologisch unterbaute Reaktionen", organisch bestimmte Vorgänge, außerhalb der

---

[1] PANSE l. c. Vgl. Protokoll 52 m, S. 242f.
[2] PANSE l. c. Protokoll 18 m: Zwangsantrieb, sich in die Flammen zu stürzen.

Bewußtheit und des Willens hervortretend, sich zwanghaft aufdrängend, wenn auch zum großen Teil doch noch willentlich zu beeinflussen, durch Haltung und Besonnenheit hemmbar. Er rechnet dazu die vasomotorischen und vegetativen Erscheinungen, den Tremor, den Tonusverlust, die Bewußtseinseinengungen und -veränderungen, die gesteigerte Suggestibilität, die Emotionslähmung, die motorischen Äußerungen der Flucht- und Schutzreaktionen, dann auch die unmittelbaren Folgen der starken Affekterregung, wie Apathie oder Euphorie, und schließlich auch die spätere Sensibilisierung und das Auftreten bedingter Reaktionen (vgl. S. 139 l.c.). Die nicht unbeträchtlichen, quantitativen und qualitativen Unterschiede der Reaktionsweisen — Schreckreaktionen können auch in erstaunlichem Maße ausbleiben — erscheinen in der Hauptsache bedingt durch die „psychische und vegetative Grundkonstitution" (beispielsweise durch eine sensitive Angstbereitschaft der Persönlichkeit oder auch durch eine angeborene Schwäche bzw. Organminderwertigkeit der striaeren Apparate). Von der thymogenen, dem hirnorganischen Geschehen nahen Entstehung unmittelbarer Angst- und Schreckreaktion trennt PANSE scharf die „ideagene" oder hysterische Verarbeitung bedrohlicher Erlebnisse. Ein hysterischer Ausbau der unmittelbaren Affektreaktionen zu kurzdauernden psychogenen Ausnahmezuständen fand sich in dem von ihm bearbeiteten Material hie und da einmal, und zwar ausschließlich bei stark psychopathischen Menschen, wurde aber niemals längere Zeit festgehalten. Ideagene Momente in Gestalt von Zusammenhängen mit dem individuellen Vorstellungs- und Phantasieleben wiesen auch einige etwas länger dauernde reaktive Verstimmungen auf, die bei empfindsamen Menschen nicht so sehr an reine Schreckerlebnisse, sondern eher an die komplexeren Emotionen des Schauders vor der Zerstörung, des Entsetzens und der Verzweiflung anknüpften.

Mit der Unterscheidung der unmittelbaren Affektwirkung von der vorstellungsgetragenen Erlebnisverarbeitung — es soll sich dabei um wesensverschiedene Vorgänge handeln — schließt sich PANSE eng an die vor allem im deutschen Sprachbereich zur Herrschaft gelangte Lehre von der „traumatischen Neurose" an.

b) Die „traumatische Neurose"

Die Geschichte der traumatischen Neurose kann hier nicht in extenso dargestellt werden[1]. Schon frühzeitig — vor den mit dem 1. Weltkrieg einsetzenden militärischen, politischen und wirtschaftlichen Katastrophen — begann sich die traumatische Neurose, ehemals von dem Neurologen OPPENHEIM als Folge mikrostruktureller Hirnveränderungen aufgefaßt, als Sozialneurose großen Stils zu erweisen, d. h. in hohem Maße abhängig von soziologischen Faktoren, gebunden an die Unfallsgesetzgebung, an das Bestehen von Versicherungen, an die Kriegslage, die Wirtschaftsverhältnisse, an Zeitströmungen im ganzen, speziell auch an die ärztliche Beurteilung und populäre Einschätzung neurotischer Reaktionen überhaupt. Aus dem Bezugssystem der soziokulturellen Institutionen und aus den von ihnen ausgehenden Ansprüchen und Angeboten sind Motivationen ableitbar für die Art und Weise, wie sich der Mensch mit belastenden Lebenslagen und außergewöhnlichen Ereignissen auseinandersetzt. Zugleich mit der Erkenntnis, daß der traumatischen Neurose ein organisches Substrat fehlt und ihr eine

[1] Vgl. dazu VON BAEYER im Handbuch der Neurosenlehre und Psychotherapie, hersg. von FRANKL, VON GEBSATTEL und J. H. SCHULTZ, München und Berlin 1959, Bd. I, S. 660 ff.

psychogene Entstehungsweise zuzuschreiben ist, ergab sich der enge Zusammenhang mit der sozialen Umwelt und ihren Krisen und Wandlungen. So häufig z. B. traumatische Kriegsneurosen bei den Frontkämpfern des 1. Weltkrieges auftraten, so auffällig war ihr Fehlen bei den vor weiterem Fronteinsatz bewahrten Kriegsgefangenen, die vor ihrer Gefangennahme die gleichen Schrecken und Entbehrungen überstanden hatten. Wenn im Einzelfall und auch nach manchen statistischen Erhebungen (FLÜCKIGER-MÜLLER, zit. nach VON BAEYER) individuelle Abnormitäten der seelisch-nervösen Anlage und Disposition das Auftreten abnormer Erlebnisreaktionen auf Unfalls- und Kriegsereignisse hin zu erklären scheinen, so ist doch zu beachten, daß solche Vorgegebenheiten im großen und ganzen nur unter bestimmten soziokulturellen Verhältnissen die Ausbildung einer traumatischen Neurose begünstigen, z. B. wenn Versicherungen bestehen und der Betreffende selbst versichert ist. Wären individuelle Faktoren ausschlaggebend, so könnte man nicht verstehen, wie die enormen Unterschiede der Frequenz und der Art abnormen Reagierens auf belastende Erlebnisse zustande kommen. Auch die immer wieder herangezogenen Wunschtendenzen und Zweckvorstellungen, die zweifellos in der Genese derartiger Reaktionen eine wesentliche Rolle spielen, sind in ihrer Ubiquität — wer wollte nicht für unverschuldete Unfälle entschädigt, für seine Zukunft finanziell gesichert, von Schmerz und Tod verschont sein ? — nicht für sich wirksam, pathogen, sondern immer nur im Hinblick auf das von der sozialen Umwelt ausgehende Hilfs- und Schutzangebot. Entfällt dieses Hilfs- und Schutzangebot von seiten der sozialen Umwelt, so entwickeln sich auch keine traumatischen Neurosen: In den KL, in denen Schwache und Kranke auf keine angemessene Pflege und Behandlung rechnen konnten, ja ihre Beiseiteschaffung befürchten mußten, wurden traumatische Neurosen, hysterische und andere Reaktionen so gut wie ganz vermißt, obwohl doch wahrhaftig schwerste traumatisierende Erlebnisse zu überstehen waren.

Die Divergenzen im Auftreten chronischer, das traumatische Geschehen überdauernder Reaktionen sind in der Tat erstaunlich: so z. B. das weitgehende Zurücktreten von Hysterismen aller Art im zweiten Weltkrieg auf der Seite der deutschen Truppen gegenüber dem massenhaften Auftreten von Tremoren und anderen psychogenen „Darbietungsformen" im ersten Weltkrieg, während es 1943 wiederum unter den jugoslawischen Partisanen nach ihrer Konsolidierung zu einer regulären Armee und Beherrschung des Hinterlandes (Schutz- und Hilfsangebot von seiten der Umwelt!) zu einer wahren Epidemie hysterischer Anfälle kam (PARIN). Während der Dschungelkämpfe in Burma 1943/44 traten unter gleichen äußeren Bedingungen hysterische Reaktionsweisen bei den indischen Truppen ungleich häufiger auf als bei den britischen, die ihrerseits sehr viel häufiger mit einer angstneurotischen Symptomatik reagierten (A. H. WILLIAMS, zit. nach PAUL u. FRANKL). Andererseits sollen psychogene Abwehrmechanismen, wohl zumeist als Überlagerung organisch bedingter Schäden an den Sinnesapparaten — Hör- und Sehstörungen — bei den unter härtestem Druck gehaltenen alliierten Gefangenen in japanischem Gewahrsam geradezu epidemisch gewesen sein (WOLF u. RIPLEY)[1]. Solche und andere Divergenzen sind weder durch konstitutionelle

---

[1] Über weitere Situationen, in denen im zweiten Weltkrieg Hysterismen und demonstrative Zweckreaktionen gehäuft auftraten, z. B. auch bei deutschen Soldaten in amerikanischen Kriegsgefangenenlagern nach der Kapitulation, vgl. den Handbuchbeitrag von J. E. MEYER.

Besonderheiten oder frühneurotische Vorprägungen noch durch allgemein-menschliche Wünsche und Befürchtungen verständlich zu machen. Sie verweisen auf Einflüsse des soziokulturellen Hintergrundes und der geschichtlichen Situation, die im einzelnen schwer analysierbar sein mögen, als motivierende Grundbedingungen, als stimulierende und konzedierende Momente, aber zweifellos derartige abnorme Reaktionsweisen fördern und formen können. Die Auseinandersetzung mit schweren Massenschicksalen, sei es im Sinne der Bewahrung von Besonnenheit und Haltung, sei es durch Ausweichen in krankheitsähnliche Zustände, ist kollektivpsychologisch mitbestimmt, ansteckend, zur Nachahmung und Ausbreitung auffordernd, gleichsam stilbildend und dadurch für gewisse lokale epochale Verhältnisse kennzeichnend.

Trifft die Behauptung zu, daß sich während der letzten Jahrzehnte in der Art des abnormen Reagierens auf aktuelle seelische Belastungen, insbesondere auf kollektive Nöte und Schwierigkeiten, ein Formwandel vollzogen habe von den Darbietungsformen zu den Intimformen (VON BAEYER), von den demonstrativen Hysterismen zu den stillen, blanden, undemonstrativen Bildern matten Versagens, hypochondrischer Beschwerden, organneurotischer Störungen? Wer psychiatrische Erfahrungen über mehrere Jahrzehnte, besonders über die Schwelle des 2. Weltkrieges hinweg zu sammeln in der Lage war, dem drängt sich der Formwandel neurotischen Reagierens in der täglichen Praxis mit überzeugender Deutlichkeit auf. Erstreckt er sich doch auch auf ein so abgelegenes Gebiet wie die abnormen Erlebnisreaktionen der Untersuchungs- und Strafgefangenen[1].

Die herrschende, für die soziale und forensische Beurteilung maßgebende Lehre bestreitet den „Krankheitswert" traumatischer und anderer Sozialneurosen, bestreitet vor allem den ursächlichen, eine Entschädigungspflicht begründenden Zusammenhang mit Ereignissen, die zwar seelisch beeindrucken, aber keine organische Körperschädigung hinterlassen. Sie hat dabei die Zweckreaktion im Auge, deren mehr oder minder durchsichtiger, dem Patienten möglicherweise — vielleicht nicht immer — verborgener Sinn es ist, Eindruck zu *machen*, die Situation auszunützen, aus der Gefahrenzone herauszukommen, eine Rente oder Pension einzubringen. Nach BONHOEFFER ist es eine „durchscheinende inhaltlich bestimmte Willensrichtung", die solche Zweckreaktionen von anderen, tiefer begründeten, willensmäßig nicht steuerbaren, wirklich krankhaften Störungen unterscheidet. Auch S. FREUD hielt ein „selbstsüchtiges, nach Schutz und Nutzen strebendes Ich-Motiv" für bedeutungsvoll, das die traumatische Neurose zwar nicht in ihrem Ursprung erklärt, sie aber erhält und die Genesung verhindert. Die herrschende Lehre von der Entstehung traumatischer und ähnlich gebauter Neurosen steht auf den Grundpfeilern der Psychogenese und Soziogenese. Das Brückenglied zwischen diesen Pfeilern bilden die „Begehrungsvorstellungen" (STRÜMPELL, 1895). Der sich geschädigt fühlende Mensch richtet seine bewußten Wünsche oder unbewußten Strebungen auf die sozialen Sicherungssysteme, die ihm Entschädigung, Daseinssicherung, rechtliche Genugtuung („Rechtsneurose" VON WEIZSÄCKER) gewähren sollen. Die Rückbildung ursprünglich organisch bedingter Beschwerden, etwa nach einer Commotio cerebri, wird durch diese, das Schädigungserlebnis perpetuierende

---

[1] Der von PFLANZ geforderte statistische Nachweis dieses stets auch Ausnahmen zulassenden Wandels im Stil und Bild abnormer Erlebnisreaktionen läßt sich freilich nur schwer erbringen.

Einstellung verhindert, ein sich ständig erneuerndes Krankheitsbewußtsein erzeugt und eine Fülle von Hypochondrismen und funktionellen Körperstörungen hervorgebracht bzw. aufrechterhalten. Niemand wird bezweifeln, daß damit einer großen Zahl von Zweckreaktionen, die sich an Unfälle und andere mehr oder minder schwere Schädigungserlebnisse knüpfen, eine angemessene Beurteilung zuteil wird: eben den bewußtseinsnahen, nicht ohne willentliche Zustimmung ablaufenden Produktionen der klassischen Hysterie wie auch vielen Fällen einer intimeren, weniger aufdringlichen, passiv-erschöpften Symptomatik mit fehlendem Gesundheitswillen.

Doch ist schon hier, wo es um die psychopathologischen Grundprobleme geht und die sozialrechtliche Würdigung ganz außer Betracht bleibt, die Frage unabweisbar, ob das psycho- und soziogenetische Bildungsgesetz chronischer Erlebnisreaktionen auf Schädigungserlebnisse diesem einfachen Muster allgemeingültig entspricht, auch wenn im Einzelfall die psychopathische Anlage, die neurotische Vorgeschichte berücksichtigt oder vorausgesetzt wird. Nicht jede Psychogenie, nicht jede an traumatische Erlebnisse anknüpfende Fehlentwicklung ist zweck- und wunschgesteuert. Nicht jede Soziogenie abweichender Erlebnis- und Verhaltensweisen erschöpft sich im Angebot von Entschädigungs- und Sicherungsleistungen von seiten der Gesellschaft. Was z. B. soziale Entwurzelung, umstürzende Veränderungen im traditionellen gesellschaftlichen Gefüge, Brüche im Zusammenhalt von Gruppen für das Individuum bedeuten, geht weit über die Beziehungen des Einzelnen zu den sozialen Sicherungssystemen hinaus. Es ist bezeichnend, daß die Entlarvung der traumatischen Neurose als zweckrationales Geschehen in einer Zeit geschah, in der sich die sozialen Sicherungssysteme entwickelten und auch in schlimmen Lagen intakt blieben. Ob die damaligen Feststellungen für andere Zeiten und Situationen leib-seelischer Extrembelastungen Gültigkeit behalten, in denen sich große Bevölkerungsteile aller Sicherungen und Hilfen beraubt sehen, für Zeiten, die für viele einen radikalen Zusammenbruch aller haltgebenden Instanzen herbeiführen — das muß ernstlich gefragt und unvoreingenommen geprüft werden.

Die klassische Neuropsychiatrie, aus deren Gedankenwelt die traditionelle Lehre von der traumatischen Neurose hervorgegangen ist, setzt als naturwissenschaftlich-medizinische Sonderdisziplin ein gegenständliches Bild vom Menschen voraus, das den lebenden Organismus einbezogen in seine Umwelt zeigt. Wie die körperlichen Funktionen, die rezeptiven und effektorischen Beziehungen zur Umwelt ihre anatomischen Substrate haben, so sind auch die psychischen Lebensäußerungen und Umweltbeziehungen gebunden an das Funktionieren körperlicher Strukturen, primär an die Funktionen der Gehirnsubstanz. Besonders für den „affektiven Erlebnisbereich" (ZUTT) ist die Fundierung der seelischen Lebensäußerungen in bestimmten cerebralen und vegetativen Apparaten, ontogenetisch und phylogenetisch frühen Funktionssystemen, über die bloße Hypothese hinaus eine gesicherte Erfahrung. Auch die seelischen, insbesondere die affektiven und triebhaft-instinktiven Beziehungen des psycho-physischen Organismus zur Umwelt, lassen sich annäherungsweise in ihren elementaren Grundlagen, nach dem physiologischen Prinzip von Reiz und Reaktion darstellen, das durch die neuen Gesichtspunkte des Regelkreises modifiziert und verfeinert, aber im Grundsatz nicht aufgegeben ist.

So zeigen C. und H. Selbach am Verhalten versprengter Gruppen von deutschen Soldaten während der russischen Sommeroffensive 1944 die Anwendung des universalen *Regelkreisprinzipes*: Die Gruppen bzw. zusammengewürfelten Haufen Versprengter unterliegen in höchster Not und Gefahr der typischen dreiphasigen Krisendynamik, die sich auch bei der Belastung und Überbeanspruchung regelkreisartiger Systeme findet und durch sog. Kippschwingungen charakterisiert ist. Die Homöostase (= Binnengleichgewicht) gerät durch Spannungszunahme im System in eine „präkritische Auslenkungsphase" mit Aktivitätsminderung, dann nach Erreichen einer Grenzspannung in einen überkompensatorischen Totalumschwung zur Überaktivität (auch umgekehrter Verlauf von der Überaktivität zur Schonhaltung ist möglich), schließlich unter günstigen Umständen in eine postkritische Ausgleichsphase mit gedämpftem Einschwingen auf die alte Homöostase. Die jeweilige Krisenbereitschaft erweist sich als Funktion der Gruppenstabilität. Die krisendynamischen Einschwingungsvorgänge aus extremer Spannungslage tragen bei unstabilen Gruppen die Charakteristik des Primitiven, Archaischen, Kollektivpsychologischen: Gereiztheit, Argwohn, Panik münden u. U. in die Erschießung eigener Vorgesetzter aus, während festgefügte krisenfeste Gruppen das Bild höchster soldatischer Disziplin bieten.

Wenn heftige Gemütserschütterungen, Einbrüche in das emotionale Gleichgewicht die Folge lebensbedrohender Umweltveränderungen sind, so bedeutet das in jedem Falle, daß unphysiologisch starke Reize die Apparatur der Affekte und Instinkte durch Spannungsvermehrung in einen abnormen Funktionszustand bringen, der sich unmittelbar in bestimmten psychopathologischen Abwandlungen des Schreck- und Angsterlebens, im Prävalieren instinktiver Verhaltensweisen und durch vegetative Regulationsstörungen zu erkennen gibt. Solche emotionalen Einbrüche — mögen sie noch so stark sein und den Menschen noch so tief in die Primitivität archaischer Reaktionsweisen hinabschleudern — hinterlassen aber, was unbezweifelbar ist, keine greifbaren anatomischen Schäden am zentralen und vegetativen Nervensystem, zumeist auch keine Stoffwechselstörungen oder sonstigen körperlichen Allgemeinveränderungen. Sie klingen in der Regel ebenso folgenlos ab wie die extremen Stimmungslagen der affektiven Psychosen, die in der Remission ja ebenfalls keine bleibenden Spuren hinterlassen. Es liegt in der Natur des affektiven Apparates, auch und gerade nach äußersten Pendelausschlägen, mehr oder minder rasch in eine ausgeglichene Mittellage zurückzuschwingen.[1]

Die alte Lehre von der organismischen Reaktion auf das seelische Trauma bildet auch in ihren Variationen und Modernisierungen das gedankliche Fundament der traditionellen Auffassung von der traumatischen Neurose, das Fundament für die grundsätzliche Trennung und verschiedenartige Bewertung des „Thymogenen" und des „Ideagenen", wie sie zuletzt Panse am klarsten ausgedrückt hat: Auf der *einen* Seite steht die unmittelbare, hirnphysiologisch in entwicklungsgeschichtlich früh angelegten Apparaten unterbaute, reflexartige Reizbeantwortung bedrohlicher Eindrücke, die Erregung der Affektivität und der auf Flucht und Abwehr eingestellten Instinkte und Triebe, auf der *anderen* „die Stellungnahme des Ich zur Situation", die zur Fixierung und zum Ausbau der „primär rein affektiv ausgelösten Symptome" führen *kann*, aber nicht führen *muß*. Die Stellungnahme des

[1] S. Freud, als Begründer der Tiefenpsychologie, fußend auf den Grundvorstellungen der Physiologie und allgemeinen Biologie seiner Zeit, hat die Lehre vom affektiv bedingten psychischen Trauma nach dem Muster von Reiz und Reaktion prägnant formuliert, im Gegensatz zur klinischen Psychiatrie aber eine Dauerstörung angenommen: Ein traumatisches Erlebnis bringt dem Seelenleben innerhalb kurzer Zeit einen so starken Reizzuwachs, „daß die Erledigung oder Aufarbeitung desselben in normgewohnter Weise mißlingt, woraus dauernde Störungen im Energiebetrieb resultieren müssen" (Londoner Gesamtausgabe Bd. 11, S. 283).

Ich je nach Charakter und seelisch bestimmten Tendenzen besitzt in medizinisch-
biologischer Sicht die geringere Dignität im Vergleich zur organischen Determination der thymogenen Erscheinungen. Das Ideagene ist hirnphysiologisch nicht so
leicht zu greifen, wenn überhaupt, nur vage lokalisierbar, weit weniger gattungs-
mäßig als individuell, weniger triebgebunden als frei, in seiner Lebensfunktion
vieldeutig und widersprüchlich, mit tierischem Verhalten unvergleichbar, dem
Geiste näher als dem Leib — kurz ein Bereich, mit dem sich die Medizin ihrem
naturwissenschaftlichen Herkommen gemäß nur ungern und zögernd beschäftigt.
Im Ideagenen eröffnet sich eine Spielbreite menschlichen Erlebens und Verhaltens,
der eine gewisse Beliebigkeit und Unverbindlichkeit nicht abzusprechen ist, innerhalb derer die Anarchie eigensüchtiger Interessen und Strebungen gedeihen kann.
Was Wunder, wenn dann aus dem Ideagenen so leicht die Zweckreaktionen mit
ihrem unechten, nicht ganz ernst zu nehmenden Gehabe entsprießen, wenn das
Ideagene so und so oft, gewissermaßen phantasielos und eigener Produktivität
ermangelnd, sich an den Automatismus der thymogenen Symptomatik anheftet,
sie festhält und perpetuiert! Ein Krankheitswert ist weder diesen Fixierungen und
Perpetuierungen noch den produktiven Ausgestaltungen und Neuerfindungen aus
eigennütziger, nicht zwingender Ideation zuzuerkennen, da es sich hierbei im
Gegensatz zu den thymogenen Affektreaktionen nicht um faßbare Leistungs-
störungen psychophysischer Apparate handelt, sondern lediglich um eine Art
von ideologischem Überbau, dessen luftiges Wesen es zu durchschauen gilt.

Wir haben hier ein Deutungsschema für abweichendes Verhalten im Erleben
von Menschen in und nach außergewöhnlichen Belastungssituationen vor uns,
das der Stringenz und empirischen Begründung keineswegs entbehrt. Schreck und
Angst sind von der Welt her, von außen induzierte Seinsweisen, die tief in der
leiblichen Organisation des Menschen verankert sind, die Mensch und Tier gemeinsam haben. Sinnlos wäre es auch zu leugnen, daß im Nachhall solcher Emotions-
und Triebentbindungen allzu oft die Tendenz wuchert, aus dem Erlebten Nutzen
zu ziehen und der Mitwelt bleibende Gesundheitsstörungen zu demonstrieren.
Verdeckt aber nicht die letzten Endes auf den cartesianischen Dualismus zurück-
gehende Dichotomie von leibnaher Affektreaktion und leibfernem, vorstellungs-
und wunschgeformtem Überbau die unbefangene Sicht auf traumatische Folgezustände von zwingender Affektdynamik und untendenziösem Charakter, die sich
der dargestellten Lehrmeinung nicht fügen wollen?

Seit FREUD im 1. Weltkrieg der traumatischen Neurose Beachtung schenkte
(1917), wobei er betonte, daß es noch nicht gelungen sei, sie psychoanalytischen
Gesichtspunkten zu unterwerfen, haben sich seine Schüler und Nachfolger vor
allem in der Nachkriegszeit wiederholt mit diesem Thema beschäftigt, und zwar
meist in polemischer Zuspitzung gegen die offizielle Begutachtungspraxis[1]. Was
sie in den Vordergrund stellen, ist nicht das selbstsüchtige Ich-Motiv, nicht das
Streben nach einem „sekundären Krankheitsgewinn" — solches Streben scheint
den Patienten erst nachträglich durch den Rentenkampf nahegelegt, ja durch die

---

[1] Im Abschnitt IV dieser Untersuchung wird eine psychodynamische Analyse der durch
Extrembelastungen bewirkten Verunsicherung der mitmenschlichen Beziehungen versucht.
Es wird sich dabei zeigen, daß über die triebmechanischen Vorstellungen der historischen
Psychoanalyse hinaus ein einheitliches Verständnis der Phänomene zu erreichen ist, wenn
anthropologische und neuere ich-analytische Gesichtspunkte verknüpft werden.

sozialen Verhältnisse aufgenötigt zu sein — sondern die Aktualisierung frühinfantiler Triebkonflikte, vor allem des Kastrationskomplexes, durch das rezente Schädigungserlebnis. Es ist hier nicht der Ort, um auf das psychoanalytische Menschenbild und Neurosenschema näher einzugehen. Nur soviel sei gesagt, daß nach diesem Bild und Schema die Entwicklung neurotischer Fehlhaltungen nach den Gesetzen einer Psychodynamik des Unbewußten erfolgt, die für bewußte oder bewußtseinsnahe Interventionen der erwachsenen Persönlichkeit wenig Raum läßt. Alle wesentlichen Entscheidungen sind schon in früher Kindheit gefallen: Wie später auf einen Unfall oder belastende Dauersituationen reagiert wird, hängt viel weniger von irgendwelchen Ziel- und Zweckgedanken des erwachsenen Individuums ab als von seiner frühkindlichen Triebentwicklung (spätestens von deren Umbildung in der Pubertät). Es ist das eine Abhängigkeit a tergo, eine Determinierung von der Vergangenheit her, die ein hohes Maß von Unausweichlichkeit besitzt, zumal sie dem Bewußtsein und der willentlichen Verfügbarkeit grundsätzlich entzogen ist. Den Rang einer naturhaften, thymogenen Ursächlichkeit, letztlich auf die biologischen Triebgrundlagen des Menschen verweisend, haben nach dieser Auffassung eigentlich *alle* neurotisierenden Vorgänge: Aus dem Es der schon in früher Kindheit verformten Trieborganisation steigen die das Ich bedrängenden Kräfte, wenn der Reizschutz durch das rezente traumatische Erlebnis durchbrochen ist. Eine Stellungnahme des Ich zur Situation ist da kaum wirksam, ideagene Wünsche und Befürchtungen des erwachsenen Menschen können das Auftreten einer traumatischen Neurose nicht begründen, sie können nur die Zustimmung zu ihr geben und sie aufrecht erhalten, wenn sie einmal zustande gekommen ist (FREUD)[1]. Andererseits läßt sich nicht verkennen, daß inhaltlich bestimmte Wünsche und Ängste nach psychoanalytischer Lehre schon in den Komplexen der infantilen Triebwelt angenommen werden und erst recht in der Bildsprache des träumenden, neurotischen, psychotischen Seelenlebens in

---

[1] Im Zuge der neueren Ausrichtung der Psychoanalyse auf ich-psychologische Fragestellungen hat das Problem der traumatischen Kriegsneurose durch A. KARDINER (USA 1941) eine neuartige Behandlung gefunden. Die Frage der frühneurotischen Prädisposition wird bei KARDINER zurückgestellt gegenüber der von FREUD aufgeworfenen Frage, wie das aktuelle Ich mit dem affektiven „Reizzuwachs" fertig wird: Das im Ich zentrierte „Aktionssyndrom" erleidet durch plötzliche Umweltveränderung, der das Individuum nicht gewachsen ist, in seinen etablierten Anpassungen an die Umwelt Störungen vom Charakter der Hemmung. Die Hemmungen betreffen in erster Linie das Körper-Ich, seine sensorischen, motorischen, koordinierenden Funktionen (orientation, motility, manipulation). Das Ich als Ganzes kontrahiert sich, schrumpft zusammen, hat sich in seiner gewandelten Struktur neu an die Umwelt anzupassen. Dabei gewinnt die Umwelt ein anderes Aussehen. Sie erscheint überwältigend, anstatt wie früher beherrschbar. Auch die Selbstwahrnehmung verändert sich, und zwar im Sinne der Hilflosigkeit und Selbstunsicherheit. Die Konsequenzen dieser Ichveränderung sind vermindertes Interesse an der Welt, Desorganisation der psychomotorischen Aktivität bis zum epileptischen Anfall, Störungen des traumatisch nicht hemmbaren, aber aus seiner zweckmäßigen Verbindung mit dem „Aktionssyndrom" gelösten autonomen Nervensystems, Arbeitshemmung, verminderte Leistungsfähigkeit, Katastrophenträume — kurz die ganze bunte Symptomatik der „traumatischen Neurose", wie sie sich in und nach dem ersten Weltkrieg in mannigfaltigen Hysterismen darbot. — In der Anwendung psychoanalytischer Gesichtspunkte auf traumatisches Geschehen dominiert dann bei BASTIAANS (1957) wieder das lebensgeschichtliche Moment, und zwar in Gestalt bestimmter, pathogenetischer Präformierungen des Überichs, aus denen sich bei wechselnden Anforderungen von seiten der sozialen Umwelt „Norm- und Idealzweifel", Konflikte, störungserregende Anpassungsschwierigkeiten ergeben.

verkleideter, symbolischer Form beheimatet sind. Wo derart die Einheit von Affekt und Bild vom Ursprung an ins Auge gefaßt ist, kann eine Trennung in Thymogenie (reine Affekterregung) und Ideagenie (Anregung durch Gegenständliches und Bildhaftes) sinnvollerweise nicht vollzogen werden, kann auch die triebdynamische Auffassung von der Entstehung der Neurosen mit einer solchen Trennung nicht arbeiten.

Wenn sich neurotische Entwicklungen nach Unfällen, Katastrophen, angestoßen durch Schreck und Realangst, aufzeigen lassen, die, anstatt oberflächliche Zweckreaktionen zu sein, einen größeren Tiefgang besitzen, echter und elementarer wirken, situativ weit weniger formbar sind, so verweisen derartige Vorkommnisse ja in der Tat auf die Beteiligung bewußtseinsferner Persönlichkeitsschichten, in denen der Mensch seinen „Komplexen" — ursprünglichen Trieb-Bildagglutinationen — preisgegeben ist. Die phobisch-anankastische Angstausbreitung, die sich — wie später zu erwähnen sein wird — manchmal an Schreckerlebnisse anschließt und vordem vertraute, beherrschbare Situationen irrational ins Bedrohliche, triebhaft zu Meidende wandelt, bietet dafür das sinnfälligste Beispiel. Es fragt sich nur, ob der hypothetische Rückgriff auf Störungen der kindlichen Triebentwicklung ausreicht, um bei Erwachsenen die Nichtbewältigung traumatischer Erlebnisse, das von Lebensbedrohungen angestoßene Abgleiten in elementare Fehlhaltungen zu verstehen. Und es fragt sich, ob nicht überhaupt eine mehr an den *Sinngehalt des traumatischen Erlebens selbst* anknüpfende Betrachtungsweise zu einem besseren, wirklichkeitsnäheren, weniger durch Hypothesen befrachteten Verständnis für abnormes, durch organische Schädigung nicht erklärbares Verhalten und Erleben in und nach extremen Belastungssituationen führt.

c) Existential-anthropologische Kritik und Fortführung der Lehre vom „psychischen Trauma"

Wir haben hier nur über *Ansätze zu einer existential-anthropologischen* Sicht auf solche reaktiven Verhaltens- und Erlebnisweisen zu berichten, Ansätze, die bisher nur selten aufgegriffen und keineswegs für den Gesamtbereich dieser Belastungsreaktionen fortentwickelt wurden. Nichtsdestoweniger haben solche Ansätze schon, wie wir später sehen werden, in der Psychopathologie der Verfolgungsschäden weitergeholfen (VON BAEYER, VENZLAFF). Es war ERWIN STRAUS, der 1930 in seiner Studie „Geschehnis und Erlebnis" zum erstenmal darauf aufmerksam machte, daß traumatisch wirkende Ereignisse im Leben des Menschen ihr Gewicht und ihre Tragweite aus ihrer „repräsentativen Funktion" und "historischen Modalität" beziehen. Der energetisch, pseudophysikalisch gedachte Reizzuwachs (FREUD), die bloße affektbedingte Erschütterung des psychophysischen Apparates liefert keine oder keine zureichende Begründung für die Art und Weise, wie der Mensch solche Ereignisse erlebt und sich mit ihnen auseinandersetzt. Erst durch ihre repräsentative Bedeutung werden sie zu dem, was sie als traumatische sind, zu mehr oder minder nachhaltigen Bedrohungen und Erschütterungen der menschlichen Existenz. Vom wahrgenommenen Concretum des jeweiligen Geschehens, etwa vom Anblick *eines* Toten, erhebt sich das Erleben zur Erfahrung des Allgemeinen, existentiell Bedeutsamen, etwa zur Bedeutung *des* Todes überhaupt. Das ist nicht überall und immer der Fall, wo überhaupt die Möglichkeit gegeben ist, aus dem Betroffensein von real bedrohlichen und schreckeinjagenden

Geschehnissen den Sinn einer allgemeinen Infragestellung der Existenz abzuleiten. Die historische, d. h. die lebensgeschichtliche Modalität des erlebten Geschehens ist es, die darüber entscheidet, ob der Schritt zur repräsentativen Funktion und in welcher Weise er vollzogen wird. Wenn das Allgemeine schon vorher in die personale Welt eingeordnet war, z. B. Sterben und Tod in die Welt des Arztes oder in anderer Weise in die des Kriegers, kann auch das Schreckliche ruhig und besonnen hingenommen werden, ohne existenzerschütternde Bedeutsamkeit zu repräsentieren. Die Erschütterung hängt vom historischen Modus der Erstmaligkeit ab. Jäh, plötzlich überfällt das traumatische Erlebnis den Menschen. Das heißt nicht, daß es auf das Tempo der äußeren Veränderung ankommt — worauf es ankommt, ist, „ob bei allem Wechsel der Sinnzusammenhang in der inneren Lebensgeschichte gewahrt bleibt oder nicht. Nur wenn in dem Wechsel der Gegenstände eine Zerreißung des Sinnzusammenhanges fundiert ist, haben wir das Erlebnis des Plötzlichen". Die subjektive Erstmaligkeit braucht nicht mit der objektiven zu koincidieren, eine bestimmte äußere Konstellation kann sich schon öfters wiederholt haben, ehe sich einmal zu gegebener Zeit, bei einer besonderen individuellen Nuancierung der Situation der repräsentative Bedeutungsgehalt überraschend und überwältigend erschließt und die existentielle Erschütterung herbeiführt. In der subjektiven, existentiell bedeutungsvollen Erstmaligkeit und Plötzlichkeit vollzieht sich nicht ein Einzelerlebnis, sondern eine Umgestaltung der ganzen Erlebniswelt, die dann auch alle künftigen Erlebnisse bestimmt. „Was *nach* dem psychischen Trauma geschieht, hat ein anderes Gewicht, einen anderen Sinn, als es bei objektiv gleichen Gegebenheiten vor demselben gehabt hätte." Ein erschütterndes Erlebnis kann nicht zu jedem beliebigen Zeitpunkt des Lebenslaufes auftreten. Seine repräsentative Funktion, sein existentielles Gewicht und seine Verwandlungskraft ist nicht allein von den äußeren Umständen abhängig, sondern ebensosehr von der lebensgeschichtlichen Entwicklung, von der historisch gewordenen Verfassung, in der sich die Welt des Erlebenden befindet und aus der heraus so etwas wie Erstmaligkeit und Plötzlichkeit verständlich wird. Das erschütternde Erlebnis greift verwandelnd und seinerseits unwiederholbar, unwiderrufbar in den Gang der Lebensgeschichte ein, die als Ganzes ein nicht mehr rückgängig zu machendes Werden darstellt. Von den traumatischen Wandlungen der Person meint STRAUS: „Nur in glücklichem Falle mögen sie zuweilen später einer übergreifenden Erweiterung des seelischen Besitzstandes eingeordnet und damit zu einer materiellen Aufhebung gebracht werden." Es sind gewisse psychotherapeutisch schwer beeinflußbare phobische, angstneurotische und hypochondrische Ausweitungen, Generalisierungen und Perpetuierungen traumatischer Erlebnisse, die eine solche pessimistische Perspektive begründen können (vgl. dazu das Fallbeispiel S. 18f., l.c.). In derartigen untendenziösen Dauerreaktionen sieht E. STRAUS einen aus dem Unfallerlebnis unmittelbar ascendierenden „Zwang zur Sinnentnahme" wirksam: Unausweichlich drängt die im Unfallerlebnis sich vollziehende Daseinserschütterung, die plötzliche, vielleicht erstmalige Konfrontierung mit der existentiellen Erfahrung des Todes den Betroffenen in eine Verfassung, die durch den Verlust von seelischer und leiblicher Daseinssicherheit charakterisiert ist. Was im Unfallerleben jähe und einmalige Lebensbedrohung war, steigt in den nachfolgenden Phobien auf zu einer Verallgemeinerung des Schrecklichen und Bedrohlichen, zu einem Ansichtigwerden von Tod und Verderben überhaupt bei diesen oder jenen objektiv harmlosen Ereignissen von signal-haft-symbolisch wirkender Eindrücklichkeit[1].

Freilich hält STRAUS diesen vom Zwang zur Sinnentnahme geprägten Typus der traumatischen Neurose zahlenmäßig für eng begrenzt gegenüber der banalen Tendenzneurose, bei der das traumatische Geschehen in „kollateraler", keineswegs zwingender Weise zum Anlaß von Entschädigungswünschen gemacht wird und der Betroffene durch Zuwendung zum bloßen leiblichen Dasein, durch einen Ver-zicht auf Selbstverwirklichung dem verhängnisvollen, suchtähnlichen Hang einer „Deformierung" der Persönlichkeit nachgibt. In diesem Zusammenhang darf daran erinnert werden, daß auch PANSE unter freilich ganz anderem, nämlich neurophysiologischem Deutungsaspekt ein Fortwirken ängstlicher und schreck-hafter Erlebnisse über die reale Bedrohung hinaus als „Sensibilisierung" und Aus-bildung bedingter Reaktionen (in Analogie zu den bedingten Reflexen PAWLOWS) beschreibt — Fortwirkungen, die zwar zum „Kristallisationspunkt für patho-logische Erlebnisreaktionen" werden können, von solchen sekundären Verarbei-tungsweisen aber prinzipiell zu trennen und der unmittelbaren thymogenen, vegetativ-emotionalen Reaktionsbereitschaft zuzuordnen seien. Wenn nun aber nach Unfällen u. dergl. eine deformierende, suchtartige, rentenneurotische Ent-wicklung einsetzt, bleibt unklar, ob dem primären Schädigungserlebnis jemals die repräsentative Funktion einer existentiellen Erschütterung zukam. Offen ist auch die Frage, ob die Widerstandskraft und Elastizität der menschlichen Natur nicht doch zumeist eine echte Bewältigung auch von schweren, tiefgreifenden, existen-tiell bedeutsamen Bedrohungserlebnissen gelingen läßt. Ungeschmälert bleibt aber das Verdienst von E. STRAUS, als erster die Sinnstruktur, den Bedeutungsgehalt traumatischen Erlebens, sein existentielles Gewicht, seinen Modus der Zeitigung, seine Beziehungen zur inneren Lebensgeschichte im Gegensatz zur Einseitigkeit biologischer Auffassungen ans Licht gebracht zu haben. Ist nicht auch die immer wieder bemerkte Tatsache, daß schon die *unmittelbaren* Reaktionen auf akute Lebensbedrohung so weitgehend individuelle, gruppendynamische, epochale Unter-schiede aufweisen, eine Mahnung, das Modell der biologischen Reizbeantwortung nur mit Vorsicht zu benützen und das spezifisch Menschliche des Erlebens und Verhaltens in solchen Situationen stärker zu beachten[2]? Was dem Menschen als Zeitgenossen und Glied einer Gruppengemeinschaft zustößt, verdankt seine er-schütternde und verwandelnde Wirkmacht zu nicht geringem Teil der „repräsen-tativen Funktion" und „historischen Modalität", die dem äußeren Geschehen von seiner mitmenschlichen Bedeutung her zuwachsen.

VIKTOR VON GEBSATTEL hat sich in seinen Beiträgen zu der Lehre von der

---

[1] Weitere kasuistische Beiträge zu phobischen Fehlhaltungen nach Unfällen finden sich bei v. GEBSATTEL und O. HALLEN. Nach letzterem Autor hinterlassen Verkehrsunfälle häufig und meist reversibel isolierte situationsgebundene Verkehrsängste, manchmal aber auch sich generalisierende, mit vegetativen Begleiterscheinungen verbundene Phobien, wobei biographische Momente vor dem Unfall diesem einen spezifischen Stellenwert verleihen. Für die Entstehung isolierter Phobien ist bedeutungsvoll, daß der Geschädigte zugleich der am Unfall Unschuldige ist, der unerwartet seine Ohnmacht und Unterlegen-heit erfährt.

[2] Vgl. auch E. KRETSCHMER, Medizinische Psychologie, 10. Aufl., S. 209 „und gerade Schreck- und Angstreaktionen sind in ihrem Eintritt und in ihrer Stärke oft in hohem Grade von sphärischen Konstellationen abhängig".

phobischen Fehlhaltung[1] ebenfalls mit den traumatischen Erlebnissen in außergewöhnlichen Situationen befaßt. Auch dieser Autor, Wegbereiter einer medizinischen Anthropologie, verläßt die ja keineswegs gegenstandslose, aber allzu schmale Basis der herkömmlichen Lehre vom psychischen Trauma und macht den veränderten *Weltbezug* der Geängstigten und Erschreckten zum Ausgangspunkt seiner Untersuchungen.

Wenn ein Ereignis, wie ein Erdbeben, Angst auslöst, geht das Vertrauen in die Beständigkeit der Erde zu Bruche und setzt sich die Erschütterung des Vertrauens, das Ereignis überdauernd, in ängstlicher Erwartung fort. Es gibt die Möglichkeiten der Flucht an einen sicheren Ort, aber auch die einer inneren „Abdichtung" gegen die Angst beim Verbleiben in der Gefahrenzone. Doch geschieht es auch, daß da, wo die ursprüngliche, auf Bedrohung gerichtete Furcht sich nicht in die Erbkoordinationen der Flucht und Abwehr umsetzen kann, eine „Lahmlegung der die Sicherheit anbahnenden Reaktionsweisen der Flucht" stattfindet und der Mensch wehrlos und ausweglos der Bedrohung ausgeliefert bleibt, in die lähmende und bannende Situation der Angst gerät. Die Störung des Weltbezuges kann andauern, wenn und weil „die Schreckgestalt der Erde weiter ihre Vertrauenswürdigkeit ausschaltet". Wenn Menschen, die lautstarke Einstürze u. dergl. miterlebt haben, eine Geräuschüberempfindlichkeit und Schreckhaftigkeit bei harmlosen Geräuschen beibehalten, so ist das kein reizphysiologischer Vorgang, sondern ebenfalls eine Wandlung im Modus der hörenden Kommunikation mit der Welt, ein Partizipieren dieser und jener Geräusche an der Schreckgestalt der Welt. Aber schon das bloße Miterleben einer Katastrophe, nicht nur das persönliche Betroffensein, scheint manchmal in der Lage zu sein, eine Angstneurose auszulösen. In den traumatisch ausgelösten Angstreaktionen kann das Ausgangserlebnis wegen seiner den bedrohlichen und furchtbaren Charakter des Daseins bloßlegenden Bedeutung (repräsentative Funktion, E. STRAUS) nicht abklingen, nicht abreagiert werden, es sei denn, daß es dem Menschen gelinge, „im Zug seiner Bewältigung einen höheren, überlegenen Standpunkt zu beziehen, von dem aus die Integration und Restitution des erschütternden Daseins möglich ist". Diese Überwindung ist keine intellektuelle Angelegenheit, sondern die Wiederherstellung der „Bereitschaft, ins Leben hinein vorzustoßen und von Flucht- und Abwehrtendenzen zu lassen". Gelingt das nicht, so setzen psychopathologische Entwicklungen ein. Die neurovegetative Symptomatik des primären Schreckerlebens neigt dazu, sich zu verstärken und zu verselbständigen, sich sogar von der Angst abzuspalten, die gespürte allgemeine Angst durch situationsbedingte isolierte Phobien ersetzt zu werden. Unter besonderen Umständen kommt es zur Ausbildung von „höher gestaffelten phobischen Fehlhaltungen", die nun schon generelle Neurosen von unbestreitbarem Krankheitswert darstellen. Dies ist besonders dann der Fall, wenn der Mensch vielleicht schon in der Kindheit einer Angst, Schreck, Sorge und Ohnmacht erregenden Dauerbelastung ausgesetzt, der Boden für Entmutigung, Einschüchterung, Selbstwertunsicherheit und Aktionsscheu lebensgeschichtlich vorbereitet war, und eine „auf Vermeiden und Ausweichen ausgerichtete Lebensführung zu einer Aufeinanderfolge von Niederlagen führt". Die conduite d'échec (JANET) ist „eine teils erspielte, teils erlittene Weise des

---

[1] Für das Folgende vgl. VIKTOR E. FREIHERR VON GEBSATTEL: Die phobische Fehlhaltung, im Hdbch. der Neurosenlehre und Psychotherapie, München-Berlin 1959, Bd. III, S. 102ff.

Nichtsein-könnens", die phobische Fehlhaltung in ihrer letzten Abzielung und ihrem geheimen Sinn „unfreiwillig gelebter Nihilismus". Phobische Entwicklungen entstehen auf sehr verschiedenartigem klinischem Hintergrund (mitunter auch anschließend an organische Defekte), ihr Zustandekommen nach und durch i. e. S. traumatisches Erleben ist ein Sonderfall. Gemeinsam ist ihnen, zumal den lokomotorischen Formen (Platzangst, Höhenschwindel u. ä.), die Beziehung zu den „symbolischen Raumqualitäten" (E. STRAUS), wie im Nichtbewältigen-können der Weite des gelebten Raumes. Einen längere Zeit Inhaftierten, so berichtet VON GEBSATTEL, befiel nach der Entlassung aus der Gefängniszelle beim Verlassen des begrenzten Wohnraumes jedesmal eine Agoraphobie: „Ich kann den plötzlich freigegebenen Raum nicht ertragen, er ist so weit um mich herum und das macht mich schwindelig und ängstlich." Die symbolische Qualität der Weite ist zugleich auch das Bild für das aus der Zukunft ankommende Schicksal, vor dem zu versagen und zu verzagen nicht nur dem Phobiker bestimmt ist, sondern auch den Opfern einer Vergangenheit, die dem Menschen den Lebensspielraum extrem einengte, um ihn dann nach der Befreiung in die Weite des Raumes und der sich öffnenden Zukunft zu entlassen. Raumsymbolisch qualifizierbar, entsprechend der existentialen Räumlichkeit des Daseins, ist ja schon die ursprüngliche Begegnung mit dem Schrecklichen, das in der temporalen Gestalt der Plötzlichkeit und Erstmaligkeit auf den Leib rückt, den Leib beengt und Atem benimmt, sich bedrohlich nähert, eine Distanz zu den Dingen zum Schwinden bringt, „die nächste Näherung des Drohenden" (HEIDEGGER) darstellt.

Die Bezeichnung „psychisches Trauma" ist gebildet in Analogie zur körperlichen Verletzung und ihren möglichen Folgen (Ausheilung, Narbenbildung mit Defekt, Siechtum, Tod). Sie stammt aus einer Zeit, in der man sich die Fortdauer seelisch-nervöser Symptome nach traumatischer Einwirkung auf den Organismus nicht anders als auf dem Weg über körperliche Narben im Gehirn, mikrostrukturelle Veränderungen (OPPENHEIM) vorstellen konnte. Seither haben sich die Auffassungen vom seelischen Trauma ganz erheblich verändert, erweitert und kompliziert: durch die Lehre von der Psychogenie, durch die Unterscheidung der klassischen Neuropsychiatrie zwischen thymogenen und ideagenen Effekten, durch die Anerkennung soziologisch-rechtlicher Faktoren, durch die energetisch-psychodynamische Theorie der Schule FREUDS und schließlich auch durch die existential-anthropologische Forschung. Das psychische Trauma ist damit aus seiner Isolierung herausgetreten, in der es die körperlichen (anatomischen und physiologischen) Modellvorstellungen festgehalten hatten. Und doch ist es auch heute noch schwer, wenn nicht unvermeidlich, auf diesen abgenützten und vielfach umgewerteten Begriff zu verzichten, einfach weil es unveraltete medizinische Bedürfnisse sind, die den Menschen in toto als verletzliches, von der Umwelt her lädierbares und auch vielfach lädiertes Wesen zu sehen zwingen, weil, wie die körperlichen Läsionen, auch die der seelisch-geistigen Gefügeordnung nun einmal krankmachende Wirkung entfalten können.

d) Die Lehre vom „Stress" in extremen Belastungssituationen

In der letzten Zeit — nach dem 2. Weltkrieg — beeinflußt der von dem kanadischen Endokrinologen SELYE in die Physiologie und Pathophysiologie eingeführte Begriff des „*stress*" (etwa gleich Anstrengung, Anspannung) das neuropsychiatrische Denken, nicht nur im anglo-amerikanischen Raum. Stress umfaßt sowohl körperliche Belastungen aller Art, wie auch seelisch-emotionale (vgl. dazu das Referat von Langer). Jegliche Störung, Belastung oder Überforderung der Stabilität oder Homöostase eines organischen Systems wird mit einem unspezifischen, allgemeinen Adaptationssyndrom beantwortet. Das Adaptationssyndrom gliedert sich in zeitlicher Stufenfolge und bei entsprechender Intensität und Dauer der Stresswirkung in das *Alarmstadium* (auch Schockstadium genannt), das *Stadium der Resistenz oder Anpassung* mit enger Einstellung des Organismus auf den Stressreiz und das *Erschöpfungsstadium* mit dem Darniederliegen und schließlichen Aufhören aller Funktionen.

Die — heute nicht mehr unbestrittene — Theorie der pathophysiologischen Stresswirkung besagt, daß die vom Hypophysenvorderlappen-Nebennierenrinden-System gesteuerten Reaktionen des tierischen und menschlichen Organismus, insbesondere die seiner vegetativen Apparate, bei den verschiedensten Noxen ganz unspezifisch nach dem genannten Reaktionsschema verlaufen. In der vom Tierexperiment auf den Menschen übertragenen Stresslehre werden seelische, sich in Erlebnissen und Verhaltensweisen ausdrückende Momente auf beiden Seiten angenommen: auf der Seite des „stressor" (= stress-bedingender Reiz), wie auf der Seite der Reaktion. Alles, was das emotionale Gleichgewicht und das Gleichgewicht der zugeordneten körperlichen Apparate (die „psychosomatische Homöostasis", Bastiaans) stört, wird mit psychischen und psychosomatischen Symptomen von der Art des Alarms, der Anpassung und schließlich auch der Erschöpfung beantwortet. Dabei bedeutet Alarm soviel wie Erregung, Anpassung, soviel wie chronisch werdende Starre und Einengung, jeweils im Feld von Erleben und Verhalten wie im Gebiet der psychosomatischen Funktionen. Nicht nur die Entstehung bestimmter, als psychosomatisch aufgefaßter Organleiden, sondern auch die von Defektschizophrenien, abnormen Persönlichkeitsentwicklungen, Neurosen wurde so als Stress-Reaktion gedeutet. Auch das Werk von Bastiaans (1957), das die psychosomatischen Folgen von Unterdrückung und Widerstand bei den in der Kriegszeit verfolgten und verhafteten Holländern behandelt und dessen leitende Gesichtspunkte wir hier vorwegnehmen, beruft sich auf die Stresslehre: Der ersten Phase, unterteilt in Schock- und Kontraschock(= Alarmsymptome), entsprechen so verschiedenartige Zustände wie Bewußtseinsverlust und Stupor, Panik, Schreck und Angst. Das in vielen Facetten schillernde neurasthenische Syndrom — Bastiaans rechnet ihm 80 Einzelsymptome zu — stehe an der Grenze von Alarm- und Anpassungsphase, während für die Entstehung internistischer Leiden (Tuberkulose, Bronchialasthma, Ulcus des Magen-Darm-Kanals, Muskel-Skeletsyndrome, Hypertonie) die Anpassungsphase bestimmend sei. Zur Erschöpfungsphase wird das von der amerikanischen Kriegspsychiatrie beschriebene Bild der „combat exhaustion" gerechnet. In den an den Stress anknüpfenden Reaktionsketten komme es zu Symptomverschiebungen verschiedenster Art, etwa zur Ablösung einer psychopathologisch geprägten Symptomatik durch Organstörungen. Da Stress als psychophysische Gesamtbelastung nach seiner Quantität bzw. Intensität zu beurteilen ist — Bastiaans nimmt bei seinen Fällen ein reziprokes Verhältnis zwischen der Schwere des Stress und der individuellen Disposition zu krankhaften Reaktionen an — ist seine graduelle Abschätzung gefordert. Die graduelle Taxierung erfolgt unter Kontrolle unabhängiger Beurteiler anhand einer sieben Schweregrade

umfassenden Skala. Sehr schwerer Stress überschreitet alle individuellen Ab-
wehrmöglichkeiten und wirkt in jedem Falle, ohne spezifische Prädisposition,
störungserzeugend. Die aus dem Tierexperiment geborene Stresslehre scheint ihre
Übertragung auf menschliche, auch seelisches Erleben umfassende Verhältnisse
durch zwei Vorzüge zu empfehlen: erstens durch die Kühnheit, mit der sie das
organismische, leib-seelische Reagieren als *Ganzes* ins Auge faßt und auf wenige
Grundformen reduziert — das ist ein Vorteil gegenüber der Lehre vom psychischen
Trauma, die leicht vergessen läßt, daß seelische Erschütterungen in katastrophalen
Lagen so gut wie immer verbunden mit leiblichen Beeinträchtigungen (Hunger,
Schlafmangel, Verletzungen u. dergl.) auftreten, zweitens durch die einleuchtende
Voraussetzung, daß Stress — im Gegensatz zum leiblichen und seelischen
„Trauma" — an sich nichts Pathologisches ist, von den normalen, physiologischen
Anforderungen an den Organismus durch keine scharfe Grenze getrennt wird.
Jeder Organismus ist im Laufe des Lebens immer wieder diesen und jenen Stresso-
ren ausgesetzt. Doch gilt, „daß dieselben Drogen, Mikroben, Aufregungen und
Traumata bei dem einen eine Adaptationskrankheit hervorrufen können und von
einem anderen ohne Schaden vertragen werden" (SELYE). Das Adaptationssyndrom
ist seinem Wesen nach eine nützliche, normal-physiologische Reaktion auf Stress.
Nur seine Entgleisungen sind krankhaft. Im Begriff des Traumas dagegen ist die
vorübergehende oder dauernde *Schädigung* in jedem Falle mitgesetzt. So entspricht
der je nachdem schädlichen oder unschädlichen, ja mitunter die seelische Widerstandskraft steigernden Belastung der physiologischem Denken entstammende
Stress-Begriff besser als die der anatomischen Anschauungsweise verhaftete Bezeichnung Trauma = Verletzung. Doch macht gerade der Versuch, die quanti-
fizierende, phasenspezifische Betrachtungsweise der Stress-Lehre auf neuropsychiatrische und psychosomatische Reaktionsketten anzuwenden, die Grenzen dieser
Lehre sichtbar. Die komplizierte Bedingtheit und wechselhafte, von Latenzzeiten
unterbrochene Verlaufsart dieser Reaktionsketten wird von BASTIAANS selbst ausdrücklich hervorgehoben. Auch starker Stress kann störungslos verarbeitet werden,
während scheinbar minimale Reize dekompensierend wirken können, wenn sie
auf empfindliche Zonen in der Persönlichkeitsstruktur treffen. Das Ich verfügt
über zahlreiche, teils in der Persönlichkeitsentwicklung präformierte, teils von den
Umständen nahegelegte Abwehrstrategien dem die „Psychoregulation" bedrohenden Stress gegenüber — Abwehrmechanismen, wie sie die psychoanalytische Ich-
Psychologie als Verdrängung, Identifikation, Projektion, Rationalisierung, Reaktionsbildung, Regression u. a. beschrieben hat. Die Abwehr kann mehr oder
minder erfolgreich sein, normale und krankhafte Adaptationsleistungen mit allen
Zwischenstufen zwischen gesund und krank ermöglichen. In der psychosomatischen Symptombildung und Symptomverschiebung nach schwerem Stress sieht
BASTIAANS vor allem Konflikte wirksam, die aus der Sphäre des Über-Ichs stammen. Die im Über-Ich inkorporierte Norm- und Gewissensinstanz — oft übermäßig streng — kontrastiert im inneren Gefüge der Persönlichkeit mit einem relativ
schwachen Ich, nach außenhin mit den im bürgerlichen Leben, im Krieg, im
politischen Widerstand, in Haft- und KL-Situationen wechselnden Ansprüchen
der sozialen Umwelt. Auch die bewußten Idealvorstellungen können mit der
realen Situation des Individuums unvereinbar sein. Aus solchen Kontrasten und
Konflikten erwachsen Spannungen von pathologischer Wertigkeit, die sich in

leiblichem Mißbefinden, in körperlichen Funktionsstörungen und evtl. auch in
Organläsionen niederschlagen und sogar eine gewisse Spezifität für die Entstehung bestimmter Organleiden besitzen. Was den Ablauf psychopathologischer
und psychosomatischer Reaktionsketten nach Stress bestimmt, ist also nicht so
sehr die globale Intensität der psychophysischen Belastung, auch nicht ein schema-
tisches Phasenprinzip, als vielmehr ein äußerst vielschichtiges, individuell ver-
schiedenartiges, wandelbares Geschehen, in dem sich persönlichkeitseigene und
situative Komponenten aufs engste verflechten. Den Hintergrund versagender
oder fehlgehender Adaptationsleistungen bildet bei BASTIAANS doch letztlich immer
wieder der disponierende Einfluß frühneurotischer Vorprägungen, ganz im Sinne
der Freudschen Schule. Es ergeben sich aus seinen Beobachtungen und Fallanalysen aber auch manche Hinweise auf das psychologische, nicht mehr quanti-
fizierbare, nach Stress-Stärke kaum zu taxierende *Wie* der Lagererlebnisse und
des Kampfverhaltens, sowie auf entscheidende Einflüsse psycho- und soziodyna-
mischer Entwicklungen, die sich nach der Rückversetzung in die Friedenswelt
abspielen. Begriffe wie Alarm, Anpassung und Erschöpfung haben im Gefüge
biographischer Zusammenhänge, wie sie BASTIAANS an seinen Fällen sehen läßt,
schließlich nur mehr eine formale, fast beliebig austauschbare Bedeutung.

Neuerdings scheint sich denn auch die Lehre vom psychopathologisch wirksamen Stress im anglo-amerikanischen Bereich von der quantifizierenden Betrachtungsweise und der schematischen Stadieneinteilung abzukehren und die außerordentliche Vielgestaltigkeit der Abwehrmechanismen wie auch die ihrer individuellen Vorbedingungen stärker als bisher zu beachten[1]. So definiert DEREK
RICHTER den psychologischen Stress: „Stress ist der Zustand (state or condition)
eines Organismus, dessen Reaktion auf die Umgebung durch Angst, Spannung
oder Abwehrverhalten (defensiv behavioural response) charakterisiert ist. Unter
diesen Bedingungen kann das Individuum Abwehrmechanismen ausbilden, um die
Angst zu vermindern oder sich gegen sie zu verteidigen." Den psychischen Stress
kennzeichnet die konflikthafte Infragestellung von Antrieben und Grundbedürf-
nissen, mit der sich das Individuum auseinandersetzen muß. Er tritt in akuter
und chronischer Form auf, kann bewußt und auch unbewußt wirksam sein, wobei
er im letzteren Fall nur aus seinen Folgeerscheinungen zu erschließen ist. RICHTER
macht ferner darauf aufmerksam, daß Stress eine theoretische Abstraktion ist,
gewonnen aus subjektiver Erfahrung und aus der Beobachtung von außen, in
seiner jeweiligen Fassung abhängig von den Vorstellungen, die über stresserzeu-
gende Situationen und stressbedingte Reaktionsweisen bestehen.

WOLFF unterscheidet den unbedingten, überindividuellen, in jedem Fall schäd-
lich wirkenden Stress infolge grober körperlicher Einwirkungen von dem bedingten,
individuellen, weniger voraussagbaren, dessen Wirkungen in höherem Maße von
früheren Erfahrungen und von der Anlage abhängig sind. Der bedingte Stress, die
höchsten integrativen Funktionen des Zentralnervensystems in Anspruch nehmend, wendet sich an die Fähigkeit des Organismus, auf Signale oder Symbole
zu reagieren und nimmt für das Individuum die Bedeutung einer Bedrohung an.
Bedrohlich für den Menschen ist in erster Linie alles, was seine inneren Beziehungen
zu den Mitmenschen in Frage stellt, Bedrohungen, die Hoffnung und Glauben im

---

[1] Vgl. dazu den von J. M. TANNER herausgegebenen Bericht über die Konferenz in Oxford:
"Stress and psychiatric disorder", Oxford 1960.

Menschen zerstören. Die Bedeutung von Stress kann aber auch eine Situation annehmen, die durch mangelnden Forderungscharakter, Wiederholung und Monotonie ausgezeichnet ist. Unerträglich ist die letztere Situation besonders für Menschen, deren Abenteuerlust und Bedürfnis, sich herausgefordert zu sehen, ihre eigenen Fähigkeiten übersteigt. Adäquate Anpassung an Bedrohungen aller Art ist gegeben, wenn sich der Mensch ihnen zum Trotz ohne exzessive Konflikte und Verzichte seinen wesentlichen Zielen nähern kann. Bei mangelnder Anpassung entsteht Unbehagen und Angst, und es tritt mehr oder minder bewußt ein äußerst vielgestaltiges Schutz- und Abwehrverhalten ins Spiel, das von normalpsychologisch geläufigen Ausweich- und Kompensationstendenzen bis zu völliger Apathie, Depersonalisation und schizophrenieartigen Störungen reichen kann. Bei übermäßig schwerer und langdauernder Belastung kann die psychologische Abwehr zusammenbrechen und in eine angstlich-gespannte Verstimmung übergehen, wobei vegetative Funktionsstörungen ein Äquivalent für das allgemeine Leistungsversagen und für ängstliche, deprimierte, aggressive Stimmungen zu bilden vermögen. Extremer, langdauernder Stress — WOLFF bezieht sich auf Situationen totaler Isolierung und sensorischer Reizausschaltung — sei sogar geeignet, Funktionsstörungen hervorzubringen, die sonst nur beim Verlust von Hirnsubstanz beobachtet werden. Folgenschwere stressartige Bedrohungen ergeben sich durch plötzlichen Wechsel und durch Verschlechterung der sozialen Lebensbedingungen. Statistische Untersuchungen an Gruppen, die einem derartigen Schicksal unterlagen, ergeben eine erhöhte Mortalität und Morbidität, die nicht allein durch körperliche Schädigungen erklärt werden kann. So zeigten die aus japanischer Kriegsgefangenschaft zurückgekehrten amerikanischen Soldaten noch in den auf die Befreiung folgenden Jahren eine mehrfach erhöhte Sterblichkeit im Vergleich zu unausgelesenen Personen und ehemaligen Kriegsgefangenen aus europäischen Ländern. Unter sozialem und psychologischem Stress kommt es zur Häufung (clustering) von Krankheiten verschiedener, unabhängiger Ätiologie, keineswegs nur zur Häufung von sog. psychosomatischen Leiden. Andererseits bestätigt auch WOLFF die Erfahrung, daß extreme Härte der Lebensbedingungen, wie in den Konzentrationslagern, gewisse Erkrankungen, z. B. Ulcera des Magen-Darmkanals, Colitis mucosa, aber auch phobische und zwangsneurotische Störungen vorübergehend verschwinden läßt. Bedingter Stress ist persönlichkeitsgebunden, von vorgebildeten Reaktionsweisen abhängig, von Zukunftserwartungen bestimmt, kurz, nach der Darstellung von WOLFF ein komplexes menschliches Phänomen, das in der Art und Weise seines Zustandekommens und in seinen Folgen den Rahmen der ursprünglichen, auf das Reiz-Reaktionsschema gestellten Stress-Lehre sprengt.

e) Sozialpsychologische und soziologische Faktoren in extremen Lebenslagen

Extreme Lebenslagen, denen der Mensch in der Mehrzahl, im Zusammenleben ausgesetzt ist, sind ausnahmslos mit einschneidenden Veränderungen der sozialpsychologischen Beziehungen und der soziologischen Strukturen verbunden. Solche Veränderungen werden zum Teil den Betroffenen von außen zugedacht und auferlegt: Wo die Not von Machthabern willkürlich zugefügtes Leiden ist, wo Brutalität und Unmenschlichkeit herrschen, läuft alles darauf hinaus, den Einzelnen in ein anonymes Massenpartikel zu verwandeln. Familiäre, landsmannschaftliche und religiöse Gemeinschaften werden dort absichtlich auseinandergerissen und zerschlagen, neue Gruppenbildungen verhindert oder erschwert, Spitzelmethoden und Kaposysteme anstelle vertrauenswürdiger Sozialbeziehungen eingeführt. Aber auch da, wo Derartiges nicht absichtlich geplant und gemacht wird, wie etwa bei Massenfluchten oder bei Naturkatastrophen, erleiden die Sozialbeziehungen in höchster Massennot tiefgreifende Veränderungen. Auch dort werden Menschen aus gewohnter Zusammengehörigkeit herausgerissen, mit Unbekannten zusammengeführt, in neue Gruppenbildungen gezwungen, zufällig durcheinander gewürfelt. Der Halt, den die alten Gruppenbindungen und Führungsverhältnisse boten, geht verloren. Solche versprengten, zusammengewürfelten Haufen geängsteter, verschreckter, erschöpfter Menschen sind dann in besonderem Maße anfällig für affektive Katastrophenreaktionen, Panik, Ausbrüche sinnloser Aggressivität. Unter günstigen Umständen bleiben festgefügte, disziplinierte Gruppen beieinander oder bilden sich unter veränderten Führungsverhältnissen neu.

1. Kriegsbelastungen. Wir haben bereits auf die Beobachtung von SELBACH u. SELBACH an Versprengten hinter den sowjetischen Linien hingewiesen, die zeigen, wie stark der militärische Gruppenzusammenhalt das Verhalten und die Reaktionen auf übermäßige Beanspruchung und äußerste Bedrohung beeinflußt. Lösen sich Disziplin und Zusammenhalt auf, so kommt es zu primitiven Einzel- und Massenreaktionen, die ausbleiben oder sich alsbald wieder stabilisieren, wenn die Gruppe intakt bleibt und sich einer besonnenen Führung unterordnet. An der Front sind es vor allem die militärischen Kleingruppen, wie Maschinengewehrbedienungen, Panzer-, Flugzeug- und U-Bootbesatzungen, die unmittelbar dem Kampfstress und der Gefahr ausgesetzt sind und deren soziale Integration für besonnenes und standhaftes Verhalten im Kampf maßgebend ist (PAUL). Auch kulturelle Gegebenheiten und kollektive, vom sogenannten Zeitgeist bestimmte Haltungen und Wertmaßstäbe erstrecken ihren Einfluß bis in die unmittelbaren Schreck- und Angstreaktionen hinein. Die unterschiedliche Reaktionsweise britischer und indischer Soldaten während des gemeinsam durchgefochtenen Dschungelkrieges wurde bereits hervorgehoben (vgl. S. 24). Die das Erleben von Schreck und Angst tragenden nervösen Apparate besitzen offenbar nur eine relative Autonomie. Menschliches Verhalten in gefahrvollen Situationen bekundet einen bestimmten Stil, in dem persönlichkeitseigene Momente mit gruppen- und kollektivpsychologischen Einflüssen eine Einheit bilden, z. B. den des „besonnenen Trotzes" als durchschnittliche Haltung der englischen Zivilbevölkerung im bombardierten Coventry (MASSEY, zit. nach J.-E. MEYER) — ein Stil, der auch in der dem Bombenkrieg unterworfenen deutschen Zivilbevölkerung vorherrschend war und das Ausbleiben der erwarteten seelisch-sozialen Auflösungserscheinungen begründete. Wo, wie bei den erwähnten indischen Soldaten oder bei den jugoslawischen Partisanen, hysterische Ausgestaltungen und Fixierungen von Angst und Schreckerlebnissen auftraten, lassen sich solche Verhaltensweisen nur sehr bedingt mit biologischen Instinktmechanismen (Totstellreflex, Bewegungssturm [KRETSCHMER]) vergleichen, da echte Instinktvorgänge eine sehr viel größere Umweltunabhängigkeit aufweisen müßten. Daß Krisenzeiten, sozialpsychologisch gesehen, aber nicht nur negative Aspekte bieten, sondern auch den menschlichen Zusammenhalt, die Gruppenbildung und die individuelle Hilfsbereitschaft steigern können und private Schwierigkeiten in den Hintergrund treten lassen, ist keine Frage. R. JUNG bringt die in allen kriegsbetroffenen Ländern festgestellte Verminderung der Behandlungsfrequenz neurotischer und psychopathischer Störungen sowie die verringerte Suicidhäufigkeit in und nach dem Kriege mit solchen gemeinschaftsfördernden Wirkungen der Not in Zusammenhang. Ausnahmen von der Regel verminderter Suicidhäufigkeit bestehen allerdings in völlig hoffnungsloser Situation, so bei den holländischen Juden zur Zeit der nationalsozialistischen Verfolgung 1940 bis 1942, als deren Selbstmordziffer um das sechsfache gegenüber der Suicidhäufigkeit derselben Bevölkerung vor dem Kriege anstieg (R. JUNG). Auch in der deutschen Zivilbevölkerung der Ostgebiete kam es zu zahlreichen Selbstmorden in unmittelbarem Zusammenhang mit dem Russeneinmarsch. Die destruktive Seite sozialer Umwandlungen in Krisenzeiten ist, wie sich von selbst versteht, sehr viel augenfälliger als das positive, fördernde Moment. Unendliches persönliches Leid entsteht durch den Verlust an Menschen, wirtschaftlichen Gütern, sozialem Rang und Ansehen, an Heimatboden und Tradition. Die äußere Lebensgeschichte unzähliger Menschen erleidet eine Unterbrechung ihrer Kontinuität, die nicht selten zum Knick auch in der inneren Lebensgeschichte wird, den persönlichen Daseinsentwurf in Frage stellt, zur äußeren die innere Verarmung hinzutreten läßt. Wenn das Schicksal einen Neuanfang gewährt, so ist es oft ein schwieriges Wiederbeginnen auf niedrigerem sozialem Niveau, ein Sicheinleben in grundlegend veränderte Verhältnisse in der zerstörten Heimat oder in fremden Ländern, in anderen Kulturen und Berufen. Es gibt keinen Standpunkt, keine wirkliche Überschau, die es gestatten würde, global die Wirkung unheilvoller Zeiten im Menschlichen zu taxieren. Aus der Not wachsen stets auch die Kräfte, die „Herausforderung" ist der eigentliche Motor der Geschichte (TOYNBEE).

Abnormes, psychopathologisch relevantes Erleben und Verhalten ist in Krisen- und Notzeiten, auch in Situationen ärgster Bedrängnis, offenbar nicht die Regel, sondern die Ausnahme, nicht überall, sondern nur stellenweise anzutreffen. Das psychopathologische Erfahrungsmaterial ist nicht repräsentativ für seelisch-soziale Notlagen schlechthin, ebensowenig wie individuelle Konfliktsituationen in festen, regelmäßigen Beziehungen zu psychischer Abnormität und Krankheit stehen. In den komplexen Dauerbelastungen, um die es sich hier handelt, Dauerbelastungen, die dem Menschen gänzlich veränderte Daseinsbedingungen auf lange Zeit hin aufzwingen, sind die Bedingungen ihres Auftretens selten klar zu überblicken.

Zu den überindividuellen Faktoren, die psychopathologisch relevante Entgleisungen fördern oder hintanhalten, gehört zweifellos auch das Vorhandensein und Funktionieren von Schutz- und Hilfseinrichtungen bzw. deren Fehlen. Es ist bedeutsam vor allem für die auf die Katastrophenlage bezogene Erlebnisverarbeitung und dabei in eigentümlicher Weise doppelsinnig: einerseits beruhigend und die innere Stabilität stützend, andererseits aber auch motivbildend für das Verharren in Passivität und krankheitsähnlichen Reaktionen. Es waren vor allem amerikanische Kriegspsychiater, die erkannten, daß frontnahe Kurzbehandlungen mit einfachen körperlich roborierenden und persuasiven Methoden viel besser geeignet waren, seelisch-nervös erschöpfte und zusammengebrochene Soldaten rasch wieder kampffähig zu machen, als dies beim Rücktransport in sichere Gebiete und mit langfristigen Kuren möglich war (GLASS).

2. Kriegsgefangenschaft. Die Kriegsgefangenschaft, millionenfaches Los von Menschen unserer Zeit, ist eine belastungsreiche Massensituation mit soziologisch und psychopathologisch einigermaßen überblickbaren Folgen, wichtig und bedeutungsvoll genug, um hier in Vergleich mit den Drangsalen der nationalsozialistischen Verfolgung gesetzt zu werden. Zumal in den Gefangenenlagern der Sowjetunion und in denen der Kommunisten in China und Korea ereignete sich vieles, was durchaus vergleichbar war mit den Greueln der KL, wie andererseits auch zahlreiche, polnische, russische und andere Kriegsgefangene in deutschem Gewahrsam während des 2. Weltkrieges einem gegen alle Kriegsbräuche und -gesetze spottenden Lagerterror und massenhaften Vernichtungsaktionen ausgesetzt waren. Nachdem man sich schon im 1. Weltkrieg für die Psychologie und Psychopathologie der Kriegsgefangenen mit verhältnismäßig bescheidenen Resultaten interessiert hatte (A. L. VISCHER), ist nach den ungleich härteren Schicksalen der Kriegsgefangenen im 2. Weltkrieg und im Koreakrieg eine sehr umfangreiche Literatur über das Thema der Kriegsgefangenschaft entstanden, die auch viele Hinweise auf soziologische und psychopathologische Normabweichungen enthält. Eine zusammenfassende Darstellung der Psychologie und Psychopathologie der Kriegsgefangenschaft, die das in- und ausländische Schrifttum berücksichtigt und auch auf eigenen Erfahrungen des Verfassers fußt, verdanken wir HANS H. KORNHUBER.

Die außerordentliche Härte der Lebensbedingungen ergibt sich allein schon aus den riesigen Sterbeziffern: Von den 4 bis 4½ Millionen deutschen Kriegsgefangenen in der Sowjetunion starben etwa 30%, von den in Stalingrad Gefangenen 93,5%. Von etwa 30000 amerikanischen Kriegsgefangenen in Japan überlebten nur etwa 40% (NARDINI). Die der Kriegsgefangenschaft eigentümliche Einschränkung der persönlichen Bewegungsfreiheit begnügt sich nicht überall, wie zulässig und der Genfer Konvention entsprechend, mit den nötigen Maßnahmen, um den Kriegsgefangenen an der Flucht zu hindern. Der Freiheitsentzug — an sich schon schwer genug auf kaum absehbare Zeit zu ertragen — wird zur quälenden Daseinseinschränkung, wenn Hunger, Seuchen, zermürbende und stupide Schwerstarbeit, menschenunwürdige Unterbringung und mangelhafte sanitäre Verhältnisse, mißtrauische Verbote, Unterbindung freier Gruppenaktivität, Wegnahme auch des bescheidensten persönlichen Besitzes (sog. ,,Filzungen'') hinzukommen, wenn der Briefverkehr mit der Heimat und der Paketempfang versagt sind. Der Freiheitsentzug enthält weiterhin eine düstere Note durch die rechtswidrige Verurteilung zu 25jähriger Lagerhaft und durch die Festhaltung viele Jahre über das Kriegsende hinaus, wie das für unzählige Gefangene in der Sowjetunion üblich war: Bis 1956 kamen Kriegs- und Zivilgefangene aus Rußland in die Heimat zurück, Spät- und Spätestheimkehrer. In den japanischen Lagern waren körperliche Mißhandlungen, Drohungen, Demütigungen an der Tagesordnung, Exekutionen nicht selten. Das Problem des Überlebens war dort, ähnlich wie in den KL, nicht nur von äußeren Faktoren abhängig, sondern zugleich auch ein psychologisches: Wo der Lebenswille schwach war, kam der Tod schneller und sogar mit geringeren körperlichen Leiden. Es gab depressive Reaktionen, in denen der Gefangene jegliches Interesse an sich selbst und an seiner Umgebung verlor, sich von der Gruppe zurückzog, sich körperlich vernachlässigte, Zigaretten für Essen vertauschte, in der Arbeit immer langsamer wurde und schließlich starb — eine Schilderung, die sehr an das Bild des apathischen ,,Muselmannes'' in den KL erinnert. Von seiten der Kameraden konnte der drohende Verfall durch stützende und schonende

Maßnahmen wie auch durch die absichtliche Provokation gereizter Reaktionen verhindert werden (NARDINI). In den Lagern unserer östlichen Kriegsgegner, aber auch im fernen Osten und in den deutschen Lagern für Rotarmisten war die Unterernährung so katastrophal, daß sie, wenn nicht zum Hungertod, so doch fast allgemein zu mehr oder minder schweren Dystrophieschäden führte. Ganz vereinzelt soll es auch zu Kannibalismus gekommen sein. Ähnlich wie in den KL war unter den Kriegsgefangenen, die chronischem Hunger ausgesetzt waren, das Essensthema beherrschend in tagtraumartigen Phantasievorstellungen und Gesprächen, suchtartig das Verlangen nach hungerbetäubendem Salz und Tabak. Wie in den KL trug der Hunger zum Abbau höherer Bedürfnisse und Werthaltungen bei, korrumpierte bei vielen, aber niemals bei allen, die Persönlichkeit, untergrub die Kameradschaft, machte zu Diebstählen, Disziplinlosigkeiten, Durchstechereien und zur Kollaboration mit dem Gegner bereit. Doch soll die Primitivierung und Desozialisierung der Kriegsgefangenen nirgends die alleinige Folge des Hungers gewesen sein. Über die seelisch-nervösen Dystrophiefolgen wird gesondert zu sprechen sein (s. S. 42ff.). Die sexuelle Isolierung ist weniger bedeutsam. In den sowjetischen Lagern gab es, ebenso wie in den japanischen, schon wegen der Unterernährung und der erschöpfenden Schwerarbeit kein sexuelles Problem. Sexuelle Nöte entstanden erst bei ausreichender Ernährung. Homosexuelle Betätigung in der Lagerhaft kam vor (nach KILIAN in einigen sowjetischen Lagern bei 10 bis 15% der Insassen), hinterließen aber nach der Rückkehr in die Heimat keine bleibende psychosexuelle Umstellung. Geschlechtliche Probleme wurden im allgemeinen erst nach Rückkehr in die Heimat wichtig und lastend.

Kompliziert und vielschichtig, zum Teil destruktiv entwickelte sich das Gemeinschaftsleben in den Lagern: Der Kriegsgefangene unterliegt in jedem Fall einer „Dauerkollektivierung". Diese stört kulturell primitive Gefangene wenig, um so mehr aber Menschen, die von Hause aus ein Privatleben kennen und schätzen. Es gelingt aber auch unter ungünstigen Bedingungen nicht wenigen charakterlich gereiften Menschen, innerhalb der allgemeinen Vermassung und Nivellierung die eigene Personsphäre zu wahren, ohne sich gegen andere zu verschließen. Der freie Anschluß an informale kleine Gruppen ist das beste Mittel gegen das seelische Elend in der Gefangenschaft, zumal dann, wenn sich solche Gruppen einer sinnvollen körperlichen oder geistigen Beschäftigung widmen können („Stacheldraht-Universität"). Solche informalen Gruppenbildungen sind aber von außen und von innen her vielfach bedroht. Sie werden von der Gewahrsamsmacht mißtrauisch betrachtet oder überhaupt verhindert bzw. durch Terror, Belohnungen, Privilegierungen einer sog. Lagerprominenz gespalten, von einzelnen Gruppengliedern desavouiert und verraten, natürlich auch durch den Kampf um das tägliche Brot sehr erschwert. Sinnvolle, nicht allzu aufreibende Arbeit wirkt gemeinschaftsbildend. In der Gruppe veranlaßt Arbeit die Bildung einer guten Struktur mit Rollen, Distanzen, Zusammenhalt, Vertrauen (KORNHUBER). Beschäftigungslosigkeit auch bei ausreichender Ernährung wirkt ungünstig. Mit das schlimmste aber ist, daß Millionen von Kriegsgefangenen wie Arbeitssklaven gehalten werden, rücksichtslos ausgebeutet bis zur totalen körperlichen Erschöpfung, systematisch durch Brachialgewalt, Hungerdrohung, Wettbewerb und besondere Prämien angetrieben. Tödliche Arbeitsunfälle ereignen sich u. a. beim Minenräumen und in Bergwerken. Von wesentlicher Bedeutung sind die Führungsverhältnisse in den Lagern. Die Mehrzahl der Gefangenen neigt zu infantiler Abhängigkeit. Um so schwerwiegender können sich darum Mängel in der inneren Lagerführung auswirken. So, wenn diese von der Haltemacht in die Hände willfähriger, ideologisch als zuverlässig geltender, oft korrupter, ja krimineller Elemente gelegt wird, die Privilegien genießen und ihre Kameraden rücksichtslos zur Arbeit antreiben, terroristische Mittel anwenden. Andererseits haben es auch korrekte, uneigennützige und tatkräftige Führer aus den Reihen der Gefangenen schwer, die Forderungen der Gewahrsamsmacht und die Fürsorge für die eigenen Kameraden aufeinander abzustimmen. Es entstehen dabei unlösbare Interessenkonflikte, zwiespältige moralische Situationen, die das Gewissen Einzelner unerträglich belasten und dazu führen, daß anständige Elemente solche Führungsposten oft nicht annehmen wollen. Während in den meisten Gewahrsamsländern die innere Lagerführung militärisch organisiert war, wurde in der Sowjetunion die militärische Ordnung abgeschafft und die Führung von den Kommandanten mehr oder minder beliebig und wahllos verteilt. Ein so stark differenziertes System der Häftlingsverwaltung, wie es die SS in den KL eingerichtet hat, scheint es in den Kriegsgefangenenlagern nicht gegeben zu haben. Wenn ungünstige Umstände zusammentreffen, kommt es zum „Gemeinschaftszerfall" (SCHENCK). Seine Folgen sind Isolierung und Desozialisierung der Individuen bis zum hemmungslosen Kampf um das Überleben und bis zur Herrschaft von Kriminellen, Haltlosigkeit und Entmutigung mit widerstandslosem Nachgeben gegen korrumpierende Einflüsse, Nivellierung und Konformismus des Verhaltens bis ins Denken hinein und bis zur plötzlichen Ausbreitung abnormer Verhaltensweisen.

Weitere Belastungen, denen Kriegsgefangene ausgesetzt sein konnten, waren: die mitunter schockierenden, manchmal aber auch täuschend freundlichen, dann bitter enttäuschenden Umstände der Gefangennahme — es kam zu Erschießungen Wehrloser am Ort der Übergabe — Strapazen und Mißhandlungen auf dem Transport, Verhöre, die sich über die ganze Zeit der Gefangenschaft hinziehen konnten, hie und da auch Folterungen und andere Brutalitäten und schließlich etwas, was hier nur kurz zu erwähnen ist, da es im NS-Terror kaum eine Parallele hat: die Methoden der terroristischen Indoktrination zum Zwecke politischer „Bekehrung" der Gefangenen. Die in rotchinesischen Gewahrsam gelangten amerikanischen Gefangenen im Koreakrieg waren solchen als „Gehirnwäsche" bezeichneten Umerziehungsversuchen und Pressionen ausgesetzt. Derartige angst- und schuldbeladene Erlebnisse hatten Nachwirkungen über die Befreiung hinaus. Sie hinterließen das Reaktionsmuster einer „defensiven Isolierung" des Einzelnen wie auch der Heimkehrergruppe gegenüber der Umwelt (LIFTON).

Das Verschiedenartige, das sich im Zusammenhang mit der Kriegsgefangenschaft abspielt, ist in seiner Wirkung auf den Menschen nie eindeutig: Der Einzelne in seiner persönlichen Haltung, die Gruppe in ihrem inneren Zusammenhalt kann dadurch gebrochen und demoralisiert, aber auch gefestigt werden. Vor neue Probleme stellt dann die *Heimkehr*: Dystrophiker — und fast alle deutschen Rückkehrer aus sowjetrussischen Lagern haben Hungerdystrophien mehrmals durchgemacht — benötigen, auch wenn keine greifbare Hirnschädigung vorliegt, etwa 2 Jahre, um wieder voll leistungsfähig zu werden. Sie leiden an vegetativen Störungen, Potenz- und Libidoschwäche, sowie gemeinhin an einem neurasthenischen Syndrom mit erhöhter Ermüdbarkeit, Konzentrationsschwäche und emotioneller

Labilität. Ätiologisch von den Folgen der Dystrophie kaum zu trennen sind situative Anpassungs- und Kontaktschwierigkeiten nach langer Kriegsgefangenschaft. Der Heimkehrer war während seiner langen Abwesenheit vom beruflichen und sozialen Aufstieg ausgeschlossen, er muß wieder ganz von vorne anfangen, oft unter Berufswechsel und Aufgabe früherer beruflicher Ziele. Er ist auf staatliche Unterstützung und Hilfsmaßnahmen angewiesen. Die Rückkehr in die Ehe und in die Familie ist durch innere Entfremdung erschwert und konfliktbeladen (hohe Scheidungsrate, Toterklärte finden ihren Ehepartner wiederverheiratet). Die mit großen Erwartungen ersehnte Heimkehr bringt Enttäuschungen mit sich. Die materialistische, von Konsumwünschen diktierte Gesinnung und Lebenshaltung weiter Kreise stößt den Heimkehrer ab und wirft ihn auf sich selbst zurück. Er, dem in der Gefangenschaft alle Schritte vorgeschrieben waren, muß sich erst wieder an selbständige Entschlüsse und aktives Verhalten gewöhnen (vgl. dazu auch die Schilderungen von KILIAN u. BÜRGER-PRINZ). Die einen unterliegen all diesen Schwierigkeiten in Passivität, Kontaktlosigkeit und resignierter Verstimmung, die anderen werden ihrer rasch auf eine gereifte und verinnerlichte Weise Herr.

Wir stellen in Tab. 1 die äußeren Verhältnisse in den KL und in der Kriegsgefangenschaft einander gegenüber (in der Mitte stehen die Gemeinsamkeiten), wobei wohl zu beachten ist, daß mit dem Leben in den KL nur der inhumane, mit den Gesetzen der Genfer Konvention nicht vereinbare Vollzug der Kriegsgefangenschaft vergleichbar ist, also keineswegs *jede* Form von Kriegsgefangenschaft.

Im Hinblick auf die im engeren Sinn psychopathologischen Folgen der Kriegsgefangenschaft halten wir uns wiederum an die Darstellung von KORNHUBER:

1. Endogene Psychosen: hohe, aber nicht absolut zu setzende Stabilität gegenüber Umwelteinflüssen. GOTTSCHICK fand unter deutschen Kriegsgefangenen in den USA ein vermehrtes Auftreten von Psychosen, die als Schizophrenie diagnostiziert wurden (vgl. S. 297ff.). KORNHUBER meint nach Einsicht in GOTTSCHICKs Krankengeschichten dieser Patienten, es habe sich in der Tat in der Mehrzahl der Fälle um schizophrene Schübe mit guter Remission gehandelt. Doch sei das Untersuchungsgut nicht beweisend. Auch über vermehrtes Auftreten von cyclothymen Psychosen in der Kriegsgefangenschaft ist nichts Sicheres bekannt. Wahrscheinlich sei, daß die Heimkehr aus der Gefangenschaft endogene Psychosen provozieren kann.

2. Körperlich begründbare Psychosen: keine prinzipiell neuen Erfahrungen. Durch Hungerdystrophie hervorgerufene symptomatische Psychosen bzw. Hirnödempsychosen werden aus Mittel- und Osteuropa berichtet, aus japanischen Lagern vor allem Pellagrapsychosen.

3. Unter den Oberbegriff „abnorme Erlebnisreaktionen" bringt KORNHUBER
   a) nicht demonstrative Reaktionen auf akute Belastungen,
   b) Neurose und abnorme Erlebnisreaktionen bei Dauerbelastungen,
   c) demonstrative Zweckreaktionen,
   d) abnorme Reaktionen nach der Heimkehr,
   e) Persönlichkeitsfehlentwicklung als Gefangenschaftsfolge.

Zu a) gehören Depersonalisationserlebnisse, auch bei der Heimkehr, sowie die fast regelmäßigen leichten und die recht seltenen schweren reaktiven Verstimmungen im Beginn der Kriegsgefangenschaft, weiterhin reaktive Angstzustände

Tabelle 1.

Nationalsozialistisches KL		Inhumane Kriegsgefangenschaft
	Freiheitsentzug von unabsehbarer Dauer mit völliger Isolierung von der früheren Umwelt	Faktisch oft um viele Jahre länger als im KL
	Hohe Lebensgefährdung und Gesundheitsschäden durch Hunger und Seuchen	
	Tiefstand der hygienischen Verhältnisse (Unterbringung, Kleidung, Klimaschäden usw.), sowie der medizinischen Pflege und Behandlung	
	Rücksichtslose Ausbeutung der Arbeitskraft, Sklavendasein	
An der Tagesordnung	Mißhandlungen, Torturen, barbarische Strafen	Relativ selten
Fast durchgehend	Verhinderung eines freien Gruppen- und Gemeinschaftslebens innerhalb des Lagers, Fehlen geistlicher Seelsorge	Stellenweise
Wohl noch stärker ausgeprägt und systematischer organisiert als in den Kriegsgefangenenlagern	Kluft zwischen „Lagerprominenz" und Durchschnittshäftling	
Planmäßig-bewußte Erniedrigung und Demütigung der Häftlinge		Stellenweise und unsystematische Übergriffe gegen die persönliche Ehre und Menschenwürde
Fortgesetzte Deportierung in Vernichtungslager, Massenvernichtungen (Gaskammern, Erschießungen)		Erschießungen nur im Zusammenhang mit der Gefangennahme, nicht mehr in den Lagern
		Politische Indoktrination („Gehirnwäsche")
Rückkehr, oft nach Verlust aller Angehörigen, in eine neue, total veränderte Umwelt, Auswanderung in sprachfremde Länder		Rückkehr in die Heimat, in relativ geordnete Verhältnisse

bei nichtpsychopathischen deutschen Gefangenen im Westen im Anschluß an die Kapitulation. Suicide kamen bei der Gefangennahme häufig vor, waren während längerer Gefangenschaft selten. Abnorme Dauerreaktionen in der Gefangenschaft wiesen neurasthenische, entschlußlose wie auch aggressive Züge auf. In japanischen Lagern für alliierte Kriegsgefangene waren in den ersten Monaten depressiv-ängstliche Zustände verbreitet, später ein Zurücktreten emotionaler Regungen und Aufkommen eines oberflächlichen Optimismus — von ärztlichen Beobachtern als Verdrängungsleistung gedeutet. Ähnlich wie in den KL verschwanden oder besserten sich in den Kriegsgefangenenlagern nach Überwindung der anfänglichen Depression die meisten neurotischen Zustände, u. a. auch Zwangsneurosen. Demonstrative Zweckreaktionen wurden im zweiten Weltkrieg in japanischen und amerikanischen Lagern, also bei deutschen und amerikanischen Kriegsgefangenen beobachtet, in sowjetischen Lagern nach allen Berichten so gut wie nie, auch nicht bei schwerster emotionaler Belastung, wie bei der Zurückstellung von Repatriierungstransporten im letzten Augenblick. Simulation, die in sowjetischen Lagern bestraft wurde, war dort selten. Nach der Heimkehr auftretende neurotische Störungen — oft nach wochen- bis monatelanger Latenzzeit — sind nach KORN-HUBERs Ansicht größtenteils organisch verursachte Erschöpfungszustände gewesen, mitbedingt allerdings durch die situativen Schwierigkeiten des Heimkehrers, die in den ersten 2 Jahren nach der Rückkehr auch in einer erhöhten Suicidgefährdung zum Ausdruck kamen (DUBITSCHER). Die Frage bleibender, nicht organisch bedingter Persönlichkeitsveränderungen als Gefangenschaftsfolge — ein zentrales Problem unserer Untersuchung — bleibt in der Darstellung von KORNHUBER offen. BÜRGER-PRINZ erwähnt bei Heimkehrern den Vitalitätsknick und „Umstrukturierungen ihres charakterlichen Gefüges, die sie in die neue Welt nicht mehr hineinpassen lassen" — beides ohne faßbare körperliche Befunde. HERBERG u. SCHILF schildern bei Spätheimkehrern die subjektiv empfundene Leistungsinsuffizienz, Mutlosigkeit, allgemeine Gleichgültigkeit gegenüber dem Leben, mangelnde Ansprechbarkeit, das Sich-zurückziehen von allem Äußeren — zwar ohne neurologische Abweichungen, aber verschiedentlich mit internistischen Organkrankheiten verbunden und noch nicht so lange dauernd, daß schon von einer irreversiblen Wesensänderung gesprochen werden könnte. Alliierte Soldaten, die aus 3jähriger harter und grausamer japanischer Kriegsgefangenschaft zurückgekehrt waren, berichteten 6 und 12 Monate nach ihrer Repatriierung über rasche Wiederherstellung des Körpergewichts und der Sexualität, Zurückbleiben von wohl polyneuritisch bedingten brennenden Beinschmerzen und weniger hartnäckigen Knöchelödemen, in einer Anzahl von Fällen auch über andauernd erhöhte Ermüdbarkeit, Dyspnoe, Herzpalpitationen, Denkerschwerung und Schwächung des Neugedächtnisses. Von 35 unmittelbar nach der Befreiung untersuchten Ausgangsfällen, die allgemein über Sehschwäche klagten, hatten zwei 1 Jahr später eine Opticusatrophie. Allgemein äußerten sich die später Befragten über Unruhe, erhöhte Reizbarkeit, Schreckreaktionen und Alpträume. Viele tranken einige Monate nach der Rückkehr übermäßig, wurden aber nicht zu chronischen Trinkern. Als auffälligste Tatsache wird bezeichnet, daß eine paranoide Haltung in bezug auf die mitmenschliche Umgebung und ein oberflächlicher Optimismus im Hinblick auf die eigenen Anpassungsschwierigkeiten vorherrschend blieben. Im allgemeinen sei die Anpassung an die Heimatverhältnisse weniger befriedigend gewesen, als das die ehemaligen Gefangenen selbst erwartet hatten (WOLF u. RIPLEY). Auch an die bei Heimkehrern aus rotchinesischer Kriegsgefangenschaft festgestellte „defensive Isolierung" von Soldaten, die der sog. Hirnwäsche unterworfen waren, sei in diesem Zusammenhang nochmals erinnert.

Die Frage *bleibender* Umstrukturierungen der Persönlichkeit ohne hirnpathologisches Korrelat läßt sich also anhand der vorliegenden psychiatrisch-neurologischen Untersuchungen an Kriegsgefangenen nicht klar entscheiden. Die versorgungsrechtliche Begutachtung stützt sich auch heute noch weitgehend auf die traditionelle Auffassung, daß erlebnisreaktive Dauerschäden nur in Form von Zweckreaktionen vorkommen bzw. Neurosen ohne versorgungsrechtlichen Krankheitswert darstellen[1].

3. Hunger, Hungerdystrophie, Spät- und Dauerfolgen. Unter den körperlichen Schädigungen, die in langanhaltenden, extrem belastenden Lebenslagen herrschend sind, nimmt der Nahrungsmangel nach Ausmaß und Häufigkeit die erste Stelle ein. Begleiterscheinungen und Folgen der Unterernährung greifen in komplexer Weise in die leibliche, seelische und soziale Verfassung der Opfer ein und sind in vieler Hinsicht von neuropsychiatrischer Bedeutung. Unzählige starben in Hungersnöten, in Kriegsgefangenen- und Konzentrationslagern, Ghettos, Gefängnissen den Hungertod. Folgezustände der katastrophalen Unterernährung reichen bei den Überlebenden oft weit über die eigentliche Hungerperiode hinaus, gleichen sich zwar bei der großen Mehrzahl schließlich aus und sind in jahre- und jahrzehntelangem Zeitabstand nurmehr in Ausnahmefällen nachweisbar. Die neuere pathologisch-anatomische, internistische, psychiatrische und psychologische Literatur über menschliches Hungern ist außerordentlich umfangreich und hat insbesondere aus den riesigen Notständen des 2. Weltkrieges und der Nachkriegszeit geschöpft. Einen Überblick über dieses große Schrifttum zu geben, kann hier nicht die Aufgabe sein, zumal, da für die neuropsychiatrische und sozialmedizinische Seite der Hungerkrankheit neue Gesamtdarstellungen vorliegen, auf die verwiesen werden kann (KORNHUBER, WILKE, CRUICKSHANK in: Psychiatrie der Gegenwart, Bd. III, 1961; PAUL, SCHENCK, REWERTS u. a. in: „Extreme Lebensverhältnisse und ihre Folgen", 1958 bis 1961). Aufschlußreich, wenn auch mit der Lage des vom Hungertode bedrohten Menschen nicht ganz vergleichbar, sind auch die Ergebnisse des sog. Minnesota-Experimentes (KEYS u. Mitarb.) an freiwillig hungernden Kriegsdienstverweigerern in den USA. Im folgenden seien nur einige wesentliche Daten aus den Erfahrungen mit schwerem, chronischem Nahrungsmangel hervorgehoben.

1. Solches Hungern beeinflußt als quälendes, unstillbares Bedürfnis wie auch als permanente Drohung des Untergangs das Erleben und Verhalten, wobei individuelle und gruppenspezifische Unterschiede eine erhebliche Rolle spielen. Es erzeugt Unruhe, Reizbarkeit, Egozentrizität, triebhaftes Suchen und Sammeln, fast überall auch eine nicht endende Präokkupation des Wunsch- und Vorstellungslebens mit Speisephantasien bis in die Wachträume und Träume hinein. In Gruppen und größeren Menschenansammlungen macht sich auf die Dauer stets der primitivierende, desozialisierende Einfluß von Hungersituationen geltend. Bei Einzelnen und in kleineren Gruppen besteht aber die Möglichkeit, Selbstbeherrschung zu wahren, Gruppendisziplin und sittliche Werthaltungen aufrechtzuerhalten, für andere zu sorgen, sich höheren, nicht triebgebundenen Interessen zuzuwenden. Es sind oft gerade die zarteren, feiner organisierten Menschen, die auf diese Weise auch dem körperlichen Verfall erfolgreich widerstehen. Andererseits überleben oft auch robuste, skrupellose Naturen, die sich Vorteile auf Kosten anderer verschaffen oder irgendwelche „nahrhaften" Posten ergattern können.

---

[1] Vgl. Anhaltspunkte für die ärztliche Gutachtertätigkeit im Versorgungswesen, Bonn 1954.

In japanischen Lagern war für das Überleben entscheidend, daß alles irgendwie Eßbare, auch Ratten und Würmer verzehrt wurden und sich keine Nahrungsidiosynkrasien entwickelten. Wer solchen Idiosynkrasien verfiel und appetitlos wurde, starb (BRILL). Erlöschen des Hungergefühles und Nahrungsbedürfnisses im Rahmen allgemeiner Apathie ist überall das Vorspiel des Hungertodes.

2. Die durch Nahrungsmangel hervorgerufenen Schwundprozesse und Stoffwechselstörungen werden jetzt allgemein mit dem früher nur in der Pädiatrie
gebräuchlichen Terminus „Dystrophie" bezeichnet. Gewebsverluste treten in
folgender Reihenfolge auf: Fettgewebe, Leber, Skeletmuskulatur, Herzmuskulatur, endokrine Organe außer Nebenniere und Hypophyse, Nieren, Zentralnervensystem. Gewichtsverluste gehen bis zu 50% und darüber. Der „trockenen"
Form der Dystrophie steht die „feuchte" gegenüber, die durch Ödeme des Unterhautzellgewebes, auch Ascites, gekennzeichnet ist (Hungerödem). Die trockene
Form der Dystrophie ist die häufigere und bestimmt als schwere Dehydration die
finalen Zustände. Während früher Eiweißmangel und veränderte Eiweißzusammensetzung im Serum (Hypo- und Dysproteinämie) für die Entstehung des
Hungerödems verantwortlich gemacht wurden, haben neuere Forschungen eine
Diskrepanz zwischen Häufigkeit und Schwere der Ödemkrankheit und den Serumeiweißbefunden ergeben. Die stoffwechselchemischen, osmotischen und hormonalen
Voraussetzungen des Hungerödems sind offenbar komplizierter Natur und lassen
sich bisher noch nicht genügend überblicken (E. u. J. HESS-THAYSEN in Famine
Disease [1952]). Störungen des Wasserhaushaltes sind verbunden mit Polyurie,
Nykturie, Enuresis nocturna-Erscheinungen, die in den primitiven Lagerverhältnissen äußerst quälend sind, ebenso wie die häufigen profusen Durchfälle, deren Ursache in Atrophien der Darmschleimhaut und oft auch in Infektionen gesehen wird.
Die Infektionsabwehr ist im ganzen herabgesetzt, besonders die Resistenz gegen
Tuberkulose vermindert. Anämische Zustände, Hautveränderungen, Schäden am
Skeletsystem (Hungerosteopathie), endokrine Insuffizienzen (Hyperthyreosen, Libidoverlust, Amenorrhoe), hypoglykämische und tetanische Erscheinungen u. a.
machen die Hungerdystrophie zu einem vielgestaltigen Krankheitsbild („Hungerkrankheit"). Im fernen Osten standen spezifische Avitaminosen, besonders solche
des B-Vitaminkomplexes mit polyneuritischen und spinalen Symptomen im Vordergrund. Dort kam es auch häufiger zu symptomatischen Psychosen (Pellagrapsychosen), die in anderen Hungerlagern trotz schwerster Unterernährung offenbar
selten waren.

Die psychischen Begleiterscheinungen schwerer Dystrophiegrade liegen ganz
überwiegend auf dem Gebiete einer allgemeinen Asthenisierung der Persönlichkeit
mit hochgradiger Ermüdbarkeit, Antriebsminderung, autistisch-apathischen
Zügen, Reduktion der geistigen Leistungsfähigkeit mit Übergängen zu psychoorganisch wirkenden, demenzähnlichen Zuständen. Vielfach wird von Gedächtnisstörungen berichtet, die — auf dem Boden einer allgemeinen Konzentrations- und
Reproduktionserschwerung — meist leichterer Natur sind und wohl nur in den
schwersten Fällen dem amnestischen Psychosyndrom nahekommen. Veränderungen der Stimmungslage gehen von anfänglicher Reizbarkeit und emotionaler
Labilität zu gleichgültig-stumpfen, morosen, depressiven Verfassungen. Auch
kritiklos-euphorische Züge werden hin und wieder beschrieben.

3. Viele Lagerinsassen haben mehrfach dystrophische Zustände durchgemacht und sich dazwischen durch Lazarettaufnahmen und Kostzulagen einigermaßen erholt. Im allgemeinen nimmt die Rekonvaleszenz auch bei vollwertiger Ernährung längere Zeit in Anspruch. Dabei kann eine lipophile Phase mit vermehrtem Fettansatz und Gynäkomastie durchlaufen werden (BANSI). Neurasthenische Erscheinungen und vegetative Regulationsstörungen halten häufig 2, 3 Jahre und länger an. Auch die sexuelle Insuffizienz bildet sich bei beiden Geschlechtern oft nur langsam zurück. Sind Kinder und Jugendliche lange Zeit schweren Hungerzuständen ausgesetzt, so kann es zu bleibenden, nicht wieder einholbaren Rückständen des Körperwachstums und der geistig-seelischen Entwicklung kommen. Viele ehemalige Dystrophiker machen einen vorzeitig gealterten Eindruck. Die Arteriosklerose wird jedoch durch Mangelernährung nach Ansicht der meisten deutschen Pathologen und Internisten nicht gefördert, wenn nicht sogar günstig beeinflußt: „Hunger ist der beste Therapeut gegen die Arteriosklerose" (BANSI). GIRGENSON macht auf die Zunahme arteriosklerotischer Veränderungen in der Aufbauphase nach Dystrophie aufmerksam. Der tschechische Pathologe F. BLAHA, der im KL Dachau sezierte, und andere Pathologen sahen jedoch schon im KL oder nach Aufenthalt im Warschauer Ghetto schwere arteriosklerotische Gefäßveränderungen, auch an den Gehirnarterien, bei hochgradig kachektischen Menschen unter 35 Jahren. Frauen sind in der Regel der dystrophischen Mangelkrankheit gegenüber resistenter als Männer. In der Mehrzahl der Fälle sind die der Dystrophie zugrunde liegenden Stoffwechsel-, Hormon- und Regulationsstörungen vollständig reversibel, sofern sie nicht irgendwelche irreparablen Gewebsschäden hinterlassen haben.

4. Zur Frage bleibender Schäden am Zentralnervensystem ist zunächst zu bemerken, daß pathologisch-anatomische Voraussetzungen für solche Schäden seit langem bekannt sind.

Es handelt sich um ein in der Hungerphase auftretendes massives, auch makroskopisch sichtbares, diffuses Hirnödem mit degenerativen Ganglienzellveränderungen, Zelluntergang und Entmarkungsprozessen (WILKE). Derartige Veränderungen entsprechen zahlreichen autoptischen Befunden, manifestieren sich aber auch klinisch in der Hungerperiode durch präfinale Krampfanfälle subcorticalen Charakters und Bilder, die an Enthirnungsstarre erinnern. Auch Papillenödem und Stauungspapille, Halbseitenlähmungen und mannigfaltige andere neurologische Ausfälle sind gelegentlich klinisch greifbare Zeichen des Hirnödems. Wenn auch wohl die Mehrzahl der cerebral so schwer geschädigten Dystrophiker stirbt und das Hirnödem nicht in jedem Falle zu irreversiblen Gewebsveränderungen führt — wenn die neurologischen Ausfälle auch teilweise durch reversible Stoffwechselstörungen (etwa hypoglykämisch) bedingt sind, so muß doch bei einem Teil der Überlebenden mit cerebralen Substanzdefekten gerechnet werden. Die ätiologische Zuordnung von cerebral-organischen Schäden bei überlebenden Dystrophiekranken ist freilich durch die Tatsache erschwert, daß bei diesem Personenkreis fast immer auch andere Noxen und Restzustände in Betracht zu ziehen sind: Residuen von Hirntraumen, Fleckfieberencephalitis und sonstige Infektionskrankheiten, die das Gehirn beteiligen. In ihrer Studie über vorzeitige Versagenszustände haben BERINGER u. MALLISON (1949) darauf hingewiesen, daß hirnatrophische Prozesse und entsprechende klinische Bilder bei

zurückgekehrten Kriegsgefangenen, die lange und schwer gehungert haben, auf
Unterernährung zurückgeführt werden können. W. SCHULTE ging der Frage hirnorganischer Dauerschäden nach schwerer Dystrophie systematisch nach (1951,
1953, 1959). Er fand im Gefolge hochgradiger Dystrophie „als relativ seltenes
Ereignis" hirnatrophische Vorgänge oder zumindest hirnorganische Wesens-
veränderungen (1953: 27 eigene Fälle). Die Hirnatrophie ist pneumencephalogra-
phisch nachweisbar durch hydrocephale Erweiterungen, die vor allem den dritten
Ventrikel und die frontalen Abschnitte der Seitenventrikel betreffen. Solche Erweiterungen erreichen meistens nur einen mäßigen Grad und gehen auch nicht
immer parallel mit der klinisch manifesten organischen Persönlichkeitsveränderung. Neurologisch sind im allgemeinen keine pathologischen Befunde zu erheben.
Epileptische Anfälle, Halbseitensymptome, parkinsonistische Erscheinungen kommen nur in Einzelfällen vor. Als obligates Merkmal für die Diagnose einer postdystrophischen Hirnschädigung gilt — eine entsprechende Anamnese vorausgesetzt — die organische Persönlichkeitsveränderung: Antriebsmangel, allgemeine
Verlangsamung, Konzentrationsschwäche, amnestische Störungen leichten Grades,
gesteigerte Ermüdbarkeit, sexuelle Triebschwäche, Affektinkontinenz, Kontakt-
erschwerung, moros-depressive Verstimmung, die bei quälendem Krankheits-
gefühl zu suicidalen Handlungen führen kann. Auch päderastische Trieb-
handlungen ereignen sich bei sexuell insuffizienten Postdystrophikern gelegentlich (W. SCHULTE). Ausgesprochene Demenzen, progressive Verläufe in der Richtung des Abbaus von Hirnleistungen kommen nicht vor, psychotische Episoden
wohl nur während der Hungerperiode. Auf Kompensationsmöglichkeiten noch
nach Jahren, günstige Aussichten einer psycho- und somatotherapeutischen Behandlung hat wiederum W. SCHULTE besonders hingewiesen (1959). Im Gesamtbild des postdystrophischen Zustandes verflechten sich oft in schwer entwirrbarer
Weise hirnorganische mit sozio- und psychogenetischen Komponenten, die als
zusätzliche Belastungen aus der schwierigen psychologischen und sozialen Situation des Heimkehrers erwachsen. Pneumencephalographische und klinische Befunde an Menschen, die schwere Grade von Hungerdystrophie mitgemacht haben,
wurden von einer Reihe von Autoren bestätigt (FAUST, PETRY u. a. an Heimkehrern aus russischer Kriegsgefangenschaft, EITINGER [Norwegen] und KOLLE
an ehemaligen KL-Insassen) und niemals ernstlich in Frage gestellt. Doch schwan-
ken die Angaben über ihre Häufigkeit erheblich. Unter mehr als 55000 deutschen
Heimkehrern im Lande Schleswig-Holstein fand MEYRINGH aufgrund einer Um-
frage bei Kliniken und Versorgungsämtern nur acht Fälle mit dystrophischem
Hirnschaden, KOLLE unter 216 Begutachtungsfällen acht solche Patienten. Derartige Unterschiede lassen sich nur durch grundverschiedene Bedingungen der
Auslese, Erfassung, Untersuchungstechnik und wohl auch der neuropsychiatrischen Bewertung erklären.

f) Soziale Entwurzelung und Wiederverwurzelung

Belastende Kollektivschicksale, politisch-militärische Umschwünge, Massenkatastrophen sind häufig mit einem erzwungenen, mehr oder minder unfreiwilligen
Ortswechsel der betroffenen Bevölkerungsteile verknüpft. Flucht vor der drohenden Gefahr, Ausweisungen und Deportationen durch die neuen Machthaber, Um-
siedlungsaktionen, die Notwendigkeit, unbewohnbare Heimstätten zu verlassen

oder unerträglichen politisch-gesellschaftlichen Verhältnissen auszuweichen und
dergleichen mehr führen zu *Wanderungsbewegungen*, Zwangsaufenthalten in
Lagern, Wiederansiedlung in fremder Umgebung und evtl. Rückwanderung in
die alte Heimat. Bei allen diesen Ortsveränderungen wandelt sich nicht nur die
Kulisse, es kommen dabei regelmäßig tiefgreifende Verhäderungen der gesamten
Lebensweise und der sozialen Beziehungen ins Spiel. Man meint i. w. die sozial-
psychologische Bedeutung dieser Veränderungen der Lebenswelt, wenn man von
,,Entwurzelung'' spricht.

Von EMIL KRAEPELIN 1921 in die Psychopathologie eingeführt[1], wird der
Begriff der Entwurzelung neuerdings häufig für die Massenschicksale der Gegen-
wart verwendet, für die sich in großem Umfang vollziehende ,,Vernichtung aller
sozial-psychischen Beziehungen, in denen eine Bevölkerung steht, also von der
Wohnstätte, der Arbeitsstätte angefangen bis zu Familien- und nachbarlichen
Beziehungen'' (BÜRGER-PRINZ). Aus solchen Totalverlusten an vertrauter Um-
und Mitwelt, aber auch aus nicht ganz so radikalen Einschnitten in die soziale
Existenz, die noch ein gewisses Maß an landsmannschaftlicher oder familiärer
Verbundenheit gewährleisten, können sich — nach heutigen Kenntnissen kaum
mehr bezweifelbar — recht erhebliche und langdauernde Störungen des Seelenlebens entwickeln: BÜRGER-PRINZ spricht von zunächst reaktiv erscheinenden
Depressionen, die später einen vitalen, endogen wirkenden Charakter annehmen.
WEITBRECHT beschreibt die ,,endoreaktive Dysthymie'', auftretend ,,auch nach
langen und schweren seelischen Dauerbelastungen, wie Entwurzelung und Verlust des bergenden Gehäuses im weitesten Sinne des Wortes'' — traurige Verstimmungen, mehr mißmutigen als weichmütigen Gepräges, stark vitalisiert und
hypochondrisch gefärbt, mitunter mit tendenziösen, aus Hilflosigkeit und Angst
geborenen Zügen. Die Dysthymen sind von Hause aus oft asthenische, erschöpf-
bare, leicht depressiv reagierende Persönlichkeiten. RUFFIN erwähnt die Entwurzelungsdepression der alternden und alten Menschen, die von schweren
Massenschicksalen betroffen wurden, H. SCHULTE weist auf Versagenszustände
älterer Flüchtlinge hin, die weniger depressiv als passiv-stumpf und pseudodement
reagieren (zit. nach RUFFIN).

Daß auch die freiwillige Aus- und Einwanderung, die planmäßig vorbereitet
wird und in geordneten Bahnen verläuft, ihren Niederschlag in den Ziffern einer
erhöhten psychiatrischen Morbidität findet, wurde schon vor Jahrzehnten an
Einwanderern in die USA festgestellt und seither wiederholt bestätigt (Literatur
bei PFISTER-AMMENDE). Weltweite Wanderungs- und Fluchtbewegungen der
jüngsten Vergangenheit — sie setzen sich in Afrika und Asien ja ständig bis in
die Gegenwart fort — gaben Anlaß zu neueren, gründlichen, auch psychopathologisch ergiebigen Studien, von denen besonders die Arbeiten von PFISTER-
AMMENDE, MURPHY und WEINBERG genannt seien. Flucht und erst recht Deportation sind natürlich weit einschneidendere Geschehnisse als die freiwillige, vor-
bereitete Auswanderung. Sie führen zu seelischen Entgleisungen von psychopathologischer Dignität, aber meist erst dann, wenn der eigentliche Flucht- und
Deportationsvorgang abgeschlossen ist und die Opfer in Notunterkünften und

---

[1] KRAEPELIN verstand unter Entwurzelung im wesentlichen die schicksalsmäßige oder
persönlichkeitsbedingte Auflösung der Familienbande und schrieb ihr nur vermutungsweise
,,eine gewisse Rolle für die ungünstige Entwicklung der seelischen Persönlichkeit'' zu.

Lagern zusammengepfercht sind. Dann kommt es zu allgemeinen, in ihrer Intensität variierenden, offenbar ziemlich überindividuell auftretenden Fluchtreaktionen, wie sie PFISTER-AMMENDE[1] beschrieben hat: Angst vor dem Verfolger mit oft überdauernder Angstbereitschaft, triebhafte, fixierte Haltungen der Notwehr bis zu asozialen, amoralischen Verhaltensweisen, infantil wirkendes Sichanklammern an verbliebene Werte und Gewohnheiten, wunschtraumartige, illusionäre Überbewertung des Aufnahmelandes. In der Abgeschlossenheit der Internierungslager entwickelt sich aus solchen nachträglichen Fluchtreaktionen heraus leicht die sog. „Internierungspsychose" mit reaktiven, manchmal im Kollektiv sich ausbreitenden Störungen: in einer anfänglichen Periode Unruhe, Hast, explosive Gereiztheit, Angst, paranoide Mißdeutungen, Lautheit und motorische Entladungen, später mehr apathisch-abulische Zustände, ein passives, resigniertes Dahinleben. Massenreaktionen von demonstrativ-aggressivem Charakter können durch kontaktfähige Lagerleiter, gemeinschaftsbildende aktive Flüchtlinge verhindert werden. Individuelle Reaktionen ängstlicher, depressiver, süchtiger und paranoider Art sind psychotherapeutisch gut beeinflußbar, während die aktive Asozialität und besonders das aus langer Isolierung hervorgehende passiv resignierte, apathische Verhalten sehr viel schwierigere Probleme aufgeben. Der Vergleich der psychiatrischen Morbidität bei internierten Flüchtlingen und frei lebenden zurückgekehrten Auslandsschweizern ergab u. a.: in beiden Gruppen erhebliche Verlängerung des Lageraufenthaltes durch psychische Krankheit, wenig Süchte, Knaben anfälliger als Mädchen, größte Morbidität in der Altersgruppe 50 bis 60, wenig individuelle Psychoneurosen bei zahlreichen „sonstigen Psychogenien", vor allem bei mittelständischen Personen — verschieden u. a. die erhöhte Suicidgefährdung bei den ausländischen Flüchtlingen (im Einklang mit der Feststellung MURPHYS an polnischen Flüchtlingen in Großbritannien), bei den Ausländern mehr endogene Psychosen, besonders Depressionen, und mehr männliche Psychopathen, bei den Schweizern mehr hirnorganische, epileptische Störungen. MURPHY faßt die Hospitalisierungsziffern von Flüchtlingen und Einwanderern in Großbritannien und den USA zusammen und kommt dabei zu folgenden Resultaten: bei den Einwanderern höhere Ziffern für Schizophrenie (um 20%) und Alterspsychosen (um 50%) im Vergleich zu den Einheimischen, während sich die Häufigkeit von manisch-depressiven Erkrankungen und hospitalisierten Neurosen nicht wesentlich unterscheidet. Die Vermehrung der schizophrenen und Alterspsychosen ist eigentümlicherweise auch noch in der zweiten Generation feststellbar, wenn beide Eltern Ausländer sind. Bei den eingewanderten Männern ist die Morbidität stärker ausgeprägt als bei den Frauen: Die Ziffern für Schizophrenie liegen bei Männern um beinahe 100% höher als bei den Einheimischen[2]. Nicht unbedingt als patho-

---

[1] Als Leiterin des Psychotherapeutischen Dienstes der Eidgenössischen Zentralleitung der Lager und Heime konnte MARIA PFISTER-AMMENDE reichhaltige Erfahrungen an den verschiedensten in und nach dem 2. Weltkrieg in die Schweiz gelangten Flüchtlingsgruppen sammeln und auswerten.

[2] Ein sozialer Wechsel an sich ist in verschiedener, keineswegs gesetzmäßiger Weise mit der Bewegung der Schizophrenieziffern, gemessen an der Hospitalisierung, korreliert. Diese Ziffern sinken auch in manchen Fällen von rapider sozialer Veränderung. MURPHY meint, daß sich ein Anwachsen der Schizophrenieziffern bei sozialen Veränderungen konstatieren lasse, wenn diese Veränderungen mit der zusätzlichen Erwartung einer Neuanpassung verbunden sind und klare Maßstäbe für die erwartete Anpassung fehlen.

logisch zu wertende Zustände von Ängstlichkeit und Insuffizienz sind bei allen Einwanderergruppen in bemerkenswerter Zahl vertreten, hysterische und psychosomatische Reaktionen dagegen selten, ehe nicht ein gewisses Maß von Sicherheit erlangt ist. Selbstmord kommt im Vergleich zu der einheimischen Bevölkerung erheblich häufiger unter Flüchtlingen vor, wenig häufiger unter sonstigen Einwanderern. Kriminalität ist in der ersten Einwanderergeneration selten, in der zweiten Generation häufiger.

Die psychiatrischen Morbiditätsverhältnisse bei Einwanderern und Flüchtlingen, wie sie von MURPHY und anderen Autoren mitgeteilt werden, zeigen keine durchgehende Übereinstimmung, ja manchmal auffallende Widersprüche. Ihre Deutung ist ausgesprochen schwierig und läßt an mancherlei Möglichkeiten denken. Neben den seelischen Belastungen durch die Flucht und der tiefgreifenden Störung des personalen Gefüges durch die Entwurzelung sind situative und zeitgeschichtliche Besonderheiten in Betracht zu ziehen, die dem Flucht- und Wanderungsvorgang jeweils eine eigene Note für die von ihm betroffenen Gruppen und Einzelpersonen verleihen. Aber nicht allein der Flucht- und Wanderungsvorgang als psychosoziales Geschehen, als erlebte und gelebte Entwurzelung ist für die Steigerung oder auch Senkung der psychiatrischen Morbiditätsziffern bei Flüchtlingen und Einwanderern in Betracht zu ziehen. Es kann sich auch um Vorbedingungen der Wanderung handeln, die eine *Auslese* bewirken und dadurch das Auftreten von Psychosen und anderen psychischen Anomalien von vornherein positiv oder negativ beeinflussen. Es kommt darauf an, welche Altersklassen fliehen oder wandern, weil die psychiatrische Morbidität in hohem Maße von der Altersstufe abhängig ist. Es kommt weiter darauf an, ob etwa psychisch abnorme, vielleicht schon in der Heimat psychotisch gewesene Menschen in die Wanderung hineingerissen oder von ihr ausgespart werden. Und schließlich ist es nicht gleichgültig, wie die Bedingungen der psychiatrischen Behandlung im Ursprungsland und im Aufnahmeland beschaffen sind, ob etwa Flüchtlinge ohne familiären Rückhalt eher in psychiatrische Behandlung kommen, als Menschen, die in einem intakten Familienverband leben. Deshalb sind auch Auszählungen allesamt nicht ganz befriedigend, die auf den Aufnahmeziffern der psychiatrischen Krankenhäuser und Anstalten beruhen und nicht auf dem systematischen Zensus einer ganzen Bevölkerungsgruppe. In jedem Falle aber sind die gefundenen Morbiditätsziffern ätiologisch betrachtet mehrdeutig und nicht allein mit der seelisch-sozialen Reaktion auf das Wanderungsschicksal in Verbindung zu bringen. Unbestreitbar aber ist, daß in manchen Flüchtlings- und Einwanderungsgruppen die Anfälligkeit für psychische Störungen verschiedener Art auffällig erhöht ist[1].

Die ursprüngliche Verwurzelung im Heimatland und die umweltbedingte, „exogene" Entwurzelung sind sozialpsychologische Faktoren, die greifbaren Einfluß auf das Zustandekommen von erlebnisreaktiven Störungen individueller und kollektiver Art ausüben, aber auch für die Dekompensation hirnorganischer Krankheitszustände bei alternden und alten Flüchtlingen mitursächlich wirksam

---

[1] Ebenso eindrucksvoll sind gewisse Unterschiede, die zwischen der hohen Selbstmordhäufigkeit von polnischen Emigranten in Groß-Britannien nach MURPHY und der auffallend geringen Selbstmordhäufigkeit bei den Ungarnflüchtlingen, die nach Österreich kamen, dort begeistert aufgenommen wurden und in psychohygienisch betreuten Lagern lebten (nach HOFF u. STROTZKA, zit. nach PFISTER-AMMENDE).

sind. Das ist auch ohne Statistik aus der Biographie und Pathographie einzelner
Fälle immer wieder zwingend zu verdeutlichen. Die Bedeutung der Entwurzelung
für die Genese von Psychosen ausgesprochen endogenen Typs bleibt bei kritischer
Betrachtung doch letztlich ungeklärt (vgl. S. 300 f.).

MARIA PFISTER-AMMENDE weist mit Recht darauf hin, daß die Entwurzelung
ein *generelles Lebensproblem* darstellt, das den individuellen Reifungsprozeß, die
Beziehung zu einem Intimpartner, zur Gesellschaft und zur Wertsphäre betrifft.
Ein Flüchtling muß kein im psychologischen Sinn Entwurzelter sein, kann den
Heimat- und Familienverlust u. U. mit „aktualneurotischen Begleiterscheinungen"
beantworten, ohne auf die Dauer seelisch geschädigt zu werden. Zum wahrhaft
Entwurzelten wird der Flüchtling nur, wenn „der tragende Grundpfeiler des
Individuums" getroffen, „der Mensch aus seinem zentralen Gehaltensein herausgerissen" wurde, so, wenn z. B. eine Mutter ihr Kind auf bestialische Weise um-
kommen sah. Derartig zentral Betroffene trifft man besonders unter Menschen
mittleren und höheren Alters, von liebefähiger, aber unausgereifter, unselbständi-
ger Wesensart. Sie neigen in der Internierung zu apathischem, passivem Vegetieren,
während alte Menschen, die alles verloren haben, ohne erkennbare Bevorzugung
bestimmter Charaktertypen, in „schwere stuporöse Depressionen von eigenartiger
Leere" verfallen. Es gibt unter innerlich entwurzelten Flüchtlingen aber auch
gewisse Arten der „Scheinverwurzelung", so wenn an alten Standesvorurteilen
krampfhaft festgehalten wird oder ein Rückzug in Verbitterung und Haß stattfindet, manchmal unter paranoider Projektion der eigenen Unzufriedenheit auf
die Umgebung. Die Wiederverwurzelung wird zur Aufgabe, die den Entwurzelten
gestellt ist und von deren Gelingen nicht nur der spätere soziale und ökonomische
Status im Asylland abhängt, sondern auch die seelisch-nervöse Gesundheit. Auch
die Wiederverwurzelung ist ein persönliches Problem, nicht eine bloße Angelegenheit der Wohnungs- und Arbeitsvermittlung — ein Problem, das sich übrigens
häufig von selbst gelöst hat, so bei der großen Masse der von der Bundesrepublik
absorbierten, nicht oder nicht länger interniert gewesenen Ostflüchtlinge und
Vertriebenen, das aber gerade bei langfristig Internierten durch psychohygienische und psychotherapeutische Hilfen erleichtert werden muß. Persönlich-
existentiell betrachtet geht es bei aller Wiederverwurzelung um die Frage der
Erneuerung und des Wiederbeginnens auf Altersstufen, die für gewöhnlich weitgehend mit den Mitteln des Beharrens und der Gewöhnung durchlebt werden.
Ein Zurücklassen und Sichabstoßen vom unwiederbringlich Vergangenen ist dabei
ebenso notwendig, wie eine Modifikation der Zukunftsentwürfe, wenn das Fremde
in der neuen Umwelt assimiliert, die menschliche Isolierung überwunden und der
Boden für ein neues Wurzelfassen bereitet werden soll. Die Fähigkeit, wieder von
vorne anzufangen — oft mehr als einmal — haben viele Flüchtlinge als das Wesentliche am Gelingen der Wiederverwurzelung in der neuen Heimat empfunden. Das
Wiedervonvorneanfangen mißlingt bei jenen, die nicht aus ihrer inneren Isolierung
herausfinden, auch wenn sich die äußere Abschließung längst gelockert oder aufgelöst hat. Es mögen dies ich-schwache Menschen sein, von vornehrein nicht
recht verwurzelte, von denen MARIA PFISTER-AMMENDE sagt: Sie bleiben im
„Gefängnis ihrer Persönlichkeit interniert".

Den Ergebnissen der Migrationsforschung zufolge bilden auch humane, körper-
hygienisch einwandfreie Bedingungen im Einwanderungsland und in den für

Flüchtlinge und Ausgewiesene bereitgestellten Lagern keinen Schutz gegen psychohygienisch unerwünschte, den sozialen Neubeginn, die Wiederverwurzelung erschwerende Fehlhaltungen der Person, gegen Deformierung ihrer sozialen Bezüge.
Das geht auch klar aus der Schilderung hervor, die H. REICHNER von den ,,Lager-
neurosen" der in Dänemark 1945 — 1948/49 auf Veranlassung der Alliierten fest-
gehaltenen, aus dem Osten geflohenen deutschen Zivilbevölkerung gibt. In den
dortigen Barackenlagern waren Berufsentfremdung, Desozialisierung, Kollektivierung, Erlebnisarmut und mangelnde Übung im Wollen Faktoren, die zur
Entpersönlichung, sozialen Entgliederung, Vermassung, allgemeinen Nivellierung
und Antriebsverarmung der internierten Menschen beitrugen. Solche aus der
aktuellen Situation hervorgegangenen Einschränkungen des personalen und sozialen Daseins sind neben mehr individuellen, komplexartigen Momenten wesentliche
Entstehungsbedingungen für die ,,Lagerneurose" mit ihrer vielfältigen, z. T. auch
neurovegetativen und vasomotorischen Symptomatik. Versunkenheit, Verkrampft-
heit, Introversion, neurotische Ichbezogenheit, auch gewisse Zwangsbefürchtungen
und eine starke emotionale, gereizte Übererregbarkeit sind besonders kennzeichnend für die seelische Verfassung des Lagerneurotikers. Gelingt es, das verpflich-
tungslose, untätige Dahinleben in ein sinnvolles und verantwortliches Tätigsein
umzuwandeln, so ergibt sich daraus ein erheblicher Grad von Immunität gegenüber
den psychischen Lagerschäden, u. U. auch eine teilweise Entneurotisierung und
ein Zurücktreten neurovegetativer Störungen bei bereits neurotisch gewordenen
Menschen. Im Ganzen erschwert ein langjähriges Lagerleben die spätere Wiedereingliederung in die freie Gesellschaft und setzt sich psychologisch als ,,Heim-
kehrermentalität" durch Unentschlossenheit, Passivität und Attentismus über die
zeitlichen Grenzen der Internierung hinaus fort. — Wir haben hier schon darauf
aufmerksam zu machen, daß ähnliche, an sich humane, nicht mehr mit physischen
Entbehrungen verbundene Verhältnisse auch für die in sog. DP-Lagern unter-
gebrachten KL-Insassen nach ihrer Befreiung gegeben waren, und zwar oft auf
Jahre hinaus, bis die Auswanderung erfolgen konnte (vgl. S. 214, 242).

Für das tiefere Verständnis der Reaktionsweisen von Flüchtlingen und Wan-
derern bedarf es des Begriffes der *Entwurzelung*, der, wie wir im Anschluß an die
Arbeiten von MARIA PFISTER-AMMENDE zeigen wollten, über das Soziologische
hinaus in seine anthropologischen Sinngehalte hinein entfaltet werden kann. Ein
anderer, für das zwiespältige Menschentum des Aus -und Einwanderers geprägter
Begriff stammt von dem amerikanischen Soziologen R. E. PARK und zwar schon
aus dem Jahre 1928, als große, gewaltsam herbeigeführte Migrationen noch selten
waren: Es ist der Begriff des ,,marginal man", des Menschen am Rande, in dessen
zerrissener Seele sich zwei miteinander im Widerspruch stehende Kulturen treffen
und vermischen[1].

---

[1] Der Soziologe P. HEINTZ hat neuerdings im Anschluß an PARK eine Theorie der ,,Rand-
persönlichkeit" entwickelt. Ihre innerpsychischen Konflikte und soziale Desintegration, ihre
Unsicherheit, ihr Selbsthaß, das Wechselnde, Fluktuierende ihres Selbstbildes, ihre konformistischen und aggressiven Kompensationsversuche sind Folgeerscheinungen einer nicht
gelingenden persönlichen Integration. Die spezifische Problematik der Randpersönlichkeit
tritt nur auf, wenn für den Einzelnen die Teilnahme an mehreren, verschieden gearteten
Kulturen persönlich verbindlich ist, seine Identität, sein Selbstbild berührt, was bei derartigen
sozial-kulturellen Zwischenstellungen nicht immer der Fall sein muß. Innere Voraussetzung
der desintegrierten Randpersönlichkeit ist die Unvereinbarkeit des durch die frühen Mutter-

In statistischen Untersuchungen, die dem Problem der Migration gewidmet
sind, sucht man die entsprechenden sozial-anthropologischen Sachverhalte und
Sinngehalte in klar definierbare, semantisch eindeutige Faktoren aufzugliedern,
die als abhängige und unabhängige Variablen korrelationsstatistisch verrechnet
werden können. Solche Untersuchungen befriedigen zwar weniger das Bedürfnis
nach anthropologischem Gesamtverstehen, liefern dafür aber bemerkenswerte
partikuläre Einsichten und Ergebnisse für den betreffenden Untersuchungsbereich
mit seinen besonderen Bedingungen und können dann auch nur für diesen Bereich
ein hohes Maß von Verbindlichkeit beanspruchen. Das Werk von A. WEINBERG:
Migration and Belonging (1961) ist für diese exakte Forschungsrichtung ein
ausgezeichnetes, ja in manchem vorbildliches Beispiel. Es behandelt ein schon zu
unserem Hauptthema gehöriges Problem: die Eingliederung von Nachkriegs-
einwanderern aus verschiedenen Ländern in Israel. Die untersuchten Einwanderer
bilden insofern eine besondere, ausgelesene Gruppe, die schwere psychische Anomalien ausschließt, als sie in einer Internatsschule zum Zwecke hebräischer Sprach-
studien zusammengefaßt sind. Ziel der Studie ist die Erhellung der Zusammenhänge zwischen seelischer Gesundheit (mental health) und persönlicher Anpassung
(personal adjustment), wobei seelische Gesundheit positiv charakterisiert ist durch
„freie, ungestörte, inter- und intrapersonale Beziehungen", während persönliche
Anpassung als Angleichung an die Umgebung verstanden wird. Seelische Gesundheit und Anpassung erscheinen also hier nicht, wie vielfach angenommen, unbedingt als identisch, seelische Gesundheit jedenfalls nicht mit *jeder* Form von
Anpassung vereinbar. So weist WEINBERG darauf hin, daß z. B. die mehr passive,
schutzsuchende Anpassung an das Heim (affiliation) im Gegensatz zur aktiven,
schöpferischen Anpassung durchaus mit Zeichen einer schlechten seelischen Gesundheit vereinbar ist.

99 Personen wurden anhand eines 317 Punkte umfassenden Fragebogens persönlich auf
das genaueste exploriert, 313 Personen hatten einen kürzeren Fragebogen mit 45 Punkten
schriftlich auszufüllen. Die „mental health" der persönlich befragten Probanden wurde nach
einem fünfstufigen Index taxiert:
1. gesund,
2. ziemlich gesund, aber sensitiv,
3. sehr sensitiv, neurotische Züge, leichte Verhaltensabweichungen,
4. Neurose, Verhaltensabweichungen,
5. schwere Neurose, Psychose, Verhaltensstörung (behaviour disorder).
   Als Kategorien der für jede Lebensperiode eigens geschätzten „mental health"
galten: spezielle Art des Verhaltens sowie der seelischen Empfindlichkeit oder Reizbarkeit, neurotische Zustände und psychotische Erscheinungen, bestimmte Eigenheiten
von Temperament und Charakter. Die soziale Anpassung der persönlich Befragten wurde
ebenfalls nach einem fünfstufigen Index von sehr befriedigender bis völlig fehlender Anpassung bewertet, wobei sich die Fragen auf religiöse und politische Anschauungen, Teilnahme

Kind-Beziehungen geprägten Über-Ich und seiner verinnerlichten Normen mit den späteren
Orientierungshorizonten, in denen das Ich im Anschluß an sozial-kulturell anders orientierte
Gruppen und Kategorien seine Identität zu verändern sucht. Es sind nicht nur individuelle,
persönlichkeitseigene Gegebenheiten, wie das strukturelle Verhältnis von Über-Ich und Ich,
sondern auch soziologische Prämissen, die die Aufgabe, eine persönliche Identität zwischen
den Gruppen und Kulturen zu finden, je nachdem erleichtern oder erschweren. Auch die Auf-
und Abstiegsprobleme der sog. vertikalen sozialen Mobilität spielen dabei eine Rolle. Rand-
persönlichkeiten treten nicht nur unter Immigranten, sondern auch in anderen sozialen,
kulturellen, religiösen und rassemäßigen Zwischen- und Übergangspositionen auf, speziell
auch bei Juden im Prozeß der Emanzipation.

am Gemeinschaftsleben im Einwanderungsland, neues Heimatgefühl, Festhalten an Werten des Ursprungslandes, Zukunftsgedanken u. a. erstreckten. Bei den schriftlich Befragten wurden einfachere, weniger komplexe Bewertungsmaßstäbe angewendet: statt einer Taxierung der mental health eine nach 3 Graden vorgenommene Einstufung psychosomatischer Beschwerden (oft, manchmal, nie), anstelle der allgemeinen Anpassung das Sichzuhausefühlen im Ulpan, d. h. in dem Sprachinstitut, nach vier Graden beurteilt. Den vier als abhängige Variablen bezeichneten Grundtatbeständen (mental health, general adjustment, psychosomatic complaints, at home feeling in the Ulpan) wurden 10 Gruppen von unabhängigen Variablen, d. h. Daten der sozialen und psychologischen Vorgeschichte gegenübergestellt, z. B. Gruppe 7: „Verfolgung vor der Einwanderung". Innerhalb der abhängigen und von diesen zu den unabhängigen Variablen wurden mit Hilfe statistischer Methoden zahlreiche Korrelationen errechnet und gegen Zufallsbefunde abgesichert. Von den dabei erzielten Ergebnissen sind hier nur einige wenige zu erwähnen, die für unsere eigenen Untersuchungen von Interesse sind: Vorangegangene rassische Diskriminierung und Verfolgung hat in allen Altersstufen generell einen schädlichen Einfluß auf den Stand der seelischen Gesundheit. Eine spezifische Schädigung durch besonders schwere Verfolgung mit Lager- und Gefängnishaft war jedoch nicht nachweisbar. Bei den schriftlich Befragten zeigte sich überhaupt keine faßbare Beziehung zwischen Verfolgung einerseits und psychosomatischen Klagen und Heimatgefühl im Ulpan-Institut andererseits. Die sozialkulturelle Anpassung erwies sich bei Personen, die schwer verfolgt waren, sogar als besser im Vergleich zu den Probanden, die keine oder nur eine mildere Verfolgung durchgemacht hatten. (Ähnliche Ergebnisse an jüdischen und anderen Emigranten auch bei GAERTNER u. KINSKY im Bericht „Flight and Resettlement"). WEINBERG glaubt an eine seelische Abhärtung der Überlebenden der KL, die eine Auslese der geistig-seelisch Gesünderen darstellten und außerdem durch den zionistischen Gruppengeist gestützt wurden. Religiöse und politisch-zionistische Überzeugungen hatten überhaupt, wie zahlenmäßig deutlich erweisbar war, einen günstigen Einfluß auf die sozial-kulturelle Anpassung in der neuen Heimat. Von Bedeutung erwies sich auch die Freiwilligkeit bzw. Unfreiwilligkeit der Einwanderung: Zwischen erzwungener und freiwilliger *Aus*wanderung kein wesentlicher Unterschied, bei freiwilliger *Ein*wanderung aus zionistischen Motiven günstiger Effekt im Hinblick auf Anpassung und seelische Gesundheit, bei unfreiwilliger *Ein*wanderung häufig Entwurzelungserscheinungen.

WEINBERG wird durch seine korrelationsstatistischen Resultate zur Auffassung geführt, daß ein soziologischer oder sozialpsychopathologischer Faktor entscheidenden Anteil an den Gestaltungen der seelischen Gesundheit und persönlichen Anpassung des Einwanderers hat: die jeweilige Gruppenbildung und Gemeinschaftszugehörigkeit (belonging) des Betroffenen. Ob der Wandernde und Entwurzelte im Immigrationslande seelisch zusammenbricht, in die Isolation gerät oder sich in die neuartige Gemeinschaft verwurzelt und integriert, hängt zwar, vordergründig gesehen, vom Fundus seiner *individuellen* seelischen Gesundheit und der sie regulierenden und stabilisierenden *persönlichen* Anpassungsfähigkeit ab; beide aber werden durch die besonderen Weisen seiner *Gemeinschaftszugehörigkeit* vor, während und nach der Umsiedlung bestimmt. Das Gefühl der Zugehörigkeit zur Gesellschaft (society), wesentlicher noch die Verwobenheit in eine Gemeinschaft (community) von Angehörigen, Freunden usw., in welcher die anonyme Gesellschaft für den einzelnen unmittelbar präsent wird, formen das Schicksal des Immigranten. So beeinträchtigt eine zu starre zionistische, religiöse und politische Orientierung die Einordnung des Immigranten in Israel dann, wenn sie mit den Gruppenidealen der neuen Umgebung nicht zu vereinbaren ist. Bestimmte politische Ausrichtungen erweisen sich nach WEINBERGS Befunden ebenfalls als ein Handicap für die Anpassung des Immigranten an die sehr komplex organisierte israelische Gesellschaft. Flüchtlinge ohne prägnante politische Überzeugung hatten eine bessere Sozialprognose und erreichten am schnellsten eine

Gesellschaftsbeziehung im Internat. In jedem Fall ist der schnelle Anschluß des Flüchtlings an eine ideologisch analog orientierte oder ihn in einem sonstigen Gruppenideal bergende Gemeinschaft wichtig. Diese Zusammenhänge sind sehr bedeutsam für die Gestaltung erlebnisreaktiver Folgen unserer Untersuchten durch ihre oft langjährigen Aufenthalte innerhalb der amorphen Sozialstruktur der DP-Lager. Die enge Beziehung von Zugehörigkeitsgefühl und Sozialanpassung im Einwanderungslande wird auch durch den weiteren Befund bestätigt, daß Einwanderer mit Familie sich besser einfügten als Ankömmlinge ohne Familienbindung. Die Einwanderer suchen der Gefahr des Entwurzeltbleibens zu entgehen, indem sie sich zunächst mit Schicksalsgefährten und Gleichgläubigen zusammentun, die Muttersprache beibehalten, Zeitungen in dieser Sprache herausgeben, Immigrantenklubs gründen usw. Solche Tendenzen halten die innere Sicherheit aufrecht und verhelfen dem Ankömmling, sofern er darin Bestätigungen erfährt, zum Einstieg in adäquate Sozialrollen des neuen Landes. Andererseits schließen diese Aktivitäten die Möglichkeit ungünstiger Kasten- und Ghettobildungen, der Isolierung abgeschlossener Minoritäten-Gruppen ein. Die Ansätze zu schöpferisch-aktiver Mitarbeit in der offenen Gesellschaft werden überwuchert durch die passiv-protektive Affiliation an geschlossene Zirkel. Das Zugehörigkeits-Bedürfnis — need for belonging — ist also sozialdynamisch zwiegesichtig. Sein Kern ist stets die Gebundenheit und Anpassung der Person an eine *geschlossene Gemeinschaft* Nahestehender, nach WEINBERG ein passiver, naturaler Drang nach Sicherung und Geborgenheit (passive adjustment). Darauf baut sich in einem Akt rationalen Wollens die *aktive*, weiterführende Mitarbeit in der *offenen Gesellschaft* auf (active adjustment). Mißlingt diese Aufstufung — wie nicht selten beim Immigranten, der sein Einwanderungsland nicht auswählen konnte — so erfolgt eine Regression auf pathologische passive Anpassungsformen: Isolierung im puren Geborgenheitsstreben (affiliation) oder Ausweichen in leibliche Störungen (psychosomatic bzw. psychovegetative adjustment). Die letzteren Anpassungsweisen dienen zwar der seelischen Spannungsminderung und bewahren u. U. vor einem psychischen Zusammenbruch; unter soziatrischem Aspekt sind sie indessen wertlos. WEINBERG fügt die Ergebnisse seiner Immigrantenuntersuchung mit diesen Vorstellungen über differenzierte Anpassungsmechanismen zu einer kompletten psychodynamischen Theorie von menthal health überhaupt zusammen. Das Verhältnis der seelischen Gesundheit zu den verschiedenen Anpassungsweisen wird von ihm als geschlossener Funktionskreis (nach Art eines psychodynamischen Servo-Mechanismus oder Rückkoppelungs-Systems) verstanden. Die Anpassungslücke (adjustive gap) eines Flüchtlings in Israel wird so formal definierbar als Differenz zwischen potentieller (durch die faktische Anpassungsfähigkeit limitierter) und aktueller seelischer Gesundheit. Innerhalb des dynamisch geregelten Systems von seelischer Gesundheit und Anpassung kommt der entspannenden Funktion psychosomatischer Mechanismen besondere Bedeutung zu. Daraus ergibt sich ein Verständnis für die initialen leiblichen (insbesondere kardiovasculären und intestinalen) Beschwerden, die unter der akuten Ängstigung und Bedrohung von der Mehrzahl unserer Untersuchten, aber auch in Selbstschilderungen (RUBINOWICZ, FRANK u. a.) angegeben werden. Die Entlastungsfunktion der nach der Befreiung auftretenden langwierigen Erschöpfungssyndrome sowie der überaus häufigen körperlich nicht begründbaren vegetativen Begleitsyndrome angstneurotischer Fehlhaltungen gehört in diesen Zusammenhang (S. 187 f.). Sie bewahren allesamt die innere Sicherheit und das Selbstvertrauen der Betroffenen, solange es nicht zu belangvollen somatischen Funktionsentgleisungen oder ungünstigen Rückwirkungen der leiblichen Verunsicherung auf die „psychische Homöostase" kommt. Mit Recht sieht WEINBERG in der Kind-Eltern-Beziehung und der Beziehung zu Gleichaltrigen in Kindheit, Pubertät und Adoleszenz entscheidende Formanten der späteren Anpassungsfähigkeit und damit der Zugehörigkeit oder Vereinsamung der Individualität. Wenn die persönliche Anpassung eine regulierende Funktion für die psychische Homöostase hat, so kann man für die seelische Verarbeitung situativer Belastungen das Stress-Modell heranziehen. WEINBERG tut dies und stellt dem „general adaptation syndrome" SELYES ein „personal adjustment syndrome" an die Seite. Die Phasen des Alarmes, des Widerstandes und der Erschöpfung sind allerdings mit den von SELYE beschriebenen wiederum nur unverbindlich und vage zu vergleichen (s. S. 34 ff.). Sie umfassen abgestufte psychische Anpassungsversuche: Verdrängung, Dissoziation, Rückzug usw. Ist die Anpassungsfähigkeit von vornherein beschränkt (wie etwa durch starre politische oder religiöse Vorurteile), so wird jede situative Belastung zu einer weiteren Anpassungsreduktion und nach Art eines Circulus vitiosus zur Minderung der seelischen Gesundheit im ganzen und der auf ihr beruhenden Anpassungsreserven führen.

Im Lichte solcher theoretischer Erwägungen interpretiert WEINBERG einen weiteren Befund, der sich bei mehrjährigen Katamnesen seiner immigrierten Internatsinsassen ergab. Ihre spätere soziale Einordnung war um so besser, je weniger sie sich in der geschlossenen Gemeinschaft des Internats zu Hause gefühlt hatten. Menschen mit einem Fundus an aktiver Anpassungsfähigkeit bedürfen nicht der regressiven Anpassung an die bergende Internatsatmosphäre und umgekehrt. Das Internat wird also u. U. — je nach der Anpassungsaktivität seiner Insassen -- negativ auf die seelische Gesundheit des Aufgenommenen einwirken können.

Die Bedeutung dieser Überlegung für die Einschätzung der Wirkung der soziokulturellen Faktoren nach der Befreiung liegt auf der Hand und wird aufzugreifen sein, wenn wir die Beziehungen zwischen der Psychodynamik unserer Untersuchten und ihrer Lebensbedingungen im DP-Lager, im Einwanderungsland usw. im einzelnen analysieren (s. Kap. IV.). Aufgrund seiner Befunde gelangt WEINBERG zu gewichtigen prognostischen und seelisch-hygienischen Schlußfolgerungen, von denen die für unseren Zusammenhang wesentlichen angeführt seien: Die Integration an eine freie Gesellschaft (also eine gelingende Anpassung mit Zugehörigkeitsgefühl zu ihr und Angenommensein durch sie) ist stets mit ernsten Hindernissen verknüpft, vollzieht sich in einem mehrjährigen Prozeß und ist bei über 16jährigen Immigranten kaum mehr völlig realisierbar. Eine stark beschützende Haltung verringert die Integrationschancen des Immigranten und legt ihn u. U. auf eine regressive Isolierung in karitativen Einrichtungen fest. Die Gefahr einer unfreundlichen und vernachlässigenden Einstellung gegenüber dem Ankömmling ist indessen größer als diejenige einer überzogen liebevollen Einstellung. Die Nähe von Verwandten, früheren Freunden und Landsleuten stiftet im günstigen Fall eine primäre Zugehörigkeit zur Gemeinschaft. Diese muß allerdings durch Informationen und Anforderungen aus der offenen Gesellschaft sofort zu schöpferisch-aktiver Anpassung weiterentwickelt werden.

An einem sehr viel breiteren Erfahrungsmaterial — etwa 1000 jüdische, meist ostjüdische Familien in städtischen und ländlichen Quartieren — untersuchte EISENSTADT den Prozeß der Absorption von Einwanderern in Israel in der Nachkriegszeit. Es handelt sich um soziologische, das Psychopathologische nur am Rande streifende Analysen, auf deren Ergebnisse im Vergleich mit unseren eigenen Erfahrungen näher einzugehen ist (s. S. 146 f. und 203 ff.). Hier sei nur erwähnt, daß die durchwegs aus Verfolgungsländern stammenden ehemaligen Insassen von DP-Lagern sich außergewöhnlich schlecht in die neue soziokulturelle Situation des Einwanderungslandes einfügen konnten. Dabei scheint die Zerstörung der Sozialbezüge, oft auch die der Familie, am Zustandekommen dieser Anpassungsschwierigkeiten wesentlich beteiligt zu sein.

g) Zusammenfassung und Diskussion

Was unter einer „extremen Belastungssituation" verstanden wird, läßt sich definitorisch nicht leicht umreißen und kann nur als vorläufige Kennzeichnung einer Umweltveränderung gelten, die den Menschen leiblich, seelisch und sozial aufs äußerste beansprucht. Eine Psychose, eine neurotische Krise, eine biographisch fundierte Verstrickung in innere und äußere Konflikte u. ä. kann natürlich auch eine extreme Belastung darstellen, stressorisch wirken im Sinne der modernen Adaptationslehre. An derartige aus der individuellen Sphäre, der Eigenwelt erwachsende Beanspruchungen der menschlichen Tragfähigkeit ist jedoch hier nicht gedacht. Was wir im Hinblick auf das Thema dieser Arbeit im Auge haben, sind schicksalsmäßige Einbrüche in die lebensgeschichtliche Kontinuität Einzelner und in die geschichtliche Kontinuität ganzer Völker, Einbrüche von außen, von der Um- und Mitwelt her, die für einzelne, viele, alle die äußeren Lebensbedingungen einschneidend verschlechtern. Nicht, daß es sich dabei durchweg um Massenkatastrophen handeln müßte, es können auch Einzelne die ausgesonderten Opfer einer Situation sein, die generell bedrohlich ist, aber viele, ja die meisten verschont (Krieg, Verkehr). An einer generellen Bedrohlichkeit der Situation muß aber festgehalten werden, wenn die hier gemeinten extremen Belastungen abgegrenzt werden sollen gegen ausgesprochene Einzelschicksale, z. B. kriminelle Angriffe auf Leib, Leben und Ehre oder familiäre und wirtschaftliche Verluste. Begriffe wie psychisches Trauma oder Stress haben freilich einen weiteren Geltungsbereich als die von uns herangezogenen Umweltveränderungen von genereller, überindividueller Bedrohlichkeit. Wir haben jedoch die Anwendbarkeit solcher Begriffe im Hinblick auf das Thema der vorliegenden Arbeit zu prüfen. Und dieses Thema zielt nun einmal auf eine extreme Belastungssituation von riesigem, überindividuellem Ausmaß und vom Charakter äußeren Andranges, ja böswilliger Zufügung.

Wir sprechen von „extremer Belastungssituation" wie von einem äußeren Geschehen, das die leibliche und seelische Integrität, die individuelle und soziale Sphäre des Menschen bedroht und erschüttert. „Situation" zerfällt bei dieser Betrachtungsweise gleichsam in zwei Hälften, in äußeres Geschehen als Umweltveränderung und darauf antwortende Veränderungen an Körper, Erleben und Verhalten der betroffenen Menschen. Soweit der raum-zeitliche Geschehensverlauf in naturgesetzlich faßbarer Weise am Körper pathologische Escheinungen setzt, wie z. B. bei einer hungerdystrophischen Hirnatrophie, und derartige Mechanismen kausal-genetisch zu analysieren sind, ist die grundsätzliche Trennung von äußerem Geschehensmodus und organismischer Reaktion unausweichlich und Voraussetzung für die Anwendung des naturwissenschaftlich-medizinischen Kausalitätsmodelles. Sobald aber Erleben und Verhalten, seelisches Reagieren, Motivzusammenhänge ins Spiel treten — wovon gerade in extremen Lebenslagen niemals abgesehen werden kann — verliert die Dichotomie von umweltlicher Außen- und organismischer Binnensituation ihr grundsätzliches Recht. Für das Erleben und das durch Erlebnisse motivierte Verhalten ist die Konstellation der Umwelt nur dadurch relevant, daß die Ereignisse einen erlebbaren Sinn- oder Bedeutungsgehalt haben, der untrennbar ist von den Auffassungsmöglichkeiten, Erwartungen, Befürchtungen usw. der erlebenden Person.

Der extreme Lastcharakter einer katastrophenhaft gewandelten Welt ist nicht ablösbar von der Person, ihren Erlebnismöglichkeiten und Freiheitsgraden. Für den heroischen Widerstandskämpfer ist bei gleicher Konstellation der Ereignisse die Belastung eine andere als für das passive Opfer des Rassenhasses, für die Altersstufe vom Kinde bis zum Greis eine jeweils andersartige usw. Doch ist das personale, Innen und Außen, Freiheit und Notwendigkeit übergreifende Wesen der Situation, wie man sie unter existential-anthropologischem Aspekt sehen muß, kein Anlaß, die überindividuellen, durchschnittlichen, empirisch gegebenen Leidensmomente zu vernachlässigen, wie sie sich in den Konstellationen der Katastrophe für die Mehrzahl der Betroffenen abzeichnen. Was wir ins Auge zu fassen haben, sind Figuren des Weltverlaufes, die ihren destruktiven, tödlich bedrohenden Sinn in sich selbst tragen oder ihn durch die unbedingte Feindseligkeit der sie machenden Machthaber erhalten und ihn den Opfern so weitgehend aufzwingen, daß für personale Auslegung und Interpretation, wie für Akte freier Situationsmeisterung nur wenig Raum bleibt. Im Ganzen der Person und Welt umgreifenden Situation dominiert hier die Welt mit einem ins Grauenhafte gewandelten Antlitz, dessen Eindruck sich kaum einer entziehen kann. Es gibt menschliche Lebenslagen, die durch Beteiligung vitaler Schichten und Reaktionsbereitschaften weniger geistigsinnhaft, als leibnah berühren: akute Lebensbedrohung, Hunger, Strapazen. Und es gibt Konfigurationen des Sozialen, die durch ihre mitweltliche Gestalt nur *eine* Auslegung zulassen: Ausgestoßensein, Entwürdigung, Vereinsamung. Den allgemeinen Bedeutungsrichtungen und Konsequenzen solcher zwingender „Sinnentnahmen" (E. STRAUS) nachzugehen, ist ein wesentliches, wenn nicht das Hauptanliegen unserer Arbeit, die ja in ihrer praktischen Abzweckung mehr auf allgemeine Schlußfolgerungen als auf individuelle Differenzierung gerichtet ist.

In der Literaturübersicht versuchten wir einem wissenschaftsgeschichtlichen Zusammenhang — mit manchen kaum vermeidbaren Überschneidungen — zu folgen. Diesen Zusammenhang gilt es nun ausdrücklich hervorzuheben und kurz nachzuzeichnen.

Nicht zu verwundern, daß die Psychiatrie gegen Ende des vorigen Jahrhunderts, als sie weitgehend von hirnpathologischen und hirnphysiologischen Vorstellungen beherrscht war, ihr Interesse an den quasi reflektorischen Folgeerscheinungen schreck- und angsterregender Eindrücke entdeckte. Unüberholt ist seitdem die Erkenntnis, daß die durch jähe Lebensbedrohung angefachten Emotionen, Erschrecken und Angst, nahezu gesetzmäßig ein primitives psychomotorisches Reagieren von leibnahem Charakter mit vasomotorischvegetativen Begleiterscheinungen hervorrufen. Art und Ausmaß dieses Reagierens, so zeigte es sich, sind jedoch individuell und in ganzen Kollektiven außerordentlich verschieden, von leichter, willentlich beherrschbarer Betroffenheit bis zu panik-artigem Verhalten, Affektdämmerzuständen, Stuporen reichend. Die Dauer beson-ders der leichteren, nahezu ubiquitären Schreckreaktionen ist sehr kurz, die völlige Reversibilität auch bei längeren, psychoseartigen Reaktionen im Grundsatz sicher-gestellt. Letztere kamen noch im ersten Weltkrieg nicht ganz selten vor, wurden aber im zweiten Weltkrieg in den meisten kriegsführenden Ländern, auch bei der dem Luftbombardement ausgesetzten Zivilbevölkerung, fast völlig vermißt. Doch kann auch angesichts solcher, offensichtlich soziologisch-kulturell bedingter Differenzen des Bildes abnormer Reaktionen auf akute Lebensbedrohung die besonders von KRETSCHMER ausgearbeitete Anschauung aufrecht erhalten werden, daß unter solchen Umständen primitive, im Hirnstamm lokalisierte Instinkt-apparate ansprechen. PANSE rechnet zu diesen unmittelbar „thymogenen" Wir-kungen von Schreck und Angst auch das häufige Phänomen der „Sensibilisierung" nach Art einer zunehmenden, bedingten Reaktion auf Signale, die irgendwie an die drohende Gefahr erinnern.

Daß katastrophale Einzel- und Massenereignisse doch ihre psychopathologi-schen Spuren hinterlassen und die mit ihnen verbundenen emotionalen Reaktionen nicht immer folgenlos und rasch abklingen, hat die ärztliche Erfahrung in der zunehmend industrialisierten und technisierten Welt ergeben und die erste kriege-rische Weltkatastrophe bestätigt. Im Anschluß an Unfälle und Kriegsereignisse entwickelt sich das Bild der „traumatischen Neurose", für dessen Entstehung Hirnveränderungen ausgeschlossen, mikrostrukturelle Läsionen immerhin eine Zeitlang für wahrscheinlich gehalten wurden (OPPENHEIM). Es hat der Beobach-tungsgabe und des analytischen Scharfsinns einer ganzen Reihe hervorragender, zumeist deutscher Neurologen und Psychiater bedurft, daß sich etwa von der Jahrhundertwende an die Erkenntnis von der Psychogenie der traumatischen Neurose allmählich durchsetzte, um vom Ende des ersten Weltkrieges an Gemein-gut zu werden. Die Psychogenie ergab sich weniger aus der individuell-biographi-schen Betrachtung, als vielmehr generell aus der offenkundigen Beeinflussung des neurotischen Verhaltens durch die soziale Umwelt: Die traumatische Neurose erwächst aus „Begehrungsvorstellungen". die sich an die von der Gesellschaft dargebotenen Versicherungs- und Entschädigungsleistungen bzw. an die Freistellung „Nervenkranker" vom Frontdienst heften. Von solchen Begehrungsvorstellungen, Wünschen nach Sicherheit und Gewinn geprägt sind die traumatischen Neurosen der Unfallsbetroffenen und Kriegsteilnehmer: hysteriforme, tendenziöse, bewußt-seinsnahe, fast simulatorische Gebilde mit dem Makel des Illegitimen, Unnötigen, Drückebergerischen. Sie besitzen keinen „Krankheitswert" und begründen als mehr oder minder gewollte, mindestens nicht energisch genug abgewehrte Ver-haltensstörungen und Hypochondrismen keine Entschädigungspflicht. *Alle* orga-nisch nicht begründbaren neurotisch-psychopathischen Störungen, deren Träger sich zu Unrecht auf die Kausalität von Verletzungen, Schrecken, Ängsten, Ent-behrungen berufen, seien derartig oberflächlich eingeprägte Tendenzneurosen oder aber anlagemäßige Psychopathien und „Privatneurosen" (KRETSCHMER) ohne jeden Zusammenhang mit dem angeschuldigten Ereignis, sagt die herrschende Lehre.

In der Version der älteren Psychoanalyse hat die traumatische Neurose ein anderes, mehr individuell-biographisches Gesicht. Ihre Voraussetzung sind früh-kindliche Fehlsteuerungen der Triebentwicklung, die bei starkem traumatischem „Reizzuwachs" zur manifesten Neurose führen. Das auf sekundären Krankheits-gewinn gerichtete „selbstsüchtige Ich-Motiv" ist nur insofern von Bedeutung, als es zwar nicht die Entstehung, aber die Fixierung der traumatischen Neurose bewirkt (FREUD)[1].

Zweifellos bestehen triftige Gründe, sich nicht mit der Annahme einer aktuellen Affektreaktion zu begnügen, wenn die traumatische Neurose als bio-graphisches Ereignis verstanden werden soll. Das psychische Trauma an sich, in Analogie zu körperlichen Läsionen und Überbeanspruchungen oder als unphysio-logische Überlastung der affektiven Apparate gedacht, kann schwerlich zureichen-der Grund von chronischen oder sogar bleibenden Veränderungen im Gefüge der Persönlichkeit sein. Auch die heftigsten Ängste und Erregungen klingen ab, ohne anatomische oder physiologisch greifbare Spuren zu hinterlassen. Bei der großen Mehrzahl der Menschen, die auf kürzere oder längere Zeit schweren emotio-nalen Beanspruchungen unterworfen waren, verbleiben keine psychologischen Residuen — eine Erfahrung, an der keine Theorie des psychischen Traumas vorübergehen kann. Man sieht sich genötigt, nach Bedingungen zu fahnden, unter denen doch zuweilen, mehr oder minder ausnahmsweise, eine seelische Traumatisierung nicht verwunden wird und den Ausgangspunkt erlebnisreaktiver Fehlentwicklungen und psychosomatischer Leiden bildet. Man kann sich mit Verallgemeinerungen zweifelhaften Rechtes auf konstitutionelle, psychopathische Mängel, auf „ideagene" Verarbeitungsweisen oder eben auch auf komplizierte psy-chodynamische Verflechtungen des aktuellen Erlebens mit infantilen Triebschick-salen berufen. Befriedigend ist das alles nicht, ehe nicht das *Wie* der seelischen Traumatisierung, ihre Wesensstruktur erhellt und zureichend bedacht ist.

Bei dieser Frage setzte der Versuch ein, den *Bedeutungsgehalt*, die „repräsen-tative Funktion" der im traumatischen Erleben sich vollziehenden Existenz-erschütterung zu erfassen, ihre lebensgeschichtliche Erstmaligkeit, Plötzlichkeit, Unwiderruflichkeit nicht als Kriterien des objektiven Zeitablaufs, sondern als historische Modalitäten der Existenz in ihrem biographischen Stellenwert zu sehen (E. STRAUS). Den Weltbezug der jäh Geängstigten und Geschreckten, die u. U. bleibende Verwandlung der nicht mehr vertrauenswürdigen Welt in eine „Schreck-gestalt der Erde", den aus der Näherung des Drohenden und aus der Beengung der personalen Seinssphäre stammenden Horror vor der Weite des gelebten Raumes, wie überhaupt die Nichtbewältigung der symbolischen Raumqualitäten, auch die der offenen Zukunft, den unfreiwillig gelebten Nihilismus einer auf Vermeiden und Ausweichen, auf ständige Niederlagen gerichteten Lebensführung — dies und anderes mehr arbeitete VON GEBSATTEL als Kern der phobischen Fehlhaltung heraus, wie sie sich im Anschluß an katastrophale Ereignisse entwickeln kann. Die relativ schmale Basis dieser fruchtbaren, im Ansatz neuartigen Untersuchun-gen von STRAUS und VON GEBSATTEL bilden individuelle und isolierte Erlebnisse des Erschreckt- und Bedrohtwerdens, deren Wesensart über die bloße Affekt-erregung hinaus als Wandlung des Weltbezuges und als lebensgeschichtlich

---

[1] Die neuere Psychoanalyse stellt die Abwehrmechanismen des Ich (KARDINER) und später wiederum lebensgeschichtlich determinierte Konflikte (BASTIAANS) in den Vordergrund.

einschneidendes Geschehen transparent wird. Ebenso einleuchtend erscheint der
„Zwang zur Sinnentnahme" (E. STRAUS), der aus solchen Erlebnissen die Bedeutung des einmalig Bedrohenden in die generalisierte Bedrohlichkeit der Welt des
Phobikers überführt und damit ein wesentliches Verstehensprinzip für die Genese
phobisch-angstneurotischer Fehlhaltungen liefert. Der Sinnhorizont traumatischer
Erschütterungen der Daseinssicherheit ist aber mit dem erschreckend Plötzlichen,
dem ängstigend Bedrohlichen unerwarteter Einbrüche in den gewohnten Geschehensablauf — Unfälle, Erdbeben, Explosionen und dergl. — nicht erschöpfend
beschrieben, der Ausgang in Phobien ein verhältnismäßig seltenes Vorkommnis,
gebunden zumeist an frühere Belastungen durch Angst-, Schreck-, Sorge- und Ohn-
machtsgefühle (VON GEBSATTEL). Die Beanspruchung des Menschen geht gerade
in den extremen Lebenslagen, die uns beschäftigen, weit über das mit physischer
Vernichtung Bedrohende hinaus. Sie ist hier, wie anderwärts — eigentlich schon
bei allen Massenkatastrophen und Krisen — gleichbedeutend mit dem Stress
dauernder leib-seelischer Zermürbung, versehen mit dem temporalen Signum des
Unabsehbaren, Nichtendenwollenden, gleichbedeutend aber auch mit einer Infragestellung, wenn nicht totalen Destruktion des Mitmenschlichen.

Der psychophysischen Zermürbung, die Leibliches und Seelisches zugleich und
in vielfacher Überschneidung betrifft, scheint die an organismischen Funktions-
abläufen konzipierte Stresslehre (SELYE) besser gerecht zu werden als die den
Körper außer Acht lassende Lehre vom psychischen Trauma. Das Adaptationssyndrom läßt sich jedoch, soviel wir sehen, wenn überhaupt, nur mit großen
Einschränkungen und Ergänzungen auf den Ablauf psychopathologischer Erscheinungen übertragen. Die Stadien Alarm und Erschöpfung können weder von
BASTIAANS noch von WEINBERG psychopathologisch eindeutig definiert und von
den Adaptationsprozessen abgegrenzt werden. Der Begriff Anpassung deckt bei
beiden Autoren eine Fülle erlebnisreaktiver Verhaltens- und Erlebnisweisen, deren
finaler Sinn — Abwehr drohender Gefahr für die psychophysische Integrität — nur
pauschal unterstellt, aber sicher nicht für alle derartigen Reaktionsweisen wahrscheinlich gemacht werden kann (inwiefern ist beispielsweise depressives, ja suicida-
les Reagieren Abwehr?). Was von der heutigen, allzu stark strapazierten, übrigens
auch im somatischen, pathophysiologischen Bereich keineswegs unbestrittenen
Stresslehre übrigbleibt, ist eigentlich nur der Hinweis auf Nachwirkungen extremer
Total- und Dauerbelastungen hinsichtlich einer erhöhten Mortalität und Morbidität, die organpathologisch nicht erklärbar sind.

Ein weiterer Versuch, die psychodynamische und soziodynamische Reaktivität
in extremen Lebenslagen nach dem Modell moderner biologischer bzw. natur-
wissenschaftlicher Theorien darzustellen, findet sich angedeutet bei BASTIAANS,
näher ausgeführt bei SELBACH u. SELBACH und bei WEINBERG. In Analogie zu
technischen und biologischen Regelkreis- und Rückkoppelungssystemen reguliert
sich das innere Gleichgewicht — hier als besonnenes und gemeinschaftsfähiges
Verhalten — in Krisensituationen durch Kreisprozesse zwischen den Polen der
biopsychischen Innen- und sozialen Außenwelt bzw. zwischen Gruppen und ihrem
umweltlichen Schicksal. Eine wechselseitige Beeinflussung findet statt, bei der
nicht nur die Zentrale die Peripherie regelt, sondern auch die geregelte Peripherie auf die Aktion der Zentrale zurückwirkt. Nach SELBACH u. SELBACH verlaufen derartige Kreisprozesse unter extremem Druck der Außenwelt und bei

Unstabilität des zentralen Systems mit heftigen Umschwüngen der Gesamtaktivität auf archaisch-regressiver Stufe, während stabile Gruppen auch in schwerster Bedrängnis eine mittlere emotionale Spannung und hohe Kohäsion einhalten. Nach WEINBERG besteht bei Emigranten ein geschlossener Funktionskreis zwischen seelischer Gesundheit und persönlicher Anpassung an die Umwelt. Störungen der seelischen Gesundheit reduzieren die Anpassung an belastende Außenverhältnisse. Verbesserte Außenverhältnisse erleichtern die Anpassung und damit auch die seelische Wiederherstellung. Ernstliche Frustrationen und Belastungen des sozialen Zugehörigkeitsgefühls wirken bei ursprünglich geringer Anpassungsfähigkeit ungünstig auf die seelische Gesundheit zurück, führen zu regressiven, pathologischen Verhaltensweisen. Der Vergleich menschlichen Verhaltens und Erlebens mit technischen und biologischen Regelkreissystemen ist insofern heuristisch wertvoll, als er den Blick auf die wechselseitigen Verweisungszusammenhänge zwischen Person und sozialer Umwelt lenkt und die Unzulänglichkeit des simplifizierenden Reiz-Reaktionsmodells für das Verständnis von Belastungs- und Krisensituationen dartut. Doch bieten diese modernen Funktionskreismodelle in ihrer Anwendung auf personal-soziales Erleben und Verhalten eben nur Analogien und keine vollgültigen Theorien, aus der die Weisen des Menschseins in Not und Gefahr überblickt oder gar vorausgesagt werden könnten, wie das von einer echten naturwissenschaftlichen Theorie verlangt werden müßte.

Daß die soziogenetischen Einflüsse auf das Verhalten in Krisen und Belastungssituationen eindeutig und regelhaft sind, kann man schwerlich behaupten. Es finden sich lokale und gruppenspezifische Differenzen, die aber nicht gegen, sondern eher für das Hereinspielen derartiger Einflüsse sprechen, nur daß deren Wirkungsweise, Tragweite und Verflechtung mit individuellen Reaktionsmustern eben nicht überall klar durchschaubar ist. Es sei hier nur die auffällige Umkehr der Frequenz von Kriegsneurosen in Deutschland und den USA erwähnt: während des ersten Weltkriegs bei deutschen Soldaten häufig, im zweiten Weltkrieg ausgesprochen selten — umgekehrt bei den amerikanischen Streitkräften, bei denen die Kriegsneurosen im zweiten Weltkrieg außerordentlich stark zunahmen und die Zahl der Lazarettaufnahmen wegen neuropsychiatrischer Störungen auf den pazifischen und mittelöstlichen Kriegsschauplätzen sogar die Aufnahmeziffern für Verwundungen übertraf.

Wir haben das Beispiel inhuman vollzogener Kriegsgefangenschaft gewählt, um eine dem KL-System in etwa vergleichbare, genauer bekannte und reich dokumentierte Belastungssituation darzustellen. In derartigen Kriegsgefangenenlagern hat sich gerade das sozialpsychologische Moment sowohl in seinen konstruktiven wie auch in seinen destruktiven Aspekten bedeutsam erwiesen. Einzelheiten brauchen hier nicht nochmals erwähnt zu werden.

Eine ältere soziologische und sozialpsychiatrische Forschungsrichtung, die sich schon vor dem ersten Weltkrieg den Fragen der *Aus- und Einwanderung* zugewandt hatte, ist durch die immensen Flucht- und Wanderungsbewegungen der jüngsten Vergangenheit zu neuer Aktualität gelangt. Wenn diese Forschung in Vorkriegszeiten den Zusammenhang der Immigration mit katastrophalen Massenschicksalen außer Acht lassen und individuelle Motivationen der Auswanderung unterstellen konnte, so ist das heute nicht mehr statthaft, wo die in Rede stehenden Auswanderer zum größten Teil Deportierte, Lagerhäftlinge und Vertriebene sind,

die nach schwersten Belastungen und Verlusten in einem neuen Lande wieder
Fuß zu fassen haben. Insofern besteht ein enger Zusammenhang des Immigrations-
problems mit der Frage menschlichen Verhaltens in extremen Belastungssituationen, wie sie uns hier interessieren.

Aus statistischen Erhebungen (vgl. die Zusammenfassung durch MURPHY)
ergibt sich stellenweise eine erhöhte Morbidität für psychische Störungen verschiedener Genese, besonders für diejenigen erlebnisreaktiver Herkunft bei Immigranten im Vergleich zur einheimischen Bevölkerung. Wichtiger erscheinen uns unmittelbare, lebensnahe Beobachtungen an Lagerpopulationen, Beobachtungen an Heimkehrern aus russischer und japanischer Kriegsgefangenschaft (im Abschnitt über
Kriegsgefangenschaft behandelt), sozialanthropologische Analysen des Entwurze-
lungsvorganges und nicht zuletzt die differenzierten Untersuchungen, die WEIN-
BERG und EISENSTADT an einem begrenzten Einwandererkreis in Israel anstellten.

Zu langjährigem Lagerleben waren ja zahllose Menschen verurteilt, die das
Schlimmste an Entbehrungen und Unterdrückungen innerhalb und außerhalb
ihrer Heimat überstanden hatten. Es war dies wohl die einzige Möglichkeit für
humanitätsverpflichtete Staatswesen mit dem Massenandrang nicht ohne weiteres
assimilierbarer Flüchtlinge, Deportierter, displaced persons usw. fertig zu werden.
Die erste Bergung hatte in mehr oder minder gut organisierten, sanitär einwandfreien, rasch bereitgestellten Lagerkomplexen unter weitgehendem Abschluß von
der einheimischen Bevölkerung des Asyllandes zu erfolgen. Wenn dann das Provisorium des Lageraufenthaltes zu einer Dauereinrichtung wurde, die viele Insassen auf Jahre hinaus festhielt, so hatte das verschiedene, zum großen Teil
politische, aber auch individuelle, gesundheitliche, altersmäßige Gründe. Vielen
Insassen, ja ganzen Volksgruppen, stand keine alte Heimat mehr offen, in die sie
hätten zurückkehren können. Sie warteten auf die Möglichkeit, in überseeische
Länder zu emigrieren. Die Wartezeit — nur als solche konnte der Lageraufenthalt
sinnvollerweise betrachtet werden — war in vieler Hinsicht belastend und ent-
nervend, auch wenn von den Regierungen und Lagerleitungen manches getan
wurde, um das seelische Gleichgewicht, die Aktivität, die sozialen Beziehungen
der Internierten auf gutem Stand zu halten (Selbstverwaltung, Pflege von Außen-
beziehungen und kulturellen Interessen, Arbeitsmöglichkeiten, psychohygienische
Dienste und dgl.).

Mit dem Begriff der *Entwurzelung* ist ein zentrales Lebensproblem angesprochen. Es gibt ja auch Entwurzelte aus individuellem Schicksal und aus
„wurzelloser" innerer Haltung. Die Vertriebenen und Deportierten haben ihr
Leben gerettet, aber ihre frühere soziale Existenz verloren. Ihr Schicksal war
und ist ein Massenschicksal. Entwurzelung bedeutet a) die soziologisch feststellbare Herausnahme von Individuen, Gruppen, ganzen Bevölkerungsteilen aus
ihren familiären, beruflichen, wirtschaftlichen und landsmannschaftlichen Beziehungen, zugleich mit dem Verlust ihrer heimatlichen Wohn- und Arbeitsstätten,
b) die psychologisch-psychopathologische Verfassung von Menschen, die auf ihre
soziale Entgliederung und Beziehungsverarmung mit bestimmten Abweichungen
des Erlebens und Verhaltens antworten, c) einen lebensgeschichtlichen Zwischen-
und Übergangszustand, evtl. auch Dauerzustand, der unter dem Aspekt der
lebensgeschichtlichen Bewegung anthropologisch bzw. sozialanthropologisch zu
charakterisieren ist.

Die unter a) genannten Fakta können von Fall zu Fall sehr verschieden gelagert sein, von kompletter Isolierung bis zu teilweisem Erhaltenbleiben familiärer, beruflicher, landsmannschaftlicher Beziehungen gehen. Wichtig ist das Herausfallen aus der ursprünglichen Sprachgemeinschaft, das Hineingeraten in eine sprachfremde Umgebung.

Alle diese äußeren Tatbestände des Heimat- und sozialen Positionsverlustes, zu dem übrigens auch der Verlust angestammten und erworbenen Ranges und das Absinken aus der ursprünglichen sozialen Schicht gehören, sind indessen nicht unbedingt mit psychologischer Entwurzelung (b) und mit einer biographischen Krise von der Art der Entwurzelung verkoppelt (c). Unter günstigen äußeren und inneren Umständen kommen die eigentlichen Entwurzelungsprobleme nur kurzfristig oder wenig zur Geltung, so etwa bei der raschen Integration der Ostflüchtlinge im freien Restdeutschland. Im fremden Lande scheint dagegen die soziale und psychologische Eingliederung immer mit großen Hindernissen verbunden zu sein und nur in jugendlichem Alter ganz zu gelingen (WEINBERG). Die zu b) gehörigen Fehlhaltungen — depressive, apathisch-initiativlose, passiv-dependente, infantil-regressive, ängstliche, mißtrauische, aggressiv-reizbare, dissoziale Haltungen, häufig auch neurovegetative Entlastungsreaktionen — werden zumal in Flüchtlings-, DP- und Interniertenlagern beschrieben und sind dort symptomatologisch von den mehr durch die Lagerverhältnisse konditionierten Lagerneurosen schwer zu unterscheiden, kaum auch von der alten „Stacheldrahtkrankheit" der Kriegsgefangenen (VISCHER), bei denen eine eigentliche Entwurzelung nicht anzunehmen war. Doch vermag die biographische Analyse des Einzelfalls jeweils besondere Hinweise auf die Rolle des psychologischen Entwurzelungsfaktors zu geben (s. die klinischen und psychodynamischen Fallangaben auf S. 201 ff. dieser Studie).

Entwurzelung als lebensgeschichtliches Zwischenspiel oder auch als nicht mehr ausgleichbarer Knick der Lebenslinie (c) erweist sich — existential-anthropologisch gesehen — als Frage des personalen Werdens. Dazu einige abschließende, keineswegs erschöpfende Bemerkungen. Das Zurückgelassene ist im existentiellen Sinne nicht zurückgelassen, sondern in schmerzlichem Vermissen anwesend. Es widersetzt sich dagegen, abgeschlossene Vergangenheit zu werden. Was das persönliche Dasein früher trug und barg und an seine Welt band, wurde nicht freiwillig aufgegeben, sondern gezwungen durch Nötigung, Gewalt, Raub, Ächtung, Einsperrung, Tötung der Nächsten. Das Zurücklassen des Früheren vollzog sich unfrei, allen ursprünglichen Entwürfen entgegen, unter dem Druck radikaler Feindschaft. Um so schwerer fällt die verzichtende, das Schicksal annehmende Haltung, die Gewesenes gewesen sein läßt. Wenn Menschen gewaltsam aus ihrem „zentralen Gehaltensein" herausgerissen wurden (PFISTER-AMMENDE), so gewiß nicht in allen Fällen mit gleicher Härte und Unbedingtheit. Was zentrales Gehaltensein jeweils bedeutet, richtet sich nach den existentiellen Schwerpunkten, die der Mensch in seinem früheren Leben ausgebildet hatte, in den familiären Beziehungen, im Beruf, in den Daseinsordnungen des Wohnens, Ranghabens und der leiblichen Integrität (ZUTT). Das Schicksal der Vertriebenen hat zumeist sehr umfassend zugegriffen und für viele gerade die werthöchsten, die zentralsten und auch verletzlichsten Zonen ihres seelisch-sozialen Daseins tangiert. Bei allen individuellen Unterschieden bleibt die der Entwurzelungssituation wesenhaft

eigene Aufgabe, das gewaltsam unterbrochene, aus der Bahn geworfene, passiv
gewordene Lebensgeschehen zu irgendeinem Zeitpunkt wieder selbst in die Hand
zu bekommen und mit neuen Entwürfen in die Zukunft vorzustoßen. Nachdem
der Terror das personale Lebensgeschehen vor sich hergetrieben oder es ganz
erfassend arretiert hatte, dann aber wieder freigab, geht es darum, das Ausgeliefertsein und die innere Stagnation zu überwinden, Freiheit und Selbständigkeit wieder
zu gewinnen, die Selbstbewegung auf Zukunft hin zu erneuern. Dem pflanzlichen
Bilde der Entwurzelung entspricht das Nicht-mehr-treiben, das Nicht-mehr-aus-
schlagen-können in der personalen Sphäre. In der personalen Sphäre heißt das:
Produktiv der Zukunft entgegenzuleben mißlingt, weil weder aus dem Vergangenen noch aus dem Gegenwärtigen fruchtbare Impulse und Direktiven aufsteigen.
Das, was vor der Verfolgung und Vertreibung liegt, ist von seinen Verbindungen
mit der Gegenwart abgeschnitten, isoliertes Einst mit dem schmerzlichen Stigma
des Unwiederbringlichen, Toten, nur in Träumen Lebendigen. Das eben erst Vergangene der Verfolgung und Vertreibung ist in anderer Weise tote, von der Gegenwart abgeschnittene Zeit mit den Stigmen des Ängstigenden, Vertrauenraubenden,
Verbitternden. Die Gegenwart ist eine solche fremder Menschen, fremder Sitten,
fremder Sprachen, abweisender oder auch mitleidiger Gebärden, unsicherer Aussichten, geringer Verheißung. Neu zu beginnen, wieder von vorne anzufangen,
wie es die Mitwelt fordert und auch der eigene Lebenswillen gebietet, ist unter
diesen Umständen schwierig, eine Aufgabe, die ratlos macht, Anklammerung an
Hilfseinrichtungen und landsmannschaftliche Zusammenschlüsse nahelegt,
manchmal auch durch überstürzte Entschlüsse und durch niveauloses Sichver-
lieren zu lösen versucht wird. Das Bild der Entwurzelung darf nicht beliebig
„ausgeschlachtet" werden. Es ist nur eine unzulängliche Metapher für die gemeinte
Situation, die z. B. nicht oder nur gezwungen den *temporalen* Aspekt hergibt, von
dem eben die Rede war und der für lebensgeschichtliche Fragen unerläßlich ist.
Auch in der *spatialen*, der Dimension existentialer Räumlichkeit, ist Entwurzelung
in ihrem vollen Sinngehalt nicht nach pflanzlicher Analogie auszulegen. Hier führt
vielleicht der von dem amerikanischen Soziologen R. E. PARK geschaffene Begriff
des „marginal man" weiter. Die „Randpersönlichkeit" (HEINTZ) im Zwischen-
bereich verschiedener Kulturen und Sozialsysteme ist keine auf Flüchtlinge und
Auswanderer beschränkte Erscheinung. Aber sie ist unter solchen Entwurzelten
gehäuft anzutreffen. Kulturen und Sozialsysteme sind Räume, Gehäuse, die den
Einzelnen beherbergen und durchdringen, ihm Spielraum bieten und die ihn auch
im Konflikt nicht aus ihrer Umhüllung, ihrem Bezugsrahmen entlassen. Der
Flüchtling und Einwanderer kann seinen kulturellen Ursprungsraum innerlich
nicht ganz verlassen, seine Herkunft nicht abstreifen wie ein abgetragenes Hemd.
Er gelangt fliehend und umsiedelnd — existentiell betrachtet — nur an den
Rand seines Ursprungsraumes und betritt auch den neuen Raum nur am Rande.
Er lebt simultan in einem Zwischen, auch wenn der alte Kulturkreis für ihn endgültig der Vergangenheit, der neue der Gegenwart und Zukunft angehört. Auch
das kennzeichnet die Situation der Entwurzelung, die raumhafte Zwischenstellung
zwischen den Kulturen, den Welten der Werte und mitmenschlichen Beziehungen.
In keiner ganz heimisch, verliert er seine Identität, seine Übereinstimmung mit
sich selbst und mit der von ihm zu verkörpernden Rolle, sein „Selbstbild"
(HEINTZ), das mehr ist als ein Schema der Selbstauffassung, mehr auch als soziale

Rolle: konstante, geprägte Personalität als sich treubleibendes Selbstsein im mitmenschlichen Bezug. Ein „unsicherer Kantonist" ist ein solcher Mensch in seinen eigenen Augen und in den Augen der Mitwelt, einer, der nicht recht weiß, wo er hingehört und den auch die anderen nicht recht einordnen können. Aus gestörter, unsicherer, schwankender, krisenhafter Identität erwächst die besondere Problematik der Randpersönlichkeit, ihr Selbsthaß, ihre Unselbständigkeit, ihre konformistischen Anlehnungs- und aggressiven Abwehrtendenzen innerhalb der neuen Gesellschaft, die sie noch nicht ganz in sich aufgenommen hat, ihre mangelnde soziale Eingliederung. Wie alles Verhalten in Situationen und wie schon am Entwurzelungsbegriff aufgezeigt, ist es nicht das äußere Faktum des Kulturwechsels allein, das den Menschen zu einer Randpersönlichkeit macht. Es müssen verbindliche, existentiell wesentliche Beziehungen des im Zwischenreich lokalisierten Menschen nach beiden Seiten hin, zur alten und zur neuen Lebenssphäre bestehen, wenn konflikthafte Zwiespältigkeit die persönlich-soziale Identität bedrohen soll. Lebensgeschichtliche Voraussetzungen treiben in die marginale Identitätskrise — HEINTZ beruft sich in diesem Zusammenhang auf die psychoanalytische Über-Ichlehre — aber es hängt gewiß auch von der Struktur und Aufnahmebereitschaft der neuen Gesellschaft ab, ob und wieweit der Bewohner der Randzone in die Mitte seiner neuen Umwelt rücken kann und damit seine Selbstsicherheit und die Sicherheit einer eindeutigen sozialkulturellen Zugehörigkeit wiedergewinnt. Die soziologisch und sozialpsychologisch aufweisbaren Erscheinungen dieses Zwischendaseins ordnen sich so in die anthropologische Sinnstruktur der Entwurzelung ein, beleuchten an ihr einen besonderen, eben den „räumlichen" Aspekt und gewinnen Bedeutung nicht nur für die äußere, sondern auch für die innere Lebensgeschichte Entwurzelter, für ihr personales Werden. Entwurzelung im ganzen, ihrem Wesen nach, stellt sich als Krise des Menschseins dar mit mehr oder minder offenen Lösungen, gemäß den Möglichkeiten, das Vergangene vergangen sein zu lassen, eine neue Zukunft zu zeitigen und sich in einem neuen Lebensraum einzuhausen.

Die Psychopathologie der extremen Lebenslagen hat in den letzten Jahrzehnten immer weitere Kreise gezogen und von der Zeiten Ungunst vieles gelernt, was früher nicht vorauszusehen war. Sie hat die Einseitigkeiten einer rein affektbiologischen Betrachtungsweise hinter sich gelassen, ist über biographisch-psychodynamische, an der Einzelpsyche orientierte Konzeptionen über ganzheitlich-biologische Stress- und Regelkreismodelle zu soziologischen und sozialpsychiatrischen Fragestellungen fortgeschritten und hat schließlich Ansätze zu einer existentialanthropologischen, sozialanthropologischen Gesamtschau des in äußerste Bedrohung geratenen Menschseins entwickelt.

III. Psychopathologische Begleit- und Folgeerscheinungen der nationalsozialistischen Verfolgung, insbesondere der Konzentrationslagerhaft

Komplexbedingt und vielschichtig, wie menschliches Individual- und Sozialverhalten in extremen Lebenslagen überhaupt, ist auch das Bild, das die Opfer des nationalsozialistischen Terrors darbieten. Wenn es im folgenden um psychopathologische Normabweichungen, Störungen und Schädigungen der seelischen Gesundheit

geht, so ist die prinzipielle Schwierigkeit der Abgrenzung des Abnormen, Pathologischen gegenüber dem Normalen, Gesunden zu berücksichtigen, die vor allem
da besteht, wo keine faßbare körperliche Krankheit zugrundeliegt. Bei den überlebenden Terroropfern ist überdies zu bedenken, daß die situativen Bedingungen
ihres Erlebens und Verhaltens selbst im höchsten Grade abnorm waren und auch
im Bereich extremer Lebenslagen überhaupt alles Bekannte und Erwartete übertrafen. Unter solchen Verhältnissen fallen die (statistische) Durchschnittsnorm
und die Wert(Ideal)norm menschlichen Verhaltens noch weiter auseinander, als
das sonst der Fall ist, werden die Beurteilungsmaßstäbe seelisch-sozialer Abnormität noch unsicherer, als sie es ohnehin sind. Die „affektive Anästhesie" (MIN-
KOWSKI) z. B. — wertnormativ betrachtet eine psychopathologisch abnorme
Erlebnisweise — entspricht dem durchschnittlichen Erlebnisstil der weitaus
größten Zahl derer, die längere Zeit unerhörtem seelischem Druck unterliegen.
Ähnliches gilt wohl auch für gewisse langfristige, die Drucksituation überdauernde
Haltungsänderungen der Persönlichkeit etwa im Sinne der Verunsicherung und
des Mißtrauens, die klinisch schwer zu fassen, doch weit verbreitete Reaktions-
weisen von diskretem Störungscharakter darstellen.

a) Vor der Deportation

Den seelischen Zustand von verfolgten, vielfach eingeengten, diskriminierten
und bedrohten Menschen unmittelbar *vor* der Deportation samt den Übergängen
ins ausgesprochen Psychopathologische hat STOKVIS aus psychiatrischer Sicht
höchst eindrucksvoll geschildert. Es handelt sich um holländische Juden, die während der letzten Monate des Jahres 1942 dem Schicksal der Verschleppung nach
Deutschland und Polen entgegensahen. Sie hatten damals schon den gelben Stern
zu tragen, waren von allen öffentlichen Einrichtungen ausgeschlossen, durften
keine öffentlichen Verkehrsmittel benützen, hatten begrenzte Einkaufszeiten,
durften weder Fisch noch Obst beziehen, mußten bis 8 Uhr abends zu Hause sein,
waren vom Berufs- und Geschäftsleben vollständig ausgeschlossen. Am schlimmsten aber lastete auf ihnen die Furcht, in die polnischen Lager deportiert zu werden.
Jederzeit mußten sie auf entsprechende schriftliche Aufforderung oder unmittelbare Abholung durch die Polizei gefaßt sein. Was das zu bedeuten hatte, war
bekannt, bekannt auch, daß während der anlaufenden Deportationen kranke
Menschen zurückgestellt wurden und ärztliche Krankheitsbescheinigungen von
Nutzen waren. Unmittelbare Angst um das Leben und Gefühle der totalen Verlassenheit und Einsamkeit waren allgemein verbreitet. Von apathischem Leere-
gefühl, wilder Erregung und Suicidalität, von unkritischem Optimismus bis zu
wissender Selbstbeherrschung gab es die verschiedensten Einstellungen, mit denen
die jüdische Bevölkerung Hollands auf die Aufforderung reagierte, sich den Nazi-
behörden zum Abtransport zu stellen. Hilfe beim frei praktizierenden Nervenarzt
suchten in der Hauptsache Patienten mit reaktiven Depressionen, hysterischen
Reaktionen und neurasthenischen Erscheinungen. Suicid wurde in vielen Fällen
beabsichtigt, versucht und auch faktisch begangen, gelegentlich auch in Gestalt
unernster Suicidversuche. STOKVIS erwähnt ferner vereinzelte paranoid-psychotische Manifestationen. Ein zweckbetontes, u. U. bis zur Simulation gehendes Verhalten war oft deutlich. Zwischen bewußt simulatorischen Akten und unbewußten
Hysterismen ließ sich keine scharfe Grenze ziehen. Unter den letzteren wurden

motorische Erscheinungen wie Hemiparesen und pseudopsychotische Verhaltensweisen, Erregungs- und Stuporzustände, ganserartiges Benehmen und in einigen
Fällen Schwankungen des Bewußtseinszustandes bis zur Ohnmacht beobachtet.
Gelegentlich konnten hysterische Symptome, wenn es die Situation erforderte,
willkürlich unterdrückt werden. Auf psychosomatischem Gebiet kam es zu Verschlechterungen von Angina pectoris und essentieller Hypertonie. Die Therapie
mußte sich nach der Lage der Dinge auf kurze suggestive und hypnotische Prozeduren zur Dämpfung der Angst beschränken.

b) Im Lager

Über *Grenzzustände der seelischen Verfassung* von Menschen die in den Bereich der KL gelangt waren, wurde im I. Abschnitt berichtet. Nach dem Einlieferungsschock mischen sich abstumpfende und primitivierende Einflüsse, wie
sie von lang anhaltendem seelischem Druck ausgehen, mit dem psychoorganischen
Hungersyndrom, das bei chronischem Nahrungsmangel auch unter sehr viel
weniger belastenden Umständen beobachtet wird. So ergaben sich schon im freiwilligen Hungerversuch des Minnesota-Experimentes z. T. ähnliche Erscheinungen
wie im KL (vgl. THYGESEN u. KIELER): reduzierte körperliche Aktivität, Einschränkung der Interessen, Mangel an Initiative und sozialer Einstellung, Libidoverlust, Vernachlässigung der Körperpflege, Konzentrationsschwäche und vermindertes Denkvermögen bei fehlendem Gefühl für die eigene Veränderung. Züge
wie fehlender Humor — mit Ausnahme sarkastisch-ironischer Haltungen — und
die Neigung, wertloses Zeug zu sammeln, sind ebenfalls der terroristischen *und* der
experimentellen Hungersituation gemeinsam. Wenn in der letzteren Situation auch
depressive Reaktionen und emotionelle Labilität beobachtet wurden, so traten
derartige Erscheinungen im KL unter der dort sehr viel stärkeren Hungerapathie
zurück. Auch ausgesprochen amnestische Symptome, die bis zum Abblassen und
Verschwinden der Erinnerungen an die eigenen Angehörigen gehen konnten,
gehören wohl zu den nur in extremer Mangellage beobachteten Ausfallserschei-
nungen, die im Bilde des sog. Muselmannes gipfeln.

Akute symptomatische Psychosen kamen in den KL vor, wenn zum Hunger
infektiöse Schäden hinzutraten, waren aber selten, so etwa Zustände halluzinato-
rischer Verwirrtheit mit ängstlich-paranoiden Zügen. Aus Vergiftungsangst wurde
dabei manchmal die Nahrungsaufnahme verweigert. Die erregten, schlaflosen
Kranken verließen nachts das Revier oder die Baracke und kamen draußen unter
den Schüssen der Wachen oder durch Kreislaufkollaps um. Solche Psychosen
gewährten in der Regel keine Überlebenschancen (THYGESEN u. KIELER). Sie
waren z. T. Folgen eines tödlich verlaufenden Hirnödems (LAMY u. Mitarb., zit.
nach FRANKL).

Eine *psychiatrische Spezialabteilung* gab es offenbar nur in dem ghettoartigen,
unter jüdischer Selbstverwaltung stehenden KL Theresienstadt in einer trostlosen,
finsteren und vergitterten Kasematte (H. G. ADLER). KRAL hat über die dortigen
Patienten näher berichtet:

Die sehr zahlreichen Zugänge kamen nur zum Teil aus Theresienstadt selbst.
Hunderte von Patienten wurden aus anderen psychiatrischen Einrichtungen Zen-
traleuropas verlegt, blieben Tage bis Monate, um dann in die Vernichtungslager
des Ostens abtransportiert zu werden. Einen ungewöhnlich hohen Prozentsatz

(40%) machten die senil-dementen Patienten aus, weil Theresienstadt ursprüng-
lich als Lager für alte Leute diente und die ungünstigen Lebensbedingungen eine
erhöhte Pflegebedürftigkeit herbeiführten. Daß cerebrale Arteriosklerose und
Insulte selten waren, entspricht den Erfahrungen aus anderen Hungergebieten.
Die Hungerkost schien auch auf die Epileptiker anfallsvermindernd zu wirken.
Sehr selten waren progressive Paralysen. Die relativ niedrige Schizophrenieziffer
(etwa 10% der Zugänge) entsprach dem hohen Durchschnittsalter der Häftlinge.
Symptomatologie und Verlauf der Schizophrenie wichen nicht vom Gewohnten ab;
die Behandlungsmöglichkeiten waren beschränkt (Cardiazolschock und Fieber-
therapie); alle Schizophrenen verfielen dem Abtransport nach Osten. Für eine
die Schizophreniehäufigkeit erhöhende Wirkung der Lagersituation ergaben sich
keine Anhaltspunkte. Manisch-depressive Psychosen traten in ungewöhnlicher
Häufung auf (25% der Zugänge). Auch depressive und depressiv-paranoide Psychosen des Rückbildungsalters waren keine Seltenheit (10%). Derartige phasenhafte Erkrankungen konnten mit besserem Erfolg behandelt und vor dem Abtransport bewahrt werden. Länger dauernde reaktive Depressionen, die den üblichen
Aufnahmeschock überdauerten, blieben wider Erwarten aus. Die Unterernährung
führte bei allen Internierten zu leichten Graden von Gedächtnisstörung, in
einigen Fällen zu Korsakoffbildern mit Polyneuritis und kombinierter Strangerkrankung. Es wurden auch einige wenige Fälle von Pellagra-Psychose mit
günstigem Ausgang beobachtet. Unter den symptomatischen Psychosen überwogen die infektiös bedingten (5%), besonders bei Fleckfieber und anderen Encephalitiden. Während Fälle von Alkoholismus und Barbituratsucht fehlten, konnten
sich einige Ärzte im Lager Morphium zu süchtigem Gebrauch verschaffen und
durch Entziehungskuren entwöhnt werden. Schwachsinnige machten manchmal
kurzschlüssige, unbesonnene Fluchtversuche und verschwanden nach ihrer Er-
greifung mit unbekanntem Schicksal. Psychopathen standen dagegen von Flucht-
versuchen ab, paßten sich ganz gut an die Lagersituation an. Neurotische Patienten, die den Psychiatern aus der Vorkriegszeit bekannt waren, verloren im Lager
ihre langdauernden Psychoneurosen, Phobien und Zwangszustände oder besserten
sich so weitgehend, daß sie keiner ärztlichen Hilfe mehr bedurften. Neue psycho-
neurotische Störungen entwickelten sich nicht, auch keine psychosomatischen
Erkrankungen, wie Colitis mucosa, Ulcus pepticum, Bronchialasthma. Auch einfache Erkältungskrankheiten waren trotz der ungesunden Lebensbedingungen ausgesprochen selten. Hysterische Reaktionen, wie Anfälle, Paresen, demonstrative
Selbstmordversuche, ereigneten sich gelegentlich beim Abtransport in die östlichen Lager. Selbstmorde und Selbstmordversuche kamen aber auch sonst vor,
nahmen im Laufe der Jahre an Häufigkeit ab, wurden meist von alten Leuten
begangen (H. G. ADLER). Erst nach der Befreiung kam es verschiedentlich zu
neurotischen und psychotischen Reaktionen, in monatelangem Zeitabstand auch
zu schweren reaktiven Depressionen mit Schuldgefühlen den umgekommenen
Angehörigen und Freunden gegenüber, ferner zu ängstlich-hypochondrischen Zuständen. Auch ein Teil der alten Neurotiker, der im Lager frei von Beschwerden
war, bekam die frühere Symptomatik wieder. In verschieden großem Zeitabstand zur Befreiung traten bei einigen ehemaligen Häftlingen endogene Psychosen auf, die manchmal inhaltlich Anklänge an das Lagerleben aufwiesen.
    Die relative Seltenheit von neurotischen und psychotischen Entäußerungen,

ja auch von schwereren depressiven Reaktionen im KL wird auch von anderen ärztlichen Augenzeugen bestätigt (COHEN, FRANKL, TAS, THYGESEN u. KIELER). Das Bild des ganz und gar apathisch gewordenen, hungerdystrophischen „Muselmannes" hat sich jedoch überall eingeprägt (s. S. 17). Psychische Störungen haben zweifellos die Überlebenschancen verringert, den Betroffenen rasch der „Selektion" für die Vernichtung zugeführt und nirgends eine geeignete Behandlung gefunden. Aus dem Lager Buchenwald und bei Gelegenheit der Rath-Aktion (November 1938) berichtet KAUTSKY über Dutzende von Fällen von „Wahnsinn" und über „Melancholien schwersten Grades", die oft zum Selbstmord führten. Psychosen „behandelte" man dort mit Fesselung und Prügeln. Es haben auch anderwärts Psychosen nicht ganz gefehlt. So erwähnt TAS aus dem KL Bergen-Belsen je einen Fall mit endogen-depressiver und paraphrener Symptomatik, die bereits früher bestand und sich im Lager fortsetzte, während eine junge Frau mit zirkulärer Psychose im Lager frei von psychotischen Erscheinungen blieb und erst nach der Rückkehr in die Heimat erneut und wiederholt erkrankte. Auch mit schweren depressiven Reaktionen, Erregungszuständen und Neurosen waren dort verschiedenartige Erfahrungen zu machen: Patienten, die aus der Friedenspraxis durch reaktive Verstimmungen, angst- und zwangsneurotische Störungen bekannt waren, ließen im Lager — wohl durch Erfüllung depressiver Selbstbestrafungswünsche und Dominieren der Realangst — derartige Symptome vermissen. Ein früherer Patient von GROEN (Amsterdam), der im Frieden an Colitis ulcerosa litt, hatte überraschenderweise im Lager nur den üblichen Durchfall ohne Blutbeimengung und fühlte sich hinsichtlich seines Darmes gesünder als andere Häftlinge, um auch erst nach der Rückkehr in die Heimat einen Rückfall zu bekommen. Auf der anderen Seite gab es neurotische Störungen, die im Lager unbeeinflußt blieben, so den Fall einer jungen Frau mit schwerem Waschzwang und anderen Zwängen. In Fällen depressiver Entmutigung und Hoffnungslosigkeit wie in Konfliktsituationen hatte Psychotherapie in einfacher Form erstaunlich gute Wirkung.

Der britische Sanitätsoffizier NIREMBERSKI teilt psychologische und psychiatrische Beobachtungen an Insassen des KL Bergen-Belsen unmittelbar *nach der Befreiung* mit. Die britischen Truppen fanden dort 50—60 000 Menschen vor, von denen etwa 10 000 tot waren. Ursprünglich als Gefangenenlager für Russen dienend, wurde Bergen-Belsen ab Juni/Juli 1944 mit Frauen, ab November 1944 auch mit Männern verschiedener Nationalität belegt. Auch von ihren Eltern getrennte Kinder wurden nach Bergen-Belsen verbracht. Die Lebensbedingungen waren denkbar schlecht, Flecktyphuserkrankungen zahlreich. Eine tiefe Apathie herrschte bei den halb verhungerten Gefangenen, die sich nicht einmal mehr freuen konnten, als die britischen Panzer einfuhren. Gemeinschaftsgefühl und Sinn für moralische Werte waren weithin erloschen, auch da wo noch Familienangehörige beieinander waren. Jeder lebte ganz und gar für sich selbst. Mangelnde Aktivität, passives Verhalten bis zu völliger Bewegungslosigkeit, Gedächtnisschwäche, Zeichen von Schreck und Angst, Depressionen, Introvertiertheit, das Bestreben — auch noch nach der Befreiung — Nahrungsmittel aufzusparen und zu verstecken, waren verbreitet. Einzelne Personen boten sthenisch-aggressive Züge, waren als Unterdrücker ihrer schwachen und passiven Kameraden hervorgetreten. Bei den Männern waren die Verhaltensstörungen im allgemeinen stärker ausgeprägt als bei den Frauen, die zwar auch in der ersten Zeit nach der Befreiung durch Fehlen von

Schamgefühl und Vernachlässigung ihres Äußeren auffielen, sich dann aber rasch an die üblichen Verhaltensnormen anpaßten. Die meisten Frauen waren amenorrhoisch. Unbeschwert heiter und frei von Angst erschienen allein die kleinen Kinder bis zu 8 Jahren. Ältere Kinder und Jugendliche machten einen frühreifen Eindruck, zeigten ängstliche Reaktionen, normalisierten sich aber rasch. Unter den vorgefundenen psychisch Kranken (nur 46 Personen) überwogen schizophrenieartige Psychosen, deren Grundlage — ob endogen, toxisch-infektiös oder avitaminotisch — schwer festzustellen war. Auch schwere Neurosen waren selten. In der Kasuistik werden zwei Fälle von Konversionshysterie bei Männern erwähnt, von denen der eine jedoch eher den Verdacht auf eine passagere Blindheit nach Methylalkoholvergiftung erweckt. Die Behandlung der befreiten Häftlinge stieß zunächst auf Mißtrauen und Argwohn. Die abnormen Verhaltensweisen besserten sich bei denen am schnellsten, die Aussicht hatten, in ihr eigenes Land zurückzukehren. Bei den Juden verschiedener Nationalität, die alles verloren hatten, waren Ängste im Hinblick auf die Wiedereingliederung in das normale Leben und Unsicherheitsgefühle stärker ausgesprochen als bei anderen Überlebenden.

c) Spätschäden

Umfangreiches Material über *Spätschäden bei früheren KL-Häftlingen* wurde auf der Internationalen Sozialmedizinischen Konferenz über die Pathologie der ehemaligen Deportierten und Internierten vom 5. bis 7. 6. 1954 in Kopenhagen von Ärzten aus Belgien, Dänemark, Deutschland (Bundesrepublik), Frankreich, Holland, Italien, Luxemburg, Norwegen, Österreich, Polen und der Sowjetunion zusammengetragen. Der deutsche Konferenzbericht, herausgegeben von M. MICHEL, vermittelt einen Überblick über die hauptsächlichen Untersuchungsergebnisse in den verschiedenen europäischen Ländern. Wir beschränken uns auf die Wiedergabe der wesentlichen neuropsychiatrischen und psychologisch-soziologischen Daten unter Berücksichtigung der entsprechenden Originalveröffentlichungen.

1. Dänische Untersuchungen. Die *dänischen* Untersuchungen (vgl. dazu das Sammelwerk „Famine Disease in German Concentration Camps" von HELLWEG-LARSEN u. Mitarb., 1952) beziehen sich auf zwei Gruppen von Deportierten, die 1947 bis 1948 und 1951 bis 1953 erfaßt wurden. Die erste Gruppe besteht aus Mitgliedern der Widerstandsbewegung und Polizisten (im ganzen etwa 1300 Personen) und ist als repräsentativ für die Gesamtzahl der 6000 nach Deutschland verschleppten Dänen zu betrachten. Die Untersuchung stützt sich in der Hauptsache auf Fragebogen und lungenröntgenologische Befunderhebung. Eine psychiatrische Exploration fand nur in wenigen Fällen statt. Die Internierung der Dänen dauerte nur verhältnismäßig kurz, im Durchschnitt ein halbes Jahr. Die zweite Gruppe setzt sich aus 120 ausgewählten Mitgliedern der Widerstandsbewegung zusammen, die sich 8 Jahre nach der Befreiung noch bei schlechter Gesundheit befanden und sozial mangelhaft angepaßt waren. Die dänischen Autoren messen der Hungerdystrophie den entscheidenden Anteil an der Entwicklung seelisch-nervöser und sozialer Spätschäden zu. Die seelische Belastung durch den Lageraufenthalt *allein* habe keinen Einfluß auf das neurovegetativ und psychopathologisch gekennzeichnete KZ-Syndrom gehabt. Die Gewichtsabnahme gilt als Maßstab für die durch Aushungerung bedingte Gesamtbelastung des Organismus. Daneben wird den zahlreichen Infektionen, denen die Lagerhäftlinge ausgesetzt waren, ein erheblicher Einfluß auf die Entstehung nervöser Störungen zugeschrieben. In der ersten Untersuchungsgruppe dominiert das „neurasthenische Syndrom" — bei Widerstandskämpfern in 78%, bei Polizisten in 63%. THYGESEN u. Mitarb. rechnen dazu neben den bekannten psychischen und vegetativen Erscheinungen der Neurasthenie auch in einem nicht geringen Prozentsatz Temperatursteigerungen. Angstzustände und Depressionen stärkeren Ausmaßes sind in dieser Gruppe nur ausnahmsweise zu verzeichnen, ebenso selten Fälle einer hysterisch oder hypochondrisch gefärbten Neurose. Zur vollen Entwicklung kommt die neurasthenische Symptomatik oft erst Monate nach der Befreiung, wobei sich besonders für depressive Reaktionen eine längere Latenzperiode ergibt. Schwere nervöse Symptome treten in der Mehrzahl bei Deportierten auf, die Gewichtsverluste von 35% und mehr aufweisen. 8% der Deportierten haben 6 Monate nach der Befreiung keine Symptome mehr, bei 31% sind Symptome bis zu 2 Jahren vorhanden, 1947 bis 1948 noch bei 44%. Die 120 Patienten der zweiten Gruppe, die noch nach 8 Jahren über Beschwerden klagen und zu 80% sozial und ökonomisch gegenüber ihrem Standard vor der Deportation absanken, sind zum größeren Teil an sich arbeitswillige Schwerarbeiter, die wiederholt versucht haben, ihre Arbeit wieder aufzunehmen, sich aber zeitweise oder dauernd als arbeitsunfähig erweisen. $^3/_4$ von ihnen haben ihr normales Körpergewicht noch nicht wieder erreicht. Weitaus die meisten klagen über rasche Erschöpfbarkeit und körperliche Schwäche. Die Muskulatur ist dünn, schlaff und schmerzempfindlich. Neuritische Symptome (Parästhesien und Areflexie) kommen häufig vor. Fast die Hälfte dieser Fälle zeigt eine verminderte Widerstandskraft gegen Infektionen (10% behandlungsbedürftige Tuberkulose). Die häufigen Kopfschmerzen können nur in einem Viertel der Fälle auf überstandene Kommotionen zurückgeführt werden. Schwindelanfälle haben oft einen vasomotorischen Charakter. Unter den sonstigen zahlreichen vegetativen Beschwerden ragen periodische Durchfälle — oft psychogen ausgelöst — und Herzpalpitationen hervor. Ein Viertel dieser Deportierten erscheint vorzeitig gealtert. Sehr verbreitet (bei weit über der Hälfte der Nachuntersuchten) sind Klagen über profuse Schweißausbrüche, zum Teil auch bei Nacht, sexuelle Impotenz und Schlafstörungen. Psychische Symptome werden summarisch erwähnt: Depressionszustände (67%), emotionelle Labilität (36%), Reizbarkeit (73%), Angstzustände (62%), Überempfindlichkeit gegen Lärm (43%), Gedächtnisschwund (87%), Mangel an Konzentrationsvermögen (78%). Gegenüber den psychopathologischen Befunden der ersten Untersuchungsreihe wenige Jahre nach der Befreiung fällt bei den Spätgeschädigten das stärkere Hervortreten von Depressionen und Angstzuständen auf. Die Einförmigkeit, fast photographische Gleichartigkeit dieser Spätschäden wird betont und gegenüber den andersartigen Rentenneurosen hervorgehoben (K. HERMANN). Wenn nur eine kleine Minderheit der ehemaligen KL-Häftlinge Symptome einer Rentenneurose zeigt, so vermutlich deswegen, weil diese Fälle auf eine besondere Sympathie und Verständnis von seiten ihrer unmittelbaren Umgebung und der Versicherungsbehörden stoßen. Die Einstellung zu den ehemaligen Deportierten ist entgegengesetzt der extrem skeptischen medizinischen Haltung, wie sie sonst in der Versicherungsmedizin üblich ist und rentenneurotische Reaktionen geradezu provoziert. Doch zeigen auch die Verfolgungsopfer von sich aus wenig Neigung, öffentliche Mittel in Anspruch zu nehmen, auch wenn sie dazu berechtigt sind (THYGESEN u. WULFF).

Auch für die spätere Arbeitsfähigkeit nach der Heimkehr ergibt sich nach den Untersuchungen der dänischen Autoren eine statistisch faßbare Beziehung zur Schwere der durchgemachten Hungerkrankheit. Psychiatrische Symptome und Tuberkulose sind in den ersten Jahren nach dem Krieg die häufigsten Ursachen langdauernder Arbeitsunfähigkeit. Am stärksten sind körperlich schwer arbeitende Personen betroffen, weniger schwer dagegen Berufstätige, die sich schonen können. In der ursprünglichen Publikation (Famine Disease) verwenden die dänischen Untersucher den Ausdruck „Repatriation Neurosis" (HOFFMEYER u. WULFF). Später ist die Rede vom „Syndrom der Konzentrationslager" als einem „dichten Bündel hartnäckiger asthenischer, vegetativer und geistiger Symptome, die manchmal fortschreiten", dessen Einförmigkeit und hungerbedingte Entstehungsweise betont werden (HERMANN bei MICHEL).

2. Norwegische Untersuchungen. Auf die körperliche Fundierung der KL-Haftfolgen legen auch die *norwegischen* Untersucher das Hauptgewicht. Von inhaftiert gewesenen norwegischen Widerstandskämpfern berichten STRØM, EITINGER u. Mitarb. über 100 Fälle, die 12 Jahre nach der Befreiung noch medizinisch und sozial in vermutlichem Zusammenhang mit der Haftzeit geschädigt waren (96 in Lagern des NS-Regimes, 4 in japanischen Lagern).

Diese Patienten wurden sehr viel gründlicher neuropsychiatrisch und testpsychologisch untersucht als das bei den dänischen Verfolgten der Fall war. Weitaus die meisten (93) waren vor der Verfolgung körperlich und seelisch gesund, voll leistungsfähig. Die Haftbedingungen waren wie überall denkbar schlecht: Infolge Unterernährung litten 74 an Hungerödemen bei durchschnittlich 1000 Calorien Nahrungszufuhr, bei der Mehrzahl bestanden schwere gastrointestinale Störungen, bei mehr als der Hälfte Gewichtsverluste über 30%, bei der Hälfte außerdem Schädel-Hirnverletzungen mit Bewußtlosigkeit, unspezifische Encephalitiden (17), Fleckfieber (15). „Ernste psychische Störungen" während der Haftzeit werden in 52 Fällen angegeben, vor allem bei Häftlingen, die zum Tode verurteilt waren und auf die Exekution warteten, sowie bei solchen, die zur Entschärfung von Blindgängern unter ständiger Lebensgefahr herangezogen wurden. Im KL war auch bei den Norwegern die gewöhnliche psychische Reaktion die einer Gefühlsabstumpfung. Die subjektiven Beschwerden 12 Jahre nach der Befreiung beziehen sich zu drei Viertel und mehr auf gesteigerte Erschöpfbarkeit, Ruhelosigkeit, nervöse Reizbarkeit, Gedächtnisschwäche, dysphorische Stimmung, emotionale Labilität. Auch Schlafstörungen, Angst, Insuffizienzgefühle, Mangel an Initiative waren überwiegend häufig, über Depression und Angstträume wurde vielfach geklagt. 19 Personen waren dem Alkoholmißbrauch verfallen, 14 klagten über verminderte Alkoholtoleranz. Häufige körperliche Beschwerden waren: Kopfschmerzen, vegetative Labilität, Schwindel, Tremor und andere unwillkürliche Bewegungen, diffuse Schmerzen und Parästhesien, Ohrensausen. Im großen und ganzen entspricht das Bild dieser norwegischen Dauergeschädigten dem bereits von den dänischen Autoren beschriebenen KL-Syndrom mit seinem vorwiegend neurasthenieartigen, vegetativ-dystonen Gepräge. Der Schweregrad dieses Syndroms erwies sich als korreliert zur Schwere der Haftbedingungen und zu den besonderen in der Haft erlittenen Körperschäden, vor allem wiederum auch zur Stärke des Gewichtsverlustes. Die gesundheitlichen und sozialen Verhältnisse vor der Haft, während des freien Widerstandes und nach der Rückkehr in die Heimat erschienen demgegenüber bedeutungslos. Die neurologischen und psychiatrischen Befunde der Heimgekehrten viele Jahre nach der Befreiung legten nach EITINGER die Annahme einer „Meningoencephalopathie" nahe: In 92 Fällen deckte die psychologische Testuntersuchung organische Züge auf. In 88 Fällen fanden sich neurologische Normabweichungen, die für eine Beteiligung des ZNS sprachen, in 21 Fällen synkopale und epileptische Anfälle. Der Liquor zeigte in 29 Fällen eine Veränderung, meist eine Eiweißvermehrung. Pathologische EEG-Befunde wurden in 27 Fällen erhoben, darunter fünfmal eine „epilepsieartige Aktivität". Luftencephalographisch fanden sich bei 86 auswertbaren Fällen 75mal Ventrikelerweiterungen und Oberflächenveränderungen, die als pathologisch anzusehen waren und auch gradmäßig mit der Schwere der klinischen Veränderungen korrelierten (ENGESET). Häufig waren Beschwerden und neurologisch greifbare Veränderungen im Bereiche des peripheren Nervensystems (Cervicobrachialgien und Lumboischialgien, zum Teil mit Paresen, Atrophien, Sensibilitätsausfällen und Reflexabschwächung). Röntgenologisch nachweisbare Veränderungen an der Wirbelsäule waren in 91 Fällen nachweisbar. In einer strengen Auslese und Beschränkung auf eine Kerngruppe von 27 weniger als 50 Jahre alten Verfolgten, bei denen eine irgendwie geartete Hirnschädigung vor oder nach der Haftzeit ausgeschlossen werden konnte, bestätigte sich der am größeren Material gewonnene Eindruck: 25 von diesen ausgelesenen Patienten wiesen Zeichen einer Meningoencephalopathie auf. Die beiden symptomfreien Patienten waren keiner besonders schweren Belastung unterworfen. Auf eine Progredienz und spätere Verschlimmerungen des hirnorganisch bedingten KL-Syndroms bei einer „nicht geringen Anzahl" ehemaliger Häftlinge wird hingewiesen.

3. **Französische und britische Untersuchungen.** In *Frankreich* haben die persistierenden Gesundheitsschäden von zurückgekehrten Deportierten zu groß angelegten Untersuchungen Anlaß gegeben. Von 1940 bis 1944 wurden 220000 Franzosen deportiert. 38000 kamen zurück, davon 17% schwer geschädigt. In den folgenden 10 Jahren starben 13 bis 14000 von den Zurückgekehrten. So überlebte bis Anfang 1952 von elf Deportierten nur einer (RICHET u. MANS). Aus diesen Zahlen geht die ungewöhnlich hohe Mortalität der ehemaligen Deportierten hervor.

1953/54 wurden 2300 Deportierte (1716 Männer und 584 Frauen) durch eine Kommission untersucht, worüber SEGELLE u. ELLENBOGEN berichten. Es handelte sich insofern wiederum um ausgelesene Fälle, als bei allen Untersuchten bereits zahlreiche Voruntersuchungen durch lokale Stellen vorlagen. Der häufigste Befund war der einer allgemeinen Asthenie mit psychischen Störungen („Asthénie postconcentrationaire et troubles psychiques"), bei 74% der Untersuchten mit Invaliditätsgraden, die in der Mehrzahl zwischen 15 und 30% lagen. Das *Syndrom der Asthenie der Deportierten* ist von R. TARGOWLA (1950, 1954) näher beschrieben worden: Eine allgemeine motorisch-muskuläre Erschlaffung mit Schweregefühlen in den Schultern und in den Beinen wird schon morgens nach dem Erwachen oder plötzlich und unvermittelt im Laufe des Tages verspürt. Müdigkeit, schnelle Erschöpfung, schmerzhafte Sensationen in den Gliedmaßen, Kopfschmerzen, Asthenopie und Gehörsabschwächung zwingen den Patienten zu Arbeitsunterbrechungen oder Verlangsamung des Arbeitstempos. Er fühlt sich am Ende des Tages völlig erschöpft und ohne jede Kraftreserve. Die Asthenie hat auch eine intellektuelle Seite: Erschwerung des Erinnerns und Behaltens, sporadische

Erinnerungslücken, Störungen der Aufmerksamkeit, Mangel an geistiger Konzentration, auch Unterbrechungen im Ideenfluß, vages Denken, „unpräzise Ideenflucht", moroses Grübeln. Es besteht ein depressionsähnlicher Zustand von Inter-
esse- und Schwunglosigkeit, sexueller Inappetenz, übermäßigen Sorgen, Minderwertigkeitsgefühlen und allgemeinem Unbehagen. Der Asthenische sucht die Ruhe
und Einsamkeit. Er flieht die Gesellschaft, den Lärm. Das Menschengedränge
bedrückt ihn. Es kann sich seiner auch eine gesteigerte Unruhe und Erregbarkeit
mit jähzornigen Aufwallungen bemächtigen. Er fühlt sich unverstanden, von
Indifferenz, ja Feindseligkeit umgeben. Dazu kommen vorübergehende Exacerbationen eines psychophysischen Mißbefindens in Gestalt von Ängsten, Schlafstörungen, Schweißausbrüchen, Pollakisurie, funktionellen Herz- und Verdau-
ungsbeschwerden. Im Gegensatz zu den zitierten norwegischen Autoren vermißt
TARGOWLA pathologische Befunde im Pneumencephalogramm, sieht aber uncharakteristische Rhythmusänderungen im EEG. Erst in der Barbiturat-Narko-
analyse treten im Wachzustand fehlende oder nur angedeutete neurologische Veränderungen zutage, wie z. B. Nystagmus, Myoklonismen, asymmetrische Are-
flexien und Rigiditäten mit und ohne Tremor, manchmal geradezu parkinson-
artige Bilder, auch Reflexsteigerungen — Symptome, die als Hinweis auf eine
mikrostrukturelle Hirnläsion gewertet werden. Als akute seelische Krise auf dem
Boden der Asthenie beschreibt TARGOWLA das „Syndrome de hypermnésie paroxystique tardif". Dabei kommt es sowohl spontan wie auf assoziative Anregung
hin, gelegentlich bei Anstrengungen oder im Einschlafen, regelmäßiger aber provoziert durch Hyperventilation und oberflächliche Narkotisierung im Sinne der
Narkoanalyse zu einer absenceähnlichen Phase von Bewußtseinsverlust, anschließend daran zu einer „épisode d'onirisme hypermnésique", einem „délire de
mémoire". Dem spontanen Paroxysmus geht manchmal eine „Aura" mit Kopfschmerzen oder verstärkten vegetativen Erscheinungen von minuten- bis stunden-
langer Dauer voran. Im traumhaft-hypermnestischen Zustand werden unter lebhafter affektiver Beteiligung Erlebnisse aus der Verfolgungszeit, Verhörs- und
Folterszenen verbal reproduziert und in allgemeiner psychomotorischer und vegetativer Erregung wiederbelebt. Dabei handelt es sich nicht um eine direkte Wiedergabe des in der ehemaligen Notsituation Gesehenen, Gehörten, Verspürten, sondern
um die erinnernde Vergegenwärtigung der inneren Verfassung, des Gedachten, der
inneren Sprache, der unterdrückten Qualen und Protestregungen, die seinerzeit
nur unvollständig oder überhaupt nicht geäußert werden konnten. Es ist, als ob
der Patient wieder in die damals durchgestandene „Psychomachie" verwickelt sei,
in der eine instinktive Lebensangst und die moralische Besorgnis, sich zu verlieren und unter dem grausamen Druck die Kameraden zu verraten, miteinander
rangen. Nach dem Erwachen aus dem Rausch besteht Amnesie für das Reproduzierte, das aus dem bewußten Erinnerungszusammenhang nicht völlig
ausgeschlossen, nicht im eigentlichen Sinne verdrängt war, sondern im Wachzustand für gewöhnlich nur beiseite geschoben und ungern berührt wurde. Nosologisch siedelt TARGOWLA die paroxysmale Hypermnesie im problematischen Grenz-
gebiet der Hystero-Epilepsie an, innerhalb dessen die Krisen einen fallweise mehr
organisch-epileptischen oder mehr psychogenen Eindruck machten. Dementsprechend wird auch die Ätiologie dieser Störung in ihrer Komplexität gesehen:
Organische Schädigungen durch Hunger, Überanstrengung, schlechte Lebens-

bedingungen, Infektionen und körperliche Traumen bereiten den Boden für traumatisierende seelische Einflüsse — Angst, Bedrängnis, Erniedrigung, akute Gemütserschütterungen. Es sei zu vermuten, daß solche affektiven Traumen zu irreversiblen, diencephal lokalisierten, epilepsieerzeugenden Hirnläsionen führen. Eine besondere Prädisposition in Gestalt konstitutioneller Mängel und älterer, verfolgungsunabhängiger exogener Schäden könne vorhanden sein, aber auch völlig vermißt werden. TARGOWLA macht ferner auf eine besondere Form der Asthenie der Deportierten aufmerksam, die er als präsenile bezeichnet. Es sind vor allem über 50jährige ehemalige KL-Häftlinge, die Zeichen allgemeiner Voralterung und Arteriosklerose bieten. Doch beginnt das vorzeitige Altern auch schon wesentlich früher, in einigen Fällen bereits mit 33 Jahren. Die Symptomatik der Vorgealterten soll abgesehen von ihrer erhöhten Erschöpfbarkeit durch eine übernormale Erinnerungsschärfe im Hinblick auf das Erlittene und durch starke emotionale Schwankungen gekennzeichnet sein. Für das asthenische Syndrom der Deportierten in seiner Gesamtheit gilt, daß es gewöhnlich einen chronischen, zugleich aber wechselhaften, zwischen relativen Besserungen und Rückfällen schwankenden Verlauf nimmt und nur selten zur vollständigen Heilung führt. Zumeist folgt auf die Befreiung eine Periode der Beschwerdefreiheit, aus der sich die geschilderten Erscheinungen des Asthenie erst mit einer Latenzzeit von Monaten bis Jahren entwickeln. Die Prognose der asthenischen und hypermnestisch-paroxysmalen Zustände der Deportierten ist im allgemeinen ungünstig. Derartige Syndrome erschweren die soziale Wiedereingliederung, führen zu Konflikten, Isolierung, mitmenschlicher Entfremdung und Herabsetzung der beruflichen Fähigkeiten. In seiner ersten Veröffentlichung (1950) schätzt TARGOWLA die therapeutischen Einwirkungsmöglichkeiten gering ein, hält Psychotherapie jeder Art für unwirksam, gesteht einen spürbaren Einfluß lediglich Hypophysenvorderlappenpräparaten und Hydantoinen zu. Auf dem Kopenhagener Kongreß (1954) sind seine therapeutischen Ratschläge optimistischer: Langfristig und methodisch durchgeführte Behandlungen mit Ruhekuren und psychotherapeutischem Zuspruch, verbunden mit einer Besserung der materiellen Lebensbedingungen, bewirken einen Stillstand, wenn nicht eine Heilung der Erkrankung. Von Staats wegen sind Berentung und Maßnahmen zur Wiedereingliederung ins Arbeitsleben angezeigt.

Differenzierte Beschreibungen der psychologischen Situation von Deportierten und anderen Opfern der nationalsozialistischen Verfolgung in den ersten Monaten und Jahren nach ihrer Befreiung sind E. MINKOWSKI zu verdanken (1946, 1948). Im Vordergrunde steht die „anaesthésie affective", die als Schutzreaktion auf die fortwährenden schwersten seelischen Belastungen schon während der Verfolgungszeit auftrat und nach dem Kriege bei den Überlebenden, wenn auch wohl nicht irreversibel, die Szene beherrscht. Daß seelisches Leiden auf die Dauer zur Abstumpfung und Fühllosigkeit führen kann, ist an sich keine neuartige Erfahrung, bei den zurückgekehrten Deportierten aber ein Phänomen von „besonderem Relief" und besonderer Intensität (vgl. dazu auch GREENSON). Physische Erschöpfung und moralisches Elend bedingen es in untrennbarer Weise. Der Deportierte erzählt monoton und immer wieder von neuem von den durchgemachten Schrecknissen, ohne Erregung, mit ausdrucksarmer, steifer Mimik. Er wirkt im psychologischen Sinne wie degradiert, deterioriert, in seinen vitalen Kräften tiefgehend betroffen. Was ihm auferlegt wurde, war ja nicht ein psychisches Trauma im üblichen Sinne, sondern eine Veränderung des gesamten Weltaspektes. Einem kalten, rationalisierten Haß ohne Grenzen, einem System der Destruktion, der Lüge und Perfidie ausgeliefert, lebte er in einer Welt, in der Begriffe wie Individuum, Meinesgleichen, Nächster nicht vorhanden waren. Heroismus konnte sich dort nur selten entfalten, wo die menschliche Person von vornherein ausgeschaltet war und ein unpersönliches System der Ausrottung regierte. In dem Massensterben in den Lagern wurden die Toten zu Kadavern. Das Phänomen des Todes wurde zugleich mit der Entwertung und Verachtung des Lebens degradiert. Nur im Rahmen und auf dem Hintergrund einer derartigen unmenschlichen, extrem desozialisierten Welt sind die Einzelheiten des Leidens und der Entbehrung zu sehen. Das Studium dieser Einzelheiten ist an sich wichtig, gibt aber nur dann ein zutreffendes Bild, wenn in tiefer dringender Analyse die existentielle Gesamtsituation mitberücksichtigt wird. Der wissenschaftlichen Bearbeitung der Verfolgtenschicksale stellen sich nicht nur die Unangemessenheit der üblichen psychologischen und psychopathologischen Begriffe, wie z. B. die des psychischen Traumas, entgegen, sondern auch die innere Schranke zwischen einzelnen Gruppen von Verfolgten mit jeweils besonderen Schicksalen. Neben der fortdauernden affektiven Anästhesie fiel an den zurückgekehrten Deportierten ausnahmslos, und zwar bei Alten und Jungen, auch nach einer Zeit der körperlichen Erholung eine extreme Ermüdbarkeit auf. Bei Kindern und Jugendlichen hatte ein jahrelanger Lageraufenthalt andere Folgen als bei Erwachsenen. Sie erschienen nach der Rückkehr teils frühzeitig gereift, teils aber auch asozial und undiszipliniert, in ständiger Abwehrhaltung befangen. Bei den jüdischen Kindern aus Buchenwald ergaben sich nach ihrer Heimunterbringung in Frankreich große pädagogische Schwierigkeiten durch ein kollektives Mißtrauen gegenüber allen Betreuern, das zuweilen wahnhaftes Ausmaß annahm, im Einzelgespräch zwar jeweils rasch auflösbar war, sich aber auch ebenso schnell in kollektiver „Pseudosolidarität" wiederherstellen konnte[1].

Erfahrungen an jüdischen Kindern und Jugendlichen, die nach der Befreiung aus Lagern und Verstecken Aufnahme in Heimen, Internatsschulen und Pflegefamilien fanden, werden auch aus anderen Ländern, vor allem aus Großbritannien mitgeteilt (Referat in deutscher Sprache: N. WOLFFHEIM, 1958). Diese jungen Menschen hatten—zum Teil von frühester Kindheit an, manche im KL geboren—Jahre unter Bedingungen verbracht, die das Primitivste an Fürsorge, Erziehung und Unterrichtung vermissen ließen, so gut wie alle verwaist oder von den Eltern getrennt, viele Zeugen der Wegschleppung und Ermordung ihrer nächsten Angehörigen, manche überhaupt namenlos und unbekannter Herkunft. Nach ihrer Bergung und Zusammenführung in erzieherisch gut geleiteten Übergangslagern und Heimen boten sie Zeichen der Verwilderung, des Mißtrauens gegen alle Erwachsenen, der Verschrecktheit und Angst, der Zerstörungslust und des Futterneides, der Neigung, Eßwaren zu hamstern und zu verstecken. Sowohl die körperliche Erholung wie die Anpassung an die neuen Verhältnisse gingen bei den meisten erstaunlich rasch vor sich. Von ihren schrecklichen Erlebnissen sprachen sie kaum untereinander, wohl aber den Erziehern gegenüber, und zwar mit scheinbarer Kälte

---

[1] Vgl. dazu auch: „Les enfants de Buchenwald", Genf 1946.

und Sachlichkeit. Doch verrieten Angstträume von Bedrohungen und Mißhandlungen im KL wie labile, zwischen übertriebener Lustigkeit und Depression
schwankende Stimmungslagen und manche mündliche Äußerungen besonders von
Jugendlichen ein tiefergehendes Leiden an der Vergangenheit und ein Gefühl
hoffnungslosen Verlassenseins, das so recht erst nach der Befreiung zum Bewußtsein kam. Bei jüngeren Kindern war es erstaunlich, daß die miterlebten Schrecknisse so wenige und spärliche Erinnerungsspuren und phobische Bereitschaften
hinterlassen hatten. Auch von Racheaffekten und sadistischen Phantasien wird
bei diesen Kindern selten berichtet. Zu kriminellem Dauerverhalten, asozialer
Persönlichkeitsentwicklung kam es ebenfalls nur ausnahmsweise: WOLFFHEIM
schildert den Fall eines unehelich geborenen Sohnes einer jüdischen Mutter, der mit
4 Jahren von der Mutter getrennt wurde, mit 6 Jahren nach Theresienstadt kam,
nach 3jährigem Lageraufenthalt in englische Obhut gelangte, seine Mutter in
England wiederfand, aber trotz aller Erziehungsversuche zum unsteten Rückfalls-
dieb wurde. Die meisten der im Kindes- und Jugendalter inhaftierten und schlimmsten Schrecknissen und Entbehrungen ausgesetzten Menschen scheinen sich später
normal entwickelt und sozial befriedigend angepaßt zu haben. — Genaue, kritisch
interpretierte Verhaltensbeobachtungen an sechs 3 bis 4jährigen Kindern, die im
1. Lebensjahr von der Mutter getrennt wurden und in die Abteilung für mutterlose
Kinder im KL Theresienstadt kamen, werden von ANNA FREUD u. S. DANN
mitgeteilt. Diese mehrfach entwurzelten Kinder waren in ihrer neuen englischen
Heimstätte zunächst überempfindlich, ruhelos, aggressiv, schwierig zu behandeln,
hielten als Gruppe eng zusammen und zeigten in der Anfangszeit starke Feindseligkeit gegenüber den Erwachsenen, die allmählich und in individuell verschiedener
Weise positiven Beziehungen Platz machte. Bei allen bestanden autoerotische Gewohnheiten in verschiedener Form, bei einem Knaben genitale Masturbation. Mehrere Kinder verloren die in Theresienstadt erworbene Sauberkeitsgewöhnung und
näßten oder koteten wieder ein. Retardierungen in bezug auf Spielverhalten,
außerhäusliche Erfahrungen und denkende Verarbeitung wurden rasch eingeholt.
Die Kinder erwiesen sich auch als fähig, im Kontakt mit ihrer Umwelt eine neue
Sprache (Englisch) zu erlernen. Die Atmosphäre von Angst und Schrecken, von
der sie in Theresienstadt umgeben waren, hatte nur verhältnismäßig geringe Nachwirkungen in Gestalt von einzelnen Phobien, die nur zum Teil auf das Erlebte zu
beziehen, im allgemeinen nicht auffällig verbreiteter waren, als es sonst bei
Kindern der gleichen Altersgruppe der Fall ist. Das Ausbleiben gröberer Angst-
erscheinungen hat nach Ansicht der Autorinnen seine Gründe in der fehlenden
Gefühlskommunikation mit der bewußten oder unbewußten Furcht der Mütter
sowie in dem besonders starken Gruppenzusammenhalt der Kinder untereinander.
Im ganzen war — im Gegensatz zu verbreiteten Lehrmeinungen — bemerkenswert,
daß das mutterlose Aufwachsen in einer materiell und seelisch frustrierenden
Umwelt keine stärkeren Verhaltensabweichungen, keine eigentlichen Defekte und
Verwahrlosungsformen erzeugt hatte und einen „in der Basis unversehrten Kon-
takt" ermöglichte.

4. Holländische Untersuchungen. In den *Niederlanden* wurden umfangreiche
und gründliche Erhebungen an ehemaligen Widerstandskämpfern angestellt, über
die das Werk von BASTIAANS (1957) eingehend informiert. Viele von ihnen waren
zugleich Deportierte und KL-Häftlinge, von denen nur ein Bruchteil in die Heimat

zurückkehrte (nach holländischer Angabe 4000 von 16000, nach deutscher Mitteilung 8000 von 30000 Deportierten). Eine besondere Behörde, der „Buitengewone Pensioenraad", nahm bis 1954 mehr als 3000 Invaliditätsmeldungen ehemaliger Widerstandskämpfer entgegen und führte medizinische Untersuchungen zur Feststellung des Invaliditätsgrades und des kausalen Zusammenhanges mit der Verfolgung durch. Etwa die Hälfte der als krank gemeldeten Widerstandskämpfer waren zugleich Deportierte. In der Zeit von 1948 bis 1954 wurden bei einer Gesamtzahl von 3000 Widerstandskämpfern (2329 Männer, 671 Frauen) in 47,7% psychische Abweichungen festgestellt. Psychiatrische Diagnosen waren damit häufiger als alle anderen Krankheitsbezeichnungen, Lungentuberkulose (22,1%) nicht ausgenommen. Die häufigsten psychiatrischen Diagnosen waren in absoluten Zahlen: Neurasthenie (411), Neurose (198), Depression, neurotische Depression, chronische Depression (153), Lagerneurose, reaktive Neurose, traumatische Neurose (91), Hysterie, Konversionshysterie (118), neurotische Persönlichkeit (57), Psychopathie, Hysteropsychopathie (65), Demenz, psychischer Abbau (112), endogene Depression (7), Schizophrenien, schizoide Reaktionen (30). Sehr selten wurde eine Rentenneurose angenommen (11), ganz selten auch Simulation und Aggravation (9), häufiger Hysterie und einige andere Diagnosen, die möglicherweise tendenzneurotische Verhaltensweisen mitenthalten, wie „traumatische Neurose", „psychogener Überbau", „Hysteropsychopathie". BASTIAANS verweist auf verschiedene Mängel und Ungenauigkeiten dieser oft von Nichtpsychiatern vorgenommenen Untersuchungen, wie auch auf die wechselnde Interpretation des Begriffes „Teilnahme am Widerstand". Einer genaueren neuropsychiatrischen Untersuchung wurden über 300 ehemalige Teilnehmer am Widerstand unterzogen, die meisten in der Psychiatrischen und Neurologischen Universitätsklinik Utrecht, 40 Fälle durch BASTIAANS selbst in Amsterdam vorwiegend unter psychosomatischen Gesichtspunkten. In beiden Gruppen sind die nach dem überwiegenden Merkmal gestellten Diagnosen Neurasthenie, Neurose und Psychopathie in der Minderzahl (Utrecht 32:167, Amsterdam 8:40). Es überwiegen beiderseits Spezialdiagnosen aus dem weiteren und engeren Bereich der Psychosomatik. Aus den meisten der in Utrecht angefertigten Krankengeschichten geht hervor, daß nur selten der Kriegsstress als alleinige Ursache der festgestellten Krankheiten und abnormen Reaktionsformen angesehen wurde. In den meisten Fällen ergab sich eine neurotische Vorbelastung schon vor dem Krieg, wobei dem Kriegsstress dann nur eine dekompensierende Wirkung zugeschrieben wurde. In der Mehrzahl der Fälle bestand in den ersten Jahren nach dem Krieg ein traumatisch-neurotisches oder hyperästhetisch-emotionelles Syndrom, das später mit vorzeitiger Alterung und bestimmten psychosomatischen Veränderungen in einen permanenten Zustand überging. Auch aus seinen eigenen Beobachtungen leitet BASTIAANS den Schluß ab, daß der Kriegsstress bei vielen neurotisch und psychosomatisch krank gewordenen Widerstandskämpfern in hohem Maße Neurotisierungs- und Vernachlässigungsschablonen aus der frühen Jugend reaktiviert und fixiert hat. Er findet ich-schwächende Faktoren im elterlichen Milieu so gut wie ausnahmslos, z. B. eine neurotisierende Jugendsituation unter 40 Fällen 27mal, eine mit ernstlicher Vernachlässigung verbundene Situation 13mal, ernste akute Traumen seelischer Art 17mal, überwiegend häufig streng normierende, eine Protesthaltung fördernde oder auch Passivität erzeugende Verhältnisse. Unterschieden wird ein offensichtlich nervöses, ungleichgewichtiges Milieu im Elternhaus, das häufig schon bei den Kindern manifeste nervöse Reaktionen hervorruft, von einem streng normierenden, auf Selbstbeherrschung und Wirklichkeitsanpassung abgestellten Milieu, das auf dem Wege über eine defiziente Ich-Entwicklung ebenfalls neuropsychiatrische und psychosomatische Reaktionsformen induziert. Doch wird zugleich betont, daß in den untersuchten Fällen weder die kindlichen Traumen noch die Vernachlässigung zu einem manifesten asozialen oder dissozialen Verhalten geführt haben. Im Gegenteil, bei 30 von 40 ehemaligen Widerstandskämpfern hatte die aus ungünstigem elterlichem Milieu erwachsene Protesthaltung eine Sublimierung zu sozialer Aktivität und zu Kritik an gesellschaftlichem Unrecht erfahren. Die Anpassung war in der Vorkriegszeit zumeist geglückt im Hinblick auf Arbeitsleistung und soziale Beziehungen, seltener glücklich in bezug auf Liebesbeziehungen und Kompensation neurotischer Störungen. Gegenüber den neurotisierenden Vorprägungen in der Jugend und den durchgemachten Lagererlebnissen schienen ich-schwächende Belastungen im Erwachsenenalter vor der Verfolgung, im Krieg ohne Zusammenhang mit der Verfolgung und nach dem Krieg eine zwar nicht unbedeutende, aber doch geringere Rolle zu spielen. Seelische Konflikte und Vernachlässigung in der früheren Lebensgeschichte disponieren zu Verhaltensmustern von generalisierter Feindseligkeit, destruktiver Aggressivität oder gefühlsarmer Apathie, die bei neuem Ausgesetztsein an extrem traumatisierende Erlebnisse und Frustrationen reaktiviert oder überhaupt erst manifest gemacht werden. In der Verfolgungs- und Lagersituation kann die Haltung destruktiver Feindseligkeit den Verfolgern gegenüber legitim ausgelebt, das in der Jugend erworbene Training in Frustration vorteilhaft genutzt werden und damit eine gute Anpassung gerade an die Erfordernisse der Kriegszeit erreichbar sein. Dann pflegt aber die Einstellung auf die so ganz andersartigen Nachkriegsverhältnisse Schwierigkeiten zu bereiten: „Der Held von gestern wurde der Bürger von heute, der tapfere Kamerad wurde wieder mittelmäßiger Hausvater."

Krieg und Widerstand werden nicht mehr ganz zur Vergangenheit. In der ersten Nachkriegszeit machen sich nervöse Symptome bemerkbar. Alles erinnert an den Lageraufenthalt, an dessen Schrecknisse, die nun in Angstträumen wiederkehren. Und allen Verdrängungsversuchen zum Trotz verfestigt sich das jetzt nicht mehr angemessene Lagerverhalten in Gestalt einer inneren Dauerspannung und selektiven Überempfindlichkeit bestimmten Lebenslagen gegenüber. Es kommt zu einem, das gespannte Abwehrverhalten fortsetzenden, „psychosomatischen Ich-Krampf", der sich auf verschiedenen psychophysischen Ebenen manifestiert. Dazu gehören Depressionszustände und umschriebene psychosomatische Syndrome. Das zentrale Hafterlebnis ist das der totalen Machtlosigkeit. Es zeigt sich u. U. unüberwindbar und persistiert als apathische „Ich-Lähmung". Ähnlich wie TARGOWLA erzielte auch BASTIAANS in der Narkoanalyse affektive Entladungen und dramatisches Wiedererleben von grausigen Quälereien, wobei sowohl aktivaggressive Tendenzen wie auch passives Geborgenheitsstreben Ausdruck fanden. Wenn auch im allgemeinen die neurotischen und psychosomatischen Spätschäden der Verfolgung ältere Störungen der Persönlichkeitsentwicklung voraussetzen, so können doch besonders schwere Verfolgungserlebnisse auch bei früher klinisch gesunden, sozial angepaßten, psychodynamisch kompensierten Menschen derartige Spätfolgen erzeugen. Sie treten in der Regel nicht unmittelbar im Anschluß an die Verfolgungszeit auf, sondern nach mehr oder minder langen Latenzperioden, in denen eine körperliche Erholung und Regeneration der Hungerschäden stattfindet. Die Dauer der Latenzzeit zwischen dem Beginn der maximalen Kriegsbelastung und dem Auftreten asthenischer Beschwerden beträgt bei Männern im Mittel 9 Monate, bei Frauen durchschnittlich 1 Jahr und 2 Monate. Länger ist die Latenz umschriebener psychosomatischer Syndrome: bei Männern 4 Jahre und 6 Monate, bei Frauen 6 Jahre und 5 Monate. In Latenzperioden, im ebenfalls häufig zu beobachtenden Übergang allgemeiner asthenischer Beschwerden in umschriebene psychosomatische Leiden und im Wechsel der psychosomatischen Symptomatik macht sich das Prinzip der „Syndromverschiebung" psychodynamisch bedingter Störungen geltend. Rentenneurotische Verhaltensweisen sind gegenüber solchen zwingenden Verläufen die Ausnahme. Die meisten ehemaligen Widerstandskämpfer suchen sich passiven, egozentrischen Tendenzen willentlich zu widersetzen. In den von BASTIAANS vorgenommenen Untersuchungen liegt das Hauptgewicht auf den psychosomatischen Erkrankungen (Lungentuberkulose, Bronchialasthma, Adipositas, Ulcus, Muskel-Skelet-Syndrome, Hypertension). Dem biographischen Denkmodell der Psychoanalyse entsprechend werden die Wege verfolgt, die von Entwicklungsstörungen der kindlichen Libidoorganisation über die Abwehrmechanismen gegenüber den ichschwächenden Erlebnissen der Verfolgungssituation zu fixierten seelischen Fehlhaltungen führen und schließlich in psychisch determinierte Organ- und Allgemeinleiden körperlicher Art ausmünden. Auch die Phänomene der Latenz- und Syndromverschiebung gelten als tiefenpsychologisch interpretierbar: Die starre innere Normierung durch ein neurotisches Über-Ich zeigt sich den wechselnden Verhaltensforderungen der Mitwelt — vor dem Krieg, im Krieg, nach dem Krieg — nicht gewachsen. So kommt es in der Reaktion auf den Wechsel mitweltlicher Ansprüche zu intrapsychischen Spannungen, u. U. erst in längerem Zeitabstand in den grob traumatischen Erlebnissen und zum Austrag dieser Spannungen in später und wechselnder Symptomatik. Organische Hungerfolgen treten im Rahmen derartiger Betrachtungsweisen — im Gegensatz zu den dänischen und norwegischen Untersuchungen — in den Hintergrund, ließen sich auch bei einer speziell darauf gerichteten Nachprüfung anhand von Aktenmaterial statistisch nicht signifikant belegen.

5. **Deutschsprachige Untersuchungen.** In der *deutschen* bzw. *deutschsprachigen* psychiatrischen Literatur über Verfolgungsschäden stößt man zunächst auf die Feststellung von BONHOEFFER (1947), daß ihm Fälle von kurzdauernden Psychosen, akustischen und optischen Halluzinationen mit nachfolgendem längeren Residualwahn im Anschluß an Folterungen bekannt geworden seien. Die früher für fast absolut gehaltene Toleranz der Psyche gegenüber erschöpfenden und zermürbenden Einflüssen finde offenbar doch eine Grenze „bei einem Übermaß künstlich herbeigeführter körperlich quälender, die Persönlichkeit entwürdigender Prozeduren". Der Unterschied solcher, auf die Einzelperson abgestellten Quälereien gegenüber den in der Gemeinschaft erlebten Schreck- und Ermattungserlebnissen im allgemeinen Kriegsgeschehen sei klarzustellen.

W. SCHULTE (1947) zitiert diesen Hinweis BONHOEFFERS und knüpft daran die Bemerkung, daß die nagenden Druckwirkungen chronischer, als ausweglos empfundener Angst- und Isolierungserlebnisse in höherem Maße psychosefördernd seien als akute Schreck- und Angstaffekte. Dem Vorschlag von BONHOEFFER, KL-Insassen zwecks wissenschaftlicher Klärung derartiger pathogenetischer Probleme zu befragen, ist man in Deutschland jedoch erst in den letzten Jahren im Rahmen der durch das BEG aufgeworfenen Begutachtungsfragen gefolgt. Dabei ergaben sich, soviel wir sehen, keine Hinweise mehr auf durchgemachte akute Folterungspsychosen, die wohl in längerem Zeitabstand auch kaum mehr erfaßbar sind[1]. Dagegen beansprucht das Problem der Auslösung bzw. Mitverursachung von chronischen Psychosen endogenen Gepräges durch politische und rassische Verfolgung besondere Aufmerksamkeit (s. S. 290 ff.). Während hungerdystrophische und andere organische Schäden am Zentralnervensystem bei Verfolgten des Naziregims in der deutschsprachigen Literatur relativ selten Beachtung fanden (M. MICHEL, H. STRAUSS, KOLLE), hat sich das Interesse zunehmend Beobachtungen zugewendet, die für eine tiefgreifende, nicht tendenzgebundene erlebnisreaktive Nachwirkung der erlittenen Verfolgung sprechen.

Einen ersten Hinweis auf derartige, reaktiv entstandene Störungen von Verfolgten verdanken wir KRANZ (1949). „Paranoide Depressionen aber waren gerade bei politisch Verfolgten nicht selten. Sie traten auch bei denjenigen auf, die nicht zu offenem Widerstand übergingen oder übergehen konnten, sondern, unter Druck gesetzt, sich immer wieder durchzularvieren suchten, ständig auf der Hut sein mußten vor einer Verderben drohenden Offenbarung ihrer inneren Gesinnung und dazu noch unter der Scham litten, die jeder gegen die innere Überzeugung eingegangene Kompromiß bei einem ethisch nicht abgestumpften Menschen mit sich bringt." KRANZ verweist auch auf zwei Gipfel der Selbstmordkurve in Heidelberg und im Lande Baden in den Jahren 1932/33 und 1937/38, die vermutlich durch Suicide aus politischen Motiven miterzeugt wurden.

6. Erfahrungen aus der Entschädigungsbegutachtung. Unabhängig voneinander und gleichzeitig machen VON BAEYER und H. STRAUSS (1957), Vertrauensarzt des Generalkonsulats der Bundesrepublik in New York, auf Fälle chronischer Erlebnisnachwirkung nach Verfolgung aufmerksam. „Unserer Zeit blieb es vorbehalten, Erfahrungen mit extremen Schädigungserlebnissen zu machen, die tief in die vitale und moralische Existenz der Opfer eingriffen und zum Teil auch wirkliche Umstrukturierungen der Persönlichkeit, hartnäckige Dauerreaktionen depressiver, anankastischer, phobischer und organneurotischer Art hinterlassen haben, ohne daß dabei eine kompensatorische Willensrichtung maßgebend erscheint, und auch ohne entscheidenden Einfluß von körperlichen Faktoren" (VON BAEYER). Damit ist ein pathogenetischer Zusammenhang angesprochen, der den Rahmen der herrschenden Lehre sprengt und in der deutschen Rechts- und Begutachtungspraxis erst allmählich Anerkennung findet. Abgesehen von feineren Brüchen und Defekten der Persönlichkeit, die klinisch nicht faßbar sind, gelten solche untendenziösen Dauerreaktionen zunächst als selten — banale Entschädigungsneurosen, die nach

---

[1] HOFFMEYER u. WULFF (Dänemark) erwähnen akustische Halluzinationen bei einem politischen Häftling, der 2 bis 3 Wochen lang täglichen Verhören ohne Folterung unterworfen war. WOLF u. RIPLEY erwähnen einen psychopathisch-kriminellen USA-Soldaten, der während der Mißhandlungen durch japanisches Lagerpersonal jegliches Schmerzempfinden ausschalten konnte, in den Tagen danach aber die Folterszenen halluzinatorisch unter Weinen, Schreien und Sichwinden wiederbelebte. Dieser Mann bot auch noch nach der Befreiung das Bild einer kompletten hysterischen Analgesie.

den üblichen Gesichtspunkten zu beurteilen sind, kommen bei Verfolgten ja
ebenfalls vor, auch Übergänge zwischen beiden Formen. Die neuen Erfahrungen
an überlebenden KL-Insassen und anderen Verfolgten lassen deutlich den Unterschied zwischen den dort erlebten, mit totaler Entbergung und Entwurzelung
verbundenen Bedrohungen der vitalen und geistigen Existenz und den mehr isolierten Angst- und Schreckerlebnissen in Kriegen und Katastrophen hervortreten,
die dem bekannten Typus der „traumatischen Neurose" zugrunde liegen. Als
Beispiel einer untendenziösen, chronischen Erlebnisreaktion bringt VON BAEYER
den Fall eines nicht inhaftiert gewesenen, aber zermürbenden Verfolgungen ausgesetzten halbjüdischen Industrieangestellten, der in der Verfolgungszeit unmittelbar mit einer ulcerösen Colitis reagierte und zugleich eine äußerst hartnäckige,
den Krieg überdauernde phobische Fehlhaltung mit paroxysmaler Tachykardie
erwarb. (Zum Problem der untendenziösen, erlebnisreaktiven Störungen Verfolgter und ihrer rechtlichen Beurteilung nach dem BEG vgl. auch VON BAEYER
1958, 1959, 1961 — zuletzt unter Hinweis auf die als „Annihilierung" bezeichnete
totale Sinnberaubung, die vor allem den zur physischen Vernichtung bestimmten
europäischen Juden zuteil wurde.)

Auch H. STRAUSS lehnt es ab, die für die hysterischen Begehrungsneurosen
der Kriegs- und Unfallbeschädigten entwickelten Ansichten auf die ganz andersartigen seelischen Störungen der Verfolgungsopfer zu übertragen. Bei den letzteren
unterscheidet er folgende Typen abnormen Reagierens: 1. chronische reaktive
Depressionen (Entwurzelungsdepression) bei zum größeren Teile polnischen Juden,
die im Alter von 15 bis 45 Jahren Verfolgungsmaßnahmen ausgesetzt waren, den
Terror der Lager in einer Art Affektstupor stumpf und willenlos durchlebten und
dann in der Emigration chronisch deprimiert sind, oft an vegetativ-vasomoto-
rischen Störungen einschließlich systolischer Hypertension leiden. Hysterische
Tendenzen sind bei solchen Patienten sehr selten. Ihr Leiden ist verfolgungsbedingt und nach dem BEG entschädigungspflichtig; 2. hysterische Reaktionen,
die grundsätzlich nicht entschädigungspflichtig sind, sich aber oft nur schwer von
hysterisch überlagerten Entwurzelungsdepressionen und organischen Hirnschädigungen abtrennen lassen; 3. reaktive Spannungszustände mit neurasthenischen
Symptomen bei aktiven Persönlichkeiten, die sich äußerlich gut eingeordnet
haben, aber unter dem Druck der Verhältnisse in der neuen Heimat leiden, bei
denen ebenfalls ein ursächlicher Zusammenhang ihrer Beschwerden mit den Verfolgungsmaßnahmen abzulehnen sei; 4. Zwangs- und Angstneurosen, bei denen
Erblichkeit oder frühkindliche Verhältnisse ausschlaggebend sind — ebenfalls
ohne ursächlichen Zusammenhang mit der Verfolgung, abgesehen von zeitlich
begrenzter Verschlimmerung; 5. Anpassungs- und Entwicklungsstörungen bei
Jugendlichen, die im Alter von 5 bis 15 Jahren von den Eltern getrennt, zum Teil
versteckt gehalten wurden. Bei einigen dieser Verfolgten sieht man schwere
Angstzustände, Depressionen, psychogene Körperstörungen, Hysterismen, asoziale, skrupellose Verhaltensweisen. Bei derartigen Anpassungs- und Entwicklungsstörungen ist der ursächliche Zusammenhang mit der Verfolgung zu bejahen. —
Auf dem 3. Weltkongreß für Psychiatrie in Montreal (1961) berichtete STRAUSS
über 1000 neuro-psychiatrisch untersuchte Opfer der rassischen Verfolgung, etwa
25 bis 30% aller derer, die in New York und Umgebung Antrag auf Entschädigung
wegen Gesundheitsschäden gestellt haben. Bei diesen Antragstellern handelt es

sich überwiegend um polnische, zum geringeren Teil um deutsche und andere Juden. 722 Personen befanden sich in KL, 170 in anderen Internierungslagern, Gefängnissen, Ghettos oder Verstecken, 103 waren nicht inhaftiert und konnten sich in den ersten Jahren der Verfolgung durch Auswanderung retten. 196 Personen hatten am Ende der Verfolgung ihre ganze Familie verloren und standen völlig allein. Zu Beginn der Verfolgung waren 33 Personen unter 11 Jahre alt, 373 unter 20, 388 21 bis 35, 206 36 bis 50, 33 über 50 Jahre alt. Die Untersuchungen fanden durchschnittlich 15 bis 20 Jahre nach Beginn der Verfolgung statt. (Zu den Diagnosen vgl. Tab. 2.) STRAUSS berücksichtigt auch die Häufigkeitsbe-

Tabelle 2.[1]

Neuroses	
Hysteria	171
Tension states	71
Reactive depressions	121
Anxiety neuroses	60
Mixed neuroses	188
Diagnoses	
No psychiatric disorder	294
Neuroses	611
Psychoses	31 (32)
Mental retardation	7 (33)
Psychopathic behaviour	57 (65)

[1] Aus STRAUSS, H.: Psychiatric Disturbances in Victims of Racial Persecution, a. a. O.

ziehungen der neurotisch-psychopathischen Zustände zum Familienstand, zur Art der Verfolgung und zum Alter (Tab. 3).

Tabelle 3.[1]

Relative frequency of psychiatric disorder in relation to marital status

	M 1	M 2	S	W	D
Reactive depression	1	1.6	1.5	3	1.5
Anxiety neurosis	4.5	1	5	2.6	—
Hysteria	4.7	3.8	2.5	1	—
Tension states	1.8	1	1	—	1.2
Psychopathic behaviour	1.1	1	5	—	2

Relative frequency of disorder in relation to internment and Isolation

	KZ	NoKZ	Isolated	Not isolated
Reactive depression	1	1.7	1.8	1
Anxiety neurosis	1	1.4	1.4	1
Hysteria	1.6	1	1.2	1
Tension States	1	1	1	1
Psychopathic behaviour	1	1.4	2.7	1

Relative frequency of disorder in relation to age

	(a)	(b)	(c)	(d)
Reactive depression	1.5	1.7	1.3	1
Anxiety neurosis	4.2	1	1.8	3.6
Hysteria	1.2	1.6	1	—
Tension states	1.6	1.1	1	—
Psychopathic behaviour	2.7	1.4	1.4	1

[1] Aus STRAUSS, H.: Psychiatric Disturbances in Victims of Racial Persecution, a. a. O.

M 1 = einmal verheiratet, M 2 = zum zweiten Mal verheiratet, S = unverheiratet.
W = verwitwet, D = geschieden. Isolated = nach der Verfolgung völlig alleinstehend,
(a) = 1939 unter 20 Jahre, (b) = 21—35 Jahre, (c) = 36—50 Jahre, (d) = über 50 Jahre alt.
Die Zahlen der Tab. 3 sind Quotienten von Prozentziffern. Die als nicht psychiatrisch krank
geführten Fälle schließen eine nicht angegebene Zahl von Epileptikern und organisch Hirn-
kranken mit psychischen Störungen ein. Die in Klammern gesetzten Ziffern beziehen sich auf
Fälle, in denen die angegebene Diagnose Nebendiagnose bei den unter der Hauptdiagnose
„Neurose" geführten Fällen war.

Reaktive Depressionen und Angstneurosen treten häufiger bei Verfolgten auf,
die *nicht* im KL waren, häufiger bei sozial Isolierten als bei nicht Isolierten, was
generell für die ätiologische Mitwirkung nicht unmittelbar verfolgungsabhängiger
Faktoren spricht. Andererseits läßt der große Anteil von Angstneurosen bei Verfolgung im *jugendlichen* Alter — meist außerhalb der KL — vermuten, daß durch
die ständigen Diskriminierungs- und Bedrohungserlebnisse in der Jugendzeit das
grundlegende Vertrauen zum Lauf der Welt („that things might work out well")
nachhaltig untergraben wurde und daraus eine bleibende Unsicherheit und allgemeine Angstbereitschaft hervorgingen. Bei einer Gruppe von jugendlichen Verfolgten hat sich eine asoziale bzw. sozialparasitäre Spielart von Fehlanpassung
entwickelt („psychopathic behaviour"). Ungeachtet des Mitspielens von Anlagefaktoren und frühkindlichen Erlebnissen sind auch bei diesen in früher Lebenszeit
Verfolgten die Ereignisse der Verfolgung selbst ausschlaggebend für die Entstehung einer permanenten Abweichung der seelischen Reaktionsweise. Bei den
reaktiven Depressionen der im Erwachsenenalter Verfolgten mit bereits gefestigter
Persönlichkeitsstruktur hält STRAUSS im Gegensatz zu seiner ersten Publikation
die Lebensbedingungen *nach* der Befreiung für wesentlicher als die Verfolgung
selbst — Lebensbedingungen, die sich unter dem Stichwort Entwurzelung zu-
sammenfassen lassen. Dafür spricht nicht nur ihr vermehrtes Vorkommen bei
nicht interniert gewesenen, sondern auch bei sozial isolierten, verwitweten und
zum zweiten Mal verheirateten Personen. Zahlreiche, übereilt geschlossene Zweit-
ehen von Verfolgten verliefen unglücklich. Entwurzelte Verfolgte leiden unter
ihrer unbefriedigenden Anpassung an die neue Umgebung, an ihrem niedrigen
Sozialstatus und Lebensstandard, der an sich sogar höher sein kann als im Ursprungsland. Sie ziehen sich von ihrer Umgebung zurück, sind schlaflos, träumen
von der Verfolgung und den getöteten Angehörigen, entwickeln eine Menge von
psychosomatischen Beschwerden. Einige Patientinnen (11) leiden an ihrer durch
Krankheit oder Experimente verursachten Sterilität. In einigen Fällen ist die
reaktive Depression besonders gefärbt durch Schuldgefühle, die sich zwanghaft
an bestimmte Erinnerungen aus der Verfolgungszeit knüpfen, z. B. an den Gedanken, für den Tod von Angehörigen verantwortlich zu sein. Ein derartig tief
fundiertes Schuldbewußtsein trotzt auch einem erheblichen Aufwand an Psychotherapie. Differenzierte und sensitive Persönlichkeiten kommen nicht darüber
hinweg, daß ihr Vertrauen in die Güte der Menschen total und für immer getäuscht
wurde. Hysterische Reaktionen überwiegen bei ehemaligen KL-Insassen, sind
aber zumeist nicht so gravierend, daß sie die Arbeitsfähigkeit ernstlich beeinträchtigen. Der Haß gegen die einstigen Verfolger, die Verachtung alles Deutschen, das
ohnmächtige Gefühl, sich nicht rächen zu können, sind gerade in der Gruppe der
hysterisch Reagierenden ausgesprochen. Sog. Spannungszustände, gekennzeichnet
durch erhöhte Reizbarkeit und psychosomatische Beschwerden, finden sich in

allen Gruppen, vermehrt bei Personen, die in erster Ehe verheiratet leben und bei Verfolgten im Jugendalter. Bei diesen Spannungszuständen sind die aktuellen Lebensumstände *nach* der Befreiung, die allerdings oft durch die Verfolgung indirekt bedingt sind, von ausschlaggebender Bedeutung.

Die obigen Feststellungen an jüdischen Emigranten in den USA werden von G. E. WINKLER (1961) im Prinzip bestätigt und nur in *einem* Punkt abweichend interpretiert: Auch Phobien und Anankasmen, soweit nicht monosymptomatisch, sondern im Verband anderer Symptome auftretend, seien kein Beweis für eine anlagebedingte, verfolgungsunabhängige Störung.

Einen ähnlichen Personenkreis — nach den USA ausgewanderte Überlebende der Vernichtungslager, 15 Jahre nach der Befreiung — hat E. C. TRAUTMANN (1961) im Auge, der zusammenfassend von einem „Vernichtungslager-Syndrom" spricht. Die Schilderung der im Rahmen dieses Syndroms anzutreffenden ängstlich-phobischen, depressiven, vegetativen Erscheinungen, sexuellen Störungsbilder und allgemeinen Persönlichkeitsveränderungen entspricht in den Grundzügen den bereits referierten Ergebnissen. Besondere Erwähnung finden bei TRAUTMANN abnorme Reaktionsweisen aus dem Zusammenspiel der traumatischen Verfolgungssituation mit aktuellen Gegebenheiten der sozialen Umwelt: Es sind das zahlreiche Variationen eines neurotisch-hysterischen Verhaltens, die aus dem Gefühl der Hilflosigkeit und Unsicherheit und dem Streben nach Selbstschutz entstehen und bis zur bewußten Simulation gehen können. Dabei stehen weder das Wunschmoment, noch eine präexistente Neurose im Vordergrund, sondern die angststimulierenden Lebensumstände des Verlassenseins in sprachfremder Umgebung. Wer das KL überlebt hat, ist im Gegensatz zum kriegsbeschädigten Heimkehrer eben kein Heimkehrer. In der Psychotherapie dieser Überlebenden hat sich das systematische Wiedererwecken und kathartische Durcharbeiten der vergangenen und gegenwärtigen Angsterlebnisse bewährt. Es führt zum Verschwinden des „traumatogenen Angstsyndroms" und zum Zurücktreten sekundär-neurotischer Verarbeitungen. Die ursprüngliche Persönlichkeit tritt dann klarer hervor und läßt manchmal verfolgungsunabhängige angst- und zwangsneurotische Symptome, die aus der Kindheit stammen, sichtbar werden.

Aus der Praxis des Entschädigungsamtes Berlin berichtet GÖBEL (1958) über die bis dahin üblichen Begutachtungsgrundsätze bei depressiv gefärbten Versagenszuständen, chronifizierten depressiven Reaktionen, endoreaktiven Dysthymien und Psychoneurosen von politisch und rassisch Verfolgten. Nur ausnahmsweise ist in solchen Fällen ein ursächlicher Zusammenhang mit der Verfolgung anerkannt worden. Zum Teil wurden aber die körperlichen Begleiterscheinungen des seelisch abnormen Zustandes als vegetative Dystonie dem Ursachenfelde der Verfolgung zugeschrieben und mit Erwerbsminderungsgraden von 30 bis 50% bewertet. GÖBEL verkennt nicht die außergewöhnlich schlechten, total ehr- und wehrlos machenden Existenzbedingungen, unter denen insbesondere die Juden im 3. Reich zu leiden hatten, hält aber in der „Wirrnis depressiv stimmender Motive" eine befriedigende Begutachtung nur selten für möglich. Ein Zusammenhang dieser Depressionszustände mit der vorangegangenen Hungerkrankheit wird ebenfalls abgelehnt. Das depressive Bild hat sich in vollem Umfang auch bei Antragstellern gefunden, die nicht in Lagerhaft waren.

1958 veröffentlichte KOLLE seinen Bericht über 218 in der Münchener Nervenklinik

im Auftrage verschiedener Entschädigungsbehörden erstattete Gutachten (vgl.
Tab 4). Darunter befinden sich 79 Fälle von organischer Hirnschädigung, vor
allem bei älteren und alten Menschen, bei denen das organische Psychosyndrom Folge der außergewöhnlichen seelischen und körperlichen Belastungen zu
sein scheint. Bei den jungen Juden, die im Alter von 6 bis 17 Jahren eingesperrt
waren, ergeben sich ängstliche, infantile, kontaktschwache, energielose, mißtrauische Züge, zum großen Teile koordiniert mit körperlichen Entwicklungsstörungen. 81 Personen bieten ausschließlich psychische Symptome: Von 9 endogenen Psychosen erweisen sich schon durch die Zeit ihres Ausbruches 3 Schizophrenien und 4 Cyclothymien als nicht verfolgungsbedingt, 2 Cyclothymien hin-

Tabelle 4.[1]

	Juden		weltanschaulich, religiös, politisch Verfolgte	
	an- erkannt	ab- gelehnt	an- erkannt	ab- gelehnt
Contusio cerebri	21	—	8	—
Hirnatrophie	4	—	2	—
Zustand nach Fleckfieberencephalitis	10	—	—	—
Pathologische bzw. vorzeitig ausgelöste Gefäßprozesse	24	2	8	—
Degenerative Erkrankungen	8	2	6	5
Entwicklungsgestörte Jugendliche	12	—	—	—
Ungeklärt	—	1	—	—
Schizophrene Psychosen	—	3	—	—
Cyclothymie	1	2	1	2
Chronische Depressionen	28	—	1	—
Psychoreaktive Störungen	23	—	3	—
Neurosen	—	5	—	12
Ohne neurologisch-psychiatrischen Befund	—	9	—	5
Zwangssterilisierte Zigeunermischlinge	10	—	—	—
Insgesamt	141	24	29	24

[1] Aus KOLLE, K.: Die Opfer der nationalsozialistischen Verfolgung in psychiatrischer
Sicht, a. a. O.

sichtlich ihrer Entstehung als fraglich. Rund ein Drittel aller Gutachtenfälle weist
chronische Verstimmungen ohne organischen Befund auf, davon 28 chronisch-
reaktive Depressionen bei Juden und eine derartige Depression bei einer aus politischen Gründen verfolgten Person[1]. 23 Juden und 3 aus anderen Gründen Verfolgte
zeigen psychoreaktive Störungen vom Typus des asthenischen Syndroms der
Deportierten. KOLLE faßt die chronisch-reaktiven Depressionen und die anderweitigen psychoreaktiven Störungen unter der Bezeichnung „Entfremdungs-
Reaktionen" zusammen, die von der Neurose durch das „unübersehbare Faktum
des vollständigen Bruches der Lebenslinie" geschieden sind. Diese Entfremdungs-
reaktionen erfordern sämtlich die Anerkennung eines ursächlichen oder mit-
ursächlichen Zusammenhanges mit der erlittenen Verfolgung im Sinne des BEG
und seiner Durchführungsverordnungen. Eine besondere Gruppe bilden die ohne

[1] Auch nach HUK (Österreich) herrscht bei den rein passiven Opfern des Rassenwahnes
die Depression vor, während politisch Verfolgte trotz ähnlicher Schicksale und schwerer
Gesundheitsschädigungen aktiv und lebensfroh blieben.

jede Rechtsgrundlage Zwangssterilisierten, bei denen eine prozentuale Minderung der Erwerbsfähigkeit schwer oder gar nicht anzusetzen ist (s. S. 252 ff.).

Im Rahmen einer monographischen Darstellung der psychoreaktiven Störungen nach entschädigungspflichtigen Ereignissen beschreibt VENZLAFF (1958) den „erlebnisbedingten Persönlichkeitswandel", der sich im Unterschied zu Wunschreaktionen, psychopathischen Reaktionen und Neurosen im engeren Sinne vollzieht, „wenn durch die übermächtige seinshistorische Repräsentanz schicksalhafter Erlebnisse und Konstellationen das Ordnungsgefüge der Persönlichkeit einen tiefen Bruch erlitten hat, wenn Inhalte und Werte, auf die das Leben aufgebaut war, unwiederbringlich zerstört wurden, wenn der Mensch in seinem Leid und seiner Not durch Jahre in die Isolierung gedrängt, nicht mehr an der Kommunikation mit der Gemeinschaft teilhat und wenn hierbei der Lebensabschnitt überschritten wurde, in dem die Persönlichkeit formbar ist und neue Wertbildungen und Zielsetzungen erringen kann". Neben den Entwurzelungsreaktionen älterer Flüchtlinge und jahrelang geächteter politischer Idealisten erwähnt VENZLAFF in diesem Zusammenhange besonders die politisch und rassisch Verfolgten des 3. Reiches. An solchen Verfolgten, bei denen sich die Kontinuität der seelischen Störung aus der Verfolgung heraus oder seit dem Ende der Verfolgung nachweisen und eine Belastung durch abnorme Charakterzüge oder anders gelagerte Konfliktsituationen ausschließen läßt, zeigt sich das Bild des erlebnisbedingten, „bionegativen" Persönlichkeitswandels besonders deutlich. Es weist auffällige, überindividuelle Gemeinsamkeiten auf: Verlust an Kommunikationsvermögen, Selbstwertgefühl und Selbstsicherheit, permanente sensitive Scheu, paranoisch gefärbte Einstellung zur Umwelt, affektstarke, sich fast zwanghaft aufdrängende Erinnerungen, Vereinsamung, Sinnleere und Hoffnungslosigkeit charakterisieren gemeinhin die seelische Verfassung der ehemals Geächteten. Besonders häufig erwächst auf dieser veränderten Persönlichkeitsgrundlage das Angstsyndrom, eine dauernde Angstbereitschaft, die durch kleinste Anlässe stets neu aktiviert wird und auch körperlich lähmend und beengend spürbar ist. Allgemein feststellbar ist ferner eine stumm resignierte, depressive Adynamie von auffallend einförmiger Art, mitunter akzentuiert durch ängstlich-sensitive und paranoische Verarbeitungsweisen. Völlig vermißt VENZLAFF die tendenziöse Haltung und das sthenisch fordernde Auftreten des typischen Rentenneurotikers wie auch querulatorische und hysterische Züge. Hirnorganische Störungen und Abbauprozesse konnten in den Fällen von erlebnisbedingtem Persönlichkeitswandel ausgeschlossen werden. Die Schlußfolgerung ist, daß es doch eine Grenze der seelischen Trag- und Belastungsfähigkeit gibt, jenseits derer „ordnungsspezifische Grenzsituationen", äußere und innere Konstellationen unüberwindlich sind und einen Persönlichkeitswandel von der „Qualität eines echten Krankseins" bewirken. „In solchen Fällen, in denen das innere Herauswachsen einer krankheitswertigen erlebnisbedingten Wandlung aus einer entschädigungspflichtigen Situation auch bei reiflicher Prüfung nicht von der Hand zu weisen ist, und in denen vor allem eine Zweckausrichtung oder eine anlagebedingte abnorme Reaktionsweise völlig in den Hintergrund treten, möchten wir im Gegensatz zu den übrigen, psychoreaktiven Störungen eine Entschädigungspflicht bejahen".

BENSHEIM (1960), fußend auf Erfahrungen in *Israel*, unterscheidet „Neurosen der Geächteten" und „Neurosen der Vernichtung". Die erste Gruppe wurde

neurotisiert durch Erlebnisse der Entrechtung und Entehrung durch körperliche
und seelische Mißhandlungen, wie sie 1933 bis 1939 jüdischen Bürgern deutscher
Nationalität auferlegt waren. Es waren ältere Leute, „Aussterbende der liberalen
Zeit", in Amt und Würden seit Generationen in Deutschland verwurzelt, die über
Nacht gleichsam zu Aussätzigen wurden, deren soziales Ansehen, Würde und Rechts-
bewußtsein zerstört wurde. Sie überlebten das KL „körperlich und psychisch zerschlagen, neurotisiert, depressiv; manche erregbar, manche mehr stumpfer; müde,
schlaflose, früh gealterte Menschen". Die zweite Gruppe umfaßt Überlebende der
Vernichtungslager, 15 Jahre nach Beendigung des Krieges etwa die Hälfte von
BENSHEIMS Material ausmachend[1]. Bei diesen Patienten handelt es sich fast nie
um Psychopathen der Vorkriegszeit. Nach dem Alter zur Zeit der Verfolgung
werden vier Untergruppen unterschieden: Bei Menschen, die vom 6. bis 12. Lebensjahr in Vernichtungslagern waren, persistieren im Erwachsenenalter anfallsartige
Primitivreaktionen und eine ängstlich-mißtrauische Dauerhaltung: „Der feindlichen Außenwelt mißtrauend sind sie, wie ein geschlagener Hund, in sich ver-
krochen". Jugendliche Lagerinsassen im Alter von 12 bis 17 Jahren entwickeln
einen dauernden Angstkomplex und neigen später zu Disharmonien des vegetativen Apparates und zu psychosomatischen Beschwerden. Chronische Angstzustände, aber auch asoziale Charakterveränderungen findet man bei solchen, die
um das 20. Lebensjahr die Lagerhaft durchmachten. Nach Lageraufenthalt in
gereiftem Lebensalter — bei 30 bis 40jährigen — herrscht eine chronische Depressivität, eventuell mit paranoidem Einschlag vor. Die Verfolgung und Haft bedeutete
für diese Menschen die Gewißheit des Endes. Sie bleiben auf die Dauer hoffnungslos, verzweifelnd am Sinn des Lebens, von der Selbstanklage gequält: „Warum
bin ich übrig geblieben?" Auch BENSHEIM betont die Notwendigkeit, umzulernen
im Hinblick auf die alte These, daß die Leidensfähigkeit des Menschen unbegrenzt
sei. Auch er mißt den extrem ängstigenden, deprimierenden und deklassierenden
Erlebnissen der Verfolgungszeit eine die Persönlichkeit auf die Dauer deformierende Wirkung zu. Qualitative Unterschiede des Reagierens sind durch das
Lebensalter, in dem die Verfolgung erlitten wurde, entscheidend bestimmt. Die
nach Lebensaltern abgestufte „Skala der Angst" ist pathogenetisch von wesentlich größerem Einfluß als die Struktur der Ausgangspersönlichkeit. Die Schwierigkeiten des Neuanfangens und der sozial-kulturellen Eingliederung im Einwanderungsland sind nach BENSHEIM nur für die Gruppe der Geächteten als
Störungsfaktor bedeutsam.

   LEVINGER (1962) gibt Zahlen über 800 psychiatrisch untersuchte Fälle von
Verfolgten in Israel, die Entschädigungsanspruch wegen seelischer Gesundheitsschäden erhoben haben. Die größte Gruppe machen Personen aus, die 1933
13 bis 22 Jahre alt waren, also in verhältnismäßig jungem Alter verfolgt wurden (300).
Unter diesen überwiegen Frauen um mehr als das Doppelte. Höhere Altersgruppen
treten zahlenmäßig zurück; Personen, die im Kindesalter Verfolgungen ausgesetzt
waren, sind unter den Antragstellern nur ausnahmsweise vertreten. Aus der
Tab. 5 ergibt sich neben den Diagnosen die Unterscheidung zwischen Personen, die zumeist aus Deutschland 1933 bis 1939 nach Israel (damals Palästina)
kamen, und solchen, die erst nach dem Kriege dorthin gelangten, sog. „Displaced

---

[1] Die Arbeit stammt aus der Nervenabteilung des Allgemeinen Arbeiterkrankenhauses in
Haifa.

Persons" (DP), meist aus osteuropäischen Gebieten. Die Diagnosentabelle wird
— ohne nähere Angaben über die entschädigungsrechtliche Beurteilung — in
drei Sammelgruppen aufgegliedert: 1. Diagnosen Nr. 1 bis 4 — endogene und organische Störungen ohne näheren Bezug zur Verfolgung, 2. Diagnosen Nr. 5 bis 7 —
konstitutionell bedingte Abweichungen, bei denen die Einwirkung äußerer Umstände zum mindesten möglich ist, und 3. Diagnosen Nr. 8 bis 15 — seelische und
seelisch-vegetative Störungen, bei denen ein ursächlicher Zusammenhang mit der
Verfolgung wahrscheinlich bzw. sicher ist. Diagnose Nr. 16 „Nihil" ist gleichbedeutend mit Simulation; eigentliche Rentenneurosen fehlen vollständig. Die
3. Diagnosengruppe setzt sich fast ausschließlich aus ehemaligen DP's, also KL-
Häftlingen zusammen. Die häufigsten Störungsformen innerhalb dieser 408 Per-

Tabelle 5.

Diagnose	1933 +	DP	SA.
1. Psychosen	20	66	86
2. Rückbildungsstörungen	20	54	74
3. Organpsychosen	6	14	20
4. Geistige Defekte	4	20	24
5. Psychopathien und ähnliches	14	18	32
6. Neurasthenien und ähnliches	8	42	50
7. Hysterien....................................	20	26	46
8. Encephalopathien	4	56	60
9. Reaktive Depressionen	2	62	64
10. Angst und Erregungszustände	2	100	102
11. Apathien	2	46	48
12. Aktualneurosen	—	20	20
13. Vegetative Dystonie...........................	—	46	46
14. Somato-psychotische Dysphorien	2	32	34
15. Persönlichkeitsstörung	2	32	34
16. Nihil......................................	26	34	60
	132	668	800

sonen umfassenden Diagnosengruppe sind traumatische Encephalopathien (60),
reaktive Depressionen, Angst- und Erregungszustände, Apathien ohne organische
Begründung und Verwandtes (314). Persönlichkeitswandlungen im Sinne von
VENZLAFF werden relativ selten festgestellt (34, ohne geistige Leistungsstörung 10).
In der reaktiv-depressiven bzw. neurotischen Untergruppe ergibt sich bei den
Depressionen ein zehnfaches, bei den Angst- und Erregungszuständen ein vier-
einhalbfaches Überwiegen der Frauen. Angst und Erregung, auch verzweifelt-
agitierte Depressionen finden sich gehäuft bei den im jugendlichen Alter Inhaftierten. Apathie als stilles Versagen und Verzagen ist bei den älteren Jahrgängen
und beim männlichen Geschlecht häufiger. In den Depressionen sieht LEVINGER
das in allen Altersstufen, besonders bei Frauen herrschende Trauern um das ver-
lorene „Gestern" wirksam. In Angst- und Erregungszuständen fixiert sich bei
jungen Menschen die Angst um das „Morgen". Apathisch ist der durch die Verfolgungszeit gebrochene ältere Mann, der nicht mehr in einem neuen Berufsleben
Fuß fassen kann. Auch die Depressionen und Erregungszustände tendieren mit
den Jahren dazu, flach und eintönig zu werden, sich der Apathie zu nähern. Für
die Entwicklung von Neurosen bei ehemaligen KL-Häftlingen ist nach Ansicht

von LEVINGER der Aufenthalt in DP-Lagern ohne seelische Rehabilitationsmöglichkeit noch bedeutungsvoller als die Haftzeit im KL. Dem Aufkommen von Rentenneurosen, wie auch den schwerwiegenden Abbiegungen der Persönlichkeitsentwicklung durch KL-Haft im Kindesalter und bei Erwachsenen (im Sinne von VENZLAFF) dürften die der Wiederverwurzelung günstigen Umstände in der neuen Heimat Israel entgegengestanden haben.

In weiteren deutschsprachigen Arbeiten aus den letzten Jahren wird das Vorkommen von elementaren, untendenziösen Persönlichkeitsveränderungen nach schwersten Haft- und Verfolgungszeiten ebenfalls im Prinzip anerkannt, aber verschieden bewertet, gedeutet und terminologisch bestimmt: DUBITSCHER (1957) lehnt für solche Fälle die Bezeichnung „Neurose" ab und nimmt an, daß schwerste Affektstöße und unerträgliche Belastungen beim Durchschnitt der Betroffenen zu Veränderungen der vitalen Persönlichkeit durch vegetativ-endokrine Störungen führen. KLUGE (1958 und 1961) wendet sich gleichfalls kritisch gegen die vor allem von amerikanischen Beurteilern bevorzugte Subsummierung derartiger Fälle unter den Begriff der Neurose. Nach seinen überwiegend an Aktengutachten gewonnenen Erfahrungen stehen chronische Melancholien mit organischen Zügen im Vordergrund und sind weit häufiger als nicht somatische Entwurzelungsdepressionen und Hirntrauma- bzw. Fleckfieberfolgen. Psychogene Reaktionen mit deutlich tendenziöser Note sind selten. Das Bild der chronischen, organisch gefärbten Melancholie ist gekennzeichnet durch Hemmung, Depersonalisationserlebnis, mürrische und quengelnde Züge, emotionelle Labilität, Aspontaneität, hirnorganisch wirkende Antriebsschwäche bei meist geringen, am ehesten extrapyramidal-neurologischen Veränderungen — unproduktive Defekterscheinungen, für deren Entstehung vor allem die Hungerdystrophie neben anderen cerebralen Schäden verantwortlich gemacht wird. Innerhalb des auf 600 Fälle angewachsenen Gutachtenmateriales (1961) fallen 33% auf derartige Defektzustände mit organischer Komponente, 9% auf Fleckfieberfolgen, 6,5% auf Folgen nach Hirntraumen, 1% auf peripher-neurologische Schädigungen. In 2 Fällen werden schizophrene Psychosen als verfolgungsbedingt anerkannt.

MENDE (1960) sieht in seinem Gutachtenmaterial von fast 300 Fällen etwa an einem Drittel organisch nicht begründbare, erlebnisreaktive Symptombilder, in der großen Mehrzahl mit mehr oder minder evidentem Tendenzcharakter. Nur neun Fälle ließen nach seiner Auffassung das Wunschmoment und andere sekundäre Beweggründe vermissen und waren im Sinne einer reaktiven Verbiegung der Persönlichkeitsstruktur zu beurteilen. — Die von MARCH herausgegebene Gutachtensammlung „Verfolgung und Angst" (1960) bringt kasuistische Beiträge verschiedener Autoren (VON BAEYER u. KISKER, CREMERIUS, JORES, MARCH, H. STRAUSS) über erlebnisreaktive Fehlhaltungen, psychosomatische Erkrankungen, hirnorganische und psychotische Störungen bei Verfolgten des Naziregimes und Heimatvertriebenen aus den ehemaligen deutschen Ostgebieten.

7. Erhebungen außerhalb der Begutachtungssituation. Von einem sozialpsychologisch orientierten Ansatz zur Beurteilung von erlebnisreaktiven und soziogenen Spät- und Dauerschäden ehemaliger KL-Häftlinge berichtet MATUSSEK (1961) aufgrund noch unabgeschlossener Untersuchungen. Unter Vermeidung der stets von beiden Seiten, vom Untersucher und vom Untersuchten her belasteten Begutachtungssituation geht es hier um die freiwillige Mitarbeit der Verfolgten zum

Zweck der unvoreingenommenen Erforschung ihrer seelisch-sozialen Verfassung. Dabei zeigt sich bei 130 bisher untersuchten Fällen, daß kein einziger die KL-Zeit ohne Dauerstörung überwunden hat. In der üblichen Begutachtungssituation ist abgesehen von der auf Antragsteller beschränkten Auslese die Formung der Symptome durch die Vorstellungen des Untersuchers und die Selbstinterpretation des Untersuchten zu beachten — ein Anpassungsvorgang, der sich nicht immer mit dem Begriff der Rentenneurose deckt. Zur freiwilligen Mitarbeit sind die ehemals Verfolgten im allgemeinen nur schwer zu gewinnen, weil sie ein tief eingewurzeltes Mißtrauen gegenüber allen Nichtverfolgten beherrscht. Diese ehemaligen Häftlinge verharren in einer gesellschaftlichen Isolierung, die ein vielschichtiges Phänomen ist und nur zum Teil auf die durchgemachten Leiden und die Verpflanzung in eine neue Umwelt zurückgeht. Auch wenn diese Momente rückgängig sind, nimmt bei vielen das Gefühl des gesellschaftlichen Ausgeschlossenseins noch zu, auch dann, wenn sich die Umgebung ihnen gegenüber keineswegs verständnislos oder gleichgültig verhält. Wer im KL war, ist wie gezeichnet, der unbefangene Kontakt mit ihm ist in jedem Fall erschwert. Der einst Entrechtete ist, ob er es weiß und will oder nicht, durch die objektive soziologische Wirklichkeit in die Rolle des Anklägers aller anderen Menschen, besonders natürlich der Deutschen hineingeraten. Er lebt diese Rolle am leichtesten durch seine Vertretung in Organisationen, die seine Rechte wahren, ihn schützen und stärken, oft aber auch bei unwesentlichen Anlässen ihre anklagende Stimme erheben. Die Rolle des Anklägers steht hinter dem habituellen Mißtrauen gegenüber den Mitmenschen, das sich durchgehender findet als die von anderen Autoren beschriebene chronisch reaktive Depression. Das Mißtrauen ist um so größer, je weniger die faktischen Lebensumstände es gestatten, die Anklägerrolle zu realisieren, was beispielsweise bei Menschen in untergeordneter Stellung oder bei Hausfrauen schwierig ist. Verdrängte, anklägerisch und feindselig nicht auslebbare Aggressionstendenzen sind besonders für die Entstehung hypochondrischer Symptome von Bedeutung. So erweisen sich im komplexen Geschehen der KL-Gesamtsituation die Probleme des gesellschaftlichen Zusammenlebens auch bei äußerlich gelungener Wiedereingliederung in die Societät noch viele Jahre nach der Befreiung als schwer zu erfassende, aber entscheidend wichtige Belastungsmomente. „Die KZler sind in gewisser Hinsicht immer noch im KZ." Um diese ständig neue Belastung auszuschalten, müßte die Gesellschaft bereit sein, die in der Geschichte wohl furchtbarste Anklage auch innerlich zu akzeptieren. Ähnlich betont auch JACOB (1961) das Unbefriedigende und Unzureichende des gesellschaftlichen Verhaltens dem Geschädigten gegenüber, das sich nicht auf die Einleitung eines schematischen Rechtsverfahrens beschänken dürfe, sondern eine grundlegende Neuorientierung erfordere.

d) Zusammenfassung und Diskussion

Die vielschichtigen, alle Daseinsbereiche erfassenden Schäden, die der verfolgte outcast und Gegner des Naziregimes in und außerhalb des KL zu erleiden hatte, greifen auch auf das psychopathologische Gebiet über. Sie decken sich in diesem Bereich auf weiten Strecken mit den Schädigungen, die in anderen extremen Lebenslagen auftreten, z. B. unter den Bedingungen inhumaner Kriegsgefangenschaft und Zivilinternierung. Das trifft insbesondere auf die Folgen des

katastrophalen chronischen Nahrungsmangels und anderer, infektiöser und traumatischer Hirnschädigungen zu. Da ist kein grundsätzlicher Unterschied, ob sich
solche der Physis auferlegten Entbehrungen, Krankheiten und Verletzungen in
den KL oder in anderen Hunger- und Schreckenslagern ereignen. Die vor allem
an Heimkehrern aus russischer Kriegsgefangenschaft und Zivilinternierung gemachte Erfahrung bestätigt sich an den Überlebenden der KL: daß nicht nur
eine schwere, allgemeine Erschöpfung und Vitalitätseinbuße mit vegetativen
Gleichgewichtsstörungen, sondern vielfach auch *cerebral-organisch gefärbte Versagenszustände*, z. T. mit pneumencephalographischen und neurologischen Korre-
laten, Folge der durchgemachten Hungerdystrophie und Ödemkrankheit sind und
auf Jahre hinaus, wenn nicht dauernd, das Befinden und die Leistungsfähigkeit
beeinträchtigen. In diesem Sinne sprechen die dänischen Untersucher von einem
im wesentlichen hungerbedingten „Syndrom der Konzentrationslager", norwegische von einer „Meningoencephalopathie", französische von der „Asthenie der
Deportierten".

Deutsche Entschädigungsgutachter finden bei einem nicht unbedeutenden
Anteil ehemaliger KL-Häftlinge Anzeichen einer bleibenden organischen Hirnläsion: KOLLE bei 79 seiner 218 Fälle (einschließlich vorzeitig ausgelöster Gefäßprozesse), KLUGE unter 600 Fällen 33% defektuöse, organisch gefärbte Ver-
stimmungszustände, 9% Fleckfieberfolgen, 6,5% Hirntraumafolgen. LEVINGER
(Israel) zählt 60 „Encephalopathien" unter 800 psychiatrisch diagnostizierten
Antragstellern. Der Anteil der Verfolgungsopfer mit vermutlich verfolgungsbedingten Hirnschäden im Verhältnis zu den Fällen mit sonstigen neuropsychiatrischen Störungen schwankt zwischen rund $\frac{1}{2}$ und $\frac{1}{13}$. Diese Diskrepanz, die
sich bei Nachuntersuchungen und Begutachtungen 10 bis 15 Jahre nach dem Kriege
vorfindet, ist schwer zu erklären. Man wird wohl tiefgreifende Unterschiede der
Untersuchungstechnik, der neuropsychiatrischen Beurteilungsmaßstäbe sowie
auch der Vorauslese der Fälle annehmen müssen. Bei den dänischen, den norwegischen und zum Teil auch französischen Nachuntersuchungen ist zu berücksichtigen, daß sie sich durchschnittlich auf frühere Befunde beziehen als die in Deutschland, Israel und den USA erhobenen. Die Berichterstatter aus den USA legen ja
ebenfalls das Hauptgewicht auf die *nicht* organisch entstandenen Störungen. So
mag es sein, daß anfänglich gehäufte hungerdystrophisch-cerebrale und andere
organische Schäden in späteren Jahren doch noch ausheilten oder kompensiert
wurden, jedenfalls dann im Gesamtbild seltener und weniger prägnant hervortreten.

Für das Problem der *Auslösung oder Mitverursachung endogener Psychosen*
durch die Verfolgung ist unser Literaturüberblick wenig ergiebig. Ärzte, die Einblick in die Verhältnisse in den KL hatten, haben dort derartige Psychosen relativ
selten gesehen. Psychotische Zustände haben die Überlebenschancen in den meisten
KL zweifellos dermaßen verringert, daß von einer gewaltsamen Auslese zuun-
gunsten der Psychosekranken die Rede sein muß. Immerhin befanden sich in den
KL auch Cyclothyme und Schizophrene (KRAL, TAS). In Theresienstadt überwogen unter den endogenen Psychosen die Cyclothymien, wobei die erste Phase
oft im Lager als eine manische auftrat (KRAL). Bei der Befreiung des Lagers
Bergen-Belsen wurden unter zehntausenden von nahezu verhungerten Menschen
46 Personen mit meist schizophrenieartigen Symptomen vorgefunden, bei denen

die pathogenetische Bedeutung endogener und exogener Faktoren jedoch nicht abzuschätzen war (NIREMBERSKI). Interessant ist die vereinzelte Beobachtung von TAS, wonach eine von früher bekannte Cyclothymie im KL erscheinungsfrei wurde, um nach der Befreiung zu rezidivieren. Auch KRAL verweist auf endogene Psychosen, die erst nach der Rückkehr aus dem KL ausbrachen. Wenn jedoch KRAL aus seinen Erfahrungen im KL Theresienstadt den Schluß zieht, daß die Lebensbedingungen im Lager den Verlauf endogener Psychosen nicht beeinflußt hätten, so ist damit sicher noch nicht das letzte Wort über das Problem endogene Psychose und Verfolgung gesprochen. Für die mögliche Verflechtung endogener und reaktiv-peristatischer Momente in der Entstehung solcher Psychosen wären nicht nur die unmittelbaren, vital bedrohlichen Lagererlebnisse zu berücksichtigen, sondern das Verfolgungsgeschehen im ganzen mit seinem diskriminierenden Vorspiel und seinem sozial isolierenden Nachspiel, mit seinem Stellenwert im Rahmen der individuellen Biographie. Durch unsere eigenen Untersuchungen hoffen wir zu dieser Frage in ihrem weiteren Aspekt einen Beitrag liefern zu können. Sicher stehen die endogenen Psychosen nicht im Vordergrund einer Psychopathologie der Verfolgten (s. hierzu Abschnitt V).

Auch *symptomatische Psychosen* waren in den KL selten. KRAL erwähnt einige Fälle von Korsakoff-Bildern mit Polyneuritis oder kombinierter Strangerkrankung, ferner Pellagra-Psychosen und symptomatische Psychosen bei Fleckfieber und anderen Encephalitiden. Nach THYGESEN u. KIELER waren symptomatische Psychosen im KL von kurzer Dauer, führten wegen mangelnder Pflege und Behandlung rasch zum Tode. Ätiologisch kam das durch Hungerdystrophie bedingte akute Hirnödem in Betracht (LAMY), außerdem eine zur Hungerdystrophie hinzutretende Schädigung durch Infektionskrankheiten oder Durchfälle. Symptomatologisch haben die in den KL beobachteten symptomatischen Psychosen offenbar keine Besonderheiten gegenüber anderwärts auftretenden Zuständen ähnlicher Art geboten.

Die Psychopathologie der Verfolgung fragt in erster Linie nach den *erlebnisreaktiven und sozialpsychopathologischen Auswirkungen* des Lebens unter dem Druck des Terrors, Auswirkungen, die sich zunächst mit den leiblichen Beeinträchtigungen kaum unterscheidbar mischen und oft erst in größerem Zeitabstand klarer unterscheidbar werden. Der Mensch tritt als Verfolgter in einen extremen Lebensbereich, in dem körperlich und seelisch Untragbares von ihm verlangt wird, in dem letztlich auf seine Vernichtung abgezielt wird. In diesem Äußersten stellt es sich immer wieder heraus, daß die menschliche Trag- und Durchhaltefähigkeit weit größer ist, als man das für möglich gehalten hätte (COHEN u. a.). Die gleiche Erfahrung von der überraschend hohen Belastungsfähigkeit des Menschen ist schon in anderen extremen Lebenslagen gemacht worden, und es sind im Prinzip auch schon die Grenzen sichtbar geworden, die für Individuen und Gruppen im Ausstehen des Unerträglichen den Übertritt in abnorme Verhaltens- und Erlebensweisen markieren. Mit der Abnormität der Lage korrespondiert ein durchschnittliches Verhalten, das in geordneten Verhältnissen, gemessen an individuellen und kollektiven Wertnormen, seelisch-sozialer Stilbruch, Stilverlust wäre. Keiner entgeht ganz und auf die Dauer dem primitivierenden und desozialisierenden Einfluß chronischen Hungers, dem das Verhungern bevorsteht, kaum einer der angstvollen Spannung bei zunehmendem Verfolgungsdruck vor der Verhaftung, kaum einer, der unter Verlust seiner Angehörigen mit dem Leben davonkam, dem Hang zum traurig Mutlosen oder Mißtrauischen. Es sind daher vielfach dieselben oder ganz ähnliche Beobachtungen über seelisch-soziale Abweichungen von der individuellen und kollektiven Norm, die aus den KL und den Hunger- und Schreckenslagern in Rußland und Ostasien von den Rückkehrern hier und dort mitgeteilt werden.

Wie überall in extremen Lebenslagen entstehen oder verschwinden unter Verfolgungsdruck innerhalb und außerhalb der Lager im eigentlichen Sinn abnorme, mehr individuell geprägte Erlebnisreaktionen und psychopathisch-neurotische Verhaltensweisen. *Innerhalb* der Lager ist das Auffällige oft ein Verschwinden und Zurücktreten von derartigen Erscheinungen, z. B. von älteren Zwangsneurosen, ein Sichbeherrschenkönnen der Psychopathen (KRAL). Dort in den Lagern sind neurosenpsychologische und psychopathische Phänomene wie eingeebnet durch den Hunger und den übermächtigen Druck des Terrors. Wenn man die erste, manchmal mit Depersonalisationserlebnissen beantwortete Bestürzung beim Eintritt in das Lager (COHEN) überwunden hat, kann man sich nicht einmal mehr eine schwerere reaktive Depression leisten. Vom Willen zum Überleben bewußt oder unbewußt bestimmt, gleitet man rasch in die affektive Anästhesie hinüber. Suicide und Suicidversuche sind im KL selten, häufiger wohl die passive Form der Selbstvernichtung durch Aufgabe aller, auch der vitalen Lebensinteressen. Doch gibt es situativ bedingte Ausnahmen: Von den frisch Eingelieferten der Rath-Aktion haben sich in Buchenwald nach KAUTSKY und BONDY nicht wenige schwerer verzweifelter Melancholie überlassen und auch Selbstmord begangen. Die Menschen wurden vielfach in den Tod *getrieben*, so daß zwischen freiwilligem und unfreiwilligem Selbstmord kaum eine Grenze zu ziehen war, so im Steinbruch von Mauthausen (KOGON).

Das psychopathologische Geschehen *außerhalb* der Lager, unter Diskriminierung, wirtschaftlicher Schädigung, Verhaftungsdrohung, aber auch in Verstecken und Ghettos, in überfüllten, von Hafen zu Hafen geschickten Auswanderungsschiffen läßt sich kaum überblicken. Was suicidale Handlungen angeht, so waren sie sicher unter dem Druck der Verfolgung besonders bei Juden an manchen Stellen gehäuft (in Nordbaden nach KRANZ, in Holland nach VAN LOGHEN). Aber man kann angesichts solcher Selbsttötungen kaum von abnormen Reaktionen sprechen, wo sie besonnen und bilanzartig in klarer Erkenntnis der Aussichtslosigkeit der Lage vorgenommen wurden. Nähere psychiatrische Angaben über das Verhalten von Menschen, die unmittelbar die Deportation im Vernichtungslager zu erwarten hatten, fanden wir nur bei STOKVIS. Bemerkenswert ist, daß hier — es handelt sich um holländische, großstädtische Juden — die sonst in der westlichen Bevölkerung selten gewordenen hysterischen Reaktionen mit allen Übergängen zu simulatorischem Verhalten wieder stärker hervortraten.

Was das Auftreten abnormer seelischer Reaktionsweisen und seelisch determinierter bzw. mitbedingter (psychosomatischer) Körperstörungen *nach dem Ende der Verfolgung* angeht, so stimmen die meisten Untersucher darin überein, daß solchen psychischen und psychophysischen Reaktionen eine Monate bis Jahre dauernde Latenzperiode vorausgehen kann. Den dänischen Untersuchungen[1] zu-

---

[1] Vgl. Famine Disease l. c.

folge durchlaufen die Repatriierten ein Rekonvaleszenzstadium, das neben körperlicher Schwäche, Erschöpfung und vegetativer Symptomatik von vorneherein
schon gewisse psychische Störungen aufweist: allgemeine Unruhe, Reizbarkeit,
Schlafstörungen, Angstträume, Gedächtnisschwäche, sexuelle Trieb- und Potenzschwäche. Die zunächst mehr körperlich akzentuierte Erschöpfung verschiebt sich
dann erst später, nach der körperlichen Erholung, auf das seelische Gebiet und
manifestiert sich nun in Klagen über Energieverlust und Konzentrationsschwäche.
Das Bild der *neurastheniformen Neurose* entwickelt sich kontinuierlich aus dem
körperlichen Erschöpfungszustand heraus. In einer Minderzahl von Fällen besteht
nach der ersten Rekonvaleszenzperiode ein Stadium von fast völliger Beschwerdefreiheit und Leistungsfähigkeit, das 3 bis 12 und mehr Monate anhalten kann und
dann erst das neurasthenische Zustandsbild aus sich heraus entläßt (ähnlich auch
Targowla). Gerade *depressive* Zustände entstehen nicht unmittelbar im Anschluß
an die Repatriierung sondern in der Regel erst eine Zeitlang später. Aus den
holländischen Untersuchungen (Bastiaans) geht hervor, daß asthenische bzw.
neurasthenische Beschwerden sehr viel eher hervortreten als psychosomatische Erkrankungen, die durchschnittlich jahrelange Latenzperioden aufweisen.

Die „*Neurose der Repatriierten*", das „*Konzentrationslagersyndrom*", die
„*Asthenie der Deportierten*" sind Bezeichnungen von skandinavischen und französischen Autoren für Spätschäden, die ein im großen und ganzen auffallend gleichförmiges Gesamt von asthenischen, manchmal auch mehr depressiven und angstneurotischen Beschwerden mit mannigfachen neurovegetativen Funktionsstörungen repräsentieren. In den Beschreibungen dominieren erhöhte Ermüdbarkeit und
Erschöpfbarkeit, Ruhelosigkeit, emotionale Labilität, gesteigerte Angstbereitschaft, depressive Stimmungen, Schlafstörungen mit Angstträumen, die Lagererlebnisse reproduzieren, Gedächtnis- und Konzentrationsschwäche, sexuelle
Schwierigkeiten, Kopfschmerzen, funktionelle Störungen des Kreislaufapparates,
des Magen-Darm-Kanals, Schweißausbrüche u. ä. Targowla und Bastiaans erwähnen auch akute Bewußtseinsstörungen. In dem Symptomkatalog, den Bastiaans aufgestellt hat, finden sich Hinweise auf gesteigerte und verkrampfte Abwehrhaltungen auf emotionalem und intellektuellem Gebiet, wie Protesteinstellungen, übermäßige und destruktive Kritik. Die summarische Aufzählung und
prozentuale Verrechnung derartiger, im weitesten Sinne neurasthenischer Symptome war zweifellos als Vorarbeit für eine Psychopathologie der Verfolgungsspätschäden wichtig, vermittelt aber kaum mehr als den Eindruck eines globalen seelisch-nervösen Versagens, das nach den Feststellungen der genannten
Autoren bei wechselhaftem Verlauf noch viele Jahre nach der Befreiung in
zahlreichen Fällen die Szene beherrscht. Noch 1953/54 fanden Segelle u.
Ellenbogen bei 2300 zurückgekehrten französischen Deportierten in 74%
aller untersuchten Fälle die „Asthénie postconcentrationaire et troubles psychiques". In den Reihenuntersuchungen, die solchen Feststellungen zugrunde liegen,
verwischen sich natürlich die individuellen Unterschiede und die vielfältigen
biographischen Verflechtungen innen- und umweltlicher Bedingungen dieser
abnormen Spielarten des Erlebens und Verhaltens, die nur sehr vage mit dem
Stichwort Asthenie oder Neurasthenie gekennzeichnet sind. Wahrscheinlich
hatte schon bei der Beschreibung und Symptomverrechnung die ätiologische
Auffassung der Untersucher eine Rolle gespielt. Die skandinavischen Untersucher

betonen die überwiegend hungerdystrophische Entstehung der Symptome und entrollen ein Bild, das sich zwanglos in den Rahmen der organischen Pseudo-neurasthenie hineinfügt. Der mit den Begriffen der Stresslehre und der Psycho-analyse arbeitende Holländer BASTIAANS, der die psychodynamischen und sozial-psychologischen Faktoren der Belastungssituation in den Vordergrund stellt, läßt schon in der Gliederung und Detaillierung seines Symptomkataloges Gesichts-punkte aus jenen modernen Begriffssystemen hervortreten.

Vom Grau der postkonzentrationären Neurasthenie heben sich akute Ausnahme-zustände, episodische, dämmerartige Veränderungen des Bewußtseins ab, die der Franzose TARGOWLA als *„syndrome d'hypermnésie paroxystique tardif"* beschreibt. TARGOWLA nimmt aufgrund von diskreten neurologischen Begleiterscheinungen an, daß eine diencephale Hirnschädigung den Boden bereite für die erlebnisreak-tive, hysteriforme Verarbeitung unvergessener, aber im Wachzustand unterdrück-ter Erinnerungen an qualvolle, das moralische Selbstgefühl aufs äußerste tan-gierende Erlebnisse. Er vergleicht das Ganze mit der Hysteroepilepsie älterer Autoren und denkt an eine organische Läsion diencephaler Strukturen durch psychische Beeindruckung. Ähnliche Beschreibungen und Interpretationen hy-sterisch-epileptiformer Grenzzustände bei traumatischer Neurose stammen üb-rigens schon von KARDINER, die auf Erfahrungen des ersten Weltkrieges fußen, sind aber bei Verfolgten des Naziregimes bisher, soviel wir sehen, nur von BASTI-AANS bestätigt worden. Es fragt sich, ob hier nicht doch das an bestimmte sozial-kulturelle Voraussetzungen gebundene, hysterisch-demonstrative Moment den Ausschlag gibt. Der Zusammenhang mit epileptogenen Noxen und Hirn-veränderungen scheint uns nicht gesichert zu sein.

Das sonstige Vorkommen von *hysterischen Reaktionen und Rentenneurosen* — abnorme Verhaltensweisen von tendenzgebundenem, demonstrativem Charakter — steht auch bei den Verfolgten, den Überlebenden der KL außer Zweifel. Doch wird die Frequenz derartiger Störungen sehr verschieden beurteilt:

Ihre Seltenheit bei den zurückgekehrten dänischen KL-Häftlingen, die vor-wiegend aus politischen Gründen Inhaftierte waren, erklärt HERMANN mit der freundlichen und verständnisvollen Aufnahme, die diese Repatriierten in der Heimat fanden und der alles andere als skeptischen Einstellung der Versorgungs-behörden zu ihnen. In der holländischen Statistik über 3000 Verfolgte rangieren ebenfalls Rentenneurosen mit großer Seltenheit (11), ebenso Simulation und Aggravation (9), häufiger Hysterie (118) und einige andere Diagnosen, unter denen sich tendenziöse Verhaltensweisen verbergen können. Unter den in den USA zu Begutachtungszwecken Untersuchten macht sich nach STRAUSS der Anteil hyste-rischer Reaktionen stärker geltend: 171 Fälle bei insgesamt 611 neurotisch-reaktiv gestörten Patienten, das sind rund 28%, bezogen auf das gesamte Gutachten-material etwa 17%. Solche Reaktionen überwiegen dort bei Verfolgten, die im KL waren, sind aber im Hinblick auf die Arbeitsfähigkeit zumeist nicht sehr schwer-wiegend. TRAUTMANN hingegen findet ebenfalls in den USA zahlreiche Varianten eines neurotisch-hysterischen Reagierens bis zur Simulation unter den Über-lebenden der Vernichtungslager, legt ihnen jedoch kein Wunschmoment, son-dern Stimmungen ängstlicher Lebensunsicherheit und Verlassenheit in der neuen Umgebung zugrunde. In Israel beträgt bei psychiatrisch untersuchten Immigranten aus dem nationalsozialistischen Machtbereich der Hundertsatz für

Hysterie 5,7%, für Simulation 7,5% (LEVINGER). Von den deutschen Gutachtern schreibt MENDE der großen Mehrzahl der erlebnisreaktiven Störungen bei Verfolgten einen mehr oder minder evidenten Tendenzcharakter zu, bezogen auf das Gesamtmaterial in etwa 30%. KLUGE (1958) dagegen nimmt bei einem kleineren Gutachtenmaterial nur 7% psychogene Störungen mit deutlicher tendenziöser Note an. Bei KOLLE gehen derartige Störungen in den verfolgungsunabhängigen „Neurosen" auf, die weniger als 8% des gesamten Materiales ausmachen.

Soweit vergleichbare zahlenmäßige Angaben überhaupt vorliegen, beziffern verschiedene Autoren in verschiedenen Ländern den Anteil tendenzgebundener, einschließlich simulatorischer Verhaltensweisen unter Verfolgten des Naziregimes innerhalb von psychiatrisch untersuchten Kollektiven verschiedener Größe mit Zahlen zwischen weniger als 8% und 30%. Es ist kaum anders denkbar, als daß bei derartig weit auseinander liegenden Einschätzungen eine von Untersucher zu Untersucher, Gutachter zu Gutachter wechselnde Diagnostik und Bewertung derartiger Zustände eine wesentliche Rolle spielt. Soweit Unterschiede zwischen Immigranten in den USA und Israel in Betracht kommen, muß freilich auch der verschiedenen soziologischen Bedingungen gedacht werden, die diese Einwanderungsländer den Verfolgten jüdischer Herkunft bieten.

Besonderer Erwähnung bedürfen die psychopathologischen Konsequenzen der Verfolgung von *Minderjährigen*, jener Menschen, die zum Teil schon als kleine Kinder von ihren Eltern weggerissen, in die KL verbracht wurden und dort unter ganz und gar abnormen Bedingungen die Entwicklungsstufen ihrer Jugend zu durchleben hatten oder auch in Ghettos und Verstecken aus der Gesellschaft ausgeschlossen waren. Es ist bedauerlicherweise sehr wenig, was zu dieser Frage bekannt geworden ist. Größere systematische Untersuchungen fehlen auf diesem entwicklungspsychologisch und reifungsbiologisch gleich wichtigen Gebiet offenbar ganz. Wir haben diese Frage unten ausführlich behandelt (s. S. 224 ff.).

Nur über vereinzelte Feststellungen, die nicht verallgemeinert werden können, ist zu referieren. Kinder im Schulalter kamen aus dem KL verwildert, ohne Schulbildung, scheu, ängstlich, mißtrauisch, kontaktschwach, zuweilen auch zerstörungslustig, futterneidisch und mit der Gewohnheit behaftet, Eßwaren zu hamstern. Kleinkinder bedurften nur kurzer Zeit, um sich an die neue Umgebung in Heimen und Pflegefamilien zu gewöhnen, überwanden rasch gewisse Teilretardierungen ihres seelischen Entwicklungsstandes, zeigten keine tiefergehenden Kontaktstörungen (ANNA FREUD u. S. DANN). Pubertierende waren emotional tiefer gestört, zeigten stärkere Affektschwankungen, verhaltene Stimmungen von Hoffnungslosigkeit und Verlassensein. Vielfach waren diese Jugendlichen im Wachstum und in der leiblich-seelischen Gesamtentwicklung erheblich zurückgeblieben. In dissoziale, parasitäre oder auch aktiv kriminelle Verhaltensweisen glitten wohl nur wenige ab. STRAUSS führt solche Fälle unter der Bezeichnung „psychopathic behaviour", das überwiegend bei Personen auftrat, die 1939 unter 20 Jahre alt waren. KOLLE erwähnt unter 218 Gutachtenfällen 12 entwicklungsgestörte Jugendliche, aber keine Kriminellen. BENSHEIM (Israel) sieht bei Verfolgten, die zwischen dem 6. und 12. Lebensjahr in Vernichtungslagern lebten, anfallsartige Primitivreaktionen, starkes ängstliches Mißtrauen, chronische Angstzustände, aber auch asoziale Entwicklungen von älteren Jugendlichen und Heranwachsenden. Auch LEVINGER (Israel) konstatiert einen steilen Anstieg von Angst und Erregungszuständen

bei Personen, die in jugendlichem Alter verfolgt wurden. Die Menschen, die in
der Verfolgungszeit Kinder waren (nach 1930 geboren) haben sich, soweit sie
überhaupt überlebten und nach Israel gelangten, dort offenbar besser angepaßt
als in anderen Ländern. Lassen sich die Häufigkeit und der Umfang von Entwick-
lungsschäden bei im Kindes- und Jugendalter Verfolgten nur annäherungsweise
abschätzen, so sind doch aus der Verfolgungssituation unmittelbar heraus-
wachsende, schwere irreparable Entwicklungsrückstände, neurotische Fehlhaltungen und dissoziale Anpassungsstörungen einwandfrei festgestellt worden — Hinweise auf die Tatsache, daß eben nicht nur frühinfantile Frustrationen, sondern
auch spätere Mangellagen, traumatisierende Erlebnisse und pädagogisch-soziale
Vernachlässigung die Persönlichkeitsentwicklung schwer und nachhaltig beeinträchtigen können. Doch gibt es hier mitunter merkwürdige Unterschiede,
die nur durch Verschiedenheiten der individuellen Anlage oder lebensgeschichtlichen Vorprägung zu erklären sind: STRAUSS (1961) erwähnt ein Brüderpaar,
nur ein Lebensjahr auseinander, das unter den gleichen Verfolgungsumständen
stehend, sich ganz verschieden entwickelte, der eine zu einem faulen, nicht arbei-
tenden Psychopathen, der andere zum Lehrstuhlinhaber an einer berühmten
Universität.

Die genannten Fehlentwicklungen nach Verfolgung im Jugendalter leiten zur
Frage über, ob vergleichbare Dauer- oder zumindest langfristige Veränderungen
der Persönlichkeit und ihrer seelisch-sozialen Reaktionsweise auch bei Verfolgten
älterer Jahrgänge vorkommen — vergleichbar insofern als hier untendenziöse,
ganz und gar unfreiwillige, zwangsläufige Veränderungen der personalen Struktur
zur Debatte stehen und andererseits eine hirnpathologische Begründung so gut
wie sicher ausgeschlossen werden kann. Die neuere und neueste psychopathologische Forschung an Verfolgten spaltet die nosologisch unbestimmte Einheit der
Asthenie der Deportierten mehr und mehr in zwei symptomatologisch und ätiologisch unterschiedene Hauptgruppen auf, in die encephalopathische Gruppe der
Fälle mit hirnorganischen Dauerläsionen und in die wesentlich größere Gruppe der
erlebnisreaktiv und soziogen entstandenen Fehlhaltungen und Verbiegungen der
Persönlichkeitsstruktur, wobei die letztere Gruppe in sich wiederum einige typo-
logische Differenzierungen erlaubt. Diese ursächliche Zweiteilung scheint den globalen Charakter der Verfolgungsvorgänge, ihre keine Daseinsbereiche aussparende
und gerade dadurch so fürchterliche Ganzheitlichkeit zu verkennen oder zumindest
zu übersehen, daß es im Ganzen der lädierten Person Zonen der Überschneidung
hirnorganisch gesetzter Defekte und erlebnisreaktiv entstandener Haltungsänderungen gibt, Übergangsfälle, Mischfälle vorhanden sein müssen. Solche Zonen der
Überschneidung und Übergangsfälle zweifelhafter ätiologischer Zuordnung sind
sicher auch heute noch festzustellen. Doch haben es die Jahre seit dem Ende der
Verfolgung mit sich gebracht, daß die Ursachenfelder deutlicher auseinandertreten,
als dies zu Anfang der Fall gewesen sein mochte. Wo das organische Psychosyndrom
im Sinne von E. BLEULER Folge hungerdystrophischer, traumatischer oder ence-
phalitischer Hirnschäden ist, hat es mit der Zeit an Prägnanz gewonnen. Andererseits ist viel Organisches, das anfangs irreversibel erschien, zurückgetreten, war
doch mehr funktionell als läsionell, mehr Erschöpfung und Dysregulation als Defekt.
Und die motivpsychologischen wie auch die verstehend-anthropologischen Zusammenhänge mit den Verfolgungserlebnissen und der postkonzentrationären

Daseinsproblematik bieten sich heute, sei es durch ihre eigene Verdichtung und Zuspitzung, sei es durch vertieftes Verständnis von seiten der Beobachter, mit größerer Eindringlichkeit und Deutlichkeit dar als in den ersten Jahren nach dem Kriege.

Um das Verfolgungsgeschehen in seiner seelisch sozialen Tragweite zu ermessen, um zu begreifen, daß Grenzen für seine „adäquate" Verarbeitung und damit Voraussetzungen für grundlegende und bleibende Haltungsänderungen der Person ohne Hirndefekt, ohne „ideagene" Tendenzen gegeben sind, ist es nötig, sich seinen vollen *destruktiven Sinngehalt* zu vergegenwärtigen. Ähnlich wie wir es im vorigen Kapitel für die Fortentwicklung der Lehre vom psychischen Trauma zeigten, muß auch angesichts der Stationen des Terrors der Weg von den Erschütterungen, Anspannungen und Frustrationen des Affektlebens zur existentiellen Bedrohung und Destruktion des welthaft-mitweltlichen Personganzen gegangen werden. Es genügt nicht, sich die psychischen Traumen der Verfolgten als schauerliche Einzelvorkommnisse vor Augen zu führen. Die existentielle Bedeutung der terroristischen Gesamtsituation ist, soweit überhaupt möglich, zu erfassen. Darauf hat als erster E. MINKOWSKI eindringlich hingewiesen. Gegen den allzuheftigen Andrang angsterregender, niederziehender, hoffnungslos machender, Grauen und Entsetzen einflößender, Mitleid erregender Eindrücke bildete sich im KL die Schutzhülle der affektiven Anästhesie und blieb auch bei vielen nach der Befreiung mehr oder minder lang bestehen. Diese Schutzhülle verhinderte aber nicht die Wahrnehmung und Erfahrung eines Weltaspektes von abgründiger Nichtigkeit. In der kalten, rationalisierten Haßwelt, die das Menschenleben desozialisierte und degradierte, wurden selbst die Toten zu Kadavern. Die ihr entstiegen, wirkten nicht nur vital geschwächt und extrem ermüdbar, sondern auch im psychologischen Sinne degradiert, in Schranken des Mißtrauens gebannt. Das, was den nationalsozialistischen Terror — gewiß auch andere historische und gegenwärtige Formen politischen Terrors — von sonstigen extremen Lebenslagen, und seien sie psychologisch noch so belastend, unterscheidet, ist die totale Entrechtung, Entwürdigung, Deklassierung der Person, ihre grundsätzliche „Ächtung" (BENSHEIM), das Vorspiel der speziell den Juden zugedachten und dann auch weitgehend verwirklichten physischen Vernichtung. Wir haben dieses entscheidend wichtige Moment a. a. O. als „Annihilierung der geschichtlich-sozialen Existenz" bezeichnet und näher beschrieben (VON BAEYER 1961): Sie war als gänzliche Sinnberaubung, die den Terroropfern zuteil wurde, eine totale, indem sie das Ganze der geschichtlich-sozialen Existenz betraf, des Menschen je eigene Geschichtlichkeit, seine Vergangenheit, Gegenwart und Zukunft vernichtend angriff, ebenso sein Raumhaben in der Welt, wie sein Miteinandersein und Begegnen.

FRANKL spricht von einem „existentiellen Strukturverlust", den das zukunftslose Leben in den KL mit sich brachte. Sicher haben sich manche schon im KL dem Sog der Annihilierung durch den Rückzug auf eine unantastbare Innerlichkeit entziehen können oder aber in seelisch-geistiger Primitivität das Übermaß der Schmach nicht voll in sich aufgenommen. Es gibt Beispiele dafür, wie auch unter schlimmster Bedrückung die Standfestigkeit, die Hoffnung, die unverkürzte Menschlichkeit erhalten blieben. Doch erschwerten die Massenhaftigkeit, Anonymität und kalte Systematik des Terrors gerade in den KL Märtyrertum und heroisches Verhalten aufs äußerste (MINKOWSKI), erstickten im Keim und ließen

resonanzlos, was je sich an Widerstand und Protest regen wollte. „Defizienzen der
Welterfahrung" (BRÄUTIGAM), wie sie der Aufenthalt in den KL hinterließ, sind
mehr als eine Summe von psychischen Traumen, sind darauf abgestellt, dem
Menschen einfach alles wegzunehmen, woran er sich halten, worin er Sinn und
Wert finden kann, darauf angelegt, alle existentiellen Sicherungen zunichte zu
machen. Es fehlen ja auch in solchen Situationen fast ganz die sonst in extremen
Lebenslagen meist noch vorhandenen Nothilfen, die bergenden und rettenden
Gehäuse. Es fehlt die Anerkennung des Ausharrens und für die Mehrzahl, nämlich
für die allein wegen ihrer Rasse Verfolgten, jeder erkennbare Sinn ihrer Leiden.

Vor diesem Hintergrund von globaler, existentieller Annihilierung sind die
leiblichen und seelischen Entbehrungen, die einzelnen Bedrohungen und Mißhandlungen zu sehen. Im Hinblick auf das Ganze der zugedachten und zugefügten
Entmenschung sind die seelischen und sozialen Folgeerscheinungen zu beurteilen:
das, was haften blieb, nicht mehr ausgleichfähig ist, was die Person und ihre
Weltbezüge, ihre sozialen Beziehungen auf die Dauer einschränkt, verunsichert,
verformt. Mit dem Terror ist eine Situation von allgemeiner, überindividueller
Bedeutsamkeit gesetzt, die personale und soziale Existenz schlechthin in Frage
gestellt. Keiner geht so aus ihr heraus, wie er in sie hineingegangen ist. Erst wenn
diese Bedeutsamkeit als solche ins Auge gefaßt ist, kann sinnvollerweise gefragt
werden, welchen Stellenwert sie im personalen Leben des Einzelnen besitzt, wie
der Einzelne mit ihr fertig wird, unter welchen konstitutionellen und lebensgeschichtlichen Bedingungen sie destruktiv fortwirkt, wie die durchlebte Erfahrung zerstörter Mitmenschlichkeit mit den postkonzentrationären Problemen der
sozialen Wiedereingliederung artikuliert.

Wir sprachen von untendenziösen, wirklichen *Umstrukturierungen der Persönlichkeit auf erlebnisreaktiver Basis* (VON BAEYER 1957), KOLLE von einem vollständigen Bruch der Lebenslinie, VENZLAFF von einem erlebnisbedingten Persönlichkeitswandel — allgemeine Bezeichnungen für die Tatsache, daß sich bei den
Verfolgten chronische Veränderungen des Verhaltens und Erlebens nachweisen
lassen, die vom Typus der gewohnten traumatischen Wunschneurose abweichen
und auch den klinischen Befunden nach keine hirnpathologische Grundlage haben.
Die genannten Bezeichnungen lassen nun aber weder die spezielle Richtung des
Persönlichkeitswandels erkennen, noch geht aus ihnen hervor, wie konstant, wie
umfassend, wie tiefgehend gestört das Erleben und Verhalten in ihnen erscheint.
Es ist klar, daß solche vorläufigen und pauschalen Begriffe der symptomatologi-
schen Aufgliederung bedürfen, um an deskriptivem Wert zu gewinnen. Vorläufig
heißt Umstrukturierung, Persönlichkeitswandel in unserem Zusammenhang ja nur,
daß hier nichts Oberflächliches, Gemachtes, verdeckt Zielstrebiges vorliegt, wie
auch keine bloß passagere, situationsbedingte Entgleisung, sondern eine tiefer
fundierte Veränderung der seelisch-sozialen Haltung, der emotionale Reaktionsbereitschaften, wobei sich aus der Vorgeschichte keine Anhaltspunkte für eine
manifeste Abnormität des Verhaltens vor der Verfolgung ergeben. Die Autoren,
die eine derartige grundlegende Veränderung der persönlichen Seinsweise und der
Reaktionsbereitschaften bei Verfolgten gesehen haben und sie in Zusammenhang
mit dem Erlebten bringen, differenzieren denn auch in gewisser Weise die Symptomatologie des erlebnisbedingten Persönlichkeitswandels und zwar bei allen Unterschieden doch in recht ähnlicher Form. Häufig erwähnt werden (STRAUSS, KOLLE,

BENSHEIM u. a.) chronifizierte reaktive Depressionen, Verfassungen einer mutlos-resignierten Bedrücktheit, Antriebsschwäche und mangelnden Initiative, Menschenscheu, eines trüben, zukunftslosen Fixiertseins an traurige Erinnerungen, eines Nichtüberwindenkönnens unwiederbringlicher Verluste, manchmal getönt durch ängstliche Unsicherheit, hypochondrische Befürchtungen, asthenische Erschöpfbarkeit, zuweilen auch durch Schuldgefühle des Überlebenden seinen Toten gegenüber oder durch Züge mißtrauischer Verbitterung. Solche Depressionen sind oft in der leiblich-vitalen Sphäre begleitet von Schlaflosigkeit, Appetitmangel, Beschwerden und Funktionsstörungen im Kreislauf und Verdauungsapparat und anderen Erscheinungen vegetativer Gleichgewichtsstörung. Sie entsprechen in etwa dem Bild, das WEITBRECHT von der „endoreaktiven Dysthymie", BÜRGER-PRINZ, RUFFIN u. a. von der Entwurzelungsdepression entworfen haben. Übereinstimmend wird ihr Vorkommen bei älteren Menschen betont, die das Verfolgungsgeschehen im reiferen Alter erlebten, auch bei solchen, die durch Rassendiskrimination aus ihrer sozialen Position gerissen wurden, aber noch rechtzeitig emigrieren konnten.

Sind den Bildern hoffnungsloser, passiver Depressivität — die charakteristische psychomotorische Gehemmtheit cyclothymer Depressionen scheint zu fehlen — auch nicht selten angsthafte, phobische Elemente beigemischt, so heben sich doch die von Angst und generalisierter Angstbereitschaft beherrschten Dauerzustände von den überwiegend depressiven genügend deutlich ab (BENSHEIM, LEVINGER, VENZLAFF u. a.). Vorwiegend jüngere Menschen, die im Kindes- und Jugendalter den Schrecknissen der Vernichtungslager ausgesetzt waren, neigen zum Aufbau persistierender Angsthaltungen, ängstlicher Dauerspannungen mit unruhigem, hastigem, unsicherem Benehmen, Stottern, Stammeln, Zittern, auch zu Schreckhaftigkeit und Angstparoxysmen bei geringsten Anlässen von subjektivem Signalcharakter. Solche Angstanfälle können in Ohnmacht und hysteriforme Verhaltensweisen übergehen. Phobisch motivierte Vermeidungen von Menschenansammlungen, öffentlichen Verkehrsmitteln, Lichtspieltheatern und dergl. sind häufig. Stärker systematisierte Phobien anankastischen Charakters gehören dagegen nicht zum typischen Bilde des erlebnisbedingten Persönlichkeitswandels oder werden von vornherein aus dem Verfolgungszusammenhang ausgeklammert und älterer Neurotisierung zugeschrieben (STRAUSS). Die Angst-, Spannungs- und Erregungszustände, mit denen übrigens auch reizbar-aggressive Züge vergesellschaftet sein können (BENSHEIM), sind womöglich noch prononcierter als die Depressionen durch vegetative Begleitsymptome von erheblichem Störungscharakter gekennzeichnet, durch vasomotorisch bedingte Kopfschmerzen, Herzpalpitationen, Blutdrucksteigerungen, Schweißausbrüche, Durchfälle und dergl. Auf die dissozialen Entwicklungsstörungen der Persönlichkeit bei Minderjährigen wurde bereits hingewiesen. Sie entstehen bei frühzeitig einsetzender Verfolgung innerhalb und außerhalb der Lager, sind aber nicht an frühkindliche Frustrationen gebunden, sondern finden sich auch oder sogar vorwiegend bei Menschen, die in der späteren Kindheit oder Adoleszenz dem Terror ausgesetzt waren (STRAUSS). Bei dem gleichen Personenkreis ist die Abbiegung der Persönlichkeitsentwicklung häufiger als durch dissoziale Züge durch eine allgemeine Verunsicherung, Unrast, Kontaktschwäche und erhöhte Angstbereitschaft charakterisiert. Das Herauswachsen paranoider Dauerhaltungen von klinischer Relevanz aus den Erlebnissen

der Verfolgung ist offenbar eine Seltenheit. BENSHEIM erwähnt paranoide Züge
im Rahmen einer reaktiven Depression. Wir beschrieben die (nicht psychotische)
paranoide Fehlhaltung eines in der Kindheit verfolgten, in Lager deportierten und
von seinen Eltern getrennten Juden, bei dem sich wahnartig-mißtrauische Einstellungen deutlicher erst vom 19. Lebensjahr an nach der Auswanderung nach
Israel entwickelt hatten, aber eine depressiv-ängstliche, menschenscheue Abbiegung der Persönlichkeitsentwicklung schon vorher in unmittelbarem zeitlichem
Zusammenhang mit den Verfolgungserlebnissen stattgefunden hatte (VON BAEYER
u. KISKER).

Generelles Mißtrauen ist dagegen nach MATUSSEK unter den rassisch Verfolgten
des Naziregimes, die sich außerhalb der Begutachtungssituation zu Befragungen
bereit erklärten, die am weitesten verbreitete Haltung, häufiger noch als depressives
Reagieren. Es richtet sich insbesondere gegen diejenigen Menschen, die nicht im
KL waren und entspringt aus der nicht oder nicht voll auslebbaren Anklägerrolle,
die sich durch das vergangene, aber nicht zu vergessende Faktum des totalen
Ausgestoßenseins dem Verfolgten der Gesellschaft gegenüber auferlegt und die
Gesellschaft ihm gegenüber ständig in Verlegenheit bringt. Das Allermeiste, was
über abnorme Dauererlebnisreaktionen, neurotische oder sonstige Veränderungen
der Persönlichkeit bekannt ist, stammt ja von diesen ehemals total und prinzipiell
aus der menschlichen Gemeinschaft Ausgestoßenen, von den Verfolgten jüdischer
Herkunft. Daß bei den politisch und aus Gründen nationaler Zugehörigkeit Verfolgten, die ganz Ähnliches wie die rassisch Verfolgten durchzumachen hatten, gleichfalls solche tiefgehenden Störungen vorkommen, steht außer Zweifel (KOLLE), ist
aber offensichtlich ein selteneres Vorkommnis.

IV. Die rechtlichen Grundlagen der Entschädigung
von Verfolgten

Die Deutsche Bundesrepublik hat sich durch Erklärungen des Bundeskanzlers
unter einmütiger Zustimmung des Bundestages 1951 und 1953 zur Wiedergutmachung des vom nationalsozialistischen Staat begangenen Unrechtes verpflichtet.
Zu diesem Zwecke wurde das Bundesentschädigungsgesetz (BEG) erlassen[1]. In
seiner Fassung vom 29. 6. 1956 und vom 1. 7. 1957 trägt es in der Präambel der
Tatsache Rechnung,

> „daß Personen, die aus Gründen politischer Gegnerschaft gegen den Nationalsozialismus
> oder aus Gründen der Rasse, des Glaubens oder der Weltanschauung unter der national-
> sozialistischen Gewaltherrschaft verfolgt worden sind, Unrecht geschehen ist,
> daß der aus Überzeugung oder um des Glaubens oder des Gewissens willen gegen die
> nationalsozialistische Gewaltherrschaft geleistete Widerstand ein Verdienst um das Wohl
> des deutschen Volkes und Staates war und
> daß auch demokratische, religiöse und wirtschaftliche Organisationen durch die national-
> sozialistische Gewaltherrschaft rechtswidrig geschädigt worden sind".

Vorläufer des BEG waren Landesgesetze über die Anerkennung, Versorgung,
Betreuung und Entschädigung Verfolgter in Bayern, Berlin, Hamburg und Nord-
rhein-Westfalen, sowie ein 1949 für die Länder der amerikanischen Besatzungszone

---

[1] Vgl. dazu vor allem den Kommentar zum BEG von BLESSIN, EHRIG und WILDEN,
3. Aufl. 1960, und insbesondere zu den Gesundheitsschäden die kurzgefaßte, übersichtliche,
zur Information des ärztlichen Gutachters sehr geeignete Darstellung von WILDEN.

erlassenes Entschädigungsgesetz. Auch der Bund hatte bereits vor Erlaß des BEG durch ein Bundesergänzungsgesetz (1953 und 1954) und andere gesetzliche Vorschriften in die Frage der Wiedergutmachung nationalsozialistischen Unrechts eingegriffen.

Das BEG regelt die Entschädigung für Schäden an Leben, Körper oder Gesundheit, Freiheit, Eigentum, Vermögen und im beruflichen und wirtschaftlichen Fortkommen. Obwohl die Beeinträchtigung der Lebenssphäre unserer Gutachtenfälle in der Regel eine komplexe ist und die meisten der uns beschäftigenden Antragsteller neben gesundheitlichen Störungen auch anderweitige Schädigungen ihrer sozialen und wirtschaftlichen Existenz geltend machen, kann hier doch nur ein Überblick über die gesetzlichen Grundlagen und die Rechtspraxis für *Schäden an Körper und Gesundheit* gegeben werden.

Diese Schäden werden im BEG in den §§ 28 bis 42 behandelt. Heranzuziehen sind ferner die 2. Durchführungsverordnung zum BEG (2. DV—BEG) und verschiedene Entscheidungen des Bundesgerichtshofes (BGH) und anderer höchster Gerichte.

Nach § 28 BEG hat der Verfolgte Anspruch auf Entschädigung, wenn er an seinem Körper oder an seiner Gesundheit nicht unerheblich geschädigt worden ist, wobei es genügt, daß der Zusammenhang zwischen dem Schaden und der Verfolgung *wahrscheinlich* ist. Als unerheblich gilt eine Schädigung, die weder die geistige noch die körperliche Leistungsfähigkeit des Verfolgten nachhaltig beeinträchtigt und voraussichtlich auch nicht beeinträchtigen wird. § 28, Abs. 2 BEG bestimmt, daß die in § 15, Abs. 2 BEG behandelte Vermutung zugunsten des Verfolgten, der während der Deportation oder Freiheitsentziehung oder im unmittelbaren Anschluß daran verstorben ist, auch für Gesundheitsschäden gilt, d. h. die widerlegbare Annahme zu machen ist, daß der Schaden am Leben bzw. an der Gesundheit durch die nationalsozialistischen Gewaltmaßnahmen ursächlich gesetzt wurde. Die Bestimmungen des § 28 haben von seiten des Verordnungsgebers und der höchsten Gerichte verbindliche Auslegungen erfahren und bedürfen besonders im Hinblick auf *seelische* Gesundheitsschäden der näheren Erläuterung und Einordnung in das Gesamtgesetz:

1. Daß der Verfolgte in ursächlichem Zusammenhang mit der Verfolgung auch an seiner *seelischen, seelisch-geistigen, seelisch-nervösen* Gesundheit geschädigt sein und dafür Entschädigung beanspruchen kann, wird durch die Rechtsprechung ausdrücklich anerkannt und ist die Grundlage der Entschädigung von „jenen psychischen Veränderungen ... die eine Auswirkung des Verfolgungserlebnisses selber darstellen, und die zur Beeinträchtigung von Leistungsfähigkeit und Wohlbefinden führen, obgleich überhaupt kein dauerhafter körperlicher Schaden oder nur ein solcher besteht, der für das seelische Befinden bedeutungslos wäre" (VENZLAFF, 1959). Der BGH spricht in einer Entscheidung vom 18. 5. 1960[1] aus, daß der Verfolgte auch für *psychische* Störungen, die durch Verfolgungsmaßnahmen adäquat verursacht sind, Entschädigung beanspruchen kann. Die Anerkennung von erlebnisreaktiv, ohne wesentlichen oder bleibenden Körperschaden entstandenen seelischen bzw. seelisch-nervösen Störungen in ursächlichem Zusammenhang mit extrem belastenden Situationen — ob und unter welchen

---

[1] RzW 11, 453, 1960.

Umständen und wie häufig es so etwas gibt — ist hingegen ein medizinisches Tatsachenproblem, eines der wichtigsten, wenn nicht *das* Zentralproblem unserer vorliegenden Arbeit. Man ist im Rahmen des BEG jedenfalls *nicht* durch jene bekannte Entscheidung des Reichsversicherungsamtes vom 24. 9. 1926 festgelegt, nach der eine lediglich wunsch- und vorstellungsbedingte Erwerbsunfähigkeit nach Unfällen nicht entschädigungspflichtig ist. Mag dieser inzwischen vom Bundesgerichtshof im Prinzip anerkannte, wenn auch anders motivierte und formulierte Grundsatz[1] auch im Entschädigungsverfahren eine Richtlinie für die Unterscheidung berechtigter und unberechtigter Ansprüche abgeben, so schließt dieser Grundsatz doch nicht aus, daß seelisch bedingte Gesundheitsstörungen, ohne nach dem Modell der tendenziösen Rentenneurose gebaut zu sein, in adäquatem Kausalzusammenhang mit der Verfolgung stehen können. Das zitierte BGH-Urteil vom 18. 5. 1960 grenzt denn auch ausdrücklich und in Übereinstimmung mit den ärztlichen Gutachten das durch die Verfolgung adäquat verursachte, erlebnisreaktiv entstandene, seelisch-nervöse Leiden des Klägers gegen eine Rentenneurose ab.

2. *Wer* als Opfer der nationalsozialistischen Verfolgung zu gelten hat, bestimmt sich aus § 1 BEG. Es sind dies in erster Linie die ihrer Rasse, ihres Glaubens oder ihrer Weltanschauung wegen Geschädigten, ferner Personen, die wegen ihrer Widerstandstätigkeit, ihrer künstlerischen oder wissenschaftlichen Richtung oder, weil sie einem Verfolgten nahestanden, Schaden erlitten haben, schließlich auch Hinterbliebene von Verfolgten, die aus Gründen der Verfolgung ums Leben gekommen sind, und auch unter irrtümlichen Voraussetzungen Verfolgte und Geschädigte. In der Regel müssen individuelle Gewalt- und Verfolgungsmaßnahmen nachgewiesen werden, nicht nur der allgemeine Verfolgungsdruck, .wenn ein Schaden an Körper oder Gesundheit anerkannt werden soll. Doch läßt eine diesbezügliche Entscheidung des Bundesgerichtshofes als konkreten Verfolgungstatbestand auch gelten, wenn der allgemeine Druck sich bis zur Aussichtslosigkeit und Erwartung der wirtschaftlichen und physischen Vernichtung verdichtet hat[2].

3. Für die Bejahung eines kausalen Zusammenhanges zwischen der Verfolgung als schadenstiftendem Ereignis und dem Gesundheitsschaden gilt die allgemeine rechtliche Voraussetzung, daß es sich um einen *adäquaten Zusammenhang* handeln muß, auch wenn er ein mittelbarer ist. „Die Möglichkeit des Eintritts des Schadens darf also nicht derartig entfernt gewesen sein, daß sie nach der Erfahrung des Lebens nicht in Betracht gezogen werden kann" (BLESSIN, EHRIG, WILDEN). Über die Adäquanz des ursächlichen Zusammenhanges zu befinden, ist Sache der Entschädigungsorgane, die sich bei Gesundheitsschäden in aller Regel auf das Gutachten ärztlicher Sachverständiger zu stützen haben. Ganz abgesehen von der Schwierigkeit, längst vergangene, in strenger Abschließung von der Außenwelt (KL) geschehene, hochgradig affektbesetzte Tatbestände einwandfrei zu ermitteln, ist die Beurteilung kausal- und motivgenetischer Fragen bei seelisch-nervösen Störungen durch die der Psychopathologie eigenen, methodologisch begründeten Exaktheitsgrenzen — gegenüber den methodologisch einfacher gelagerten, körpermedizinisch erfaßbaren Schäden — besonders erschwert. Um so mehr ist es gerade vom Standpunkt des psychiatrischen Fachgebietes zu begrüßen, daß das BEG zugunsten der Verfolgten gewisse *Beweiserleichterungen*

---

[1] BGH-Urteil vom 29. 2. 1956 — VI ZR 352/54.
[2] BGH-Urteil vom 10. 6. 1960 — RzW 12, 115, 1961.

bereitstellt, die es ermöglichen, in zweifelhaften Fällen zu rechtlich tragfähigen Entscheidungen zu gelangen. Diesen von WILDEN ausdrücklich hervorgehobenen Erleichterungen schon in der Abfassung des Gutachtens Rechnung zu tragen, bedeutet für den ärztlichen Gutachter kein Entgegenkommen gegenüber den Ansprüchen des Verfolgten, sondern lediglich ein Arbeiten gemäß den vom Gesetzgeber selbst aufgestellten Richtlinien. Die zu erwähnenden Beweiserleichterungen bestehen in diesem Umfang nicht im Recht der Kriegsopferversorgung (Bundesversorgungsgesetz), auch nicht im Schadenersatzrecht des BGB.

a) „Es genügt, daß der ursächliche Zusammenhang zwischen einem Schaden an Körper oder Gesundheit wahrscheinlich ist" (§ 28 BEG, Abs. 1). Eine an Sicherheit grenzende oder überwiegende Wahrscheinlichkeit wird nicht gefordert, sondern lediglich — nach der Rechtssprechung des Bundesgerichtshofes — daß ebensoviel oder mehr für wie gegen die Annahme spricht, daß ein ursächlicher Zusammenhang besteht[1]. Die bloße Möglichkeit oder Denkbarkeit eines Zusammenhanges ist auch im Entschädigungsrecht kein Anerkennungsgrund.

b) Die bereits erwähnte Vermutung, daß eine während der Deportation oder der Freiheitsentziehung oder im unmittelbaren Anschluß daran aufgetretene Gesundheitsschädigung auf einer Verfolgungsmaßnahme beruht (§ 28 BEG, Abs. 2 in Verbindung mit § 15 BEG, Abs. 2), erleichtert die Beweiserhebung in Fällen, in denen die ursächlichen Faktoren einer Gesundheitsstörung nachträglich nicht mehr geklärt werden können. Ist dennoch eine Klärung möglich, so kann die Vermutung widerlegt werden und damit außer Kraft treten. Sie bezieht sich auch nicht auf den Kausalzusammenhang *später* festgestellter Gesundheitsschäden mit Verfolgungsmaßnahmen, gilt nur innerhalb von 8 Monaten nach der Freiheitsentziehung und wenn die Gesundheitsschädigung die Erwerbsfähigkeit um mindestens 25% vermindert hat[2].

c) Eine weitere Beweiserleichterung ergibt § 176 BEG, Abs. 2, der allgemein auf die den Entschädigungsorganen obliegende Beweiserhebung Bezug nimmt. Falls eine Tatsache nachträglich infolge der Lage, in der sich der Verfolgte seinerzeit unter dem Terrorregime befunden hat, nicht mehr bewiesen werden kann, so kann sie unter Würdigung aller Umstände zugunsten des Antragstellers als festgestellt erachtet werden. Das bedeutet nicht, daß es in solchen Fällen überhaupt keiner Beweiserhebung bedürfe. Die Beweiserleichterung greift vielmehr nur Platz, wenn der Beweis für die Richtigkeit einer vom Antragsteller vorgebrachten Tatsache nicht vollständig erbracht werden kann, die Umstände aber mit überwiegender Wahrscheinlichkeit für die Richtigkeit der vorgebrachten Tatsache sprechen (BLESSIN, EHRIG und WILDEN nach Entscheidungen des BGH). Für die Zusammenhangsfrage bei Gesundheitsschäden heißt das: „§ 176, Abs.2 BEG will das fehlende Glied der grundsätzlich notwendigen Kausalkette schließen, nicht aber hat die Vorschrift die Bedeutung, daß es dieser Kausalkette überhaupt nicht bedarf" (WILDEN).

4. Die häufigsten und wichtigsten Gesundheitsschäden auf seelisch-nervösem und seelisch-geistigem Gebiet haben nach unserem heutigen psychiatrischen Wissen eine komplexe Ätiologie, stehen in einem plurikausalen oder multikonditionalen Zusammenhang. Ursachenfelder sind die erblich bestimmte Anlage, oft

---

[1] BGH-Urteil vom 25. 9. 1957 — RzW **9**, 20, 1958.
[2] Vgl. 2 DV-BEG und BGH-Urteil vom 25. 9. 1957 — RzW **9**, 20, 1958.

schwer abtrennbar von der vorgeburtlich und frühkindlich geprägten Disposition, spätere Körperschäden, die das Gehirn direkt oder indirekt beteiligen, erlebnis-reaktive und soziogene Faktoren. Viele, wenn nicht die meisten psychischen Störungen erwachsen aus einer oft schwer durchschaubaren Verflechtung von Einflüssen aus verschiedenen Ursachenfeldern. Das trifft nicht nur für die ab-normen Erlebnisreaktionen, Neurosen, Psychopathien und dergl. zu, sondern auch für Anfallsleiden und manche chronischen Hirnkrankheiten und schließlich auch, wie wir heute wissen, für die früher als reine Erbkrankheiten betrachteten endo-genen Psychosen. Die Ursachenforschung in der Psychiatrie ist heute alles andere als abgeschlossen, sondern stärker im Flusse denn je. Diese Sachlage bildet natür-lich ein beachtliches Hindernis für die rechtliche Beurteilung der kausalen Zu-sammenhangsfrage, auch und gerade da, wo, wie im Entschädigungsrecht, sehr vielfältige und das menschliche Dasein im Ganzen erschütternde Schädigungsvor-gänge zur Debatte stehen.

Der allgemeine Grundsatz des Entschädigungsrechtes, wonach für Schaden, der auch ohne Verfolgung entstanden wäre, keine Entschädigung geleistet wird (§ 9, Abs. 5 BEG), ist auch auf Körper- und Gesundheitsschäden anzuwenden. Der Sachverständige wird etwa darüber befragt, ob eine Psychose, ein alters-bedingter Abbauprozeß im Gehirn, ein neurotisches Verhalten auch ohne Ver-folgung entstanden wäre, und er wird diese Frage manchmal eindeutig bejahen können, so, wenn z. B. eine Psychose schon vor der Verfolgung in eigengesetzlich wiederkehrenden Phasen oder Schüben manifest war oder eine umweltunab-hängige senile Demenz vorliegt. Schwieriger wird in jedem Falle die Begutachtung, wenn die Erwerbsfähigkeit des Verfolgten neben der Beeinträchtigung durch die verfolgungsbedingte Schädigung auch durch andere Ursachen gemindert wird und dann für die Bemessung der Rente nur die verfolgungsbedingte Schädigung heran-gezogen werden darf (§ 34 BEG). Die Sachlage ist weniger problematisch, wenn verfolgungsabhängige und verfolgungsunabhängige Leiden sauber trennbar neben-einander stehen. Sobald sich aber verfolgungsabhängige und verfolgungsunab-hängige Ursachen im resultierenden Störungsbild verflechten und vereinheitlichen, entstehen auf allen klinisch-medizinischen Fachgebieten, zumal auf dem psychi-atrischen, große Beurteilungsschwierigkeiten. Psychiatrische Erkrankungen und Anomalien entwickeln oder verschlimmern sich ja in den meisten Fällen durch ein kompliziertes Zusammenspiel von Anlage bzw. früh erworbener Disposition mit den von außen gesetzten Schädigungen. Eine klare Trennung von endogenen und exogenen, anlagemäßig-dispositionellen und reaktiven Faktoren, wie sie der § 34 BEG fordert, ist mit wissenschaftlich zwingender Begründung nicht immer zu erzielen. Hier hat der Verordnungsgeber helfend eingegriffen, indem er für die Verschlimmerung bestehender Leiden und für die Mitverursachung anlagebedingter Leiden durch die Verfolgung Spezialvorschriften erließ, die den Geltungsbereich des § 34 BEG einschränken bzw. näher definieren. Es handelt sich um die §§ 3 und 4 der 2. DV-BEG:

a) § 3 der 2. DV-BEG bestimmt, daß die durch nationalsozialistische Gewalt-maßnahmen verursachte *Verschlimmerung früherer Leiden* in dem ihr entsprechen-den Umfang ein Verfolgungsschaden ist, ferner daß ein richtunggebend ver-schlimmertes früheres Leiden in vollem Umfang als Verfolgungsschaden gilt. In jedem Falle muß das Leiden, wenn von einer verfolgungsbedingten Verschlimme-

rung gesprochen werden soll, schon *vor* der Verfolgungsmaßnahme manifest gewesen
sein und einen meßbaren Krankheitswert besessen haben (K. WEISS). Bei vorübergehender Verschlimmerung durch die Verfolgung ergibt sich vorübergehend ein
höherer Krankheitsgrad, der zu einem späteren Zeitpunkt auf den ursprünglichen
Krankheitsgrad zurücksinkt. Bei der sog. abgrenzbaren anhaltenden Verschlimmerung bedingt die Verfolgung einen nunmehr bleibenden höheren Krankheitsgrad,
ohne den Verlauf zu beschleunigen oder die Verlaufsrichtung progredient zu
beeinflussen. Entschädigungspflichtig ist in diesen Fällen nur die Verschlimmerung
selbst, d. h. der ihr entsprechende, die Erwerbsfähigkeit zusätzlich herabsetzende
Krankheitswert — temporär bei vorübergehender Verschlimmerung, dauernd bei
abgrenzbarer anhaltender Verschlimmerung, aber nur, wenn nach der maßgeblichen Rechtssprechung eine erhebliche, mindestens 25% betragende Beeinträchtigung auf die Verschlimmerung entfällt. Eine *richtunggebende* Verschlimmerung,
die das gesamte Leiden zu einem Verfolgungsschaden mit allen seinen rechtlichen
Konsequenzen stempelt, ist dann gegeben, wenn ein vor der Verfolgung stationär
gewesenes Leiden durch progrediente Verschlechterung infolge von Verfolgungsmaßnahmen eine andere Verlaufsrichtung nimmt. Diese sehr differenzierten Unter-
scheidungen im Bereich verfolgungsbedingter Krankheitsverschlimmerungen sind
auch für psychiatrisch relevante Störungen gelegentlich heranzuziehen, nach
unseren Erfahrungen aber doch nur selten. Sehr viel wichtiger für die psychiatrische Begutachtung von Verfolgungsschäden ist die Bestimmung des

b) § 4 der 2. DV-BEG über *anlagebedingte* Leiden. Ein solches Leiden gilt als
durch nationalsozialistische Gewaltmaßnahmen im Sinne der Entstehung verursacht — natürlich nur im rechtlichen, nicht im medizinischen Sinne — wenn es
durch die Gewaltmaßnahmen wesentlich mitverursacht worden ist. An einer
wesentlichen Mitverursachung wird niemand zweifeln, wenn die Verfolgung con-
ditio sine qua non für die durch sie ausgelöste Störung ist, d. h. die Störung ohne
Verfolgungsmaßnahmen nicht ausgebrochen wäre. Die Rechtsprechung verlangt
aber nicht, daß eine solche unersetzliche Manifestationsbedingung einem überwiegenden Einfluß der Verfolgung entspricht. Es genügt, daß die Verfolgung für
die Entstehung des Leidens von erheblicher Bedeutung oder nicht unbedeutend
war. Nicht unbedeutend ist ein verfolgungsbedingter Anteil an dem gesamten
Ursachenkomplex auch dann, wenn er unter 50% liegt[1], bzw. wenigstens zu einem
Viertel zur Entstehung des Leidens beigetragen hat[2]. In einem anderen Urteil
bezieht sich der BGH[3] nicht auf die Verursachung, sondern auf die resultierende
Erwerbsminderung, wenn er eine wesentliche Mitverursachung des Leidens davon
abhängig macht, daß der verfolgungsbedingte Anteil an der Gesamterwerbsminde-
rung mindestens 25% beträgt. Wenn es sich um ein Erbleiden *im eigentlichen
Sinne* handelt, bei dem feststeht, daß es sich auch ohne Verfolgung schicksalhaft
manifestiert, kann u. U. angenommen werden, daß die Verfolgung die Manifestation beschleunigt oder verstärkt. In diesem Falle kehrt sich die sonst den Entschädigungsorganen zufallende Beweislast um, und der Anspruchsteller hat den
vollen Beweis zu erbringen, nicht nur die Wahrscheinlichkeit darzulegen, daß ein
solches Erbleiden durch die Verfolgung ungünstig beeinflußt wurde. Dann ist auch

---

[1] BGH-Urteil vom 6. 12. 1957 — RzW **9**, 196, 1958.
[2] BGH-Urteil vom 30. 5. 1962 — RzW **13**, 425, 1962.
[3] BGH-Urteil vom 15. 10. 1958 — RzW **10**, 91, 1959.

ein derartiges Leiden nicht in seiner ganzen Erstreckung, sondern nur für die Zeit seiner Vorverlegung zu entschädigen[1]. Mit HAND[2] ist daran festzuhalten, daß die hier gemeinten Erbleiden im strengen Sinne des Wortes sich auf die seltenen Erkrankungsformen beschränken, deren Erbgang bekannt und deren schicksalsmäßiger Verlauf gesichert ist, wie z. B. bei der Chorea Huntington. Die endogenen Psychosen gehören *nicht* zu diesen *ausschließlich* erbbedingten Erkrankungen, obwohl bei ihnen die Erbanlage zweifellos eine wesentliche Rolle spielt. (Über die entschädigungsrechtliche Beurteilung der endogenen Psychosen s. S. 305 ff.) In jedem Falle läßt die Rechtsprechung des BGH als anlagebedingte Leiden auch solche bisher noch nicht manifest gewordenen Störungen gelten, bei denen die Anlage die wesentliche Ursache ist, die aber erst durch die Verfolgung auf dem Wege adäquater Verursachung zur Manifestation kommen (HAND). In dem bereits zitierten Urteil vom 18. 5. 1960[3] beschäftigt sich der BGH mit dem Fall einer jüdischen Verfolgten, die, ohne im KL gewesen zu sein, im Anschluß an die Verfolgung an Depressionszuständen mit Konzentrationsschwäche, Schlaflosigkeit und leichter Erschöpfbarkeit sowie an vegetativer Dystonie leidet. In Übereinstimmung mit den ärztlichen Gutachtern nimmt der BGH eine adäquate Verursachung der Störungen durch die Verfolgung an, wobei offen bleibt, wieweit der durch die Verfolgung unmittelbar in Gang gesetzten Symptomatik schon eine abnorme Veranlagung zugrunde liegt, da jeder Mensch im Bereich der Norm unter derartigen Umständen so reagieren könne wie die Klägerin. Für das Fortbestehen, Nichtausheilen, Nichtabklingen des durch die Verfolgung ausgelösten Leidens bejahen Sachverständige und BGH die Voraussetzung einer abnormen seelischen Grundstruktur, die erblich oder durch frühkindliche Störungen bedingt sein kann. Bei normaler Veranlagung der Klägerin habe man ab 1945 eine Besserung erwarten können. Etwa zu diesem Zeitpunkt sei der Übergang in die Neurose erfolgt, deren Entstehung anlagemäßige Voraussetzungen habe. Hier, wo es sich nicht um ein anlagebedingtes Leiden im strengen Sinne handelt, d. h. nicht um ein Leiden, das auch ohne Verfolgung früher oder später schicksalsmäßig ausgebrochen wäre, erkennt der BGH den kausalen Zusammenhang mit der Verfolgung an, weil nach sachverständiger Feststellung eine vorgegebene neurotische Struktur durch die Verfolgung manifestiert bzw. dekompensiert wurde und es bei ruhiger, ungestörter Lebensweise der Klägerin ohne Verfolgung zu einer solchen Manifestation keineswegs hätte kommen müssen. Bemerkenswerterweise bezieht sich der BGH in dem vorliegenden Urteil auch auf die besondere Art der nationalsozialistischen Gewaltmaßnahmen, die durchweg darauf gerichtet waren, „den Verfolgten nicht nur seiner wirtschaftlichen Existenzmöglichkeit zu berauben und ihn physisch zu vernichten, sondern ihn zuvor auch auf alle erdenkliche Weise zu quälen und ihn zu erniedrigen, um ihn so auch in seiner menschlichen Würde, im innersten Kern seiner personhaften Existenz zu treffen". Es sei in manchen Fällen schwer zu entscheiden, „ob es eine *krankhafte* seelische Grundstruktur und nicht eine tiefere und feinere Reaktionsfähigkeit gegenüber dem erlittenen Unrecht ist, auf der die Unfähigkeit beruht, über derartige seelische Mißhandlungen durch Wiedergewinnung des inneren Gleichgewichts und der körperlichen Integrität

[1] BGH-Urteil vom 6. 12. 1957 — RzW 9, 196, 1958.
[2] RzW 12, 103, 1961.
[3] RzW 11, 453, 1960.

hinwegzukommen". Der festgestellte oder wenigstens wahrscheinlich gemachte Zusammenhang der fortdauernden Manifestation bzw. Dekompensation einer neurotischen Grundstruktur begründet nach diesem Urteil die Entschädigung für den seelisch-nervös abnormen Gesamtzustand in seiner ganzen zeitlichen Erstreckung, weil die Verfolgung wesentliche, d. h. nicht unbedeutende Mitursache im Sinne des § 4 der 2. DV-BEG ist. Es handelt sich um das gleiche, für die psychiatrische Begutachtungspraxis im Entschädigungsrecht wegweisende BGH-Urteil, das, wie schon erwähnt, die grundsätzliche Feststellung trifft, daß für psychische Störungen, die durch Verfolgungsmaßnahmen adäquat verursacht sind, Entschädigung beansprucht werden kann.

5. Entschädigungsleistungen für Schaden an Körper und Gesundheit sind nach § 29 BEG:

1. Heilverfahren,
2. Rente,
3. Kapitalentschädigung,
4. Hausgeld,
5. Umschulungshilfe,
6. Versorgung der Hinterbliebenen.

Heilverfahren setzen keinen bestimmten Grad der Beeinträchtigung der Erwerbsfähigkeit voraus. Doch darf diese nicht nur unerheblich sein. Heilverfahren können auch mittels Krankenhausbehandlung, Heilanstaltspflege oder Badekuren durchgeführt werden. Ihre Voraussetzung ist in jedem Falle, daß begründete Aussicht auf erhebliche und länger anhaltende Besserung der Beeinträchtigung besteht. Bei einem Verdienstausfall durch Heilverfahren steht dem Verfolgten Hausgeld zu. Ein psychotherapeutisches ambulantes Heilverfahren rangiert unter dem Begriff „notwendige ärztliche Behandlung" (2. DV-BEG, § 9).

Die wichtigste Form der Entschädigung ist die Rente (§ 31 BEG). Sie steht dem Verfolgten im Fall und auf die Dauer einer Beeinträchtigung der Erwerbsfähigkeit von mindestens 25% zu. Die Rente steigt in Stufen von 25—39, 40—49, 50—59, 60—69, 70—79, 80 und mehr v. H. Die Regelung der Rentenhöhe lehnt sich in etwa an die Unfallversorgung der Bundesbeamten an. Es bestehen Mindestsätze, die von monatlich DM 100 bis DM 250 gehen. Maßgebend für die Höhe der Rente ist das Durchschnittseinkommen des Verfolgten in den letzten 3 Jahren vor Beginn der Verfolgung. Außerdem ist die soziale Stellung des Verfolgten zu berücksichtigen, wenn sich dadurch eine günstigere Einreihung ergibt. Die Minderung der Erwerbsfähigkeit ist danach zu beurteilen, wieweit der Verfolgte im allgemeinen Erwerbsleben leistungsfähig ist. Zu berücksichtigen sind dabei der vor der Verfolgung ausgeübte Beruf oder eine begonnene bzw. nachweisbar angestrebte Berufsausbildung (§ 33 BEG, weitere Einzelheiten über die Rentengewährung vgl. BEG, § 31—35).

Kapitalentschädigung wird nur für die Zeit vor dem 1. 11. 1953 gewährt, wenn die Beeinträchtigung der Erwerbsfähigkeit mindestens 25% beträgt (§ 36 BEG). Der psychologische Vorteil, den die einmalige Abfindung gegenüber fortlaufenden Rentenzahlungen bei erlebnisreaktiv entstandenen Fehlhaltungen gewähren mag — Verhinderung einer der Heilung abträglichen passiv-abhängigen Lebenseinstellung — kann also in chronischen Fällen im Rahmen des Entschädigungsrechts nicht wahrgenommen werden. Doch ist zuzugeben, daß dieser Vorteil nicht unbestritten ist und keineswegs für alle Fälle chronifizierter Erlebnisreaktionen feststeht.

6. Über die Rechts- und Tatsachenfragen des Entschädigungsprozesses hat allein das Gericht zu entscheiden. Bei Schaden an Körper und Gesundheit ist jedoch der Richter auf die Mithilfe *ärztlicher Sachverständiger* verwiesen. Nach der Rechtssprechung des BGH stellt es in der Regel einen wesentlichen Verfahrensmangel dar, wenn die Zuziehung eines ärztlichen Sachverständigen unterbleibt (WILDEN). Das Gericht ist in der Auswahl der Gutachter frei, es kann Obergutachten und Ergänzungsgutachten anfordern und es wird sich in allen problematischen Fällen auf Gutachten von anerkannten Fachärzten und Universitätskliniken stützen. Das Gericht muß, wenn eine Partei dies verlangt, den Sachverständigen persönlich anhören. Das Entschädigungsorgan hat im Beweisbeschluß den Gutachter darüber aufzuklären, welche Verfolgungsmaßnahmen in Betracht kommen und das Gutachten über die Frage anzufordern, ob diese Verfolgungsmaßnahmen einen Schaden an Körper und Gesundheit und dadurch eine Minderung der Erwerbsfähigkeit herbeigeführt haben und in welchem Grade die Erwerbsfähigkeit gemindert ist. Der Sachverständige hat nicht von sich aus zu bestimmen, *welche* Vorgänge als Verfolgungsmaßnahmen anzusehen sind. Doch wird gerade der psychiatrische Gutachter nicht umhin können, das konkrete Bild der Verfolgung anamnestisch zu bereichern und zu vertiefen, um die Belastungssituation in allen ihren körperlichen, seelischen und sozialen Aspekten möglichst anschaulich hervortreten zu lassen. Dabei wird er auch begründete Angaben über die Zuverlässigkeit und Glaubwürdigkeit der vom Verfolgten selbst oder von Zeugen gemachten Aussagen, nicht selten auch über den manchmal fraglichen Wert von ärztlichen Attesten und Privatgutachten zu machen haben. Die vom Gutachter geäußerte Auffassung und Bewertung des Falles ist für das Gericht nicht bindend. Das Gericht kann auch zu einer anderen Beurteilung des ursächlichen Zusammenhanges oder der Erwerbsminderung gelangen. Die Rechtsprechung des BGH verlangt aber bei derartigen Abweichungen vom Sachverständigengutachten eine ausdrückliche Begründung von seiten des Gerichtes. Mit Recht hebt deshalb WILDEN die außerordentliche Verantwortung des ärztlichen Sachverständigen in Entschädigungsangelegenheiten hervor. Seine Entscheidung ist zwar nicht rechtlich, aber faktisch für den Ausgang des Verfahrens oft von ausschlaggebender Bedeutung.

7. *Entschädigungsorgane* (§§ 173—227 BEG) sind die Entschädigungsbehörden der Länder und die Entschädigungsgerichte. Die entsprechenden Behörden der Länder sind Ministerien, Regierungspräsidien und eigene Entschädigungsämter bzw. Wiedergutmachungsämter auf verschiedenen Verwaltungsebenen (vgl. die Zusammenstellung bei BLESSIN, EHRIG und WILDEN, S. 960ff). Entschädigungsgerichte sind das Landgericht (Entschädigungskammer), das Oberlandesgericht (Entschädigungssenat) als Berufungsgericht und der Bundesgerichtshof (Entschädigungssenat) als Revisionsinstanz. An die Gerichte gelangen Entschädigungssachen durch Klage von Antragstellern, deren Entschädigungsantrag abgelehnt oder länger als ein Jahr ohne zureichenden Grund nicht verbeschieden wurde. Entschädigung wird immer nur auf Antrag gewährt. Die Antragsfrist erlosch, von gewissen Ausnahmen abgesehen, am 1. 4. 1958 (§ 189, Abs. 1 BEG). Nach fristgemäßer Stellung eines Entschädigungsantrages können weitere, bisher noch nicht erhobene Ansprüche auch nach Ablauf der Antragsfrist geltend gemacht

werden, auch solche wegen Schadens an Körper und Gesundheit. Wurde die Antragsfrist vom 1. 4. 1958 durch unverschuldete Verhinderung versäumt, so kann die sog. Wiedereinsetzung in den vorigen Stand gewährt werden, d. h. ein Antrag auch nachträglich gestellt werden (§ 189, Abs. 3 BEG). Nach diesen Bestimmungen und ihrer höchstrichterlichen Auslegung ist also bis auf weiteres mit Zusatzanträgen oder auch erstmaligen Entschädigungsanträgen wegen gesundheitlicher Störungen zu rechnen.

Zur Zeit (Herbst 1963) ist ein Änderungsgesetz für die Wiedergutmachung in Vorbereitung, das als Regierungsentwurf vorliegt, die parlamentarischen Instanzen aber noch nicht passiert hat (2. Änd.-G-BEG; Drucksache des Bundesrats Nr. 284/63). Die Novelle soll im Rahmen des finanziell Möglichen noch offene Fragen und etwaige Härten des bisherigen Gesetzes bereinigen und den Charakter eines Schlußgesetzes erhalten. Für die Beurteilung und Behandlung von Gesundheitsschäden ist wesentlich: § 31, der die Berentung von Gesundheitsschäden regelt, erhält als neuen Absatz 2 folgende Bestimmung: „War der Verfolgte mindestens ein Jahr in Konzentrationslagerhaft und ist er in seiner Erwerbsfähigkeit um 25 v. H. oder mehr gemindert, so wird für den Anspruch auf Rente zu seinen Gunsten vermutet, daß die verfolgungsbedingte Minderung der Erwerbsfähigkeit 25 v. H. beträgt". Die neue Bestimmung sieht also eine weitere, erhebliche Beweiserleichterung für den Anspruch auf Rente vor, ohne jedoch die bisher geforderten kausalgenetischen Feststellungen (§ 28) überflüssig zu machen. Es ist zu bedenken, daß die neue Beweiserleichterung nur für KL-Haft, nicht für andere Formen der Freiheitsentziehung (Ghetto, Gefängnis) gilt und auch nur eine verfolgungsbedingte Erwerbsminderung von 25% begründen kann. Für die Anerkennung höherer Erwerbsminderungsgrade ist nach wie vor der wahrscheinliche und adäquate Zusammenhang mit der Verfolgung maßgebend. Auch die grundsätzliche Widerlegbarkeit gesetzlicher Vermutungen kann u. U. zu kausalgenetischen Fragen an den ärztlichen Sachverständigen schon innerhalb der 25%-Grenze Anlaß geben.

Eine andere Fassung erhalten die §§ 15 und 41, die die Versorgung von Hinterbliebenen regeln. § 41 bezieht sich nunmehr nur auf Verfolgte, die später als 8 Monate nach Abschluß der Verfolgung gestorben sind und fordert für diese Fälle den Nachweis der Wahrscheinlichkeit des Zusammenhanges zwischen Schaden und Tod, während für die vorher verstorbenen Verfolgten die gesetzliche Vermutung eines derartigen Zusammenhanges nach § 15 gilt.

Neu eingeführt wird eine Krankenversorgung der Rentenempfänger wegen Lebens- oder Gesundheitsschaden und ihrer Angehörigen, soweit keine andere Krankenversorgung garantiert ist und das Einkommen unter einer bestimmten Grenze bleibt (§§ 141 a—e). Die Krankenversorgung wird unabhängig von einem etwaigen Zusammenhang der Krankheit mit dem Verfolgungsleiden gewährt.

Erweitert werden die Bestimmungen des Härteausgleiches (§ 171 BEG) auf Personen, bei denen die Wahrscheinlichkeit des ursächlichen Zusammenhanges zwischen einem Schaden an Körper oder Gesundheit und der Verfolgung nur deshalb nicht festzustellen ist, weil über die Ursache des Leidens in der ärztlichen Wissenschaft Ungewißheit besteht. Damit wird ein neuropsychiatrisches Gebiet für fakultative, auf besondere Härtefälle beschränkte Ausgleichsleistungen erschlossen, das bisher außer Betracht bleiben mußte: diejenigen endogenen

8*

Psychosen, besonders Schizophrenien, bei denen ein ursächlicher Zusammenhang mit der Verfolgung immerhin möglich erscheint, aber nicht mit Wahrscheinlichkeit nachweisbar ist. Von den organischen Hirn- und Rückenmarksleiden, deren Ätiologie unbekannt ist, dürfte es vor allem die multiple Sklerose sein, deren mögliche Auslösung oder Verschlimmerung durch die Verfolgung erwogen werden muß und zur Anwendung der neuen Härteausgleichbestimmung Anlaß geben kann.

Wichtig ist schließlich Artikel IV der geplanten Novelle, wonach vor Verkündung des Schlußgesetzes abgelehnte Ansprüche auf Rente für Schaden an Körper oder Gesundheit neu zur Entscheidung gebracht werden können, wenn die ursprüngliche Entscheidung „auf einer ärztlichen Beurteilung der festgestellten Beeinträchtigung der geistigen oder körperlichen Leistungsfähigkeit des Verfolgten beruht die in offenbarem Widerspruch zu der im Geltungsbereich des Gesetzes herrschenden medizinischen wissenschaftlichen Auffassung über den ursächlichen, Zusammenhang zwischen der Verfolgung und dem Schaden an Körper oder Gesundheit steht". Ein anderer Wiederaufnahmegrund ist der offenbare Widerspruch der zunächst vertretenen Rechtsauffassung zu einer späteren, vom Bundesgerichtshof getroffenen Grundsatzentscheidung zur Frage der wesentlichen Mitverursachung eines anlagemäßig bedingten Leidens.

B. Klinischer Teil

I. Allgemeine Daten

Wir gehen hier von 500 Verfolgten aus, die in der Zeit vom 1. Januar 1956 bis Ende des Jahres 1962 durch eine persönliche Untersuchung oder nach Aktenlage begutachtet wurden[1]. (31 Entschädigungsgutachten, welche in den Jahren 1950 bis 1955 an der Heidelberger Klinik erstellt wurden, scheiden aus, weil die jetzt gültige Fassung des BEG erst 1956 in Kraft trat und verbindliche Beurteilungsmaßstäbe erst zu dieser Zeit erreicht wurden.) Der überwiegende Anteil der Gutachten wurde von den Verfassern erstellt (417). Durch gemeinsame Fallbesprechungen, fortwährenden theoretischen Erfahrungsaustausch und Orientierung an der seit 1956 schnell anwachsenden psychiatrischen Entschädigungsliteratur ergab sich unter den Verfassern eine zunehmende Übereinstimmung in der Untersuchungspraxis und der Einschätzung der Kriterien für den Verfolgungszusammenhang. Wir geben in diesem und den beiden folgenden Abschnitten allgemeine statistische Daten; differenzierte kasuistische, symptomstatistische und psychodynamische Analysen erfolgen in Abschnitt IV (S. 139 ff.).

a) Auftraggebende Instanzen

Die Gutachten wurden erstellt für alle mit der Entschädigung befaßten *Instanzen*, also für regionale Behörden, für die Entschädigungskammern der Landgerichte und die entsprechenden Senate an Oberlandesgerichten. Die Mehrzahl unserer Begutachtungen erfolgte für Entschädigungskammern. Die Verteilung ergibt sich aus der nachfolgenden Tab. 6.

Zu privaten Begutachtungen entschlossen wir uns selten und nur dann, wenn

---

[1] Der Symptomstatistik wurden 535 Fälle zugrundegelegt (vgl. S. 139 ff), weil sich die Zahl der Gutachten bis zum Zeitpunkt der Lochkartenauswertung bereits vergrößert hatte.

der vorangehende Untersuchungs- und Verfahrensgang offensichtlich Fehlbe-
beurteilungen aufwies.

Die Häufung der Begutachtungen für Klageinstanzen ist wahrscheinlich keine
zufällige. Die Mehrzahl der Entschädigungsbehörden verfügt über einen ärztlichen
Dienst mit nervenärztlichem Mitarbeiter oder über einen beratenden Arzt. Durch
sie wird das Gros der Erstuntersuchungen und die Auswertung der ausländischen
Vertrauensgutachten vorgenommen. Das Bedürfnis nach Konsultation einer psychiatrisch-neurologischen Fachklinik erscheint auf der Ebene der Behördeninstanz

Tabelle 6.
Auftraggebende Instanzen

Entschäd. Behörden	Entschäd. Kammern	OLG-Senate	privat
136	345	16	3

selten. Das Gewicht der Beurteilungen liegt hier auf den somatischen Folgeerscheinungen, für unser Fach also bei den organischen Schäden des peripheren
und zentralen Nervensystems. Allenfalls werden noch grobe psychotische Störungen der Antragsteller erfaßt und (zumeist recht pauschal) beurteilt. Die schwieriger
und nur psychopathologisch greifbaren erlebnisreaktiven Veränderungen bleiben
häufig undiskutiert und gelangen in der Behördeninstanz oft nicht zur Aufklärung,
wenn die Beiziehung genauer psychiatrischer Befunde unterbleibt. Nach unserer
Erfahrung entschlossen sich einige Entschädigungsbehörden während der letzten
Jahre zunehmend zur Einholung psychiatrischer Gutachten ohne Konsultation
ihrer in psychopathologischen Fragestellungen oft inkompetenten beratenden
Ärzte, wenn der Akteninhalt in die Richtung seelischer Beschwerden wies. Wahrscheinlich ist diese Wandlung in der Behördenpraxis auf eine ansteigende Anzahl
von Klagen gegen Entschädigungsbescheide zurückzuführen. Gleichwohl liegt in
unserem Material die Anzahl psychiatrischer *Erstbegutachtungen* auf der Ebene
der Klageinstanz noch recht hoch. Neben weiteren hier nicht zu behandelnden
Faktoren (s. S. 340 ff.) ist die relative Häufung der Gutachten für Klageinstanzen
begründet im Bedürfnis der Gerichte nach der sachlichen Auffassung des quali-
fizierten Fachmannes.

Nicht zu übersehen ist aber auch, daß bei den Verfolgten oft erst im späteren
Gang des Entschädigungsverfahrens und nicht selten unter dem Eindruck der amtlichen Ablehnung somatischer Entschädigungsfolgen eine Reflexion auf *seelische* Beschwerden eintritt, die dann erstmals vor der Klageinstanz geltend gemacht
werden. Diese Erscheinung als Ausdruck einer Tendenz und eines sekundären
Sekuritätsstrebens zu deuten, wie in Vorgutachten nicht selten zu lesen, ist
zumindest sehr einseitig. Man hat bei diesem Sachverhalt insbesondere an jenen
Anteil Verfolgter zu denken, die aus einfachem Bildungsklima stammen und bei
schlichter Persönlichkeitsstruktur zur Reflexion auf seelische Befindlichkeiten
wenig befähigt sind. Bis diese — auch in unseren Gutachten überwiegende —
Gruppe Verfolgter in der teilnehmenden Exploration oder der gelockerten Selbst-
schilderung zu einer von somatischen Projektionen freien Selbstexplikation
ihrer Innerlichkeit gelangt, ist oft der Ermittlungsweg der Amtsinstanz bereits
durchschritten. Sprachliche Verständigungsschwierigkeiten, Unsicherheiten in den

soziokulturell andersgearteten Einwanderungsländern, abwehrend-gehemmte Haltungen gegenüber den Erstuntersuchern und weitere Hindernisse treten hinzu. Ein weiterer, jetzt nicht selten in verfremdende Rationalisierungen führender Schritt bedeutet nun das Wissen um die Entschädigungsfähigkeit und Entschädigungspflichtigkeit seelischer Beschwerden.

Diese und andere (im Abschnitt der Begutachtungspraxis S. 340 ff. näher behandelte) Probleme stellen den Gutachter in der Klageinstanz meist vor verwickeltere Fragen als den im Auftrage der Behörde tätigen Erstgutachter. Er hat die schwierige Aufgabe, die vom Verfolgten neu dargelegten biographischen Daten sachlich zu werten, Verkünstelungen des Beschwerdevortrages zu durchschauen, hinter klischierten Selbstdeutungen verschwiegenes Leiden freizulegen usw. Erst wenn diese sorgsame Abwägung geleistet ist, kann eine tendenziöse Fehlhaltung, ein Rentenbegehren diskutiert werden, wobei dessen Gewicht für das Zustandekommen und die gegenwärtige Bedeutung des Beschwerdebildes immer differenziert bestimmt werden muß (zur Situation des Gutachters im Entschädigungsverfahren s. auch S. 344 ff.).

b) Wohnländer der Begutachteten

Im Hinblick auf den *Wohnsitz der Begutachteten* ergibt sich (s. Tab. 7), daß etwa ein Fünftel in Deutschland ansässig ist. Unter den außerdeutschen Ländern stehen die USA als Wohnland an erster Stelle. Es folgen Israel, andere europäische Staaten, Südamerika und Kanada.

Tabelle 7.

Wohnländer der Begutachteten

Deutschland: 104	Andere europäische Staaten: 88
USA: 172	Südamerika: 20
Israel: 96	Kanada: 14
Sonstige: 6	

Daraus ergibt sich der die Begutachtung erschwerende Umstand, daß Verfolgte aus Übersee und entfernter gelegenen europäischen Ländern zumeist nicht *persönlich untersucht* werden konnten und *nach Lage der Akten* beurteilt werden mußten (361 Fälle). Immerhin war bei 139 Fällen eine persönliche Untersuchung und damit fraglos eine korrektere Urteilsbildung möglich. (Zur Problematik des Aktengutachtens im Entschädigungsverfahren, insbesondere zur Bewertung ausländischer vertrauensärztlicher Gutachten s. S. 359 ff.)

c) Der Untersuchungsgang

Der *Untersuchungsgang* entspricht den Normen klinischer Begutachtungspraxis. Die geläufigen somatischen Untersuchungstechniken (neurologischer, neuroradiologischer, elektroencephalographischer, labortechnischer und sonstiger Art) werden eingesetzt, wenn dies klinisch geboten ist. Sind somatische Folgen zu klären, so wird ein mehrtägiger stationärer Aufenthalt angestrebt. Stehen seelische Beschwerden im Vordergrund, so bevorzugen wir ambulante Untersuchungen mit Besprechungen an mehreren Tagen. Dieses Vorgehen entspricht einerseits dem Wunsch der Untersuchten selbst, die schon einen kurzen Aufenthalt auf der halboffenen Abteilung als belastend empfinden; andererseits fördert dies nach unseren Erfahrungen die exploratorische Beziehung zum Begutachteten, welcher aus der zivilen Umgebung des Hotels oder der Pension kommend, schneller Vertrauen zum Gutachter gewinnt. Eine detaillierte familiäre, persönliche und soziale Anamnese liefert dann das Gerüst zur vertieften exploratorischen Erkundung entscheidender Etappen der inneren Lebensgeschichte, hintergründiger Spannungen und Abwehrhaltungen usw. Psychologische Tests wurden durchgeführt, wenn bestimmte Motivationszusammenhänge in ihrer Wertigkeit unklar blieben oder ein in der Exploration nicht genügend herauszuarbeitender Persönlichkeitswandel einer Bestätigung bedurfte. Darüber hinaus haben die psychodiagnostischen Verfahren hier vor allem bei der Beurteilung der Leistungsseite der Untersuchten (Erfassung der Intelligenz, psychoorganischer Syndrome usw.) eine Bedeutung.

Die Extremerfahrungen, welche den meisten Untersuchten während der Verfolgungszeit auferlegt wurden, bedingten in der Mehrzahl der Fälle Wandlungen der mitmenschlich-kommunikativen Vollzüge (s. S. 139 ff.). Gehemmtheiten und Verunsicherungen, aber auch gereizt-aggressive Reaktionsbildungen bestimmen oft unabhängig von Art und Schwere des erlebnisreaktiven Syndroms die Haltung zum Untersucher. Schärfer als der Rentenbewerber auf anderen entschädigungs- oder sozialrechtlichen Gebieten erlebt der ehedem verfolgte „Antragsteller" oder „Kläger" die Doppeldeutigkeit der Rolle des Gutachters. Dieser erwartet von ihm eine vertrauensvolle Erschließung seiner Innerlichkeit und erscheint zugleich als Vertreter einer Instanz, die in der Rechtsnachfolge eines gehaßten und ängstigenden Unrechtsstaates steht.

Die Übertragung latenter ängstlicher und aggressiver Einstellungen auf den begutachtenden Arzt färbt stärker als bei sonstigen Begutachtungen das Gespräch, zumal bei ausländischen Verfolgten, die erstmals seit der Schreckenszeit Deutschland zur Begutachtung aufsuchen. Oft ist erst nach mehreren psychiatrischen Gesprächen und nach Abbau einer ganzen Kulisse ängstlicher Übertragungen ein einigermaßen klarer Blick auf die innere Situation des Verfolgten möglich. Diese Schwierigkeiten stehen ganz im Vordergrund, wogegen tendenziöse Fehleinstellungen im Sinne von Rentenwunschreaktionen im Vergleich zu anderen Bereichen der psychiatrischen Begutachtung zurücktreten. Wir sahen 16 Fehlhaltungen, die im Sinne der üblichen Neurosen-Begutachtung als *klassische Rentenreaktionen* anzusprechen waren; bei 19 weiteren Fällen bestand eine *oberflächliche tendenziöse Ausgestaltung* des psychoorganischen oder erlebnisreaktiven Syndroms, die nicht als wesensbestimmend für das Beschwerdebild angesehen werden konnte. Der Anteil an Tendenzneurosen liegt demnach erheblich niedriger als bei den traumatischen Reaktionen der sonstigen Begutachtung. Diese Verhältnisse gebieten Zurückhaltung gegenüber einer generellen Übertragung des Rentenwunschmotivs auf die erlebnisreaktiven Syndrome Verfolgter, wie sie KRETSCHMER in einer Publikation und einem von den Entschädigungsbehörden hektographierten Mustergutachten vornahm. Wenn MENDE bei Entschädigungsgutachten einen bedeutend höheren Anteil von Tendenzneurotikern sah als wir, so erklärt sich diese Diskrepanz aus seiner theoretischen Vormeinung über die Allwirksamkeit des Rentenbegehrungsmotivs bei neurotischen Begutachteten *überhaupt*.

Es bedarf neurosenpsychiatrischer Erfahrung sowie einer genauen Kenntnis der einzelnen Verfolgungsbelastungen und der sozialpsychologisch mitgeprägten Weisen ihrer Verarbeitung bei den jeweiligen Gruppen Verfolgter, um etwa ein blandes Erschöpfungssyndrom, eine durch aggressive Abwehrmechanismen

verdeckte Dauerverstimmung, eine im äußeren Verhalten eben noch kompensierte
Persönlichkeitsumprägung einzuordnen. Der explorative Umgang mit dem untersuchten Verfolgten muß in besonderer Weise die methodischen Extreme ein-
fühlender Teilnahme und klarer psychopathologischer Objektivierung vereinen.
Die Beurteilung des Gutachters verlangt *Differenzierung* und eine subtile Anpassung an die Eigentümlichkeiten des besonderen Falles, nicht aber — wie wir aus
Gutachten sahen — Bekundungen eines persönlichen Mitgefühls mit dem Lebensschicksal des Verfolgten, verbunden mit der generellen Feststellung, Verfolgung
sei grundsätzlich kein Anlaß für das Zustandekommen entschädigungspflichtiger
Fehlhaltungen oder die pauschale Anerkennung *aller* Beschwerden der Verfolgten
im Sinne einer kollektiven „Beeinträchtigungsneurose".

Zur vollen Erfassung der psychiatrischen Lage ehemaliger Verfolgter ist der
Begutachtungsaspekt sicher nicht hinreichend. Auf diese Schwierigkeit wies
Matussek mit Recht hin. Es würde aber auch unrealistisch sein, das soziologische Faktum der Entschädigung und die zu ihr hinführende Handlungskette
der Interessenwahrung (von der Antragstellung bis zum Verfahrensabschluß)
für unbedeutend zu halten. In dieser Kette bildet die Begutachtung ein Glied von
entscheidendem affektivem Stellenwert für den Verfolgten. Insofern gestatten
unsere bei Begutachtungen gewonnenen Erhebungen relevante Aussagen, die
allerdings in den Rahmen weiterer Erfahrung über den Verfolgten außerhalb der
Begutachtungs- oder überhaupt der Entschädigungssituation eingeordnet werden
müssen.

d) Herkunftsländer der Begutachteten

Unter den *Herkunftsländern* der Untersuchten stehen Deutschland und Polen
im Vordergrund. Es folgen die übrigen osteuropäischen Staaten, während die
westeuropäischen Gebiete zurücktreten.

Tabelle 8.
Herkunftsländer der Untersuchten

Deutschland: 209	Österreich: 3
Polen: 209	Rußland und baltische Staaten: 8
CSR: 42	Jugoslawien 1
Ungarn: 14	Griechenland: 1
Rumänien: 6	Frankreich, Belgien, Holland: 7

Diese Verteilung spiegelt die in der Vorkriegs- und Kriegsära sich wandelnde
regionale Struktur der in die Verfolgung einbezogenen Nationen, zugleich auch
die Wohndichte derjenigen (vor allem jüdischen) Bevölkerungsanteile, welche der
Verfolgung anheimfielen. Obwohl uns genaue statistische Vergleichsmöglichkeiten
fehlen, kann die regionale Verteilung unserer Fälle als repräsentativ für eine
soziokulturell breit gestreute Population überlebender Verfolgter eingeschätzt
werden.

e) Anlässe zur Verfolgung

Unter den *Anlässen für nationalsozialistische Verfolgung* steht die Verfolgung
wegen jüdischer Rassenzugehörigkeit (j) bei unseren Untersuchten an erster Stelle.
Unter (m) fassen wir sog. jüdische Mischlinge und nichtjüdische nahe Verwandte
von Juden zusammen, da ihr Verfolgungsschicksal Gemeinsamkeiten aufweist.

Eine Sondergruppe rassisch Verfolgter wird durch Zigeuner (z) gebildet. Eine kleine Gruppe sogenannter farbiger Mischlinge (f) in unserem Material gehört mit einigen Zigeunern zu den Verfolgten, die einer Zwangssterilisation unterworfen wurden. Über diese Gruppe wird unten (s. S. 252 ff.) eine gesonderte Übersicht gegeben. Politisch Verfolgte (p) erscheinen in unserem Material weniger häufig, wie es ihrer geringeren absoluten Anzahl entspricht. Aus konfessionellen Gründen Verfolgte fehlen.

Tabelle 9.

Anlässe der Verfolgung

Jüdische Verfolgte (j): 431   Sog. farbige Mischlinge (f): 4
Sog. jüdische Mischlinge (m): 22   Politisch Verfolgte (p): 30
Zigeuner (z): 13

Eine Aufgliederung der Geschlechter ergibt sich aus der folgenden Übersicht:

Tabelle 10.

Geschlechter-Verteilung

männlich: 223   weiblich: 277

f) Altersverteilung

Tabelle 11.

Altersverteilung

Alter z. Zt. der Begutachtung

15—19	20—24	25—34	35—44	45—54	55—64	65 und älter
1	5	29	173	131	104	57

Alter zu Beginn der Verfolgung

1	2—5	6—12	13—18	19—24	25—35	36—55	56—64	65 und älter
2	4	29	78	109	145	129	4	—

Setzt man einen durchschnittlichen Zeitabstand der (meist über Jahre gedehnten) Verfolgung zur Begutachtung von etwa 20 Jahren an, so entsprechen sich in etwa die Altersverteilungen in den obigen Tabellen. Auf diese Verhältnisse wird bei der Diskussion der klinischen (S. 126 ff.) und soziologischen Daten (S. 272 ff.) eingegangen.

Die Darstellung der *Verteilung der Gutachten auf die Jahrgänge seit 1956* ergibt ein stetiges Anwachsen bis zur Gegenwart.

Tabelle 12.

Verteilung der Gutachten auf die Jahrgänge seit 1956

1956	1957	1958	1959	1960	1961	1962
17	21	14	25	54	97	272

II. Die Verfolgungsbelastungen

Die Verfolgungsbelastungen scheinen sich von vornherein jeder Klassifikation und objektivierend-statistischen Erfassung zu entziehen. Die Akten ergeben dazu oft nur ein grobes Gerüst äußerer Widerfahrnisse, wie es sich in den Recherchen bei Dokumentationsdiensten, in Selbstschilderungen und Zeugenaussagen widerspiegelt. Auch bei der persönlichen Untersuchung bereitet die Aufklärung der Verfolgungssituation im psychiatrischen Gespräch nicht selten Schwierigkeiten. Erinnerungserschwerungen affektiver Art bewahren den Verfolgten vor der Reaktualisierung mancher früherer leidvoller Erlebnisse.

Das Gegenteil, eine paroxysmale Hypermnesie im Sinne von TARGOWLA, wird in den Beschwerden zwar nicht selten berichtet, tritt aber während der Exploration selbst kaum in Erscheinung. Reproduktionserschwerungen müssen in der Exploration respektiert werden, wenn man nicht Gefahr laufen will, den Untersuchten in eine unkontrollierbare emotionale Reaktion zu versetzen. In der Regel können solche Aufwallungen, denen eine kathartische Dynamik innewohnt, in der Begutachtungssituation therapeutisch nicht fruchtbar gemacht werden. Andere Abwehrweisen, die den Verfolgten von der inneren Konfrontation mit dem Vergangenen schützen, sind die Verharmlosung, Unterbetonung, Indifferenz, bitterer Humor, selten einmal Ironie. Das alles mischt sich oft mit der Unsicherheit darüber, wieviel dem Untersucher mitgeteilt werden kann, ohne nun ihn seinerseits zu beunruhigen, zu verstimmen oder zu beschämen.

Im allgemeinen ist der Verfolgte bei der Begutachtung eher zurückhaltend und einsilbig, wenn es um eine detaillierte Schilderung etwa seiner KL-Situation geht. Auch ohne die Annahme latenter Angst oder Aggressivität versteht man diese Haltung aus der eminenten Gruppen-Exklusivität des Verfolgten. Vieles spricht dafür, daß die durchstandenen Grenzerfahrungen den Verfolgten aus dem Kollektiv derjenigen herausheben, die diese Erfahrungen nicht mit ihm teilen. Er fühlt sich aus ihnen ausgeschlossen, zumindest gegen sie abgegrenzt und letzlich oft unverstanden. Es ist immer ein Akt der Preisgabe intimer Bezirke der Innerlichkeit und bedeutet einen Vertrauenserweis, wenn der Verfolgte die Grenze überspringt und (zumal dem Gutachter gegenüber) ein eigentlich Unsagbares auszusprechen sucht. Dies geschieht nicht so häufig, und oft bleibt es bei der distanzierten Durchsprache *allgemeiner* Charakteristika der Verfolgungszeit. Aus den atmosphärischen Eigentümlichkeiten des Gesprächs wird der Erfahrene gleichwohl Schlüsse auf die frühere und aktuelle emotionale Valenz des Durchstandenen ziehen können.

a) Art und Schwere der Verfolgung

Exakte objektive Kriterien für eine Klassifizierung der Verfolgungsbelastungen nach Art und Intensität sind also schwierig zu finden. Die bloße Orientierung an äußeren soziologischen oder somatischen Merkmalen (Dauer der Haftzeit, Untergewicht, Mißhandlungs- und Dystrophiefolgen usw.) genügt sicher nicht, um eine relevante Rangreihe der Belastungen zu konstruieren. Der besonderen inneren Lage des Verfolgten während der Haft unter differenzierter Beachtung seiner (u. U. bereits vor der Verfolgung herangebildeten) seelischen Gefährdungsmöglichkeiten, seiner Stellung im Gruppenzusammenhang anderer Lagerinsassen, seinen besonderen Werthaltungen und ideologischen Ausrichtungen vor und während der Gefährdung kommt sicher ein gleiches Gewicht zu.

Kann man aber zum klinisch-statistischen Vergleich nicht auf eine Belastungsklassifikation verzichten, so wird man bei der Einschätzung soziologische, somatische und psychopathologische Verfolgungsdaten kombinieren müssen. Der über-
geordnete Gesichtspunkt ergibt sich dabei durch das Ausmaß der Erschütterung
der Gesamtexistenz des Verfolgten in der Vergegenwärtigung aller leiblichen,
gesellschaftlichen und seelischen Belastungen. Wir halten es für einen Vorteil,
daß dies — methodisch gesehen — nicht ohne Einschläge von Verstehen und
Intuition möglich ist.

Eine quasi-exakte Skalierung menschlicher Belastungen, wie sie in der Nach-
folge von JONES u. TANNER etwa BASTIAANS bei Verfolgten versuchte, scheint
uns in ihrer Anwendung auf Extremerfahrungen fragwürdig (s. S. 34 ff.). In unserer
unten versuchten Aufgliederung wurde die Gesamtheit der Verfolgungsdaten auf
die je besondere personale Struktur des Verfolgten bezogen. Aus dieser Struktur
wiederum empfängt das einzelne Belastungsmoment seinen besonderen Akzent.
Eine solche Einschätzung scheint uns auch dem praktischen Vorgehen des Gutachters am nächsten zu kommen, wenn er in seiner Beurteilung die Bedeutung der
„objektiven Verfolgungsbelastung" abzuwägen sucht.

Wir unterscheiden die *Verfolgungsarten* der *Diskriminierung* und *Diffamierung*
(D), des *Verstecks* und der *Illegalität* (V), der *Ghetto-* und *Zwangsarbeitslager-Haft* (G)
sowie der *Haft in Konzentrations- und Vernichtungslagern* (K) (s. Tab. 13). Eine
nähere qualitative Charakteristik dieser Tatbestände wurde im einleitenden Teil
dieser Abhandlung gegeben (S. 6 ff.). Die für jede Verfolgungsart gesondert
„definierten" *Betroffenheits-Grade* des Verfolgten (I, II) sind unter den eben
erörterten methodischen Vorbehalten zu verstehen. Wir geben rohe Umschreibungen *menschlicher Gesamtlagen* mit Hilfe soziologischer, psychologischer und
medizinischer Termini; sie dienen lediglich dem Zweck einer sinnvollen statistischen Unterteilung und Vergleichung. Wir wissen, daß diese Grenzziehungen oft
willkürlich sind.

Eine Sonderung verschiedener Verfolgungsarten, wie wir sie hier versuchen,
ist in vielem künstlich. Sieht man auf das Schicksal des einzelnen Verfolgten,
so ergeben sich häufig Übergänge und Überschneidungen. An die *Diffamierung*
schloß sich u. U. das Versteck und vielleicht auch die Inhaftierung an. In den
folgenden statistischen Übersichten wurde beim Zusammentreffen mehrerer Verfolgungsarten diejenige zum Ordnungsgesichtspunkt, welche für den Verfolgten
die entscheidende Belastung darstellte. Man darf in der Abfolge der Verfolgungsarten von D über V und G nach K keine steigende Belastung sehen. Jede Verfolgungsart hat für die Betroffenen ihre eigene Schreckensphysiognomie. Die
Sonderung ergibt sich für uns lediglich aus der klinischen Frage nach einem
Zusammenhang von Verfolgungsart und bestimmten psychiatrischen Folgen. So
ist insbesondere die durch VAN KAICK in einer Voruntersuchung an einem Teil
unseres Gutachtenmaterials gefundene Beziehung zwischen langfristigen KL-
Haften zu chronischen reaktiven Depressionen, sowie gedehnten Verstecksituationen zu angstneurotischen Fehlhaltungen mit vegetativem Begleitsyndrom zu
überprüfen.

Die Aufgliederung der Haft in G und K schließt nicht stets eine Intensitäts-
steigerung der Belastung ein. Diese, wie auch die anderen Unterteilungen ergaben
sich aus den Eigentümlichkeiten des Untersuchungsgutes selbst.

Tabelle 13.
Charakteristik der Verfolgungsarten und Betroffenheitsgrade der Verfolgten

Verfolgungsart	leichter (I)	schwerer (II)
D: *Diffamierung* (einschl. Vorkriegshaft in Gefängnissen unter rechtsstaatlicher Regie)	Kurzfristige persönlich-soziale Verunsicherung. Geplante Emigration vor November 1938. Verhältnismäßig geringfügige wirtschaftliche Verluste, kurzdauernde Gefängnishaft. Erhaltene Stützung durch die Gruppe.	Langfristige oder bedrohliche Diskriminierungen. Überstürzte Flucht, weitgehende Isolierung aus Gruppen- und Familienzusammenhang, langfristige Gefängnishaften mit Mißhandlungen, Erschöpfung, usw. (Zwangssterilisation).
V: *Versteck und Illegalität*	Kurzfristige Versteck- und Untertauchzeiten mit geringfügiger Lebensbedrohung, erhaltenen Kontakten zu Widerstandsgruppen, Hilfsorganisationen, freien Angehörigen und relativ günstigen Wohnbedingungen usw.	Weitgehende soziale Isolierung, gravierende Lebensbedrohung, Ungewißheit über Angehörige, schlechte alimentäre, hygienische und Wohnbedingungen. Erschöpfung und Erkrankungen.
G: *Ghetto-Haft oder Haft in Zwangsarbeitslagern*	Kurzfristige Aufenthalte unter erhaltenem Familienzusammenhang, Befreiung vor 1. 8. 1944, ausreichende Wohn- und Ernährungsbedingungen. Keine Mißhandlungen oder schwere Lebensbedrohungen, erhaltene körperliche Widerstandskraft.	Langfristige Aufenthalte unter Isolierung von der Familie, Verbleib bis 1945. Unterernährung, ständige Lebensbedrohung, erschöpfende Schwerarbeit, Mißhandlungen, Verlust von Angehörigen.
K: *Haft in Konzentrations- und Vernichtungslagern*	Relativ kurze Inhaftierungen vor Kriegsbeginn (bis zu zwei Monaten); bei längerem Aufenthalt: privilegierte Stellung unter den Häftlingen, Zugehörigkeit zu organisierten Häftlingsgruppen, keine schweren Mißhandlungen oder Lebensbedrohungen, ausreichende leibliche Verfassung.	Langfristige oder extrem bedrohliche Haft mit Teilnahme an Selektionen, Mißhandlungen, Todesmärschen usw., Hungerdystrophie, konsumierende Erkrankungen.

Verfolgungsanlässe (j, m, z, f, p), Verfolgungsarten (D, V, G, K) und Betroffenheitsgrade (I, II) bilden das Gerüst der Untergruppen, welche in den folgenden Abschnitten analysiert werden.

b) Verfolgungsanlässe in ihrem Bezug zu Art und Schwere der Verfolgung

Zu welchen Arten und Schweregraden der Verfolgung die einzelnen Verfolgungsanlässe führen, ergibt sich aus Tab. 14.

Sie zeigt auf den ersten Blick die innere Konsequenz des Verfolgtenschicksals. Mit dem Verfolgungsanlaß sind häufig die Weichen für Art und Schwere der Verfolgung bereits gestellt. Nahezu die Hälfte der jüdischen Verfolgten (j) weisen schwere KL- und Ghettohaft auf. Versteck- und Illegalitätssituationen betrafen ausschließlich die Gruppe jüdischer Verfolgter und sog. jüdischer Mischlinge. Andererseits war ein erheblicher Anteil jüdischer Verfolgter mit frühzeitiger

Emigration der Gruppe der leichteren Diffamierung zuzuordnen, so daß diese Gruppe in bezug auf Verfolgungsart und Betroffenheit ziemlich heterogen ist. Bei den sog. jüdischen Mischlingen (m) stand die Diffamierung ganz im Vordergrund. Schwere Diskreditierungen, aber auch belastende KL-Haften bestimmten die Verfolgung der Zigeuner (z). Die Zwangssterilisierungen der Zigeuner und farbigen Mischlinge (f) wurden von uns als ernstere Diskreditierungen eingeordnet. Bei politisch Verfolgten (p) waren einerseits Diffamierung, andererseits KL-Aufenthalte zu registrieren; in beiden Verfolgungsarten überwiegen hier die leichteren Belastungen gegenüber den schwereren um das Doppelte.

Tabelle 14.

Verfolgungsanlässe in ihrem Bezug zu Art und Schwere der Verfolgung

Anlässe zur Verfolgung

Ver-folgungsart	Betroffen-heitsgrad	j	m	z	f	p	insgesamt
D	I	79	10	1	—	12	102
	II	26	8	5	4	6	49
V	I	17	1	—	—	—	18
	II	64	2	—	—	—	66
G	I	9	—	—	—	—	9
	II	55	—	—	—	—	55
K	I	24	—	2	—	8	34
	II	157	1	5	—	4	167
insgesamt:		431	22	13	4	30	500

Es entspricht der terroristischen Konsequenz der einzelnen Verfolgungsarten, daß nur bei den Diffamierungen (D) ein Überwiegen der leichteren Belastungen festzustellen ist, wogegen bei Versteck und Illegalität (V), Ghetto- (G) und KL-Haft (K) die schwereren Belastungen vier- bis fünfmal häufiger waren.

c) Körperliche Schäden während der Verfolgung

Bei 295 Untersuchten wurden *körperliche Schäden während der Verfolgung* beobachtet. Mißhandlungsfolgen (139) und Hungerdystrophien stehen im Vordergrund, vor allem bei den in Ghettos, Zwangsarbeitslagern und Konzentrationslagern langfristig Inhaftierten. Es liegt in der Technik der den Häftlingen zugefügten Torturen, aber auch an der neuro-psychiatrischen Auslese unseres Untersuchungsgutes, daß Schädel-Hirnverletzungen das Gros der *Mißhandlungsfolgen* (108) bilden: Schädelprellungen, Kommotionen und Schädelfrakturen (97 Fälle), Hirnkontusionen und offene Hirnverletzungen (11 Fälle). Letztere sind wahrscheinlich deswegen relativ selten, da sie die Überlebenschance unter den Lagerbedingungen stark verringerten. Diese Tatsache kann jedoch nur unter größter Vorsicht bei Einzelfällen zur gutachtlichen Argumentation gegen das Vorliegen einer Contusio cerebri als Mißhandlungsfolge herangezogen werden. Verletzungen des Gesichtsschädels, Frakturen der Rippen, der Wirbelkörper und Extremitäten

(13), Schußverletzungen verschiedenster Lokalisation (10), Unfallfolgen (18) und Residuen von Euthanasieversuchen (8) bilden mitsamt ihren neurologischen Residuen häufige Mißhandlungsfolgen. Eine Hungerdystrophie lag bei 143 Untersuchten vor. Wir sahen sie dann als gegeben an, wenn Angaben und ärztliche Befunde unmittelbar nach der Befreiung das volle klinische Bild einer langfristigen Eiweißmangelerkrankung ergaben. (Über cerebrale Dystrophieschäden s. S. 47.) Unter den *übrigen Erkrankungen* (118) sind infektiöse Darmerkrankungen (Ruhr, Typhus abdominalis usw.) (40), Fleckfieber (27) und Tuberkulose (13) am häufigsten. Andere internistische Leiden wurden bei 38 Fällen beobachtet.

III. Klinisch-statistische Daten
a) Familiäre Belastungen

Die *Häufigkeit familiärer Belastungen* mit neuro-psychiatrischen Erkrankungen geht aus Tab. 15 hervor.

Tabelle 15.

Familiäre Belastungen

Neurologische Erkrankungen:	4
Anfallsleiden:	1
Schizophrenien:	3
Cyclothymien:	1
Sonstige Psychosen:	3
Abnorme Persönlichkeiten:	3
Suicide:	10

Der Wert dieser Erhebung ist ein sehr bedingter, wenn man die Schwierigkeiten bedenkt, welche bei aktenmäßiger Beurteilung, aber auch bei persönlicher Untersuchung familienanamnestischen Erkundungen im Rahmen der Begutachtung entgegenstehen. Grundlegende methodische Voraussetzungen einer Statistik familiärer Belastungen (unbefangene Angaben des Probanden, Kontrollauskünfte weiterer Familienmitglieder, Einsicht in die Akten anderer Behörden usw.) fehlen hier, und es erweist schon die Diskrepanz zwischen der bei 37 Schizophreniefällen unseres Materials zu erwartenden familiären Belastungsziffer und der faktisch gefundenen den begrenzten Wert dieser Daten. Die meisten Suicide naher Verwandter erfolgten im Zusammenhang mit Verfolgungsbelastungen und sind daher nicht ohne weiteres im Sinne der Heredität deutbar.

Ähnliche, wiewohl geringere Hindernisse ergaben sich für die Erfassung *neuropsychiatrischer Erkrankungen und abnormer seelischer Züge vor der Verfolgungszeit*. Bei Aktengutachten ist man hier ganz auf die Qualität und Differenziertheit der anamnestischen Erhebungen ausländischer Fachgutachter, insbesondere der nervenärztlichen Vertrauensgutachter angewiesen. Die Aufsplitterung der Neuropsychiatrie, vor allem in den angloamerikanischen Staaten, bringt es oft mit sich, daß zwar eine ausführliche neurologische Anamnese gegeben wird, wogegen die psychiatrische Vorgeschichte unerhellt bleibt oder umgekehrt. Schwere neurologische (1) und psychotische (1) Vorerkrankungen, Schwachsinnszustände (11) und cerebrale Schäden (1) werden jedoch zumeist registriert, wenn objektive fachärztliche Behandlungsberichte und Gutachten beigezogen wurden.

b) Abnormitäten vor der Verfolgungszeit

Ungleich wichtiger, zumal für die Beurteilung des Verfolgungszusammenhanges erlebnisreaktiver Schädigungen, ist die Erfassung diskreter *neurotischer Anpassungsstörungen und anderer nichtpsychotischer Verhaltensabnormitäten vor der Verfolgung* (s. hierzu die psychodynamischen Erörterungen S. 139ff.). Bei vielen Begutachtungen nach Aktenlage steht man hier vor großen Schwierigkeiten und kann der Behörde, zumal im Hinblick auf die geforderte differenzierte Stellungnahme zum Anlage-Problem, nicht mehr als die Erörterung von Möglichkeiten und Hypothesen anbieten. Es ist daher zu begrüßen, wenn die ausländischen Fachgutachter in den beiden letzten Jahren diesen Sachverhalt sichtlich genauer berücksichtigten. Sicher trug dazu auch die Auflockerung des Anlage-Begriffes in der Entschädigungs-Rechtssprechung bei (s. S. 111 f.).

Bei den persönlich untersuchten Verfolgten haben wir dieser Frage, abgesehen von der praktisch-gutachtlichen Notwendigkeit, schon deswegen besondere Aufmerksamkeit geschenkt, weil das Problem der entwicklungspsychologischen Vordeterminierung späterer erlebnisreaktiver Verfolgungsschäden entscheidende theoretische Bedeutung hat. Abnorme seelische Züge waren bei 42, d. h. 30% der persönlich Untersuchten nachweisbar. Auf das Gesamtmaterial bezogen liegt diese Quote mit 8,6% deutlich niedriger (43 Fälle).

c) Diagnosen und ihre Beziehung zu den Verfolgungsbelastungen

Die *diagnostische Klassifikation* ist ganz auf unser Erfahrungsgut und die Frage nach den erlebnisreaktiven Schäden Verfolgter abgestellt. Eine Übersicht der diagnostischen Verteilung unserer Fälle gibt die Tab. 16.

Weiter unten (S. 272) werden ergänzende symptomstatistische Erhebungen und ein Vorschlag für künftige Klassifizierungen erlebnisreaktiver Schäden vorgelegt (S. 261).

Die Gliederung der nicht erlebnisreaktiv-psychopathischen Zustände (I) ist ganz pauschal gehalten. Eine syndromatische Differenzierung erfolgte dagegen innerhalb der neurotisch-psychopathischen Verfassungen. Die Zuordnung wurde hier typologisch nach dem jeweils hervorstechenden Zug des Gesamtbildes durchgeführt. Kombinationen verschiedener Bilder waren häufig, vor allem zwischen asthenischen und depressiven, angstneurotischen und vegetativen Zuständen. Die in der neueren Verfolgten-Literatur u. a. von KOLLE, VENZLAFF und H. STRAUSS geprägten Titel für erlebnisreaktive Schäden (Abbruch der Entwicklung, Entfremdungsreaktion, chronische reaktive Depressionen, psychoreaktive Störung, Entwurzelungsdepression, erlebnisbedingter Persönlichkeitswandel, usw.) legten wir unserer Klassifikation deswegen nicht zugrunde, weil sie bereits eine pathogenetische Interpretation einschließen. Diese Begriffe werden uns unten beschäftigen, wenn es darum geht, typische Verlaufsbilder aus der deskriptiv-statistischen Übersicht herauszulesen.

Einige Besonderheiten der Klassifikation bedürfen der Erläuterung. Wir haben die Erschöpfungssyndrome herausgehoben, wiewohl sie deskriptiv und pathogenetisch in engen Beziehungen zu leichteren cerebralen Schäden (insbesondere Dystrophieschäden) und andererseits zu den erlebnisreaktiv-psychopathisch bedingten asthenischen oder vegetativen Syndromen stehen. Die Begründung für eine gesonderte Aufführung der Erschöpfungszustände ergibt sich aus ihrer eminenten Häufung bei langjährigen KL-Insassen. Wir meinen jene über 1 bis 3 Jahre nach der Befreiung sich erstreckenden blanden Versagenssyndrome, welche einmal mehr in der Richtung leiblicher Klagen, ein andermal mehr in derjenigen „psychasthenischen" Gestörtseins akzentuiert sein können und zumeist als *unmittelbare* Folge der leib-seelischen Gesamtbelastung zu deuten sind. Sie haben einen besonderen psychodynamischen Stellenwert im Verlaufsbild *chronischer* erlebnisreaktiver Schäden (s. S. 195) und werden in der Begutachtungspraxis häufig nicht

Tabelle 16.

Diagnosen[1]

I	1. Kein psychiatrisch-neurologischer Befund:	15	
	2. Neurologische Erkrankungen:	15	(6)
	3. Cerebrale Schäden:	98	(50)
	4. Schizophrenien:	37	(14)
	5. Cyclothymien:	18	(5)
	6. Nicht klassifizierbare Psychosen:	2	(1)
	7. Involutions-Psychosen:	14	(9)
	8. Reine Erschöpfungssyndrome:	10	
II	9. Charakterneurotisch-psychopathische Fehlhaltungen:	40	
	10. Erlebnisreaktive Syndrome:		
	a) depressiv:	101	
	b) asthenisch:	28	
	c) phobisch:	14	
	d) angstneurotisch:	115	
	e) anankastisch:	4	
	f) querulatorisch:	3	
	g) sensitiv-paranoid:	7	
	h) autistische Entwicklungshemmung:	13	
	i) dissozial:	8	
	j) hypochondrisch:	6	
	k) vegetativ:	20	
	l) sonstige psychogene Körperstörungen:	2	
	m) tendenziös:	16	

[1] Die erste Zahl bezieht sich auf die Diagnosen und nicht auf die Anzahl der Patienten, da unter Umständen zwei oder mehrere Diagnosen gestellt wurden. In Klammern Fälle mit kombinierten erlebnisreaktiven Bildern. — In Gruppe I unserer Diagnosen sind demnach die Zahlen nicht mit der Anzahl der untersuchten Fälle identisch. Dies ist aber der Fall in Gruppe II, da die erlebnisreaktiven Bilder *alternativ* gesondert wurden.

hinreichend berücksichtigt. Eine Abhebung dieser zeitlich begrenzten Beschwerdebilder gegen die chronifizierenden erlebnisreaktiven Syndrome erscheint daher zweckmäßig. — In die Tabelle sind lediglich solche Erschöpfungssyndrome aufgenommen worden, welche isoliert und nicht mit einer sonstigen seelischen Schädigung verknüpft waren (10 Fälle). Ihre absolute Häufigkeit liegt dagegen weit höher (157).

Eine Sonderstellung wurde auch den psychopathisch-charakterneurotischen Zuständen eingeräumt. Zu ihrer Feststellung gehört der Nachweis einer belangvollen Charakterdeformierung, welche den *gesamten* Lebensgang, also auch die Biographie *vor* der Verfolgung und hier insbesondere die seelische Anpassung in Kindheit und Jugendalter durchzieht. Wir behandeln an anderer Stelle die neurosenpsychiatrische (S. 234) und gutachtliche Problematik S. (350 ff.) dieser Verfassungen bei Verfolgten. — Die Sonderung der phobischen von den angstneurotischen Zuständen ist keine scharfe und meint vor allem den Unterschied zwischen den zirkumskripten, an bestimmte Auslösersituationen fixierten Ängsten im Sinne der klassischen Phobienlehre und Verfassungen mit flottierender, alle Personbereiche umfassender Angst. — Vegetative Syndrome sind definiert durch positive klinische Befunde, durch stringente Parallelisierbarkeit zu belangvollen und chronischen erlebnisreaktiven Spannungszuständen bei Fehlen begründender somatischer (insbesondere internistischer) Faktoren. Daß diese Syndrome häufig mit anderen erlebnisreaktiven Bildern verknüpft und selten bestimmend für die jeweilige Einordnung sind, zeigt der Vergleich zwischen ihrer relativen (das Gesamtsyndrom kennzeichnenden) Häufigkeit (20) und ihrem absoluten Vorkommen (173).

Zur *diagnostischen Verteilung* ist festzustellen, daß die Anzahl der Fälle ohne psychiatrisch-neurologischen Befund bei uns mit 3% niedriger liegt als bei den von KOLLE mitgeteilten 216 Gutachtenfällen (6,5%). Der größte Anteil der in 19,6% unserer Fälle beobachteten cerebralen Schäden bezieht sich auf cerebralsklerotische und sonstige präsenile und senile Abbauprozesse. Tab. 17 veranschaulicht die Unterteilung der cerebralen Schäden und ihre gutachtliche Beurteilung.

Tabelle 17.

Cerebrale Schäden

	Vasculäre und senile Abbauprozesse	Cerebrale Dystrophieschäden	Fleckfieber-encephalitisschäden	Sonstige (traumatische, entzündliche, tumoröse und degenerative) Schäden
Gesamtzahl	50	3	9	36
davon verfolgungsbedingt .	1	3	9	14

Im Gegensatz zu KOLLE, welcher den größten Teil der vasculären und degenerativen cerebralen Erkrankungen anerkannte, konnten wir uns nur bei einem der 50 einschlägigen Fälle vom Verfolgungszusammenhang überzeugen. Für diese Unterschiede der Beurteilungen ist sicher auch die besondere Altersverteilung unseres Materials bedeutsam. Die Mehrzahl der gefäßbedingten und degenerativen Abbauprozesse setzte 10 oder mehr Jahre nach Ende der Verfolgung ein und konnte weder im Sinne der wesentlichen Mitverursachung noch im Sinne der Verschlimmerung oder vorzeitigen Auslösung auf die lange zurückliegenden Belastungen bezogen werden. In vielen dieser Fälle haben wir jedoch eine erlebnisreaktive Schädigung anerkannt, wenn deren Entwicklung den cerebralsklerotischen Manifestationen voranging und wenn für sie — neben der häufigen depressiven pathoplastischen Färbung durch das organische Leiden — ein Motivzusammenhang mit der Verfolgungssituation nachweisbar war.

Cerebrale Dystrophieschäden wurden nur bei drei unserer 143 Verfolgten mit sicheren Hungerdystrophien diagnostiziert. Hier wie auch bei Fleckfieberencephalitisfolgen haben wir uns nur dann zur Diagnose entschlossen, wenn eindeutige anamnestische, neurologische, psychopathologische oder pneumencephalographische Daten vorlagen. Leider sind pneumencephalographische Untersuchungen in

den Aktenfällen kaum je gegeben und bei persönlich Untersuchten nur selten
durchführbar gewesen. Es ist also damit zu rechnen, daß sich unter den als erlebnisreaktiv eingeordneten Zuständen (vor allem den chronisch asthenischen und
depressiven Formen) ein gewisser Anteil dystrophisch oder sonstiger exogen
bedingter hirnatrophischer Prozesse verbirgt. GREVE u. RUFFIN fanden in ihrem
Gutachtenmaterial von 140 Fällen allein fünf Fälle mit traumatischenHirnschäden
und 29 Fälle mit cerebralen Fleckfieber- und Dystrophieschäden. Nach unseren
vorwiegend psychopathologisch gestützten Erfahrungen ist dieser Anteil jedoch
nicht so hoch, daß er — wie vor allem skandinavische Autoren (STRØM, EITINGER,
THYGESEN) meinen — als entscheidende Bedingung für das Gros seelischer Dauerschäden Verfolgter betrachtet werden könnte. Neben anderem spricht gegen diese
Deutung, daß ein nicht unbedeutender Teil erlebnisreaktiver Syndrome von
diskreditierten und versteckt oder illegal lebenden Verfolgten gezeigt wird, welche
in der Regel keine Hungerdystrophie durchmachten.

Zu den unten (s. S. 290) gesondert besprochenen Psychosen sei hier nur angeführt, daß ihr Anteil in unserem Untersuchungsgut mit 71 Fällen (14,2%) sehr
viel höher liegt als in dem von KOLLE (3%) und H. STRAUSS (3,1%) mitgeteilten
Vergleichsmaterial. Entscheidend für diese Häufung ist sicher eine Vorauslese der
unserer Klinik zugehenden Gutachten. Immerhin fand auch KLUGE unter seinen
60 Aktengutachten 12% endogene Depressionen. Der Vergleich mit seinen Daten
ist für das erlebnisreaktive Gebiet schwierig, weil KLUGE die Depressionen
(27% Depressionen mit organischen Zügen, 8% Entwurzelungsdepressionen)
anders aufgliedert als es bei uns und den übrigen Autoren geschieht.

Charakterneurotisch-psychopathische Fehlhaltungen und erlebnisreaktive Syndrome — die in dieser Studie vor allem interessierenden Verfassungen — wurden
bei 377 Begutachteten (75,4%) festgestellt (H. STRAUSS: 67,5%, KOLLE: 40%).
In Übereinstimmung mit beiden Autoren ergibt sich eine hohe Anzahl chronischer
reaktiver Depressionen in dieser Gruppe (bei uns: 27%, bei KOLLE: 33%, bei
STRAUSS: 18%). Die Häufigkeit depressiver Bilder wird in unserem Material
lediglich durch angstneurotische Verfassungen (30%) übertroffen.

Für die psychopathisch-charakterneurotischen Bilder — ihre Anzahl (40 Fälle)
entspricht etwa der oben mitgeteilten Häufigkeit abnormer seelischer Züge vor der
Verfolgungszeit — ergibt sich eine vergleichbare Häufigkeit zwischen unseren
Fällen (11%) und denjenigen von H. STRAUSS (8,4%).

Entsprechungen ergaben sich auch zu der Gruppe der seelischen Entwicklungs-
hemmungen. Wir fanden 13 Kernfälle, darüber hinaus aber autistisch-infantile
Züge bei Fällen, welche als sensitiv-paranoide oder dissoziale klassifiziert wurden.
KOLLE sah in seinem kleineren Material zwölf solcher Entwicklungsstörungen bei
Jugendlichen, während H. STRAUSS sieben reine Fälle und 33 weitere mit Zeichen
seelischer Retardierung angibt.

Die Anzahl tendenziöser Fehlhaltungen (16 Fälle) liegt in bezug auf das
Gesamtmaterial bei 3,2%, bezogen auf die hier interessierende Gruppe charakterneurotisch-psychopathischer und erlebnisreaktiver Verfassungen bei 4,2%. Ein
Vergleich mit entsprechenden Daten KOLLES und STRAUSS' ist nur angenähert
möglich, da beide Tendenzhaltungen nicht strikte aussonderten.

STRAUSS sah 17,1% „Hysterien" in seinem Gesamtmaterial, 25% der psychopathisch-erlebnisreaktiven Fälle, wobei sein Hysteriebegriff, wie aus seiner Begut-

achtungspraxis zu schließen, im wesentlichen tendenziöse Fehlhaltungen umfaßt. Bei KOLLE gilt der Begriff der „Neurose" als Titel für tendenziöse Bilder, zugleich auch für verfolgungsunabhängige Angst- und Zwangsneurosen untendenziöser Art. KOLLE fand 17 solcher „Neurosen" unter 216 Gutachten (7,8%). Nimmt man noch die Befunde MENDES hinzu, welcher unter 300 begutachteten Verfolgten lediglich neun frei von belangvollen tendenziösen Einschlägen fand, so spiegelt sich in diesen entmutigenden Diskrepanzen recht deutlich die Unsicherheit der heutigen Psychiatrie in der Neurosenbeurteilung. Wenn unsere Rate tendenzneurotischer Bilder vergleichsweise niedrig liegt, so sehen wir dafür vor allem methodische Gründe. Viele erlebnisreaktive Zustände, welche bei routinemäßiger Beurteilung vorwiegend tendenziös motiviert erscheinen, erweisen sich bei intensiver exploratorischer Bemühung um verdeckte und hintergründige Seiten der Betroffenen als elementare Fehlhaltungen, in deren Aufbau der tendenziöse Verarbeitungsmodus keine entscheidende Rolle spielt.

Die *Beziehungen der Verfolgungsanlässe, der Verfolgungsart und des Betroffenheitsgrades zur diagnostischen Verteilung* ergeben sich aus den Tab. 18 und 19.

Da wir in dieser Studie auf eine detaillierte Analyse cerebraler Schäden verzichten und die Problematik der Psychosen unten gesondert (s. S. 290) behandeln, bedarf es nur kurzer Hinweise. Cerebrale Schäden finden sich gehäuft in den beiden Belastungsextremen D I und K II. Diese Verteilung ergibt sich daraus, daß es bei schweren KL-Haften relativ häufiger zu traumatischen oder infektiösen cerebralen Schädigungen kam, während die Gruppe D I vorwiegend cerebralsklerotische Prozesse aufweist, welche hier von den verfolgungsabhängigen cerebralen Schäden nicht differenziert wurden. Die Tab. 19 gilt der Kerngruppe unseres Untersu-

9*

Tabelle 18. *Verfolgungsanlaß, Verfolgungsart und Betroffenheitsgrad in ihren Beziehungen zu den nicht-erlebnisreaktiven Störungen*

	j + m								z + f								p							
	D		V		G		K		D		V		G		K		D		V		G		K	
	I	II	I	II	I	II	I	II	I	II	I	II	I	II	I	II	I	II	I	II	I	II	I	II
Kein psych.-neurologischer Befund	4		1	1		2	2	1		2													2	
Neurologische Erkrankungen	1		1	1		3	3	3								1	1	1						
Cerebrale Schäden	22	6	5	10	3	8	7	29								1	4	1						2
Schizophrenien	5	6		4		2	1	17									2							
Cyclothymien	11	1	2	1				1		1													1	
Nicht klassifizierbare Psychosen	1																							
Involutionspsychosen	2	1		3		1	1	5															1	
Erschöpfungs-Syndrome	1		1		1	2		5															1	

Tabelle 19.

Verfolgungsanlaß, Verfolgungsart und Betroffenheitsgrad bei 377 charakterneurotisch-psychopathischen bzw. erlebnisreaktiven Störungen

	Juden und sog. jüdische Mischlinge (j + m)								Zigeuner und farbige Mischlinge (z + f)								Politisch Verfolgte (p)								Insgesamt	
	D		V		G		K		D		V		G		K		D		V		G		K			
	I	II	I	II	I	II	I	II	I	II	I	II	I	II	I	II	I	II	I	II	I	II	I	II		
Pychopathien bzw. Charakterneurosen	17	1	2	4	—	4	2	6	—	—	—	—	—	—	—	1	—	3	—	—	—	—	—	—	40	10,6%
Erlebnisreaktive Syndrome:																										
depressiv	12	4	2	20	1	9	6	38	1	3	—	—	—	—	1	2	1	1	—	—	—	—	—	—	101	26,7%
asthenisch	6	3	2	2	1	2	1	9	—	—	—	—	—	—	—	—	1	1	—	—	—	—	—	—	28	7,4%
phobisch	2	3	—	3	—	1	1	2	—	—	—	—	—	—	—	—	—	—	—	—	—	—	—	—	14	3,7%
angstneurotisch	6	5	4	22	2	25	4	45	—	—	—	—	—	—	—	—	—	—	—	—	—	—	—	2	115	30,5%
anankastisch	1	—	1	1	1	—	—	—	—	—	—	—	—	—	—	—	—	—	—	—	—	—	—	—	4	1,1%
querulatorisch	—	—	—	1	1	—	—	—	—	1	—	—	—	—	—	—	—	—	—	—	—	—	—	—	3	0,8%
sensitiv-paranoid	—	—	—	1	—	—	2	2	—	1	—	—	—	1	—	—	—	—	—	—	—	—	—	—	7	1,8%
autistische Entwicklungshemmung	1	1	—	3	—	2	—	5	—	1	—	—	—	—	—	—	—	—	—	—	—	—	—	—	13	3,4%
dissozial	1	—	—	1	—	1	—	3	—	—	—	—	—	—	—	—	1	—	—	—	—	—	1	—	8	2,1%
hypochondrisch	3	—	1	1	—	—	—	—	—	—	—	—	—	—	—	—	—	1	—	—	—	—	—	—	6	1,6%
vegetativ	4	2	1	1	—	—	—	9	—	—	—	—	—	—	1	1	—	—	—	—	—	—	1	—	20	5,3%
sonstige psychogene Körperstörungen	—	1	—	—	—	—	—	—	—	—	—	—	—	—	—	—	1	—	—	—	—	—	—	—	2	0,6%
tendenziös	2	1	—	—	1	4	—	5	—	—	—	—	—	—	1	—	1	—	—	—	—	—	1	—	16	4,2%
																									377=100%	

chungsgutes, den charakterneurotisch-psychopathischen bzw. erlebnisreaktiven Zuständen (377 Fälle). Eine Sonderung in verfolgungsbedingte und verfolgungsunabhängige Fälle erfolgt darin noch nicht.

Blickt man zunächst auf die Häufigkeit der einzelnen Syndrome, so machen Angstneurosen (30,5%) und depressive Zustände (26,7%) mehr als die Hälfte der reaktiven Bilder aus. Es folgen die charakterneurotisch-psychopathischen Verfassungen, asthenische und vegetative Syndrome. Die Häufigkeit tendenziöser Fehlhaltungen liegt in dieser Gruppe bei 4,2%.

Die Beziehungen der einzelnen Syndrome zu den Verfolgungsbelastungen sind bei den Zigeunern und farbigen Mischlingen und bei politisch Verfolgten wegen der kleinen Zahl nur sehr bedingt gültig. Immerhin fällt in der Gruppe z + f das Fehlen angstneurotischer Syndrome auf; die Hälfte der hier beobachteten neurotischen Verfassungen entfällt auf reaktive Depressionen. Auffallende Zusammenhänge zu bestimmten Belastungsarten sind nicht nachzuweisen. Bei politisch Verfolgten treten Angstneurosen und Depressionen hinter charakterneurotischen Störungen, asthenischen und vegetativen Syndromen zurück. Bemerkenswert ist jedoch, daß die beiden angstneurotischen Fälle dieser Gruppe mit den hier vorkommenden zwei schwereren KL-Belastungen zusammenfallen.

Deutlichere Beziehungen treten bei der größeren Gruppe jüdischer Verfolgter hervor. Da die absoluten Zahlen innerhalb der einzelnen Belastungskategorien stark differieren, haben wir in Tab. 20 die relative Häufigkeit der erlebnisreaktiven Syndrome bei dieser Verfolgungsgruppe in Prozentwerten angegeben.

Zum Verständnis der Zusammenhänge dieser Tabelle muß berücksichtigt werden, daß weder die Verteilung der Belastungsarten noch diejenige der erlebnisreaktiven Syndrome in unserem Material homogen sind. Die Belastungsarten K II, V II, D I und G II überwiegen die übrigen Belastungen. Unter den erlebnisreaktiven Syndromen stehen die angstneurotischen und depressiven weit im Vordergrund. Es ergibt sich also schon aus Wahrscheinlichkeitsgründen eine Häufung der Kombinationen dieser Gruppen. Das für die jeweilige Belastungsart häufigste erlebnisreaktive Syndrom ist dementsprechend das angstneurotische. Nur bei K I sind depressive Zustände häufiger vertreten, bei D I charakterneurotisch-psychopathische Verfassungen. Zu bedenken ist weiterhin, daß in dieser Tabelle verfolgungsbedingte und verfolgungsunabhängige Zustände nicht geschieden sind.

Unter diesen Vorbehalten und Beachtung der prinzipiellen Unexaktheit der zugrunde liegenden diagnostischen und Belastungsklassifikation ermöglicht die Übersicht jedoch einige grobe statistische Orientierungen. Der Anteil angstneurotischer Bilder unter den erlebnisreaktiven Syndromen liegt bei D I niedrig, bei G II, V II und K II, also den schweren Verfolgungsbelastungen, relativ höher. Die depressiven Bilder sind ziemlich gleichmäßig über alle Verfolgungsarten gestreut. Innerhalb der Belastungsart G II liegt der Anteil charakterneurotisch-psychopathischer und tendenzneurotischer Bilder verhältnismäßig hoch. Autistische Entwicklungshemmungen tauchen nahezu ausschließlich in den schwereren Belastungsformen auf. Nahezu die Hälfte aller reaktiven Depressionen und Angstneurosen entfällt auf frühere KL-Häftlinge, wobei, wie schon ausgeführt, bei K I depressive Zustände, bei K II angstneurotische Bilder gegenüber anderen erlebnisreaktiven Formen überwiegen. Wir können demnach die Feststellungen von H. STRAUSS

Tabelle 20.

Prozentuale Verteilung der erlebnisreaktiven Bilder auf die einzelnen Belastungsarten bei der Verfolgtengruppe j + m
(Absolute Zahlen in Klammern)

Belastungen

Erlebnisreaktive Syndrome	D		V		G		K		Anzahl der erlebnis-reaktiven Syndrome
	I (55=100%)	II (21=100%)	I (12=100%)	II (58=100%)	I (6=100%)	II (48=100%)	I (16=100%)	II (128=100%)	
Charakterneurotisch-psychopathische Zustände	30,9 (17)	4,8 (1)	16,7 (2)	6,8 (4)	—	8,3 (4)	12,5 (2)	4,7 (6)	36
depressiv	21,8 (12)	19,0 (4)	16,7 (2)	34,4 (20)	16,7 (1)	18,7 (9)	37,5 (6)	29,6 (38)	92
asthenisch	10,9 (6)	14,3 (3)	16,7 (2)	3,4 (2)	16,7 (1)	4,2 (2)	—	7,0 (9)	25
phobisch	3,7 (2)	14,3 (3)	—	5,2 (3)	—	2,1 (1)	6,2 (1)	1,6 (2)	12
angstneurotisch	10,9 (6)	23,8 (5)	33,2 (4)	38,0 (22)	33,3 (2)	52,0 (25)	25,0 (4)	35,1 (45)	113
anankastisch	1,8 (1)	—	8,3 (1)	1,8 (1)	16,7 (1)	—	6,2 (1)	—	4
querulatorisch	—	—	—	—	16,7 (1)	—	—	—	1
sensitiv-paranoid	—	—	—	1,8 (1)	—	—	12,5 (2)	1,6 (2)	5
autistische Entwicklungshemmungen	1,8 (1)	4,8 (1)	—	5,2 (3)	—	4,2 (2)	—	3,9 (5)	12
dissozial	1,8 (1)	—	—	—	—	2,1 (1)	—	3,9 (5)	7
hypochondrisch	5,4 (3)	—	—	1,8 (1)	—	—	—	1,6 (2)	6
vegetativ	7,3 (4)	9,4 (2)	8,3 (1)	1,8 (1)	—	—	—	7,0 (9)	17
sonstige psychogene Körperstörungen	—	4,8 (1)	—	—	—	—	—	—	1
tendenziös	3,7 (2)	4,8 (1)	—	—	16,7 (1)	8,3 (4)	—	3,9 (5)	13
	55=100%	21=100%	12=100%	58=100%	6=100%	48=100%	16=100%	128=100%	344

nicht bestätigen, der eine relative Häufung solcher Bilder bei Verfolgten ohne KL-Haft fand. Die von demselben Autoren angegebene relative Häufung von Hysterien, d. h. Tendenzneurosen bei früheren KL-Insassen entspricht ebenfalls nicht unseren Ergebnissen. Weitergehende Vergleiche mit den Daten von STRAUSS sind nicht möglich, da er keine Differenzierung der Diagnosen und Belastungen vornimmt und absolute Zahlen nicht angibt.

d) Altersverteilung und Verlaufscharakteristik der erlebnisreaktiven Schäden

In bezug auf diejenigen erlebnisreaktiven bzw. charakterneurotischen Bilder, die von uns als *verfolgungsbedingt* angesehen wurden (286 Fälle), ergeben sich jetzt einige Sonderfragen. Die nachfolgenden Übersichten gelten der *Altersverteilung und der Verlaufscharakteristik* der hier wiederum interessierenden *Kerngruppe erlebnisreaktiv Geschädigter*. (Die Erschöpfungssyndrome als mehr oder minder akute Verfassungen bleiben ausgenommen.)

In Tab. 21 wurde das Alter zu Beginn der Verfolgung zugrunde gelegt, und zwar in einer an den Entwicklungsphasen orientierten Gliederung, welche gröber ist als in der oben durchgeführten allgemeinen Altersverteilung (S. 121).

Tabelle 21.
Das Alter zu Beginn der Verfolgung
in seiner Beziehung zu den verfolgungsbedingten erlebnisreaktiven Syndromen

Verfolgungsbedingte psychopathisch-charakterneurotische bzw. erlebnisreaktive Syndrome	Alter beim Verfolgungsbeginn			
	bis 10	bis 21	bis 50	über 50
Psychopathien bzw. Charakterneurosen	3	7	6	—
depressiv	—	20	71	6
asthenisch	—	6	16	—
phobisch	1	3	3	—
angstneurotisch	2	55	52	2
anankastisch	—	—	1	—
querulatorisch	—	—	—	—
sensitiv-paranoid	1	2	1	—
autistische Entwicklungshemmungen	5	7	1	—
dissozial	1	4	—	—
hypochondrisch	—	1	2	—
vegetativ	—	3	4	—
sonstige psychogene Körperstörungen	—	—	1	—
tendenziös	—	1	1	—

Die Tabelle läßt recht deutlich bestimmte Zuordnungen zwischen einzelnen Fehlhaltungen und dem Alter zu Beginn der Verfolgung erkennen. Bei Verfolgten, welche im reifen Alter betroffen wurden, sind reaktive Depressionen und Asthenien häufiger als andere erlebnisreaktive Verfassungen. Die Altersverteilung der Angst-neurosen ist dagegen stärker zur Pubertät und Adoleszenz hin verlagert. Dasselbe gilt für die autistischen Entwicklungshemmungen, von denen fast die Hälfte auf Verfolgung vor dem 10. Lebensjahr entfällt. Ähnliche Verhältnisse gelten für die der autistischen Retardierung nahestehenden sensitiv-paranoiden und dissozialen Fehlhaltungen. In diesen Zusammenhang gehören auch die verfolgungsbedingten charakterneurotisch-psychopathischen Störungen, von welchen mehr als zwei Drittel im Kindes- und Jugendalter verfolgt wurden.

Tabelle 22.

Die gutachtlich anerkannte Dauer erlebnisreaktiver Syndrome

(Die in Klammern gesetzten Prozentwerte bezeichnen die chronischen Syndrome in Beziehung zur Gesamtzahl)

	Gesamtzahl	Anerkannt	bis 2 Jahre mit Erschöpfungssyndrom	bis 2 Jahre ohne Erschöpfungssyndrom	3—5 Jahre mit Erschöpfungssyndrom	3—5 Jahre ohne Erschöpfungssyndrom	6—10 Jahre	Mehr als 10 Jahre	Abgelehnt
Psychopathien bzw. Charakterneurosen	40	16	2	4	—	3	—	7 (17,5%)	24
Erlebnisreaktive Syndrome:									
depressiv	101	97	3	5	1	11	4	73 (72%)	4
asthenisch	28	22	—	1	5	1	1	14 (50%)	6
phobisch	14	7	—	—	1	1	1	4 (28%)	7
angstneurotisch	115	111	—	4	2	2	4	99 (86%)	4
anankastisch	4	1	—	—	—	—	—	1 (25%)	3
querulatorisch	3	—	—	—	—	—	—	—	3
sensitiv-paranoid	7	4	—	—	1	—	—	3 (43%)	3
autistische Entwicklungshemmungen	13	13	—	—	—	—	2	11 (85%)	—
dissozial	8	5	—	—	—	—	—	5 (62%)	3
hypochondrisch	6	3	—	—	2	—	1	—	3
vegetativ	20	7	—	—	3	—	—	3 (15%)	13
sonstige psychogene Körperstörungen	2	1	—	—	—	1	—	1 (50%)	1
tendenziös	16	2	—	—	1	—	1	—	14

Diese Befunde stehen in Übereinstimmung zu unseren symptomstatistischen Erhebungen (S. 272) und den von H. STRAUSS mitgeteilten Daten. Dieser Autor fand ebenfalls, daß das Verfolgungsmaximum bei Angstneurosen früher liegt als bei reaktiven Depressionen. Wiewohl der Anteil von Verfolgungen im Kindesalter in seinem Material klein ist und KL-Haften in der Altersstufe bis zu 10 Jahren von ihm nicht beobachtet wurden, legt STRAUSS großes Gewicht auf die auffällige Häufung von sozialen Anpassungsstörungen und psychopathischen Zügen bei Betroffenen, die im Kindes- oder Jugendalter verfolgt wurden. Neben KOLLE hoben besonders BASTIAANS, WEINBERG und BENSHEIM die Bedeutung der Verfolgung im kindlichen und jugendlichen Alter für die spätere Entwicklung tiefgreifender Anpassungsstörungen hervor.

Die *Verlaufsgestalt* der verfolgungsbedingten erlebnisreaktiven Syndrome entzieht sich der statistischen Wiedergabe. Typische Manifestationen, initiale Stilbildungen und spä-

tere Wandlungen der Beschwerdebilder lassen sich nur kasuistisch erfassen
(s. S. 139 ff.). Frühzeitiges Einsetzen während oder unmittelbar nach der Verfolgung
und Kontinuität des Beschwerdebildes in späteren Jahren sind wichtige Kriterien
für die Anerkennung des Verfolgungszusammenhanges und insofern für die
hier diskutierten Bilder bereits vorauszusetzen.

Ein indirekter Maßstab für die Verläufe ergibt sich allerdings aus der zeitlich
begrenzten oder dauernden Anerkennung des Verfolgungszusammenhanges. Damit
entgehen uns solche Syndrome, die zwar weiterbestanden, bei denen aber doch
ein späterer Wandel der pathogenetischen Bedingungen von einem bestimmten
Zeitpunkt ab die Verfolgungsunabhängigkeit nahelegte. Unter diesen Einschränkungen kann die Tab. 22 als grobe Orientierung über die Dauer erlebnisreaktiver
Verfolgungsschäden dienen. Wir lassen hierbei das Verhältnis der anerkannten zu
den abgelehnten Schädigungen außer Betracht, da dies im gutachtlichen Teil
dieser Untersuchung gesondert behandelt wird (s. S. 350).

Im Hinblick auf die Kerngruppe angstneurotischer und depressiver Zustände
ergibt die Übersicht, daß es sich hier in zwei Drittel aller Fälle um chronische
Verfassungen handelt (anerkannte Dauer des Verfolgungsleidens mehr als 10 Jahre).
Dagegen waren charakterneurotisch-psychopathische Störungen in weniger als der
Hälfte der Fälle als dauerhafte Verfolgungsleiden anzusehen. Ebenso häufig bestanden zeitlich abgrenzbare Verschlimmerungen, während zwei Fälle lediglich
wegen eines initialen Erschöpfungssyndroms in diese Gruppe fallen. Auch bei
asthenischen und phobischen Syndromen liegt der Anteil chronischer Zustände
relativ hoch. Am häufigsten zeigen dissoziale Bilder und autistische Entwicklungshemmungen einen Dauercharakter. Im ganzen verhalten sich die zeitlich begrenzten
zu den dauerhaften erlebnisreaktiven Schädigungen wie 1:3,4. Dies Verhältnis
würde sich noch stärker zugunsten der Dauerschäden darstellen, wenn die wegen
initialer Erschöpfung vorübergehend anerkannten Zustände ausgesondert blieben.

In diesem Zusammenhang ergibt sich die Frage nach der *Beziehung zwischen
Art bzw. Grad der Verfolgungsbelastung* und *Dauer* der verfolgungsbedingten erlebnisreaktiven Schäden (s. Tab. 23).

Neben der Variablen des Alters bei Verfolgungsbeginn hat die Belastung selbst
für Feststellungen über die Dauer seelischer Verfolgungsschäden größtes Interesse.
Vergleicht man zunächst die drei Gruppen mit verschiedenen Verfolgungsanlässen
(j + m, z + f, p), so ergibt sich ein Verhältnis der bis zu 10 Jahren anerkannten
Leiden zu den mehr als 10 Jahre anerkannten Leiden von 1:3,3 bei jüdischen
Verfolgten, von 1:3,5 bei Zigeunern und farbigen Mischlingen, von 1:2 bei politisch Verfolgten.

Analysiert man dieselbe Beziehung bei den verschiedenen Verfolgungsarten
und ihren Schweregraden (s. Tab. 24), so liegen lediglich bei den leichteren Diffamierungen (D I) die begrenzten psychischen Folgen höher als die Dauerschäden.
Von leichteren Versteckbelastungen (V I) abgesehen, bei denen sich begrenzte und
dauernde Schädigungen entsprechen, ist der Anteil der Dauerschäden ohne Rücksicht auf Art und Schwere der Verfolgungseinwirkungen bedeutend höher als der
Anteil zeitlich befristeter Schädigungen.

Aus dieser Übersicht ergeben sich bemerkenswerte weitere Beziehungen. Zum
ersten ist festzustellen, daß sich in den jeweiligen Verfolgungsarten mit dem Übergang vom leichteren zum schwereren Betroffenheitsgrad eine deutliche Verschiebung

zugunsten der Dauerschäden ergibt. Zum anderen erhöht sich die Rate der Dauer-schäden, wenn die schweren Belastungen (II) in der Reihenfolge D über V und G nach K miteinander verglichen werden.

Tabelle 23.

Art bzw. Grad der Verfolgungsbelastung in ihrer Beziehung zur Dauer der verfolgungsbedingten erlebnisreaktiven Schäden

(Zeichenerklärung s. S. 123.)

Anlaß	Art	Grad	bis 2 Jahre mit Erschöpfungssyndrom	bis 2 Jahre ohne Erschöpfungssyndrom	3—5 Jahre mit Erschöpfungssyndrom	3—5 Jahre ohne Erschöpfungssyndrom	6—10 Jahre	mehr als 10 Jahre	Abgelehnte erlebnisreaktive Syndrome
j + m	D	I	—	9	1	5	3	11	26
		II	—	—	2	2	2	11	4
	V	I	—	2	—	2	—	4	5
		II	2	1	2	3	2	42	5
	G	I	—	—	—	1	—	3	2
		II	1	1	3	—	1	36	6
	K	I	—	—	1	1	1	8	5
		II	2	—	5	4	5	96	15
z + f	D	I	—	—	—	1	—	—	—
		II	—	—	—	—	—	5	1
	V	I	—	—	—	—	—	—	—
		II	—	—	—	—	—	—	—
	G	I	—	—	—	—	—	—	—
		II	—	—	—	—	—	—	—
	K	I	—	—	—	—	—	1	1
		II	—	—	1	—	—	2	2
p	D	I	—	—	—	—	—	—	8
		II	—	—	—	—	—	1	3
	V	I	—	—	—	—	—	—	—
		II	—	—	—	—	—	—	—
	G	I	—	—	—	—	—	—	—
		II	—	—	—	—	—	—	—
	K	I	—	—	1	—	—	—	4
		II	—	—	—	—	—	1	1

Die statistischen Zusammenhänge zeigen zumindest, daß die Schwere der jeweiligen Verfolgungsbelastung für die zeitliche Erstreckung des Verfolgungs-schadens nicht gleichgültig ist. Auch BASTIAANS, der im übrigen die Verfolgung eher auf einen unspezifischen Stress reduziert, fand in seinem Material eine positive Korrelation zwischen dem Verfolgungs-Stress-Score und der Schwere bzw. Dauer des seelischen Schadens. Natürlich läßt sich einwenden, daß das Kriterium der

Schwere der Belastungen bereits unsere Beurteilung der zeitlichen Erstreckung der Fehlhaltungen bestimmte und daß als Resultat der Rechnung lediglich erscheint, was als Voraussetzung in die Begutachtung hineingenommen wurde. Unter vielen anderen Faktoren galt uns jedoch der Faktor der „objektiven Verfolgungsbelastung" nicht als der entscheidende für die Beurteilung der Verlaufsgestalt erlebnisreaktiver Syndrome. Dafür spricht schon, daß bei einem nicht unerheblichen Teil unserer Verfolgten mit schweren Belastungen erlebnisbedingte Schäden nicht oder nur zeitlich begrenzt angenommen wurden.

Ob aus der eben angeführten relativen Häufung von Dauerschäden in der Reihenfolge D, V, G, K auf eine Steigerung der erlebnistraumatischen Wirksamkeit

Tabelle 24.

Verfolgungsbelastung und Dauer der verfolgungsbedingten erlebnisreaktiven Syndrome

Verfolgungsart	Grad der Betroffenheit	Gesamtzahl erlebnisreaktiver Syndrome ohne Rücksicht auf Verfolgungszusammenhang	zeitlich begrenzte Verfolgungsschäden (bis zu 10 Jahren)	dauernde Verfolgungsschäden (mehr als 10 Jahre)
D	I	64	19 (29%)	11 (17%)
	II	31	6 (19%)	17 (55%)
V	I	13	4 (30%)	4 (30%)
	II	57	10 (18%)	42 (74%)
G	I	6	1 (17%)	3 (50%)
	II	48	6 (12%)	36 (77%)
K	I	23	4 (18%)	9 (39%)
	II	134	17 (13%)	99 (74%)

(In Klammern gesetzte Prozentzahlen beziehen sich auf Gesamtzahl erlebnisreaktiver Syndrome ohne Rücksicht auf Verfolgungszusammenhang.)

zu schließen ist, mag dahingestellt bleiben. Unabhängig von ihrer statistischen Relevanz ist diese Steigerungsreihe geeignet, die oben bereits in Frage gestellte Ansicht von H. STRAUSS zu widerlegen, daß seelische Dauerschäden bei KL-Insassen seltener als bei anderen Verfolgten seien.

IV. Erlebnisreaktive Syndrome bei Verfolgten
Kasuistik, Symptomstatistik und Psychodynamik

a) Die Verunsicherung der mitmenschlichen Beziehungen und ihre Folgen

Die Entstehung traumatischer Angstneurosen, Phobien und ängstlich gefärbter abnormer Erlebnisreaktionen aus langwährenden Terror- oder Schrecksituationen ist theoretisch bereits erläutert worden. Sie hat gegenüber den hinlänglich untersuchten Reaktionen auf akute Schreck- und Angsttraumen einige neue Befunde und Einsichten gebracht, zumal was die Dauer der Symptomatik und ihre sozialpsychologische Mitbedingtheit anbelangt. Ein auffallendes Moment liegt zudem in der Thematik der Ängste und Phobien. Die pathologischen Befürchtungen richten sich bemerkenswert häufig mittelbar oder unmittelbar auf mitmenschliche Gefährdungen, auf Bedrohungen, die in irgendeinem Zusammenhang mit menschlichen

Aktionen stehen. Fragt man nach möglichen Unterschieden oder Schwerpunkt-
verteilungen, so bietet sich zunächst die Verschiedenheit der traumatisierenden
Situation selbst an.

Die typisierende Gegenüberstellung der allgemeinen Verhältnisse in den Kriegs-
gefangenen- und den Konzentrationslagern, die auf S. 45 gegeben wurde, deutet
auf ein Überwiegen sozial und mitmenschlich destruktiver Momente in der KL-
Situation und in einzelnen Gefangenenlagern. Wenn man zum Vergleich jedoch
auf die Keimsituation der klassischen Schreckreaktionen, das akute Angsttrauma,
beispielsweise bei Naturkatastrophen (A. ADLER), Fliegerangriffen oder im Fronteinsatz zurückgreift, die sich mitunter auf die vitale Ängstigung beschränken,
wird dieser Unterschied noch deutlicher.

Damit stellt sich die Frage, ob die radikale soziale und menschliche Diskriminierung, die systematische Zerstörung menschlicher Bindungen und die Pervertie-
rung der Sozietät in eine Welt des Mißtrauens, der Demütigung und der beständig
drohenden Vernichtung eine besondere pathogene Wirksamkeit besitzen. Das
bedeutet mit anderen Worten, daß wir im weiteren Rahmen der traumatischen
Angstneurosen oder der erlebnisreaktiven Syndrome die Nachwirkungen der Verfolgung auf die Struktur der mitmenschlichen Beziehungen untersuchen wollen.
Als erster Zugang dazu soll uns jener, den paranoischen Reaktionen nahestehende
Bereich der erlebnisreaktiven Angstsymptomatik dienen, der mit spezifischen
Befürchtungen anderen Menschen gegenüber verknüpft ist.

Es ist schon in den Vorbemerkungen zur grob statistischen Auswertung unseres
Materials auf die sehr begrenzte Auswertbarkeit hingewiesen worden. Unter den
gleichen Schwierigkeiten leiden auch die Versuche, an unserem Material den aufgeworfenen Fragen nachzugehen. Aus diesem Grunde werden wir versuchen, von
verläßlich durchgeführten kasuistischen Einzelanalysen auszugehen. Die Einseitigkeit der Begutachtungssituation soll durch Einbeziehung von Erfahrungen
ergänzt werden, die wir an entsprechenden Fällen außerhalb des Entschädigungsverfahrens gewinnen konnten. Soweit dann unser Material eine summarische Auswertung gestattet, mögen die gewonnenen Zahlen der Unterstützung oder Infragestellung unserer Aussagen dienen.

1. Die singulär-paranoischen Reaktionen. Ein Teil der von uns untersuchten
ehemaligen Lagerhäftlinge berichtete über ein mehr oder weniger ausgeprägtes
„Gefühl des Verfolgtwerdens", das in den ersten Monaten oder Jahren nach der
Befreiung bestanden haben soll[1]. Geht man dieser Umschreibung auf den Grund,
so hört man Berichte über ängstliches Erschrecken vor Uniformen, furchtsames
Umsichblicken beim Auftauchen fremder Menschen, plötzliches Erschrecken mit
dem täuschenden Eindruck, Schritte hinter sich zu hören, bis zum unsicher und
eigenartig schuldgefärbten Gefühl — ohne einen Anlaß für eine Schuld zu wissen —
von Unbekannten beobachtet zu werden. In einem nicht geringen Teil der erlebnisreaktiven Syndrome, vor allem bei paranoischen, angstneurotischen und phobischen Fehlhaltungen, scheint das Syndrom dieser ängstlichen „Verfolgungs"-
befürchtungen in unterschiedlichem Ausmaß für dauernd bestehen zu bleiben.

---

[1] Leider erlaubt unser Material keine Zahlenangaben über den Anteil solcher Symptome
am Gesamt der Verfolgten und über die Korrelation zwischen ihrer Dauer und ihrem Ausmaß
mit den verschiedenen Verfolgungstatbeständen, weil die Untersuchungen in zu großem zeitlichem Abstand nach der Befreiung erfolgten.

Bei der Mehrzahl der Verfolgten kommt es jedoch offenbar zum langsamen oder rascheren Abklingen.

Bevor wir zum Verständnis und zur theoretischen Einordnung gelangen können, erscheint es zweckmäßig, das empirische Umfeld zu klären, auf dem solche Reaktionen aufzutreten pflegen. Auf alle Fälle läßt sich ohne Einschränkung feststellen, daß das geschilderte Syndrom keine Spezifität für die Gruppe der vom Nationalsozialismus Verfolgten hat oder ausschließlich eine Beziehung zum Verfolgungstatbestand der Konzentrationslagerhaft aufweist. So beobachtete beispielsweise H. Pfister-Ammende an den politischen Flüchtlingen, die großenteils aus Deutschland, aber auch aus dem russisch-stalinistischen Machtbereich vor dem Kriege in die Schweiz strömten, ein Persistieren der Verfolgungsängste einige Zeit nach dem Verlassen der Gefahrenzone als typische Reaktion. Davie berichtete aus den USA, daß die 1938/39 aus Deutschland eintreffenden Flüchtlinge, die nach langen Jahren wirtschaftlich-sozialer Diskriminierung, menschlicher Ächtung und Isolierung schließlich noch den Massenpogromen ausgesetzt waren, großenteils noch unter der Furcht standen, selbst auf dem amerikanischen Kontinent vom Naziterror erreicht zu werden.

Die Kinder aus dem Lager Theresienstadt und aus ähnlichen Internierungssituationen zeigten, was aus den Berichten von A. Freud u. S. Dann, aber auch von N. Wolffheim deutlich wird, gleichartige Veränderungen. Dabei sind die Beobachtungen der genannten Autorinnen von Interesse, daß in der Rückbildung der zunächst häufig diffusen Verfolgungsangst nicht selten spezifischere, mehr an Einzelerfahrungen gekoppelte und den Phobien nahestehende Befürchtungen oder Angstkrisen hervortraten. Die Erlebnisweise verschiebt sich dabei offenbar von der eigentlichen Verfolgungsangst zur situationsbezogenen Provokation angstbeladener Erinnerungen, beispielsweise beim Anblick großer Hunde, eines verhangenen, an Häftlingsabtransporte erinnernden Lastkraftwagens u. dgl. Zugleich mit dieser thematischen Konzentration der Ängste wird die alltägliche Einstellung zur Umwelt wieder mehr realitätsbezogen und weniger durch bewußte, dem paranoiden Erleben näherstehende Verfolgungsbefürchtungen und Mißtrauen bestimmt. Damit rückt die Symptomatik im Verlauf ihrer Rückbildung wieder in die Nähe der traumatischen Phobien nach schweren Schreck- und Angsterlebnissen.

Die geschilderten traumatischen Verfolgungsängste und Befürchtungen können mitunter ein solches Ausmaß annehmen, daß man mit einiger Berechtigung von leichten, thematisch zentrierten paranoischen Reaktionen oder Tendenzen sprechen kann.

Zur Exemplifizierung soll zunächst ein von uns untersuchter 55jähriger Fuhrunternehmer (Ernst T.) dienen, der von 1949 bis 1956, teilweise unter Extrembedingungen, in Ostzonenzuchthäusern während der stalinistischen Aera interniert war. Dieser bislang unauffällige, beruflich sehr aktive und gewandte Mann hatte erst mehrere Monate Untersuchungshaft in einer Einzelzelle mit ununterbrochener Scheinwerferbeleuchtung, Unterernährung, Mißhandlungen bei Verhören und Todesangst durchzustehen. Er reagierte dort mit einer leichten kurzdauernden Haftpsychose vom Typus des Wunscherfüllungsdelirs (Halluzinationen von reichhaltiger Verpflegung, Befreiung durch Familienmitglieder usw.). Er war später zu fünfmal 25 Jahren Zwangsarbeit verurteilt und in einer konzentrationslagerähnlichen Strafanstalt untergebracht worden. Er litt unter Hunger, Mißhandlungen, unter der Ungewißheit seines eigenen und des Schicksals seiner Familie, zumal er keine Verbindung mit der Außenwelt besaß. Wie dies aus den verschiedensten Lagersituationen berichtet wird, so stellte sich auch bei diesem Patienten zunächst eine depressive Verstimmung ein, die in eine apathisch gleichgültige Abwehrhaltung überging.

Als dieser Häftling 1956 vorzeitig und unerwartet aus der Haft entlassen worden war, zeigte er zunächst ein typisches Erschöpfungssyndrom mit bedrückter, lustloser Stimmung, Apathie, Mutlosigkeit und verschiedenen vegetativen Beschwerden, das in einer Frist von etwa zwei Jahren langsam abklang. Er berichtete auch über schreckhaftes Zusammenfahren, wenn er auf der Straße Schritte hinter sich hörte, über ein manchmal auftauchendes ängstliches Gefühl, belauscht oder beobachtet zu werden, selbst wenn er nur über Alltäglichkeiten sprach.

Darüber hinaus berichtete uns der Patient, er habe noch mehrere Jahre lang in langsam abnehmendem Maße die Überzeugung gehabt, von Agenten des Ostblocks beobachtet und bespitzelt zu werden. Besuche Unbekannter, ein ungeklärtes Läuten an der Haustüre, wiederholte Begegnungen mit verdächtig wirkenden Menschen bezog er auf eine solche Überwachung. In Einzelfällen versicherte er sich sogar der Rückendeckung durch die Polizei. Selbst heute, sieben Jahre nach seiner Entlassung, ist sich der Patient nicht sicher, ob er in den ersten Jahren nur unter dem Eindruck des Erlebten daran glaubte, oder ob er tatsächlich bespitzelt worden ist. Vom klinischen Befund her wirkt Herr T. jedoch eher als ein cyclothymer, lebenszugewandter Charakter, der keine primär paranoischen oder schizoiden Tendenzen aufweist.

Man könnte, im Versuch einer Interpretation solcher Phänomene, feststellen, daß die von den Erfahrungen her begründete Realangst und eine ihr begegnende, sinnvolle Alarm- oder Abwehrbereitschaft die Symptomatik motivieren. Zweifellos spielt dieser Mechanismus eine wesentliche Rolle, doch dürfte er kaum zur Erklärung des ganzen Geschehens hinreichen. Zunächst soll jedoch der Sachverhalt an einem knappen Beispiel weiter verdeutlicht werden:

Ein Ordensgeistlicher europäischer Abkunft verbrachte etwa fünf Jahre Haft in chinesischen Gefängnissen. Nach schwersten Mißhandlungen, erheblicher Unterernährung, zermürbenden Verhören unter beständiger Todesdrohung wurde er später einer systematischen Indoktrinierung („Brain-washing") ausgesetzt. Bei völliger Isolierung von anderweitigen Informationen wurde er in einer Gruppe Gefangener mit Verpflichtung zu gegenseitiger Bewachung und Bespitzelung unter ständiger Kontrolle von früh bis spät zu Vorträgen, Diskussionen und zum Auswendiglernen von Propagandatexten gezwungen. Regelmäßige Vorladungen vor eine in Gerichtsszene tagende Vernehmungskommission waren mit dem Zwang zu beichtähnlichen Geständnissen und Selbstanklagen verbunden, die jeweils Belohnung oder Strafe zur Folge hatten.

Jetzt, sechs Jahre nach seiner unerwarteten Befreiung, hat der ehemalige Häftling einen langhingezogenen Erschöpfungszustand, der auch mit einer traumatischen Angstsymptomatik einhergegangen war, praktisch folgenlos überwunden. Das einzige psychopathologisch auffällige Merkmal, das heute an seiner Persönlichkeit bemerkbar ist, die insgesamt durch diese Jahre eines grauenhaften Erlebens gereift und synton wirkt, ist die Überzeugung, von den chinesischen Kommunisten weiter bespitzelt und beobachtet zu werden. Zu dieser allgemeinen Überzeugung gesellen sich auch Ausdeutungen konkreter Ereignisse, etwa eines ungeklärten Klingelns an der Wohnungstüre oder des Auftauchens eines verdächtig wirkenden Fremden bei einer religiösen Feier.

Diese beiden kasuistischen Berichte illustrieren, was an den Heimkehrern aus ostasiatischen Indoktrinierungslagern mit einer gewissen Regelmäßigkeit beobachtet worden ist. LIFTON berichtete beispielsweise, daß die dem Terror entkommenen US-Soldaten auch in ihrer Heimat noch von der angstvollen Gewißheit erfüllt waren, von kommunistischen Agenten weiterverfolgt und bespitzelt zu werden. Wenn es sich hier wie in den beiden geschilderten Fällen wohl um „paranoische" Umdeutungen verdächtiger Situationen und Anlässe im Sinne spezifischer Befürchtungen handeln dürfte, kann man doch noch nicht von einer paranoiden Fehlhaltung im engeren Sinne sprechen. Abgesehen davon, daß die beiden paradigmatischen Fälle keinerlei Zeichen einer mißtrauisch-paranoiden Gesamthaltung erkennen ließen, liegen ihre Befürchtungen immerhin im Bereich realer Möglichkeiten.

Ein wesentlicher Unterschied zum klassisch paranoiden Erleben scheint uns jedoch vor allem darin zu bestehen, daß diese thematisch streng zentrierte paranoide Einstellung wenigstens inhaltlich einfach als Fixierung extremer Erfahrungen verstanden werden kann. Wenn man nun nach diesen Erfahrungen fragt, so bietet sich die ,,Bewußtseinserziehung'' als ein möglicher Erklärungsgrund an. Tatsächlich berichtete uns jener Geistliche, der in chinesischer Gefangenschaft den Prozeduren politischer Indoktrinierung unterworfen war, man habe ihm immer wieder die Allmacht des Weltkommunismus eingebläut, ihm detaillierte Berichte über seine Reisen in ferne Länder vor der Gefangennahme — angeblich aus Geheimdienstquellen — vorgelegt und schließlich ihm vor der Entlassung wiederholt versichert, er werde ständig beschattet werden, wohin er sich auch begeben möge. So wahrscheinlich eine thematische Beziehung zwischen dieser Indoktrinierung und der verbleibenden Bespitzelungsfurcht ist, so geben doch zwei Einwände zu denken. Einmal ist von der ganzen ,,Bewußtseinserziehung'' ausschließlich dieses Residuum übriggeblieben, während ihre zentralen Inhalte, die politischen Thesen, restlos abgebaut wurden. Sodann zeigen auch die nicht indoktrinierten ehemaligen Häftlinge der japanischen oder nordkoreanischen Kriegsgefangenenlager, vor allem die schon erwähnten Gruppen der Verfolgten, häufig derartige Reaktionen, selbst wenn sie nicht einmal das realitätsnahe Argument möglicher weiterer Verfolgungsaktivitäten durch ein internationales Geheimdienst- oder Überwachungssystem zur Erklärung bemühen können. Allerdings sind bei ihnen die Bespitzelungs- und Verfolgungsängste und das Mißtrauen auch durchwegs weniger realitätsnah ausgebaut als in den beiden vorauf geschilderten Fällen.

Wir müssen nun die Frage weiterverfolgen, ob zur Erklärung der Pathogenese solcher *singulär-paranoischer Reaktionen* — wie wir sie in Abhebung von den vollausgebildeten (generalisierten) paranoiden Reaktionen oder Fehlhaltungen nennen wollen — der thematische Zusammenhang mit der realen Angst oder Verfolgungssituation und die darauf bezogene Alarmbereitschaft oder Abwehreinstellung ausreichen. Die Bejahung dieser Frage wird schon zweifelhaft, wenn man an die in schwereren Fällen zu beobachtende thematische Generalisierung der Befürchtungen gegenüber anderen Menschen denkt, etwa an das tiefverwurzelte ängstliche Mißtrauen der befreiten Häftlingskinder allen Erwachsenen gegenüber (A. Freud u. S. Dann, N. Wolffheim).

Dem psychodynamischen Verständnis dieser Phänomene vermag vielleicht noch ein Moment zu dienen, dessen Bedeutung schwer abzuschätzen ist: Es handelt sich um die Erfahrung einer nahezu vollständigen eigenen Ohnmacht gegenüber der terrorisierenden Allmacht der Verfolger. Diese Erfahrung, die zumindest in den Vernichtungslagern und in verschiedenen japanischen oder nordkoreanischen Kriegsgefangenenlagern verwirklicht war, ist zweifellos ein stark regressionsförderndes Moment. Das geht aus den Berichten gut beobachtender Häftlinge (Tas, Frankl, Cohen, Dambuyant, Nardini; Wolf u. Ripley; Jacobsen u. a., vgl. auch Bastiaans) eindeutig hervor. An dieser Regression interessiert uns jedoch in diesem Zusammenhang weniger die initiale Depersonalisation oder die Apathie, sondern die Verminderung der Realitätskontrolle bzw. der Unterscheidungsfähigkeit des Ich und das Auftauchen von irrealen Befürchtungen oder Hoffnungen

auf dem Niveau einer magischen Allmacht des Terrors[1]. Die Ausbreitung der
Verfolgungsfurcht über die reale Verfolgungssituation hinaus, etwa im Sinne der vorstehend referierten Bespitzelungs- oder Beobachtungsvorstellungen oder der überdauernden Verfolgungsangst nach der Befreiung, dürfte damit in Zusammenhang
stehen.

Vielleicht hat sogar die weitverbreitete Überzeugung der Häftlinge, manche
Veränderungen ihrer physiologischen Funktionen, etwa das Ausbleiben der Menstruation im Lager, seien durch direkte Einwirkungen der Verfolger verursacht
worden, hier eine Wurzel, zumal ähnliches schon aus dem normalen Militärdienst
als quasi „paranoide" Überzeugung bekannt ist. BLOCH und NIREMBERSKI fanden
beispielsweise die Meinung, die Menstruation bzw. die Fruchtbarkeit sei durch
chemische Zusätze zum Essen unterdrückt worden, als allgemeine Überzeugung
der eben befreiten weiblichen KL-Lagerhäftlinge, und uns begegnete sie mehr als
zehn Jahre später bei einem nicht geringen Teil der untersuchten Frauen. Jedenfalls ist die Erfahrung eines ohnmächtigen Ausgeliefertseins an eine allesbestim-
mende, übermächtig-feindselige Gewalt, mit ihrer Schwächung der kritischen Ich-
funktionen, eine Keimsituation für paranoische Befürchtungen. Eine „Einprä-
gung" solcher Ängste in der Extremsituation einer langwährenden „Allmacht"
des Schreckens, so daß sie die reale Bedrohung überdauern, ist gut vorstellbar.

2. Erlebnisreaktive Veränderungen des Sozialverhaltens. Hatten wir es bei den
bisher besprochenen Beispielen mit thematisch eng auf die ehemaligen Verfolger
zentrierten Befürchtungen zu tun, die man als *paranoide Variation der traumatischen Phobie* beschreiben kann, so weisen die folgenden Fälle eine allgemeinere
Veränderung der mitmenschlichen Beziehungsstruktur auf:

Frau Eleonore R., geb. am 27. Januar 1905, kam nicht im Rahmen einer Begutachtung
zu uns. Sie hatte, durch Vermittlung eines Geistlichen, 1956 erstmals bei uns vorgesprochen,
angeblich nur um Medikamente gegen Kopfschmerzen und Schlafstörungen verschrieben zu
bekommen. Sie erschien jedoch nach dem ersten Interview noch zu mehreren Beratungen,
die mehr als Casework und nicht als Psychotherapie im engeren Sinne verliefen. Mittlerweile
ist die Patientin 1958 in der Chirurgischen Universitätsklinik M. an einem Magencarcinom
verstorben.

Frau R. entstammt als einzige Tochter einer angesehenen jüdischen Rechtsanwaltsfamilie
christlicher Konfession. Sie genoß eine verhältnismäßig strenge Erziehung in einem traditions-
bewußten und vaterländisch-deutsch orientierten Elternhaus. Nach dem Abitur und einem
kurzen Sozialpraktikum heiratete sie 21jährig einen sieben Jahre älteren jüdischen Kaufmann,
der später von seinem Vater ein altes, angesehenes Großhandelsunternehmen erbte. Die Ehe-

---

[1] In den psychodynamischen Theorien der psychischen Reaktionen auf einen extremen
Stress spielt die Regression auf frühe Phasen der Ich-Entwicklung eine ausschlaggebende
Rolle (S. RADO, SIMMEL u. a.). Auch die seelische Belastung durch die Verfolgung, insbesondere
durch die Konzentrationslagersituation, ist als ein solcher regressionsfördernder Stress interpretiert und beschrieben worden (BASTIAANS, FRIEDMAN, JACOBSON u. a.). FRIEDMAN weist
beispielsweise in Anlehnung an RADO ausdrücklich darauf hin, daß unter der extremen Versagung und der sadistischen Bestrafung oder Bedrückung die Verinnerlichung der Autorität
rückgängig gemacht und damit auch das Über-Ich abgebaut wird. Eine nahezu alles ver-
bietende und sadistisch quälende reale Autorität setzt — mit anderen Worten — wieder die
Funktion eines selbstkritischen, selbstbestimmenden, ordnenden und verbietenden Gewissens
(Über-Ich) außer Kraft. Damit sind Schuldgefühle und Selbstzweifel stark reduziert. Mit der
zugleich erfolgenden regressiven Einschränkung der Ich-Funktionen soll zudem die Realitätskontrolle so vermindert sein, daß Wahrnehmungen auf der Ebene der „oralen Einverleibung"
erfolgen und Wunscherfüllungsphantasien — ebenso wie magische Ängste — in den Vordergrund treten.

partner bewohnten eine herrschaftliche Villa in dem vornehmen Wohnviertel einer süddeutschen Großstadt. Sie fühlten sich der „guten Gesellschaft" zugehörig und genossen die Achtung ihrer Umgebung: „Antisemitismus hielt mein Mann damals noch für eine Verblendung geistig Unmündiger", sagte Frau R.

Den Beginn des Nationalsozialismus hatte Herr R., der sich wie die Eltern unserer Patientin als patriotisch denkender Deutscher fühlte, noch begrüßt. Durch Vermittlung einflußreicher Freunde blieb seine Familie auch die ersten Jahre nach 1933 von erheblicherem Unheil verschont. Als der wirtschaftliche Druck und die Zwangsarisierung von Wirtschaftsunternehmen in jüdischem Besitz zunahmen, gelang es Herrn R., das Familienunternehmen, das er von seinem inzwischen verstorbenen Vater übernommen hatte, in die Hand „arischer" Freunde überzuleiten. Sie versprachen, sein Eigentum und seinen Einfluß zu erhalten. Weil er noch immer auf eine Wende hoffte und die Geschicke seiner Firma nicht ganz aus der Hand geben wollte, konnte er sich lange nicht zur Auswanderung entschließen.

Anläßlich der Kristallnacht, im November 1938, wurde er von rüden SA-Leuten in seiner Wohnung niedergeschlagen, anschließend in „Schutzhaft" genommen und ins KL Dachau verbracht. Nach etwa acht Wochen kehrte er mit der Auflage auszuwandern von dort zurück, abgemagert, erschöpft, von Mißhandlungen gezeichnet. Er war nach Meinung seiner Frau „seelisch gebrochen". Nach mehrmonatigem Siechtum verstarb er 41jährig 1939 an einer Bronchopneumonie.

Der Patientin selbst gelang es noch Anfang 1939, ihre beiden Kinder im Alter von 10 und 12 Jahren bei Verwandten in den USA unterzubringen. Sie selbst verpaßte die Chance der Auswanderung, weil sie bei ihrem schwerkranken Mann ausgeharrt hatte. Nach seinem Tode schien sie von den Verfolgern zunächst vergessen zu sein.

Sie lebte, nunmehr ganz alleine, in einem, zum Wohnraum notdürftig umgebauten Gartenhaus, unweit der inzwischen enteigneten Villa. Lediglich eine alte Pfarrschwester und die Grundstückseigentümerin, eine fast 80jährige Beamtenwitwe, wagten noch, sie zu besuchen und sie in ihrer materiellen Not ein wenig zu unterstützen. 1943, als die Witwe starb, wurde die Patientin von den Erben als Jüdin beschimpft, und sie wäre beinahe aus dem Gartenhaus vertrieben worden, wenn nicht der Ortsgeistliche sich energisch für sie eingesetzt hätte. Erst Herbst 1944 wurde sie, worauf sie schon lange ängstlich gewartet hatte, von der Polizei abgeholt und ins Lager Theresienstadt verbracht. Von dort kehrte sie, abgemagert, erschöpft und deprimiert gleich nach der Befreiung in ihre Heimatstadt zurück.

Bald danach traf ihr 18jähriger Sohn mit Verwandten ein, um sie nach den USA zu holen. Sie weigerte sich jedoch mitzukommen. Auch bei den späteren Besuchen des Sohnes und der zwei Jahre jüngeren Tochter blieb sie bei ihrer Weigerung, konnte aber auch die Kinder, die inzwischen ganz in der amerikanischen Lebensform und Kultur verwurzelt waren, nicht zur Rückkehr bewegen. Allerdings gelang es den Verwandten schon 1945, die Rückgabe ihrer herrschaftlichen Villa zu erwirken. Dort bewohnte sie bis zu ihrem Tode die viel zu großen, vornehmen, ziemlich leeren Räume, in den letzten Jahren gemeinsam mit jener Pfarrschwester, die während der Verfolgungszeit zu ihr gehalten hatte. Ihre finanziellen Ansprüche waren durch die Rückerstattung ihrer Anteile an dem Unternehmen ihres verstorbenen Mannes und durch eine Witwenrente gesichert. Einen Antrag auf Entschädigung wegen eines Körper- oder Gesundheitsschadens hatte sie nie gestellt.

Als wir die Patientin kennenlernten, lebte sie fast vollständig vereinsamt. Sie verließ ihr Haus nur selten und meist nur dann, wenn die Initiative von der befreundeten Pfarrschwester ausging. Den Kontakt zu den früheren Freunden des Mannes, ihr ehemals lebendiges gesellschaftliches Leben, hatte sie völlig aufgegeben. Anfangs, so berichtete die Patientin, seien sie alle noch gekommen, sie zu besuchen, aber sie habe sie nicht wiedersehen wollen. Sie habe nicht mehr unbefangen mit ihnen plaudern können. Die Hartnäckigsten unter ihnen, die immer wiederkamen, habe sie schließlich vor den Kopf gestoßen, bis sie auch wegblieben.

Die Patientin wirkte ausgesprochen verbittert und verschlossen. Erst nach einigen Interviews sprach sie offener. Sie brachte dann eine Reihe schwerer Anklagen vor. Man habe ihr alles genommen, was ihr lieb gewesen sei, ihren Mann, die Kinder, ihr unbeschwertes Leben vor der Verfolgung. Mit der materiellen Rückerstattung könne man das nicht mehr gutmachen. Das Schlimmste aber sei, daß es nicht die Nazis alleine waren, sondern nahezu alle Menschen, die sich als Bestien entpuppt hätten.

Sie berichtete, daß sie als Mädchen und als junge Frau geachtet und bewundert worden sei. Sie habe viele Freunde gehabt und in ihrer Umgebung sei sie von den Leuten freundlich und ehrerbietig behandelt worden. Die gleichen Menschen kannten und grüßten sie in der Nazizeit nicht mehr. Ihre Kinder, die genau so Christen und Deutsche waren wie die anderen, seien in der Schule verhöhnt und angespuckt worden. Sie selbst habe schließlich in den meisten Geschäften erfahren müssen, daß man ihr als Jüdin nichts mehr verkaufte. Wenn sie ihre mit „J" gestempelten Lebensmittelkarten vorlegte, sei sie oft gedemütigt worden „wie ein Hund". Vom Fußweg habe man sie heruntergestoßen und vor ihr ausgespuckt, die Kinder auf der Straße hätten, von den Eltern verhetzt, mit Abfällen nach ihr geworfen. Es sei schließlich nur ein Zufall, daß sie nicht auch in einem Konzentrationslager abgeschlachtet worden sei, wie die meisten anderen Juden.

Alles dies könne sie nicht mehr vergessen. Die gleichen Leute, die ihr Schimpfworte nachgerufen hatten, seien heute wieder Mitglieder der guten Gesellschaft und hätten sogar den Mut, sie zu grüßen. Sie könne diesen Menschen einfach nicht mehr freundlich ins Gesicht sehen. Für sie habe sich alles verändert. Sie sei in christlichem Geiste erzogen worden und habe gelernt, immer das Gute in den Menschen zu sehen. „Jetzt kann ich nicht mehr vertrauen. Diesmal sind es die Nazis und die Deutschen gewesen. Das nächste Mal könnten es gerade so gut die Amerikaner sein. Auch meine Kinder verstehen mich nicht mehr, die sind Amerikaner geworden."

Wir haben es hier mit einer erlebnisreaktiven dissozialen Fehlhaltung zu tun, die man diagnostisch in der Nähe der „Sozialneurosen" Trautmanns einordnen könnte. Zweifellos ist die mißtrauisch-restriktive Haltung unserer Patientin das Ergebnis des Zusammenwirkens mehrerer Faktoren. Wenn auch die Verfolgung bei ihr nicht einmal das extreme Ausmaß der Vernichtungslagersituation erreicht hatte, so hat sie doch Familie und Sozialstatus weitgehend zerstört. Die nahezu vollständige Vereinsamung hängt jedoch auch damit zusammen, daß die Patientin nach dem Kriege nicht mehr imstande war, aus den wiedergewonnenen recht bedeutenden Bruchstücken der Familie (Kinder!) und der sozial-wirtschaftlichen Existenz ihren familiären und sozialen Status zu restaurieren.

Die pathogene Bedeutung solcher sozialpsychologischer Faktoren, der „Anpassungslücken" für die seelische Gesundheit der ehemaligen Verfolgten haben Weinberg und Eisenstadt in ihren bereits referierten Untersuchungen klar gezeigt. Von unserer Patientin könnte man sagen, sie blieb entwurzelt, obwohl sie ihre Heimat und ihre Kinder wiedergefunden hatte. Der eigentlich mitmenschliche und sozialpsychologische Kern der Entwurzelung tritt daran deutlich zutage.

Fragen wir weiter nach Gründen, die für das Mißlingen der sozialen und menschlichen Wiederverwurzelung nach der Befreiung verantwortlich zu machen sind, so werden wir auf die Primär-Persönlichkeit verwiesen. Von der Lebensgeschichte her stellen sich zwei Faktoren dar: Die Patientin hatte aus ihrer Erziehung heraus eine idealisierende Einstellung zu sich selbst und eine Erwartungshaltung ihrer Mitwelt gegenüber eingenommen. Ihr Sozialstatus vor der Verfolgung gründete in erheblichem Maße auf ein hohes soziales und gesellschaftliches Anspruchsniveau, dessen Erfüllung die Patientin nur zum geringen Teil durch eigene Aktivität, im übrigen aber durch die Verdienste des Vaters und des Ehemanns vermittelt bekam. Die vorwiegend auf „rituelle" Werte, also beispielsweise auf ein hohes Sozialprestige gegründeten sozialen Rollenerwartungen unserer Patientin sind sicher wesentlicher Grund für das Mißlingen einer Restitution bzw. einer tragfähigen Neukonstituierung ihres Sozialstatus.

Eisenstadt hat in einer großangelegten Untersuchung über die Akkulturation von Emigranten und Einwanderern nach Israel die Faktoren erfaßt, die eine positive oder negative Prädisposition für die soziale Wiedereingliederung mit sich bringen. Ich-Schwäche, Starrheit des Sozialverhaltens und eine auf rituelle Werte gegründete Rollenerwartung haben sich dabei als sehr ungünstige, die Anpassung behindernde Momente herausgestellt. Ein nicht geringer Teil jener Verfolgten, die als Angehörige einer höheren Sozialklasse eine tiefgreifende Zerstörung ihres Sozialstatus erfahren haben, konnten aus ähnlichen Gründen den vorzeitigen Knick in der Lebenslinie (KOLLE) nicht mehr vollständig ausgleichen.

Der zweite Grund für die Anpassungslücke (WEINBERG) unserer Patientin ist in narzißtischen Tendenzen zu suchen. Soweit die wenigen Explorationen dies klären ließen, neigte sie während der ganzen Kindheits- und Jugendgeschichte zu einer deutlichen Selbstbezogenheit und zu hohen Ansprüchen an ihre Umwelt (Erwartungshaltung). Diese Struktur hat sich mit ihrer später realisierten Sozialrolle, dem hohen Anspruch auf Anerkennung und Prestige, aufs engste verbunden. Erst von diesen Voraussetzungen her wird deutlich, welche tiefe „narzißtische" Kränkung die Patientin durch die radikale Versagung all dieser Ansprüche, im persönlich-familiären Bezug, aber auch im sozialen Bereich erlitten hat. Ihre Enttäuschung an den anderen Menschen, aber auch ihren Groll bzw. ihre Feindseligkeit wegen der erlittenen Kränkungen bringt sie in ihrer Verbitterung deutlich zum Ausdruck. Schließlich macht diese Haltung der enttäuschten narzißtischen Ansprüche auch verständlich, weshalb es ihr nicht mehr gelang, die Kinder zurückzugewinnen und wenigstens ihre mütterliche Rolle wieder zu realisieren.

Diese relativ ausführlichen Erörterungen sind ein Beitrag zum Thema der persönlich-individuellen Repräsentanz der Verfolgungsbelastungen. Sie zeigen, inwiefern strukturelle, man kann sogar sagen „charakterneurotische" Momente, zusammen mit einem bestimmten Sozialstatus der Belastung eine besondere Folgenschwere verleihen können.

3. Das anthropologische Verständnis der traumatischen Verunsicherung. Dennoch enthüllt sich hinter diesen individuellen Faktoren ein Geschehenskern von allgemeiner Bedeutung. Ihn spricht unsere Patientin an, wenn sie von ihrem zerstörten Vertrauen und von der abgründigen Erfahrung erzählt, daß nahezu alle Menschen sich als Bestien entpuppt hätten. *Nicht eine thematisch zentrierte Furcht* vor den Nationalsozialisten, vor dem Antisemitismus oder vor den Deutschen beschäftigt sie eigentlich, *sondern das Zerbrechen des Vertrauens, die Zerstörung des tragenden Bodens in der menschlichen Gemeinschaft überhaupt.* Von daher ist jene *Generalisierung der mißtrauisch-verbitterten Einstellung zur Mitwelt* verstehbar, die unsere Patientin damit begründete, daß nahezu alle Menschen, auch die Amerikaner — und ihre Kinder seien Amerikaner geworden, sagte sie uns bezeichnenderweise im nächsten Satz — zum gleichen Handeln fähig seien.

Tatsächlich finden wir vergleichbare Erfahrungen und Konsequenzen bei zahlreichen Verfolgten, die keine Zerstörung eines hohen Sozialprestiges erfahren haben, die ihren Sozialstatus wiedergewinnen oder sogar verbessern konnten. Wir finden sie auch bei Verfolgten, die durchaus keine neurotische oder strukturelle Prädisposition für besonders nachhaltige Wirkungen derartiger Kränkungen aufweisen.

VAN KAICK berichtet beispielsweise von einer 30jährigen jüdischen Emigrantin: Ihr Ehemann hat in Südamerika wieder die gleiche Position als Direktor eines großen Geschäftshauses inne wie vor der Emigration in Deutschland. Diese Frau, die ähnlich wie der vorangehende Fall nicht in der Begutachtungssituation stand, sagte: „Ich bin so glücklich, wenn

ich durch unser Haus gehe und sehe, wie die Leute alle so liebenswürdig und freundlich zu
mir sind. Doch dann überfällt mich oft — ohne direkten äußeren Anlaß — eine innere Unsicherheit, ein Mißtrauen gegen alle; ich muß daran denken, daß es damals genauso war und plötzlich, fast über Nacht, hatte sich alles radikal verändert."

Vielleicht trägt die Schilderung dieser Frau, die sowohl psychologisch als auch
vom Sozialstatus her die erlittene Diskriminierung und Entwurzelung optimal
überwunden hat, zum besseren Verständnis der pathologischen Fälle bei. Das
Kennzeichnende des zitierten Berichts liegt in der Erfahrung, daß unter dem
alltäglichen Vertrauen in die Mitwelt, unter der Sicherheit tragender sozialer
Beziehungen immer wieder der Abgrund einer völlig verwandelten, bodenlos feindseligen und verweigernden Mitwelt aufbricht. Bei der von uns vorher referierten
Patientin kam diese Erfahrung einem katastrophalen Zusammenbruch des Vertrauens in die Verläßlichkeit der anderen gleich, der fortan der Verwirklichung
eigener Bedürfnisse in der Gemeinschaft — mit einer einzigen Ausnahme — im
Wege stand.

Die Ähnlichkeit dieses Geschehens mit dem Entstehungsmechanismus traumatischer Angstneurosen ist nicht zu übersehen. Wir haben bereits einen kurzen
Überblick über die anthropologische Analyse der traumatischen Phobien bei
E. STRAUS und VON GEBSATTEL vermittelt[1]. Der Kernpunkt liegt in der Feststellung,
daß das Trauma in solchen Fällen als eine Daseinserschütterung (E. STRAUS)
begriffen werden muß. Mit seiner Zerstörung des naiven Vertrauens in die Verläßlichkeit der Welt verändert es den Weltbezug des Geängstigten in ein wehrloses
Ausgesetztsein an eine ausweglose Bedrohung. Das Ausgangserlebnis legt so „den
furchtbaren Abgrund des Schreckens in der Welt bloß und schaltet ihre weitere
Vertrauenswürdigkeit teilweise aus" (VON GEBSATTEL).

Analog dieser grundlegenden Verunsicherung des Vertrauens in die Sicherheit der
Welt, die beispielsweise durch eine Erdbebenkatastrophe aufbrechen kann, gibt es
offenbar auch eine fundamentale Verunsicherung des Vertrauens in die Mitwelt.
Die Bedingungen, unter denen die Verwandlung einer verläßlichen Mitwelt in eine
unheimliche radikale Bedrohung der sozialen Existenz schwerwiegende Folgen
hinterläßt, sind sicher vielfältig. Von der Realität her gesehen spielt zweifellos
die Zerstörung aller wesentlichen sozialen Befriedigungs- oder Realisierungsmög-
lichkeiten, oder mit anderen Worten, die Unmöglichkeit der Verteidigung, der
Abwehr oder des Ausweichens auf einen sicheren Restbestand sozialer Selbstverwirklichung eine wesentliche Rolle. Auf der individuellen Seite ist das Verhältnis
von Anspruch und Leistungsvermögen, der Bestand früherer positiver Erfahrungen
(Ich-Stärke) und die Rigidität oder Flexibilität der sozialen Rolle von ausschlaggebender Bedeutung. Von ihnen hängt nicht nur das subjektive Gewicht der
erlittenen Versagung und Verunsicherung ab, sondern auch die Fähigkeit zu ihrer
Bewältigung und zur sozialen Rehabilitation. Die restriktive Vermeidung mitmenschlicher Beziehungen, die unsere Patientin Eleonore R. beibehielt, darf in
diesem Rahmen als besonders krasse Abwehr der erfahrenen und weiterbefürch-
teten Kränkungen verstanden werden.

Wie dies VON GEBSATTEL für die traumatische Phobie aufgezeigt hat, so ist
auch bei einer tiefgehenden Verunsicherung der Mitwelt eine Fortdauer der Störung
schon dadurch möglich, daß die erfahrene Zerstörung der Verläßlichkeit der ande-

---

[1] Siehe Seite 30 ff.

ren ihre weitere Vertrauenswürdigkeit teilweise ausschalten kann. Zudem haben wir einigen Grund zur Vermutung, daß diese Zerstörung der Verläßlichkeit der Mitwelt tiefergreifendere Wirkungen zu zeitigen vermag als die Verunsicherung der Dingwelt. Auch PFISTER-AMMENDE meint bei ihrer Beschreibung der abnormen seelischen Reaktionen von Flüchtlingen und Entwurzelten, das wesentlich pathogene Trauma sei hier auf mitmenschlichem Gebiet zu suchen.

Dem unvoreingenommenen Untersucher fällt jedenfalls auf, daß ein großer Teil jener Verfolgten, die schwerste Diskriminierungssituationen oder eine Konzentrationslagerhaft durchzustehen hatten, übereinstimmend klagt: Sie hätten vor der Verfolgung in einer gewissen Sicherheit des Glaubens an „menschliche Ideale" oder an die „Humanität" gelebt. Mit ihren grauenhaften Erfahrungen habe sich jedoch ein Abgrund aufgetan, der nie wieder geschlossen werden könne. Diesen Kern einer mitmenschlichen Verunsicherung bestätigt gerade auch die sonst in ihren Sozialbezügen völlig wiederhergestellte Patientin VAN KAICKS[1].

4. Unmittelbare psychosoziale Nachwirkungen langwährender extremer Frustrations-Situationen. Wir hatten darauf verwiesen, daß nicht nur die extreme Diskriminierung, sondern auch die KL-Haft, zumal in den Vernichtungslagern, eine mehr oder weniger umfassende Destruktion mitmenschlicher Beziehungen mit sich brachte. Die Besonderheit der Lagersituation eignet sich nun zum Aufweis einiger weiterer Faktoren, die in enger Verschränkung mit der Vertrauensdestruktion zu einer Verunsicherung der mitmenschlichen Beziehungen beitragen können.

TAS hat in einem idealtypischen Vergleich mit der Frontkämpfersituation aufgezeigt, daß im Konzentrationslager keine Möglichkeit der aggressiven Abreaktion von Feindseligkeiten und Versagungen bestand. Die kleinste Aufsässigkeit sei mit unmenschlichen Repressalien bestraft worden. Die Folge sei eine immense Anhäufung von Aggressivität und Angst beim Häftling gewesen, die allerdings meist der Verdrängung oder Abspaltung und schließlich der emotionellen Inaktivierung in der Apathie verfiel. Auch FRANKL weist auf das radikale Ausgeliefertsein der einen und die schrankenlose Aggressivität der anderen („Kapos") hin. Vergleichbar mit diesen Beobachtungen berichten STRASSMAN, THALER u. SCHEIN, WOLF u. RIPLEY aus ostasiatischen Lagern, daß die schwere Hemmung der Aggressionen Härte, Bosheit, Spott, aktives Kränken und sogar Mißhandlungen der Gefangenen untereinander zur Folge hatten.

Ein wesentliches Merkmal, das hier — abgesehen von der versagten Abreaktion — den Unterschied von der normalen Frontkämpfersituation kennzeichnet,

---

[1] MATUSSEK stellt fest, daß „das Symptom eines tiefverwurzelten Mißtrauens den Mitmenschen, besonders den Nicht-KZlern" gegenüber häufiger sei als die Depression überhaupt. H. STRAUSS schildert, ähnlich wie TRAUTMANN, das gleiche Phänomen nur bei einer „Sonderform" der reaktiven Depression. Bei einigen gut erzogenen sensitiven Persönlichkeiten, die vor der Verfolgung eine gute Beziehung zur Umwelt und Vertrauen auf die Menschen als wesentlich menschliche und gute Wesen besaßen, sei durch die Verfolgung das Vertrauen komplett und für immer zerstört worden. Diese Menschen hätten nie mehr zu dem Gefühl einer freundlichen, vertrauenswürdigen Welt zurückgefunden. Sie leben nach den Beobachtungen von H. STRAUSS oft isoliert in „schizophrenieähnlicher Weise", ohne jemandem außer ihren engsten Verwandten und Freunden zu trauen und ohne Glauben in die Güte oder Verläßlichkeit der Menschen überhaupt. Auch VENZLAFF beschreibt die erlebnisreaktive Wandlung in der Einstellung zur Mitwelt. Er schildert eine sensitive Scheu bis zur paranoid gefärbten Unsicherheit als „psychisches Bild des Geächteten".

ist die Zerstörung der *Solidarität*. Die aufgestaute Feindseligkeit, die sich nicht im Angriff oder in der Flucht entlasten kann, wendet sich gegen die eigene Gruppe. Sofern diese Gruppe nicht durch eine soziale Identität, etwa in Gestalt einer gemeinsamen Ideologie, ihre Solidarität zu verteidigen vermochte, mußten Zerstörung der Ideal-Identifikationen, Rollenunsicherheit der Einzelnen, ambivalente Feindseligkeit und Verwirrung die Folge sein. LIFTON hat solche Vorgänge aus rotchinesischen Indoktrinierungslagern, GRUENBERGER in Gestalt sozialer Krisen im Ghetto Shanghai beschrieben.

Wenn man darüber auch nur vorsichtige Aussagen machen kann, so läßt sich doch festhalten, daß die erhaltene Solidarität einer Verfolgtengruppe der *elementaren* Verunsicherung ihrer Mitweltbezüge entgegenwirken kann. Diese Annahme wird bestätigt durch die Feststellung NARDINIS, daß das Bewahren der Solidarität die Überlebenschance in den KL-ähnlichen ostasiatischen Gefangenenlagern erhöhte, und durch die Beobachtung von GLASS, daß der gleiche Faktor — die Identifikation mit der eigenen Gruppe — dem Auftreten von Kriegsneurosen (Combat-Exhaustion) entgegenwirkte. Es ist ernsthaft zu diskutieren, ob die erstmals von HUK und KOLLE, später von MÜLLER-HEGEMANN mitgeteilte Beobachtung, politische Gefangene, die aktiv und bewußt gegen das Verfolgerregime gekämpft hatten, trügen im Durchschnitt geringere seelische Folgen der Lagerhaft davon, damit in Zusammenhang steht.

Die Verschränkung der eigentlich erlebnisbedingten Nachwirkungen der Verfolgung mit den komplexen situativen *Bedingungen nach der Befreiung* ist von mehreren Autoren angesprochen worden (VON BAEYER, TRAUTMANN, BENSHEIM, MATUSSEK, EISENSTADT, WEINBERG, STRAUSS u. a.). Der Verlust von Habe, Heimat, Angehörigen und Beruf, der lange passive Aufenthalt in DP-Lagern und die Schwierigkeiten der sozialen Eingliederung in eine sprach- und kulturfremde Umgebung werfen eine Reihe wichtiger Fragen und Teilprobleme auf. Zunächst scheint jedoch die Persistenz einer Verunsicherung mitmenschlicher Beziehungen keineswegs notwendig an solche sozialen Sekundärbelastungen groben Ausmaßes gebunden zu sein. Die Beobachtungen an US-Soldaten, die aus japanischen Kriegsgefangenenlagern heimkehrten und schon während der Schiffsreise in Gestalt von gruppentherapeutischen, in Einzelfällen auch individuell-psychotherapeutischen Maßnahmen eine optimale psychohygienische Versorgung erfuhren, belegen diese Feststellungen.

WOLF u. RIPLEY, LIFTON u. a. berichten, daß diese Heimkehrer ein ausgeprägtes Mißtrauen, Reizbarkeit, Feindseligkeit, Kritik und Haßgefühle nicht nur gegen ihre ehemaligen Feinde, sondern auch gegen die eigenen Kameraden und die neue Umgebung richteten. Besondere Schwierigkeiten machte ihnen schließlich die Rückkehr zu den Angehörigen, obwohl sie zumeist in einen unversehrten sozialen und familiären Status wiedereintraten. Ähnliche Beobachtungen machte BASTIAANS an den Widerstandskämpfern, die nach der Befreiung aus den Konzentrationslagern in ihre niederländische Heimat zurückkehrten.

Die Nachuntersuchung der Heimkehrer aus ostasiatischen Terrorlagern durch WOLF u. RIPLEY, ein Jahr nach der Befreiung, zeigte bei allen eine wenig befriedigende soziale Anpassung. Sie waren durchweg mißtrauisch geblieben, zeigten eine „paranoide" Einstellung und einzelne äußerten sogar den Wunsch, ihre Heimat zu verlassen und nach Ostasien auszuwandern. So sprechen die Autoren von einer

„langwierigen Beeinträchtigung der Persönlichkeitsanpassung selbst bei den best-integrierten Persönlichkeiten".

Die Berichte, die LIFTON über die therapeutischen Gruppengespräche dieser Heimkehrer während der Schiffsreise gibt, sind für unsere Fragestellung recht auf-schlußreich. Sie weisen auf, daß bei den Entlassenen häufig starke Abhängigkeits-bedürfnisse und eine deutliche Angst vor der Rückkehr in ein selbständiges Leben bestanden. Die gleichen Beobachtungen sind vielfach an entlassenen KL-Häft-lingen gemacht worden (BASTIAANS, FRIEDMAN), bei den befreiten Kindern, über die A. FREUD u. DANN berichteten, teilweise in extremer Ausprägung.

Mit den Abhängigkeitsbedürfnissen, deren Ursprung wohl in Zusammenhang mit der schweren, durch die Extrembelastung erzwungenen Regression steht (S. RADO, SIMMEL u. a.), verbinden sich zwei weitere Faktoren, die sich auf das Sozialverhalten nach der Befreiung auswirken.

1. Die außergewöhnlichen Versagungen der vitalen und kommunikativen Be-dürfnisse haben nach dem Fortfall des versagenden Zwangs ein erheblich auf-gestautes Verlangen nach ihrer Befriedigung zur Folge.

2. Die Kränkung durch den schweren sozialen Verlust — FRANKL, H. PAUL und BENSHEIM sind mit guten Gründen der Auffassung, daß sie zum Hauptfaktor seelischer Nachwirkungen werden kann — wird vor allem nach der Befreiung an dem persönlichen, sozialen und wirtschaftlichen Vorsprung der Nicht-Verfolgten schmerzlich erfahren. Beide Faktoren wecken erhebliche Ansprüche und zugleich heftige Neid- oder Haßgefühle gegen die vom Schicksal begünstigte Umwelt.

Fragt man, inwieweit diese Bedürfnisse, deren Intention zunächst einmal aus der regressiven Einschränkung oder der Apathie in der Lagersituation herausführt, die soziale Rehabilitation fördern, so ergeben sich einige problematische Konse-quenzen. Für das Verständnis überdauernder Beziehungsstörungen ist wesentlich zu bedenken, daß ein extremes Ausmaß an mitmenschlicher Versagung auch eine ganz erhebliche, die realen Befriedigungsmöglichkeiten weit übersteigende Bedürf-nisspannung hinterlassen kann. In dem Verfolgtenroman „Lazarus unter uns" von J. CAYROL, der selbst drei Jahre im Konzentrationslager zugebracht hat, liest man die eindrucksvollen Sätze: „Ein wahnsinniges, unvorstellbares, ja ver-zweifeltes Bedürfnis nach Liebe" erfüllt diese Menschen, die „eine ständige Beute nicht endenden Mangels sind".

Ein wesentliches psychodynamisches Moment, das hier von Bedeutung ist, sind Wunschphantasien, die aus den aufgestauten Bedürfnissen entspringen. Dieser Mechanismus ist schon von den traumatischen Angst- oder Schreckneurosen her bekannt. WOLFENSTEIN[1] sprach beispielsweise von der „postdisaster Utopia". LIFTON beschrieb ein außergewöhnlich anspruchsvolles und kritisches Verhalten der befreiten Kriegsgefangenen und PFISTER-AMMENDE beobachtete in Gestalt der Illusionen über das Zufluchtsland bei Flüchtlingen das gleiche Phänomen. Diese Projektion der reaktiven Wunschphantasien führte dann auch rasch zur Enttäuschung in Gestalt depressiver, aggressiv fordernder oder regressiv neuro-tischer Reaktionen. CHODOFF beschreibt den gleichen Mechanismus bei ehemaligen Konzentrationslagerhäftlingen und weist darauf hin, daß die Wunschphantasien zwangsläufig eine Versagung an der Realität erfahren müssen, um so mehr, als viele

---

[1] Zit. nach CHODOFF.

Häftlinge realiter mit dem Verlust von Heimat und Familie noch eine weitere schwere Enttäuschung erlebten.

Es ist nicht zu übersehen, daß der illusionäre Wunschcharakter solcher Phantasien, vor allem wenn er nach schwersten realen Versagungen ein erhebliches Ausmaß an Irrealität erlangt hat, grundsätzlich ein neues Gefährdungsmoment der notwendigen sozialen Rehabilitation mit sich bringt.

Bei den rückkehrenden Frontkämpfern sind diese Wunschphantasien, von denen wir vermuten dürfen, daß sie im Durchschnitt bescheideneres Ausmaß zeigen als bei den Konzentrationslagerhäftlingen, meist durch eine besondere soziale Anerkennung wenigstens teilweise befriedigt worden. Die psychohygienische Bedeutung der Heldenehrung für die Wiedereingliederung der Kriegsbeschädigten und Kriegsheimkehrer ist vielfach beschrieben worden (PANSE, F. ALEXANDER, K. HORNEY, H. PAUL). Bereits bei den Spätheimkehrern nach langer Gefangenschaft in Rußland ist jedoch ein viel gröberes Mißverhältnis zwischen den erlittenen Versagungen und dem sozialen Verlust einerseits und den Befriedigungen oder Anerkennungen durch eine inzwischen wieder saturierte Heimat andererseits festzustellen. Es ist eine wichtige Frage — die durchaus auf die erwähnten Auffassungen von H. PAUL u. FRANKL abzielt — ob dieser psychodynamische Faktor an den chronisch depressiv-dysphorischen Reaktionen mancher Spätheimkehrer ätiologisch beteiligt ist.

Für die psychohygienische Situation der befreiten Konzentrationslagerhäftlinge kann jedenfalls TRAUTMANN mit Recht feststellen, daß eine angemessene Tröstung und ein hinreichender Verlustausgleich im Sinne realer Befriedigungen zunächst einmal kaum vorhanden sein konnten.

Die soziale Rehabilitation hängt damit auch von der Art der späteren Bewältigung der zu erwartenden Enttäuschung, vom Gelingen eines Abbaus der Wunschphantasien unter der Realisierung neuer Beziehungen und Befriedigungen ab.

MATUSSEK stellte die Verklammerung der nicht bewältigten Bedürfnisse mit den spezifischen Reaktionen der Umwelt dar. Er wies darauf hin, daß der ehemalige Konzentrationslagerhäftling — zumindest in Deutschland — Träger einer bestimmten Rolle in der Gesellschaft sei, einer Anklägerrolle, die zwangsläufig Schuldgefühle bei den Nichtverfolgten wachruft. Die Reaktion der Umwelt auf die Anklage ist unterschiedlich. Sie zeigt sich beispielsweise in Form von Mißtrauen, Ablehnung, Verleugnung oder auch von übertriebener Zuwendung. Jedenfalls trägt sie zu einer Erschwerung des unbefangenen Kontakts bei. Der Verfolgte selbst aber interpretiert, wie MATUSSEK zeigte, seine Enttäuschung oft als Gleichgültigkeit, Unverständnis der anderen, als Wiedererstehen des alten „Nazigeistes" oder als politische Indifferenz seiner Umgebung.

Die Anklägerfunktion der ehemaligen Verfolgten hat — was beispielsweise W. JACOB sehr betonte — zweifellos einen sozialpädagogischen Wert, denn die Therapie sozialer Vorurteile und die Verhütung künftiger Greuel ist von der mahnenden Bewußtmachung des Geschehenen und der Einsicht in die Möglichkeit zur Wiederholung abhängig. *Dennoch wäre es für die Verfolgten selbst psychohygienisch gesehen nicht unbedenklich, wollten wir die therapeutischen Bemühungen um sie durch eine Identifikation mit ihren Wunschphantasien in eine illusionäre Behandlung der Gesellschaft ummünzen.* Die Illusion einer weitgehend zur Wuncherfüllung, d. h. zur radikalen Bußfertigkeit und zum völligen sozialen Verlustausgleich zu bewegenden Welt kann bei den ehemaligen Verfolgten nur um den Preis einer Abspaltung ängstigender Erfahrungen und Erinnerungen aufgerichtet werden. Sie versagt als unzulänglicher Abwehrmechanismus vor der sozialen Realität und vor den die Erfahrungen der Vergangenheit aufrührenden Bedrohungen der gegenwärtigen Welt.

Gegenüber manchen idealistischen Bestrebungen einer Therapie der Gesellschaft als Hilfe für die ehemaligen Verfolgten wird man daran festhalten müssen, daß ein schmerzliches und zudem meist nur unvollständig gelingendes Annehmen der mitmenschlichen Realität nicht ohne ernste psychohygienische Nachteile oder Folgen versäumt werden kann.

Über die ersten Erfahrungen, Wünsche und Enttäuschungen nach der Befreiung konnten nur wenige besonders differenzierte und reflektierende ehemalige Häftlinge bei unseren Untersuchungen nach einer Frist von mehr als 15 Jahren noch berichten.

So gab beispielsweise ein 44jähriger jüdischer Kaufmann aus Polen, Joseph R., der insgesamt $4^1/_2$ Jahre in Ghettos und Konzentrationslagern zugebracht hatte, an, nach seiner Befreiung habe er sich erst einmal nur auf die Lebensmittel gestürzt, die von den englischen Besatzungstruppen zur Verfügung gestellt worden waren. Erst nach einigen Wochen habe er auch für andere Dinge wieder Sinn gehabt. Er habe dann ein außergewöhnliches Verlangen nach Liebe, Anerkennung, Besitz und sozialem Erfolg gespürt. Eine Zeitlang habe er die Vorstellung gehabt, er könnte zuhause mit großer Liebe, mit Hilfsbereitschaft und Verständnis empfangen und getröstet werden. Aber dann habe sich gleich daneben wieder die reale Sorge um seine Familie und die Frage, ob er überhaupt noch eine Heimat habe, gemeldet. Er sei danach auch in Gewissensnöte geraten, weil er ein sehr starkes geschlechtliches Verlangen gegenüber zahlreichen Frauen spürte, obwohl er zu diesem Zeitpunkt noch glaubte, seine eigene Frau, die er seit dem Abtransport aus dem Ghetto nicht mehr gesehen hatte, sei noch am Leben. Als er in die Heimat zurückgekehrt von ihrem Tod und vom Verlust seiner Eltern und Geschwister erfahren habe, sei er mit dem Zusammenbruch seiner Hoffnungen so deprimiert gewesen, daß er glaubte, nie wieder im Leben Fuß fassen zu können. Auch heute noch spüre er eine schmerzliche Wehmut, durch den Tod seiner nächsten Angehörigen und durch die $4^1/_2$ grauenvollen Jahre einen Verlust erlitten zu haben, der nie wieder einzuholen sei. Dieser Verlust trenne ihn von allen jenen Menschen, die Gleiches nicht erlebt hätten.

Die Aussage unseres Patienten ist gerade in ihrer Einfachheit paradigmatisch. NIREMBERSKI berichtete aus seinen Beobachtungen an den Häftlingen des Lagers Bergen-Belsen analog, daß sich die Befreiten zunächst ohne irgendein anderes Interesse zu zeigen auf das Essen stürzten. Erst nach einiger Zeit kamen andere Bedürfnisse zum Durchbruch, etwa eine große sexuelle Appetenz. Bei beiden Geschlechtern aber fiel NIREMBERSKI auch das starke Abhängigkeitsbedürfnis auf. Die Aussicht auf Rückkehr zu Heimat und Familie hat nach den Beobachtungen des gleichen Autors die Besserung des depressiv-apathischen Zustands der Befreiten sehr gefördert. Es ist nicht unwahrscheinlich, daß hierbei gerade die geschilderten Wunschphantasien, die Hoffnung auf Befriedigung der aufgestauten Bedürfnisse und auf eine Restitution der sozialen Rolle in erster Linie wirksam waren.

Ein verhältnismäßig wichtiges Kapitel versuchter Realisierung dieser Bedürfnisse, vor allem des Abhängigkeits- und Anklammerungsverlangens, sind die vorzeitigen Eheschließungen bald nach der Befreiung. Für ihr Zustandekommen ist als realer Anlaß der Verlust der Heimat und der nächsten Angehörigen bei vielen ehemaligen Häftlingen von Bedeutung. Andererseits schuf die Gemeinsamkeit des Leides, worauf WOLFFHEIM hinwies, eine besonders enge Bindung — eine

Scheinvertrautheit wie man besser sagen sollte — die natürlich der Verwirklichung von sexuellen Bedürfnissen und Abhängigkeitswünschen sehr entgegenkam. Diese aus einem Notstand hervorgegangenen Bindungen sind, was TRAUTMANN besonders eingehend analysiert hat, nicht selten zu unbefriedigenden und konfliktreichen Ehen geworden. Sie sind damit ein erstes Beispiel der *Pepetuierung mitmenschlicher Beziehungsstörungen* nach der Befreiung *in Gestalt eines institutionalisierten Dauerkonflikts.*

Unser Material wirft bedauerlicherweise keine statistisch verwertbaren Zahlen zu dieser Frage aus, weil die Informationen über die äußeren und inneren Bedingungen der Eheschließungen nach der Befreiung in der Mehrzahl unserer Fälle unzureichend sind. Immerhin haben KLEIN, ZELLERMEIER und SHANAN an ihrer kleineren Gruppe ehemaliger Verfolgter (50 Fälle) im Vergleich mit einer Gruppe nicht oder weniger schwerwiegend verfolgter Patienten der Psychiatrischen Universitätsklinik Jerusalem (Rothschild-Hadassah-Univ.-Hospital) eine deutliche Häufung von Frühehen, vor allem in den ersten Jahren nach der Befreiung festgestellt. Wir können also festhalten, daß die entlassenen Häftlinge nach der langen und extremen Frustration außergewöhnlich hohe kommunikative und soziale Ansprüche hatten. Ihre Rückführung auf ein realitätsgemäßes Niveau und die Fähigkeit, schließlich auch zu einer Verwirklichung dieser Bedürfnisse in der Gemeinschaft zu gelangen, scheint für die soziale Rehabilitation und die psychische Hygiene der Verfolgten von einiger Bedeutung zu sein.

Häufig sind die über jede reale Befriedigungsmöglichkeit hinausgreifenden Ansprüche und Wunschphantasien nach den ersten schweren Enttäuschungen nicht mehr offen vertreten, aber auch nicht korrigiert worden, was beispielsweise RAWLEY an den Einwanderern nach den USA zeigen konnte. In den depressiven Reaktionen, die typischerweise oft erst nach einiger Latenz auftreten (HELLWEG-LARSEN, VON BAEYER, HÄFNER u. KISKER, TRAUTMANN u. a.) ist nicht selten eine resignierend-enttäuschte oder sogar eine selbstquälerisch versagende Abwehr solcher illusionärer Bedürfnisse und Wunschphantasien nachzuweisen.

5. Die Abkapselung der Verfolgungserinnerungen. Extreme und langdauernde Versagungssituationen einer begrenzten Gruppe in einer weitaus besser gestellten Umwelt hinterlassen also, zumal wenn sie schwere soziale Verluste und eine mitmenschliche Verunsicherung mit sich brachten, ein erhebliches emotionelles Gefälle zwischen den Befreiten und der übrigen Sozietät. Der Ausgleich dieses Gefälles ist ein wesentliches Ziel der sozialen Rehabilitation. Nun stehen diesem Ausgleich, der in Gestalt einer Befriedigung des realitätsgerechten Kerns der aufgestauten sozialen und kommunikativen Bedürfnisse geschehen müßte, einige strukturelle Hindernisse im Wege. Wir lernten von ihnen bereits die irrealen (narzißtischen), immer wieder zu Enttäuschungen an der Realität führenden Wunschphantasien und die Erschütterung des Vertrauens in die Verläßlichkeit der Mitwelt kennen.

Ein weiterer wesentlicher Faktor sind nun, worauf besonders EISSLER hingewiesen hat, die außergewöhnlichen Erfahrungen der Verfolgung, die eine Kluft zwischen den Leidensgefährten einerseits, den vom Unheil Verschonten andererseits aufreißen. Sicher spielen enttäuschende Realerfahrungen, das Unverständnis der Umwelt gegenüber der enormen emotionellen Wertigkeit der Mitteilung solcher Erfahrungen oder gar die Zweifel an der Wahrhaftigkeit des Mitgeteilten als Abwehr provozierter Schuldgefühle eine wesentliche Rolle (MATUSSEK, JACOB).

Doch liegt darüber hinaus schon in der Dynamik dieser Erinnerungen selbst eine Tendenz zu ihrer Abschließung.

LIFTON — wir haben bereits über seine therapeutischen Erfahrungen berichtet — beobachtete an den Heimkehrern aus ostasiatischen Indoktrinierungslagern durchweg eine erhebliche Furcht vor dem Erzählenmüssen der außergewöhnlichen Erlebnisse: „Was sollen wir zuhause sagen, es ist zu phantastisch"; „wenn sie mich nach meinen Erlebnissen fragen, laufe ich weg" und „wir sprechen eine eigene Sprache, die andere Welt wird sie nicht mehr verstehen" lauten einige der Zitate, die LIFTON referiert. Mit der Befürchtung, kein Verständnis für diese außergewöhnlichen Erfahrungen zu finden, taucht zuweilen auch Angst auf, keinen Anschluß mehr an die Angehörigen zu finden und kein Gespräch mehr führen zu können. Die daraus folgende Tendenz zur Isolierung oder zur eingeschränkten Anpassung unter Verdrängung oder Abspaltung der belastenden Erinnerungen hat LIFTON deutlich herausgestellt.

Die Phänomene der Verständniserschwerung und der sozialen Isolierung durch die Abspaltung außergewöhnlicher Erlebnishorizonte weisen prinzipiell darauf hin, daß man die konkrete Entfaltung der Persönlichkeit und ihrer Individualität — selbst im Erwachsenenalter — nicht unabhängig von ihren Erfahrungen sehen darf. VENZLAFF stellt in Weiterentwicklung der Auffassungen von E. STRAUS beispielsweise fest: „Seinshistorisch repräsentante Erlebnisse sind daher in anthropologischem Sinne persönlichkeitsprägend und zwar nicht alleine durch das Ausmaß der erlebnisbedingten einmaligen Erschütterung und der hiervon abhängigen Nachdauer und Affektbesetzung, sondern in erster Linie durch die mit dem Erlebnis sich vollziehenden inneren Wandlungen und die erlebnisbedingte Gestaltung der individuellen Seinsform."

Man wird allerdings limitierend zu dieser These sagen müssen, daß *ein „Persönlichkeitswandel" im allgemeinen nur von solchen Realerfahrungen hervorgerufen wird, die einschneidende Veränderungen in den Weltbezügen, vor allem in den mitmenschlichen Beziehungen des Betroffenen zur Folge haben. Solche von außen bewirkte Kontinuitätsbrüche* (VON BAEYER) *setzen im allgemeinen auch ganz außergewöhnliche und langwährend destruktive Erfahrungen voraus, die außerhalb der hier referierten Extrembelastungen nur selten anzutreffen sein dürften.*

Die prinzipielle Möglichkeit zu Umstrukturierungen der Persönlichkeit bzw. ihrer Weltbezüge und Erlebnisdispositionen durch solche Erfahrungen ist auch von der neueren Psychoanalyse gesehen worden. H. HARTMANN, KRIS und LOEWENSTEIN, GLOVER u. a. haben in der Abhängigkeit der Ich-Entwicklung von den realisierten Objektbeziehungen — und Objektverlusten — eine wesentliche Voraussetzung dafür herausgestellt. ERIKSON hat schließlich aufgewiesen, daß auch jenseits der Kindheit und jenseits der Pubertät noch Identitätskrisen aufbrechen. Struktur und Geschichte des Ich sind von ihrer Bewältigung, von der jeweiligen Weise neuer Identitätsfindung oder -wiederherstellung abhängig.

Die Tendenz zum Verschweigen der Lager- oder Verfolgungserinnerungen gegenüber den Nichtverfolgten ist auch nach mehr als 15 Jahren noch nachweisbar. Wir mußten bei den von uns untersuchten ehemaligen KL-Häftlingen, wie auch zahlreiche andere Untersucher — TRAUTMANN spricht beispielsweise von einem „Widerstand" gegen die Exploration — sehr häufig die Erfahrung machen, daß nur schwer und erst nach vorsichtiger Vorbereitung einer Vertrauensbasis eingehendere Angaben über die eigentlichen Verfolgungserlebnisse zu erhalten waren. Zweifellos gibt es auch Ausnahmen, die im Extremfall eine demonstrative Note bei der Wiedergabe erlittener — gelegentlich auch einmal angsthysterisch ausphantasierter — Greuel verrieten. Im Gesamteindruck zeigten sich jedenfalls die extremen Erfahrungen relativ kommunikationsfremd, während relativ harmlosere Belastungen, beispielsweise wirtschaftliche Sanktionen und leichtere Diskriminierung meist ohne größere Schwierigkeiten mitgeteilt werden konnten.

Die individuelle Verarbeitung ist unterschiedlich. Sie wird uns in einigen Variationen an anderer Stelle noch begegnen. Lediglich ein Einzelbeispiel relativ gut gelungener sozialer Anpassung soll hier noch exemplifizieren, daß die Abkapselung der Verfolgungserfahrungen von der Umwelt auch in Form einer Reaktionsbildung stabilisiert werden kann:

Die am 1. September 1918 geborene Frau K. K. entstammt einer wohlhabenden jüdisch-polnischen Familie. Als ehemalige Abiturientin war sie vor dem Kriege zur Abteilungsleiterin in einem Einzelhandelsunternehmen avanciert. Von Oktober 1939 bis Kriegsende war sie in Ghettos, Arbeits- und Konzentrationslagern inhaftiert. Ihr Verlobter kam ums Leben, während Eltern und eine Schwester überlebten.

Bei der Begutachtung 1957 war eine leichte chronisch-reaktive Depression diagnostiziert worden. Am 9. April 1962 und am 27. Mai 1962 wurde Frau K. in ihrer Wohnung durch uns interviewt und nachuntersucht. Frau K. ist Behördenangestellte, arbeitet voll und empfindet ihre Tätigkeit als befriedigend. Sie wolle keine verantwortungsvolle oder finanziell günstigere Position, weil sie sich ihr nicht gewachsen fühle.

Sie blieb unverheiratet und lebt mit ihren Eltern in einer süddeutschen Großstadt. Die schöne Wohnung in einem gepflegten Stadtteil hat ihr ein Landtagsabgeordneter aus persönlicher Hilfsbereitschaft zur Verfügung gestellt, als sie mittellos mit ihrer Familie nach Deutschland kam.

Frau K. beklagt — außer Kopfschmerzen und diversen anderen vegetativen Beschwerden — daß sie nicht mehr richtig fröhlich sein, aber auch nicht richtig weinen oder ihrem Zorn einmal Luft machen könne: „Wohl denen, die weinen können; ohne zu weinen bin ich trauriger als diese, denn ich behalte alles in mir."

Mit ihren Arbeitskolleginnen und den übrigen deutschen Bekannten versteht sie sich gut. Sie habe die Menschen in M. ihrer Art nach sogar gerne. Allerdings wirkt sie verschlossen und meidet auch nach dem Bericht der Mutter Gesellschaften.

Von der Verfolgung erzähle sie niemandem etwas. Was sie wirklich erlitten habe, könne doch niemand verstehen. Wenn die Menschen danach fragten, sei es meist nur Neugierde. Man solle solche Dinge nicht in der Öffentlichkeit ausbreiten; es könnte leicht ein Kriminalroman daraus gemacht werden. „Dieses furchtbare Erleben ist zu heilig", um den anderen Gruseln zu erzeugen oder ihre Neugierde zu befriedigen.

Allerdings gelingt es Frau K. keineswegs, die belastende Vergangenheit ganz aus dem Leben auszuklammern. Ihre Mutter berichtet, daß sie oft darauf zu sprechen komme. Sie müsse die Tochter immer wieder auf andere Gedanken bringen. Tatsächlich begannen Mutter und Tochter am Ende des Interviews in zunehmender Erregung über ihre persönlichen Verfolgungserlebnisse zu berichten. Frau K. wirkte dabei sehr erregt, rauchte hastig und zeigte eine starke Gesichtsröte. Schließlich klagte sie über heftige Kopfschmerzen und verließ den Raum, um nach ihrer Rückkehr ein anderes Thema anzuschneiden.

Abgesehen von der — bei relativ guter sozialer Stabilisierung — nur unvollständig gelungenen Abkapselung, zeigt dieses Beispiel die ambivalenten Gefühle, die sich mit den Lagererinnerungen verbinden. Bericht und Verhalten von Frau K. lassen deutlich erkennen, daß hinter ihrer Isolierung ein starkes Bedürfnis nach Mitteilung, nach Verständnis, nach Tröstung des erlittenen Leidens steht. Es glückt ihr aber nicht, die Kluft zwischen diesen Bedürfnissen und ihrer realen Erfüllung zu überschreiten und zwar offenbar weniger aus Gründen, die an der

Realität selbst liegen. Vielmehr zeigt sich gerade in der Weise dieser Mitteilung eine ihr innewohnende Selbstwidersprochenheit (Ambivalenz) dergestalt, daß schon die Wiedererinnerung, vor allem aber das Sprechen darüber als beunruhigend und ängstigend erfahren wird. Diese Beobachtung spricht für viele und ist auch frühzeitig von mehreren Autoren registriert worden (TARGOWLA, MINKOWSKI, BENON, TRAUTMANN u. a.).

Frau K. hat zweifellos in der Idealisierung der tief beunruhigenden Erinnerungen — „dieses furchtbare Erleben ist zu heilig" — und in der entwertenden Kritik der Verständnismöglichkeiten ihrer Mitwelt — die anderen wollen einen „Kriminalroman" daraus machen, ihre Neugierde daran befriedigen — eine Abwehr aufgerichtet. Man darf aber nicht übersehen, daß das Bedürfnis nach Mitteilung der grauenvollen eigenen Vergangenheit zugleich andere Motive einschließt. Selbst einer Betrachtungsweise, die nur auf bewußte Vorgänge abzielt, kann die emotionelle Intensität des Verlangens, gerade mit diesen außergewöhnlichen Erfahrungen von den anderen wieder aufgenommen und durch ein besonderes liebevolles Verständnis entschädigt oder getröstet zu werden, nicht entgehen.

Die „paroxysmale emotionelle Hypermnesie" (TARGOWLA), die von einigen französischen Autoren als cerebrale Funktionsstörung begriffen wird, dürfte von daher mit zu verstehen sein: *Es besteht ein thematischer und psychodynamischer Zusammenhang zwischen den aufgestauten Liebes- und Abhängigkeitsbedürfnissen oder Phantasien einerseits und den angstbeladenen Erinnerungen andererseits, die beide der gleichen extrem frustrierenden Erfahrungsquelle entstammen.* Die häufig zu beobachtende spontane Reproduktion der Erlebnisse in Erinnerungen oder Träumen, die, den traumatischen Angstneurosen vergleichbar, nach dem Gesetz des Wiederholungszwangs erfolgt (S. FREUD), wird wahrscheinlich von der ihnen innewohnenden Bedürfnisspannung und den zugehörigen Wunschphantasien mit angestoßen. Dieser ambivalenten Natur der Erinnerungen an die traumatisierende Situation dürfte eine ausschlaggebende Bedeutung für das Verständnis ihrer oft unterbliebenen Aufarbeitung und ihrer pathogenen Dynamik zukommen.

6. Die psychosoziale Bedeutung der erlebnisreaktiven Haß- und Schuldgefühle. MATUSSEK hat in prononcierter Weise betont, daß der Anklägerrolle in der Gesellschaft — worüber wir bereits berichtet haben — mitunter eine quasi therapeutische Funktion für die ehemaligen Verfolgten zukomme. Am Beispiel des Rechtsoder Staatsanwalts, des Journalistenberufs usw. legt er dar, daß eine solche Sublimierung der Rache- oder Haßgefühle in positiven Sozialrollen eine psychische Entlastung gewähre. Vergleichbare Beobachtungen machte RAWLEY an jüdischen Einwanderern in den USA. Manche hatten in den DP-Lagern nach dem Kriege in einer eigenartig projektiven Haltung gelebt. Sie sahen das Recht alleine auf ihrer Seite und betrachteten ihre deutsche Umgebung als böse und teuflisch, als faschistisch oder antisemitisch. Die veränderte soziokulturelle Situation in den USA zwang sie zur Anpassung an eine neutrale Umwelt und zum Aufgeben dieser Projektionen. Damit mußten sie die eigenen Grenzen wieder akzeptieren und die abgespaltene Feindseligkeit bewältigen. Tatsächlich reagierte eine Reihe dieser Einwanderer mit einer erheblichen inneren Verunsicherung und mit sensitivparanoischen Verhaltensweisen.

Allerdings darf man aus solchen Beobachtungen auch nicht zu weitgehende Schlüsse ziehen. So hat beispielsweise TYHURST bei Einwanderern in die USA die sensitiv-paranoische Reaktion als zweite Phase der typischen Anpassungs-schwierigkeiten beschrieben. Die Berichte von DAVIE, WEINBERG, EISENSTADT, ROBERTS und MYERS u. a. sprechen jedenfalls dafür, daß die Akkulturation schon für sich alleine genommen eine mehr oder weniger erhebliche Verunsicherung der Mitweltbezüge des Einwanderers mit sich bringt. Das Auftreten einer sensitiv-paranoischen Reaktion aus diesem Anlaß ist jedenfalls keine Seltenheit, auch ohne vorhergehende Verfolgungserfahrungen.

Die erwähnten Feststellungen MATUSSEKs konnten wir an Einzelfällen be-stätigen.

So befindet sich beispielsweise unter unserem Beobachtungsgut der Vorsitzende eines kleineren Verfolgtenverbandes, der drei Jahre in Untersuchungsgefängnissen und Konzen-trationslagern zugebracht hat. Er entwickelte bald nach der Befreiung eine beachtliche Aktivität im Interesse seiner Schicksalsgefährten und besuchte zahlreiche Persönlichkeiten des politischen und wirtschaftlichen Lebens, um die Ansprüche seiner Kameraden mit Nach-druck zu verfechten. Dabei diente ihm, wie wir aus seinen mündlichen und schriftlichen Äußerungen entnehmen konnten, eine beachtliche, diplomatisch verhüllte Aggressivität zur Realisierung seiner sozial positiven Anklägerrolle. Dennoch zeigte auch dieser Proband erheb-liche soziale Beziehungsstörungen.

Wir waren bereits darauf eingegangen, daß die Anklägerrolle nicht immer eine unproblematische Anpassungsleistung ist. Zumindest die Kluft zwischen den Leidensgefährten einerseits und der vom Unheil verschonten „angeklagten" Umwelt vermag sie häufig nicht zu schließen, selbst wenn sie das Ich von einem Teil der feindseligen Gefühle projektiv entlastet. Schließlich bleibt bei der Über-schau über unser Erfahrungsgut der Eindruck, daß die Fähigkeit zur ungebroche-nen Anklage häufiger bei Verfolgten realisiert ist, die nicht den äußersten Be-lastungen, etwa in Gestalt einer Vernichtungslagerhaft, ausgesetzt waren. Bei den Schwerstbelasteten herrschen eher Unsicherheit, Abkapselung der Verfolgungs-erfahrungen, unterdrückte aggressive Gefühle, Reizbarkeit und auf kleinste Ent-täuschungen aufbrechende Feindseligkeiten vor. Die Realisierung einer sozial positiv eingeordneten Anklägerrolle, die einen wesentlichen Anteil der aggressiven Gefühle aufnehmen konnte, gelang hier nur äußerst selten.

Die wesentlichen Quellen der aufgestauten Aggressivität haben wir bereits diskutiert. Die erlittenen Grausamkeiten, die schweren Versagungen und Krän-kungen rechnen ebenso dazu wie der soziale und persönliche Verlust gegenüber der vom Schicksal begünstigten Umwelt. Für das Verständnis des späteren Ver-haltens ist von Bedeutung, daß sowohl die Konzentrationslagersituation als auch die extreme Diskriminierung einen Zwang zum Erlernen bestimmter Umgangs-weisen mit der eigenen Aggressivität ausgeübt haben.

Die Chance des Überlebens war in solchen Extremsituationen wesentlich an die Fähigkeit geknüpft, die Unterdrückung jeglicher Haßgefühle oder jeglicher Auflehnung gegen die Verfolger zu erlernen (TAS, NARDINI, WOLF u. RIPLEY). Die Stadien der seelischen Anpassung an die Konzentrationslagersituation vom initalen Schock, zuweilen mit einem Depersonalisationserlebnis verbunden, über die De-pression zur Apathie mit emotionslosem Funktionieren der restlichen Vitalinter-essen haben sicher auch mit dieser Abwehr der eigenen Auflehnung oder Feind-seligkeit zu tun (GREENSON, JACOBSON u. a.).

Man darf vermuten, daß ein solches Lernverhalten unter dem Zwang langwährender Extremsituationen mitunter auch zum Erwerb von relativ stabilen Verhaltensweisen oder Erlebnisdispositionen führen kann, die dann den normalisierten Lebensbedingungen nach der Befreiung nicht mehr angemessen sind. Dieser Vorgang ist umso eher begreifbar, als der Abbau der aufgestauten Feindseligkeit oder Haßgefühle an die Wiederherstellung einer tragenden Vertrauensbasis und befriedigender Beziehungen zu anderen Menschen geknüpft ist. Dem steht aber die Verunsicherung der Mitweltbezüge, die ja aufs engste mit den Haßgefühlen und ihrem Ursprung zusammenhängt, zuweilen ernstlich im Wege. *Es bleibt also bei einem Teil jener Menschen — über ihren numerischen Anteil ist vorerst nichts bekannt — die langwährenden Extrembelastungen im vitalen und zugleich im mitmenschlichen Bereich ausgesetzt waren, eine innere Akkumulation von Wut, Aggressivität und begleitender Angst* (TAS) *mit entsprechenden Abwehrmechanismen zurück.*

Mit den unbewältigten feindseligen Regungen stehen die offenbar recht häufig anzutreffenden Schuldgefühle in engem Zusammenhang. KRAL, VENZLAFF, STRAUSS, BENSHEIM, KLEIN, ZELLERMEIER u. SHANAN u. a. haben darüber berichtet. TRAUTMANN spricht von einer „Überlebensschuld" und LIFTON bestätigt an den Heimkehrern aus ostasiatischen Indoktrinierungslagern, daß das eigene Überleben beim Tod der Freunde und das egoistische Verhalten im Dienste der eigenen Lebenserhaltung typische Quellen solcher persistierender Schuldgefühle waren.

In den Explorationen konnten wir zunächst einmal eine Reihe von Realanlässen in Erfahrung bringen, aus denen die Untersuchten ihre Schuldgefühle motivierten.

So berichtet beispielsweise ein aus Polen stammender jüdischer Textilkaufmann, er habe mit mehreren Altersgenossen einen gut vorbereiteten und gelungenen Fluchtversuch aus dem Ghetto Lodz unternommen. Nach dieser Flucht sei sein Vater als Geisel von den Deutschen erschossen worden. Eine ehemalige Insassin des Lagers Auschwitz klagt sich an, am Entkräftungs- oder Hungertod der Freundin Schuld zu tragen, weil sie ihr, während jene an Dysenterie erkrankt war, die schmale Verpflegungsration teilweise wegnahm. Ein dritter Konzentrationslagerhäftling wirft sich schließlich vor, der im Lager getöteten Schwester, die ihn im Ghetto noch vor der drohenden Erschießung durch ihr mutiges Dazwischentreten gerettet hatte, seinerseits viel zu wenig geholfen zu haben.

Die Aufhebung der moralischen und die Perversion der sozialen Ordnung haben zumindest in den KL nahezu jeden Verfolgten, der überlebte, in solche Realanlässe für die Anknüpfung von Schuldgefühlen versetzt. Dabei sind außergewöhnliche Konstellationen — etwa das Paktieren mit den Verfolgern und das Quälen der eigenen Leidensgenossen, oder Kannibalismus, der nach dem Bericht von NIREMBERSKI vorgekommen sein soll — zahlenmäßig eher von untergeordneter Bedeutung. Allerdings ist einzuräumen, daß solche Ereignisse nur schwer beurteilbar, weil mit einer hohen Dunkelziffer belastet sind.

Die Frage, ob es sich bei diesen Schuldgefühlen in erster Linie um die Provokation infantil-neurotischer Schuldängste handelt — was im Hinblick auf die Untersuchungen von BASTIAANS naheliegt — läßt sich von unserem Material her nicht verläßlich beantworten. In wenigen Einzelfällen ließ sich wahrscheinlich machen, daß der Tod eines Elternteils oder eines Geschwisters als Realisierung spezifisch gegen den Verstorbenen gerichteter, verdrängter Feindseligkeit (Todeswünsche) Schuldängste wachgerufen hat. In der Mehrzahl der Fälle war es nicht möglich, durch den Schleier der extremen Realbelastung hindurch ein klares Bild etwaiger infantil-neurotischer Züge zu gewinnen, zumal die eigene Kindheit — kontrastiert durch die Extremsituation der Verfolgung — oft idealisierend verklärt wurde.

Wir hatten aufgezeigt, daß die soziale Wiedereingliederung der ehemaligen
Verfolgten durch ein erhebliches emotionelles Gefälle zur Umwelt behindert wurde.
Die aufgestauten sozialen Bedürfnisse und die Abkapselung der Verfolgungserinnerungen erschweren eine ausgeglichene Gemeinschaft oder Gemeinsamkeit mit
den Nichtverfolgten in höherem Grade als die Kameradschaft der Leidensgefährten.
Die Feindseligkeit jedoch, die hinter den unbefriedigten Abhängigkeits- und Liebes-
wünschen steht und mitunter bei den kleinsten Enttäuschungen ausbricht, beeinträchtigt ebenso wie die Schuldangst auch die Gruppengemeinschaft der Schicksalsgefährten und selbst die Intimbeziehungen.

Wenn man noch einmal auf die singulär-paranoischen Reaktionen zurück-
blickt, die uns eigentlich als eine Variation der traumatischen Phobie erscheinen,
so wird nun ein Unterschied deutlich. Die *allgemeine Verunsicherung der mitmenschlichen Beziehungen*, wie sie sich jetzt dargestellt hat, führt zu einer Beeinträchtigung der Sozialbeziehungen überhaupt (Generalisierung), zu einer Erschütterung der mitmenschlichen Vertrauensbasis, die sich sogar in einer gestörten
Gruppen-, Familien- und Intimbeziehung auswirken kann. Im Gegensatz dazu
scheint bei den *singulär-paranoischen* Reaktionen die Identifikation und die Ver-
trauensbeziehung mit der eigenen Gruppe kaum angetastet zu sein, während die
ängstlichen Befürchtungen streng zentriert auf die Verfolger projiziert werden.

Wir haben die Analyse der überdauernden mitmenschlichen Verunsicherung
aus mehreren konvergent wirksamen pathogenetischen Faktoren heraus — die
allerdings aus einer einheitlichen Belastungssituation und ihren Konsequenzen
hervorgehen — sehr ausführlich vorgenommen. Der Grund dazu ist, daß wir in
der mitmenschlichen Beziehungsstruktur bzw. in den komplexen Veränderungen,
die sich an diesem Leitfaden aufzeigen ließen, das psychodynamische Modell des
„erlebnisreaktiven Persönlichkeitswandels" (VENZLAFF) erblicken. Bevor wir
einige ergänzende Zahlen mitteilen, soll die *individuelle* Variationsbreite der veränderten sozialen Beziehungsgestalt und damit auch ihr klinisches Erscheinungsbild noch einmal durch ein Fallbeispiel veranschaulicht werden:

Der 39jährige verheiratete Schneider G. entstammt einer kinderreichen jüdischen Großfami-
lie (sieben Geschwister) in Warschau und ist unter ärmlichen Verhältnissen aufgewachsen.
Schon als 6jähriger mußte er durch Gelegenheitsarbeiten mithelfen, den Lebensunterhalt der
Familie zu verdienen. Er ist von seinem Vater, aber auch von seinen Arbeitgebern zuweilen
sehr rauh angefaßt worden. Doch hat er frühzeitig gelernt, sich zu fügen. In einer über vierjährigen Verfolgungszeit — u. a. im Ghetto Warschau und im KL Auschwitz — blieb ihm
nichts erspart. Dennoch meint er heute: „Im KL war es auch nicht viel anders als vorher;
es ist immer so, daß ein paar Große anschaffen und die anderen müssen folgen. Ich war immer
fleißig und folgsam im KL, das haben auch die meisten SS-Wachen anerkannt." Er verrät
dabei einen deutlichen Stolz, daß es ihm gelungen war, selbst aus dieser Extremsituation
noch das Beste zu machen und sieht sein Überleben als seine persönliche Leistung an.

Soweit betrachtet scheint eine, aus der sozialen Not der Kindheit und aus
einer autoritären Erziehung hervorgewachsene Anpassungs- und Gefügigkeits-
haltung diesem ehemaligen Häftling ermöglicht zu haben, selbst seine Verfolger
als Autoritätsinstanz zu akzeptieren und so die Verfolgung unbeeindruckt zu
bewältigen. Aber das traf höchstens für das reflektierte Erleben und Verhalten
des Untersuchten zu.

Der Patient litt nämlich unter zahlreichen vegetativen Beschwerden, unter schweren
Angstträumen mit Verfolgungsinhalten, erheblicher Reizbarkeit, Schreckhaftigkeit und Nervosität. Für unsere Fragestellung ist jedoch eine merkwürdige Beobachtung von besonderer

Bedeutung. Bei der Untersuchung in der Klinik hatte Herr G. zunächst einige Furcht, die halbgeschlossene Abteilung zu beziehen, was er allerdings erst bei der Entlassung zögernd eingestand. Vor allem aber betonte er dem Untersucher gegenüber mehrmals ängstlich, er sei kein „Rassist", er habe noch nie etwas gegen die Deutschen gehabt; er sei vielmehr völlig unvoreingenommen und sehe alle Menschen als gleich an. Dabei wirkte er in seinen emotionellen Beziehungen deutlich gestört, was er durch seinen Bericht bestätigte: Er gehe den Lagerkameraden aus dem Wege, wo er könne, weil ihr beständiges Gesprächsthema — Wiedergabe von Lagererinnerungen — ihn jedesmal tief beunruhige. Er könne jedoch bei Menschen, die gleiches nicht erlebt hätten, auch kein Verständnis finden.

Vergleicht man die Beteuerungen unseres Patienten, kein „Rassist" zu sein, so wirken sie wie eine Verkehrung jener Reaktion, die man eigentlich erwarten könnte, nämlich einer Identifikation mit den Leidensgefährten und einer mißtrauisch feindseligen Einstellung der ehemaligen Verfolgernation gegenüber. Wir gehen nicht fehl, wenn wir diese Wendung psychodynamisch als eine Reaktionsbildung verstehen, die im vorliegenden Fall in der Kindheitsentwicklung vorgeprägt worden ist. Schon aus dem kurzen Bericht des Patienten wird deutlich, daß sich seine Auflehnung gegen den harten Vater und die sozialen Autoritäten in Gefügigkeit und Anpassung verkehrt hatte. Auf gleiche Weise erfahren „die Deutschen" — die offensichtlich von ihm unbewußt mit den Verfolgern identifiziert und deshalb gehaßt werden — seine ängstlichen Versicherungen, daß er nichts gegen sie habe, daß er kein Deutschenhasser sei. Es paßt durchaus zu dieser Reaktionsbildung, daß das soziale Verhaltensmuster unseres Patienten auch eine Störung der Identifikation mit der eigenen Gruppe aufweist.

Die ängstlich-mißtrauische Abwehr der eigenen Rachegefühle oder der Feindseligkeit gegenüber der Verfolgergruppe zeigt nun ebenso wie die problematisch gewordene Beziehung zur eigenen Gruppe und zu den neutralen Außenstehenden eine generalisierte Verunsicherung der mitmenschlichen Beziehungen. Sie ist bei unserem Patienten eingetreten, obwohl er — bei äußerer Betrachtung — durch seine harte Kindheit gegen die mitmenschlichen Belastungen der Verfolgung besonders „abgehärtet" schien.

Was dieser nicht ganz alltägliche Fall noch demonstrieren soll, ist nicht allein die Determination einer spezifischen Reaktionsfärbung durch das in der Kindheit erworbene Verhaltensmuster. Sie ist im Vergleich zum überindividuellen Kern der Veränderungen durchaus akzidentell. Eindrucksvoll ist vor allem das Beschwerdebild, das sich zunächst einmal in einer Reihe unspezifischer Klagen kundtut, während das Bewußtsein, durch die Verfolgung geschädigt zu sein — ähnlich wie im Falle K. K. die „Heiligung" der Verfolgungserinnerungen — eher in den Stolz auf die eigene Leistung des Überlebens solcher Bedrohungen umgewendet ist. Allerdings lassen die Klagen über Reizbarkeit, Schreckhaftigkeit, Angstträume usw. bereits die unterdrückte, angstbeladene Feindseligkeit erkennen, die dann in den verschiedenen Aspekten der sozialen Isolierung bereits deutlicher hervortritt. Der Schwerpunkt der Störungen aber liegt auch hier zweifellos in der zugrundeliegenden Verunsicherung der mitmenschlichen Beziehungen. Von daher wird schließlich auch der thematische und der psychodynamische Zusammenhang mit den Extremerfahrungen der Verfolgung deutlich, während das Beschwerdebild selbst relativ uncharakteristische Züge trägt.

7. Symptomstatistische Ergebnisse zur Frage der erlebnisreaktiven mitmenschlichen Beziehungsstörungen. Wenn wir bisher an kasuistischen Beispielen und

idealtypischen Erwägungen der Verunsicherung der Mitweltbezüge nachgegangen
sind, so soll nun versucht werden, konkrete Zahlen aus unserem Material beizu-
bringen, die wenigstens einen Überblick über ihre Häufigkeit im Vergleich mit
anderen Störungen ermöglichen. Das ist uns natürlich nur auf der Basis der in den
Gutachten dokumentierten groben Angaben oder Beobachtungen über das Verhalten der Untersuchten in Gemeinschaft und Familie möglich. Für eine statistische Auswertung im strengen Sinne fehlen die Voraussetzungen einheitlicher und
vollständiger Merkmalsregistrierung und das Vorhandensein einer repräsentativen
Vergleichsgruppe. So können wir lediglich eine Analyse von „Trends" geben, die
unsere kasuistischen Befunde unterstreichen oder in Zweifel ziehen lassen und
die noch einer statistisch exakten Nachprüfung bedürfen.

Die Merkmale, die den folgenden Tabellen zugrundeliegen, sind einfach definiert. Unter „gesellschaftsflüchtig" sind jene Fälle registriert, die sich nach eigenen

Tabelle 25.
*Symptome und Verhaltensweisen mitmenschlicher Beziehungsstörung
im Vergleich zwischen persönlich untersuchten Fällen und Aktengutachten*[1]

Symptome	Gesamtzahl		Aktengutachten		Untersuchungs-gutachten	
Selbstunsicher	17,3%	(56)	18,6%	(44)	13,8%	(12)
Asozial-kriminelles Verhalten	0,9%	(3)	0,8%	(2)	1,1%	(1)
Mißtrauisch	4,9%	(16)	2,9%	(7)	10,3%	(9)
Gesellschaftsflüchtig	34,3%	(111)	30,4%	(72)	44,8%	(39)
Gemeinschaftsflüchtig..............	4,3%	(14)	3,4%	(8)	5,7%	(5)
Diffuse Angst....................	32,7%	(106)	32,5%	(77)	33,3%	(29)
Paranoides Verhalten	1,5%	(5)	1,3%	(3)	2,3%	(2)
Gesamtzahl der Fälle = 100%	324		237		87	

[1] Die absoluten Zahlen stehen in Klammern neben den relativen; die wichtigsten Werte
sind durch Umrandung hervorgehoben.

Angaben oder nach objektiven Feststellungen deutlich sozial isolieren, indem sie
Begegnungen mit fremden Menschen zu vermeiden oder erheblich einzuschränken
trachten und sich ängstlich auf die eigene Familie oder einen engen Kreis zurückziehen. Als „gemeinschaftsflüchtig" wird nur eine Isolierung oder ein beziehungs-
feindliches Verhalten bezeichnet, das auch innerhalb der Familie und anderer
intimer Gemeinschaften vorhanden ist. Dieses Merkmal kommt dem Autismus
nahe, ohne daß allerdings eine Beziehung zum schizophrenen Autismus damit
gemeint wäre.

Das Ausgangsmaterial der folgenden Tabellen sind 324 Verfolgte mit solchen
psychischen Störungen, die weder endogenen Charakter tragen, noch auf eine
körperliche bzw. cerebrale Schädigung oder Erkrankung zurückgehen, und zwar
unabhängig davon, ob wir einen Verfolgungszusammenhang wahrscheinlich machen
konnten oder nicht. Nicht mit aufgenommen wurden allerdings jene Fälle mit
psychischen Störungen, die, weil sie schon vor der Verfolgung im gleichen Umfang bestanden haben, sicher *nicht* mit der Verfolgung in Zusammenhang stehen.

In dieser Aufstellung fällt zunächst auf, daß die Zahl der klassisch-para-
noiden Syndrome, der kriminell-asozialen Verhaltensweisen, aber auch der im

strengen Sinne als „mißtrauisch" bezeichneten Probanden verhältnismäßig gering ist. Das Kriterium „mißtrauisch" wurde, das ist für ein Verständnis der numerischen Ergebnisse wichtig, nur bei ausgeprägter Mißtrauenshaltung, also schon nahe am paranoiden Erleben, angemerkt.

Insgesamt tritt zutage, daß die soziale Isolierung (gesellschaftsflüchtig) ein sehr häufiges Symptom ist (34,3% bzw. 44,8%), das die Häufigkeit der „diffusen Angst" noch geringfügig übertrifft. Unsere Symptomstatistik (Tab. 45, Anhang) weist aus, daß bei von uns untersuchten Fällen lediglich die unspezifischen Symptome Kopfschmerz und Schwindel, Schlafstörungen, die auch in einer Normalbevölkerung relativ häufig geklagt werden (vgl. Tab. 46), noch häufiger angegeben werden.

Aus unserem eigenen Material steht uns keine Möglichkeit eines einwandfreien Vergleichs mit Nichtverfolgten zur Verfügung. Doch haben KLEIN, ZELLERMEIER und SHANAN kleine Gruppen von Verfolgten (50 Fälle) und nicht wesentlich verfolgte Patienten (40 Fälle) unter sonst gleichen Ausleseprinzipien einander gegenübergestellt. Ihre Befunde sind nicht bei einer Begutachtung, sondern aufgrund einer dreimonatigen stationären psychiatrischen Beobachtung gewonnen worden und deshalb besonders wertvoll.

An der Spitze der registrierten klinischen Symptome steht bei KLEIN, ZELLERMEIER und SHANAN der „Rückzug aus dem sozialen Leben" mit 70% Häufigkeit gegenüber der Nichtverfolgtengruppe mit 17,5%.

Die Angstphänomene folgen mit 64% bei Verfolgten gegen 20% bei Nichtverfolgten. Auch Abhängigkeitsbedürfnisse sind mit 60% bei Verfolgten — gegenüber 10% bei Nichtverfolgten — eindeutig häufiger.

Die Häufigkeitsunterschiede zu unseren Feststellungen mögen sich vielleicht durch die verschiedene Zusammensetzung des Materials erklären. Ein Teil unserer Probanden war nur relativ geringfügigen Verfolgungsbelastungen ausgesetzt. In der gutachtlichen Bewertung war bei rund 40% entweder kein wesentlicher psychischer Verfolgungsschaden oder zumindest keine Dauerschädigung verläßlich nachgewiesen worden. Hinsichtlich der Angstphänomene ist zu bedenken, daß wir im Gegensatz zu KLEIN, ZELLERMEIER und SHANAN ausschließlich die „diffuse Angst" in der obigen Tabelle notiert haben und begrenzte Phobien, isolierte Angstträume und dgl. unter jeweils eigenem Titel registrierten.

Die Unterschiede bei der sozialen Isolierung erscheinen jedoch in anderem Licht, wenn wir unsere Katamnesen berücksichtigen. Unter den 14 Probanden, die in ihrem häuslichen Milieu untersucht wurden — wobei wir uns ein einigermaßen objektives und differenziertes Bild über die Veränderungen der sozialen und familiären Beziehungen machen konnten — zeigten neun auffallende Restriktionstendenzen aus dem sozialen Umgang (gesellschaftsfeindlich). Dieses Merkmal wurde übrigens relativ streng gefaßt und nur dann notiert, wenn es ein deutlich pathologisches Ausmaß erreicht hatte. Darüber hinaus war in sechs Fällen auch eine ernstere Beeinträchtigung der Intimsphäre in Gestalt von Isolierungstendenzen sogar gegenüber den nächsten Angehörigen feststellbar.

Kehren wir zu unserer Tabelle zurück, so gewinnen die ansteigenden Werte der sozialen (gesellschaftsflüchtigen) und der familiären (gemeinschaftsflüchtigen) Isolierung von den *Aktenbegutachtungen* (30,4% bzw. 3,4%) über die persönlich untersuchten Begutachtungsfälle (44,8% bzw. 5,7%) bis zu den *katamnestizierten Fällen*

(60% bzw. 43%) an Bedeutung. Im Gegensatz zur diffusen Angst und zur Selbstunsicherheit, die wir bei den Untersuchungsfällen ungefähr in gleichen Häufigkeitsbereichen vorfinden, ist die mitmenschliche Beziehungsstörung offenbar mit einer höheren Dunkelziffer belastet. Das Merkmal verhält sich eigentlich entgegengesetzt als man dies bei einem durchschnittlichen Begutachtungsmaterial erwarten würde. Es tritt in der Kontrolle außerhalb der Begutachtungssituation häufiger zutage. Wahrscheinlich wird es bei der Begutachtung seltener reflektiert oder angegeben als es tatsächlich besteht. Auch Mißtrauen haben wir bei den Untersuchungsgutachten eindeutig häufiger registriert.

Jedenfalls stehen unsere numerischen Ergebnisse, die bei optimaler Untersuchungstechnik (Beobachtung im familiären Milieu) nahe an die von KLEIN,

Tabelle 26.

Korrelationen zwischen mitmenschlichen Beziehungsstörungen
und nationaler bzw. familärer Herkunft

Symptome	Herkunft				Familienstruktur[1]		
	Deutschland Österreich Schweiz	Polen CSR Ungarn Jugosl.	Frankreich Benelux	Sonstige	Patriarchalische Großfamilie	Liberale Kleinfamilie	Unbekannt
Selbstunsicher	20,0%	16,8%	—	—	18,6%	16,8%	16,2%
Asozial-kriminell	2,4%	—	—	—	—	1,5%	1,4%
Mißtrauisch	7,2%	3,8%	—	—	5,3%	3,6%	6,8%
Gesellschaftsflüchtig	33,8%	34,1%	80,0%	22,2%	39,8%	32,8%	27,4%
Gemeinschaftsflüchtig.....	4,8%	3,2%	20,0%	11,1%	4,4%	2,9%	6,8%
Diffuse Angst	29,6%	33,5%	60,0%	44,4%	35,4%	32,8%	28,4%
Paranoides Verhalten	2,4%	1,1%	—	—	1,8%	—	4,6%
Gesamtzahl der Fälle = 100%	125	185	5	9	113	137	74

[1] Merkmalsdefinition vgl. Tab. 54, S. 283.

ZELLERMEIER und SHANAN mitgeteilten Zahlen herangerückt sind, in Übereinstimmung mit unserer, von den Fallanalysen her getroffenen Feststellung: *Die Verunsicherung der mitmenschlichen und sozialen Beziehungen scheint das wesentlichste Element in den erlebnisreaktiven Syndromen Verfolgter zu sein.*

Tab. 26 läßt eine hohe Konstanz der verschiedenen Merkmale gestörter sozialer oder mitmenschlicher Beziehungen erkennen. Die Werte in den schraffierten Feldern, die alleine deutlich vom übrigen Niveau abweichen, sind wegen der jeweils sehr niedrigen absoluten Zahl der Fälle nicht verwertbar. Das Ergebnis spricht für die Annahme, es handle sich bei den verschiedenen Erscheinungsweisen mitmenschlicher Verunsicherung, aber auch bei diffuser Angst nicht um ein wesentlich durch die kulturelle Herkunft mitbestimmtes Syndrom (wie dies beispielsweise die emotionell-affektive Färbung des Beschwerdebildes bei Verfolgten aus osteuropäischen Ländern und aus patriarchalischen Großfamilien zu sein scheint) (Tab. 53 und 54 — Anhang).

Die Beurteilung der Beziehungen zwischen Aufenthaltsland und sozialpathologischer Symptomatik (s. Tab. 27) bereitet erhebliche Schwierigkeiten. Die in der

Tabelle dargestellten Werte sind keineswegs unbeeinflußt von sachfremden Auslesefaktoren. So ist beispielsweise unter den in europäischen Kontinentalländern wohnenden Verfolgten der Anteil persönlich von uns untersuchter Fälle sehr hoch, in Israel niedriger, in den angloamerikanischen und sonstigen Ländern sehr niedrig. Weiter ist mit der Möglichkeit zu rechnen, daß auch kulturelle bzw. regionale Einflüsse in der psychiatrischen Symptomregistrierung eine Rolle spielen. Der Kreis der Vertrauensärzte, der die Untersuchungsergebnisse und Begutachtungen für unsere Aktenobergutachten lieferte, war zudem recht begrenzt, was die Fehlermöglichkeit erhöht. Schließlich ist auch die Verteilung nach Schweregrad der

Tabelle 27.
Korrelation zwischen mitmenschlichen Beziehungsstörungen und Aufenthaltsland[1]

Symptome	Jetzige Heimat					
	Israel	Deutschl. Österreich Schweiz	Frankreich Benelux	USA England Canada	Sonstige	Geschlossene Emigranten-Siedlungen in den USA
Selbstunsicher	21,3%	13,2%	15,4%	18,5%	11,1%	20,0%
Asozial-kriminell	1,6%	1,5%	—	—	—	—
Mißtrauisch	1,6%	7,4%	7,7%	6,5%	—	—
Gesellschaftsflüchtig	45,9%	35,3%	41,0%	29,6%	16,7%	26,7%
Gemeinschaftsflüchtig..............	8,2%	5,9%	5,1%	2,8%	—	—
Diffuse Angst	34,4%	29,4%	38,5%	28,7%	38,9%	40,0%
Paranoides Verhalten	1,6%	2,9%	—	1,9%	—	—
Gesamtzahl der Fälle = 100 %	61	68	39	108	18	30

[1] Die wichtigsten Werte sind durch Umrandung hervorgehoben.

Verfolgung auf die einzelnen Länder ungleich. Während Israel und USA wenig Unterschiede aufweisen, sind die in „sonstigen" Ländern — meist in südamerikanischen Staaten — ansässigen Verfolgten unseres Materials im Durchschnitt weniger schweren Belastungen ausgesetzt gewesen.

Mit aller Vorsicht läßt sich lediglich auf die deutlichen Unterschiede in der Häufigkeit sozialer (auch familiärer) Isolierung zwischen den in Israel und den in geschlossenen Emigrantensiedlungen der USA (Brooklyn, Bronx, N. Y.) Ansässigen hinweisen. Sie sind auch deshalb auffällig, weil die Vergleichssymptome „Diffuse Angst" und „Selbstunsicher" sich nicht gleichsinnig verhalten, sondern in beiden Gebieten etwa gleiche Häufigkeit zeigen.

Der Schluß, der daraus zu ziehen ist, lautet: *Man muß damit rechnen, daß die soziokulturelle Situation Einfluß auf die Manifestation der sozialen Beziehungsstörungen hat.* Es ist denkbar, daß eine streng fordernde Sozialordnung die Tendenz zur Restriktion eher verstärkt, während eine weniger normierte Gemeinschaft mit starken emotionellen Kontakten und Einschmelzungstendenzen die Isolierung erschweren könnte. Ob es dabei durch die Beschränkung der restriktiven Abwehr und durch den Zwang zu sozialen Kontakten zur Verstärkung anderer Symptome, beispielsweise von Reizbarkeit, Angst, vegetativen Beschwerden und dgl. kommt, ist eine weitere Frage. Die Verifikation oder Falsifikation dieser Hypothesen ist jedoch nur an einem geeigneten, nach identischen Auswahlprinzipien gewonnenen Vergleichsmaterial möglich.

Wenn man versucht, eine Korrelation mit den verschiedenen Verfolgungsbelastungen nach ihren objektiven Merkmalen zu geben — die eigentlich psychisch

Tabelle 28.

Mitmenschliche Beziehungsstörungen in Abhängigkeit von der Schwere der Verfolgung[1]
(Alle Angaben in Prozentzahlen)

Verfolgungsgrad	A[2]	B[3]	Gesamt C[4]	< 1a I	> 1a II	Gesamt D[5]	< 1a I	> 1a II
Selbstunsicher	20,0 (16)	25,0 (7)	17,4 (8)	16,7 (1)	17,5 (7)	14,7 (25)	—	15,9 (25)
Asozial-kriminell	2,5 (2)	3,6 (1)	— —	— —	— —	— —	— —	— —
Mißtrauisch	5,0 (4)	3,6 (1)	2,2 (1)	—	2,5 (1)	5,9 (10)	15,4 (2)	5,1 (8)
Gesellschaftsflüchtig	30,0 (24)	39,4 (11)	37,0 (17)	33,3 (2)	37,5 (15)	34,7 (59)	23,1 (3)	35,6 (56)
Gemeinschaftsflüchtig........	1,3 (1)	7,1 (2)	— —	— —	— —	6,5 (11)	7,7 (1)	6,4 (10)
Diffuse Angst..............	27,5 (22)	39,4 (11)	40,5 (19)	33,3 (2)	42,5 (17)	31,8 (54)	23,1 (3)	32,4 (51)
Paranoides Verhalten	1,3 (1)	— —	— —	— —	— —	2,4 (4)	— —	2,5 (4)
Gesamtzahl der Fälle = 100%	80	28	46	6	40	170	13	157

[1] Die absoluten Zahlen stehen in Klammern unter den relativen; die wichtigsten Werte sind durch Umrandung hervorgehoben.
[2] A Leichte und schwere Diskriminierung, neutrale Internierung, Haft unter rechtsstaatlichen Bedingungen, erzwungene Auswanderung, erträglicher illegaler Aufenthalt.
[3] B Illegaler Aufenthalt unter äußerst ungünstigen Bedingungen (schließt häufig A ein).
[4] C Ghetto (schließt A und B manchmal ein); I. unter einem Jahr; II. über einem Jahr.
[5] D Konzentrationslager (schließt A, B, C ein); I. unter einem Jahr; II. über einem Jahr.

wirksame individuell erfahrene Verfolgungssituation läßt sich numerisch kaum erfassen — so muß die Einteilung natürlich schematisch und willkürlich werden. Ihr Wert ist deshalb sehr begrenzt. (Tab. 28).

Bemerkenswert an diesen Ergebnissen ist lediglich die relativ geringe Schwankungsbreite sämtlicher der in hinreichender Häufigkeit registrierten Symptome in ihren Beziehungen zu den einzelnen Verfolgungskriterien. Der kurzfristige Konzentrationslageraufenthalt (D unter 1 Jahr) und die in Gruppe A (Diskriminierung, Haft in rechtsstaatlicher Regie, erzwungene Auswanderung usw.) registrierten liegen sowohl hinsichtlich der diffusen Angst als auch hinsichtlich der sozialen Isolierung geringfügig unter dem Niveau der übrigen Werte. Es ist nicht ganz einfach, Schlüsse daraus zu ziehen, zumal die Gruppen A und D zwangsläufig sehr unterschiedliche Belastungen mit breiter Variation der subjektiven Betroffenheit umfassen und außerdem die Differenz gegenüber den übrigen Werten nicht sehr groß ist. Immerhin läßt sich bei aller Vorsicht sagen, daß in diesem Bereich die relativ geringeren Belastungen und die relativ geringeren Folgen zu suchen sind. Die Tatsache, daß die Ghettohaft unter Jahresfrist etwas höhere Werte in den Gruppen „Diffuse Angst" und „Gesellschaftsflüchtig" aufweist, ist wegen der niedrigen absoluten Zahl der zugehörigen Fälle nicht interpretierbar. Dennoch darf nicht unerwähnt bleiben, daß es sich in der Gruppe D I (Konzentrationslageraufenthalt unter einem Jahr) fast immer um mehrmonatige Lageraufenthalte 1938/39 handelte, in einer Zeit also, in der die Todesgefahr noch relativ gering war und auch die Solidarität der Häftlinge noch nicht so tiefgreifend zerstört werden konnte wie in den Vernichtungslagern der Jahre 1942—1945.

Illegaler Aufenthalt unter Extrembedingungen (B) hat, wenn auch die Unterschiede nicht signifikant sind, relativ häufig mitmenschliche Beziehungsstörungen, aber auch diffuse Angst hinterlassen. Das könnte damit zusammenhängen, daß diese Verfolgungsform in einem Maße, das der Vernichtungslagerhaft durchaus vergleichbar ist, zur Ängstigung und zur Verunsicherung mitmenschlicher Beziehungen führte. Selbst die relativ hohen Werte bei längerfristigen Ghettoaufenthalten ohne Konzentrationslagerhaft könnten davon beeinflußt sein. Ein größerer Teil dieser Verfolgten flüchtete nämlich aus dem Ghetto und lebte bis zur Befreiung in Verstecken.

Am Schluß dieser bescheidenen Rückschlüsse wäre allerdings noch zu betonen, daß den Korrelationen zwischen Symptomen und Verfolgungsart an unserem Material eine wesentlich größere Bedeutung zukommt als dem Verhältnis von Krankheitsbildern und Verfolgungsbelastung. In die Diagnose geht nämlich, vor allem wegen der gutachtlichen Fragestellung, die Schwere oder Art der Verfolgung oft schon mit ein.

Die Grenze von einem Jahr ist willkürlich gewählt. Kasuistische Erfahrungen an Einzelfällen lehrten uns, daß mitunter auch ein acht- oder zehnmonatiger Aufenthalt in einem Vernichtungslager genügen kann, um eine merkliche mitmenschliche Verunsicherung zu hinterlassen. Die Ergebnisse zeigen jedoch eine etwas größere Häufigkeit des sozial restriktiven Verhaltens bei einer Verfolgungsdauer von über einem Jahr, und zwar bei beiden Verfolgungskategorien. Diese Feststellung wäre auch mit der Hypothese in Einklang zu bringen, daß die Dauer der Ängstigung und der Verunsicherung mitmenschlicher Beziehungen immerhin eine gewisse Rolle spielt, wenn es zu überdauernden Folgen im Sinne der sozialen Isolierung und der diffusen Angst kommt.

Das Merkmal Selbstunsicherheit verhält sich nicht eindeutig. Es scheint eine relative Unabhängigkeit von der Verfolgungsdauer einerseits, vom Verhalten der sozialen Isolierung und der diffusen Angst andererseits zu zeigen. Eine Erklärung für die größere Häufigkeit von Selbstunsicherheit in den Verfolgungsgruppen A und B läßt sich vorerst nicht geben.

In Tab. 29 geben wiederum die drei Hauptmerkmale einige Anhaltspunkte für Hypothesen ab. Das sozial restriktive Verhalten (gesellschaftsflüchtig) zeigt von der Pubertät an nur noch kleinere Häufigkeitsschwankungen. Dagegen liegen die Werte in den Altersgruppen bis zu 11 Jahren erheblich höher, was allerdings durch die kleine Fallzahl nur mit Vorsicht beurteilt werden darf. Immerhin ergibt sich der Verdacht, daß die mitmenschliche Verunsicherung zu einer Zeit, in der sich die sozialen Beziehungen erst entwickeln und konstituieren, in eine kritische Entwicklungsphase trifft; eine extrem abnorme mitmenschliche Situation, die zwangsläufig Anpassungsleistungen verlangt, wirkt sich in diesem Alter möglicherweise wegen der noch größeren Lerndisposition einerseits und der geringeren individuellen Resistenz gegen die Umwelt andererseits besonders stark aus.

Unsere kasuistischen Studien zu diesem Thema legen jedenfalls in Übereinstimmung mit MINKOWSKI, A. FREUD u. S. DANN, KOLLE, VON BAEYER, H. STRAUSS, BENSHEIM u. a. die Annahme nahe, daß es bei Kindern vor der Pubertät

Tabelle 29.
Alter bei Verfolgungsbeginn im bezug zu mitmenschlichen Kontaktstörungen[1]

Alter bei Verfolgungsbeginn	0—8a	9—11a	12—13a	14—16a	17—21a	22—30a	31—50a	über 50a
Selbstunsicher ...	25,0% (3)	45,5% (5)	33,3% (5)	30,3% (10)	20,6% (14)	10,8% (10)	10,2% (9)	— —
Asozial-kriminell	16,7% (2)	— —	— —	— —	1,5% (1)	— —	— —	— —
Mißtrauisch	8,3% (1)	18,2% (2)	6,7% (1)	3,0% (1)	5,9% (4)	4,3% (4)	2,3% (2)	25,0% (1)
Gesellschafts-flüchtig........	58,3% (7)	72,7% (8)	26,7% (4)	33,3% (11)	35,3% (24)	27,9% (26)	32,9% (29)	25,0% (1)
Gemeinschafts-flüchtig........	8,3% (1)	9,1% (1)	— —	6,1% (2)	4,4% (3)	4,3% (4)	2,3% (2)	— —
Diffuse Angst	33,3% (4)	45,5% (5)	33,3% (5)	18,2% (6)	38,2% (26)	26,9% (25)	37,5% (33)	50,0% (2)
Paranoides Verhalten	8,3% (1)	— —	— —	3,0% (1)	1,5% (1)	1,1% (1)	1,1% (1)	— —
Gesamtzahl der Fälle = 100%..	12	11	15	33	68	93	88	4

[1] Die absoluten Zahlen stehen in Klammern unter den relativen; die wichtigsten Werte sind durch Umrandung hervorgehoben.

zu besonders ausgeprägten Veränderungen der mitmenschlichen Beziehungsstruktur kommen kann.

Ähnlich wie das Merkmal „Gesellschaftsflüchtig", allerdings bei kleineren Ausgangszahlen, verhält sich das Merkmal „Selbstunsicher". Hier fällt die Häufigkeit mit dem Erreichen des Erwachsenenalters erheblich ab. Damit stellt sich die Frage, ob es für eine ernsthafte und dauernde Beeinträchtigung der Selbstsicherheit ebenfalls eine kritische Phase gibt. Sie würde, entsprechend der langhingezogenen Individualentwicklung und Identitätsfindung bis über die Pubertät hinausreichen. Doch mahnt die Tatsache, daß Selbstunsicherheit gegenüber der Verfolgungsdauer und der Verfolgungsschwere keine eindeutige Korrelation zeigt, zu vorsichtiger Beurteilung dieser Hypothese.

Das Merkmal „Diffuse Angst" zeigt keine charakteristische Korrelation. Wir haben auch von unserer Symptomanalyse her nicht eindeutig bestätigen können, daß die Angst typisch für die erlebnisreaktiven Syndrome Jugendlicher ist, wie dies beispielsweise H. STRAUSS und BENSHEIM annehmen. Es muß allerdings eingeräumt werden, daß die Auffassung, bei jugendlichen Verfolgten komme es häufiger zum Auftreten von Angstneurosen, bei Älteren häufiger zu Depressionen bei H. STRAUSS und BENSHEIM vorwiegend auf dem Niveau von Diagnosen konzipiert ist. Da eine solche Diagnose von vielfältigen Variablen abhängt, ist es nicht ausgeschlossen, daß Angstsymptomatik und „Angstneurosen" nicht immer korrelieren. *Wir haben jedenfalls durchgehend den Eindruck gewonnen, daß die Angst das am wenigsten altersspezifische erlebnisreaktive Symptom ist* (vgl. Tab. 47, S. 276).

Bemerkenswert ist, daß von drei Fällen mit asozial-kriminellem Verhalten zwei in die Altersgruppe der 0—8jährigen Verfolgten fallen. Aussagen dazu lassen sich jedoch wegen der kleinen Zahl nur auf Grund kasuistischer Analysen machen (vgl. S. 234 ff).

Soweit man aus Tab. 30 Schlüsse ziehen kann, ergibt sich die merkwürdige Feststellung, daß Verlust von Heimat und Beruf nicht zu einem signifikanten Ansteigen der sozialen Beziehungsstörungen aber auch der übrigen Symptome führten. Um dem Einwand zu begegnen, bei den Ausgewanderten befänden sich die zahlreichen Vorkriegsemigranten, die den schlimmsten Belastungen entrinnen konnten, haben wir auch noch mit drei groben Verfolgungskategorien korreliert. Es zeigt sich, daß die Auswanderer, die vordem schwersten Verfolgungsbelastungen ausgesetzt waren, keineswegs häufiger Symptome oder Störungen aufwiesen als die Vergleichsgruppe.

Die höheren Werte bei Verfolgten, die ihre Heimat behielten, könnten allerdings auch durch einen heterogenen Auslesefaktor bewirkt sein: Der Anteil persönlich untersuchter Fälle ist hier wesentlich höher als bei den Ausgewanderten. Tab. 25 hatte nämlich gezeigt, daß bei Untersuchungsgutachten häufiger soziale Beziehungsstörungen registriert werden als bei Aktengutachten. *Die getroffenen Feststellungen scheinen zunächst einmal nicht für die Annahme zu sprechen, daß der Verlust von Heimat und Beruf nach schweren Verfolgungsbelastungen für die Dauerfolgen im Bereich der oben registrierten Merkmale von ausschlaggebender Bedeutung ist. Es ist möglich, daß die Verunsicherung der mitmenschlichen Beziehungen für sich alleine schon die möglichen Folgen einer sozial-ökonomischen Entwurzelung vorwegnimmt. Die Feststellung von BASTIAANS, daß auch die aus dem Lager in ihre Heimat zurückkehrenden holländischen Widerstandskämpfer sehr häufig soziale Anpassungsschwierigkeiten zeigten, spräche für diese Annahme.*

Die Korrelation zwischen sozialem Abstieg und sozialer Isolierung liegt in Richtung der Erwartungen. Ein Entscheid, welcher von beiden Faktoren der primäre ist, kann nicht gefällt werden. Es liegt nahe, anzunehmen, daß eine ausgeprägte mitmenschliche Beziehungsstörung die soziale Anpassung und Rehabilitation erschwert. Eine unbefriedigende sozioökonomische Situation ist wiederum nicht dazu angetan, sozialen Restriktionstendenzen entgegenzuwirken.

Bemerkenswert bleibt bei der großen Zahl der sozial Abgestiegenen die geringe Zahl sozial Aufgestiegener, obwohl wir nicht wagen, daraus Schlüsse zu ziehen. *Immerhin ist der Anteil aller anderen Symptome, einschließlich der Angst, bei den sozial Aufgestiegenen signifikant niedrig, während einzig die mitmenschlichen Kontaktstörungen auch hier Durchschnittshäufigkeit zeigen.*

Tabelle 30.

Schicksal nach der Verfolgung im Zusammenhang mit der Verfolgungsbelastung

(Alle Angaben in Prozentzahlen; die wichtigsten Werte sind durch Umrandung hervorgehoben.)

	Heimat behalten				Beruf behalten				Ausgewandert			
	I[1]	II[2]	III[3]	Gesamt	I	II	III	Gesamt	I	II	III	Gesamt
Selbstunsicher	30,0	—	5,0	15,6	20,0	—	16,7	14,8	16,7	16,7	17,9	17,6
Asozial-kriminell	5,0	—	—	2,2	—	—	—	—	1,7	—	0,5	0,7
Mißtrauisch	15,0	—	—	6,7	10,0	—	—	3,7	1,7	8,3	5,1	4,7
Gesellschaftsflüchtig	35,0	20,0	60,0	44,4	30,0	40,0	41,7	37,0	28,3	25,0	34,9	32,6
Gemeinschaftsflüchtig	5,0	20,0	5,0	6,7	—	20,0	8,3	7,4	—	4,2	5,1	3,9
Diffuse Angst	25,0	20,0	50,0	35,6	10,0	20,0	41,7	25,9	28,3	37,5	32,8	32,8
Paranoides Verhalten	5,0	—	—	2,2	—	—	—	—	—	—	2,1	1,4
Gesamtzahl der Fälle = 100%	20	5	20	45	10	5	12	27	60	24	195	279

	Sozialer Abstieg				Sozialer Aufstieg				Sozial gleich			
	I	II	III	Gesamt	I	II	III	Gesamt	I	II	III	Gesamt
Selbstunsicher	15,0	20,0	20,0	19,0	40,0	—	—	15,4	20,0	11,1	15,9	16,6
Asozial-kriminell	—	—	1,4	1,0	20,0	—	—	7,7	1,8	—	—	0,5
Mißtrauisch	5,0	20,0	8,6	9,0	—	—	—	—	5,5	—	2,9	3,3
Gesellschaftsflüchtig	40,0	40,0	52,9	49,0	20,0	—	42,9	30,8	27,3	16,7	29,0	27,5
Gemeinschaftsflüchtig	5,0	20,0	10,4	11,0	—	—	14,3	7,7	—	—	1,4	0,9
Diffuse Angst	20,0	40,0	34,3	32,0	—	—	14,3	7,7	32,7	33,3	35,5	34,6
Paranoides Verhalten	5,0	—	5,7	5,0	—	—	—	—	—	—	—	—
Gesamtzahl der Fälle = 100%	20	10	70	100	5	1	7	13	55	18	138	211

[1] I = leichte und schwere Diskriminierung, erzwungene Auswanderung, Haft unter rechtsstaatlichen Bedingungen, neutrale Internierung, illegaler Aufenthalt unter erträglichen Bedingungen (nur wenn *nicht* Verfolgungsereignisse nach II und III nachfolgten).

[2] II = Ghetto im Osten, Arbeitslager, Konzentrationslager, illegaler Aufenthalt unter unerträglichen Bedingungen bis zur Dauer eines Jahres.

[3] III = Verfolgungskriterien wie bei II über ein Jahr Dauer (II und III schließen in vielen Fällen I ein).

Die Verfolgungskriterien sind gegenüber der Tab. 28 geändert, weil sie der Übersichtlichkeit wegen von 5 auf 3 zusammengefaßt werden mußten.

Tabelle 31.

Mitmenschliche Verhaltensstörungen im bezug zu Familienverlusten bei jugendlichen Verfolgten (unter 22 a bei Ende der Verfolgung)[1]

(Alle Angaben in Prozentzahlen)

	Nur Eltern	Gesamte Familie	Keine Verluste
Selbstunsicher	32,3 (10)	21,0 (4)	38,1 (8)
Asozial-kriminell	6,5 (2)	—	—
Mißtrauisch	6,5 (2)	5,3 (1)	9,5 (2)
Gesellschaftsflüchtig	38,7 (12)	31,6 (6)	57,2 (12)
Gemeinschaftsflüchtig.............	6,5 (2)	5,3 (1)	9,5 (2)
Diffuse Angst....................	25,8 (8)	31,6 (6)	28,6 (6)
Paranoides Verhalten	3,2 (1)	—	4,8 (1)
Gesamtzahl der Fälle = 100%	31	19	21

[1] Die absoluten Zahlen stehen in Klammern neben den relativen; die wichtigsten Werte sind durch Umrandung hervorgehoben.

Tabelle 32.

Mitmenschliche Verhaltensstörungen im bezug zu Familienverlusten bei erwachsenen Verfolgten (über 22 a bei Ende der Verfolgung)[1]

(Alle Angaben in Prozentzahlen)

	Keine der gen. Verl.	Gesamte engere F.	Nur Gatte	Nur Kinder	Kinder u. Gatte	Nur Eltern
Selbstunsicher	14,0 (12)	12,5 (7)	9,5 (2)	25,0 (2)	— —	16,2 (11)
Asozial-kriminell	— —	— —	— —	— —	— —	1,5 (1)
Mißtrauisch	5,8 (5)	8,9 (5)	4,8 (1)	— —	— —	— —
Gesellschaftsflüchtig	25,6 (22)	32,2 (18)	38,1 (8)	37,5 (3)	35,7 (5)	36,8 (25)
Gemeinschaftsflüchtig.............	1,2 (1)	7,1 (4)	4,8 (1)	— —	— —	4,4 (3)
Diffuse Angst....................	39,6 (34)	28,6 (16)	52,4 (11)	37,5 (3)	14,3 (2)	29,4 (20)
Paranoides Verhalten	— —	5,4 (3)	— —	— —	— —	— —
Gesamtzahl der Fälle = 100%	86	56	21	8	14	68

[1] Die absoluten Zahlen stehen in Klammern unter den relativen; die wichtigsten Werte sind durch Umrandung hervorgehoben.

Die Deutung der beiden Tab. 31 und 32 ist schwierig. Es fällt zunächst ins Auge, daß der Totalverlust der Familie bei Jugendlichen keineswegs auffallend häufiger zur sozialen Isolierung oder zur diffusen Angst führt. Wenn sich aus den verhältnismäßig kleinen Zahlen überhaupt Rückschlüsse ziehen lassen, so aus dem auffallend höheren Anteil der sozial Isolierten und der Selbstunsicheren bei erhaltener Familie. Das bedeutet jedoch nicht, daß die seelischen Folgen der Verfolgung insgesamt erheblicher wären, wenn die Familie erhalten blieb, denn schon das Merkmal „diffuse Angst" verhält sich keineswegs gleichsinnig. Die Erklärung kann nur hypothetisch sein: Die Jugendlichen, die ihre Eltern verloren haben, sind teilweise in Erziehungsinstitutionen — beispielsweise in den Heimen der israelischen Jugendorganisation — erzogen worden. Es könnte sein, daß dieses Milieu bei allen Mängeln gegenüber einer optimalen Familienerziehung doch günstiger ist als eine durch die vorausgegangene Verfolgung belastete Familie. Die meisten Familien der jugendlichen Verfolgten waren nämlich selbst Opfer der Verfolgung. Es ist denkbar, daß mitunter ihre eigene mitmenschliche Verunsicherung die weitere seelische Entwicklung der gleicherart geschädigten Kinder eher ungünstig beeinflußt hat. Die kasuistischen Analysen jugendlich Verfolgter zeigten jedenfalls in einigen Fällen ganz deutlich eine entscheidende Behinderung der sozialen Rehabilitation der Kinder durch eine Fehlhaltung der Eltern (s. S. 227 ff). Ob für die Selbstunsicherheit, die sich — bei sehr kleinen absoluten Zahlen — ähnlich verhält, die gleiche Hypothese zutrifft, soll hier wenigstens zur Frage gestellt werden. Jedenfalls wird man die Richtigkeit dieser Deutung erst durch vergleichende Untersuchungen an einem größeren Material belegen können.

In der Erwachsenengruppe fällt ebenfalls auf, daß der Verlust der gesamten engeren Familie weder bei der sozialen Isolierung noch bei diffuser Angst zu merklich schwereren Folgen führte. Im Gegensatz zu den Jugendlichen, die in 57,2% soziale Isolierungstendenzen zeigten, waren sie bei den Erwachsenen nur in 25,6% notiert worden, wenn keine Mitglieder der engeren Familie umgekommen waren. Dieses entgegengesetzte Verhalten von Erwachsenen und Jugendlichen könnte ebenfalls damit zusammenhängen, daß die jugendlichen Verfolgten in ihren restriktiven oder Abhängigkeitstendenzen zuweilen durch die eigene Familie bestärkt werden. Die zweite Erklärung, daß sich diese Gruppe — der erhaltenen Familien — zum großen Teil aus der Verfolgungsgruppe A (Diskriminierung, erzwungene Auswanderung, Internierungslager usw.) und D 1 (KL-Haft unter einem Jahr) rekrutiert und deshalb seltener soziale Beziehungsstörungen zeigt, ist unwahrscheinlich. Tab. 28 ergab zwar für diese Verfolgungsarten etwas niedrigere Werte bei sozialer Isolierung aber auch bei diffuser Angst. Tab. 31 zeigt jedoch einen auffallend hohen Anteil an diffuser Angst bei den verfolgten Erwachsenen, die keine Familienverluste erlitten. Ob hinter diesen Zahlen die Tatsache steht, daß die erwachsenen Verfolgten sich gegenseitig mehr mit Ängstlichkeit anstecken, ihren verfolgten Kindern gegenüber aber mehr die Abhängigkeitsbedürfnisse fördern, mag offenbleiben. Das gegensätzliche Verhalten von Angst und sozialer Isolierungstendenz scheint jedenfalls dafür zu sprechen.

Die Korrelation unserer Merkmale mit Störungen der Sexual- und Ehesphäre ergibt einige aufschlußreiche Hinweise (s. Tab. 33). So tritt zunächst schon eine Häufung von Selbstunsicherheit bei alleine Lebenden, Geschiedenen und bei sexuellen Funktionsstörungen zutage. Es bleibt offen, welcher der beiden Faktoren primär ist. Bei unvoreingenommener Betrachtung würden wir eher dazu neigen, die gestörte Selbstsicherheit zum Teil als Folge der Ehelosigkeit oder der gescheiterten Ehe anzusehen, denn diese Situation ist zweifellos eine besondere Belastung für den sozialen Status und damit auch für das Selbstkonzept. Jedenfalls bedarf dieser Fragenkomplex der Nachprüfung.

Der zweite auffällige Tatbestand liegt in der Häufung sexueller Vollzugsstörungen wie Frigidität, neurotische Sexualängste und Impotenz in Korrelation mit sozialen Isolierungstendenzen. Auch der Libidoverlust und die körperlich nicht begründbaren Menstruationsstörungen finden sich, wenn auch mit sehr kleinen

Tabelle 33.
Ehe und Sexualverhalten im bezug zu mitmenschlichen Kontaktstörungen[1]

Symptome	ehelos	Eheschwierigkeiten	Ehescheidung	Sexualangst Impotenz Frigidität	Libidoverlust	Amenorrhoe Menstruationsbeschwerden
Selbstunsicher	26,5% (13)	10,0% (3)	28,6% (6)	23,1% (9)	37,9% (3)	12,5% (1)
Asozial-kriminell	2,0% (1)	— —	4,8% (1)	2,6% (1)	—	—
Mißtrauisch	10,2% (5)	6,7% (2)	9,5% (2)	12,8% (5)	—	12,5% (1)
Gesellschaftsflüchtig	44,9% (22)	33,3% (10)	38,1% (8)	56,4% (22)	62,5% (5)	50,0% (4)
Gemeinschaftsflüchtig.............	4,1% (2)	3,3% (1)	9,5% (2)	7,7% (3)	12,5% (1)	12,5% (1)
Diffuse Angst....................	32,7% (16)	26,7% (8)	23,8% (5)	25,6% (10)	12,5% (1)	25,0% (2)
Paranoides Verhalten	4,1% (2)	6,7% (2)	— —	2,6% (1)	—	12,5% (1)
Gesamtzahl der Fälle = 100%	49	30	21	39	8	8

[1] Die absoluten Zahlen stehen in Klammern unter den relativen; die wichtigsten Werte sind durch Umrandung hervorgehoben.

absoluten Zahlen, in der gleichen relativen Häufigkeitszone. Die Korrelation dieser Variablen ist insofern bemerkenswert, als das Merkmal „Diffuse Angst" in normaler — eher unterdurchschnittlicher — Häufigkeit bei sexuellen Vollzugsstörungen usw. registriert wurde.

Wiederum ist eine Interpretation vorerst nur in Form von Mutmaßungen möglich. Es liegt nahe, anzunehmen, daß die mitmenschliche Verunsicherung mitunter zu einer so tiefgreifenden Vertrauensdestruktion führte, daß damit auch die geschlechtliche Hingabefähigkeit beeinträchtigt wurde. TRAUTMANN, der auf diese Fragen ausführlich eingegangen ist, berichtet auch über verhältnismäßig häufige Störungen des Sexuallebens vor allem bei Frauen. Er sieht den Ursprung in sexuellen Angriffen, vor allem dann, wenn bei Mädchen oder jungen Frauen das sexuelle Ersterlebnis ein roher Gewaltakt zumal mit Todesdrohung war. Die Folge soll dann häufig sein, daß der Geschlechtsakt später unwillkürlich mit Angst- oder Gewalterlebnissen assoziiert wird.

Wir können in unserem Material ein eindeutiges Überwiegen der Frauen nicht feststellen. Auch hinsichtlich der Altersgruppen ist nur ein leichtes, aber nicht signifikantes Überwiegen jüngerer Jahrgänge zu notieren (vgl. Tab. 41, S. 250). Damit bleibt die Frage, ob die sexuellen Vollzugsstörungen nicht unbedingt auf sexuelle Einzeltraumen, sondern mitunter auch auf psychodynamische Auswirkungen der extremen Versagungs- und Kränkungssituation zurückgehen, durchaus diskutabel. Die regressive Wirkung dieser Belastungen, die Förderung starker Abhängigkeitsbedürfnisse und narzißtischer Wunschphantasien mit der innewohnenden Tendenz zur Enttäuschung an der Realität ist jedenfalls der Entwicklung reifer Sexualbeziehungen nicht immer förderlich. Zumal in Hinblick auf die nicht erhöhte relative Häufigkeit diffuser Ängste neigen wir vorerst mehr zur Annahme eines möglichen Zusammenhangs mit der allgemeinen erlebnisreaktiven Veränderung der mitmenschlichen Beziehungen als zur prinzipiellen Vermutung

Tabelle 34
Dauer der Symptome[1]

Symptome	Dauer—3a		4—10a		über 10a	
Selbstunsicher	10,2%	(5)	3,4%	(1)	20,6%	(40)
Asozial-kriminell	—		—		1,0%	(2)
Mißtrauisch	4,1%	(2)	3,4%	(1)	5,7%	(11)
Gesellschaftsflüchtig	14,3%	(7)	27,6%	(8)	43,3%	(84)
Gemeinschaftsflüchtig.............	—		10,3%	(3)	5,2%	(10)
Paranoides Verhalten	—		3,4%	(1)	2,1%	(4)
Diffuse Angst	34,7%	(17)	24,1%	(7)	35,1%	(68)
Gesamtzahl der Fälle = 100%	49		29		194	

[1] Die absoluten Zahlen stehen in Klammern neben den relativen.

eines obligatorischen Sexualtraumas als auslösendes Moment. Beide Momente schließen sich übrigens keineswegs aus, vielmehr wird jedes wirkliche Sexualtrauma auf dem Hintergrund der abnormen mitmenschlichen Situation wahrscheinlich zumeist schon auf besondere Weise erlebt und wirksam werden.

Schließlich muß man sich jedoch auch für die Möglichkeit offenhalten, daß die Häufung sozialer Isolierung bei sexuellen Vollzugsstörungen usw. eine Folge der gestörten Partnerbeziehung oder der verunsicherten Geschlechtsrolle ist.

Tab. 34 zeigt ziemlich deutlich einen höheren Anteil der sozialen Isolierung, aber auch der Selbstunsicherheit bei den chronischen Verläufen. In dieser Gruppe finden sich auch die Fälle von erlebnisreaktivem Persönlichkeitswandel (VENZLAFF). Unter den Dauerfolgen nimmt — das spricht für unsere Annahme, es handle sich bei der mitmenschlichen Verunsicherung um den Kern der erlebnisreaktiven Dauerveränderungen — die sozial-restriktive Tendenz auch der Zahl nach eine Spitzenposition ein. Bei den abklingenden Syndromen dagegen, zumal bei jenen, die nicht mehr als 3 Jahre dauern, ist diffuse Angst häufiger. An diesem Zahlenverhältnis könnte sich durchaus unsere Unterscheidung zwischen den klassischen Schreckneurosen und traumatischen Phobien einerseits — mit ihrer Erschütterung

des Vertrauens in die Verläßlichkeit der Welt — und der erlebnisreaktiven Veränderung der mitmenschlichen Beziehungsstruktur andererseits wiederspiegeln.
Im letzteren Fall, dem durch langwährende extreme Verunsicherung der Mitweltbezüge hervorgerufenen „Persönlichkeitswandel" ist viel eher mit bleibenden Veränderungen zu rechnen als bei den Schreck- und Katastrophenreaktionen.

Tab. 35 soll noch eine Orientierung über die Verteilung der Merkmale auf die
gutachtlichen Diagnosen geben. Abgesehen von den paranoiden Reaktionen zeigt
sich eine Häufung gesellschaftsflüchtigen Verhaltens bei den chronischen reaktiven
Depressionen. Das ist zu erwarten, weil einerseits die depressive Symptomatik die
soziale Kontaktfähigkeit reduziert, andererseits schwere soziale Anpassungsstörungen wohl auch in größerer Häufigkeit eine chronisch gedrückte Stimmung mit
sich bringen.

Tabelle 35
Mitmenschliche Kontaktstörungen und gutachtliche Diagnosen
Gesamtzahl Erlebnisreaktiver: 324[1]

Symptome	Paranoide Fehlhaltung	Psychopathie Kernneurosen	Chron. reakt. Depression	Erlebnisreakt. Persönlich- keitswandel	Nicht ver- fgsbed. Er- lebnisreakt. usw.
Selbstunsicher	20,0% (1)	29,7% (11)	17,4% (16)	20,5% (39)	14,0% (8)
Asozial-kriminell	—	2,7% (1)	—	0,5% (1)	1,8% (1)
Mißtrauisch	100,0% (5)	5,4% (2)	2,2% (2)	5,8% (11)	5,3% (3)
Gesellschaftsflüchtig	100,0% (5)	29,74% (11)	51,1% (47)	36,8% (70)	21,1% (12)
Gemeinschaftsflüchtig	100,0% (5)	—	8,7% (8)	2,6% (5)	3,5% (3)
Diffuse Angst	—	24,3% (9)	34,8% (32)	42,1% (80)	21,1% (12)
Paranoides Verhalten	100,0% (5)	—	1,1% (1)	0,5% (1)	—
Gesamtzahl der Fälle = 100%	5	37	92	190	57

[1] Die absoluten Zahlen stehen in Klammern neben den relativen; die wichtigsten Werte
sind durch Umrandung hervorgehoben.

Auffallend ist das deutliche Absinken sozialer Isolierungszeichen bei den
seelischen Störungen, die nicht als verfolgungsbedingt anerkannt wurden. Dazu
muß ergänzend gesagt werden, daß auch diese Fälle durchaus der Verfolgung in
verschiedenen Schweregraden ausgesetzt waren. Auch die Tatsache, daß sich
Diagnostik und gutachtliche Bewertung verhältnismäßig selten am Vorhandensein
oder am Fehlen sozialer Beziehungsstörungen orientiert haben, unterstreicht die
hinweisende Bedeutung dieser Zahlen.

Als letztes bleibt uns noch die Darstellung der gutachtlichen Bewertung, die
unsere Merkmale erfahren haben. Die Tab. 36 läßt erkennen, daß sich unter denjenigen erlebnisreaktiven Veränderungen, die nach ihrer Auswirkung auf die
Erwerbsfähigkeit mit höheren Sätzen geschätzt wurden, auch die sozialen und die
familiären Beziehungsstörungen eindeutig häufen. Es scheint also auch eine Beziehung zwischen dem Ausmaß oder der Schwere des erlebnisreaktiven Syndroms
und der mitmenschlichen Verunsicherung zu bestehen.

8. Zusammenfassung. Es hat sich also gezeigt, daß die tiefgreifende Zerstörung
der sozialen Ordnung und der Identität des einzelnen in der Gemeinschaft zu einer

bleibenden Verunsicherung der mitmenschlichen Beziehungen führen kann. An ihrem Zustandekommen, aber auch an ihrem Fortbestand sind die emotionellen Reaktionen auf die Extrembelastung und die von der Belastungssituation erzwungenen besonderen Weisen der Abwehr in wesentlichem Umfang beteiligt. Die nicht bewältigten extremen Versagungen und Kränkungen, die Schuld- und Haßgefühle beeinträchtigen die soziale Wiedereingliederung nach der Befreiung und bewirken ein mehr oder weniger ausgeprägtes emotionelles Gefälle zwischen den Verfolgten und ihrer vom Schicksal begünstigten Umwelt. Die mitmenschliche

Tabelle 36.
Mitmenschliche Kontaktstörungen und verfolgungsbedingte Erwerbsminderung
Gesamtzahl Erlebnisreaktiver: 324[1]
(Alle Angaben in Prozentzahlen)

Verfolgungsbed. EM:	0—14	15—24	25—34	35—44	45—64	65—84	85—100	Ohne bleibd.	Nicht anerk.
Selbstunsicher	—	18,8 (6)	22,3 (23)	31,8 (7)	30,8 (4)	—	50,0 (1)▲	7,1 (6)	14,3 (9)
Asozial-kriminell	—	—	—	—	7,7 (1)	—	—	1,2 (1)	1,6 (1)
Mißtrauisch	—	3,1 (1)	4,9 (5)	—	23,1 (3)▲	—	50,0 (1)▲	4,8 (4)	3,2 (2)
Gesellschaftsflüchtig	40,0 (2)	25,0 (8)	48,5 (50)▲	50,0 (11)▲	61,5 (8)▲	—	100,0 (2)▲	21,2 (18)	19,0 (12)
Gemeinschaftsflüchtig ...	—	—	5,8 (6)	4,5 (1)	23,1 (3)	—	—	3,6 (3)	1,6 (1)
Diffuse Angst	20,0 (1)	28,1 (9)	45,6 (47)	▼36,4 (8)	▼23,1 (3)	—	—	28,6 (24)	22,2 (14)
Paranoides Verhalten ...	—	—	1,0 (1)	—	15,4 (2)	—	—	1,2 (1)	1,6 (1)
Gesamtzahl der Fälle = 100%	5	32	103	22	13	—	2	84	63

[1] Die absoluten Zahlen stehen in Klammern unter den relativen; die wichtigsten Werte sind durch ein schwarzes Dreieck hervorgehoben.

Verunsicherung äußert sich vor allem in einer unterschiedlich ausgeprägten *Neigung zur sozialen Isolierung*, manchmal auch zur Abkapselung innerhalb der intimen Gemeinschaftsformen, etwa der Familie. Sowohl die Kasuistik als auch die Symptomstatistik sprechen dafür, daß dieses *Kernsymptom* in den erlebnisreaktiven Syndromen Verfolgter ausgesprochen häufig ist, auch im Vergleich mit den übrigen Symptomen dieser Zustandsbilder. Die langwährende und tiefgreifende Destruktion der Sozialbezüge scheint auch ein ausschlaggebender Faktor in der Ätiologie der bleibenden erlebnisreaktiven Fehlhaltungen und Persönlichkeitsveränderungen nach Verfolgungs- oder vergleichbaren Extrembelastungen zu sein. Die vorübergehende Zerstörung der Verläßlichkeit der Dingwelt, die sich bei den typischen Angst- und Schrecktraumen ereignet, scheint eher zu partiellen seelischen Reaktionen von geringerer und begrenzter Dauer, beispielsweise zu traumatischen Phobien oder Angstreaktionen, zu führen.

b) Erlebnisreaktiver Persönlichkeitswandel und aktuelle Erlebnisreaktionen

1. Die reversiblen traumatischen Angstneurosen (Erlebnisreaktionen). Die akuten traumatischen Angst- und Schreckneurosen sind eine relativ einheitliche und hinreichend untersuchte Untergruppe der Erlebnisreaktionen. Ihre Entstehung, Symptomatologie und ihre anthropologische Interpretation (E. STRAUS, V. VON GEBSATTEL) sind bereits diskutiert worden. Kennzeichnend für sie, im Unterschied zu den typischen abnormen Erlebnisreaktionen auf die Belastungen des Lebens unter vergleichsweise „normalen" Bedingungen ist, daß in ihrer Ätiologie dem auslösenden Trauma, wenn es sich um extreme Schrecksituationen oder Gefährdungen handelt, ein Übergewicht gegenüber den individuellen Reaktionsweisen der Persönlichkeit zukommt. Das bedeutet, daß es nach besonders schweren Schrecktraumen bei einem hohen Anteil der Betroffenen zu Angstreaktionen kommt (A. ADLER), während bei geringeren Belastungen vorwiegend Personen mit abnorm gesteigerter Angstbereitschaft angstneurotisch reagieren. Die Schwere eines solchen Traumas kann allerdings von seinem Geschehnischarakter her nur ganz grob und pauschal beurteilt werden. Sie ist, wie schon gezeigt wurde, immer auch vom Grad der „inneren Betroffenheit" und damit von der individuellen Lebensgeschichte her mitbestimmt.

Über traumatische Angstneurosen unter vergleichbaren Belastungen haben neuerdings PANSE — vorwiegend Reaktionen auf den Bombenterror des zweiten Weltkrieges — A. ADLER bei Unfällen und Katastrophen, KARDINER, GRINKER u. SPIEGEL, GREENSON, SYMMONDS, GLASS u. a. bei Frontsoldaten im Einsatz berichtet. Die Verbindung von Freiheitsentzug und Ängstigung als Anlaß von Angst -und Schreckreaktionen ist in den Berichten von NARDINI, LIFTON, WOLF u. RIPLEY über Heimkehrer aus ostasiatischen Kriegsgefangenenlagern anzutreffen. TANNER u. JONES beobachteten an englischen Soldaten, die aus deutschen Gefangenenlagern heimkehrten, in etwa 1% der Untersuchten Angstzustände mit vegetativen Begleitsymptomen.

Auch die entlassenen Konzentrationslagerhäftlinge scheinen in unterschiedlicher Häufigkeit Angstsymptome gezeigt zu haben. Bei den heimkehrenden Kindern, über die A. FREUD u. S. DANN berichteten, scheint es damals geradezu obligat zu einer lange hingezogenen ängstlich-phobischen Reaktion gekommen zu sein, die anfangs oft ganz erhebliche Ausmaße zeigte. Allerdings wird man davon ausgehen müssen, daß diese Gruppe, die aus Kinderheimen des Lagers Theresienstadt kam, nur zu einem geringen Anteil schwere körperliche Syndrome, etwa in Gestalt hungerdystrophischer Erschöpfungszustände aufwies. Über die erwachsenen Konzentrationslagerhäftlinge berichtet EITINGER aus Norwegen, daß die meisten nach der Befreiung unter Angst litten. Bei 55 von 100 blieben immerhin Angstsymptome für dauernd bestehen. HERMANN dagegen sah unter den dänischen Heimkehrern bei annähernd vergleichbaren Belastungen wenig Angstneurosen, sondern vorwiegend neurasthenische und dysphorische Zustandsbilder.

Man wird nicht fehlgehen, wenn man annimmt, daß hier in einem großen Teil der Fälle die Befunde in den ersten Jahren ein einseitiges Bild gaben. Die Symptomatik eines körperlich bedingten, durch die extreme Mangelernährung hervorgerufenen Erschöpfungszustandes stand nämlich der Manifestation psycho-neurotischer Symptome nicht selten im Wege. Die Beobachtungen von NIREMBERSKI und BLOCH an den eben befreiten Häftlingen und von NAJAR und ALTHOFF in den DP-Lagern machen diese Annahme wahrscheinlich. Tatsächlich haben zahl-reiche Frühuntersucher der Konzentrationslagerheimkehrer, etwa TARGOWLA, THYGESEN, HERMANN, HELLWEG-LARSEN u. a. darauf hingewiesen — und von späteren Untersuchern, wie VON BAEYER, sind sie bestätigt worden — daß die erlebnisreaktive Symptomatik oft erst nach einer unterschiedlich langen Latenzzeit voll manifest wurde. Das ist bei Beurteilung erlebnisreaktiver Syndrome nach einer konsumierenden Lagerhaft, vor allem nach längeren Aufenthalten in den sog. Vernichtungslagern, stets mitzubedenken.

Immerhin läßt sich zur Frage der Anlaß- oder Situationsspezifität der Reak-tionsformen darauf hinweisen, daß hysterische Symptombilder, wie sie beispiels-weise PARIN massenhaft an jugoslawischen Widerstandskämpfern und JENSCH nicht selten an deutschen Kriegsgefangenen unter französischem Gewahrsam beobachteten, nach übereinstimmenden Berichten aller Untersucher bei Konzen-trationslagerhäftlingen äußerst selten waren. Bei den ehemaligen Verfolgten, zu-mal wenn sie Extrembelastungen ausgesetzt waren, scheint der sekundäre Krank-heitsgewinn, zumindest in den ersten Jahren nach der Befreiung, meist keine we-sentliche pathogenetische Bedeutung erlangt zu haben.

Ein Teil der angstneurotischen Reaktionen auf Verfolgungsbelastungen verlief zweifellos reversibel, ähnlich wie die bereits erwähnten Erlebnisreaktionen nach Katastrophen, Fronteinsatz, Unfällen und dgl. EITINGER und HERMANN haben sogar bei den ehemaligen Konzentrationslagerhäftlingen relativ häufig die Besserung oder völlige Remission einer angstneurotischen Symptomatik bei Nachunter-suchungen (1951 bis 1953) festgestellt. Jene Kinder aus Theresienstandt, über die A. FREUD u. S. DANN berichteten, verloren im Laufe unterschiedlich langer Behandlung und Betreuung sogar zum größten Teil ihre vordem oft schwere angstneurotisch-phobische Symptomatik.

Neben der Lagerhaft haben auch die mitunter erheblichen Ängstigungen in der Vorkriegszeit in Gestalt von Diskriminierung, gelegentlichen Mißhandlungen, Pogromen und ihren Schrecken, vor allem aber in Gestalt der beständig drohen-den Gefahr für Leib und Leben reversible Angstneurosen provoziert. In welcher Häufigkeit dies geschah und für welche Durchschnittsdauer, ist uns unbekannt. Un-ser eigenes Material, das auf Untersuchungen in den Jahren 1955 bis 1963 basiert, enthält keine Direktbeobachtungen reversibler Syndrome und kann auch keine Auskunft zu den aufgeworfenen Fragen geben. Weil jedoch die Begutachtungspraxis nicht selten die Auseinandersetzung mit diesen Fragen fordert, sollen einige Ge-sichtspunkte dazu an einem anamnestisch diagnostizierten Fall erläutert werden.

Frau Jetti R. entstammt einer deutsch-jüdischen Familie des sozialen Mittelstandes. Sie wurde 1908 geboren. Ihre Familienvorgeschichte und ihre Kindheit werden als unauffällig geschildert. Frühneurotische Symptome konnten nicht eruiert werden. Bis zu ihrer Heirat 1927 war sie als Kontoristin beschäftigt, von da an arbeitete sie in der Druckerei des Ehemannes mit. 1928, 1930, 1932, 1937 und 1949 brachte sie insgesamt fünf Kinder zur Welt.

Bis 1936 war Frau R. nach ihrem Bericht seelisch gesund. Sie habe wohl unter der zu-nehmenden rassischen Diskriminierung gelitten und unter einer wachsenden ängstlichen Erwartungsspannung gestanden. 1937 habe sie erfahren, daß ihr Mann verhaftet werden solle. Er habe daraufhin die Wohnung verlassen und sich bei verschiedenen Bekannten in ihrer

Heimatstadt verborgen gehalten. Als er schließlich doch entdeckt und von SS-Leuten abgeführt worden sei, brach die ganze Spannung in einem schweren Angstzustand auf. Sie habe sich damals mit ihren drei kleinen Kindern, zumal sie sich gerade in der vierten Schwangerschaft befand, in einer sehr sorgenvollen Lage befunden.

Sie habe an starken Angstzuständen wechselnden Ausmaßes mit Herzklopfen, Zittern und anderen körperlichen Beschwerden gelitten, sei aber auch deprimiert gewesen. Sie erinnere sich, daß sie schwere Angstkrisen bekam, wenn nur an der Türe geläutet wurde oder gar jemand die Wohnung betrat. Sie mußte wegen ihres schlechten seelischen Zustandes für 6 Wochen in das jüdische Krankenhaus in B. aufgenommen und stationär behandelt werden.

Nach Rückkehr des Mannes und nach dem Erhalt der Auswanderungserlaubnis bildete sich die Angstsymptomatik langsam wieder zurück. 1939 gelangte Frau R. mit ihrer Familie nach Israel. Sie war dann mehrere Jahre ohne Angstsymptome. Erst in den letzten Jahren, offenbar im Anschluß an einen 1958 erlittenen Herzinfarkt des Ehemannes, traten wieder gelegentliche Zustände von Todesangst mit Herzjagen, Schweißausbrüchen, Zittern und Benommenheit auf. Im übrigen erfüllt Frau R. ihre Pflichten als Mutter und Hausfrau; sie arbeitet auch in der kleinen Druckerei ihres Mannes mit. Der psychische Befund wurde als unauffällig geschildert.

Orientiert man sich zunächst am Fall, so stellt sich folgendes dar: Auf ein erhebliches Trauma, die Verhaftung des Ehemannes, reagierte Frau R. mit einer traumatischen Angstneurose. Zur individuellen Repräsentanz des belastenden Ereignisses läßt sich von der Situation her schon sagen, daß es einmal durch eine vorausgehende zunehmende Angstspannung vorbereitet war, zum anderen eine einschneidende Bedeutung für eine schwangere Frau mit drei Kleinkindern und einem plötzlich verwaisten Druckereibetrieb haben mußte.

Die Symptomatik verlief mit Angstkrisen, extremer Schreckhaftigkeit, vegetativen Begleiterscheinungen und einer reaktiven Verstimmung, dem Anlaß durchaus angemessen. Jedenfalls traten keine Symptome auf, die man mit hoher Wahrscheinlichkeit auf die überwiegende Wirksamkeit anderer ätiologischer Faktoren, etwa eines sekundären Krankheitsgewinnes oder einer spezifischen infantil-neurotischen Symptomprägung beziehen müßte. Tatsächlich klang die Symptomatik nach dem Fortfall der belastenden Faktoren, d. h. nach der Rückkehr des Ehemannes und mit der Aussicht auf die Emigration allmählich ab.

Wenn es nach einem mehrjährigen freien Intervall im Anschluß an den Herzinfarkt des Ehemannes erneut zu leichteren Angstkrisen kam, so wird man kaum einen Zusammenhang mit der Verfolgung annehmen können. Dagegen fällt eine Ähnlichkeit der Anlässe ins Auge, denn beide Male drohte Frau R. der Verlust ihres Mannes. Das läßt die Vermutung zu, daß doch eine leichte infantil-angstneurotische Struktur vorliegt, die wegen der engen Bindung an den Ehemann normalerweise nicht zur Manifestation von Angstsymptomen geführt hat. Bei drohender oder vollzogener Trennung scheint es dagegen typischerweise zum Auftreten der Ängste zu kommen.

Diese Vermutung darf jedoch, selbst wenn sie zuträfe, nicht von vornherein zu dem Schluß verleiten, daß die angstneurotische Struktur gegenüber dem realen Anlaß überwiegende Ursache der „abnormen" Erlebnisreaktion ist. Vielmehr muß das ätiologische Gewicht der individuellen Reaktionsdisposition einerseits, der äußeren Belastung andererseits in jedem Einzelfall sorgfältig abgewogen werden. In einem Fall wie dem vorliegenden, der bei grob-empirischer Abschätzung der individuellen Repräsentanz der Belastung als eine kaum „abnorme" Reaktionsweise vor uns steht — so daß wir mit Wahrscheinlichkeit sagen können, es wäre wohl auch ohne spezifische Disposition zu dieser Erlebnisreaktion gekommen — neigt sich das ätiologische Gewicht auf die erlebnisreaktive Seite.

Es steht also mit einiger Wahrscheinlichkeit fest, daß die ängstliche, depressiv gefärbte Erlebnisreaktion mit ihren vegetativen Begleiterscheinungen bei Frau R. durch den situativen Anlaß, die langwährende Angstspannung und ihre Kulmination in der Verhaftung des Ehemannes, adäquat verursacht worden ist.

Angewandt auf die Rechtsnormen des BEG wäre von einer Verursachung des Leidens durch Verfolgungseinflüsse im Sinne der Entstehung zu sprechen, sofern man einer vorbestehenden individuellen Disposition kein wesentliches Gewicht beimißt. In jenen Fällen, in denen eine latent neurotische Struktur — was wir bei Frau R. auch diskutiert hatten — durch verfolgungsbedingte *außergewöhnliche* seelische Belastungen zur ersten Manifestation neurotischer Symptome kommt, ist eine *wesentliche Mitverursachung* anzunehmen.

Die Rechtssprechung des BGH nimmt eine *wesentliche* Mitverursachung dann an, wenn mindestens 25% der Gesamtheit ätiologischer Faktoren Verfolgungseinflüsse sind. Diese Festlegung auf eine Zahl hat natürlich nur bescheidenen Wert für den psychiatrischen Sachverständigen, denn psychodynamische Faktoren lassen sich in ihrem ätiologischen Gewicht für eine komplexe Reaktionsform der Persönlichkeit nicht exakt messen. Sie kann aber als grobe Orientierung dafür dienen, welches Mindestausmaß dem Verfolgungscharakter im gesamten Motivationsgeschehen einer Erlebnisreaktion nach der Auffassung des BGH zukommen muß, um als „wesentliche" Mitverursachung zu gelten.

Waren jedoch vor dem Auftauchen einer „abnormen" Erlebnisreaktion auf Verfolgungsanlässe gleichartige neurotische oder psychopathische Symptome oder Verhaltensmerkmale vorhanden, dann steht lediglich eine richtunggebende oder eine abgrenzbare Verschlimmerung zur Frage.

Das letztere wäre beispielsweise der Fall, wenn eine aus der Kindheit hervorgegangene Angstneurose mit klassischen Symptomen unter der Ängstigung durch Verfolgungsereignisse eine deutliche vorübergehende Verschlimmerung erführe. Eine richtunggebende Verschlimmerung wäre nur dann anzunehmen, wenn das Leiden durch Verfolgungseinflüsse eine wesentliche, ungünstige Veränderung seines Verlaufs erführe. Das wäre der Fall, wenn etwa eine kindliche Neurose oder eine Psychopathie im Anschluß an eine Konzentrationslagerhaft erstmals schwere soziale Anpassungs- und Kontaktstörungen zeigen würde.

Nach diesen knappen Erläuterungen zur entschädigungsrechtlichen Problematik der Erlebnisreaktionen erscheint es zweckmäßig, noch einmal zusammenfassend auf einige psychopathologische Kriterien hinzuweisen, die ganz allgemein für die Beurteilung des ursächlichen Zusammenhangs mit den zur Frage stehenden Anlaß-Situationen hilfreich sind:

1. ist die Frage der individuellen Disposition zu prüfen. Dabei ist zu klären, ob neurotische Symptome, Verhaltensabnormitäten oder gar vergleichbare abnorme Reaktionsweisen auf frühere Anlässe schon vor der Verfolgung vorhanden waren.

2. Demgegenüber ist der zur Frage stehende Anlaß von seiner individuellen Erlebnisrepräsentanz her zu analysieren.

3. Die manifeste Symptomatik ist

a) daraufhin zu untersuchen, ob sie nach allgemeinen Gesichtspunkten *anlaß-adäquat* ist. (Angstneurotische Reaktionen auf Schreck- und Angstsituationen, depressive Reaktionen nach Verlust nahestehender Menschen, Entwurzelung usw.)

b) Wenn möglich, ist auch der thematische und psychodynamische Zusammenhang zwischen dem anlaßgebenden Erlebnis und der Symptomatik aufzudecken.

4. Der zeitliche Zusammenhang muß — allerdings unter Einbeziehung möglicher Latenzzeiten — gewahrt sein.

5. Die von JASPERS eingehend diskutierte Frage der Adäquanz von Anlaß und Ausmaß oder Dauer der Reaktion läßt mitunter Rückschlüsse auf die Mitwirksamkeit dispositioneller oder heterogener ätiologischer Faktoren zu, wenn ein offensichtliches Mißverhältnis zwischen einer unbedeutenden Belastung und einer nachhaltigen *abnormen* Reaktion besteht. Doch ist dieses grobe Kriterium nur mit großer Vorsicht zu gebrauchen, denn das subjektive Gewicht einer traumatischen Situation kann von außen her, d. h. nach dem durchschnittlichen Alltagsverständnis, nicht verläßlich beurteilt werden.

Diese fünf Fragenbereiche geben Dimensionen an, an denen das ätiologische Gewicht einer Anlaßsituation bzw. von Verfolgungsereignissen gegenüber den anderen Faktoren, etwa einer abnormen Reaktionstendenz aufgrund einer neurotischen oder psychopathischen Struktur, einigermaßen abgeschätzt werden kann. (Zur Begutachtungspraxis s. auch S. 340 ff.)

2. Angstneurotisch-phobische Symptombilder. Ein Teil der ängstlichen oder phobischen Reaktionen nach langdauernden Extrembelastungen, wie sie die Verfolgung beispielsweise in Gestalt der Konzentrationslagerhaft mit sich brachte, hat einen chronischen Verlauf genommen. Das ist, zumindest nach der Quantität beurteilt, gegenüber den Erfahrungen mit den Angstreaktionen auf kurzfristige Schreckerlebnisse, Katastrophen usw. ein Novum. Es lag natürlich nahe, eine Parallele zu den chronifizierten Kriegsneurosen des ersten Weltkrieges und zu manchen Unfallneurosen zu ziehen, bei denen der sekundäre Krankheitsgewinn offensichtlich die Symptomatik auf die Dauer unterhält. Aber diese erste Interpretation der ungewohnten Erfahrungen, die auch in den Anfängen der Rechtssprechung zum BEG noch eine wesentliche Rolle spielte, erwies sich für die Mehrzahl der Fälle als unzutreffend.

Die Frage nach den Gründen für die Chronifizierung dieser Erlebnisreaktionen ist für die Psychopathologie von großem Interesse. Sie wird uns deshalb noch von mehreren Aspekten her beschäftigen. Zunächst einmal wäre es wertvoll, den quantitativen Anteil der seelischen Dauerveränderungen an der Gesamtheit der Verfolgten zu kennen.

H. STRAUSS meinte auf der Basis einer etwas fragwürdigen Rechnung — von den Verfolgten, die Entschädigungsantrag stellten, meldeten nur 25 bis 30% einen seelischen Schaden an — daß mehr als die Hälfte ohne wesentliche Dauerfolgen davongekommen sei. Unser eigenes Material gibt selbstverständlich wegen der einseitigen Auslese keinerlei Auskunft über die quantitativen Verhältnisse. Wir können nur sagen, daß sich unter den von uns Untersuchten Einzelfälle befinden, bei denen selbst eine mehrjährige Arbeits- und Konzentrationslagerhaft keine merkliche Beeinträchtigung der seelischen Gesundheit hinterließ.

Orientierende Zahlen geben die Nachuntersuchungen von THYGESEN, der an ehemaligen dänischen Konzentrationslagerinsassen 6 bis 8 Jahre nach der Befreiung in 23% keine, in 45% leichte und in 32% schwere nervöse Symptome fand. EITINGER stellte 12 bis 15 Jahre nach der Befreiung noch an 65% der untersuchten norwegischen Lagerhäftlinge das „KZ-Syndrom" fest. Diese Zahlen sagen zwar etwas über das dauernde Vorhandensein einer psychischen Symptomatik aus, schließen aber die organischen Psychosyndrome — denen die skandinavischen Autoren große Bedeutung beimessen — mit ein. Immerhin fand EITINGER in 55% eine chronische Angstsymptomatik, was für unsere Fragestellung — trotz des unterschiedlichen Ausmaßes der individuellen Belastungen und ihrer Dauer in den Konzentrationslagern — ganz aufschlußreich ist. Eine solch hohe Quote von bleibenden erlebnisreaktiven Veränderungen erweckt in der Tat den Verdacht, daß in der Ätiologie der exogenen Belastung gegenüber der individuellen (früh-neurotischen oder psychopathischen) Disposition das Übergewicht zukommt. Über die psychischen Dauerfolgen anderer Verfolgungstatbestände existieren nach unseren Informationen bisher überhaupt keine statistischen Angaben.

Das Krankheitsbild der chronischen traumatischen Angstneurose — oder des „traumatischen Angstsyndroms" (TRAUTMANN) — ist von allen Autoren be-schrieben worden, die sich eingehend mit der Psychopathologie der seelischen Verfolgungsschäden befaßt haben. Zur Verständniserleichterung und zur Ver-anschaulichung einiger psychodynamischer Zusammenhänge soll ein Fallbeispiel den weiteren Erörterungen vorangestellt werden.

Frau Pauline F., geb. am 16. Juli 1904, entstammt einer wohlsituierten jüdischen Kauf-mannsfamilie, die in einer nordfranzösischen Stadt lebte. Eine familiäre Belastung ist nicht feststellbar. Beide Eltern starben im Alter von 89 Jahren, der einzige noch lebende Bruder — der zweite verstarb an einer Appendicitis — ist gesund und psychisch unauffällig. Frau F. verbrachte eine normale Kindheit und Jugend, absolvierte das Lyzeum mit dem Baccalaureat und heiratete 1927 einen deutsch-jüdischen Textilgroßhändler. Sie arbeitete im Geschäft des Mannes mit. 1930 kam ihre einzige Tochter zur Welt. Wesentliche seelische Störungen, neuro-tische Symptome und dgl. scheinen nach eigenen Angaben, Zeugenaussagen und nach dem Bericht des langjährigen Hausarztes nicht aufgetreten zu sein.

1933 begannen die ersten Schwierigkeiten und Sanktionen. Frau F. lebte damals mit ihrer Familie in einer westdeutschen Stadt. 1936/37 war dann die Tochter auf der Straße und in der Schule erheblichen Belästigungen und einzelnen kleinen Mißhandlungen ausgesetzt. Daraufhin wanderte Frau F. mit Mann und Tochter nach Holland aus, wo der Aufbau eines neuen Geschäftes gelang. Bis Frühjahr 1940 verlief das Leben wieder in normalen Bahnen.

Nach der deutschen Besetzung im Mai 1940 standen Frau F. und ihre Familie nach den vorhergehenden Erfahrungen in Deutschland unter der Furcht neuer Gefahren. Im Herbst 1941 mußte das Geschäft geschlossen werden, was zum Verlust der bisherigen ökonomischen Lebensbasis führte. Die Tochter wurde zeitweilig wieder angepöbelt, und ab 2. Mai 1942 mußten alle den Judenstern tragen. Am 8. September 1942 wurde die Familie wegen der unmittelbar bevorstehenden Deportation von Mitgliedern der holländischen Widerstandsbewegung abge-holt und bei einer Bauernfamilie in einem kleinen holländischen Dorf versteckt.

Frau F. lebte nach eigenen Angaben und nach dem Bericht des Ortspolizisten mit ihrem Mann und ihrer 13jährigen Tochter zusammen in einem engen, versteckten Raum des Bauern-hauses. Nur wenige Dorfbewohner waren eingeweiht. So konnten Frau F. und ihre Angehörigen, wenn mit Fremden zu rechnen war, nicht aus dem Zimmer gehen. Die Gardinen mußten immer geschlossen bleiben und das Haus durfte nie verlassen werden. In den letzten Monaten vor dem Abzug der deutschen Truppen spitzte sich die Situation zu. Wegen häufiger Razzien wur-den Frau F. und ihre Tochter im Keller, der Ehemann in einem Geflügelbrutraum versteckt.

Die seelische Belastung in dieser Zeit schilderten uns Frau F. und ihre Tochter überein-stimmend: Man befand sich die ganze Zeit, vor allem gegen das Ende zu in beständiger Angst-spannung. Zudem war man weitgehend zur Untätigkeit verurteilt, ohne Ablenkung, auf engem Raum zusammengepfercht, so daß es auch ständig untereinander zu Spannungen kam. Frau F. habe mehrmals gestrickt und wieder aufgetrennt, um gegen die aus der unablässigen Angst, aus Zweifel und Spannungen erwachsende Nervosität anzugehen. Die Tochter sei tagelang apathisch in einer Ecke gesessen, so daß die Mutter fürchtete, sie könnte geisteskrank werden.

Schließlich gab die unbedingte Abhängigkeit von den Gastgebern — die ihr eigenes Leben mitriskierten — Anlaß zu weiteren Befürchtungen. Bei kleinen Mißhelligkeiten mit diesen Leuten tauchte die Furcht auf, von ihnen ausgesetzt und einem grauenhaften Schicksal überlassen zu werden. Sie seien nach den Informationen der Widerstandsorganisation alle überzeugt gewesen, daß bei ihrer Entdeckung die Deportation und ein furchtbarer Tod sicher seien.

Nach der Befreiung fühlte sich Frau F. zunächst entlastet. Sie habe sich aber nur kurze Zeit freuen können. Kopfschmerzen, Schreckhaftigkeit, Einschlafstörungen und nächtliche Angstzustände sollen — schon während der Versteckzeit aufgetreten — weiterbestanden haben. Frau F. benötigte deshalb auch von dieser Zeit an ärztliche Behandlung. So ist durch allgemeinärztliche und nervenärztliche Aufzeichnungen belegt, daß sie von damals an kontinuierlich bis zur Gegenwart — mit einigen Schwankungen in der Intensität — an einer angstneurotischen Symptomatik mit vegetativen Begleitbeschwerden und zeitweiligen Stimmungsschwankungen litt.

Frau F. selbst gibt an, sie sei seit der Zeit ihrer Illegalität ein anderer Mensch geworden. Sie sei — im Gegensatz zu früher — jetzt immer ängstlich und sorgenvoll. Beim Einschlafen erwache sie oft in plötzlichem Schreck, wenn es läute oder klopfe fahre sie unwillkürlich zusammen. Nachts habe sie immer noch Angstzustände, schreie oftmals laut im Schlaf auf und erwache dann, meist ohne den Traum noch zu erinnern. Sie fürchte sich vor Menschenansammlungen und geschlossenen Räumen und bekomme in solchen Situationen oft unangenehme Angstgefühle. Geändert habe sich im Laufe der Jahre, daß sie zunächst noch sehr gereizt, nervös und zeitweise erregt gewesen sei. Mit zunehmendem Alter sei sie ruhiger geworden.

Vor den Menschen ziehe sie sich seit der Verfolgungszeit zurück. Sie könne Gesellschaft nicht mehr gut ertragen. Zeitweilig sei sie niedergedrückter Stimmung, und zwar relativ unverändert seit der Befreiung.

Neben den Kopfschmerzen habe sie Magenbeschwerden, die mit ihrer Angst gleichzeitig kamen, und ganz selten leichte Herzbeschwerden. Bei stärkeren Aufregungen und Ängsten bekomme sie plötzlichen, schwer beherrschbaren Stuhldrang, der einige Male schon zu unwillkürlichen Entleerungen geführt habe.

Die allgemeine und neurologische Untersuchung der 55jährigen, nicht vorgealterten Frau anläßlich einer viertägigen Klinikbeobachtung in der Psychiatrischen und Neurologischen Klinik Heidelberg ergaben normale Befunde. Das EEG wies einzelne steilere Abläufe occipital auf und eine diffuse Beta-Welleneinstreuung, vorwiegend über den vorderen und seitlichen Hirnregionen. Der Befund ließ sich gut mit einem psychischen Spannungszustand bzw. einer vegetativen Labilität korrelieren.

Der psychische Befund zeigte eine gute Intelligenz. Ein organisches Psychosyndrom war nicht nachweisbar. Frau F. machte einen leicht gedrückten, etwas ängstlichen Eindruck. Auch das Auftreten war ängstlich und etwas mißtrauisch. Selbst wenn sie sich unbeobachtet glaubte, warf sie oft einen ängstlichen und scheuen Blick zurück. Den Mitpatientinnen gegenüber war sie sehr zurückhaltend, sie blieb während des Aufenthaltes auf der Station ziemlich isoliert. Vor allem hatte sie offensichtlich Schwierigkeiten, auf die offene emotionelle Zuwendung mancher lebhafter Patientinnen einzugehen.

Vitalstörungen bestanden nicht; die Stimmungslage war etwas gedrückt. Es zeigte sich in der Exploration deutlich, daß der ängstliche Affekt noch stark inhaltsgebunden, im Zusammenhang mit Erinnerungen an die Verfolgungszeit auftrat.

1. Die Anlaßsituation. Die Schilderung der Versteckssituation, in der die Familie 2 Jahre lang auf engstem Raum zusammengepfercht, ohne ablenkende Beschäftigungsmöglichkeiten, in blinder Abhängigkeit von ihren Gastgebern und in ständigen Befürchtungen vor der drohenden Deportation lebte, ist eindrucksvoll. Sie zeigt, daß während dieser Zeit die ängstliche Erwartungsspannung — ohne eine auch nur kurzzeitige Entlastung — zum Dauerzustand geworden war.

Solche Extremsituationen der Illegalität sind in unserem Material nicht selten am Beginn angstneurotischer Syndrome zu finden. Selbstverständlich kann auch die Konzentrationslagerhaft, das Ghetto oder eine vergleichbare Verfolgungsart eine ähnliche schwerwiegende und langwährende Angstspannung mit sich bringen. Auf die pathogene Bedeutung des ohnmächtigen Ausgeliefertseins an eine mitunter jahrelange Todesangst und Hoffnungslosigkeit haben schon W. SCHULTE, KOLLE, VENZLAFF, WITTER, H. STRAUSS und TRAUTMANN hingewiesen. Ein prinzipieller Unterschied zwischen extremen Lager- und Illegalitätssituationen scheint im Hinblick auf die angstneurotischen Folgezustände nicht zu bestehen.

2. *Die Symptomatik.* Der referierte Fall ist insofern instruktiv, als hier offensichtlich in zeitlichem Zusammenhang mit der langwährenden Ängstigung — ohne erkennbare frühneurotische Züge — eine vielfältige angstneurotische Symptomatik aufgetreten ist.

Wir treffen, wie es VENZLAFF formulierte, auf eine „permanente Angstbereitschaft", die durch Erinnerungen an die Verfolgungszeit offensichtlich verstärkt wird. TARGOWLA hat in diesem Zusammenhang auf eine Beobachtung hingewiesen, die man bei einem großen Teil derjenigen Verfolgten machen kann, die Extrembelastungen ausgesetzt waren: krisenhaft auftretende mit starkem, meist ängstlichen Affekt einhergehende Hypermnesien für die Verfolgungserlebnisse. Sie treten mitunter vor dem Einschlafen auf und nehmen dann den Charakter schlafstörender Angstvorstellungen an; sie können aber auch im Alltag durch ein Gespräch oder durch irgendeinen anderen Anlaß ausgelöst werden. In der Untersuchungssituation ist oft zu beobachten, daß das Ansprechen der Verfolgungserinnerungen zur Mobilisierung von Angst und Traurigkeit und zum Auftreten vegetativer Störungen führt.

Derartige Beobachtungen, die man als Hinweis dafür zu werten hat, daß die erfahrenen Schrecken und Ängstigungen noch nicht voll verarbeitet und psychodynamisch weiter wirksam sind, wurden von den meisten Autoren, die sich mit der Materie beschäftigt haben, mitgeteilt. TRAUTMANN hat sie sogar therapeutisch zu kathartischen Abreaktionen zu nutzen versucht.

Die Interpretation als cerebrales Anfallsgeschehen, die TARGOWLA dem Andrängen affektiv besetzter Erinnerungen gibt, ist nach unseren Erfahrungen kaum aufrechtzuerhalten. Selbst eine paroxysmale Überschärfe szenenhafter Erinnerungen bei sonstigem Versagen („intellektuelle Asthenie" TARGOWLA), die als Bewußtseinsstörung gedeutet wird, läßt sich kaum als Beleg für ein zentrales Anfallsgeschehen ansprechen (s. auch S. 157).

Die frühzeitige Beschreibung dieser Symptome hat allerdings dazu geführt, daß sie auch durch die Populärliteratur bekannt geworden sind. Wir haben in Einzelfällen die Beobachtung gemacht, daß bei der Exploration von Verfolgungserfahrungen ein demonstratives Weinen und Klagen anhob, ohne daß vom Gesamtbefund her eine wesentliche seelische Beeinträchtigung durch die Verfolgung nachweisbar gewesen wäre. Solche „eingesetzte" Reaktionen in der Begutachtungssituation sind differentialdiagnostisch in Rechnung zu ziehen.

Die Unruhe, Erregung, Angst oder Traurigkeit, die mit der Belebung der Lagererinnerungen mobilisiert werden, geben in der Regel Anlaß zu Abwehrmechanismen. Im Gegensatz zu manchen Kriegsveteranen, die mitunter gerne über ihre Fronterlebnisse unter Ausmalung schauriger Details schwadronieren — um darin die Bewunderung ihrer Zuhörer zu genießen — vermieden jene Verfolgten, die Extrembelastungen ausgesetzt waren, häufig das Gespräch mit Nichtverfolgten über die am meisten belastenden Erinnerungen. Die gleichen Beobachtungen machte LIFTON an amerikanischen Soldaten, die in ostasiatischen Gefangenenlagern einer Konzentrationslager-ähnlichen Situation ausgesetzt waren. Die Abwehr von Wiederbelebungen der belastenden Erlebnisse beschränkt sich jedoch keineswegs auf das Vermeiden von Gesprächen[1].

Vielmehr, und das zeigt sich auch an Frau F., spielen auch weiterreichende Abwehrformen, beispielsweise in Gestalt einer allgemeinen Gefühlsrestriktion oder in Form der Verschlossenheit und Isolierung in der Gemeinschaft, eine Rolle. Auf die komplexere Psychodynamik dieser Abwehrhaltungen sind wir bereits eingegangen (vgl. S. 154 ff).

ENGEL meint, und an der Richtigkeit seiner Auffassung besteht kein Zweifel, daß die Angst aus den traumatisierenden Erfahrungen auf gleiche Weise durch Abwehrvorgänge bewältigt wird wie in der infantilgenetischen Neurose. Er betont vor allem die Umsetzung in Phobien, in eine allgemeine Übererregbarkeit und das Auftreten psychoneurotischer Blocks (Hemmungen) und meint, es käme gleichzeitig zu einer Verschiebung auf paranoide patterns. Das ist insofern richtig, als die Abspaltung und Projektion der Ängste in die Umwelt zu beständigen ängstlichen Befürchtungen vor Gefahren Anlaß gibt. Derartige Beobachtungen haben wir an einem größeren Teil unserer Fälle gemacht. Es sei nur daran erinnert, daß Frau F. auch in Augenblicken, in denen sie sich unbeobachtet glaubte, mehrfach ängstlich um sich blickte. In der klinischen Betrachtungsweise ist jedoch dieses ängstlich-phobische Verhalten mit der paranoiden Fehlhaltung im engen Sinne zwar verwandt aber nicht identisch. Mit der wichtigen Frage der Entstehung echter paranoider Erlebnisweisen aus Verfolgungsbelastungen werden wir uns noch gesondert befassen.

3. Pathologisch gesteigerte Realängste und Angstträume. Geht man aus Gründen der Systematik von der Einteilung der Ängste in Real-, Trieb- und Überichängste (S. FREUD) aus, so stößt man bei erlebnisreaktiv-angstneurotischen Fehlhaltungen im allgemeinen auf zahlreiche Realängste. Sie überschreiten in ihrer Intensität im Durchschnitt das Maß der realen Gefährdung, was aus der Projektion der traumatischen Erfahrungen psychodynamisch erklärt werden kann (ENGEL, TRAUTMANN). So berichten viele Verfolgte, sie hätten in den ersten Jahren, teilweise sogar dauernd, unter der Furcht gelitten, es sei jemand hinter ihnen her. Sie erschraken, wenn sie Schritte hörten, wenn es klingelte, wenn ein Fremder sie ansprach usw. Dabei ist manchmal die bei Angst- und Zwangsphänomenen anzutreffende intellektuelle Einsicht in die Unsinnigkeit solcher Befürchtungen vorhanden. Die diffuse Schreckhaftigkeit, die sich fast regelmäßig mit diesen Ängsten verbindet, darf wohl, ähnlich wie die damit eng zusammenhängenden „singulär-paranoischen

---

[1] Von manchen Verfolgten wird berichtet, daß der Eichmannprozeß oder ähnliche Ereignisse zu einer einschneidenden Verschlimmerung ihrer Ängste geführt hätten. Aus Presseberichten geht auch hervor, daß bei den Vernehmungen anläßlich dieses Verfahrens im Gerichtssaal einige Zeugen und selbst einzelne Zuhörer „zusammengebrochen" seien. Es steht außer Zweifel, daß solche Anlässe imstande sind, Abwehrmechanismen zu durchbrechen und die traumatisierenden Erfahrungen wiederzubeleben. Doch darf man den differentialdiagnostischen Wert solcher Angaben in der Begutachtungssituation nicht absolut setzen. Die Psychodynamik der Reaktionen auf solche öffentliche Anlässe (sie tragen teilweise den Charakter der Massenreaktion) läßt noch Raum für andersartige Motivationen. Man muß auch mit der Möglichkeit der Projektion neurotischer Leiden auf die Leiden der Verfolgten rechnen, die von der Gesellschaft als allgemeines und mitleidheischendes Unrecht akzeptiert werden. In unserem eigenen Material waren allerdings derartige Fälle nur vereinzelt anzutreffen; gegenüber den erlebnisreaktiven Persönlichkeitsveränderungen auf Verfolgungsbelastungen blieben sie weitaus in der Minderzahl.

Reaktionen" (vgl. S. 140) als Alarmhaltung im Zusammenhang mit der gesteigerten Angstbereitschaft interpretiert werden.

Die Ängste vor alltäglichen Gefährdungen sind vielfältig. G. E. WINKLER weist vor allem auf die Straßenangst hin, TRAUTMANN erwähnt Angstvorstellungen, die zahlreiche Gefahren, etwa einen plötzlichen Überfall, drohende Unfälle und Katastrophen ausphantasieren. Recht typisch sind die ebenfalls von ihm berichteten Befürchtungen der Eltern um das vermeintlich ständig gefährdete Leben ihrer Kinder, die manchmal zu unsinnigen Verboten, zu einer übertriebenen Besorgtheit und ähnlichen Erziehungsfehlern Anlaß geben.

In unserem Material befindet sich beispielsweise ein angstneurotischer Vater, der in jugendlichem Alter mehrere Jahre Extrembelastungen, unter anderem in einem Vernichtungslager, ausgesetzt war. Er hat eine weniger gestörte, aber zweifellos auch ängstliche Frau geheiratet, die ebenfalls schwere Verfolgungsbelastungen hinter sich hat. Der älteste, jetzt 9jährige Sohn des Ehepaares kopiert bereits die Angstsymptomatik des Vaters, allerdings mit infantilneurotischen Verhaltens- und Erlebnisweisen. Er will die Wohnung nicht verlassen, fürchtet, auf der Straße überfallen zu werden, hat Angst vor zahlreichen vermeintlichen Gefahren und klammert sich auf typische Weise an die Mutter. An der Schwelle der Wohnungstür warf er sich mitunter zu Boden, um die Wohnung nicht verlassen zu müssen. Inzwischen ist er in heilpädagogischer Behandlung, und es bahnt sich bereits eine leichte Besserung an.

Ähnliche Befürchtungen haben zuweilen die Erwachsenen um ihre Ehepartner; manche Frauen berichten, daß sie mit panischen Ängsten reagieren, wenn der Ehemann oder die Kinder nicht zur erwarteten Zeit nach Hause kommen. TRAUT-MANN sieht — wohl mit Recht — in diesem Symptom die Wiederholung der Verluste oder der Todesbedrohung Angehöriger und nahestehender Menschen in der Verfolgungszeit.

Panikreaktionen werden bei diesen Menschen nicht selten auch durch politische Ereignisse ausgelöst. Während der Suezkrise, während der Zuspitzung der Lage in Berlin haben beispielsweise einige der dort ansässigen Verfolgten aus unserem Untersuchungsgut fluchtartig die bedrohte Region verlassen.

Differentialdiagnostisch wichtig an diesen Realängsten, die in ihrer Intensitätsüberschreitung der wirklichen Gefährdung bereits am Übergang zu den Phobien stehen, ist ihre thematische Beziehung zu den Verfolgungserfahrungen. Die meisten von ihnen sind unschwer als Wiederholungen oder Wiederbelebungen von angstprovozierenden Erfahungen oder Gefährdungen der Verfolgungszeit durchschaubar. Darin drückt sich schließlich auch ihr psychodynamischer — und ätiologischer — Zusammenhang mit den traumatisierenden Erlebnissen aus.

Es gibt wohl auch eine Reihe weniger durchsichtiger Symptome, die jedoch im Zusammenhang mit der gesamten angstneurotischen Symptomatik stehen. In erster Linie sind die *Schlafstörungen* zu nennen, die in allen Altersstufen in auffallender Häufigkeit angegeben werden. Der Zusammenhang der Einschlafstörungen mit dem Auftauchen von Angstphantasien und angstbelasteten Erinnerungen wurde bereits erwähnt. Frau F. berichtete vor allem über *Pavor nocturnus*. Solche nächtlichen Angstkrisen sind wohl durch Angstträume ausgelöst, deren Inhalt mit dem Erwachen der Zensur bzw. der Verdrängung verfällt.

Sehr häufig sind jedoch auch *Angstträume*, deren Inhalt erinnert wird, wie

unsere Symptomstatistik zeigt (vgl. Tab. 45). Dabei sind allerdings nur zu einem
Teil die Verfolgungserlebnisse in den manifesten Trauminhalt eingegangen[1].

HELLWEG-LARSEN fand solche Angstträume bei 47% der Konzentrationslager-
Überlebenden. Vergleichsweise fanden WOLF u. RIPLEY bei den meisten Kriegsgefangenen in ostasiatischen Lagern nach der Befreiung Alpträume mit erlebten
Mißhandlungen als Inhalt. Nach einem Jahr hatten noch „einige" Angstträume
angegeben. A. ADLER fand bei einer Untersuchung der Überlebenden der Brand-
katastrophe von Boston (November 1942) unter 46 Fällen 25 = 54% mit psychiatrischen (angstneurotischen) Komplikationen. Davon gaben 15 an, an Alpträumen
unmittelbar im Anschluß an das Trauma (nicht für dauernd) gelitten zu haben.
Im Trauminhalt war die reale Katastrophe großenteils bereits leicht abgewan-
delt. Bei jenen Fällen, die nach längerer Frist noch unter Angstträumen litten,
war — was auch KARDINER als graduelle Traumveränderung bei traumatischen Kriegsneurosen bereits beschrieben hat — das traumatisierende Ereignis
im Traumgeschehen durchwegs mehr oder weniger stark verändert. Man kann
diesen Umwandlungsprozeß zweifellos als ein Verarbeitungsgeschehen ansehen.

4. Vegetative Beschwerden und Symptome. Zu den verschiedenen emotionellen
oder psychischen Symptomen kommen in großer Häufigkeit — was übereinstimmend von nahezu allen Untersuchern berichtet worden ist — körperliche Beschwerden und Symptome. Sie finden sich durchaus nicht nur beim angstneurotischen Typ der Erlebnisreaktionen, sondern nahezu in gleicher Häufigkeit bei
chronischen Depressionen, vorwiegend asthenischen oder auch autistisch-dissozialen Charakterstörungen. Allerdings ist auch die Angstsymptomatik in keiner Weise
auf die Angstneurosen begrenzt, so daß ein funktioneller Zusammenhang zwischen
diesen Körperbeschwerden oder vegetativen Störungen und der Angstdynamik
zumindest nicht ausgeschlossen ist.

Geklagt werden einmal die unmittelbar im Zusammenhang mit Angst- oder
Panikzuständen auftretenden vegetativen Symptome, wie Schweißausbrüche, Herzklopfen, Engegefühl, Zittern, Kongestionen und gelegentlich auch Magenbeschwerden. Verhältnismäßig selten kommt es zum Ausbruch vegetativer Krisen, während
die zugrunde liegende Angst oder Aggressivität verdrängt bleibt, etwa zu paroxysmalen Tachykardien.

Bei den paroxysmalen Tachykardien oder bei anderen vegetativen Anfällen ist
die Differentialdiagnose gegenüber frühneurotischen Krankheitsbildern mitunter
schwieriger, zumal es sich in der Ätiologie solcher Symptome nicht selten um Triebängste und weniger um Realängste handelt. Es ist aber im allgemeinen möglich, das Symptom in die übrige neurotische Symptomatik und den aus ihr
hervorgehenden psychodynamischen und ätiologischen Zusammenhang einzuordnen.

Relativ unspezifische Symptome sind Kopfschmerzen, Schwindel und eine
Reihe von diffusen Körperbeschwerden. Sie stehen, was unsere Symptomstatistik

---

[1] TRAUTMANN meint, der Inhalt dieser Angstträume zeige spezifisch eine Wehrlosigkeit
des Träumers gegenüber Angriffen und Gefahren, wenn es sich nicht um die offene Reproduktion von Verfolgungserlebnissen handelt. Das dürfte jedoch ein häufiges Merkmal von Angstträumen überhaupt sein.

ausweist, offenbar mit den Nachkriegsbelastungen, Emigrationen und Akkultura-
tionen in einem lockeren Zusammenhang. Sie sind wegen ihrer Vieldeutigkeit ein
diagnostisch nicht sehr zuverlässiges Kriterium, zumal sie Folge einer Hirnsubstanz-
schädigung traumatischer oder entzündlicher Genese sein können.

Ähnlich steht es mit den *vegetativen Fehlsteuerungen*, die von manchen früheren
Untersuchern großenteils noch als Ausdruck einer mikrostrukturellen, hungerdystrophischen oder auch meningo-encephalitischen Hirnschädigung gedeutet
wurden (TARGOWLA, HERMANN, THYGESEN, FICHEZ, STRØM et al., SÉGELLE u.
ELLENBOGEN). Sie finden sich als Hyperhidrosis, feinschlägiger Fingertremor,
vasomotorische Fehlsteuerungen, Herzfrequenzlabilität, weißer Dermographismus
usw. Zweifellos sind sie in einem wesentlichen Teil der Fälle als „somatische Auswirkungen der psychischen Vorgänge" (TRAUTMANN) und nicht als ein eigenes
Krankheitsbild, etwa im Sinne einer angeborenen vegetativen Labilität zu fassen.
Wenn der psychische Befund das Vorhandensein starker emotioneller Unaus-
geglichenheiten und Angstspannungen zeigt, bestehen auch kaum Bedenken, eine
vegetative Symptomatik als ihr körperliches Korrelat anzusehen (H. STRAUSS,
BENSHEIM, VON BAEYER, RUFFIN u. GREVE). Das gilt um so mehr dann, wenn es
sich um ein ergotropes — zuweilen als Hyperthyreose verkanntes — Alarmsyndrom
bei einer gleichzeitig bestehenden psychischen Alarmhaltung aus einer gesteigerten
Angstbereitschaft heraus handelt.

Diagnostisch hilfreich sind Beobachtungen vegetativer Krisen oder Störungen,
die in Verbindung mit emotionell stark belasteten Erinnerungen während der
Exploration auftreten. Nicht selten kommt es dabei zu einer starken Röte des
Gesichts und der Halspartien, oder zu Schweißausbrüchen mit Vasokonstriktion.
In solchen Fällen darf der Zusammenhang der vegetativen Symptome mit den
Verfolgungserlebnissen und ihren psychischen Nachwirkungen als belegt gelten.
Wegen der ätiologischen Vieldeutigkeit der vegetativen Dystonie (FRICK u. HÄF-
NER, F. HOFF u. a.) ist dieses Syndrom jedoch in allen Fällen, in denen seine Patho-
genese unklar bleibt, kein Kriterium, das Rückschlüsse über den ursächlichen
Zusammenhang mit Verfolgungseinflüssen zuließe.

In etwa 2% unserer Fälle haben wir allerdings den ursächlichen Zusammenhang
einer vegetativen Dystonie ohne ein klassisch erlebnisreaktives Syndrom mit
Verfolgungsereignissen als wahrscheinlich angenommen. Es handelte sich dabei
um Fälle mit schweren vegetativen Fehlsteuerungen, die nachweislich nach
Extrembelastungen erstmals aufgetreten sind und von da an kontinuierlich
bestanden haben. Sie sind meist mit Nervosität, Schreckhaftigkeit, emotioneller Labilität verknüpft, zeigen aber auffallend selten psychiatrische
Kernsymptome wie Angst, Angstträume, Depression und dgl. Teilweise handelte
es sich um Verdrängungen der traumatisierenden Erfahrungen; ein größerer Teil
konnte jedoch ätiologisch nicht befriedigend geklärt werden. Es ist wahrscheinlich,
daß sie teilweise auf latente Hirnschäden, zum anderen Teil auf die Manifestation
einer konstitutionellen vegetativen und psychischen Labilität zurückgehen. Ihre
Anerkennung als Verfolgungsleiden ergibt sich aus der besonderen Rechtslage
des BEG, das auch die Mitverursachung von Anlageleiden im Sinne der Auslösung
oder eine richtunggebende Verschlimmerung bereits bestehender Leiden in vollem
Umfang als Verfolgungsleiden behandelt. Voraussetzung bleibt aber der eindeutige
und nur selten zu führende Nachweis, daß die schweren vegetativen Störungen

in zeitlichem Zusammenhang mit Extrembelastungen des psychophysischen Organismus erstmals manifest wurden und vorher nicht in wesentlichem Ausmaß bestanden haben.

Eine besondere Rolle spielen *psychosomatische Erkrankungen;* ihre mögliche Verursachung durch Verfolgungsbelastungen ist eingehend von BASTIAANS, in Teilfragen auch von BENSHEIM, BRÄUTIGAM u. a. behandelt worden. Wir sahen uns im allgemeinen außerstande, in der Begutachtungssituation eine so eingehende Analyse der psychodynamischen Determination vornehmen zu können, daß sich daraus die Pathogenese eines psychosomatischen Syndroms hätte klären lassen. Dazu kommt, daß die Korrelation vieler psychosomatischer Krankheitsbilder mit spezifischen psychodynamischen Strukturen oder Zusammenhängen noch nicht gesichert ist. Wir haben deshalb unsere Kompetenz in diesem Bereich sehr eng gezogen und psychosomatische Krankheiten im engeren Sinne nur mitbeurteilt, wenn sie nachweisbar Teil einer infantilen Neurose waren, die selbst aus einer vorwiegend durch Verfolgungseinflüsse abnorm gestalteten Kindheit hervorgewachsen ist. Im Rahmen dieser Studie sollen die psychosomatischen Störungen nicht ausdrücklich mitbearbeitet werden.

Anders verfuhren wir allerdings bei einzelnen *funktionellen Organstörungen,* die lediglich als Teil einer psychophysischen Funktionseinheit des Organismus zu betrachten sind. Frau F., deren Krankheitsgeschichte wir ausführlich wiedergegeben haben[1], litt beispielsweise in ihren Panikzuständen an imperativem Stuhldrang. Dieses Symptom, das bereits VON BAEYER bei verfolgungsbedingten Angstneurosen beobachtet hat, ist als funktioneller Bestandteil des biologischen Angstverhaltens anzusehen, wie E. KRETSCHMER im Anschluß an die Untersuchungen von W. R. HESS dargelegt hat. Sein Auftreten in schweren Angstkrisen wirft demnach keine anderen ätiologischen Fragen auf als jene nach der Ätiologie der Angst.

5. Phobien und phobische Fehlhaltungen. Die Abgrenzung phobischer Erlebnisweisen von den vorstehend beschriebenen gesteigerten Realängsten ist unscharf. Wenn wir auf unser Fallbeispiel Pauline F. zurückgreifen, so steht neben verschiedenen Realängsten die Furcht vor Menschenansammlungen und vor geschlossenen Räumen (Claustrophobie). Wenn auch diese Symptome häufig im Rahmen der klassischen Phobien und Zwangsneurosen aufzutreten pflegen, so dürfen wir hier doch mit einigem Recht an ihrer Infantilgenese zweifeln. Denkt man dabei an die spezifischen Verfolgungserfahrungen der Patientin, so sind die phobischen Inhalte, analog den traumatischen Phobien, durchaus als Wiederbelebungen der traumatisierenden Situation des Eingeschlossenseins auf engstem Raum zu verstehen. Ähnlich ist es bei der oft berichteten „unsinnigen" Furcht vor Uniformierten oder Polizisten.

Die traumatische Genese der Phobien ist in den dargestellten Fällen sehr wahrscheinlich. Das wesentliche Kriterium dafür ist — neben dem zeitlichen und thematischen Zusammenhang mit einer extremen und langdauernden Ängstigung — daß sie in eine komplexere Symptomatik vom Typus einer traumatischen Angstneurose eingefügt sind. Man wird auch annehmen können, daß diese phobischen Erlebnisweisen häufig bereits eine Abwehr der unbewältigten elementaren Ängste bedeuten,

---

[1] s. S. 182.

was ja von ENGEL an erlebnisreaktiven Syndromen Verfolgter ausdrücklich festgestellt worden ist. Mit der Projektion der Ängste nach außen erhalten allerdings die kleinen Bedrohungen des realen Lebens einen mitunter maßlos übersteigerten Sinngehalt. Aber die Verwandlung der Angst in die Furcht vor etwas Bestimmtem entlastet das Ich und ermöglicht die Flucht („Vermeiden") oder irgendwelche andere reale Vorkehrungen gegen die Furchtquelle. Die Phobie bahnt also, im Vergleich zur elementaren Angst, wie VON GEBSATTEL zeigte, die Sicherheit an (s. S. 30 ff).

Ein kleiner Teil der angstneurotisch-erlebnisreaktiven Fehlhaltungen zeigte eine relativ weitgehende phobische Verarbeitung der ursprünglichen Ängste. Sofern diese Syndrome den oben aufgestellten Kriterien zur Frage des Zusammenhangs genügten, haben wir auch die Wahrscheinlichkeit der traumatischen Verursachung bejaht.

Problematischer schien uns der Zusammenhang mit der Verfolgung dann, wenn die phobische Symptomatik von Anfang an ziemlich isoliert bestand. Es zeigte sich nämlich, daß in diesen Fällen auch die Schwere der Verfolgungsbelastungen nach grober Einschätzung deutlich zurückblieb hinter den Verfolgungsbelastungen jener Fälle, die eine vielfältigere angstneurotische Symptomatik aufwiesen.

So hatten wir beispielsweise einen 53jährigen jüdischen Kaufmann zu begutachten, der 1934 legal aus Deutschland nach Holland emigrierte. Er konnte sein Vermögen retten und eine gleichwertige neue Existenz aufbauen. Nach der deutschen Besetzung Hollands war er zunächst wirtschaftlichen Diskriminierungen ausgesetzt. Am 6. Juli 1942 wurde er aufgefordert, sich an einer bezeichneten Stelle einzufinden, wo ihm wohl die Deportation gedroht hätte. Er legte ein ärztliches Zeugnis über seine Transportunfähigkeit wegen eines angeblichen Ulcus duodeni vor und blieb verschont. Die Rolle des Kranken spielte er dann zum eigenen Schutz weiter. Erst im April 1943 tauchte er mit seiner Frau zusammen unter und lebte in einer größeren holländischen Stadt, unterstützt von der Untergrundorganisation, in sehr ungünstigen, aber vergleichsweise erträglichen Verhältnissen bis zur Befreiung.

Das Hauptsymptom, das seither besteht, ist eine „Briefzustellphobie". Der Patient sieht nach seinen Angaben schon am frühen Morgen wiederholt in ängstlicher Spannung nach dem Briefkasten, ob Post für ihn da sei. Vorher liege er schon stundenlang in ängstlicher Spannung wach. Bis der Briefträger eintrete, steigere sich die Angst, die er als unsinnig empfinde. Aber er könne sich dem Zwang nicht entziehen. An Sonntagen, wenn keine Post zu erwarten sei, träten Angst und Schlafstörung nicht auf.

Nachdem zur Krankheitsvorgeschichte und zur prämorbiden Persönlichkeitsstruktur keine verwertbaren Auskünfte zu erhalten waren, womit man in der Begutachtungssituation rechnen muß, waren wir auf die Beurteilung von Symptom und Befund angewiesen. Nachdem die Persönlichkeit Merkmale eines Zwangscharakters trug — das Symptom ist außerdem eher als Zwangshandlung denn als reine Phobie zu klassifizieren — vertraten wir die Auffassung, daß die neurotische Struktur in diesem Fall schon vor der Verfolgung bestanden haben muß. Es steht wohl außer Zweifel, daß eine anankastische Struktur nicht durch seelische Belastungen im Erwachsenenalter entsteht. Sofern man das Symptom selbst analysiert, ist zudem kaum ein Zweifel daran, daß es von einer ausgeprägten Angst-Lust-Spannung bestimmt ist. Dieses Moment, das in der Infantilgenese der Phobien — wie BALINT jüngst wieder zeigte — eine wichtige Rolle spielt, ist für traumatische Phobien nicht alltäglich.

Damit war die Fragestellung darauf eingeengt, ob es durch die Verfolgungsbelastung zur Auslösung des Symptoms, d. h. zu einer phobischen Reaktion auf der Basis einer Zwangspersönlichkeit gekommen ist. Immerhin ist die Möglichkeit vom Symptom her gegeben. Der Begutachtete selbst gab an, daß seine „Brief-zustellphobie" in jener Zeit erstmals aufgetreten sei, als er krank zu Hause lag und mehrere neue Vorladungen zur Deportation erhielt. Wenn diese Aus-sage der Wahrheit entspricht, so wäre wohl eine richtunggebende Verschlimme-rung der Neurose mit Wahrscheinlichkeit anzunehmen, selbst wenn eindeutig eine primär neurotische (Trieb-)Dynamik in das Symptom mit einging und es weiter unterhält.

6. Differentialdiagnose gegenüber Kernneurosen und Psychopathien. Der eben referierte Fall hat erstmals eine wichtige Frage aufgerollt, die in der Begutachtungs-praxis von einiger Bedeutung ist. Nicht selten sind die Angaben, die man zur Krankheitsvorgeschichte, zur Kind-Eltern-Beziehung und zur prämorbiden Per-sönlichkeit erhält, so spärlich, daß sich daraus keine Rückschlüsse zur Frage einer neurotischen und einer psychopathischen Disposition oder Vorerkrankung ziehen lassen. Das hat zur Folge, daß die Klärung der Ätiologie außer von der Auf-deckung des zeitlichen und des adäquaten thematischen Zusammenhangs mit den erlittenen Verfolgungsbelastungen von den allgemeinen Erkenntnissen über die Ätiologie der vorhandenen Symptome und Persönlichkeitsstrukturen abhängt (s. S. 196 ff.).

Wenn wir zunächst von den Neurosen ausgehen, so ergibt sich eine Möglichkeit der Unterscheidung von der ätiologischen Altersspezifität der Symptome und Strukturen her im Vergleich zur Altersphase der Verfolgungsbelastung. Bei jenen Verfolgten, die erst im Adoleszenz- oder im Erwachsenenalter der Verfolgung ausgesetzt waren, stellt sich also erst einmal die Frage, welche Persönlichkeitsmerkmale und Symptome wahrscheinlich in der Kindheit entstan-den sind.

TRAUTMANN hat den Versuch gemacht, die infantilgenetische Angstneurose von der traumatischen differentialdiagnostisch zu unterscheiden. Er verwies darauf, daß die kindheitsbedingte Angstneurose keine Angst vor äußeren Gefahren kenne, sondern die „Angst, den Verstand zu verlieren, ohnmächtig zu werden oder den Halt verlierend von einer Höhe zu fallen". Diese Angst kommt von innen, von unbewußten Triebkonflikten. Dagegen soll sich das erlebnisreaktive traumatische Angstsyndrom auf äußere Gefährdungen beziehen, weil es aus einer „psychologisch und physiologisch verankerten Fixierung des traumatischen Schreckerlebnisses" hervorgeht.

Daran ist prinzipiell richtig, daß die Aufdeckung des psychodynamischen Zusammenhangs eines Symptoms entweder mit Triebkonflikten, die aus der Kind-Eltern-Beziehung stammen, oder mit traumatisierenden Erfahrungen im Erwach-senenalter, differentialdiagnostisch von hohem Wert ist. Leider läßt sich die Unterscheidung der Phobien nach ihrem Gegenstand nicht verläßlich damit in Übereinstimmung bringen, weil bei den klassischen Angstneurosen und bei Zwangsneurosen mit phobischen Erlebnisweisen ebenso pathologische Befürch-tungen vor äußeren Gefahren anzutreffen sind wie es Ängste vor inneren Gefähr-dungen bei den traumatischen Angstneurosen gibt. Ein Grund dafür ist, daß die Phobie meistens ein Abwehrmechanismus in Gestalt der Projektion elementarer oder Triebängste ist, wobei das Projektionsobjekt weite Variationsmöglichkeiten hat.

Dennoch ist auf der von TRAUTMANN angeschnittenen Ebene eine orientierende Unterscheidung möglich. S. FREUD hat in seiner Analyse der neurotischen Angstqualitäten die „Übertreibungen möglicher Realängste" den irrealen Ängsten (z. B. Mäuseangst, Spinnenangst) gegenübergestellt. Beide kommen in den frühgenetischen Angstneurosen vor. Bei der letzten Kategorie sind jedoch die Triebängste das eigentlich pathogene Prinzip. Es kommt dazu, daß das Objekt dieser Phobien im allgemeinen symbolischer Bedeutungsträger ist. Demgegenüber sind bei den traumatischen Neurosen — wenigstens pauschal gesehen — die Realängste mit thematischem Bezug zur Belastungssituation in der Mehrzahl. Es fiel uns auch auf, daß in den erlebnisreaktiven Syndromen die Befürchtungen besonders häufig Gefährdungen durch Menschen zum Gegenstand haben. Das Auftauchen symbolisch-magischer Erlebnisweisen in den Abwehrvorgängen — ein extremes Ausmaß zeigen sie bei Zwangsneurosen, beispielsweise in Gestalt des Zeremoniells, der magischen Angstabwehrriten oder -zwänge — weist dagegen auf ihre Konstituierung in einer Lebensphase hin, die vom „Primärvorgang", d. h. von diesen Erlebnisweisen noch beherrscht war.

Soweit wir es also mit klassischen Phobien zu tun haben, die eine stark magische oder triebsymbolische Determinierung oder einen deutlichen Angst-Lust-Charakter zeigen, etwa bei Federn-, Spitzen-, Schlangen-, Bazillenphobien usw., darf die Infantilgenese als hochwahrscheinlich gelten. Sie wird gesichert, wenn weitere Hinweise auf eine infantilneurotische Struktur aufzudecken sind, beispielsweise eine extreme Vermeidungstendenz (z. B. Vermeidung nicht nur des Berührens, sondern auch des Anblickens gefürchteter Objekte, oder des Betretens von Räumen, in denen die angsterzeugenden Gegenstände vermutet werden, usw.) und ausgeprägte Anklammerungstendenzen an die Mutter oder an mütterliche Ersatzobjekte.

Bei zwei Fällen, in denen wir auf der Basis einer solchen Argumentation den ursächlichen Zusammenhang des Leidens mit relativ harmlosen Verfolgungsbelastungen im Erwachsenenalter als nicht hinreichend wahrscheinlich abgelehnt haben, wurde die Richtigkeit dieser Auffassung später bestätigt. Es handelte sich einmal um eine Angstneurose mit Dunkelangst, Angstphantasien, Sexualabwehr, Anklammerungstendenzen und Infantilität, im anderen Fall um multiple Phobien (Claustrophobie, Agoraphobie, Angst vor Brücken, Türmen, usw. mit ausgeprägten Vermeidungstendenzen). In beiden Fällen hatte das Oberlandesgericht ärztliche Aufzeichnungen beigezogen, aus denen — in einem Fall trotz des gegenteilig lautenden ärztlichen Attestes — hervorging, daß die Symptomatik schon vor der Verfolgung bestanden hatte und Anlaß zu mehreren ärztlichen Konsultationen gewesen war.

Eine Zwischenstellung nehmen die typischen Hingabeängste in Gestalt von Brückenphobien, Angst, von Türmen, Bergen, hohen Häusern usw. herabzustürzen, ein. Sie sind zweifellos bei infantilgenetischen Angstneurosen und phobischen Fehlhaltungen häufiger, kommen aber nicht ganz selten auch bei traumatischen Angstreaktionen ohne erhebliche neurotische Vorbelastung vor. Sie mahnen uns jedenfalls, bei der Differentialdiagnose nicht auf ein einzelnes Symptom, sondern auch auf eine möglichst große Breite der Symptomatik und ihrer psychodynamischen Struktur abzuheben, wenn schon die Klärung der Kindheitsanamnese und der lebensgeschichtlichen Zusammenhänge erschwert ist.

Anders ist die Sachlage, wenn die traumatische Situation im Kindesalter einwirkte. Dann ist das Auftreten infantilneurotischer Abwehrformen durchaus typisch. So beobachteten A. FREUD u. S. DANN an den befreiten Kindern aus

Theresienstadt in der Heilungsphase — also schon nach Überwindung der ersten elementaren Unsicherheit, Ängstigung und Vertrauensdestruktion — nicht nur klassische Phobien (Angst vor Staubflocken, Fliegen, Wasserwellen, Brücken), sondern auch Dunkelangst, exzessive oralerotische Betätigung (Daumenlutschen und dgl.) und starke Anklammerungstendenzen. Aber gerade ein Vergleich dieser Beobachtungen mit den im Durchschnitt anders gearteten Reaktionsweisen der Erwachsenen unterstützt unsere Hypothese einer relativen Altersspezifität der Symptomatik.

Wenn wir das Thema der Angstneurosen überschreiten, so läßt sich wenigstens orientierend zur Frage der Unterscheidung von Frühneurosen und traumatischen Syndromen sagen: Für die Entstehung in der Kindheit sprechen — außer den erwähnten Merkmalen — alle infantilneurotischen Symptome, beispielsweise Nägelkauen, Einnässen, Einkoten, schwere Eßstörungen, Perversionen und primäre Süchte. Auf der strukturellen Ebene sprechen der Zwangscharakter, die klassisch hysterische, infantil-angstneurotische, angsthysterische Charakterstruktur und alle infantilen Fixierungen, beispielsweise ein triebhaft-bindungsschwacher oder ein passiv-abhängiger Charakter, mit hoher Wahrscheinlichkeit gegen eine Verursachung durch seelische Belastungen im Erwachsenenalter.

Ähnlich liegen die Verhältnisse bei psychopathischen Persönlichkeiten. Man wird diese diagnostische Kategorie zur Unterscheidung von den Charakterneurosen und von den erlebnisreaktiven Charakterveränderungen sehr eng fassen müssen, obwohl es in der Empirie Übergänge gibt. Kernpsychopathien, etwa im Sinne der Gemütskalten, der Haltlosen oder der Hyperthymen wird man kaum mit seelischen Belastungen im Erwachsenenalter in irgendeinen ätiologischen Zusammenhang bringen können.

Das sind nur sehr allgemeine und im Hinblick auf die Altersphase der in Frage kommenden traumatisierenden Erfahrungen wenig präzise Orientierungspunkte. Sie werden jedoch von der anderen Seite her noch etwas geklärt werden, wenn die Darstellung der erlebnisreaktiven Syndrome, vor allem auch bei Verfolgung im Kindes- und Jugendalter, zeigt, womit wir in diesem Bereich positiv zu rechnen haben.

7. Der erlebnisreaktive Persönlichkeitswandel. Wir sind von einer Unterscheidung der aktuellen traumatischen Angst- und Schreckreaktionen einerseits, der chronischen erlebnisreaktiven Syndrome andererseits ausgegangen. Wenden wir uns noch einmal zu dem referierten Fallbeispiel (Pauline F.) zurück, so zeigt es uns, daß die Verfolgungsereignisse einen deutlichen Bruch in die Kontinuität einer Lebensgeschichte brachten. Frau F. sagt selbst von sich, sie sei seit diesen Ereignissen eine andere geworden. Dieses Phänomen, auf das VON BAEYER, KOLLE und VENZLAFF ausdrücklich verwiesen haben, legt die Annahme nahe, daß es sich bei derartigen Dauerfolgen nicht mehr um einfache Erlebnisreaktionen, sondern um mehr oder weniger ausgeprägte Persönlichkeitsveränderungen handelt.

Die Symptomatik, die bei Frau F. festgestellt worden ist, war keineswegs rein angstneurotisch. Zu der gesteigerten Angstbereitschaft, den Angstträumen, Angstphantasien und phobischen Erlebnisweisen mit ihren vegetativen Begleiterscheinungen kamen eine subdepressive Stimmungslage und eine deutliche Neigung zur sozialen Isolierung. Frau F. hatte sich auch, nach dem Bericht der Tochter, in ihrem Temperament, in ihren Lebensgewohnheiten und Reaktionsweisen seit dem

Kriege merklich verändert. Die gleichen Beobachtungen sind — wie das Symptomprofil (vgl. Tab. 50, S. 279) zeigt — bei den meisten angstneurotischen Dauersyndromen zu machen. Die Übergänge dieser Bilder zu den chronischen Depressionen einerseits, den asthenischen und autistisch-dissozialen Fehlhaltungen andererseits sind zahlreich. Die diagnostische Zuordnung ist häufig nur mit einer gewissen
Willkür möglich, vor allem dann, wenn Angstsymptomatik und depressive Verstimmung sich annähernd die Waage halten. Den Ausschlag gibt die Dominanz
eines Symptoms über die anderen, beispielsweise der mitmenschlichen Isolierung
bzw. des sozial restriktiven Verhaltens bei den autistisch-dissozialen Fehlhaltungen.

Diese relative Zusammengehörigkeit der meisten erlebnisreaktiven Dauersyndrome schafft das Bedürfnis einer einheitlichen diagnostischen Bezeichnung.
VENZLAFF hat dafür den Begriff des „erlebnisreaktiven Persönlichkeitswandels"
vorgeschlagen. Diese prägnante Bezeichnung hat den Vorteil klarer Unterscheidung von den Erlebnisreaktionen einerseits — die als temporäre Reaktion bei
unveränderter Disposition definiert werden können — und den abnormen Entwicklungen andererseits, die wenigstens im Anfang eine progrediente Verlaufstendenz aufzuweisen pflegen.

Von einigen Autoren — vor allem von LEVINGER — wird der Begriff des
erlebnisreaktiven Persönlichkeitswandels sehr eng gefaßt, mit der Begründung,
daß eine Umstrukturierung der Persönlichkeit lediglich in Ausnahmefällen, beispielsweise bei den Charakterfehlhaltungen jugendlich Verfolgter, angenommen
werden könne. Die Alternative dazu ist die Gleichsetzung aller übrigen erlebnisreaktiven Dauersyndrome mit den aktuellen Reaktionen. Es gibt in der Tat hinsichtlich des Persönlichkeitswandels erhebliche Unterschiede im Ausmaß der
seelischen Umstrukturierung.

Bei den Jugendlichen, die einer langwährenden extremen Verfolgungsbelastung
ausgesetzt waren, finden sich — das ist eine Vorwegnahme unserer Ergebnisse —
nicht selten erhebliche Veränderungen zentraler Funktionen der Persönlichkeit,
etwa des Selbstbewußtseins und der Selbstsicherheit, der Identitätsfindung, des
Basis-Vertrauens (s. S. 224ff). Im Alter scheinen vergleichbare Belastungen eher
soziale Statuskrisen zu bewirken, die eine Differenz der realen Möglichkeiten und
der sozialen Rollenerwartungen mit sich bringen. Mit anderen Worten: Der individuelle Wertentwurf scheint hier mitunter gegenüber einer veränderten Realität
festgehalten zu werden. Dennoch wäre es falsch, eine solche starke Fixierung an
die Vergangenheit lediglich als Reaktion einer unveränderten Struktur auf eine
veränderte Situation anzusehen. Die Flexibilität oder Starre des Sozialverhaltens
ist selbst ein Persönlichkeitsmerkmal von einiger Bedeutung. Schließlich ist die
Gegenüberstellung von Person und Welt nach dem Reiz-Reaktionsschema eine
Vereinseitigung, die nur begrenzten heuristischen Wert hat. Gerade an den erlebnisreaktiven Fehlhaltungen hat VENZLAFF zeigen können, daß das Erlebte selbst Teil
der Persönlichkeit und ihrer Geschichte ist. Außergewöhnliche Erlebnisse — VENZ
LAFF spricht von einem „unheilbaren Bruch in der Daseinsordnung" — sind
imstande, als ein Stück der persönlichen Lebensgeschichte unwiderrufliche innere
Wandlungen der Person zu hinterlassen.

Wenden wir das Festgestellte zurück in die klinische Alltagssprache, so wäre
zu sagen, daß die *Extremerfahrungen, die hier zur Diskussion stehen, offenbar*

imstande sind, nicht nur Reaktionen auszulösen, sondern auch die Reaktions-Disposition der Persönlichkeit zu verändern. Das läßt sich am Beispiel der angstneurotischen Fehlhaltung zeigen: Es kommt hier nicht nur zur ängstlichen Reaktion, sondern auch zu einer bleibenden gesteigerten Angstbereitschaft. Allerdings gibt es auch hier wiederum Übergänge: Die Studien von E. STRAUS u. V. VON GEB-SATTEL an traumatischen Phobien zeigen, daß der Einbruch des Schrecklichen eine Verunsicherung des Vertrauens in die Verläßlichkeit der Welt hinterlassen kann. Diese Gefährdung des elementaren Vertrauens in die Zuverlässigkeit der realen Dinge kann auch bei den traumatischen Angstreaktionen eine vorübergehende Veränderung in der Erlebnisdisposition hervorrufen. Streng genommen müsste man sogar sagen, daß jede tiefer wirkende Erfahrung Dispositionen für gleichartige künftige Erfahrungen hinterläßt. Doch gibt es offensichtlich Unterschiede zwischen *reversiblen Dispositionen, die wir klinisch als Reaktion bezeichnen, und irreversiblen Dispositionen, die dem Persönlichkeitswandel zuzurechnen sind.*

8. Die asthenischen Syndrome. Die Klagen über allgemeine Schwäche, Erschöpfbarkeit, Müdigkeit und verringertes Leistungsvermögen sind bei einer relativ großen Zahl erlebnisreaktiver Syndrome anzutreffen. Wenn man jenen Anteil absetzt, der auf Hirnschädigungen der verschiedensten Art zurückgeht, so bleibt immer noch ein beträchtlicher Anteil von Fällen, in denen dieses Beschwerdebild offensichtlich Bestandteil eines erlebnisreaktiven Syndroms ist. KLEIN, ZELLER-MAYER und SHANAN fanden extreme Erschöpfbarkeit als Symptom sogar in 60% der Fälle, die allerdings durchwegs schwere verfolgungsbedingte Syndrome nach Extrembelastungen aufwiesen.

Wenn die vorzeitige Erschöpfbarkeit und Leistungsinsuffizienz oder eine Neigung zum asthenisch-depressiven Versagen im Vordergrund eines erlebnisreaktiven Syndroms standen, haben wir einen erlebnisreaktiven Persönlichkeitswandel vom asthenischen Typ diagnostiziert. Ein prinzipieller Unterschied gegenüber den anderen Erscheinungsweisen der Persönlichkeitsveränderungen nach Extrembelastungen besteht nicht. Schon das Symptomprofil der Fälle, die unter dieser Diagnose eingereiht wurden (vgl. Tab. 50), läßt die Ähnlichkeit der Symptomatik mit den chronisch-depressiven und angstneurotischen Bildern erkennen.

Eine besondere Bedeutung kommt den asthenischen bzw. „neurasthenischen" Syndromen deshalb zu, weil ursprünglich von mehreren Untersuchern die Erschöpfbarkeit oder Leistungsinsuffizienz als ein Kardinalsymptom des sog. „KZ-Syndroms" angesehen worden war. TARGOWLA sprach aufgrund seiner 1946 durchgeführten Untersuchungen ausdrücklich vom Syndrom der „Asthenie der Deportierten"; auch THYGESEN und HERMANN fanden beim größten Teil der von ihnen 1947/48 untersuchten dänischen Konzentrationslagerhäftlinge einen chronischen Schwächezustand bzw. ein neurasthenisches Syndrom. FICHEZ stellte sogar in mehr als 90% der Untersuchten Klagen über rasche Erschöpfbarkeit bei Anstrengungen fest, die in 73% ein echtes Arbeitshindernis sein sollen.

TARGOWLA und FICHEZ hatten — der Janetschen Lehre folgend — auf der Asthenie aufbauend eine Systematik entwickelt und unterschieden eine intellektuelle von einer psychischen (emotionellen) und einer muskulären Asthenie. Allerdings bezogen sie alle diese Störungen auf mikrostrukturelle Hirnschädigungen im Bereich des Hypothalamus.

Diese Früherfahrungen an entlassenen Konzentrationslagerhäftlingen haben

13*

offenbar bei manchen Autoren auf die spätere Beurteilung und diagnostische Klassifizierung der Dauerfolgen einen Einfluß gehabt. Wenn auch frühzeitig bekannt geworden war, daß die Erschöpfungssyndrome nach der Befreiung zumindest teilweise reversibel waren und die seelischen Dauerveränderungen häufig erst nach dem Abklingen der Erschöpfung ihre spezifische Ausprägung erkennen ließen, so sind doch die diagnostischen Begriffe der ersten Untersuchungen von vielen Autoren unverändert beibehalten worden.

Von unseren eigenen Ergebnissen her kann man ohne große Bedenken aussagen, daß die Erschöpfbarkeit und Energielosigkeit kein Hauptsymptom des erlebnisreaktiven Persönlichkeitswandel ist. Abgesehen davon, daß seine Häufigkeit nicht sehr erheblich über Vergleichswerten bei Gesunden (vgl. Tab. 46) liegt, kann man dieses Merkmal auch in keiner Weise als pathognomonisch für eine traumatische Genese ansehen.

Von Baeyer hat in einer Analyse des Erschöpfungssyndroms bei einem durchschnittlichen psychiatrischen Krankengut gezeigt, daß diese Art des psychogenen Versagens eine Selbstwidersprochenheit des Leistungswillens enthält. Die Motivation oder der psychodynamische Anlaß zu dieser in Gestalt einer Kompromißbildung sich vollziehenden Symptomgenese können vielfältig sein. Wenn man die grausame Härte bedenkt, mit der in der Lagersituation jahrelang die Arbeitsleistung der Häftlinge erpreßt worden war, bis sie völlig ausgemergelt waren und ein großer Teil einfach zugrunde ging, so ist eine mitunter fast instinktive Abneigung gegen die Arbeit als Reaktion wohl verständlich. Tatsächlich berichteten Wolf u. Ripley, daß die ehemaligen Kriegsgefangenen aus ostasiatischen Lagern — die sich in einer annähernd vergleichbaren Situation befanden — noch ein Jahr nach der Befreiung eine auffallende Abneigung gegen harte Arbeit zeigten. Auch die Arbeitsscheu der DP-Lagerinsassen, von der Najar und Althoff berichteten, die affektstarke Auflehnung gegen jede Art von Disziplin oder Autorität — selbst A. Freud beobachtete Vergleichbares an den entlassenen Kindern — ist in diesem Rahmen zu verstehen.

Diese Perpetuierung des passiven Widerstandes — psychodynamisch könnte man von einem selektiven Überich-Abbau nach einer extremen Autoritäts- oder Härte-Situation sprechen — scheint im allgemeinen, ähnlich wie die körperlich bedingte Erschöpfung, nur vorübergehend bestanden zu haben. Jedenfalls wird man die asthenische Symptomatik, soweit sie chronisch ist, sicher nicht in allen Fällen auf eine einheitliche Quelle zurückführen können.

9. Die Verschlimmerung neurotischer oder psychopathischer Syndrome unter der Verfolgungsbelastung. Der Gesichtspunkt, unter dem wir diese schwierige Fragestellung behandeln können, ist von unserem Material her von vornherein begrenzt: Einmal haben wir kaum Möglichkeiten, über die aktuellen Reaktionen auf die verschiedenen Belastungen, ihre etwa vorhandene Persönlichkeitsspezifität auszusagen, weil unsere Erfahrungen durchwegs an chronischen Fällen gewonnen sind. Sodann beschränkt die Begutachtungssituation, die unter dem Interesse des Untersuchten steht, sein Leiden auf die Verfolgung zurückzuführen, häufig die Informationen über die Zeit vor der Verfolgung, insbesondere über die Kindheits- und Jugendentwicklung.

Das zuletzt behandelte Thema der asthenischen Syndrome ermöglicht einen ersten Einstieg in die Problematik.

Als Beispiel mag eine jetzt 45jährige deutsche Jüdin dienen, die aus einer Mittelstandsfamilie stammt. Sie soll als Kind etwas schwächlich gewesen sein, menstruierte relativ spät,
wird aber sonst als gesund und psychisch unauffällig geschildert. Von 1935 an war sie als
Abiturientin und kaufmännische Angestellte zahlreichen Anfeindungen ausgesetzt. Sie reagierte — nach ihrem Bericht — mit zunehmend depressiver Verstimmung und Erschöpfung.
Nach der Emigration 1939 kam es in England unter ungünstigen Verhältnissen erneut zur
Verschlechterung einer vorübergehend gebesserten Depression. Nach dem Kriege heiratete sie
und wanderte mit ihrem Mann in die französische Schweiz aus. Ihr Leistungsvermögen blieb
sehr begrenzt; bei kleinen Belastungen kam es jeweils rasch zur Erschöpfung. Zwei Schwangerschaften und Entbindungen hatten mehrmonatige Erschöpfungsdepressionen zur Folge.

Der klinische Befund zeigte eine zarte, schlankwüchsige Frau von ausgesprochen asthenischem Habitus mit einer ausgeprägten Neigung zu vegetativen Fehlsteuerungen. Es wurde
über eine Vielfalt vegetativer Beschwerden und eine erhebliche Erschöpfbarkeit geklagt. Der
psychische Befund zeigte eine empfindsame, labile und selbstunsichere Persönlichkeit mit
sensitiven Tendenzen und einer deutlichen Neigung zur Entmutigung oder zu passiven
Reaktionsweisen bei höheren Leistungsanforderungen und Belastungen.

In diesem Fall ist die Diagnose einer „asthenischen Persönlichkeit" (K. SCHNEI
DER) mit einiger Wahrscheinlichkeit zu stellen. Wenn auch die Angaben über die
körperliche und seelische Entwicklung vor der Verfolgung nur spärlich sind, so
fällt doch auf, daß die Untersuchte ein schwächliches Kind war und spät menstruierte. Der körperliche Befund zeigt dann auch einen eindeutig asthenischen
Habitus. Diese Einheitlichkeit der körperlichen Verfassung und der psychischen
und vegetativen Reaktionsweisen spricht für einen konstitutionellen Reaktionstyp.
Man braucht über seine Ätiologie keine Spekulationen anzustellen. Sicher ist
jedenfalls, daß solche einheitlichen psychophysischen Verfassungen, die den Körperbau einschließen, nicht erst durch seelische Belastungen im Erwachsenenalter
verursacht werden.

Damit war nur die Frage zu klären, ob es durch die Verfolgung zu einer
dauernden oder zu einer vorübergehenden Verschlimmerung der Symptomatik
gekommen war. Nachdem

1. die Erschöpfungsdepression, die während der Verfolgungsereignisse und im
Anschluß an die Auswanderung aufgetreten war, weitgehend wieder abgeklungen
ist, nachdem

2. die in der Zwischenzeit aufgetretenen Reaktionen und Symptome von der
Diagnose einer konstitutionellen asthenischen Reaktionsweise her voll erklärbar
sind und nachdem

3. keine eindeutig als Verfolgungsnachwirkung zu identifizierenden Merkmale
mehr nachweisbar waren, haben wir eine Dauerschädigung nicht wahrscheinlich
machen können. Dagegen war eine vorübergehende, abgrenzbare Verschlimmerung
in Gestalt einer asthenisch-depressiven Reaktion auf der Basis einer konstitutionell
abnormen Persönlichkeit anzunehmen.

Extreme Verfolgungstatbestände, die auch bei seelisch Gesunden offensichtlich
imstande waren, in relativ großer Häufigkeit einen erlebnisreaktiven Persönlichkeitswandel zu hinterlassen, haben natürlich auch bei konstitutionell Abnormen,
beispielsweise bei asthenischen Persönlichkeiten, sofern sie überhaupt überlebt
haben, mitunter erheblichere Dauerfolgen bewirkt. Eine Abgrenzung der beiden
ätiologischen Prinzipien ist hier meist sehr schwierig, weil sich die Symptomatik
zum größten Teil überschneidet. Es ist dann oft notwendig, in einer subtilen
psychologischen Analyse die Symptoamtik — sofern sie nicht einigermaßen

anlaßspezifisch ist, wie bei manchen traumatischen Phobien — auf ihren thematischen und psychodynamischen Zusammenhang zu analysieren. Ebenso wichtig ist in solchen Fällen auch die Feststellung des seelischen Zustandes vor der Verfolgung. Sie ist allerdings dann oft nicht sehr ergiebig, wenn die traumatisierende Situation in die Reifezeit fällt. Eine Frühanamnese, die über die Latenzzeit nicht hinausreicht, gibt auch nur begrenzte Auskünfte, weil manche neurotische Symptomatik erst mit dem Eintritt ins geschlechtsreife Erwachsenenalter in äußerlich erkennbarem Ausmaß manifest wird.

Erleichtert wird die Problematik durch die geltenden Rechtsnormen, die auch bei wesentlicher Mitverursachung oder richtunggebender Verschlimmerung die volle Anerkennung als Verfolgungsleiden vorsehen. Das hat zur Folge, daß die psychiatrische Aufklärung und Abgrenzung der in Frage kommenden ätiologischen Faktoren nur bis zu einer relativ groben Abschätzung getrieben werden braucht. Selbst das ist allerdings in manchen Fällen nicht möglich, wenn die Symptomatik uncharakteristisch ist und der seelische Zustand vor der Verfolgung nicht verläßlich erhellt werden kann.

In diesem Zusammenhang wird eine Frage aufgeworfen, die von allgemeiner Bedeutung für die Psychopathologie ist: die Frage nach der frühneurotischen Disposition zu bestimmten Reaktionsweisen auf extreme Belastungen. Es steht außer Zweifel, daß die früherworbenen Erfahrungen und Reaktionsdispositionen des Individuums für seine Fähigkeit zur Anpassung an psychische und körperliche Stress-Situationen von ausschlaggebender Bedeutung sind. Schon die Überlebenschance unter Extrembelastungen hängt von der strukturellen Disposition des Individuums, beispielsweise von seiner Ich-Stärke, von seiner Frustrationstoleranz, ab, was NARDINI an den Kriegsgefangenen in ostasiatischen Lagern und BASTIAANS an Konzentrationslagerhäftlingen zeigen konnten.

Diese Feststellungen liegen außerhalb der Beurteilungsmöglichkeiten, die sich auf der Basis unseres Erfahrungsmaterials ergeben. Sie sind aber von einiger Bedeutung für eine zweite Frage, die vor allem von BASTIAANS sehr eingehend untersucht wurde: Inwieweit sind die psychischen Veränderungen als Reaktionen auf einen psychischen Stress durch die frühkindlichen Erfahrungen, die frühneurotische Struktur determiniert?

H. STRAUSS hat darauf hingewiesen, daß die Konzentrations- und Arbeitslager mit ihrer außergewöhnlich hohen Mortalität einen biologischen Ausleseprozeß mit sich brachten. Der größte Teil der psychisch Gestörten oder Insuffizienten sei der Belastung zum Opfer gefallen. Tatsächlich berichteten COHEN, TAS und KRAL, daß alle abnormen Reaktionen unmittelbare Todesgefahr brachten, denn sie seien zumeist Anlaß zu sofortiger Deportation bzw. Vernichtung gewesen. Allerdings sind keineswegs alle psychisch Abnormen zugrunde gegangen. KRAL meint, ein Teil der Psychopathen sei deportiert, ein anderer Teil angepaßt und ein dritter Teil in der Selbstverwaltung beschäftigt worden. Viele Neurotiker, sogar ein Zwangskranker (KRAL) und eine Patientin, die vorher an ulcerativer Colitis litt (TAS, GROEN), scheinen während der Lagerhaft symptomfrei gewesen zu sein (COHEN). Teilweise kam es nach der Befreiung wieder zum unveränderten Auftreten der Symptomatik. Man könnte durchaus die Vermutung stützen, daß die spezifischen psychischen Wirkungen der extremen Lagersituation und die Motivationsdynamik der klassischen Frühneurosen nicht immer identisch sind.

Nicht selten scheinen sie sogar gegenläufig zu wirken, wenn etwa eine zu schweren Schulddepressionen neigende Frau (Tas), vielleicht wegen der äußersten asketischen Härte und der beständigen Strafsituation, im Lager ohne Depressionen blieb und erst nach der Befreiung neu erkrankte. Bei den Angstneurosen könnte es sich gerade entgegengesetzt verhalten, ebenso bei ich-schwachen Persönlichkeiten, die keine Versagungen zu ertragen vermögen. Aber unsere Erfahrungen geben keine Basis für weitere Überlegungen zu diesem Thema ab.

BASTIAANS ging in erster Linie von psychosomatischen Syndromen aus, die in ihrer Vielfalt — wenigstens hypothetische — Ansatzpunkte für Zuordnungen zu bestimmten Triebstrukturen geben. Die relative Einheitlichkeit der psychopathologischen Syndrome, die wir im Rahmen des erlebnisreaktiven Persönlichkeitswandels feststellen mußten, bietet keine günstigen Anhaltspunkte für die Annahme entscheidender spezifischer Determination aus den frühen Kindheitserfahrungen. Wir haben zudem den Eindruck gewonnen, daß die Einheitlichkeit der psychischen Dauerveränderungen bei den Schwerstbelastungen, etwa bei längeren Aufenthalten in Vernichtungslagern, deutlicher ausgeprägt ist. Die Variation der Erscheinungsbilder ist größer nach leichteren Belastungen. Das spricht für die Annahme, daß die *persönlichkeitseigene oder frühneurotische Reaktionsneigung umso eher Aussicht hat, sich in Gestalt einer spezifischen Reaktionsweise durchzusetzen, je geringer das Ausmaß und die damit zusammenhängende uniformierende Dynamik einer exogenen Belastung ist.*

Diese Auffassung wird auch von H. STRAUSS, THYGESEN, VENZLAFF u. a. vertreten. Sie steht prinzipiell in Übereinstimmung mit Beobachtungen, die A. ADLER an angstneurotischen Reaktionen nach einer Katastrophe (Feuersbrunst in Boston 1942) machte. GRINKER u. SPIEGEL fanden bei relativ leichteren Belastungen, bei den Kriegsneurosen vom Typ „Kampfmüdigkeit", eine klare Korrelation der vielfältigen Reaktionsformen mit der prämorbiden Persönlichkeitsstruktur, während die psychischen Folgen nach den schweren Belastungen in ostasiatischen Gefangenenlagern offenbar wieder ein relativ einheitliches Gesicht zeigten (LIFTON, WOLF u. RIPLEY).

c) Chronisch-reaktive Depressionen

Unter den erlebnisreaktiven Syndromen Verfolgter nimmt die chronisch-depressive Verstimmung ihrer Häufigkeit nach den zweiten Platz ein. Nur die angstneurotischen Syndrome sind in unserem Material noch häufiger (s. auch S. 127 ff.). Von den meisten psychiatrischen Autoren, die sich mit den seelischen Folgen der Verfolgung beschäftigt haben, wird die depressive Fehlhaltung unter analogen Bezeichnungen beschrieben, z. B. „chronisch-depressive Entwicklung" oder „chronisch-reaktive Depression" (KOLLE), „depressive Adynamie" (VENZLAFF), „Trauersyndrom" (TRAUTMANN), „reaktive Depression" bzw. „Entwurzelungsdepression" (H. STRAUSS). Allerdings beinhalten einzelne dieser Diagnosen bereits pathogenetische Vorstellungen, die nicht in allen Punkten identisch sind.

Mit der Feststellung chronisch-depressiver Verstimmungen als Folge der komplexen seelischen Belastungen durch die Verfolgung hat die Psychiatrie, wie S. 51 ff. gezeigt wurde, kein Neuland betreten.

Während es sich bei den unter Normalbelastungen auftretenden reaktivdepressiven Syndromen vorwiegend, wenn auch nicht durchwegs, um reversible

Reaktionen handelt, sind in den letzten Jahren an Spät- und Spätestheimkehrern aus russischer Gefangenschaft chronische Verläufe beobachtet worden (W. SCHULTE, PAUL, MÜHLBÄCHLER u. a.). HERBERG u. SCHILF berichten beispielsweise über „chronische Depressionen" mit Abschwächung des gesamten Antriebes bei Spätestheimkehrern, die sie teilweise auf einen Hungerdystrophieschaden zurückführen, während PAUL u. MÜHLBÄCHLER die erlebnisreaktiven Charakterveränderungen stärker betonen.

Die Frage einer solchen organischen Komponente des psychopathologischen Bildes spielt gleicherweise bei den chronischen Depressionen der ehemaligen Konzentrationslagerhäftlinge eine gewisse Rolle (THYGESEN, HERMANN, FICHEZ, u. a.). KLUGE hat unter seinen Fällen 27% „Depressionen mit organischen Zügen" diagnostiziert, wobei allerdings sekundäre Erkrankungen des Gehirns, etwa Arteriosklerosen und Altersabbauprozesse im Vordergrund stehen. EITINGER, der als Mitglied eines stark somatisch orientierten norwegischen Untersucherteams über die psychiatrischen Ergebnisse referierte, unterschied zwei Gruppen unter den 36% chronisch Depressiven seines Materials: In der ersten Gruppe wird die Depression lediglich als eine akzidentelle Reaktion auf das Erleben der hirnorganischen Insuffizienz, auf ein fortschreitendes Nachlassen der geistigen Leistungsfähigkeit angesehen.

Wenn wir von der Problematik eines prozeßhaften Fortschreitens von hungerdystrophischen Hirnschäden einmal absehen — unsere eigenen Erfahrungen sind nicht geeignet, die Hypothese von der „progressiven Asthenie" (FICHEZ) zu bestätigen — so bleibt die wichtige Frage nach der Verklammerung hirnorganischer Syndrome oder später einsetzender Abbauprozesse mit den spezifischen psychodynamischen Nachwirkungen der Verfolgungserlebnisse. Wenn es chronisch-*reaktive* Depressionen im Sinne eines rein psychischen Folgezusammenhangs gibt, so ist auch seine Wirksamkeit bis in die spezifische Färbung oder Ausprägung organischer Syndrome hinein mit zu untersuchen.

Für unsere Fragestellung steht die zweite von EITINGER genannte Gruppe im Vordergrund: „rigide, schwermütige Personen, die sich nach dem Kriege nicht mehr umstellen konnten". Dieser Satz spricht andeutungsweise bereits eine Hypothese über eine mögliche Pathogenese von chronisch-reaktiven Depressionen aus. Um das Verständnis der folgenden Untersuchungen zu erleichtern, erscheint es zweckmäßig, zwei polare Konzeptionen über einen pathogenetischen Mechanismus — vielleicht sogar über einen jeweils eigenen Typus — an den Anfang zu stellen. Da ist einerseits die Vorstellung vom „Zusammenbruch der Persönlichkeit" (BENSHEIM) unter der Extrembelastung des Konzentrationslagers. Unfähig, die tief verwurzelte Angst, die Verunsicherung, die Entmutigungen und die damit verbundene depressive Resignation zu überwinden, ist eine bleibende Beeinträchtigung der sozialen Anpassung die notwendige Folge.[1]

Auf der anderen Seite steht die Entwurzelungsdepression, die nach der Auffassung von H. STRAUSS nicht durch die Verfolgungsereignisse unmittelbar, sondern durch Belastungen nach der Befreiung, durch den Verlust von Heimat, Familie und Beruf, durch die Zerstörung des Sozialprestiges und die Schwierigkeiten einer

---

[1] Diese Grundkonzeption wurde unter verschiedenen Ausgestaltungen teilweise durch kasuistische Belege untermauert (EITINGER, VON BAEYER, BENSHEIM, ENGEL, KOLLE, VENZLAFF, TRAUTMANN, RUFFIN u. GREVE, G. E. WINKLER, LEVINGER u. a.).

sozialen und ökonomischen Neuverwurzelung hervorgerufen worden ist. Zwischen diese beiden Pole wollen wir unsere eigenen Untersuchungen stellen.

1. Entwurzelungsdepressionen. Dr. L. B. wurde am 15. Oktober 1897 in Rumänien geboren. Er entstammt einer angesehenen jüdischen Familie (der Vater war Gutsbesitzer und Großindustrieller) und soll in einer harmonischen Familienatmosphäre aufgewachsen sein. Dr. B. hat keine Familienmitglieder durch Verfolgungsmaßnahmen verloren. Für eine familiäre Belastung mit seelischen Erkrankungen besteht kein Anhalt.

Ohne besondere Krisen oder ernstere Erkrankungen absolvierte Dr. B. in seiner Heimat ein humanistisches Gymnasium, rückte während des ersten Weltkrieges zur österreich-ungarischen Armee ein und erwarb Auszeichnungen. 1921 schloß er sein Jurastudium ab und etablierte sich in einer größeren rumänischen Stadt mit einer zunehmend florierenden Anwaltspraxis. Er pflegte mit seiner Familie — 1922 hatte er seine erste Ehe geschlossen — bewußt eine deutschsprachige Kulturtradition, nahm an den kulturellen und sozialen Ereignissen seiner engeren Heimat regen Anteil und hatte eine Reihe von Ehrenämtern inne, die mit hohem gesellschaftlichen Ansehen verbunden waren.

1940, nach dem Einmarsch der russischen Truppen, zog er sich für ein Jahr aus der Anwaltspraxis zurück, blieb aber in seinem persönlichen Lebenskreis noch unbehelligt. 1941, mit der deutschen Besetzung, begannen die Judenpogrome. Auch Dr. B. wurde bei den zahlreichen Verhaftungen ergriffen und hatte Angst, wie ein Teil der Mithäftlinge, erschossen zu werden. Bis Oktober 1941 mußte er, mit dem Judenstern gezeichnet, Zwangsarbeit leisten. Man könne sich kaum vorstellen, welche „Entwürdigung" dies für ihn bedeutet habe. Dann erfolgte die Einschließung im Ghetto, das etwa 50000 Menschen auf engstem Raum beherbergte. Er habe zusammen mit seiner Frau in einem feuchten Kellerraum genächtigt. Bei den laufenden Deportationen und Verkleinerungen des Ghettos sei es ihm mehrmals gelungen, durch Keller- oder Dachräume zu kriechen und, nachdem er sich tagelang versteckt hielt, zu entkommen. Er habe allerdings unter den damaligen Aufregungen und Ängsten sehr gelitten. Weil er erfahren hatte, was mit den Deportierten geschah, habe er damals beschlossen, Suicid zu begehen, falls man ihn fassen sollte.

Im Dezember 1941 habe sich die Lage etwas verbessert. Das Ghetto sei aufgelöst und in ein Judenviertel verwandelt worden. Dennoch blieben Unterbringung und Lebensbedingungen äußerst ungünstig. Zwangsarbeit und Deportationen wurden fortgesetzt. Er sei auch den weiteren Razzien nur durch häufigen Wechsel des Aufenthaltes entgangen. Zuletzt sei er ganz kraftlos und apathisch gewesen.

Nach der Befreiung im Spätsommer 1944 habe er sich nach Bukarest begeben, doch habe er keine Initiative mehr gehabt, sich gegen Widerstände durchzusetzen. Er habe keine Klientel mehr gehabt und auch keine Kraft mehr, sich die neuen Gesetze anzueignen. Er habe als halbverlorener, entwurzelter Mensch mehr als kümmerlich gelebt und auf die Auswanderung gewartet. 1948 sei seine erste Frau an einem Herzleiden verstorben. Das habe ihm erneut einen schweren Schlag versetzt. 1949 habe er seine zweite Frau, eine Witwe mit zwei Söhnen, geheiratet.

Man habe ihm ein Gut zurückgegeben, das er geerbt hatte. Er habe aber nicht die Kraft gehabt, es nutzvoll zu bewirtschaften. Als kleiner Anwalt, fast ohne Einkommen, habe er vegetiert, bis er endlich 1951 die Ausreisegenehmigung nach Israel erhielt. Dort sei er mittellos mit 70 kg Handgepäck mit seiner Frau eingetroffen. Er sei zu dieser Zeit apathisch und gleichgültig gewesen. 3 Jahre habe er in einem Barackenlager gelebt. Es sei ihm nicht mehr gelungen, die hebräische Sprache fließend zu erlernen. Auch in die dortigen Gesetze habe er sich nicht hinreichend einarbeiten können, um noch einmal ein juristisches Staatsexamen ablegen zu können. Die Familie sei von den beiden Söhnen und vom Verdienst seiner Frau, die Putzarbeiten leistete, ernährt worden.

Erst 1954 gelang es ihm, eine bescheidene Hilfstätigkeit in einem Anwaltsbüro aufzunehmen. Er werde dort mit der Anfertigung von Kopien und mit Schreibarbeiten in deutscher Sprache beschäftigt und habe diese Arbeit bis zur Gegenwart durchgehalten. Seit 1956 bewohnt er mit seiner Familie eine kleine Zweizimmerwohnung. Er fragt sich, weshalb er vom Schicksal so geschlagen worden sei, weshalb er herumlaufen müsse „wie ein Hund". Es sei ihm unerträglich, von seinen jungen Kollegen über die Schulter angesehen zu werden. Sein Leben sei verfahren ohne seine Schuld.

Dr. B. klagte, er leide seit der Verfolgungszeit an Depressionen und müsse auch bei

kleinen Anlässen weinen. Weiter leide er an Kopfschmerzen, Schwindelanfällen, Schlafstörungen, Reizbarkeit und Ungeduld, die beim Kontakt mit dem Publikum sehr störend
seien. Er sei einsam und menschenscheu geworden und ziehe sich an schlechten Tagen selbst
aus der engsten Familie zurück. Auch werde er von Angstträumen mit Szenen aus der Verfolgungszeit heimgesucht. Seine Schreckhaftigkeit sei so erheblich, daß er hochfahre, wenn
er ein Klingelzeichen höre. Vor Menschen in Uniform habe er eine unsinnige Angst. Er leide
aber auch unter Schweißausbrüchen, vor allem, wenn ihm irgendeine Aufgabe bevorstehe.
Durch ärztliche Atteste ist seit der Einwanderung in Israel (1951) die geschilderte Symptomatik als fortwährender Leidenszustand bestätigt.

Herr Dr. B. war zu einem Aufenthalt nach Deutschland gekommen. Bei der körperlichen
Untersuchung des 64jährigen wurde eine Bechterewsche Erkrankung mit erheblicher Bewe-
gungseinschränkung der Brust- und Lendenwirbelsäule festgestellt. Das Ausmaß dieses Leidens
ist jedoch noch nicht so erheblich, daß Herr Dr. B. in seinem Beruf wesentlich behindert wäre
oder gar ständig fremder Hilfe bedürfte.

Der psychische Befund ergab keine intellektuellen oder amnestischen Ausfälle. Im Vordergrund stand eine depressiv-apathische Verstimmung, die sich in einer skeptisch-verbitterten
Lebenseinstellung, in erstarrt-resignierendem Ausdrucksverhalten und in einem allgemeinen
Initiativeverlust äußerte. Dr. B. sprach mit monoton gedrückter, unmodulierter Stimme.
Sein Denken kreiste um die Vergangenheit und ließ die Verbitterung über ein schuldlos
mißglücktes Lebensschicksal deutlich hervortreten. Angesprochen auf die glücklichere Vergangenheit zeigte sich ein kurzes Aufleuchten seiner ursprünglichen Dynamik, das aber rasch
von der nicht überwundenen Kränkung über den sozialen Abstieg wieder verschüttet wurde.
Vegetative Fehlsteuerungen waren nicht nachweisbar. Auch das EEG zeigte keinen pathologischen Befund.

Der eben referierte Fall ist paradigmatisch für eine ganze Gruppe, die sich
allerdings wegen fließender Übergänge zu der später zu besprechenden Nachbar-
gruppe nicht in exakte Zahlen fassen läßt. Man zögert nicht, eine Entwurzelungsdepression zu diagnostizieren, und doch ist damit die Problematik erst angeschnitten.

Dr. B. ist als ein aktiver, erfolgreicher Rechtsanwalt, der einen hohen Lebensstandard und besonderes Ansehen in seiner Heimat genoß, durch die Verfolgungsereignisse aus der Bahn geworfen worden. Der radikale Bruch zwischen der erfolgreichen Vergangenheit und der kärglichen, eingeschränkten Nachkriegsexistenz
ist nicht zu übersehen. Durch die Verfolgungsereignisse und die Nachkriegsverhältnisse — wir wollen beides vorerst einmal zusammen sehen — ist es zur Zerstörung der wesentlichsten Wertrealisationen gekommen, die vor dem Kriege das
Selbstkonzept getragen haben. Die Gesamtheit der destruktiven Ereignisse, die
man mit VON BAEYER als „Annihilierung der Vergangenheit", als Entzug aller
„wohlerworbenen Rechte und Besitztümer" ansprechen kann, hat Dr. B. offensichtlich in seinem Wertentwurf zentral getroffen. Damit rückt das psychopathologische Geschehen in die Nähe der „existenziellen Depression" (HÄFNER), die
aus der Zerstörung aller wesentlichen Realisationsmöglichkeiten des individuellen
Wertentwurfs hervorgeht.

Bei Dr. B. läßt sich dieser Vorgang an der Zerstörung des Sozialprestiges deut-
lich machen. Vor dem Kriege hatte Dr. B. in seinem Beruf, seiner gesellschaftlichen
Stellung und in zahlreichen Ehrenämtern seine Sozialrolle auf dem Niveau eines
hohen gesellschaftlichen und persönlichen Ansehens realisieren können. Sein
Bericht über die Verfolgung selbst läßt — beispielsweise in seinen Klagen über die
Entwürdigung durch die Zwangsarbeit und durch die Diffamierung — durch-
blicken, daß ihn die Zerstörung des Sozialprestiges ganz spezifisch getroffen hat.
Auch nach der Verfolgung stehen Klagen über die soziale Erniedrigung, die

Kränkung durch die vermeintliche Verachtung seitens seiner jüngeren Kollegen im Vordergrund.

KOLLE hat darauf verwiesen, daß gebildete, geistig hochstehende und seelisch differenzierte Menschen nachhaltiger auf derartige Belastungen reagieren. Das scheint auch bei Dr. B. der Fall zu sein. Bei der symptomstatistischen Analyse (vgl. Tab. 55) hat sich jedoch eine allgemeine Häufung von Beschwerden und Symptomen bei Verfolgten aus der höchsten Sozialklasse nicht eindeutig nachweisen lassen. Dagegen scheinen soziale Isolierung, Initiativemangel, Selbstunsicherheit und Sexualängste gegenüber den Vergleichswerten doch etwas häufiger zu sein. Aus dieser Feststellung könnte man einen Hinweis auf eine etwas größere Häufigkeit permanenter sozialer Statuskrisen nach Entwurzelung bei Angehörigen der obersten Sozialklassen entnehmen.

Diese Fragestellung läßt sich jedoch auf spezifischere Strukturen zurückführen. Zunächst von der *äußeren Situation* her gesehen, lassen sich an Dr. B. die außergewöhnlichen Schwierigkeiten zeigen, die mit der Auswanderung für seine berufliche Wiedereingliederung aufgeworfen wurden. Ohne Studium der Landesgesetze und fließende Kenntnis der Landessprache bestand für ihn keine Aussicht mehr, seinen Beruf als Rechtsanwalt oder eine Tätigkeit auf vergleichbarem Niveau auszuüben. Demgegenüber bietet — das haben WEINBERG, EISENSTADT, RAWLEY u. a. gezeigt — das Einwanderungsland etwa für Handarbeiter ohne besondere Ansprüche breite Beschäftigungsmöglichkeiten. Die besondere Problematik des Einwandererstroms, der sich zwischen 1933 und 1939 in die USA ergoß, lag im Gegensatz zur Emigration der vorhergehenden Jahrzehnte, in der Tatsache, daß vorwiegend Intellektuelle und Angehörige der höheren Sozialklassen zuwanderten. Dennoch gelang die Eingliederung, wie aus den gründlichen Untersuchungen DAVIES hervorgeht, mit geringen Ausnahmen gut. Erst 1939, als ein Strom jener Emigranten aus Deutschland kam, die fluchtartig die Heimat verlassen hatten, nachdem sie selbst noch den Pogromen ausgesetzt waren und teilweise sogar ihre Angehörigen zurücklassen mußten, gab es wesentlich größere Schwierigkeiten der Akkulturation.

Für die Wiederverwurzelung nach einer Destruktion des Sozialstatus bzw. nach einer Entwurzelung sind also zunächst exogene Faktoren zu berücksichtigen, die bei Dr. B. im Sprach- und Kulturwechsel und in den Schwierigkeiten der Rückkehr in den alten Beruf zu suchen sind.

Man kann nicht von vornherein sagen, daß diese ungünstigen Faktoren in erster Linie bei den Mitgliedern der höheren Gesellschaftsschichten anzutreffen sind. Der kulturellen, nationalen oder lokalen Gebundenheit verschiedener akademischer oder vergleichbarer Berufe (z. B. der Berufsbeamten) steht die größere kulturelle Mobilität bzw. die internationale Orientierung anderer Berufe der Oberklasse (z. B. Kaufleute, Wissenschaftler) gegenüber.

Von größerer Bedeutung für die Psychopathologie der Entwurzelungsdepressionen sind jedoch einige subjektive Faktoren, die für die individuelle Prädisposition zur Wiederverwurzelung ausschlaggebend sind. WEINBERG und EISENSTADT sind diesem Thema in ihren umfangreichen soziologischen Untersuchungen an Einwanderern nach Israel nachgegangen. Für unsere Fragestellung sind zwei Bereiche, die bereits angeschnitten wurden, von besonderem Interesse: die psychischen Nachwirkungen der Verfolgung und die individuelle Disposition.

Für Dr. B. spielte das Sozialprestige, wie wir schon begründet haben, eine entscheidende Rolle im persönlichen Lebensentwurf. Obwohl die Verfolgungsereignisse und die nachfolgende Auswanderung die Verwirklichungsmöglichkeiten der sozialen Ansprüche extrem erschwert hatten, hielt Dr. B. offensichtlich an seinem ursprünglichen Entwurf fest. Er vermochte die Ansprüche, die er an sich und seine Umwelt stellte, nicht mehr auf die bescheidenen Realisationsmöglichkeiten zu reduzieren. So lebte er wehmütig in einer verklärten Vergangenheit, um in der Gegenwart beständig unzufrieden mit seiner ökonomischen und gesellschaftlichen Situation, mit der versagten Anerkennung und mit seiner eigenen Leistung zu sein. Die alltägliche Realität war ihm damit zu einer fortgesetzten Konfliktquelle, zu einer dauernden Kränkung seines unelastischen Selbstkonzepts geworden.

Die Gründe des Unvermögens, sich an die veränderten Lebensbedingungen nach der Entwurzelung anzupassen und einen neuen befriedigenden Sozialstatus zu erreichen, haben mit der Starre (Rigidität) des individuellen Lebensentwurfes und der zugehörigen sozialen Rollenerwartungen zu tun. Als Faktoren, die dafür verantwortlich sind, lassen sich am dargestellten Fall aufzeigen:

Das Alter des Verfolgten. Die größeren Schwierigkeiten älterer Menschen in der Bewältigung von Statuskrisen, beispielsweise anläßlich erzwungener Emigration, sind vielfach bestätigt worden (MURPHY, ØDEGARD, MALZBERG, DAVIE, u. a.).

Die psychodynamische Disposition. Sie wird im Rahmen unserer Untersuchungen nur am Rande thematisch, weil der Rückschluß von 20 Jahre später erhobenen Befunden auf die psychische Struktur vor der Verfolgung nur in engen Grenzen möglich ist. EISENSTADT hat vor allem Ich-Integrität oder Frustrations-Toleranz und Flexibilität der Persönlichkeit als positive Prädisposition für die Adaptation an eine neue sozio-kulturelle Umgebung oder Rolle herausgestellt.

Der individuelle Wertentwurf. Er ist insofern von großer Bedeutung, weil sich aus ihm die Relation zwischen Anspruch und Realisationsmöglichkeit bestimmt. Soziale Rollenerwartungen, die vorwiegend auf die Verwirklichung „ritueller" Werte abzielen, etwa auf ein hohes Sozialprestige, wie im Falle Dr. B., sind, was EISENSTADT nachweisen konnte, ein wesentliches Anpassungshindernis.

Die eben dargestellten Faktoren sind im Rahmen unserer Untersuchungen von ausschlaggebender Bedeutung für die Bewältigung der Nachkriegssituation. Die soziale Rehabilitation der Verfolgten, ihre Wiedereinordnung in der Heimat oder ihre soziokulturelle Anpassung nach einer Emigration im Zufluchtsland sind von solchen Voraussetzungen abhängig. Wenn diese Wiederverwurzelung, wie im Falle Dr. B. für dauernd mißlingt, dann bleibt — wie RUFFIN u. GREVE sagen — die bisherige Sinngebung des Lebens partiell zerbrochen, und ein Neubeginn gelingt nicht mehr. *Die Chronifizierung der Depression scheint hier mit der Chronifizierung einer konflikthaften, beständig enttäuschenden Relation zwischen Selbstkonzept und Realität in Zusammenhang zu stehen.*

An Dr. B. ließ sich zeigen, wie die Fixierung des nicht mehr realisierbaren Wertentwurfes zwangsläufig eine Verklärung der „glücklichen" Vergangenheit und eine schmerzliche Enttäuschung an der Gegenwart zur Folge hat. Der mit der Entwurzelung erlittene Verlust bleibt damit im Zustand ständiger, wenn auch im Ausmaß wechselnder Wiederbelebung, aus dem offensichtlich auch eine ständige Depressivität, Rollenunsicherheit und nicht selten auch Schuldgefühle genährt werden. Wo eine unvollständige, resignierende Einschränkung der

Ansprüche an die mitmenschliche Realität gelingt, bleibt nicht selten eine spezifische Empfindsamkeit und Kränkbarkeit für jedwede Provokation der unbewältigten Verluste zurück.

2. **Depressiv-ängstlicher Persönlichkeitswandel nach Extrembelastungen.** Ein entscheidender Faktor, der die Prädisposition für die Restitution des Sozialstatus und die soziokulturelle Adaptation in einem Einwanderungsland im negativen Sinne mitbestimmt, sind die vorausgegangenen Verfolgungserfahrungen. Das zeigten die erwähnten sozialpsychologischen Untersuchungen an Einwanderern von DAVIE, WEINBERG[1], EISENSTADT u. a. Auch an dem dargestellten Fall Dr. B. wurde deutlich, daß der eigentliche Beginn der „Entwurzelungsdepression" in die Zeit der schweren Verfolgungsbelastungen fiel. Wir sind sogar ausdrücklich davon ausgegangen, daß die Verfolgungsereignisse selbst Anlaß oder Ursache der Entwurzelung waren. Damit wird die Frage angeschnitten, ob die mehrere Jahre später vollzogene Emigration und die mißlungene soziale Eingliederung eine wesentliche ätiologische Bedeutung für die depressive Fehlhaltung haben, oder ob die verfolgungsbedingten Persönlichkeitsveränderungen auch ohnedies unter dem Bild einer chronischen reaktiven Depression ähnlich verlaufen wären.

Zur Diskussion dieser Frage, die das Problem der pathogenetischen Verschränkung von Nachwirkungen der Verfolgung und Verlust der Heimat einschließt, wollen wir auf allgemeinere Erörterungen übergehen. H. STRAUSS hatte die Feststellung getroffen, daß chronische Depressionen häufiger bei nicht Internierten als bei ehemaligen Konzentrationslagerhäftlingen und häufiger bei alleine Lebenden als bei Verheirateten vorkamen. Das hat ihn zu dem Schluß veranlaßt, daß nicht die Verfolgungserfahrungen unmittelbar, sondern die Nachkriegsverhältnisse, der Verlust von Heimat und Familie, die Akkulturationsschwierigkeiten, der soziale Prestigeverlust usw. die eigentliche Ursache der Depression seien. Diese Auffassung ließe eigentlich erwarten, daß unter den Vertriebenen und Flüchtlingen des zweiten Weltkrieges bei vergleichbaren Entwurzelungsbedingungen — ohne die Verfolgung — chronische Depressionen mit ähnlicher Häufigkeit aufgetreten wären.

Selbst wenn man die besonders günstigen Entschädigungsbedingungen nach dem BEG einrechnet, die zweifellos eine Aufmerksamkeitszuwendung auf den betroffenen Personenkreis einerseits und eine Betonung der Symptomatik auf der anderen Seite fördern, läßt sich eine solche Annahme kaum wahrscheinlich machen. Es steht aber außer Zweifel, daß es gelegentlich chronifizierte depressiv-dysphorische Fehlhaltungen als Reaktion ausschließlich auf den Verlust der Heimat und seine Konsequenzen bei entsprechend disponierten Fällen gibt (EBERMANN u. MÖLLHOFF).

Geht man schließlich von den Untersuchungen an ehemaligen Konzentrationslagerhäftlingen aus, die in ihre Heimat zurückkehren konnten — also keine Entwurzelung im äußeren Sinne erfuhren — so findet man recht häufig chronisch-depressive Syndrome. THYGESEN sah beispielsweise bei einer Nachuntersuchung ehemaliger dänischer Lagerhäftlinge von 1951 bis 1953 in 45% leichte, in 32% schwerere seelische Dauerveränderungen, wobei eine depressiv-dysphorische

---

[1] WEINBERGS Feststellung, daß sich die ehemaligen Konzentrationslagerhäftlinge in der Internatssituation eines Einwandererheims besser anpaßten als die übrigen Verfolgtengruppen, spricht nicht unbedingt für eine günstigere Prädisposition zur sozialen Restitution, zumal die Nachuntersuchungen bereits ein etwas verändertes Bild ergaben.

Verstimmung dominierte, ähnlich EITINGER an den norwegischen Heimkehrern (36% Depressionen), die in Konzentrationslagern waren.

In unserem eigenen Material haben wir zur Klärung dieser Fragen die Gruppe jener Vorkriegsemigranten, die keiner Lagerhaft ausgesetzt waren und meist nur Heimat und wirtschaftliche Existenz verloren hatten, den anderen — meistens Konzentrationslager- oder Ghettohäftlingen — gegenübergestellt.

Tabelle 37.
Das Depressionssyndrom im bezug zur erzwungenen Auswanderung[1]
(Evtl. mit vorausgegangener Diskriminierung ohne sonstige Verfolgungstatbestände)
(Alle Angaben in Prozentzahlen)

	Erzwungene Auswanderng	Übrige	Gesamt
Gesamtzahl der Fälle = 100%	41	283	324
davon:			
Chronisch depressiv	29,3% (12)	36,4% (103)	115
Zeitweise depressive Stimmungsschwankungen .	26,9% (11)	19,4% (55)	66
Reaktive Verstimmungen auf spätere Anlässe...	12,2% (5)	8,5% (24)	29
Diagnose: Chronisch-reaktive Depression	22,0% (9)	29,3% (83)	92

[1] Die absoluten Zahlen stehen in Klammern neben den relativen.

Die Korrelation mit den depressiven Symptomen zeigt, daß — im Gegensatz zu den Feststellungen von H. STRAUSS — chronisch-depressive Verstimmungen bei den Vorkriegsemigranten etwas seltener vorkommen. Noch eindeutiger ist die Differenz bei der Diagnose „Chronisch-reaktive Depression". Immerhin ist die Tatsache, daß derartige Krankheitsbilder auch ohne schwerste Verfolgungstatbestände in 22% unserer Emigrantengruppe vorkamen, ein starkes Argument für die pathogene Bedeutung der äußeren Entwurzelung. Es handelt sich allerdings bei diesen neun Fällen durchwegs um Verfolgte, die vor der Auswanderung persönlichen Belastungen im Sinne der Diskriminierung und Diffamierung in der Gesellschaft ausgesetzt waren. Wenn man schließlich einige Symptome des depressiven Formenkreises mit einer groben Schematik von Verfolgungstatbeständen verschiedener Schwere korreliert, so ergibt sich folgendes Bild (s. Tab. 38):

Die chronisch-depressive Verstimmung als Symptom ist — von den pathogenetischen Vorwegnahmen der Diagnose unbeeinflußt — bei ehemaligen Konzentrationslagerhäftlingen am häufigsten, bei den Ghetto- und Arbeitslagerinsassen und den in extremen Verstecksituationen Untergetauchten nahezu ebenso häufig. Lediglich bei jener Gruppe, die nur diskriminierenden Maßnahmen, wenn auch mitunter von schwerstem Ausmaß, ausgesetzt war, wurde das Symptom seltener beobachtet. Die reaktiven Verstimmungen auf spätere Anlässe, bei denen das Gewicht des verfolgungsbedingten Syndroms in den Hintergrund tritt, sind dagegen ebenso wie die bei der Untersuchung nicht objektivierten, angeblich chronischen Verstimmungen bei den leichteren Verfolgungstatbeständen häufiger[1].

[1] Es scheint uns wichtig, auch an dieser Stelle darauf hinzuweisen, daß unser Material vorwiegend chronisch-erlebnisreaktive Syndrome enthält. Wenn man von Untersuchungen ausginge, die bald nach dem Ende der Verfolgung und im Zusammenhang mit einer Emigration durchgeführt wurden, ergäbe sich wahrscheinlich ein anderes Bild in der Verteilung der depressiven Reaktionen.

Die Entstehung chronisch-depressiver Fehlhaltungen ohne dauernde äußere Entwurzelung soll wieder an einem paradigmatischen Fall erläutert werden.

Der am 22. Oktober 1901 in einer westdeutschen Großstadt geborene J. entstammt einer jüdischen Kaufmannsfamilie des gehobenen Mittelstandes. Er wuchs in einer geordneten Familienatmosphäre auf und trat nach Abschluß der kaufmännischen Ausbildung in das elterliche Unternehmen ein. Er wird als initiativereich, gesellschaftlich aktiv und geschäftlich erfolgreich geschildert. Er machte keine ernsten seelischen Krisen durch und galt bis in die nationalsozialistische Zeit hinein als sportlicher, lebenszugewandter und kontaktfreudiger Kaufmann.

Tabelle 38.

Depressive Symptome in Beziehung zum Schweregrad der Verfolgung[1]

(Alle Angaben in Prozentzahlen)

	A	B	C Ges.	I	II	D Ges.	I	II
Chronisch depressiv (nicht objektiviert)	8,7 (7)	3,6 (1)	2,2 (1)	—	2,5 (1)	4,1 (7)	15,4 (2)	3,2 (5)
Chronisch depressiv (objektiviert)	27,5 (22)	35,8 (10)	37,0 (17)	50,0 (3)	35,0 (14)	38,8 (66)	38,4 (5)	38,8 (61)
Zeitweise depressiv (Stimmungsschwankungen)	25,0 (20)	21,4 (6)	26,1 (12)	33,3 (2)	25,0 (10)	16,5 (28)	7,7 (1)	17,2 (27)
Reakt. Verstimmung auf spätere Anlässe	12,5 (10)	3,6 (1)	8,7 (4)	33,3 (2)	5,0 (2)	8,3 (14)	7,7 (1)	8,3 (13)
Gesamtzahl der Fälle = 100 %	80	28	46	6	40	170	13	157

[1] Verfolgungsschweregrade:

A   Leichte und schwere Diskriminierung, neutrale Internierung, Haft, erträgliche Illegalität.
B   Illegaler Aufenthalt unter unerträglichen Bedingungen, evtl. A einschließend.
C   Ghetto, evtl. A und B einschließend.
D   Konzentrationslager, evtl. A, B und C einschließend.
   I   Ghetto bzw. KL bis zu einem Jahr.
   II Ghetto bzw. KL über einem Jahr.

Die schraffierten Felder sind wegen der niedrigen absoluten Fallzahl nicht auswertbar. Die absoluten Zahlen stehen in Klammern unter den relativen; die wichtigsten Werte sind durch schwarze Dreiecke hervorgehoben.

Nach 1933 hatte er frühzeitig eine Teil-Arisierung einzelner Betriebe begonnen. Dennoch war der ehemals angesehene Bürger bald schweren Demütigungen, Entehrungen und Verunglimpfungen ausgesetzt. Schließlich mußte er in ungünstige Verträge beim Verkauf seiner Gesellschaftsanteile einwilligen. Im Oktober 1936 wurde er für 2 Wochen unter dem Vorwurf der „Rassenschande" in Untersuchungshaft genommen und seine „arische" Braut als „Judendirne" in der Zeitung beschimpft. Er konnte sich in der Folgezeit mit seiner Verlobten nur im geheimen treffen, ohne Aussicht, sie in Deutschland heiraten zu können.

1937 floh er, weil er vor einer drohenden Verhaftung gewarnt worden war, nach Mailand. Seine Verlobte folgte ihm. Beide konnten sich einige Zeit mit einem kleinen Drogeriegeschäft gut über Wasser halten, bis die italienischen Rassengesetze eine legale Beschäftigung unmöglich machten. Ein Fluchtversuch ohne Paß nach Frankreich scheiterte und im Juni 1940 wurde er für mehr als 3 Jahre in ein süditalienisches Internierungslager gebracht, wo er unter den ungünstigen Unterbringungs- und Ernährungsbedingungen und der Isolierung litt. Auch fürchtete er, wie die anderen Juden des Lagers, eine Auslieferung an die Deutschen und die Deportation in ein Vernichtungslager.

Nach einem 3 Monate dauernden Einsatz zur Zwangsarbeit gelang ihm die Flucht. Er
gelangte auf einer gefährlichen Reise in ein Versteck, das ihm seine Verlobte auf einem nord-
italienischen Gutshof vorbereitet hatte. Dort hielt er sich, unmittelbar in der Nähe deutscher
Truppen, bis zum Frühjahr 1945 verborgen.

Während dieser Zeit litt er an Schlafstörungen, war ängstlich, mutlos und apathisch. Auch
nach der Befreiung verschwand seine Gedrücktheit und Schwunglosigkeit nicht. Er habe — so
gibt er jetzt an — weiter an Schlafstörungen, nächtlichen Angstzuständen und Schreckträumen
gelitten. Vom Kontakt mit anderen Menschen habe er sich weitgehend zurückgezogen. Er habe
den Eindruck, daß er sich seither in seinem Wesen verändert habe.

In Italien habe er, nach der Konversion zum katholischen Glauben, seine Braut geheiratet.
Nach der Befreiung habe er sich jedoch nicht so gut mit ihr verstanden als er hoffte, obwohl
sie in der schweren Zeit stets zu ihm gehalten hatte. Er habe seit dieser Zeit auch an Potenz-
störungen gelitten.

Nach seiner Rückkehr in die Bundesrepublik fand er erst bei Freunden Unterkunft. 1950 kam
auch seine 78jährige Mutter, während der Vater 1947 in der Emigration verstorben war.
1949 hatte er auf dem Klagewege ein Zweiggeschäft des elterlichen Unternehmens zurück-
erhalten. Er lebt jetzt in seiner ehemaligen Heimat in ordentlichen Verhältnissen. 1954 kam
es zur Scheidung, nachdem seine erste Frau dem Alkohol zusprach. 1955 hat er wieder geheiratet. Mit der zweiten Frau, welche ebenfalls verfolgt wurde, steht J. in einer spannungsvollen Beziehung. In seinen beruflich-familiären Aktivitäten matt und apathisch geworden,
ließ er sich von ihr bald die Zügel aus der Hand nehmen. Gereizte Auseinandersetzungen sind
häufig; die Ehepartner rechnen sich dann das gegenseitige Verfolgungsschicksal vor. J. zieht
sich brütend zurück und grübelt über den Verlust seines geschäftlichen Elan, während die
Ehefrau, welcher die Führungsrolle in der Familie nicht liegt, enttäuscht ist.

Herr J. klagt, er sei viel schwerfälliger geworden, fühle sich meist kraftlos, matt und
bedrückt. Seine frühere Initiative sei verschwunden. Er fliehe dem gesellschaftlichen Umgang,
habe zuweilen sogar Beklemmungen bei Vertreterbesuchen. Immer noch werde er von Angstträumen mit Verfolgungsinhalten gequält. Er sei auch nach wie vor sehr schreckhaft, gerate
zuweilen in Panik, wenn es nur an der Türe klopfe. Er habe auch eine unsinnige, gereizte
Aversion gegen Menschen in Uniform und meine, daß es sich hier um eine „übertünchte
Angst" handele. Seine Mutlosigkeit führe nicht selten zu Selbstmordgedanken, obwohl er
andererseits Angst vor Erkrankungen habe.

Bei der Untersuchung durch uns im Jahre 1961 war bei Herrn J. kein Verdacht auf eine
Erkrankung oder Schädigung des Zentralnervensystems festzustellen. Das Elektroencephalogramm war normal.

Der psychische Befund zeigte eine matte, depressive Verstimmung, wobei die aktive,
lebenszugewandte Ausgangspersönlichkeit eines Pyknikers mit lebhafter Psychomotorik noch
durchschien. Mehrfach brach der sonst disziplinierte und selbstironisierende Herr J. an
kritischen Punkten der Exploration in elementares Weinen aus, das die affektive Erschütterung durch die Verfolgungserinnerungen zeigte. Die Einschränkung der persönlichen und
beruflichen Aktivität — Herr J. führt sein Geschäft nur noch in sehr bescheidenem Umfang
und hat nichts unternommen, das frühere Großunternehmen zurückzugewinnen oder wieder-
aufzubauen — tritt ebenso deutlich zutage wie die Neigung, sich aus dem mitmenschlichen
Umgang zurückzuziehen. Er hat offensichtlich an Selbstsicherheit eingebüßt, verfügt nicht
mehr über das seinem Naturell früher eigene Vertrauen zu den eigenen Überzeugungen und
bezeichnet sich als „Kompromißler".

Es stellt sich eindeutig dar, daß die früher agile, kontaktfreudige und syntone
Persönlichkeit mit der Verfolgung in ihrer Grundstimmung und in ihren sozialen
Bezügen verändert worden ist. Obgleich hier die äußere Entwurzelung fehlt — Herr
J. ist in seine Heimat zurückgekehrt, erhielt, wenn auch teilweise, seinen Besitz
zurückerstattet und hat kein Mitglied seiner Familie durch Verfolgungsereignisse verloren — kann man mit einigem Recht von einer Entwurzelungsdepression sprechen. Wenn man sich jedoch die Verfolgungserfahrungen vor
Augen hält, denen Herr J. für 8 Jahre ausgesetzt war, so ist an der Tatsache nicht
zu zweifeln, daß sie zu einer tiefgreifenden Entwurzelung geführt haben. Der lang-

währende Verzicht auf Heimat, Beruf und gewohnten Lebensstandard ist dabei kaum ausschlaggebend. Es geht vielmehr darum, daß die Zerstörung des sozialen Status, die permanente Gefährdung der vitalen Sicherheit, die Verunsicherung der mitmenschlichen Beziehungen und die extreme Einschränkung der Befriedigungs- oder Selbstverwirklichungsmöglichkeiten eine, man könnte sagen „innere Entwurzelung" zur Folge hatten. Das ist in VON BAEYERS Analyse der Annihilierung der geschichtlich-sozialen Existenz deutlich gemacht worden.

Die Wiederherstellung des äußeren Status konnte offensichtlich bei Herrn J. die vorausgegangene innere Entwurzelung nicht mehr wett machen.

Freilich sind im konkreten Einzelfall verschiedene Faktoren für die Erschwerung einer sozialen Wiederverwurzelung von Bedeutung. Bei Herrn J. spielen Schuldgefühle und Enttäuschung wegen einer scheiternden Ehe mit jenem Mädchen, das in den Verfolgungsjahren durch dick und dünn zu ihm gehalten, ihm wahrscheinlich das Leben gerettet hatte, eine gewisse Rolle. Aber das Gewicht dieser accidentellen Momente ist unterschiedlich. Selbst bei einer so ernst zu nehmenden Belastung wie bei Herrn J. fällt auf, daß die depressive Haltung relativ autonom von der Befreiung an über die unterschiedliche Ehesituation hinweg bis in die zweite, offenbar glücklicher verlaufende Zweitehe hinein besteht.

VENZLAFF sprach von einem Grundgefühl der Ungeborgenheit und von einem Wandel in der Einstellung zur Umwelt, die aus derartigen außergewöhnlichen Verfolgungserfahrungen hervorgehen können. Man wird nicht fehlgehen, wenn man annimmt, daß bei Herrn J. und in den vergleichbaren Fällen eine bleibende Verunsicherung in den Welt- und Umweltbezügen einer Wiederverwurzelung im Wege steht. ENGEL hat gezeigt, daß die Mutlosigkeit, die Apathie, aber auch die Angst und Hilflosigkeit der chronisch Depressiven ihre Anpassungsfähigkeit erheblich herabsetzen und die soziale Eingliederung erschweren oder verhindern.

Eine Besonderheit des depressiv-ängstlichen Persönlichkeitswandels liegt in seiner Chronizität. Die Analogie mit den Entwurzelungsreaktionen der Heimatvertriebenen reicht für ihr Verständnis nicht immer aus. Der klinisch wohlvertrauten reaktiven Depression liegt eine emotionelle Reaktion, beispielsweise die Trauer über einen Verlust zugrunde. Die chronischen Depressionen der Verfolgten sind nur zum Teil aus der depressiven Verstimmung oder aus der Trauer über den erlittenen Verlust her verständlich. Zu dem emotionellen Moment, das manchmal nur sehr schwach ausgeprägt ist, tritt eine restriktive Haltung in Gestalt einer resignierenden Einschränkung der Weltbezüge und einer Tendenz zur sozialen Isolierung. Auf diese Haltung des Vermeidens spielt Herr J. an, wenn er sich als „Kompromißler" bezeichnet.

Am Fall selbst — und hier steht er paradigmatisch für eine ganze Gruppe — ist erkennbar, daß hinter der depressiv-apathischen Fassade eine erhebliche Dynamik steht. Sie zeigt sich in der elementaren Traurigkeit beim Ansprechen mancher Verfolgungserlebnisse, in der gereizten Aversion gegen Uniformierte, in der auffallenden Schreckhaftigkeit und nicht zuletzt in Angstträumen und allgemeiner Ängstlichkeit.

Vergleichbare Beobachtungen sind von EITINGER, ENGEL, VON BAEYER, KOLLE, TRAUTMANN, LEVINGER, BENSHEIM u. a. mitgeteilt worden. *Damit wird deutlich, daß die restriktiv-depressive Haltung zumindest teilweise eine Charakterabwehr ist.* Sie reduziert nach innen die offensichtlich tiefergehende Traurigkeit über unbewältigte Verluste und die ebenfalls recht erhebliche Angstspannung. Sie vermindert nach außen zugleich, im Vermeiden von sozialen Kontakten und anderer Aktivitäten, die Wiederbelebung der belastenden Erfahrungen. TRAUTMANN spricht in diesem Zusammenhang geradezu von einer affektlosen Uninteressiertheit, die als Abwehrmechanismus im Sinne der Affektlähmung in der Verfolgungssituation selbst entwickelt worden sei.

Neben diesen leicht durchsichtigen dynamischen Motiven spielen einige andere von Fall zu Fall eine unterschiedliche Rolle. Wir haben bei der Besprechung der Entwurzelungsdepressionen bereits auf das Festhalten an einem nicht mehr realisierbaren Selbstkonzept verwiesen, das als stetige Quelle von Enttäuschung pathogene Wirksamkeit entfalten kann. Der fehlende soziale Verlustausgleich — EITTINGER und TRAUTMANN haben darauf aufmerksam gemacht — steht als ein depressionsfördernder Faktor damit in engem Zusammenhang. Doch wäre es wiederum verfehlt, wollte man die Gesamtheit der Symptomatik als Abwehr der Trauer über die verlorenen Lebensjahre und über die sozialen und ökonomischen Einbußen interpretieren.

Die Besonderheit der dargestellten depressiven Fehlhaltungen liegt also in der Tatsache, daß *die eigentliche Depressivität, das Stimmungsmoment in ihnen nur eine partielle Rolle spielt. Wesentlicher ist die veränderte Persönlichkeitshaltung, die sich — vereinfacht formuliert — als restriktive Abwehr gegen mögliche Wiederbelebungen traumatisierender Erfahrungen durch die Realität und durch Erinnerungen richtet.* Ihre Verwandtschaft zu den angstneurotischen Fehlhaltungen nach Extrembelastungen ist sowohl von der Symptomatik als vom inneren Aufbau her nicht zu übersehen. Diese Verwandtschaft wird noch deutlicher bei der folgenden Gruppe:

3. Die chronifizierte Verlustdepression (Trauersyndrom). Der Kaufmann P., geboren am 20. März 1910, entstammt einem kinderreichen polnischen Geschäftshaushalt. Nach seiner Schulausbildung — Volksschule, 3 Jahre Gymnasium und Fachschule — wurde er Webermeister und gründete von der Mitgift seiner Frau eine kleine Kammgarnweberei mit zuletzt 30 Webstühlen. 1930 hatte er geheiratet, bis Kriegsbeginn waren drei Kinder zur Welt gekommen. Er galt als tüchtiger, gemütvoller und lebensfroher Mann, der keine ernsteren seelischen Krisen durchgemacht hatte.

Nach der deutschen Besetzung wurde sein Besitz enteignet, er kam mit der Familie im Frühjahr 1940 ins Ghetto Lodz. Im Herbst 1942 wurden Frau und Kinder abtransportiert. Nach diesem Ereignis, das er schon lange angstvoll erwartet hatte, sei er tieferschüttert und deprimiert gewesen. Überhaupt habe er die erste Zeit unter ständiger Angst, Schlafstörungen und unter den häufigen Mißhandlungen sehr gelitten. Allmählich sei er stumpfer und apathischer geworden, vor allem während seiner Aufenthalte in den Konzentrationslagern Auschwitz und Görlitz, wo er bei Kriegsende befreit worden sei. Er habe gräßliche Dinge erlebt, sei selbst auch einmal zur Strafe an den Füßen aufgehängt worden, aber in der letzten Zeit sei er so erschöpft und gleichgültig gewesen, daß er kaum mehr etwas richtig miterlebt habe.

Nach der Befreiung befand sich Herr P. wegen Erschöpfung und Abmagerung einige Monate im Krankenhaus Görlitz. Dann kehrte er in seine Heimat zurück. Er fand von seiner Familie lediglich zwei Brüder wieder. Seine Frau mit den drei Kindern und sein Besitz waren verloren. Er sei schon mit dem Schwinden der Erschöpfung traurig gewesen. Er habe viel geweint und keinen Auftrieb mehr gehabt. Das habe sich inzwischen nicht viel geändert. Sein Bruder, der Rabbiner sei, habe ihn 1947 nach Westdeutschland und 1949 nach den USA mitgenommen. Er habe weder hier noch dort die Kraft gefunden, eine neue Existenz aufzubauen. 1950 sei er nach 8 Monaten Israel wieder nach Deutschland zurückgekehrt. Jetzt lebe er mit seinem zweiten Bruder, der ein Blusengeschäft in M. betreibe, in einer kleinen Wohnung. Er helfe etwas mit, sitze aber meist untätig herum. Er fühle sich einsam, bedrückt, habe keine Lust mehr, auszugehen. Er könne den Verlust seiner Familie nicht verwinden; sein

Denken bewege sich noch immer um die Vergangenheit. Die glückliche Zeit vor dem Kriege sei das einzige, was er noch besitze. Gegenwart und Zukunft existierten eigentlich nicht mehr für ihn. Er warte eigentlich auf seinen Tod.

Anfangs habe er noch versucht, wieder zu heiraten, aber er sei impotent, weil er seine Frau nicht vergessen könne. Er sei ja auch nicht in der Lage, eine Familie zu unterhalten. Weiter klagte Herr P. über Angstträume, Menschenscheu, Platzangst, allgemeine Ängstlichkeit mit Herzjagen und anderen vegetativen Krisen.

Bei der Untersuchung im Jahre 1957 war der körperliche Befund, abgesehen von einem leichten labilen Hypertonus, normal. Neurologische Ausfälle fanden sich nicht. Auch Elektroencephalogramm und Schädelröntgenaufnahmen zeigten Normalbefunde.

Herr P. wirkte schwunglos und initiativearm. Er sprach meist mit leiser, wenig modulierter Stimme. Seine depressive Grundstimmung war unverkennbar. Angesprochen auf seine Erinnerungen an Frau und Kinder weinte er und benötigte einige Zeit, um sich wieder zu fassen. Demonstrative Verhaltensmerkmale waren nicht festzustellen. Die Testbefunde zeigten eine depressive Leistungshemmung, aber kein organisches Syndrom. Außerdem traten starke Angstspannungen zutage, die nur durch Affektabwehr einigermaßen unter Kontrolle gebracht werden. Gefühle waren weitgehend abgeschirmt, die Beziehung zur Realität geschrumpft auf eine oberflächliche Beschäftigung mit Details oder Äußerlichkeiten.

Am 7. April 1962 wurde Herr P. in seiner Wohnung von Dr. van Kaick nachuntersucht. Er lebt in einem verhältnismäßig kahlen Raum der kleinen Wohnung, die Eigentum des Bruders ist. Seine Mitarbeit im Blusengeschäft des Bruders beschränkt sich auf gelegentliche Näharbeiten. Seinen Unterhalt bestreitet er von der inzwischen gewährten Entschädigungsrente. Er wirkte unverändert bedrückt und schwunglos. Nach langer Exploration berichtete er, daß er nachts oft von der Vergangenheit, von seiner Familie träume. Auch tagsüber kämen derartige Phantasien aus der glücklichen Vergangenheit, aber dann sei er sehr beunruhigt und bekomme vegetative Krisen. Nach nächtlichen Angstträumen mit Verfolgungserinnerungen wache er oft mit lautem Schrei schweißgebadet auf. Er stecke voller Angst. In der Stadt halte er sich an die Vorstellung, daß die Funkstreife rasch zur Stelle sei. Er müsse auch immer wieder an die furchtbaren Lagererlebnisse denken, und sei dann erst recht geängstigt. Zeitweise werde er von einer unbeherrschbaren Reizbarkeit überfallen, man könne ihm dabei nicht helfen, sondern müsse einfach abwarten, bis er sich wieder beruhigt habe. Er sei nicht mißtrauisch, aber er lebe zurückgezogen, weil er voller Hemmungen und Ängste den anderen Menschen gegenüber sei. Seine alte Selbstsicherheit habe ihn verlassen. — Insgesamt habe sich sein Zustand seit der Untersuchung 1957 nicht verändert.

Dieser Fall ist insofern aufschlußreich, als er sich uns bei der gutachtlichen Untersuchung in erster Linie von der depressiven Charakterhaltung her darstellte, während die Nachuntersuchung den seiner Zeit erhobenen testpsychologischen Befund einer massiven, teilweise von der depressiven Stimmung verdeckten Angstsymptomatik bestätigte. Das ist keine Einzelerfahrung; der psychodynamische Zusammenhang solcher Syndrome, die sich vom Vordergrund her gesehen, mitunter als einfache Entwurzelungsdepressionen darbieten können, mit den Angstphänomenen ist von einiger Bedeutung.

Wenn man der depressiven Symptomatik nachgeht, so bietet sich als erster Weg des Verstehens das „Trauersyndrom" im Sinne Trautmanns an. Es ist nicht zu leugnen, daß Herr P. den Verlust seiner Familie nicht verwunden hat. Er trauert in unverminderter Stärke um seine Frau, seine Kinder und die glückliche Vergangenheit. Wenn eine solche Trauer, die zunächst als normale Reaktion auf den schweren Verlust hin anzusprechen ist, nicht mehr überwunden werden kann, wenn sie als chronische Trauer fixiert wird, so haben wir nach den besonderen Gründen dafür zu fragen.

Auf gleiche Weise, wie sich dies bei den einfachen Entwurzelungsdepressionen zeigen ließ, lebt Herr P. in einer emotionell aufgewerteten Vergangenheit. Die Verfolgungsereignisse bedeuten einen vollständigen Bruch in seiner Lebenslinie

(KOLLE). Von dieser Zeit an wird nur noch ein eingeschränktes Dasein realisiert, dem ein wesentlicher Anteil an Dynamik zu fehlen scheint. Die ganze Symptomatik dieser Fixierung des Verlorenen, angefangen von den Wiederbelebungsträumen — worin die getöteten Familienmitglieder wie einstmals am Leben sind — bis zur „Erinnerungsnostalgie" und den quälenden Phantasien vom verlorenen Glück (TRAUTMANN, H. STRAUSS u. a.) ist im Fall P. anzutreffen. In vielen vergleichbaren Fällen kommen real begründete oder aus ambivalenten Bindungen an die verlorenen Familienmitglieder entsprungene Schuldgefühle dazu. Sie erreichen zuweilen das Ausmaß masochistischer Selbstanklagen, so daß jede Befriedigung oder jede bessere Stimmung erneut Schuldgefühle hervorruft.

Die äußere Entwurzelung, der Verlust der Familie, um die Herr P. beständig trauert, ereignete sich während einer langjährigen extremen seelischen Belastung, die in unserer Schilderung nur andeutungsweise wiedergegeben wurde. Den Nachwirkungen dieser Belastung dürfte eine wesentliche pathogenetische Bedeutung für die Perpetuierung der depressiven Fehlhaltung zukommen. Dafür spricht schließlich auch die massive Angstsymptomatik, die wir bei Herrn P. und — im Unterschied zur Auffassung TRAUTMANNs — bei eingehender Exploration überhaupt in den allermeisten „Trauersyndromen" antreffen. Man muß allerdings im Auge haben, daß die restriktiv-depressive Charakterabwehr mitunter einen wesentlichen Teil der Ängste verdeckt.

VOELKEL hat in seiner Untersuchung über neurotische Depressionen darauf hingewiesen, daß andauernde Bedrohung und fortwährende Lebensunsicherheit tiefer zu wirken vermögen als ein einmaliges Schreckerlebnis. Bei Herrn P. ist an der Schilderung der Lagererfahrungen deutlich, daß es nach langen entsetzlichen Belastungen und Leiden allmählich zu einer Abstumpfung, zu einer regressiv-apathischen Abwehr kam. Diese emotionelle Blockierung hat der Anamnese nach weiterbestanden, in einem gewissen Umfang sogar bis zur Gegenwart.

Man darf annehmen, daß diese traumatisch provozierte „Charakterpanzerung" die Überwindung der Trauer bzw. der reaktiven Depression verhindert hat. Nicht nur durch diese emotionelle und soziale Rigidität der Persönlichkeit, sondern auch durch die Erschütterung des fundamentalen Vertrauens in die Welt scheint die Fähigkeit zur Anpassung, zur Wiederherstellung des sozialen Status entscheidend beeinträchtigt zu sein. Aus dem Mangel an einer tragenden Zukunftsorientierung, an Dynamik und Befriedigung in einer veränderten Realität resultiert auch die Fixierung der Vergangenheit und das Unvermögen zum Abschluß der Trauer. Die Trauer oder Depressivität selbst und die Hinwendung zu den Phantasien der Vergangenheit lähmen wiederum das Interesse oder die Initiative an der Gegenwart.

ENGEL und EITINGER weisen mit Recht darauf hin, daß angstbeladene Erinnerungen, wenn sie ein gewisses Ausmaß erreicht haben und in wesentlichen Daseinsbereichen angesiedelt sind, die seelische Kapazität reduzieren. So kann der Anspruch, den die Umwelt stellt, oft nicht mehr ganz erfüllt werden. Bei den schwer gestörten Fällen, zumal unter einer restriktiv-depressiven Charakterpanzerung, besteht nicht selten eine erhebliche Insuffizienz gegenüber den eigenen und fremden Ansprüchen. Herr P. beispielsweise fällt seinen Brüdern zur Last, depressive Mütter können oft nicht mit den Kindern fröhlich sein (ENGEL) und nicht selten versagen sie auch in der Sexualrolle. Dieses Versagen vor den eigenen und fremden

Ansprüchen gibt Anlaß zu neuen Insuffizienz- und Schuldgefühlen und steht einer individuellen und sozialen Restitution weiter im Wege.

So entwickeln manche dieser Persönlichkeiten mit depressiv-restriktiver Charakterabwehr gleichsam aus sich heraus eine neue pathogene Sekundärdynamik, die zum Unterhalt der depressiven Symptomatik beiträgt.

4. Zusammenfassung (Latenzzeit zwischen Verfolgung und chronischer Depression). Unsere paradigmatische Unterscheidung von drei Gruppen: 1. der Entwurzelungsdepression, 2. des depressiv-ängstlichen Persönlichkeitswandels und 3. des chronischen Trauersyndroms hat nur bedingten Wert. Sie stellt die depressiven Reaktionen, die vorwiegend aus einer massiven „äußeren Entwurzelung" hervorgehen (1) den Nachwirkungen der „inneren Entwurzelung" (2 und 3), die vorwiegend aus der extremen Belastung oder Zerstörung der mitmenschlichen Beziehungen entspringen, gegenüber. Dabei scheinen, diesem Ursprung gemäß, die letzteren meist in erheblichem Ausmaß mit Angstsymptomen einherzugehen.

Sieht man von dieser groben Typisierung der Anlaßsituation einmal ab — zumal die äußere Entwurzelung als Zerstörung aller wesentlichen Realisationsmöglichkeiten des bisher gelebten Wertentwurfes recht häufig mit einer inneren Entwurzelung einhergeht — so bleiben nur Akzentuierungen des Gesamtsyndroms „chronisch-reaktive Depression". Dabei steht einmal mehr die restriktiv-resignierende Charakterpanzerung im Vordergrund, dann ist das Erscheinungsbild deutlicher von Apathie und Gedrücktheit im Sinne der Affektabwehr bestimmt, während Angst, Trauer und affektbelastete Inhalte teilweise verdeckt bleiben. Sie zeigen sich in unterschiedlichem Ausmaß in Gestalt vegetativer und psychoneurotischer Symptome. In anderen Fällen überwiegt die Fixierung der Vergangenheit (Verlustdepressionen) im Sinne der chronischen Trauer und der angstvermeidenden und zugleich realitätsverneinenden Hinwendung zu idealisierten Erinnerungen. Die emotionelle Dynamik, vor allem die traurig-depressive Verstimmung, ist unter solchen psychodynamischen Bedingungen deutlicher.

Wenn H. STRAUSS betont, die chronisch-reaktiven Depressionen seien nicht als Veränderung der Persönlichkeitsstruktur, sondern nur als eine Reaktion der vorbestehenden Persönlichkeit auf Nachkriegsanlässe zu verstehen, so kann man ihm nur mit Einschränkungen folgen. Seine Aussage trifft mit einiger Wahrscheinlichkeit auf jene Entwurzelungsreaktionen zu, die nicht aus den Extrembelastungen heraus entstanden sind, sondern tatsächlich durch spätere Entwurzelungen einer nicht wesentlich vorgeschädigten Persönlichkeit hervorgerufen werden. Es steht jedoch außer Zweifel, daß bei ausgeprägten chronisch-depressiven Fehlhaltungen, die aus der Verfolgungssituation entsprungen sind, mitunter eine erhebliche Rigidität der Persönlichkeit mit Verminderung der Anpassungsfähigkeit besteht. So zeigte beispielsweise der letzte der dargestellten Fälle, daß die restriktiv-depressive Symptomatik über alle unternommenen Emigrationen und Anpassungsversuche hinweg im wesentlichen unverändert blieb. Obgleich es fließende Übergänge gibt, ist es in solchen Fällen wohl begründet, von einem „erlebnisreaktiven Persönlichkeitswandel" (VENZLAFF) zu sprechen, denn offensichtlich sind nicht nur die Erlebnisse (Reaktionen), sondern auch die Erlebnisdispositionen verändert.

Latenzzeit zwischen Verfolgung und chronischer Depression. Die gutachtliche Beurteilung der chronisch-reaktiven Depressionen ist dann nicht schwierig, wenn sich das Bestehen des Syndroms kontinuierlich von der Verfolgung über die späteren Belastungen hinweg belegen läßt. Dabei ist zu berücksichtigen, daß die depressive Symptomatik häufig erst nach einer Latenzphase auftritt.

STRASSMAN, THALER u. SCHEIN haben diese Feststellung auch an entlassenen Kriegsgefangenen aus ostasiatischen Lagern gemacht. Dort ging einer depressiven Symptomatik meist eine mehrwöchige Entlassungseuphorie voraus.

An den entlassenen Konzentrationslagerhäftlingen haben THYGESEN, TARGOWLA, FICHEZ u. a. schon frühzeitig analoge Beobachtungen mitgeteilt, wobei allerdings meist ein langes Stadium der Erschöpfung mit neurasthenischen Symptomen vor dem Auftreten der Depression zum Vorschein kam. THYGESEN hat bei seinen Nachuntersuchungen an dänischen Konzentrationslagerheimkehrern 1951 bis 1953 relativ häufig neurasthenische Syndrome mit depressiver Verstimmung gefunden, während in der Erstuntersuchung 1947 bis 1948 die depressive Symptomatik noch keine wesentliche Bedeutung hatte.

Diese Latenzzeit erklärt sich aus verschiedenen Faktoren. Zweifellos spielt die Verdeckung der psychischen Folgen der Haft durch das körperliche Erschöpfungssyndrom eine Rolle. In engem Zusammenhang damit steht die Schutzsituation der DP-Lager oder der Sanatorien, die ebenfalls eine konfliktvermeidende Wirkung hat. Die depressive Symptomatik entsteht offensichtlich teilweise erst in der Auseinandersetzung einer durch die schwere Belastung oder Verunsicherung durchweg rigiden bzw. eingeschränkten Persönlichkeit mit der fordernden und versagenden Welt. So kommt sie häufig erst zur Manifestation, wenn der ehemalige Verfolgte wieder den Notwendigkeiten einer selbständigen Lebensbewältigung, einer Restitution seines verlorenen Sozialstatus ausgesetzt ist. Ein Versagen in dieser realen Aufgabensituation scheint jedoch — wie unsere Symptomstatistik zeigt — bei den typischen Fällen von der äußeren Entwurzelung relativ unabhängig zu sein und sogar bei Wiederkehr in die Heimat gleicherweise aufzutreten.

Schwieriger ist allerdings die gutachtliche Beurteilung in jenen Fällen, in denen eine Entwurzelungsdepression oder eine vergleichbare Symptomatik erst im Anschluß an eine relativ späte Emigration auftrat, wenn vorher eine praktisch vollständige Rehabilitation erreicht, oder keinerlei wesentliche Symptomatik mehr nachweisbar war. In solchen Fällen, zumal, wenn die Symptomatik in thematischem Bezug zur Entwurzelung und nicht zu Verfolgungsereignissen steht, sahen wir uns durchwegs nicht imstande, einen Zusammenhang mit der Verfolgung — weder im Sinne der Verursachung noch im Sinne der Verschlimmerung — wahrscheinlich zu machen.

Ähnliche Schwierigkeiten ergeben sich in der Beurteilung typischer reaktiver Depressionen. Einige Verfolgte aus unserem Material hatten in unmittelbarem Anschluß an Verfolgungsereignisse depressive Reaktionen mehr oder weniger schweren Grades durchgemacht. Die Anlässe waren entweder Entwurzelungen oder der Verlust naher Angehöriger; jedenfalls waren die in Frage kommenden Belastungen den normalen Depressionsanlässen zumeist eher vergleichbar. Es steht außer Zweifel, daß diese depressiven Reaktionen unmittelbar im Anschluß an die Verfolgung durch sie mit Wahrscheinlichkeit auch verursacht worden sind. Wenn es aber dann mehrere Jahre später zu einer weiteren reaktiven Depression auf einen anderen Anlaß hin kam oder beispielsweise — was einige Male vorkam — eine Wochenbettsdepression auftrat, haben wir uns dem Standpunkt von H. STRAUSS angeschlossen. Nur der Nachweis einer kontinuierlichen chronisch-depressiven Persönlichkeitsveränderung ermöglicht es, den Zusammenhang einer, nach vielen Jahren noch vorhandenen oder unter einer neuen Belastung sich verschlechternden Depression mit einer verfolgungsbedingt veränderten Erlebnisdisposition wahrscheinlich zu machen.

d) Paranoide Fehlhaltungen

Unter dieser diagnostischen Rubrik haben wir alle jene Fälle zusammengefaßt, die eine ausgeprägte paranoide oder sensitiv-paranoide Charakterstruktur mit eindeutigen klinisch manifesten Symptomen, etwa im Sinne wahnähnlicher Reaktionen oder einer beständigen paranoiden Projektionsneigung aufweisen. Auch die akuten wahnähnlichen oder wahnhaft-paranoiden Reaktionen werden wir in diesem Kapitel abhandeln, obwohl sie in unserem Erfahrungsmaterial eine ganz untergeordnete Rolle spielen. Die klinische und psychodynamische Verwandtschaft dieser beiden scheinbar so unterschiedlichen Gruppen, der paranoiden Reaktion und der paranoiden Struktur oder Persönlichkeitsartung, hat zuletzt H. KRANZ unter Rückgriff auf R. GAUPP, E. KRETSCHMER und psychoanalytische Autoren in seinem inhaltsreichen Handbuchreferat aufgezeigt.

Man könnte bei unvoreingenommener Betrachtung vermuten, die schwerwiegende Destruktion des Vertrauens und die Verkehrung der Verläßlichkeit der anderen in eine unheimliche Verfolgungswelt sei eine Keimsituation für die Entstehung paranoischen Erlebens. Das ist aber offensichtlich nur bedingt richtig. Wohl kommt es, wie wir im Abschnitt a) gezeigt haben, durch die fundamentale Verunsicherung mitunter zu bleibenden Umstrukturierungen der mitmenschlichen Beziehungen bzw. der Persönlichkeit überhaupt. Die paranoiden Symptome beschränken sich jedoch dabei meist auf vorübergehende „singuläre paranoische Reaktionen" (s. S. 140) und auf eine allgemeine Veränderung der sozialen und zuweilen auch der intimen Beziehungen. Sie sind vielmehr durch erhebliche Abhängigkeitsbedürfnisse und Wunschphantasien, Schuldgefühle, Feindseligkeit, Enttäuschung und ein daraus folgendes restriktives Verhalten als durch eine klassisch paranoide Bedeutungswandlung der Mitwelt bestimmt. Die psychoanalytische Auffassung, daß die paranoide Struktur aus den Erfahrungen der frühen Kindheit heraus mitgeprägt sein muß, scheint sich an diesen Feststellungen zu bestätigen.

Tatsächlich sind zunächst einmal in den Lagern selbst nur wenige klassische paranoide Reaktionen oder Entwicklungen registriert worden. Abgesehen davon, daß unter dem extremen Überlebenszwang der Lagersituation seelische Zusammenbrüche insgesamt seltener zu sein scheinen als im freien Leben (MURPHY [Singapur]; BOYCE [Malaga]; KRAL [Theresienstadt]; TAS [Bergen-Belsen] u.a.), — NIREMBERSKI gibt allerdings zu bedenken, daß in den Konzentrationslagern die psychotischen Häftlinge wohl größtenteils der Selektion verfielen — ist der Anteil paranoider Syndrome stets niedrig gewesen. GRUENBERGER beobachtete im Ghetto Shanghai unter 53 psychiatrischen Fällen — eine Bezugsetzung dieser Zahl zur Gesamtzahl der Häftlinge ist unergiebig, weil der offizielle psychiatrische Dienst des Lagers nur jene Insassen zu sehen bekam, die nicht privatärztlich behandelt wurden — 21 Schizophrene und nur drei rein paranoide Zustände. WOLF u. RIPLEY beobachteten im Lager Luzon/Philippinen, das durch eine hohe Mortalität und ein ausgesprochen grausames, auf sadistische Praktiken gestütztes Regime ausgezeichnet war, ein Paranoid auf vier endogene Psychosen. Die Gefangenenzahl war dabei von anfangs 11000 schon in den ersten zwei Monaten um mehr als 30% durch Todesfälle gesunken. NIREMBERSKI sah unter den rund 52000 befreiten Häftlingen des Lagers Bergen-Belsen — wobei etwa 10000 in den darauffolgenden Wochen noch gestorben sein sollen — insgesamt 46 Psychosen im Zeitraum von 4 Wochen. Er berichtet nur über einzelne flüchtige paranoide Syndrome mit Furcht vor Injektionen, Mißhandlungen und Tötung. Echte Wahnerlebnisse scheinen dabei sehr selten gewesen zu sein.

Im Gegensatz zur Lagersituation ist offensichtlich die Einwanderung in ein sprach- und kulturfremdes Land ein häufiger Anlaß paranoischer Reaktionen. Man wird in diesem Zusammenhang erinnert an die Beobachtungen von ALLERS (1917) über die Reaktionen von Kriegsgefangenen in sprachfremder Umgebung. FERRER hat 1931 über „Verpflanzungspsychosen" berichtet, die sich bei arbeitslosen jugendlichen Einwanderern in Argentinien während der Wirtschaftskrise ereigneten. Hier kamen, als zusätzliches Moment zur Sprachisolierung noch soziale Schwierigkeiten hinzu.

Die soziologische Umstrukturierung Europas in den letzten Jahrzehnten hat die autoritäre Familienstruktur, die damit verbundene Stabilität der Sozialrollen mit starren Rollenerwartungen und geringer Bevölkerungsmobilität in vielen Ländern teilweise abgelöst. Mit der gesteigerten Bevölkerungsbewegung und Rollenmobilität, mit den weniger traditionell und mehr realistisch fundierten Rollenerwartungen hat ohne Zweifel auch die soziale Flexibilität des Individuums zugenommen. Die Barrieren zwischen Heimat und Fremde, zwischen der eigenen Sprache und der Fremdsprache sind jedenfalls prinzipiell — es mag noch einzelne extreme Abweichungen davon geben — wesentlich weniger mit Affekt besetzt.

Die paranoiden Reaktionen in sprachfremder Umgebung, die wesentlich aus der Verwurzelung in einer starren Sozietät und aus der elementaren Angst vor den fremden Menschen hervorgehen, sind damit zweifellos seltener geworden. Die Akkulturation als Notwendigkeit der Einwanderer, eine neue ökonomische und mitmenschliche Existenz in einer unvertrauten soziokulturellen Umgebung aufbauen zu müssen, ist dennoch eine pathogene Situation geblieben. Es kommt dabei nicht ausschließlich auf die äußere Unvertrautheit der Gesellschaft, etwa im Sinne der Kultur- oder Sprachfremdheit an. Wie die Beobachtungen von WOLF u. RIPLEY und von BASTIAANS zeigen, kann ausnahmsweise auch die *innere* Entfremdung durch langwährende extreme Frustrationsbelastungen bei Rückkehr in die unversehrte Heimat mitunter zu den gleichen Anpassungsschwierigkeiten mit Statusangst (EISENSTADT) und entsprechenden psychischen Störungen führen.

Paranoisch-sensitive Reaktionen und singuläre paranoide Reaktionen scheinen im Rahmen der Akkulturationskrisen bei Einwanderern — zum geringen Teil auch ohne vorausgegangene Verfolgung — und bei Heimkehrern aus extremen, langwährenden Verfolgungsbelastungen recht häufig zu sein. Darüber haben außer den genannten Autoren auch TYHURST, RAWLEY u. a. berichtet. Wir sind darauf schon näher eingegangen (S. 144ff). Dort haben wir auch unsere eigenen, sehr begrenzten Beobachtungen zu diesem Thema beigesteuert. Naturgemäß handelte es sich dabei nicht um Verfolgte des Nationalsozialismus, denn bei diesen liegen Befreiung und Heimkehr oder Akkulturation von unserem Untersuchungszeit-

punkt her gesehen schon so weit zurück, daß wir keine entsprechenden kasuistischen Beobachtungen mehr machen konnten.

Dagegen berichtete PEDERSEN über vier Fälle leichter bis schwerer paranoider
Reaktionen, die in unmittelbarem zeitlichen und thematischen Zusammenhang
mit erheblichen Anpassungsschwierigkeiten im Einwanderungsland nach vorausgegangenen schweren Verfolgungserlebnissen (Diskriminierung, Haft, Mißhandlungen, Verlust der Familie usw.) aufgetreten waren. Bei zweien dieser Fälle ist
klinisch eine paranoide Schizophrenie zu diskutieren, obwohl auch hier ein enger
zeitlicher und Motivationszusammenhang der paranoiden Wahninhalte mit einer
äußerst belastenden Flüchtlingssituation erkennbar war. Es ist instruktiv, einen
dieser von PEDERSEN mitgeteilten Fälle kurz wiederzugeben:

Ein 19jähriger Deutscher jüdischer Abstammung, welcher aus der höheren Sozialschicht
stammt, war nach einem Fluchtversuch gefaßt, mißhandelt und in Dunkelzellen-Einzelhaft
verhört worden. Er unternahm in einer dort auftretenden Haftpsychose einen sinnlosen Aus-
bruchsversuch. Erst mehrere Monate später glückte ihm die Flucht nach Schweden. Er hatte
jedoch in der Zwischenzeit indirekt verursacht (verraten?), daß ein anderer fluchtwilliger
Jude verhaftet wurde. In Schweden stand er deshalb sofort unter Verdacht ein deutscher
Spitzel zu sein und wurde offiziell nicht als Flüchtling anerkannt.

Er reagierte auf diese schwere Diskriminierung erst mit einer tiefen Depression und unternahm 6 Wochen nach seiner Ankunft einen Suicidversuch. Die Folge war eine verstärkte
Verdächtigung durch seine Lagergenossen, die nur einen demonstrativen Selbstmordversuch
vermuteten. Nachdem er zum landwirtschaftlichen Einsatz auf einem Bauernhof untergebracht
worden war — seine mangelhafte Befähigung zu den dort geforderten körperlichen Arbeiten
verstärkte seine Isolierung — sonderte er sich weiter ab. Er blieb schließlich auch tagsüber
apathisch im Bett liegen. In einer plötzlich aufbrechenden Wahnstimmung fühlte er sich
bedroht, verfolgt, glaubte, es stehe etwas hinter ihm und lief schreiend weg. Bald danach kam
es spontan zu einer gewissen Besserung, doch blieben Unsicherheit, Depression und Apathie
auch nach Behandlung in einem Rekonvaleszentenheim. Erst als er die Anerkennung als
Flüchtling erhielt, war er vollständig remittiert.

Man fragt sich auch bei diesem Fall, den PEDERSEN nicht mehr unter die
„Reaktionen", sondern schon unter die „psychogenen Psychosen" im Sinne
STRØMGRENS oder FÄRGEMANS einreiht, ernstlich, ob es sich nicht um eine schwere
depressiv-paranoide Krise bei einer extremen Entwurzelung und sozialen Isolierung
gehandelt hat. Bemerkenswert ist auch die Vorgeschichte: Der Patient hatte einen
sehr strengen Vater, gegen den er sich stets vergeblich aufgelehnt hatte und der
schließlich zu einem durchaus ambivalenten Ideal für ihn geworden war. Aus
diesem Grunde, so meint PEDERSEN, sei der Patient auch nicht imstande gewesen,
sich gegen eine überstrenge, ja lebensbedrohliche Autorität realitätsgemäß zu verteidigen.

In zwei Fällen der Autorin hat es sich jedenfalls eindeutig um wahnähnliche
paranoide Reaktionen gehandelt, die nach relativ leichten Verfolgungserfahrungen
im Einwanderungsland (Schweden) unmittelbar aus der sozialen Statuskrise heraus
aufgetreten sind und dem Inhalt nach situationsbezogen blieben.

Die gutachtliche Beurteilung solcher Fälle ist dann einfach, wenn Verfolgung
und Auswanderung — als Flucht — in einem einheitlichen Geschehenszusammen-
hang standen. Schwieriger wird die Problematik, wenn die Auswanderung viele
Jahre nach der Befreiung beispielsweise aus politischen Gründen erfolgte. Der
Sachverständige ist dann zunächst einmal auf die rechtliche Klärung des Zusammenhanges zwischen Verfolgung und Emigration durch das Gericht oder die Entschädigungsbehörde angewiesen. Erst wenn ein solcher Zusammenhang bejaht ist,

stellt sich die Frage, ob die Verfolgung eine negative Disposition für die soziale Eingliederung, insbesondere in Richtung auf eine paranoide Reaktionsweise hinterlassen hat.

Prinzipiell ist dies, wie die empirischen Untersuchungen von WEINBERG, DAVIE, EISENSTADT u. a. belegt haben, durchaus möglich. Da es aber auch ohne vorhergehende Verfolgung bei schweren sozialen Statuskrisen, insbesondere im Zusammenhang mit der Akkulturation, zu paranoiden Reaktionen kommen kann, muß wohl im Einzelfall die vorausgehende Beeinträchtigung der sozialen Anpassungsfähigkeit durch die Verfolgungserfahrungen wahrscheinlich gemacht werden. Dies erfordert den Nachweis von Brückensymptomen oder eines überdauernden Persönlichkeitswandels. Die paranoide Reaktion selbst muß in erkennbarem zeitlichen und thematischen Zusammenhang mit der Statuskrise oder der vorausgehenden Verfolgung stehen.

Wir haben drei Fälle — sie sind sämtlich nicht persönlich durch uns untersucht worden — mit wahnhaften paranoiden *Reaktionen* verzeichnet, die alle erst mehrere Jahre nach der Befreiung aufgetreten sind. Inhaltlich fanden sich ein paranoider Eifersuchtswahn, sexuelle Verführungsabsichten fremder Frauen oder Verfolgungs- und Mordabsichten des Ehemanns gegen die Kinder. Sämtliche Fälle genügten den formulierten Kriterien nicht, so daß wir die Wahrscheinlichkeit eines ursächlichen Zusammenhangs mit der Verfolgung nicht belegen konnten.

Unter unseren 324 Fällen seelischer Fehlhaltungen und Reaktionen sind fünf Fälle mit permanenten paranoiden *Fehlhaltungen* registriert.

Ein weiterer Patient mit einer eindeutig paranoiden Charakterstruktur (W. K.), der als 31jähriger 1935 erstmals wegen staatsfeindlicher Propaganda für 14 Monate inhaftiert und anschließend noch 20 Monate im KL Dachau zurückgehalten worden war, wurde nicht in dieser Gruppe registriert. Die Untersuchung mit eingehender Klärung der Lebensgeschichte ergab, daß seine sensitiv-paranoische Reaktionsneigung schon vor der Verfolgung bestanden hatte und eine Verstärkung der Symptome erstmals ab 1956 festzustellen war. Hier hatte also die Verfolgung selbst, abgesehen von einer vorübergehenden reaktiven Depression, keine Verschlimmerung der paranoiden Erlebnisdisposition bewirkt.

Schließlich verdient ein weiterer nicht in unserer Kerngruppe rangierender Fall an dieser Stelle Erwähnung:

Der 1928 geborene R. M., der als Sohn eines deutschen Verlegers jüdischer Abstammung zusammen mit seiner verwitweten Mutter ab 1933 einer schweren Diskriminierung ausgesetzt war, hatte vor allem nach der Flucht ein ungünstiges Schicksal. Durch mehrere Emigrationen wurden seine mühsam wiedererlangten Bindungen wieder zerstört und es kam zunehmend zu schulischen und sozialen Anpassungsschwierigkeiten. Vom 14. Lebensjahr an war eine ängstlich-paranoide Fehlhaltung manifest geworden, die bis zur Gegenwart besteht und eine erhebliche Einschränkung der sozialen Anpassungsfähigkeit mit sich bringt. 1951 kam es zu einer paranoiden Wahnpsychose, die teilweise als schizophrener Schub diagnostiziert worden war. Deshalb ist dieser Fall unter der Rubrik „Schizophrenie" registriert und in unserem Schizophreniekapitel abgehandelt worden (s. S. 320).

In den genannten fünf Fällen konnten wir bei zweien den Verfolgungszusammenhang nicht mit Wahrscheinlichkeit belegen:

Ein Vertreter (A. H.), der in einfachen Verhältnissen in Ostpreußen lebte, wurde wegen seiner jüdischen Abstammung 1938 im Alter von 45 Jahren erstmals inhaftiert. Er brachte 9 Monate im KL Sachsenhausen zu, wurde schwer mißhandelt und verlor erheblich an Körpergewicht. 1939 gelang ihm die Auswanderung nach Shanghai, doch mußte er seine Ehefrau, seine Mutter und zwei Schwestern in Deutschland zurücklassen, wonach sie in der Verfolgung ums

Leben kamen. 1948 wanderte er in die USA aus. Seine soziale Eingliederung gelang, durch
Hilfsorganisationen unterstützt, nur unvollständig. Er blieb vereinsamt und ging keine neue
Ehe ein. 1956 wurde erstmals eine Paranoia diagnostiziert, die sich aber schon seit einiger Zeit
entwickelt haben dürfte. Sie besteht — als Altersparanoia — bis zur Gegenwart, wobei eine
Schwerhörigkeit sicher pathogenetisch mitbeteiligt ist.

Obwohl hier die Vereinsamung — als mittelbare Nachwirkung der Verfolgung —
sicher von Bedeutung ist und möglicherweise auch Schuldgefühle wegen der im
Verfolgungsterror zurückgelassenen Familie eine Rolle spielen, konnten wir den
ätiologischen Zusammenhang mit der Verfolgung nicht verläßlich belegen, zumal
der thematische und der zeitliche Zusammenhang — es handelte sich um ein
Aktengutachten — nicht nachzuweisen waren.

Eine polnische Jüdin (B. St.), ehemals als Schneiderin und später als Krankenschwester
beschäftigt, kam mit 19 Jahren ins Ghetto. Ab 1943 war sie in Arbeitslagern als Spinnerin
und zur Munitionsherstellung eingesetzt. Nach der Befreiung wurde eine Lungen-Tbc festgestellt und erstmals 1946 stationär behandelt. Anlaß der Verschlimmerung des Lungen-
prozesses war eine Zwillingsschwangerschaft, nachdem Frau S. bereits 1945 geheiratet hatte.
Klinisch besteht eine „asthenisch-sensitive" Reaktionsneigung. Nach einer zweiten Geburt
1950 zeigte sich eine deutliche Verschlimmerung des psychischen Zustands. Frau S. ist sehr
empfindsam, kränkbar, zeigt häufig sensitiv-paranoide Erlebnisweisen, ohne jemals einen
systematisierten Wahn entwickelt zu haben.

Die körperliche Konstitution zeigte voll ausgeprägt leptosom-asthenische
Merkmale. Die Lebensgeschichte ergab Hinweise, daß die Persönlichkeit schon
vor der Verfolgung sensitiv-asthenische Züge trug. Wir konnten deshalb unter
der Annahme, daß es sich um eine weitgehend konstitutionsgebundene, die körperliche Verfassung und die psychische Struktur umfassende Persönlichkeitsartung handelt, den Verfolgungszusammenhang für die sensitiv-asthenische Fehlhaltung nicht wahrscheinlich machen.

Unter den Fällen, die wir im Sinne der Verschlimmerung anerkannt haben, ist
der folgende sozialpsychologisch aufschlußreich:

Die am 20. Dezember 1919 im Rheinland geborene Rosa S. ist die uneheliche Tochter eines
schwarzen Besatzungsoldaten. Als farbiger Mischling in der ungünstigen Situation des unehe-
lichen Kindes wurde sie in der rassestolz orientierten Gesellschaft schon längst vor dem
nationalsozialistischen Regime diffamiert. Sie war zahlreichen Spötteleien ihrer Mitschüler
ausgesetzt und fand deshalb auch keine Freundinnen. Sie lebte mit geringen sozialen Kontakten im Haushalt der Mutter, nachdem sie zum Stiefvater ein gutes Verhältnis gewonnen hatte. Als sie 15 Jahre alt war (1934) verstarb der Stiefvater.
1935 wurde Frl. S. als Mischling zwangssterilisiert. Dadurch nahm ihre Isolierung erheblich
zu. Sie fühlte sich nun auch als Frau minderwertig und machte im Anschluß an den Eingriff eine reaktive apathisch-depressive Verstimmung durch. Die spezifische Beeinträchtigung
ihrer weiblichen Sexualrolle äußert sich in starken Menstruationsbeschwerden und Frigidität.
Vor der Menstruation kommt es zur Verstimmung und mitunter zum Umschlag in gereiztes
oder unduldsam-aggressives Verhalten.
Frl. S. ist unverheiratet geblieben. Sie lebt zurückgezogen, sozial isoliert. Es besteht eine
ausgeprägte Bereitschaft zu sensitiven, wahnähnlichen Reaktionen, die meist eine Verächtlich-
machung ihrer weiblichen und sozialen Defizienz zum Inhalt haben.

In diesem Falle haben wir die richtunggebende Verschlimmerung eines vorbestehenden Leidens — die sich aus der Anamnese und aus der Symptomatik im
zeitlichen und thematischen Zusammenhang aufweisen ließ — als wahrscheinlich
angenommen. Prinzipiell ist dazu noch zu sagen, daß hier die Entfaltung des
Kindes in normalen Sozialbezügen in einem Alter, das als kritische Phase dafür gelten

kann, durch eine generelle Diffamierung entscheidend behindert war. Auf diesem
Hintergrund deutlich gestörter Sozialbezüge mußte sich die Zwangssterilisierung
als ernste Beeinträchtigung der zunächst unversehrten weiblichen Sexualrolle umso schwerwiegender auswirken. Selbstunsicherheit und sensitive Erlebnisweise
dürften aus dieser nachhaltigen und tiefgehenden Statusunsicherheit in einer als
feindselig und verurteilend erfahrenen und dennoch als Autorität angenommenen
Gesellschaft hervorgehen.

Nicht unproblematisch ist der folgende Fall:
Der am 11. Juni 1916 in einem polnischen Dorf geborene S. Z. arbeitete vor dem Kriege
als Tischler. Er soll psychisch nicht auffällig gewesen sein. Von März 1940 bis Juni 1943 war
er in Ghettos bzw. in Zwangsarbeitslagern, von da an bis zum 2. Februar 1945 in den Konzentrationslagern Auschwitz-Blechhammer und Gleiwitz interniert. Er hatte im Ghetto 1942
erstmals geheiratet. Seine Frau starb jedoch in einem Konzentrationslager. Auch die Eltern
und die sechs Geschwister sollen in der Verfolgung umgekommen sein.
Am 6. Oktober 1945 heiratete er zum zweiten Mal eine Frau, die er bereits 1943 im Lager
kennengelernt hatte. Sie berichtete später, ihr Mann habe schon 1945 außer einer depressiv-
apathischen Verstimmung Beziehungsideen erkennen lassen. 1949 wanderte Herr Z. mit seiner
Familie in die USA ein. Dort wurden bereits vom Vertrauensarzt einer Einwanderer-Hilfs-
organisation paranoide Symptome festgestellt, die schon einige Jahre bestanden haben sollen.
1951 kam es zu einer ersten Zuspitzung: Herr Z. entwickelte aus seiner vorbestehenden krankhaften Eifersucht heraus einen Eifersuchtswahn, der sich jedoch ohne Hospitalisierung oder
aktivere ambulante Therapie wieder milderte. In den folgenden Jahren glaubte er von den
Arbeitskameraden zahlreiche Nachstellungen, Unannehmlichkeiten und Verdächtigungen zu
erfahren, so daß er häufig seine Stelle wechselte.
1956 kam es erneut zu einer Verschlimmerung. Er glaubte, man verdächtige ihn des Ehebruchs, viele Leute wollten ihn schädigen und ihm Verdruß bereiten. Er war ängstlich gespannt
und hatte ein übermäßiges Bedürfnis, sich zu rechtfertigen. Er mußte in diesem Jahr zweimal
für kurze Zeit hospitalisiert und mit insgesamt 15 Elektroschocks behandelt werden.
Nach seiner Entlassung war er gebessert, aber er behielt seine paranoide Fehlhaltung.
Dennoch gelang es ihm, seine ökonomische Position — was gegen die Annahme einer prozeßhaften paranoiden Schizophrenie spricht — in den folgenden Jahren zu verbessern.

Die Schwierigkeiten in der Beurteilung dieses Falles liegen in erster Linie in
den unzureichenden Informationen über die Kindheit. Man wird mit einigem Recht
vermuten dürfen, daß die paranoide Fehlhaltung, selbst wenn sie erst durch den
Verfolgungsterror manifest geworden sein sollte, als spezifische Verarbeitungsweise
dieses Erlebens auf eine vorbestehende abnorme Charakterstruktur zurückgeht.
Wir haben gutachtlich den Zusammenhang mit der Verfolgung als Auslösung
im Sinne einer wesentlichen Mitverursachung als wahrscheinlich bejaht, weil der
zeitliche Zusammenhang der paranoiden Symptomatik mit dem außergewöhnlichen
Terror, dem Herr Z. lange Zeit ausgeliefert war, als belegt erschien. Der Verlust
aller Angehörigen und die rasche Zweitverehelichung nach der Befreiung ist dabei
sicher von Bedeutung, zumal der Wahn sexuelle Versuchungen und Eifersuchts-
themen zum Inhalt hat.
Der letzte Fall ist schließlich für unsere Fragestellung am instruktivsten: Er
wurde bereits von VON BAEYER u. KISKER an anderer Stelle in extenso veröffentlicht[1]. Inzwischen haben wir (VAN KAICK) den Patienten katamnestisch nachuntersucht (1962):

---

[1] W. v. BAEYER u. K. P. KISKER: „Gutachten über den ursächlichen Zusammenhang
und den Krankheitswert bei einer paranoiden Fehlhaltung eines Opfers der nationalsozialistischen Verfolgung". In: Verfolgung und Angst. Stuttgart 1962.

Der am 4. Februar 1929 geborene S. K. ist als Sohn eines jüdischen Viehhändlers in einer nordbadischen Dorfgemeinde in gesicherten ökonomischen Verhältnissen aufgewachsen. Der Vater wird als stiller, fleißiger Mann beschrieben, der S., den jüngsten seiner drei Söhne, besonders geliebt haben soll. Während die beiden älteren Söhne handwerkliche Berufe ergreifen sollten, hielt der Vater den Jüngsten für besonders intelligent und sah ihn schon in den ersten Volksschuljahren für den Ingenieurberuf vor. Auch von der Mutter, einer als gütig und schlicht beschriebenen Frau, wurde S. als „Nesthäkchen" behandelt. Eine familiäre Belastung mit seelischen Erkrankungen oder Abnormitäten konnte nicht eruiert werden.

Ab 1933 ging das Geschäft des Vaters zurück und mußte 1936 ganz aufgegeben werden. Die früher angesehene Familie verarmte und konnte — mit Ausnahme der beiden älteren Brüder, die 1938 nach England fliehen konnten — nicht mehr auswandern.

Ab 1935 besuchte S. die Volksschule seines Heimatdorfes. Schon in den ersten Schuljahren litt er unter Beschimpfungen und Quälereien durch seine Mitschüler. Dem 9- bis 10jährigen warf man als „Judenlümmel" Steine nach und die HJ veranstaltete Treibjagden auf ihn. „Die Luft war ziemlich dick .... drei Jahre ging ich zur Volksschule und wurde oft genug von den anderen verprügelt, die mir nazistische Lieder vorsangen, darin vom Rühren der Messer im Judenblut die Rede war. Sehr traurig war diese Zeit".

1940 wurde S. mit seinen Eltern plötzlich abgeholt und nach Südfrankreich deportiert. Unterwegs ist er nach Augenzeugenberichten mehrfach von den Begleitmannschaften geschlagen worden. In den Lagern Gurs und Rivesaltes litt er unter Mangelernährung und gelegentlichen Mißhandlungen, die offenbar durch ein passives Verhalten ausgelöst waren. „Diese Zeit ist mir tief in die Knochen gegangen. Wir Kinder aßen separat. Die Stärkeren nahmen den Kleinen das Essen weg .... Ich war eben nicht so geschickt wie die anderen. Man hackte auf mir herum".

Im August 1942 wurden die Eltern weiterdeportiert. Sie sind seither verschollen, wahrscheinlich in Auschwitz umgekommen.

Der damals 13jährige S. war in einem Jahr in drei verschiedenen südfranzösischen Heimen untergebracht, aus denen viele Kinder im Laufe der Zeit in Konzentrationslager deportiert worden waren. Er unternahm mit einem um einige Jahre älteren Cousin mehrere Fluchtversuche, bis er schließlich im September 1943 mit einer Schmugglerbande in die Schweiz kam.

Schon im Lager Gurs war den älteren Häftlingen aufgefallen, daß S. sich ängstlich von den anderen Kindern absonderte. 1946 mußte ihn der Arzt eines Schweizer Kinderheims mehrfach vom Transport nach Israel zurückstellen, weil er depressiv gefärbte Verstimmungen und eine eigenbrödlerische Menschenscheu zeigte.

Am 2. Juli 1946 wurde er in einem israelitischen Jugendheim aufgenommen. Von dort aus kam er 18jährig in einen Kibuzz, wo er sich bald zum protestierenden Außenseiter entwickelte. Er kritisierte die Leitung der Farm, bemängelte, daß man ihn benachteiligte, zu wenig Chancen biete usw. Mehrfach wechselte er dann die Stellung, wurde ohne Angabe von Gründen entlassen und ohne Mitteilung einer Diagnose als wehruntauglich gemustert.

1955 heiratete er eine um 4 Jahre jüngere Tochter eines Rabbiners in Jerusalem. Es war ihm gelungen, durch seine orthodox-religiöse Gesinnung die Sympathie seines späteren Schwiegervaters zu gewinnen und so in dessen Familie Eingang zu finden. Aus seiner Ehe gingen inzwischen zwei Kinder hervor, an denen er sehr hängt. Sozial gelang es ihm dennoch kaum, Fuß zu fassen. Er verdiente in Israel als Provisionsvertreter für Staatsanleihen nicht einmal das Existenzminimum. Er glaubte, er habe deshalb keine bessere Stellung gefunden, weil der Sohn eines hohen Staatsbeamten, der ihn seinerzeit aus dem Kibuzz entlassen habe, mit der Fortschrittspartei einen Geheimdienst organisiert habe, der religiös gesinnten Leuten nachspionieren und sie benachteiligen wolle. Man tue ihm freundlich ins Gesicht und hinten herum arbeite man gegen ihn. „Das Glück kommt nicht an mich, ich komme nicht vorwärts, weil ich zu ehrlich bin. Bei mir gibts keine krummen Sachen. Ich weiß nicht, wie die Leute die schwere Vergangenheit vergessen haben .... Alles wäre anders gekommen, wenn die Eltern noch da wären. Ich weiß nicht, was mit mir passiert ist. Ich war daheim das Nesthäkchen."

1958 kam Herr K. nach Deutschland, da es mit seinen Schwiegereltern zu wachsenden Spannungen gekommen war. Er lebte erst in Hotels und Pensionen, später in einer kleinen Wohnung, wohin ihm Frau und Kinder schließlich nachgefolgt waren. Als Reisender in Textilien verdiente er mit recht unbeständiger und geringer Arbeitsleistung einen Teil des Unterhalts. Der Rest wurde von Unterstützungen durch die Familie und Entschädigungsleistungen bestritten. 1961 verließ ihn die Frau mit den Kindern wieder, weil das Zusammenleben mit ihm schwer erträglich war. Er äußerte dazu bei der Nachuntersuchung, die Frau meine immer, er solle mehr arbeiten und habe kein Verständnis für seine schwere Vergangenheit. Sie wolle nur schöne Kleider und gut leben. Er sei in vielem anderer Meinung. Es sei ganz gut, daß sie mit den Kindern fortgefahren sei, denn sonst wäre er noch ganz zum Trottel der Familie geworden.

Vor dem Hausbesuch bestellte Herr K. den Untersucher in ein Café und nahm ihn erst nach sorgfältiger Prüfung in seine Wohnung mit. Dort hatte er das Guckloch in der Türe verklebt, den Briefkasten durch ein Postfach ersetzt. Er berichtete, er sei gegen jeden Menschen mißtrauisch, „ist der Betreffende älter, so denke ich, der war sicherlich so etwas wie ein KZ-Aufseher, ist er ein älterer und freundlicher Mensch, so denke ich, der tut jetzt nur so, weil er vielleicht Angst hat. Ist der Betreffende etwa so alt wie ich, denke ich, das ist auch einer von der HJ, die mir während der Schulzeit nachgestellt haben. Ist der Betreffende jünger als ich, dann denke ich, wer weiß was aus ihm geworden wäre; wahrscheinlich hätte er sich genauso benommen, wie die anderen, die mich verfolgten .... Wenn mir einer sagt, ich schlage dir den Schädel ein, so glaub ich ihm das zehnmal eher, als wenn mir einer das Paradies verspricht".

Herr K. erklärte, er sei sowohl deutscher als auch israelischer Staatsbürger. Sicher fühle er sich nirgends. Er wolle überhaupt keine feste Bindung mehr eingehen, auch kein festes Geschäft aufmachen. „Ich bin wie ein Astronaut, ich habe keinen festen Boden unter den Füßen".

Die Anamnese ergab, daß er etwa seit dem 18. Lebensjahr eine Fülle wachsender paranoischer Erlebnisweisen aufweist: In einer Apotheke, wo er ein Rezept abgegeben hatte, flüsterte die Verkäuferin, bevor sie seine Medizin zurechtmachte, mit einer Angestellten. „Als ich sie einnahm, roch sie so komisch und hatte einen merkwürdigen Geschmack. Vielleicht hatte ich eine richtige Vergiftung .... Komisch war, daß man mich in der Apotheke zweimal fragte, wo Tel Aviv liegt und sich dabei was ins Ohr flüsterte .... Sicher sind hier noch eine Menge geheimer Nazis."

Auf der Straße fühlt er sich von der Seite angeschaut. „Man geht mir nach, ich weiche dann schnell in Seitenstraßen aus. Ich habe nie geglaubt, daß KZ-Mörder hier noch frei herumlaufen .... Was würde es ausmachen, wenn noch ein Jude verschwindet".

Auch den Untersucher betrachtete Herr K. anfangs sehr mißtrauisch. Er äußerte mehrfach die Vermutung, man habe etwas gegen ihn. Er überwachte die schriftlichen Notizen des Arztes und korrigierte sofort ängstlich, als sein Vorname falsch niedergeschrieben wurde. Am Ende der Unterredung fragte er ängstlich, ob nichts Schlechtes über ihn aufgeschrieben worden sei. Bei der Begutachtung hatte er die Befürchtung geäußert, man könnte etwas notiert haben, das ihm zum Schaden sei. „Habe ich den Deutschen beleidigt? Man redet von schwarzen Listen .... Es gibt so Sachen die vorkommen; das ist doch nicht so?"

Den klinischen und psychopathologischen Befund haben von Baeyer u. Kisker a. a. O. ausführlich referiert und dort auch die diagnostische Einordnung unter die paranoiden Fehlhaltungen — bzw. die Ausschließung eines schizophrenen Prozesses — diskutiert, so daß wir auf eine Wiederholung verzichten können.

In der Diskussion des Falles wurde hervorgehoben, daß die Anerkennung der paranoiden Fehlhaltung als Verfolgungsleiden (Verursachung im Sinne der Entstehung) hier in erster Linie auf die Feststellung zu stützen sei, daß sie sich „willensfern, untendenziös, lückenlos mit zwingender innerer Dynamik aus den in der Kindheit und Jugend erlittenen schweren Beeinträchtigungen in der Verfolgungszeit entwickelte". Versucht man diese Dynamik nach ihren wirksamen Teilfaktoren und Geschehniszusammenhängen zu analysieren, so stellt sich zunächst die extreme Verunsicherung der mitmenschlichen Beziehungen dar, die Herr K. erfahren hat. Man darf annehmen, daß eine solche Destruktion der Sozialbezüge in der frühen Jugend ernstere Folgen zeitigen kann als im Erwachsenenalter. Insofern ist dieser Fall in die „Entwicklungsabbrüche" einzureihen, die Kolle, Strauss, Bensheim u. a. beschrieben haben.

Wir haben schon bei der sensitiven Rosa S. darauf verwiesen, daß es für die Entfaltung der Sozialbeziehungen und damit auch für die Konstituierung der Grenzen und Voraussetzungen späterer Sozialrollen kritische Phasen geben könnte. Diese These steht im Einklang mit der psychoanalytischen Entwicklungslehre, die in der Aufeinanderfolge verschiedener Reifungsstufen der seelischen Organisation auch spezifische Störbarkeiten der Mitweltbeziehungen — allerdings zunächst nur von der Familie her gesehen — annimmt. ERIKSON hat in Fortsetzung dieser Theorie den Versuch unternommen, die weitere Abfolge der Entfaltung von Ich-Identität und Sozialbezügen über die Kindheit hinaus in den Griff zu bekommen.

Von soziologischer Seite hat TH. GEIGER 1932 bereits darauf hingewiesen, daß im frühen Schulalter eine besondere Lerndisposition auch für die Gemeinschaftsbeziehungen besteht. Eine ernste Isolierung oder Diskriminierung des Kindes in der Gruppe soll in diesem Alter Anstoß zu Fehlentwicklungen der Sozialbezüge und des Selbstbewußtseins sein.

Kehren wir zu unseren Fällen zurück, so läßt sich sagen, daß sowohl im Fall Rosa S. als besonders bei Sigmund K. in dieser Zeit der Entfaltung des Gemeinschaftsbewußtseins und der ersten sozialen Identifikation eine schwerwiegende Zurückweisung in Gestalt von Feindseligkeiten, Diffamierung und Ausstoßung aus der Gruppe erfolgte. K. hat zudem seine Eltern durch die gleichen Verfolger verloren und war vom 11. Lebensjahr an durch rasch wechselnde Lager- und Heimunterbringungen kaum mehr imstande, bleibende Ersatzbindungen herzustellen.

Wenn man seine erhebliche Bindungsangst bedenkt, sein Widerstreben, irgendwo festen Fuß zu fassen, so wird man neben der schweren allgemeinen Verunsicherung mitmenschlicher Beziehungen die zahlreichen Enttäuschungen durch wiederholte Trennungen („Objektverluste") entscheidend in Betracht ziehen müssen. Die Konsequenz ist zudem jene „Bodenlosigkeit" des Existierens zwischen zahlreichen Gefährdungen und Ängsten, die Herr K. in seiner Astronauten-Metapher ausspricht.

Der Verlust der Familie — im Falle Rosa S. ist der Tod des geliebten Stiefvaters im Jahr vor der Zwangssterilisierung wohl in gleicher Richtung, aber in bescheidenerem Ausmaß wirksam — als Verlust der wenigstens partiell schutzgewährenden und Identifikationen ermöglichenden Intimgruppe in einer feindseligen Gesellschaft, ist für das Kind sicher von besonderem Gewicht. Dieses Rückhalts besonders enger Beziehungen beraubt, wird es der pathogenen Wirksamkeit versagender oder diskriminierender Sozietäten erst voll ausgeliefert. Tatsächlich scheint K. mit seiner frühen Absonderungstendenz und seinem „eigenbrötlerischen" Verhalten auch entsprechend reagiert zu haben.

Haben wir zur Entstehung und zur Persistenz dieser Außenseiterposition aus der extremen Verunsicherung und der frühen Destruktion mitmenschlicher Beziehungen heraus nicht viel mehr zu sagen, als schon im vorhergehenden Kapitel formuliert worden ist, so bleibt doch das spezifisch paranoische Erleben noch eine Sonderfrage.

Die Lebensgeschichte von Herrn K. zeigt, daß er in der kindlichen Verwöhnung und Überschätzung durch den geliebten Vater zweifellos eine narzißtische Erwartungshaltung entwickelte. In vielen Aussagen und in seinem Verhalten kommt

immer wieder zum Vorschein, daß er mit hohen Ansprüchen die Realität, die ihre Erfüllung versagt, nicht anzunehmen vermag, sondern im Grunde noch auf den
verwöhnenden Vater wartet. Er ist beständig enttäuscht und gekränkt, daß nun
auch die anderen, vor allem seine Frau und seine Kinder von ihm etwas erwarten
und nicht nur für die Erfüllung seiner narzißtischen Wünsche besorgt sind. Tatsächlich sind ein großer Teil seiner paranoiden Inhalte als Projektionen seiner
Enttäuschungen, aber auch der an sein Versagen geknüpften Schuldgefühle auf
die Mitwelt zu verstehen. Er beklagt sich beispielsweise fortlaufend über Intrigen,
die seine beruflichen Erfolge verhindern usw.

Darüber hinaus läßt sich bei K. in der paranoiden Projektion auch die Abwehr
von abgespaltenen Abhängigkeitsbedürfnissen wahrscheinlich machen. Er träumt
von engen Umarmungen, die plötzlich in unheimliche Feindseligkeit umschlagen.
Man wird nicht fehlgehen, wenn man als psychodynamischen Kern dahinter das
Verhältnis zum Vater sieht, das allerdings nur den Kristallisationspunkt für die
extreme Ambivalenz in den mitmenschlichen Beziehungen überhaupt bei ihm abgeben dürfte.

Faßt man zusammen, so bleibt die Feststellung, daß im Fall K. der Kern
frühkindlicher Erfahrungen mit in die extreme Destruktion der sozialen Beziehungen und den Verlust der Elternbindungen einging. In der Entwicklung einer
klassisch paranoischen Fehlhaltung spielte jedenfalls die Fixierung der narzißtischen Erwartungshaltung eine gewisse Rolle. Für die Entstehung der Fehlhaltung ist nicht alleine die Elternsituation, sondern auch der frühe Einbruch
der sozialen Frustrationen durch die Verfolgung von wesentlicher Bedeutung.
Der entscheidende Hintergrund, auf dem sich die paranoide Projektionstendenz
entwickelt hat, dürfte wohl die tiefgehende mitmenschliche Verunsicherung und
Beziehungsdestruktion in einer kritischen Entwicklungsphase sein, die eine permanente soziale Statuskrise und ein Unvermögen zu stabilen Bindungen hinterließ.

Jedenfalls bleibt zu vermuten, daß eine früh beginnende, in die kritische Phase
der Entfaltung der Sozialbezüge einbrechende schwere Diskriminierung mit Vital-
bedrohungen mitunter imstande ist, die Entstehung einer paranoiden Fehlhaltung
wesentlich mitzuverursachen. Es scheint dabei von Bedeutung zu sein, daß das
Kind über einen langen Abschnitt seiner seelischen Entwicklung hin durch den
Verlust der schutzgewährenden Familienbindungen der radikalen Diskriminierung
ausgeliefert ist, ohne imstande zu sein, seine Position auf dem Niveau realer
Sozialbeziehungen zu verteidigen.

e) Erlebnisreaktive Syndrome bei Kindern und Jugendlichen

Von den meisten Untersuchern, die sich mit Verfolgten beschäftigt haben,
wird — sofern überhaupt Verfolgte dieser Altersgruppen zu ihrem Untersuchungsgut zählen — die Sonderstellung extremer Verfolgungserfahrungen im Kindheits-
und Jugendalter hervorgehoben (MINKOWSKI, BASTIAANS, VON BAEYER, KOLLE,
H. STRAUSS, BENSHEIM, TRAUTMANN u. a.). Abgesehen von der Annahme, daß es
in diesen Altersphasen überhaupt zu schwerer wiegenden Nachwirkungen kommen
soll als bei Erwachsenen, wird allgemein die Beeinträchtigung der Persönlichkeits-
oder Charakterentwicklung als Besonderheit der Frühverfolgten herausgestellt.

KOLLE sprach beispielsweise von einem „Abbruch der Entwicklung". Er schloß
aus seinen Beobachtungen an Jugendlichen, die — mit breiter Variation — zwi-

schen dem 6. und 17. Lebensjahr der Konzentrationslagerhaft oder ähnlichen Extrembedingungen ausgeliefert waren: „Viele blieben psychisch, einige körperlich auf der Entwicklungsstufe stehen, auf der sie die Haft überfiel. .... Die menschliche Person als Geist-Seele-Leib-Wesen konnte nicht weiter reifen."

Nun ist der globale körperliche und seelische Entwicklungsstillstand, wie ihn KOLLE beschreibt, sicher eine Seltenheit, die eher den Verdacht auf eine schwere Hirnschädigung erweckt. Wir haben die von KOLLE vertretene Hypothese, daß es durch die körperliche Extrembelastung, insbesondere durch Unterernährung in der Wachstumsphase auch zur überdauernden Retardierung der körperlichen Entwicklung, zu Kleinwuchs, Infantilismus usw. kommt, an unserem Material nachgeprüft. Es zeigte sich, daß wohl Entwicklungsverzögerungen beschrieben wurden. Insgesamt waren jedoch Körpergröße und körperlicher Entwicklungsstatus bei den jugendlichen Verfolgten zum Untersuchungszeitpunkt — durchschnittlich 16 Jahre nach der Befreiung — nicht merklich von den Durchschnittswerten bei Erwachsenen verschieden.

Die Auswahl einer Gruppe jugendlicher Verfolgter, die mindestens 1 Jahr, meist jedoch 3 bis 5 Jahre während der Wachstumsperiode einer schweren Mangelernährung (Ghetto, Konzentrationslager, extremer Nahrungsmangel bei Versteckt-leben usw.) ausgesetzt waren, ergab wohl einen niedrigen Körpergrößendurchschnitt. Es zeigten sich aber im Vergleich mit einer Gruppe von Erwachsenen aus den gleichen Herkunftsgebieten (zum größten Teil Polen) völlig entsprechende Durchschnittsgrößen. Der Kleinwuchs war also hier offensichtlich regional bedingt.

Die extreme Mangelernährung hat offenbar meist nicht über einen so großen Teil der Wachstumsperiode angehalten, daß ein mitunter auftretendes Wachstumsdefizit nicht später wieder aufgeholt werden konnte.

Wenn damit auch der körperliche Entwicklungsrückstand in der Pathologie der verfolgten Kinder und Jugendlichen eine untergeordnete Rolle spielt, so ist der seelische um so bedeutsamer. Bevor wir zur Darstellung unseres eigenen Materials übergehen, sollen einige Einzelheiten aus den bisher veröffentlichten Ergebnissen referiert werden. BENSHEIM unterschied, durch Beispiele illustriert, zwischen einer Gruppe von Kindern, die während der Verfolgungszeit 6 bis 12 Jahre alt waren und den 12 bis 17 Jahre alten Jugendlichen. Als Besonderheit hob er hervor, daß die Kinder aus ihren extremen Angsterfahrungen heraus altersspezifische Abwehrformen in Gestalt kindlicher Primitivreaktionen fixiert hätten. Er beschrieb beispielsweise hysterische Ohnmachtsfälle bei einem ängstlich-gehemmten Gesamtverhalten. Auch bei den Jugendlichen sucht BENSHEIM den entscheidenden pathogenen Faktor im „Angstkomplex", der sich nun nicht mehr im triebhaft-motorischen Bereich abreagiert. Vielmehr soll es — für das Pubertätsalter charakteristisch — vorwiegend zu hormonellen Dysfunktionen im Rahmen einer Verkümmerung der Charakterentwicklung kommen.

Man stößt, wenn man eine differenziertere Analyse der erlebnisreaktiven Syndrome nach Verfolgungsbelastungen im Kindheits- und Jugendalter treiben will, auf große Schwierigkeiten. Die von BENSHEIM und BASTIAANS ausdrücklich behandelte Frage nach den altersspezifischen Reaktionsweisen und Persönlichkeitsveränderungen wäre in gewissen Grenzen beantwortbar, wenn man einigermaßen gleichartige Belastungen in begrenzten Altersabschnitten mit den überdauernden Persönlichkeitsveränderungen korrelieren könnte. Allerdings haben schon die

Untersuchungen von R. SPITZ, GOLDFARB, BOWLBY, A. FREUD u. a. gezeigt, daß
der definierbare Belastungsfaktor „Trennung von der Mutter" wohl eine einigermaßen altersspezifische und vom Zeitfaktor abhängige Reaktion bewirkt. Das
spätere Schicksal dieser Kinder, die jeweils zugehörigen Dauerveränderungen also,
sind vom reaktiven Syndrom her jedoch nur schwer beurteilbar. Sie hängen, wie
schon die Längsschnittuntersuchungen an verhaltensgestörten Fürsorgezöglingen
von FUCHS-KAMP und GLAUS belegt haben, von den günstigen oder ungünstigen
Milieubedingungen während der weiteren Entwicklung ab. Die Auswertung unseres
Materials ist unter diesen Gesichtspunkten nicht einfach. Wir müssen zunächst
einmal eine große Variabilität der äußeren Belastungen hinnehmen, die sich
zumeist über mehrere Jahre der Kindheits- oder Jugendentwicklung erstrecken.
In vielen Fällen folgten verschiedenartige Verfolgungssituationen, etwa Diskriminierung unter Gleichaltrigen, Verlust der Bildungschancen, Furcht vor

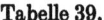

Tabelle 39.

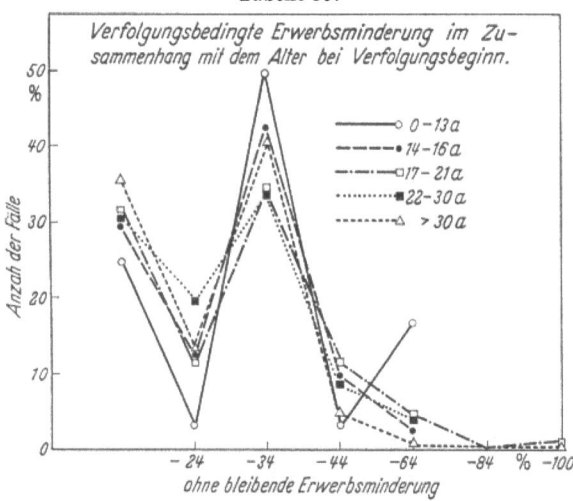

Verfolgungsbedingte Erwerbsminderung im Zusammenhang mit dem Alter bei Verfolgungsbeginn.

drohenden Gefährdungen
und vielfältige Ghetto-, In-
ternierungs- oder Konzen-
trationslagersituationen
aufeinander. Vor allem aber
wird die Beurteilung der
Verfolgungsbelastung bei
Kindern und Jugendlichen
durch die besondere Be-
deutung aller Ereignisse
kompliziert, die sich gegen
die Integrität der Familie
richteten, angefangen von
der sozialen Degradierung
der Eltern über eine von
Furcht und Angst verän-
derte Familienatmosphäre
bis zur Trennung oder zum

Totalverlust der Familie. Damit noch nicht genug, spielt wegen der Plastizität
und Beeinflußbarkeit der weiteren seelischen Entwicklung, vor allem bei den
jüngsten Altersgruppen die wiedergefundene Familie oder die dafür eintretende
Erziehungsinstitution eine ausschlaggebende Rolle. Schließlich ist bei all diesen
Einzelfaktoren noch von Wichtigkeit, in welche Altersphase sie fallen.

Wir werden in diesem Spannungsfeld zahlreicher schwer überschaubarer
Variablen kaum zu definitiven Aussagen, sondern höchstens zur Konstatierung
einzelner Schwerpunkte in der Zuordnung bestimmter erlebnisreaktiver Syndrome
zu bestimmten Belastungen und Altersphasen kommen.

Wenn unser Material auch die Auffassung der zitierten Autoren bestätigt,
daß die Verfolgung im Kindes- und Jugendalter vergleichsweise schwerere Persönlichkeitsveränderungen hinterlassen kann — was die Tab. 39 mit der Relation
von verfolgungsbedingter Erwerbsminderung und Alter bei Verfolgungsbeginn
nur andeutungsweise wiedergibt — so ist doch daraus nicht zu schließen, daß die
jugendlichen Verfolgten allgemein schwerere seelische Schäden davongetragen
hätten als die Erwachsenen.

Eine Auswahl von Fällen, die sich wegen vorhandener Folgen selbst zur Untersuchung gemeldet haben — was man bei jedem Gutachtenmaterial bevorzugt annehmen muß — ist zur Beantwortung solcher Fragen ungeeignet.

Eine Untersuchung über psychische Dauerfolgen, die an einer repräsentativen Gruppe ehemaliger jugendlich Verfolgter durchgeführt worden wäre, liegt bisher noch nicht vor. Die instruktiven Berichte, die A. FREUD u. S. DANN über Erziehungs- und Behandlungsmaßnahmen an den befreiten und nach Großbritannien transportierten Kindern des Lagers Theresienstadt gaben, sprechen dafür, daß ein großer Teil der seelischen Störungen unter günstigen Bedingungen reversibel ist. Auch die Übersicht, die N. WOLFFHEIM über die Erfahrungen in verschiedenen Ländern mit der Rehabilitation von Kindern und Jugendlichen aus den Konzentrationslagern gab, spricht eher für die Annahme, daß die Mehrzahl sozial wieder eingegliedert werden konnte und ohne schwere Dauerfolgen blieb. Selbst die Fragebogenuntersuchungen NAJARS an 1 800 Kindern in bayerischen DP-Lagern und ALTHOFFs Beobachtungen an den Kindern des DP-Lagers Foehrenwald zeigen, daß bereits in den ersten Nachkriegsjahren nur noch ein Teil erheblichere psychische Abnormitäten aufwies[1].

Ob man allerdings aus der Feststellung NIREMBERSKIs, die Kinder im Alter von 1 bis 8 Jahren seien im Gegensatz zu den erwachsenen Häftlingen des Lagers Bergen-Belsen unmittelbar nach der Befreiung liebenswert, glücklich und auch zum Lachen fähig erschienen, besondere Schlüsse ziehen kann, muß dahingestellt bleiben. Immerhin fanden A. FREUD und S. DANN, daß Kleinkinder die angstvolle Vergangenheit nach einiger Zeit bereits ganz vergessen hatten. Vor diesem Hintergrund wird man unsere Ergebnisse sehen und relativieren müssen, um nicht zu falschen Verallgemeinerungen zu gelangen.

Von insgesamt 38 Fällen unseres Materials mit wahrscheinlich erlebnisreaktiven Syndromen, die vor Vollendung des 14. Lebensjahres Verfolgungsmaßnahmen ausgesetzt waren, fielen bei sieben wesentliche Verfolgungsereignisse bereits in die Altersphase von 1 bis 6 Jahren. Eine kurze Kasuistik soll die relativ breite Variabilität der seelischen Dauerfolgen demonstrieren.

1. Kernneurosen bei Verfolgung im Vorschulalter. Fred A., geboren am 7. August 1938, einziges Kind einer wohlhabenden jüdischen Kaufmannsfamilie in Prag, war als Kleinkind verhältnismäßig viel krank. Von der sehr gefühlsbetonten, gütigen und etwas weichen Mutter, die sehr an ihrem Sohne hängt, wird er als etwas schwieriges Kind geschildert, das zu Aufschneidereien und Phantasiegeschichten neigte und oft Szenen machte, wenn man ihm einen Wunsch versagte. Auch als sehr temperamentvoll und nervös wird er bezeichnet, doch soll die kindliche Entwicklung sonst normal und ohne frühneurotische Symptome verlaufen sein, die über Verwöhnungsfolgen einer Einzelkindsituation hinausreichen.

Ab Herbst 1944 befürchteten die Eltern in Prag, verhaftet zu werden. Bis dahin hatte Fred von der Verfolgung noch nichts Wesentliches bemerkt. Die Mutter flüchtete mit dem Sohn nach Breslau und wurde dort im November 1944 in seiner Anwesenheit von der Gestapo festgenommen. Um sich der Verhaftung zu entziehen, sprang sie aus dem Fenster und erlitt mehrere Frakturen, die später eine Beinamputation notwendig machten. Dennoch hat Fred

---

[1] NAJAR fand bei dieser, allerdings wenig zuverlässigen Fragebogenmethode unter 1 800 Kindern 41% Nervöse, 38% Diebe und Lügner — ein Wert, den man als auffallend hoch ansprechen kann — 2% Apathische und 2% schwer Gestörte. Das Verhalten in der Schule war allerdings durchweg auffallend. Fleiß und Ehrgeiz fehlten fast völlig. Der I Q war größtenteils — allerdings durch Lernmangel mitbedingt — stark reduziert. ALTHOFF berichtete außerdem über ausgeprägte Verhaltensstörungen bei Jugendlichen.

15*

nach seiner Erinnerung die Sache nicht wirklich ernst genommen. Noch am gleichen Nach-
mittag spielte er, wie er heute angibt, unbeschwert mit anderen Kindern im Hof des Hauses.

Am Abend dieses Tages wurde er schließlich selbst von der Gestapo abgeholt und nach
Prag gebracht, wo er zuerst ausgefragt worden sei. Anschließend sei er in ein jüdisches Kinderheim geschickt worden. Zu Beginn des Jahres 1945 wurde er in das Lager Theresienstadt
gebracht, wo er ebenfalls in einem Kinderlager Aufnahme fand. Er habe damals am Stachel-
draht gemerkt, daß er gefangen sei. Doch habe ihn das Gefühl der Gefangenschaft keineswegs
erschüttert. Er habe zwar nach den Eltern gefragt und öfters auch geweint, doch habe er ihre
Abwesenheit nicht sehr ernst genommen. Allerdings sei er durch die unzureichende Ernährung
sehr schwach geworden und habe Masern, Windpocken und Lungenentzündung bekommen.
Nachts, daran erinnere er sich noch, habe er Angstträume gehabt.

Nach der Befreiung im Mai 1945 wurde er gleich den Eltern zurückgegeben, die am Leben
geblieben waren. Er litt noch längere Zeit an körperlicher Schwäche und Anämie.

Die weitere seelische Entwicklung verlief in großen Zügen normal. Allerdings zeigte Fred
immer eine gewisse Nervosität, er neigte zu Schweißausbrüchen und anderen vegetativen
Symptomen bei Aufregungen und war etwas schüchtern.

Um die Pubertät herum, mit 14 bis 16 Jahren, änderte sich sein Verhalten. Die Schüchtern-
heit fiel allmählich ab, während eine Erythrophobie noch einige Jahre weiterbestand. Von
einer merklichen sozialen Anpassungsstörung, vor allem in der Gruppe der Gleichaltrigen, kann
man jedoch nicht sprechen.

Zur Zeit der ersten Untersuchung im Juli 1956 fühlte sich Fred A. körperlich und seelisch
im wesentlichen wohl. Er hatte inzwischen eine Hotelfachschule absolviert und strebte ein
Hotelpraktikum an.

Der allgemeine und neurologische Befund ergab bei dem 18jährigen, hochaufgeschossenen
und altersgemäß entwickelten jungen Mann außer einer deutlichen Hyperhidrosis keine
Besonderheiten. Er wirkte lebhaft, etwas überaktiv, gut zugewandt, aber sonst im Verhalten
unauffällig. Der Intelligenztest ergab eine leicht überdurchschnittliche Begabung (IQ = 108).
Wesentliche neurotische Strukturmerkmale konnten bei der gutachtlichen Untersuchung
nicht festgestellt werden.

Im April und Mai 1962 wurde Herr A. im Rahmen unserer Katamnesenerhebung zu Hause
nachuntersucht. Er berichtet nun, daß er sich seit dem 19. Lebensjahr wieder mit Verfolgungserinnerungen beschäftige, die bis dahin in ihm „still geruht" hätten. Anlaß dazu war vielleicht
die Freundschaft mit einem Mädchen, deren Eltern — eine Offiziersfamilie — früher nationalsozialistisch orientiert waren und immer noch antisemitische Vorurteile hegten. Nunmehr
erinnerte er sich — zuweilen in Form seltener Alpträume — beispielsweise an die erste Nacht
in Theresienstadt, als er in ein oberes Etagenbett gekommen war, eingenäßt hatte und zu einer
Lagerstrafe verurteilt worden war. Auch eine Reihe anderer Szenen, etwa den Leichenwagen,
der täglich am Lager vorbeifuhr, erinnere er jetzt wieder, obwohl er damals lange nicht gewußt
hätte, daß es sich um tote Menschen gehandelt habe.

Mittlerweile hat sich Fred A. im Alter von 22 Jahren verlobt. Er meint, daß dieses Ereignis
sich auf seinen seelischen Zustand sehr günstig ausgewirkt habe. Er habe keine traurige oder
pessimistische Haltung, könne sich auch herzlich freuen. Lediglich drei- bis viermal im Jahr
habe er Anfälle von Herzjagen, die kaum länger als eine Minute andauern. Der Anlaß dazu sei
ihm unbekannt. Im übrigen war Fred A. nunmehr als Teilhaber des Getränkegroßhandels
seiner Eltern zu einem tüchtigen Geschäftsmann avanciert, der beachtliche Initiative und
Geschick im Umgang mit Menschen zeigte. Es war allerdings festzustellen, daß er während
des Berichts über die Verfolgungserinnerungen emotionell reagierte, eine leichte Röte des
Gesichts und eine vermehrte Schweißsekretion bekam. Sonst wirkte er unauffällig.

Dieser Fall ist insofern aufschlußreich, als er zunächst einmal die insgesamt
gut geglückte Bewältigung der kindlichen Verfolgungserfahrungen zeigt. Freilich
war Fred A. nur für die Dauer eines halben Jahres ernsteren Verfolgungsereignissen
ausgeliefert, die zudem nicht unter die Extrembelastungen einzurechnen sind.
Wir können ihm wohl Glauben schenken, wenn er berichtet, er habe als 6jähriger
Junge den ganzen Ernst der Situation nicht voll erfaßt und auch manche grauen-
volle Einzelheiten nicht durchschaut. Dennoch ist nicht zu übersehen, daß Fred

weitaus mehr an belastenden Eindrücken aufnahm als er bei der ersten Untersuchung zu erinnern vermochte. Nach der Rückkehr zu den Eltern und nach der
Wiederherstellung einer befriedigenden Lebenssituation sind sie offenbar vergessen worden, ähnlich wie dies A. Freud u. S. Dann an befreiten Kleinkindern
beobachtet haben. Dieses Vergessen scheint jedoch teilweise in Gestalt der Verdrängung verlaufen zu sein, was durch die gelegentlichen Angstträume mit dem
Inhalt der vergessenen Szenen wahrscheinlich gemacht wird. Die vegetativen
Symptome, Herzjagen, Hyperhidrosis könnten ebenfalls aus dem Affekt verdrängter Erinnerungen entspringen, doch ließ sich diese Feststellung vom Fall her nicht
eindeutig belegen.

Auffallend ist jedoch, daß die verdrängten Erlebnisse nach einer langen
Latenzperiode wieder ins Bewußtsein kommen. Wohl gibt es dafür einen Anstoß
in Gestalt der aktiven und bewußten Auseinandersetzung mit der Verfolgung
überhaupt, der durch die Freundin und ihr antisemitisch tendierendes Elternhaus
erfolgt. Dieser Anstoß fällt nicht zufällig mit dem Ende der Latenzperiode auch
hinsichtlich der Sexualentwicklung zusammen. Jetzt scheint Fred A. auch fähig
zu sein, sich mit den belastenden Erinnerungen bewußt auseinanderzusetzen und
sie sogar der Freundin anzuvertrauen.

*Diese Veränderung im Erinnern der Verfolgungserfahrungen nach einer langen
Latenzperiode hängt mit der Tatsache zusammen, daß auch der frühe Erfahrungs-
schatz in seinem Bedeutungsgehalt den Wandlungen (oder Wiederbelebungen) der
Persönlichkeitsentwicklung unterworfen ist. Bei anderen jugendlich Verfolgten spielt
dies mitunter eine bedeutsame Rolle, weil es hier zu korrespondierenden Spätverände-
rungen erlebnisreaktiver Verhaltensabnormitäten kommen kann.*

Aufschlußreich ist der dargestellte Fall noch in anderer Hinsicht. Es steht
außer Zweifel, daß einzelne Residuen der Verfolgungserfahrungen auch heute noch
vorhanden sind. Dazu zählen die Angstträume und die emotionell belastenden
Erinnerungen mit ihren vegetativen Begleiterscheinungen. Dennoch wäre es nicht
angemessen, eine traumatische Neurose oder eine Störung der Charakterentwicklung zu diagnostizieren. Die halbjährige Trennung von der Mutter und die Verfolgungsereignisse selbst haben bei Fred A. keine erkennbare Dauerveränderung
in die Kontinuität der seelischen Entwicklung hineingetragen. Ein wesentlicher
Grund dafür ist sicherlich die nur für ein halbes Jahr unterbrochene Kontinuität
der Kind-Eltern-Beziehung durch die Erhaltung der Familie.

Vor und nach der Verfolgung waren geringfügige neurotische Symptome vorhanden, die mit den Reifephasen einen gewissen Symptomwandel durchmachten,
insgesamt aber eher eine Tendenz zur Besserung nach der Pubertät zeigten. Die
erniedrigte Frustrationstoleranz des sechsjährigen Einzelkindes scheint jedenfalls
die Verfolgungseinwirkungen nicht in besonderem Maße intensiviert zu haben.
*Die verbliebenen Dauerfolgen — vorwiegend in Gestalt emotionell belastender Erinne-
rungen — sind hier insofern keine Krankheit im eigentlichen Sinne, weil sie keine
sozialen Anpassungsstörungen und keine erhebliche Beeinträchtigung der Arbeits-,
Liebes- oder Genußfähigkeit mit sich bringen.*

Im Gegensatz zu diesem Fall sind bei den beiden nachstehend referierten
erheblichere seelische Dauerfolgen zu diskutieren, obwohl die Familie vollständig
erhalten blieb:

Nusia L. kam am 9. Mai 1942 im Ghetto Tluste als zweites von drei Kindern eines polnischen Friseurs zur Welt. 6 Monate später glückte ihren Eltern die Flucht in die naheliegenden Waldgebiete, wo sie mit Nusia und ihrem 8 Jahre älteren Bruder unter äußerst primitiven Bedingungen und in ständiger Bedrohung bis zur Befreiung am 15. März 1944 lebten. Die Mutter hatte für die Tochter nicht genügend Nahrung — die Brustnahrung soll nicht ausgereicht haben — und keine Windeln zur Verfügung. Auch die übrige Pflege und der Spielraum des Kindes waren stark eingeschränkt. Nusia soll während dieser Zeit sehr nervös, ängstlich und lichtscheu gewesen sein. Im Alter von 22 Monaten wurde Nusia mit ihren Eltern befreit. Sie soll einen erheblichen Entwicklungsrückstand und Untergewicht aufgewiesen haben. 5 Monate wurde sie in einem polnischen Krankenhaus stationär behandelt.

Nach der Auswanderung war Nusia in Deutschland weiter in ärztlicher Behandlung. Noch 1947 fand die Universitäts-Kinderklinik in F. das Kind in „dürftigem Allgemeinzustand". Seit 1948 lebt die Familie in Kanada. Der Vater — durch eine Verwundung am Arm körperbehindert — verdient als Friseur relativ wenig. Es bestehen merkliche Anpassungsschwierigkeiten.

Nach Besserung des körperlichen Status machte das Kind zwischen 1947 und 1950 relativ viele Erkältungskrankheiten durch. Seit dem 11. oder 12. Lebensjahr leidet sie nach Angaben der Mutter an Einschlafstörungen. Die Nervosität besteht weiter, außerdem als weiteres Symptom Nägelkauen. Nusia hat erhebliche Schul- und Berufsschwierigkeiten, weil sie sich schlecht konzentrieren kann und nicht durchhält.

Bei der gutachtlichen Untersuchung 1959 und 1960 wirkte das 17- bzw. 18jährige Mädchen gehemmt, leicht ängstlich, bedrückt und fahrig. Sie klagte immer noch über Einschlafstörungen, unruhigen Schlaf, Nägelkauen usw. und hatte eine Stelle als Verkäuferin wegen ihrer Schwierigkeiten im Umgang mit den Kunden abgebrochen. Testuntersuchungen aus 1955, die uns nicht im Original vorliegen, zeigten eine gute Intelligenz bei neurotischem Schulversagen.

Die körperliche Untersuchung ließ 1959 und 1960 einen normalen Entwicklungs- und Allgemeinstatus erkennen. Abgesehen von einem relativen Kleinwuchs — auch die Brüder sind unterdurchschnittlich groß — und vegetativen Symptomen wie Fingertremor, Lidflattern, Cutis marmorata usw. waren keine pathologischen Befunde zu erheben. Wesentlich ist noch, daß der ältere Bruder Nusias auch „nervös" sein soll, während der nach der Befreiung geborene jüngere Bruder als unauffällig geschildert wird.

Der zweite Fall war im Alter von 3 bis 6 Jahren der Verfolgung ausgesetzt. Wilhelm L. ist als zweiter Sohn eines jüdischen Getreidehändlers am 2. Januar 1938 in Tluste/Polen geboren worden. Zur Familienanamnese ist bekannt, daß der Vater im mittleren Lebensalter an Bronchialasthma erkrankte. Im August 1941, Wilhelm war 3½, sein Bruder 9 Jahre alt, wurde die Familie, die bis dahin in gesicherten sozialen Verhältnissen gelebt hatte, im Ghetto Tluste eingeschlossen. Als die Deportationen häufiger wurden, vor allem nach der Umwandlung des Ghettos in ein Zwangsarbeitslager Ende 1943, versteckten die Eltern ihren jüngeren Sohn. Es gelang ihnen, sich bis zur Befreiung durch russische Truppen am 15. März 1944 verborgen zu halten. Glücklicherweise hat die gesamte Familie Wilhelms die Verfolgung überlebt.

Die Mutter berichtete, Wilhelm sei während dieser Zeit ein ängstliches, nervöses, schreckhaftes Kind gewesen, das wegen der erheblichen Unterernährung auch in der Entwicklung zurückblieb und körperlich sehr schwach war. 1943 hat Wilhelm einen Typhus oder Fleckfieber durchgemacht, ohne daß eine ärztliche Diagnose und Behandlung möglich gewesen wären. Nachdem allerdings nur 10 Tage Fieber und Durchfälle bestanden und keinerlei psychische Veränderungen oder andere zentrale Störungen beobachtet wurden, ist die Annahme einer Fleckfieberencephalitis unwahrscheinlich.

Wilhelm selbst berichtet anläßlich der beiden psychiatrischen Begutachtungen 1960 und 1961, er habe im Versteck in dauernder Angst gelebt. Die Eltern hätten ihn ständig ermahnt still zu sein. Er habe auch noch im Gedächtnis, daß er krank war und der Vater ihm sagte, alle Kranken würden erschossen. Schon in der ersten Ghettozeit, als er noch auf die Straße durfte, habe er etwas erlebt, was ihn nachhaltig beeindruckte: Er sei einmal mit seinem Onkel vor dem Haus gestanden, als deutsche Soldaten vorbeikamen. Der Onkel sei ins Haus gegangen und habe die Tür geschlossen. Er selbst konnte deshalb nicht mehr ins Haus flüchten. Die Soldaten lachten und richteten ihr Gewehr auf ihn, was ihn sehr geängstigt habe. In der Zeit des Verstecktlebens habe er überdies sehr an Hunger, Magenbeschwerden und Kopfschmerzen gelitten.

Nach Kriegsende siedelte Wilhelm mit seiner Familie nach Bayern über. Er litt noch 1945/46 an Unterernährung und allgemeiner Körperschwäche, Nervosität, Kopfschmerzen und machte mehrere Infekte durch. 1946 wurde er im Tb-Sanatorium München-Gauting untersucht. Er litt seit längerer Zeit unter starkem Husten, ohne daß ein wesentlicher Befund erhoben werden konnte. Weiter wurde über Nachtschweiß, Appetitmangel und Schlafstörungen berichtet.

Von 1945 bis 1951 besuchte Wilhelm die hebräische Schule in M. 1951 wanderte die Familie nach den USA aus. Dort bestand er 1955 das Abschlußexamen einer High-School. Während der gesamten Schulzeit soll er unter Konzentrationsstörungen gelitten haben. 1951 war er wegen Nervosität, Schlafstörungen und Magen-Darmbeschwerden, die als „spastisches Colon" diagnostiziert worden waren, in hausärztlicher Behandlung.

Mit dem Ziel, Ingenieur zu werden, besuchte er ab 1955 eine Abendschule und arbeitete tagsüber als Packer. Er litt weiter an Konzentrationsschwäche, zudem an erheblichen Examensängsten. 1956 versagte er in zwei Fächern und war darüber sehr deprimiert, bis zu Suicidgedanken. Bei einer psychiatrischen Konsultation gab er an, er habe nun eingesehen, daß er nicht Ingenieur werden könne. Er klagte über stärkere Durchfälle und hatte auch einige Zeit das Bett gehütet. Bei der Untersuchung wirkte er „blaß, deprimiert und dünn". Nach etwa 10 Wochen hatte sich sein Zustand gebessert.

Er besuchte erneut eine Abendschule, scheiterte und es kam 1957 zur Verschlimmerung der 1956 erstmals aufgetretenen Colitis ulcerosa und seiner depressiven Stimmungen. In der Folgezeit arbeitete er als Leinenschneider, Entwurfszeichner usw., konnte aber in keiner Stelle länger durchhalten. Anfang 1959 wurde er im „Beth Israel Hospital" in New York stationär untersucht. Man fand bei der Breipassage, beim Breieinlauf und bei einer Romanoskopie eine ulceröse Colitis. Unter der Annahme eines psychosomatischen Krankheitsbildes wurde er mit Beruhigungsmitteln behandelt und der psychiatrischen Abteilung überwiesen. Dort steht er seither in ambulanter Gruppenpsychotherapie.

Nach seiner Entlassung besuchte Wilhelm wieder Vorlesungen an der Universität, gab aber im Dezember 1959 wieder auf. Gleichzeitig war es zu einer Verschlimmerung der Durchfälle gekommen.

Bei den psychiatrischen Begutachtungen 1960 und 1961 klagte er noch über Konzentrationsschwierigkeiten, Schlafstörungen und Kopfschmerzen, bemerkte aber, daß er durch die Therapie weniger depressiv sei und mehr Selbstvertrauen habe. Immer noch äußerte er die Absicht, ins College zu gehen, obwohl er seit 2 Jahren keine feste Anstellung mehr durchgehalten hatte. Er berichtete über dauernde innere Spannung, vermehrte Empfindsamkeit und Erregbarkeit. Jede Kleinigkeit führe bei ihm zur Enttäuschung.

Der körperliche Befund zeigte bei dem 22jährigen eine ausgeprägte vegetative Labilität. Neurologische Symptome waren nicht vorhanden. Der psychische Befund vermerkte eine normale Intelligenz, ein mürrisches, menschenscheues, eingeschüchtertes Verhalten bei ausgeprägtem Ehrgeiz und Prüfungsängsten. Wilhelm wirkte unlustig aber nicht mehr eigentlich depressiv. Er schien in seiner Altersgruppe und gegenüber dem anderen Geschlecht weitgehend isoliert zu sein und ständig in der Familie zu leben. Die Colitis zeigte weiter einen schwankenden, offensichtlich etwas günstigeren Verlauf[1].

---

[1] W. ENGEL berichtet über einen ähnlichen Fall. Ein 3jähriges polnisches Mädchen war von seinem Vater in Kellern versteckt worden und sah 15 Monate kein Tageslicht. Sie hörte Schreie, Schüsse, Schläge und erlebte auch das Sterben mancher Leute mit. Als sie nach 3 Jahren Verfolgung befreit worden war, hatte sie die Mutter verloren. Der Vater wanderte mit ihr nach den USA aus. Dort rannte sie stets von der Schule weg. Ein Therapieversuch in einem psychiatrischen Zentrum für gestörte Jugendliche scheiterte. Jetzt ist sie 23 Jahre alt und unfähig, die kleinste Arbeit durchzuhalten. Sie zeigt ausgeprägte emotionelle und psychische Störungen mit angstneurotischen und depressiven Zeichen. Da ENGEL auch „schizophrene Entgleisungen" notiert, ist der Fall nur als Ergänzung nicht aber als Vergleichsfall zu dem von uns dargestellten geeignet.

Beide Fälle konnten bedauerlicherweise nicht persönlich durch uns untersucht werden. Die zur Verfügung stehenden Aufzeichnungen und Befunde ließen viele Fragen offen. Dennoch läßt sich einiges daran diskutieren.

Die traumatisierende Situation, der beide im Vorschulalter für eine längere Frist ausgesetzt waren, ist ungewöhnlich. Es handelt sich nicht um die Trennung von der Mutter, über deren unmittelbare Wirkungen in diesem frühen Entwicklungsalter quasi experimentelle Ergebnisse vorliegen (R. Spitz, Bowlby, A. Dührssen). Dagegen war die ganze Familie einer extremen Belastung ausgesetzt.

Die Frage der Beeinflussung des Kleinkindes durch diese Situation stellt sich von zwei Seiten her. Von der realen Gefährdung wird in dieser Altersstufe — das zeigte sich schon bei Fred A. — sicher nur ein Teil erfahren. Bei Nusia L. war es sicher verhältnismäßig wenig, während Wilhelm M. die Todesdrohung immerhin in eindeutigen Angsterlebnissen realisiert hatte. Nun ist das Kleinkind mit seiner Welt noch in erheblichem Maße über die Eltern, vor allem über die Mutter verbunden und diese Symbiose leistet normalerweise einen selektiven Schutz gegen die Realität, die noch nicht aus eigener Kraft verarbeitet werden kann.

Wenn jedoch die Mutter selbst unter solchen Extrembelastungen von Angst und Unsicherheit erfüllt ist, dann ist auch ihr Kleinkind — worauf A. Freud u. S. Dann bereits hingewiesen haben — der traumatisierenden Situation indirekt ausgesetzt. Tatsächlich scheinen beide Kinder einer allgemeinen Atmosphäre von Ängstigung ausgeliefert gewesen zu sein, die mit der Einschränkung der realen Bewegungs- und Befriedigungsmöglichkeiten eng verbunden war. Vor allem Wilhelm ließ in seiner Schilderung des Verstecktlebens, das ihm jede Bewegungsfreiheit, jede Möglichkeit zum Spiel, zum Umgang mit Gleichaltrigen nahm und zu einer ängstlichen Kontrolle und Unterdrückung aller lebhafteren spontanen Regungen zwang, die ganze Einschränkung und Verunsicherung der kindlichen Lebensform spüren.

Die ständig jede Lebensäußerung des Kindes verbietenden und durch die extreme Ängstigung emotionell verunsicherten Eltern sind zudem keine Partner, die eine Sicherheit gewährende Zuneigung des Kindes fördern könnten. Wenn Wilhelm beispielsweise erzählt, der Vater habe zu seinem kranken Kinde gesagt, Kranke würden erschossen, so klingt darin nicht nur die Unmöglichkeit an, den Vater als guten, Sicherheit gewährenden Partner anzunehmen, sondern auch ein angstvoller Zweifel an der Verläßlichkeit des Vaters selbst.

Die gestörte Beziehung des Kindes zu den Eltern, seine elementare Verunsicherung und die regressive, jede Spontaneität behindernde Realität sind also zweifellos ernste Belastungsfaktoren. Gerade wegen der begleitenden ernsthaften Beziehungsstörungen scheint es naheliegend, sie mit dem Entzug der Eltern, insbesondere der Mutter, zu vergleichen.

Tatsächlich zeigen beide Kinder — ähnlich wie dies von R. Spitz, Bowlby, A. Dührssen und A. Freud an mutterlosen Säuglingen und Kleinkindern beschrieben wurde — eine beträchtliche, erst langsam wieder einzuholende Verzögerung der körperlichen und der seelischen Entwicklung. Die Unterernährung mag dabei noch eine zusätzliche Rolle gespielt haben, begründet aber sicher nicht die gesamte Retardierung. Darüber hinaus wird von beiden berichtet, daß sie in der Verstecksituation „nervös", schreckhaft, ängstlich — und bei Nusia L. — auch lichtscheu waren. Die Körperbeschwerden, Magen- und Kopfschmerzen, die von Wilhelm berichtet werden, sind insofern nicht ungewöhnlich, als sie auch in den vergleichbaren Selbstschilderungen von A. Frank und Rubinowicz berichtet wurden.

Die entscheidende Frage liegt nun darin, ob das Krankheitsbild, das wir an der Schwelle des Erwachsenenalters vorfinden, bei beiden eine Folge dieser frühen Belastungen ist. Dazu läßt sich als erstes bemerken, daß wir es sowohl bei Wilhelm L. als auch bei Nusia L. mit einer echten Neurose zu tun haben, wie sie aus einer abnormen Familiensituation in den ersten Lebensjahren auch unter äußerlich normalen Lebensumständen entstehen kann: Der Unterschied zu den erlebnisreaktiven Persönlichkeitsveränderungen Erwachsener ist jedenfalls nicht zu übersehen.

Die Frage, ob es bei den dargestellten Fällen auch ohne die Verfolgung zu ähnlichen Neurosen gekommen wäre, läßt sich keinesfalls mit Sicherheit verneinen.

Die Symptomatik erlaubt wohl gewisse Rückschlüsse auf die Entstehungszeit der neurotischen Kernstruktur. Eßschwierigkeiten und Nägelkauen wären beispielsweise mit der gestörten Mutterbeziehung in der oralen Phase bei Nusia L. gut in Einklang zu bringen. Zudem beobachteten A. Freud u. S. Dann bei den befreiten Kleinkindern aus dem Lager Theresienstadt durchwegs gleichartige oder ähnliche oralerotische Praktiken, erhebliche Eßschwierigkeiten und wenig Eßfreude. Sie meinten, der Grund dazu liege im Mangel an jenen befriedigenden Erfahrungen während der oralen Phase, die letztlich die Lust am Essen begründeten.

Man darf also vermuten, daß die Entstehung dieser Neurosen in ihrem Kern wenigstens zeitlich auf die Verfolgung zurückgeht. Da aber die Familie und im besonderen die Mutter in ihrer emotionellen und kommunikativen Verfügbarkeit für das Kind durch eine so geartete Extremsituation schwer gestört war, ist auch ein ätiologischer Zusammenhang nicht ganz von der Hand zu weisen.

Der Verlauf ist wiederum aufschlußreich. Der geistige und körperliche Entwicklungsrückstand wird in beiden Fällen aufgeholt, nicht aber der emotionelle. Die Frage, inwieweit eine ungünstige Familienkonstellation für die Perpetuierung der neurotischen Struktur verantwortlich ist, muß ernsthaft gestellt werden. Sie läßt sich in den vorliegenden Fällen nicht beantworten.

Offensichtlich haben leichtere neurotische Beschwerden und Symptome in beiden Fällen kontinuierlich weiterbestanden. Sie zeigten sich vor allem in Schulschwierigkeiten und Kontaktstörungen. Zur Manifestation einer schweren neurotischen Symptomatik kam es jedoch wiederum erst mit dem Eintreten ins Erwachsenenalter am Ende der Latenzperiode. Es zeigte sich, daß weder Wilhelm die männliche Rolle in der Gesellschaft, noch Nusia ihre weibliche Sozialrolle verwirklichen konnte. Dabei steht außer Zweifel, daß die fundamentale Verunsicherung der frühen interpersonellen Beziehungen nicht nur in der immer vorhandenen Unsicherheit und Menschenscheu, sondern vor allem auch in der Unfähigkeit zur Aufnahme reifer Bindungen an gegengeschlechtliche Partner zum Ausdruck kam.

Die Manifestation der Symptomatik am Beginn des Erwachsenenalters entspricht durchaus dem typischen Verlauf. Wir haben sogar im ersten Fall gesehen, daß es ohne manifeste Neurose mit dem ersten Liebesverhältnis am Ende der

Latenzphase zur Wiederbelebung der frustrierenden Verfolgungserfahrungen kam. Der neurotische Kern tritt in den beiden anderen Fällen erst in der kritischen Reifezeit am Unvermögen zur Selbständigkeit, zur Aufnahme befriedigender Partnerbeziehungen im Vollbild der Neurose zutage. So zeigen denn auch beide Fälle eine ausgesprochen regressive Fixierung ans Elternhaus, die bis zur Unfähigkeit, einen Beruf durchzuhalten, reicht.

Bei Wilhelm ist die Symptomatik noch durch eine extreme Ambivalenz von Abhängigkeitsbedürfnis und Selbständigkeitsstreben gekennzeichnet, die sich in der Verflechtung von verzweifeltem Ehrgeiz, Examensangst und Unfähigkeit zum Durchhalten zeigt. Bei ihm hat man auch kaum Zweifel, daß die Colitis ulcerosa mit den wiederholten Frustrationen seines Selbständigkeitsstrebens und der darin aufbrechenden Abhängigkeit und Feindseligkeit zu tun hat. Allerdings läßt das Asthma des Vaters eine familiäre Disposition zu allergischen Reaktionsformen vermuten. Wilhelms Frustrationstoleranz ist extrem niedrig. Kleine Versagungen bringen offenbar eine Wiederbelebung seiner schweren frühen Enttäuschungen. Die Einschränkung seiner Persönlichkeit, die alle Spontaneität rasch frustran in Angst und Enttäuschung enden läßt, erinnert an die infantile Situation: Das Kind, das nahezu jede Spontaneität unterdrücken mußte, weil es in eine Atmosphäre der Angst eingeschlossen war, erfuhr von den Eltern — wegen der eigenen seelischen Belastung — keine befriedigende emotionelle Sicherheit, die in der motorischen Einschränkung wenigstens eine freie Entfaltung der Kind-Elternbeziehung und der Innerlichkeit (Emotionalität und Phantasie) gewährt hätte.

Wenn wir damit auch nicht wissen, inwieweit das Elternhaus nach der Befreiung noch zur Fixierung oder Ausformung der Neurose beigetragen hat, so müssen wir doch die Möglichkeit ernsthaft in Betracht ziehen, daß der neurotische Kern in diesen Ausnahmefällen ätiologisch auf die außergewöhnliche Verfolgungssituation in der frühen Kindheit zurückgeht.

Selbstverständlich bedürfen diese vorerst vereinzelt dastehenden Beobachtungen noch der Überprüfung, bevor man verläßliche ätiologische Aussagen über sie machen kann.

Für die gutachtliche Beurteilung sind deshalb vorerst noch keine anderen Schlüsse zu ziehen, als daß diese Möglichkeit in entsprechend gelagerten Fällen in Betracht gezogen werden muß. Die Begründung einer Wahrscheinlichkeit des ursächlichen Zusammenhangs wird man zunächst auf eine besonders eingehende Analyse des Einzelfalles stützen und sich von einem möglicherweise daran aufzeigbaren Übergewicht der Verfolgungsbelastungen, ihrer entwicklungs- und phasenspezifischen und mit der Symptomatik in Strukturzusammenhang stehenden Wirksamkeit leiten lassen: Ohne Nachweis einer charakteristischen Verhaltensänderung des Kindes unter der Belastung und einer Kontinuität der neurotischen Struktur (SCHULTZ-HENCKE) bis zur manifesten neurotischen Symptomatik ist jedenfalls eine solche Wahrscheinlichkeit kaum begründbar.

2. Psychopathien und psychopathieähnliches Verhalten nach Verfolgung im Kindesalter.

Bernhard R. ist am 3. März 1936 als uneheliches Kind einer jüdischen Mutter in einer westdeutschen Großstadt geboren worden. Über seine Familie und seine frühe Kindheit ist wenig bekannt. Jedenfalls scheint ihn die Mutter bis zur gemeinsamen Deportation am 20. Oktober 1940 selbst erzogen zu haben.

Von dieser Zeit an war Bernhard mit seiner Mutter in den südfranzösischen Lagern Gurs und Rivesaltes interniert. Er selbst erinnert sich kaum an diese Zeit. Im April 1943 wurde die Mutter aus dem Lager nach dem Konzentrationslager Auschwitz deportiert und ist von dort nicht mehr wiedergekehrt.

Von April 1942 bis September 1942 war Bernhard in einem Kinderheim, dann bis März 1943 bei einer südfranzösischen Familie und von März 1943 bis März 1944 in einem anderen Kinderheim versteckt worden. Für kurze Zeit mußte er anschließend noch einmal unter falschem Namen bei einer fremden Familie untergebracht werden.

Aus dem letzten Heim stammt auch der erste Bericht über Bernhard. Der Hausarzt bezeichnete ihn als ein „besonders nervöses Kind", das sich von der Aufregung über die Trennung von der Mutter nie erholen konnte.

In der Nachkriegszeit war Bernhard in mehreren französischen Heimen des Kinderhilfswerkes OSE (Paris), nirgends länger als 1 Jahr untergebracht.

Er fiel schon in der ersten Zeit durch eine Enuresis nocturna, durch Apathie und Uninteressiertheit in der Schule auf. Wegen erheblicher Verhaltensstörungen und wegen seines Schulversagens wurde er im Alter von 10 bis 11 Jahren für 6 Monate in einem ärztlich-pädagogischen Institut beobachtet. Man hatte den Eindruck, daß der infantile, labile Junge einer Familienerziehung bedürfe, und übergab ihn einer unverheirateten Dame in Familienpflege. Tatsächlich normalisierte sich sein Verhalten etwas, er konnte sich besser anpassen und machte einige Fortschritte in der Schule. 1951 wurde bei einer Testuntersuchung ein I Q von 0,89 festgestellt. Im Vordergrund des Befundes stand jedoch seine Unbeständigkeit. Er erreichte nicht das Abschlußzeugnis der Grundschule.

Nach Abschluß der Schulzeit verließ er seine Pflegemutter und zog in die Nähe von Paris. Doch konnte er sich keine Berufsausbildung erwerben. Er verließ jede Lehrstelle nach 1 oder 2 Monaten und übte in 3 Jahren über 50 verschiedene Beschäftigungen aus — vom Saisonarbeiter, Hotelboy und Garagenhelfer bis zu Hilfsdiensten in der Filmindustrie. 1955 wurde bei einer weiteren Testuntersuchung eine extrem infantile Persönlichkeitsstruktur mit einem unreifen, auf kindlichem Niveau stehenden Über-Ich diagnostiziert.

Mit 18 Jahren wurde er erstmals straffällig: Er stahl einem Kameraden 3000 bis 4000 Francs und kam darauf in ein modernes Erziehungsheim für verhaltensgestörte Jugendliche (1. August 1955 bis 30. Juni 1956). Er verließ es wegen einer banalen Kränkung durch eine Aufsichtsperson wieder. In den folgenden Jahren machte er sich erneut mit Autodiebstählen, Zechprellereien, Scheckbetrügereien und verschiedenen Diebstahlsdelikten strafbar und wurde schließlich zu 1 Jahr Gefängnis verurteilt.

Bei der psychiatrischen Untersuchung im Gefängnis Orleans wirkte er egozentrisch, infantil und bindungslos. Er hatte große Ansprüche, kaum konkrete Pläne für die Zukunft und wenig Verantwortungsbewußtsein. Die psychiatrische Vertrauensärztin sprach von einer Fassade, hinter der Unsicherheit und Ängstlichkeit verborgen seien. Nach längerer Exploration habe er auch preisgegeben, daß er zu heiraten wünsche, aber Angst davor habe, sich vor einem Menschen zu enthüllen, denn er sei nicht viel wert.

Der Test zeigte eine leicht unterdurchschnittliche Intelligenz. Internistisch und neurologisch war bei dem kräftigen, gut aussehenden jungen Mann kein krankhafter Befund zu erheben.

An die Seite dieser eindeutigen, zu Kriminalität führenden Verwahrlosung wollen wir einen zweiten, vergleichbaren Fall stellen, der einen günstigeren Verlauf aufweist.

Raffael K. wurde am 25. Januar 1939 in einer westdeutschen Großstadt als älterer von zwei Söhnen eines jüdischen Sprachlehrers geboren. Die Familie gehörte der mittleren Sozialklasse an; die Mutter, vor der Ehe Heimleiterin und Abteilungsschwester, war ebenfalls Abiturientin. Schwerwiegenden Verfolgungsmaßnahmen waren die Eltern ab 1941 ausgesetzt. Der Vater mußte Zwangsarbeit leisten, wurde 1942 verhaftet, nach Auschwitz deportiert und später „auf der Flucht erschossen".

Ende 1942 wurde Frau K. mit ihren beiden Kindern nach Ungarn ausgewiesen, an der Grenze jedoch zurückgeschickt und in Wien von der Gestapo aufgegriffen. Die Kinder wurden von ihr getrennt — Raffael war $3^3/_4$ Jahre alt — in einem Lager untergebracht. 3 Monate später durfte Frau K. ihre Kinder wieder abholen und wurde mit ihnen nach Belgien ausgewiesen. Bei der Ankunft in Brüssel mußte sie auf Empfehlung des Judenrats die Kinder im Februar 1943 aufs Land in ein Versteck geben. Sie erfuhr den Aufenthalt nicht und sah beide Kinder erst nach Kriegsende wieder.

R. war also vom 4. bis zum 6. Lebensjahr bei einer Bauernfamilie untergebracht. Er sagt dazu: „Ich erinnere mich nur, daß ich von fremden Menschen irgendwo auf dem Lande in dunklen Plätzen eingeschlossen und versteckt gehalten wurde. Ich durfte nicht mit anderen

Kindern spielen, mußte mich immer ruhig verhalten und bekam Schläge, wenn ich laut wurde
und nach meiner Mutter verlangte. Später erfuhr ich, daß ich . . . . bei einer belgischen Bauernfamilie untergebracht war, die mich aus Angst vor einer Entdeckung so behandelte."

Raffael gibt an, daß er von jenen Bauersleuten grausam behandelt und oft geprügelt
worden sei.

Einige Wochen nach der Befreiung fand Frau K. ihre Kinder wieder. Raffael verhielt
sich auffallend. Er war menschenscheu und furchtsam geworden, lief vor fremden Menschen
weg. Seiner Mutter gegenüber war er aggressiv und machte große Erziehungsschwierigkeiten.
In einem Waisenhaus untergebracht, zeigte er Verhaltensabnormitäten, die eine spezielle
Betreuung notwendig machten. Vom 8. September 1947 bis 28. Februar 1949 besuchte er in
Brüssel die israelitische Schule. Die Lehrer beurteilten ihn als ein krankhaft verändertes Kind,
das große Erziehungsschwierigkeiten mache, da es sich nicht konzentrieren könne und ihm
jede Disziplin abgehe. Die Mutter hatte Raffael zur Vorbereitung der wirtschaftlichen Grundlagen für die Auswanderung bereits 1948 wieder verlassen.

Vom 15. April 1949 bis zum 1. Oktober 1950 war er dann in einer Pensionatsschule in
London. Dort wurde er als schwer erziehbares Kind beurteilt, das in seiner geistigen Entwick-
lung im Hinblick auf seine Kenntnisse unter dem Niveau der Gleichaltrigen stehe und große
Schwierigkeiten mache.

Ende 1950 kam Raffael nach Israel in ein Schülerheim. Dort fiel er durch ständige Oppo-
sition, Ungehorsam, Unruhe, Gereiztheit und Aggressivität gegen Lehrer und Kameraden auf.
Er wurde schließlich von dieser Schule verwiesen, weil er keine Lernbereitschaft und keine
Anpassung an die Gemeinschaft zeigte und sich an fremdem Gut vergriffen hatte. In der
Folgezeit war er in einer landwirtschaftlichen Gemeinschaftssiedlung, wo es gleichfalls zu
großen Erziehungsschwierigkeiten, Unbotmäßigkeiten und Protestreaktionen gegen Autoritäten und Vorgesetzte kam, so daß man ihn auch aus der Landwirtschaftsschule entließ.

Erstmals von 1954 bis 1956 besserte sich sein Verhalten. Er war in dieser Zeit bei einer
Bauernfamilie untergebracht, die ihm relativ freie Hand ließ. Nach seiner Einziehung zum
Militärdienst und der 3 Monate später folgenden Entlassung als dienstuntauglich unter der
Diagnose „Psychopathie" verschlechterte sich sein Zustand wieder. Er war bis 1957 bei der
Mutter zu Hause und litt unter Depressionen und Angst. Der Versuch einer Berufsausbildung
als Traktormechaniker scheiterte. Raffael legte im März 1958 die Abschlußprüfung nicht ab,
sondern mied — angeblich wegen des Kommandotons der Lehrer — die Schule schon einen
Monat vor der Prüfung.

Seit 1958 ist Raffael auf einem Landgut, das er für den erkrankten Besitzer führte. Er
lernte ein Mädchen, die Instruktorin einer Landwirtschaftsschule, kennen und heiratete sie 1959.
Sein Verhalten normalisierte sich seit 1958. Inzwischen ist er selbständiger Bauer und hat
einen Sohn bekommen. Er arbeitet fleißig, hat ein sehr gutes Verhältnis zu Frau und Kind
und steht auch mit anderen Menschen gut. Er fühlt sich wohl und hat keinerlei Klagen.
Bei der Untersuchung war der hünenhafte, sehr kräftige junge Mann körperlich und neurologisch völlig gesund. Der psychische Befund ergab eine ausreichende Intelligenz trotz mangel-
hafter Schulbildung. Er wirkte emotionell ausgeglichen, frei von pathologischen Ängsten,
Gespanntheit oder Gereiztheit.

Im Unterschied zu den vorher dargestellten neurotischen Syndromen zeigen
also die beiden letzten Fälle ein *psychopathisches Agieren*. Die Aufklärung aller
Determinanten dieser schweren Charakterstörungen ist nicht möglich, zumal
wir keine präzisen Daten über die frühkindliche Entwicklung vor Beginn der
Verfolgung besitzen. Bei Bernhard R. fehlt zudem eine Familienanamnese. Um
so bedeutsamer wird die Frage der gegenseitigen Beziehungen zwischen dem pathologischen Verhalten bzw. der abnormen Charakterstruktur einerseits, den besonderen Milieubedingungen andererseits.

Bei Bernhard folgte auf die Einlieferung ins Lager im Alter von 4 Jahren
bereits 2 Jahre später der endgültige Verlust der Mutter. Abgesehen davon,
daß die Lagersituation selbst die emotionelle Sicherheit des Kindes und seine
seelische Reifung beeinträchtigt haben dürfte, kam es hernach zu einem unge-

wöhnlich häufigen Wechsel der Unterbringung und der Pflegepersonen des Waisenkindes. In den ersten beiden Jahren geschah dies teilweise noch unter falschem Namen und in der Gefahr drohender Deportation. Die notwendige Konsequenz war eine extreme Bindungslosigkeit. Es steht außer Zweifel, daß Bernhard ursprünglich durchaus eine emotionelle Beziehung zur Mutter hatte. Das geht schon aus den ersten Berichten hervor, die noch feststellten, er leide unter der Trennung. Später wurden die depressiven oder Angstgefühle aus dem erlittenen Verlust der Mutter offenbar in einer Fassade der emotionellen Gleichgültigkeit und Oberflächlichkeit abgewehrt.

Es kann als wahrscheinlich angenommen werden, daß jedes normal veranlagte Kind bei derart häufigem Wechsel der Beziehungspersonen und nach dem voraufgehenden Verlust der ersten und engsten menschlichen Beziehung eine Fehlentwicklung genommen hätte. Die Tatsache einer geringfügigen Besserung in Bernhards Verhalten während einer etwas länger dauernden Familienpflege weist in gleicher Richtung.

Die ausgeprägte Verwahrlosung, die Bernhard zeigt, beruht zweifellos auf seiner Bindungslosigkeit. Der mangelhaften Über-Ich-Entwicklung liegt nicht nur die Abwehr belastender Erfahrungen, sondern auch die unzureichende Identifikation mit geeigneten Beziehungspersonen zugrunde. So ist wohl zu vermuten, daß die „psychopathische" Struktur Bernhards nicht nur auf die frühe Verfolgungssituation mit Verlust der Mutter, sondern auch auf die konsequente Fortsetzung der ungünstigen Erziehungs- und Entwicklungsbedingungen bis zum Erreichen des Erwachsenenalters zurückgeht. Der schwerwiegende emotionelle Reiferückstand ist von diesem Mangel einer beständigen Entfaltungsmöglichkeit der Kind-Elternbeziehung und der Identifikationsprozesse her verstehbar.

Raffael K. zeigt einige Ähnlichkeiten aber auch lehrreiche Unterschiede gegenüber dem vorhergehenden Fall. Auch bei ihm wurde der Schutz der Familie in der Verfolgungssituation zerstört. Den Vater verlor er endgültig mit 2 Jahren, die Mutter — vorübergehend — mit $3\frac{1}{2}$ Jahren. Entscheidend war für ihn, daß er von der Mutter zu fremden Bauersleuten aufs Land gegeben wurde und dort unter Versteckbedingungen leben mußte. Er war in diesem Alter weder imstande zu verstehen, daß die Mutter ihn nur hergab, um sein Leben zu retten, noch daß er von dem strengen Bauern bedroht und geschlagen wurde, um die Gefahr der Entdeckung zu verringern. So fand die Mutter nach 2jähriger Trennung ein schwer gestörtes Kind vor, das offenbar nicht imstande war, die erlittene Deprivation zu verwinden.

Die äußere Situation blieb relativ ungünstig. Die Mutter mußte, um zu verdienen, beide Kinder zunächst in Waisenhäusern, dann in Kinderheimen und Internaten unterbringen. Dazu kam ein dreimaliger Sprachwechsel. Raffael zeigte, wie alle vorhergehend geschilderten Fälle, die charakteristische emotionelle Entwicklungsverzögerung und — mitbedingt durch extreme Schulschwierigkeiten — auch einen intellektuellen Rückstand. Es steht außer Zweifel, daß Raffael zunächst ganz ähnliche Verhaltensmuster der Bindungsarmut und der Verwahrlosung erkennen ließ wie Bernhard R. Auch bei ihm trat eine Besserung während einer verständnisvollen Familienbetreuung ein. Die Beziehung zur Mutter blieb jedoch offenbar — wahrscheinlich wegen der erlittenen schweren Kränkung durch die Trennung — lange Zeit getrübt.

Bemerkenswert sind einzelne neurotische Züge in seinem psychopathischen
Agieren, vor allem der schwere, mit heftigen Affekten besetzte Autoritätsprotest,
der offensichtlich auf die Erfahrungen während der Versteckzeit zurückgeht. Diese
fixierte aggressive Abwehr weist darauf hin, daß die Ängstigung durch den Versteck gewährenden Bauern und die Kränkung durch die Mutter, die ihn „ausgeliefert" habe, starke persistierende Verlassenheitsgefühle und Aggressionen hinterließ. Als dynamische Reaktion konnte sie, trotz der schweren Auswirkungen der
Verwahrlosung — gescheiterte Schulbildung, Entlassung aus dem Wehrdienst
wegen Psychopathie usw. — bereits einen Hinweis auf die günstigere Prognose
enthalten.

Tatsächlich gab es bei Raffael in der Reifezeit, ähnlich wie bei den ersten drei
Fällen, eine Krise mit Depression und Ängsten. Aber er ging aus dieser Krise
sozial gefestigt hervor. Er fand eine günstige Familiensituation, bekam eine befriedigende männliche Rolle übertragen und bewältigte, von Bevormundung und
damit wohl auch von seinen spezifischen Ängsten entbunden, die selbständige
Position. Es gelang ihm, in seine Geschlechtsrolle hineinzuwachsen, sich zu ver-
lieben und zu heiraten. Heute ist er als selbständiger Bauer, Ehemann und Vater
vollständig resozialisiert.

Dieser erstaunlich günstige Ausgang weist darauf hin, daß die Beziehung zur
Mutter offenbar doch mehr geben konnte als es äußerlich schien. Raffael war
jedenfalls in der günstigen Situation, in die er als Adoleszent hineinwuchs, imstande,
allmählich seine reife männliche Rolle im sozialen und intimen Bereich voll zu
realisieren. Dafür ist der Bestand positiver kindlicher Erfahrungen von einiger
Bedeutung. Die lange psychopathische Episode aber beruht hier offensichtlich
nicht auf einer gleich generellen und tiefgehenden Bindungslosigkeit wie bei
Bernhard R. Vielmehr hat ein viel spezifischeres Erleben, das Verlassenwerden
von der Mutter und die äußerst autoritäre Behandlung während der Versteckzeit
eine aggressiv-dynamische Abwehr hervorgerufen. Die Konsequenz war während
der Entwicklung die gleiche: Es kam zum Protest gegen alle Autoritäten und
Forderungen und so auch zur Verwahrlosung und Verzögerung der emotionellen
und intellektuellen Reifung. Die veränderte Situation an der Schwelle des Erwachsenenalters und die Erfahrung befriedigender menschlicher Beziehungen
deckte im Fortfall des pathologischen Abwehrverhaltens den unversehrten Kern
der Persönlichkeit auf.

Zu den dargestellten fünf Fällen kommt ein sechster:

Ein Mädchen, das mit ihren Eltern im Alter von 4 Jahren für 2 Jahre in einer extremen
Verstecksituation lebte. Ähnlich wie bei Nusia war es zu einer ängstlich-gehemmten Fehlhaltung mit verschiedenen neurotischen Symptomen und sehr erheblichen Schulschwierigkeiten gekommen.

Überblickt man diese sechs Fälle von Verfolgungserfahrungen im Vorschulalter, so fällt die breite Variation der nachfolgenden seelischen Störungen auf.
Sie reicht von klassischen Neurosen mit psychosomatischen Begleitsyndromen bis
zu schweren psychopathischen Verhaltensmustern. Selbstverständlich ist unsere
bescheidene Kasuistik nicht geeignet, eine Systematik der Korrelation bestimmter
Belastungen mit zugehörigen Folgen zu geben. Es läßt sich aber feststellen, daß
einige Fakten von besonderer Bedeutung sind:

Bei der Verfolgungsbelastung von Kindern geht es nicht allein um ihre Dauer und Schwere, sondern auch um die Altersphase, in die sie trifft, und im besonderen um die Frage, ob der Schutz der Familie durchbrochen, die familiäre Situation selbst durch Extrembedingungen verändert wurde. Die Trennung von den Eltern schließlich ist ebenfalls von besonderer Bedeutung.

Das weitere Schicksal der verfolgten Kinder hängt aber offenbar entscheidend von der Wiederherstellung einer normalen Familiensituation nach der Befreiung ab. Der Totalverlust der Familie mit häufig wechselnden Unterbringungen birgt jedenfalls die spezifische Gefährdung zu Verwahrlosung bzw. zum „psychopathischen" Agieren in sich, während es bei erhaltener Familie zu klassischen Neurosen kommen kann.

Eines aber bleibt als Besonderheit gegenüber den erlebnisreaktiven Syndromen Erwachsener zu bedenken. Die unabgeschlossene Entwicklung bringt mit sich, daß das Schicksal der verfolgten Kinder bis zur Reife noch immer relativ offen und beeinflußbar ist. Man muß sich deshalb hüten, voreilige Urteile abzugeben. Unsere Fälle lehren, daß es *am Ende der Latenzperiode mit dem Eintritt in die Erwachsenenrolle nahezu regelmäßig zu einer Wiederbelebung der belastenden Früherfahrungen kommt.* Es kann aber, was sich an Raffael K. eindrucksvoll zeigen ließ, darauf auch eine vollständige spontane Resozialisierung selbst nach einer schweren Verwahrlosung folgen. Damit reihen sich unsere Beobachtungen in die bereits erwähnten Erfahrungen von FUCHS-KAMP und GLAUS an ehemaligen Fürsorgezöglingen ein.

3. Verfolgung im Schulalter und in der Pubertät. Die erlebnisreaktiven Syndrome dieser Altersstufe sind kaum weniger vielfältig als jene der vorhergehenden. Wir finden zwar in den eindeutigen Fällen keine extreme Verwahrlosung oder infantil-neurotische Symptome wie Nägelkauen, Eßstörungen, Enuresis usw., aber dennoch eine Reihe schwerer Fehlentwicklungen. Einige ausgewählte Fälle sollen zur Erläuterung dienen:

Franz H., geboren am 10. Oktober 1933 in einer süddeutschen Großstadt als einziger Sohn einer Zigeuner-Artistenfamilie — seine Schwester ist 4 Jahre jünger — hat nach den Angaben des Vaters eine normale frühkindliche Entwicklung durchgemacht. Er soll keinerlei frühneurotische Symptome gezeigt haben. In der Schule kam er gut mit, doch besuchte er sie bis zum 9. Lebensjahr nur für 2 Jahre, weil er mit seinen Eltern, die als Schausteller arbeiteten, öfters unterwegs war.

Im März 1943 kam die ganze Familie aus rassischen Gründen in das KL Auschwitz. Nach einem halben Jahr wurde Franz von Eltern und Schwester getrennt. Er kam in eine Kinderbaracke des Lagers Ravensbrück, später nach Sachsenhausen und wurde vor Kriegsende auf einen langen Evakuierungsmarsch geschickt. In der Nähe des Lagers Neustadt/Gleve wurde Franz in völlig erschöpftem, ausgehungertem Zustand von russischen Truppen Anfang 1945 aufgefunden.

Die Situation im Lager war zweifellos eine Extrembelastung. Franz litt an Hunger, mußte schwere Zwangsarbeit leisten (z. B. Steine klopfen) und wurde sehr oft mißhandelt. Vor allem bei kleinen Notdiebstählen, etwa von Kartoffeln, wurde er streng bestraft. Er lebte nach seiner Erinnerung in ständiger Angst vor den Kapos, zumal er miterlebte, daß von seinen jugendlichen Kameraden viele starben und einer wegen eines kleinen Diebstahls vom Kapo in einen Steinbruch hinuntergestoßen wurde, wo er tot liegen blieb.

In der Schlußphase sei er so apathisch gewesen, daß er die Greuel gar nicht mehr innerlich aufnahm. Auf dem sog. Todesmarsch sei er im Wald mit ein paar anderen Jungen weggelaufen. Nach einigen Stunden kamen russische Truppen. Die anderen konnten mitgehen, er aber sei völlig entkräftet am Straßenrand sitzengeblieben. Dort sei er am Abend von einer französischen Jüdin, die eben aus dem Lager befreit worden war, mitgenommen worden. Er habe sich mit ihr nicht verständigen können, nicht recht gewußt was los sei und zunächst befürchtet, er komme wieder ins KL. Er sei nach Paris transportiert worden. Kein Mensch habe ihn auf

Deutsch gefragt wie er heiße und wo er her sei. Die erste Französin, die ein wenig Deutsch sprach, habe ihm geraten, er solle sich nicht als Deutscher zu erkennen geben, da man die Deutschen hasse. Bis zu dem Augenblick, als ihn die Französin mit nach Hause nahm, habe er geglaubt, in einem KL zu sein. Er habe vor allen Menschen Angst gehabt.

Seine Pflegeeltern hätten ihn gut aufgenommen, ihn aber weggeschickt, als er immer wieder gesagt habe, er sei Deutscher und wolle nach Hause. Man habe ihn dann in eine Klinik geschickt. Er sei ganz krank gewesen, ständig deprimiert, habe unter Kopfschmerzen gelitten und viel geweint. Nachts habe er Angstzustände gehabt und laut geschrien. Als man in der Klinik erfuhr, daß er Deutscher sei, habe man ihm den Fuß abnehmen wollen. Nur der Professor habe ihn gerettet und in ein Kindererholungsheim geschickt. Dort sei er „L'Allemand" gerufen und von allen Kindern feindselig gemieden worden. Vom Kinderheim habe ihn eine reiche Französin abgeholt, bei der er ein Jahr blieb. Sie habe ihn auch nach dem Namen gefragt. Er habe sich seines Familiennamens jedoch nicht mehr erinnert, weil er schon im Lager nur „Manot" gerufen worden sei. Erst Anfang 1947 sei er durch eine Suchanzeige seiner Eltern gefunden worden.

In Ergänzung zu diesem, von ängstlichen Realitätsverkennungen durchzogenen Bericht ist zu sagen, daß Franz tatsächlich von einer Französin aufgegriffen wurde und mit einer Gruppe heimkehrender Kriegsgefangener nach Paris kam. Von der Auffangstation aus wurde Franz zu einer Französin geschickt, die ihn aber bereits im Juni 1945 wegen seines schlechten Nervenzustands und weil er sich wie ein Tier aufgeführt habe, in ein Kinderkrankenhaus brachte. Es folgte häufiger Wechsel der Unterbringung. Der Junge war schwer erziehbar. Ein ärztlicher Befund aus 1946 spricht von einem schweren Nervenschock unter dessen Auswirkungen der Junge leide. Die Pflegefamilie, die Franz 1946 aufnahm, stellte Nachforschungen an. Franz konnte den Beruf des Vaters und auch einige sonstige Daten nennen, nicht aber den Familiennamen erinnern. Anfang 1947 konnten dann die Eltern ermittelt werden und Franz kehrte zu ihnen zurück.

Der Vater gibt an, Franz habe die Eltern zunächst nicht wiedererkannt und sei kurze Zeit verstört gewesen. Erst nach einer Stunde habe er sich freuen können. Von dieser Zeit an habe man den Jungen vergöttert, verwöhnt und wie einen Kranken behandelt.

Er habe ihn lange nicht mit anderen Kindern spielen lassen. Franz habe geklagt, er finde keine Ruhe und sei sehr nervös. Deshalb sei er nicht zur Schule geschickt worden, sondern habe Privatunterricht genossen. Doch sei er heute (1956) noch wie ein Kind. Man müsse ihn mehrfach bitten, damit er ein wenig arbeite oder lerne. Er stelle an seine Umgebung hohe Ansprüche und werde zuweilen grob, wenn man sie nicht erfülle. Er sei in Sorge, was aus dem Jungen werden solle, denn Franz habe keine Schul- und Berufsausbildung.

Franz selbst gab an, nach der Rückkehr seien zu Hause Traurigkeit und Kopfschmerzen allmählich verschwunden. Doch habe er weiter nächtliche Angstzustände gehabt, laut geschrien und vom KL geträumt. Er könne sich schlecht konzentrieren und habe auch nicht richtig lesen und schreiben gelernt. Er könne keinen Ärger und keine Enttäuschung vertragen. Wenn ihn jemand ärgere, dem schlage er gleich ins Gesicht. Im übrigen sei er mit seinem Zustand zufrieden.

Bei der stationären Beobachtung des Jungen im Oktober 1956 fanden wir körperlich keinen krankhaften Befund. Franz zeigte eine altersgemäße Ausbildung der primären und sekundären Geschlechtsmerkmale. Ein Elektroencephalogramm war nicht pathologisch verändert. Die Luftencephalographie wurde verweigert.

Im Verhalten wirkte er kindlich-offen, zeigte jedoch eine hochgradige Ablenkbarkeit und eine ausgeprägte Kontaktschwäche. Er lag meist passiv und initiativelos im Bett. Die Familie erschien mehrmals täglich, um seine Wünsche entgegenzunehmen.

Der Testbefund (Intelligenztest, Rorschach, TAT, Wartegg-Zeichentest) zeigte sehr unterschiedliche Intelligenzleistungen. Das Schulwissen war rudimentär. Die Leistungen im Handlungsteil (Bilderreihen, Figurenlegen) lagen teilweise im Normbereich. Die erhebliche Ablenkbarkeit und das äußerst flüchtige Arbeiten mit geringem Durchhaltevermögen verschlechterte das Gesamtergebnis, das am Rande der Debilität lag. Die Persönlichkeitstests zeigten eine infantil-passive Struktur mit großen Ansprüchen an die Umwelt. Die Anpassung ist nur oberflächlich; im Hintergrund des ausgeprägten Anklammerungsstrebens stehen Ängstlichkeit, Unsicherheit und eine deutliche Hypochondrie. Die Gefühle sind weitgehend unkontrolliert, die Stimmung neigt zu Dysphorie.

Es steht außer Zweifel, daß wir es hier mit einer schweren Reifungshemmung zu tun haben, die schon zu ernsten sozialen Folgen — fehlende Schul- und Berufsausbildung — geführt hat. Eine katamnestische Untersuchung des Jungen, 6 Jahre später, 1962 im Alter von 29 Jahren lehrte uns jedoch, daß auch in solchen Extremfällen noch eine Besserung im Fortgang der Reifung möglich ist.

Unser Rat zu einer Psychotherapie wurde — wie zu erwarten war — nicht realisiert. Franz hatte sich in Behandlung begeben und nach 3 Stunden wieder abgebrochen.

1957 hatte Franz H. geheiratet, eine lebhafte, aktive, grazile Frau, die er bei Verwandten kennenlernte und die ihn zunächst aufopfernd versorgte. Sein Verhalten besserte sich etwas, er bestand die Führerscheinprüfung für PKW, nahm in geringem Umfang auch Berufstätigkeit als Hausierer auf. Dennoch blieb er zu Hause anspruchsvoll, passiv, reizbar und dysphorisch. Nach einem aggressiven Zornausbruch gegen die Frau drohte sie mit Scheidung. Danach kam es zu einer deutlichen weiteren Besserung seines Verhaltens.

Das Ehepaar hat jetzt zwei Kinder, die Franz offensichtlich gerne hat. Er ist noch sehr kindlich, wird in den meisten Dingen von seiner energischen Frau gelenkt. Immer noch ist er ängstlich und menschenscheu, weshalb er oft kaum zur Ausübung seines Berufs bewegt werden kann. Seine Frau begleitet ihn deshalb meist auf seinen Fahrten. Die Frau berichtet, er habe immer noch Schlafstörungen und nächtliche Angstzustände. Franz selbst wirkte auf den Untersucher zunächst gehemmt, mißtrauisch und verschlossen. Erst nach einiger Zeit ging er aus sich heraus. Es trat dann eine deutliche Hypochondrie neben seinem ängstlich-hilflosen Verhalten, seiner passiven Egozentrizität und seiner infantilen Anklammerung an die Frau zutage.

Es steht außer Zweifel, daß die Extremsituation im Lager bei Franz zu einer schweren Verunsicherung der mitmenschlichen Beziehungen und zunächst zu einer depressiv-apathischen Stimmung mit fortdauernder Ängstigung geführt hatte. Sein hilfloses Verhalten in der sprachfremden Umgebung, die ängstlichen Situationsverkennungen sind aus diesen Nachwirkungen der außergewöhnlichen Lagererfahrungen zu verstehen. In der fast vierjährigen Trennung von der Familie, die erst im letzten Jahr auch subjektiv keine Verfolgungssituation mehr war, ist es offenbar zu einer schwerwiegenden Verzögerung der emotionellen und geistigen Entwicklung und zu ernsten Verhaltensstörungen gekommen.

Die Rückkehr ins Elternhaus brachte wohl eine rasche Auflockerung der apathisch-depressiven Verstimmung. Dafür förderte die überbesorgte und stark verwöhnende Einstellung der Eltern die Abhängigkeitsbedürfnisse des heimgekehrten Sohnes in einem solchen Ausmaß, daß es zur Fixierung der passiv-infantilen Haltung und damit auch zur Konservierung eines erheblichen emotionellen und intellektuellen Entwicklungsrückstandes kam. Deutlich tritt an diesem Fall zutage, daß die vor der Verfolgung vorhandene Bindung an die Eltern auch nach der langen Trennungszeit rasch wiederbelebt werden konnte. Diese starke, wenn auch infantile Bindung war zweifellos einer der Gründe, weshalb es bei Franz H. nicht zur Verwahrlosung oder zum psychopathischen Entgleisen kam.

Dennoch verbinden diesen Fall viele Gemeinsamkeiten mit den vorausgehend geschilderten Charakterfehlentwicklungen nach Verfolgung im Vorschulalter. Eine der wesentlichsten wollen wir gesondert herausgreifen, die gestörte Über-Ich-Entwicklung: Es ist bemerkenswert, daß durchweg ernste Schulschwierigkeiten auftraten und zwar nicht zuletzt ein erheblicher Mangel an Fleiß und Durchhaltevermögen. In der infantil-passiv-abhängigen Struktur der charakterneurotischen Fälle scheint die mangelhafte Über-Ich-Entwicklung der Unreife des Ich gegenüber etwas weniger deutlich zu sein als bei den Verwahrlosungsstrukturen, doch ist sie auch hier nicht zu übersehen.

Nun haben bereits NAJAR und ALTHOFF anläßlich der erwähnten Untersuchungen in den DP-Lagern festgestellt, daß die befreiten Kinder und Jugendlichen passiv, faul und wenig ehrgeizig waren. NAJAR wies darauf hin, daß die pervertierte Moral der Konzentrationslager das Denken dieser Kinder noch bestimmte. Allerdings wurde diese Haltung sicher auch durch die äußere Situation in den DP-Lagern gefördert: Die Erwachsenen gaben nämlich dort, was NAJAR ausdrücklich betonte, großenteils ein negatives Vorbild: Sie lungerten in beträchtlicher Zahl herum und betätigten sich im Schwarzhandel. Nur wenige leisteten produktive Arbeit.

Neben dem hier zugrunde liegenden Lernfaktor, der zur Persistenz asozialer Verhaltensmuster aus der Anpassung an ein antisoziales Wertsystem führte, sind aber auch psychodynamische Faktoren wirksam. Da ist zunächst das Abhängigkeits- oder Anklammerungsbedürfnis nach der Befreiung, das bei Kindern nicht weniger ausgeprägt war als bei den Erwachsenen. A. FREUD und S. DANN haben auf die starken Anklammerungsreaktionen dieser Kinder hingewiesen, wobei zumeist noch eine Phase oral-erotischer Betätigung ohne stärkere Zuwendung zu den Erwachsenen vorausging. *Wenn man an diese starken Neigungen zur passiv-abhängigen Anklammerung denkt, dann wird die Fixierung solcher Haltungen durch die Befriedigung der lange frustrierten infantilen Bedürfnisse seitens wohlmeinender oder selbst pathologisch strukturierter Eltern verständlich. Es wird aber zugleich deutlich, daß sinnvolle psychohygienische Maßnahmen zur Wiedereingliederung dieser Jugendlichen den regressiven Tendenzen hätten entgegenwirken müssen*, was in den DP-Lagern offensichtlich zum großen Teil versäumt worden ist.

Für die Über-Ich-Entwicklung spielt jedoch ein weiteres Moment eine ausschlaggebende Rolle. In der Extremsituation der Lagerhaft kam es nicht selten zu einer Abwendung der Kinder von den Erwachsenen — nach A. FREUD und S. DANN soll es die Regel gewesen sein — und zur Bildung starker, beinahe ausschließlicher Bindungen innerhalb der Kindergruppe. *Die Identifizierung mit Erwachsenen war jedenfalls häufig schwerwiegend gestört. Damit ist eine wesentliche Voraussetzung nicht nur für die Ich-Entwicklung, sondern auch für den Prozeß der Über-Ich-Entwicklung entscheidend beeinträchtigt.* Im Extremfall ging bei Bernhard R. relative Bindungslosigkeit als schwer gestörte Identifikation und eine unzureichende Ich- und Über-Ich-Entwicklung parallel.

Man darf jedoch bei der Behandlung dieser Fragen nicht übersehen, daß von den Kindern mitunter Bruchstücke der sadistisch-chaotischen Verfolgungsautorität oder vergleichbarer Verfolgungserfahrungen introjiziert wurden, die später zu erheblichen Spannungen innerhalb der Persönlichkeit führen können. Die Abwehr solcher angstbeladener Über-Ich-Inhalte kann ihrerseits auf unterschiedliche Weise erfolgen, beispielsweise in der Projektion auf Autoritäten, die damit zum Ziel oppositionellen Agierens werden (Raffael K.).

Aus der Vielfalt unserer übrigen Beobachtungen an verfolgten Kindern und Pubertierenden wollen wir noch zwei repräsentative Fälle herausgreifen:

Dr. Klaus X. ist am 30. Juli 1923 als einziger — seine Schwester ist 1½ Jahre älter — Sohn eines jüdischen Fabrikanten in einer süddeutschen Kleinstadt geboren worden. Die Familie lebte in sehr guten wirtschaftlichen Verhältnissen — der Vater beschäftigte rund 500 Leute — und gehörte der sozialen Oberklasse an. Eine familiäre Belastung ist nicht zu eruieren.

Die kindliche Entwicklung soll unauffällig verlaufen sein. Über die Eltern und im besonderen über die Situation des Sohnes innerhalb der Familienstruktur liegen keine differenzierteren Angaben vor. Infantil-neurotische Symptome wurden verneint.

Dr. X. besuchte die Volksschule erfolgreich. Er soll damals auch noch keine Schwierigkeiten im Umgang mit Gleichaltrigen gehabt haben.

1933 trat er — nachdem der Vater nachgewiesen hatte, daß er Frontkämpfer des ersten Weltkriegs war — in das kleinstädtische Gymnasium über. Seine Zeugnisse aus den ersten Jahren waren durchweg gut.

Schon im ersten Jahr, dann aber in zunehmendem Maße, begann sich die Diskriminierung im persönlichen Bereich auszuwirken. Klaus X. wurde als Jude offiziell von gesellschaftlichen Unternehmungen und vom Sport ausgeschlossen. Auch innerhalb der Klasse wurde er immer mehr isoliert. Seine Mitschüler beschimpften, bedrohten, belästigten ihn, spuckten ihn an, beschädigten mutwillig seine Bücher, sein Fahrrad oder seine Kleider. Mehrfach wurde er auch geschlagen, zweimal dabei von der ganzen Klasse. HJ-Jungen belästigten oder beschimpften ihn auf der Straße, wo sie ihn sahen.

In dieser zunehmenden Isolierung und Feindseligkeit sei er immer ängstlicher, nervöser und aufgeregter geworden. Er habe sich schließlich 1937 geweigert, weiter zur Schule zu gehen. Die Eltern brachten ihn daraufhin am 16. August 1937 für das Schuljahr 1937/38 in ein Schweizer Internat. Dort fiel es ihm weiterhin sehr schwer, Kontakt zu Kameraden zu gewinnen. Er hatte den Eindruck, daß er als Ausländer und Jude nicht gerade herzlich aufgenommen war. Seine schulischen Leistungen waren in dieser Zeit etwas abgesunken. Erst nach dem Eintreffen der Eltern 1938 — X. besuchte von diesem Zeitpunkt an ein öffentliches Gymnasium in Zürich — besserten sich seine Leistungen wieder. Die Kontaktschwierigkeiten blieben jedoch bestehen.

1939 wanderte die Familie nach den USA aus. Dem Vater gelang es, dort im Laufe der Jahre einen Großhandelsbetrieb aufzubauen und eine angemessene ökonomische Existenz zu sichern.

X. besuchte nach einer Sprachvorbereitungszeit eine High-School in Los Angeles, später studierte er Zahnmedizin und Medizin an der Stanford-University. Von 1943 bis 1945 mußte er Militärdienst leisten. Seine Promotionsarbeit (Medizin) wurde 1953 mit einem Preis bedacht. Er nahm anschließend noch einige Zeit an Forschungsarbeiten in Alaska teil.

Auch in den USA hatte er große Schwierigkeiten, Freunde zu finden. Er sei immer isoliert und etwas ängstlich geblieben. Zeitweise habe er darunter sehr gelitten. So habe er während des Medizinstudiums ein „Globus hystericus"-Gefühl im Halse verspürt, das spontan wieder verschwand. Auch habe er durch viele Jahre hindurch gastritische Beschwerden gehabt.

1955 heiratete Dr. X. eine tüchtige aktive Amerikanerin, die inzwischen Assistant-Professor in einem naturwissenschaftlichen Fach geworden ist. Er litt die ersten zwei Ehejahre unter Minderwertigkeitsgefühlen und sexuellen Vollzugsstörungen vom Typus der Ejaculatio praecox, die aber spontan verschwanden. Inzwischen sind aus seiner Ehe drei Kinder hervorgegangen.

Immer noch hat Dr. X. nach seinen Angaben große Schwierigkeiten im Umgang mit anderen Menschen, und zwar sowohl mit Vorgesetzten als auch mit Patienten und Untergebenen. Er fühle sich ängstlich, unsicher, leide an inneren Spannungen und Depressionen. Verstimmt sei er dabei stets über Mißerfolge und Enttäuschungen, vor allem wegen seiner persönlichen und gesellschaftlichen Isolierung. In der Familie habe er keine Schwierigkeiten mehr. Der Berufsweg spiegelt die sozialen Kontaktschwierigkeiten wieder: Dr. X. war zunächst als Assistenzarzt tätig. Er übernahm dann eine größere Arztpraxis, doch schwand der Patientenkreis angeblich wegen seines Ungeschicks im menschlichen Umgang immer mehr dahin. Er kehrte deshalb drei Jahre später in die schlechter dotierte Position als angestellter Arzt zurück. Dr. X. sagte selbst dazu: Seine eigenen emotionellen Probleme hätten sich mit denen seiner Kranken vermischt.

Bei der ersten internistischen Begutachtung hatte Dr. X. angegeben, er habe eigentlich gar keine Beschwerden, seine Familie habe ihn gedrängt, einen Entschädigungsantrag zu stellen, weil sie der Meinung sei, er könne keine Freunde erwerben und sei zeitweilig depressiv. Erst bei den beiden psychiatrischen Untersuchungen machte Dr. X. die vorstehend referierten Angaben über seine Kontaktschwierigkeiten.

Bei der körperlich-internistischen und neurologischen Untersuchung waren keine krankhaften Befunde zu erheben. Im psychischen Befund wurde Dr. X. als „angenehmer Mensch" geschildert, mit dem man ein verständnisvolles Interview führen konnte. Er wirkte etwas gehemmt, ängstlich und zeigte eine Neigung zu Gedankenkonflikten und zu Minderwertigkeitsgefühlen. Die Intelligenz war überdurchschnittlich, psychotische Symptome fanden sich nicht. Als Besonderheit wurde eine Furcht vor Menschenansammlungen und Veranstaltungen notiert. Dr. X. führte sie auf ein Erlebnis in der Jugend zurück. Damals sei ihm das Reitpferd durchgegangen und er sei in eine Marschkolonne einer NS-Organisation hineingeraten und verprügelt worden.

Das führende Symptom dieser ängstlich-gehemmten Fehlhaltung ist die Erschwerung der mitmenschlichen Beziehungen. Die Selbstunsicherheit, Ängstlichkeit — auch die zuletzt referierte Furcht vor Menschenansammlungen — die inneren Spannungen, die depressiven Verstimmungen wird man im Zusammenhang mit dieser relativen Isolierung verstehen müssen. Die neurotische Symptomatik spielt sich also im gleichen Lebensbereich ab, in dem die reifende Persönlichkeit der Verfolgung ausgesetzt war.

Es steht außer Zweifel, daß die Verunsicherung der mitmenschlichen Beziehungen im Schulalter ernste Auswirkungen haben kann, zumal wenn sie über mehrere Jahre hin ein erhebliches Ausmaß erreichte. Das ließ sich nicht nur am Fall analysieren, sondern auch am eindeutigen zahlenmäßigen Überwiegen der sozialen Beziehungsstörungen bei jugendlich Verfolgten belegen. Bei Dr. X., der als Schuljunge der Rassendiskriminierung — wahrscheinlich haben auch soziale Ressentiments dem reichen Fabrikantensohn gegenüber im Gewand der Rassenvorurteile mitgespielt — in der sehr geschlossenen Gesellschaft einer süddeutschen Kleinstadt ausgesetzt war, ist die nachhaltige Zerstörung der Sozialbezüge nicht zu übersehen. Die Folge war eine ausgesprochene Verunsicherung der außerfamiliären Sozialrolle und ein für dieses Alter ungewöhnlicher Rückzug auf die Familie.

Freilich spielt das Elternhaus für die Charakterprägung und Charakterbildung des Jugendlichen eine entscheidende Rolle. Es bietet normalerweise auch einen gewissen Schutz gegen diskriminierende Einflüsse der außerfamiliären Gesellschaft. *In der Altersphase der 10- bis 14jährigen ist jedoch der männliche Jugendliche in unserer Kultur bis zu einem gewissen Grade familienflüchtig. Die Entfaltung der Sozialbezüge und das damit einhergehende Erlernen von geschlechtsspezifischen Sozialrollen („Geschlechter-Stereotypen") dürfte in der Latenzphase, zwischen Schulbeginn und Reife eine ausschlaggebende Rolle spielen. Wir haben deshalb von einer kritischen Phase gesprochen, in der eine besondere Lerndisposition, aber auch eine erhöhte Störbarkeit für Sozialrollen und Sozialbezüge zu vermuten ist. Das bedeutet, daß der Schutz der Familie gegen soziale Störfaktoren, etwa im Sinne der geschilderten extremen Diskriminierung, wahrscheinlich mit dem Erreichen des Schulalters allmählich abnimmt.*

Zweifellos sind die positiven Erfahrungen des Kindes in der Familie ein Bestand, der auch bei einer umfassenden Verunsicherung der außerfamiliären Sozialbeziehungen die Abwehrleistungen trägt. Aus diesem Kern positiver Erfahrungen heraus wird sich wahrscheinlich auch die mehr oder weniger vollständige soziale Rehabilitation vollziehen. Es ist deshalb immer eine wichtige Frage, ob von einer gestörten Familienbeziehung her, beispielsweise in Gestalt einer Verwöhnungssituation, die eine geringe Frustrationstoleranz und labile extrafamiliäre Bindungen mit sich brachte, eine besondere Disposition für eine Verunsicherung der Sozialbezüge bestand. Auch bei Dr. X. ist es möglicherweise so gewesen. Es läßt sich nur in den meisten Fällen nicht verläßlich klären, weil die Aufhellung der frühen Kindheit — worauf schon TRAUTMANN hingewiesen hat — durch die Überlagerung mit der mehrjährigen Periode emotionell schwer belastender Erfahrungen erschwert ist. Jedenfalls besteht häufig eine Neigung, die frühe Kindheit vor dem Kontrast der Verfolgungszeit zu idealisieren, ihren positiven Erfahrungsbestand festzuhalten und die negativen Erinnerungen zu verdrängen.

Die *bleibende Beeinträchtigung der Sozialbezüge*, die sich als führendes Merkmal der Fehlhaltung bei Dr. X. gezeigt hat, geht bei den jugendlichen Verfolgten naturgemäß auch mit einer *Verunsicherung der Geschlechtsrolle* einher. Wir finden jedenfalls — bei Dr. X. in Gestalt einer Ejaculatio praecox — bei dieser Verfolgtengruppe in Übereinstimmung mit TRAUTMANN relativ häufig Schwierigkeiten bei Partnerfindung und Eheschließung, Sexualabwehr und auch sexuelle Vollzugsstörungen. Wesentlich ist, daß es nicht selten mit der gelungenen Eheschließung zu einer, mitunter spät eintretenden Besserung im Sinne einer Stabilisierung der Geschlechts- und Sozialrolle und auch zum Abklingen mancher Symptome kommen kann. Dies zeigte sich an Dr. X. im Verschwinden der Ejaculatio praecox. Dennoch ist die Wandlungs- oder Besserungsfähigkeit bei dieser Gruppe älterer Jugendlicher nicht mehr so frappant wie bei jenen, die im Vorschulalter verfolgt worden waren.

Die erheblichen Kontaktschwierigkeiten mit sozial-restriktiven Tendenzen und mit einer Verunsicherung der sozialen Rolle sind — das darf noch einmal betont werden — ein allerdings nicht spezifisches Achsensymptom schwerer und langwährender Verfolgungserfahrungen im Schulalter. Sie erreichen, vor allem nach mehrjähriger Konzentrationslagerhaft, nicht selten ein erhebliches Ausmaß, so daß es zur sozialen Isolierung, zum Versagen im Beruf und zum Versagen bei der Aufnahme reiferer Beziehungen zum anderen Geschlecht kommt. Wir sprechen dann von einer *autistisch-sensitiven, autistisch-dissozialen* oder *autistisch-depressiven Fehlhaltung*, je nach der symptomatischen Färbung des Krankheitsbildes.

Gisela B. ist am 4. Juli 1927 in einer kleinen westdeutschen Universitätsstadt als siebtes von zehn Kindern eines jüdischen Wanderkinobesitzers geboren. Ein Bruder litt an Epilepsie und verstarb 1945. Der Vater ist 78 Jahre alt und altersschwach, während die Mutter 1943 in Auschwitz starb. Bis zum 10. Lebensjahr war Frau B. meist im Wohnwagen mit den Eltern auf Reisen. Erst von 1937 an — der Vater hatte ein Haus in einer pfälzischen Kleinstadt erworben — hat sie regelmäßig die Schule besucht. Sie habe wegen der mangelhaften Vorbildung zwei Schuljahre wiederholt, aber schließlich das 8. Volksschuljahr mit zureichenden Leistungen abgeschlossen.

Frau B. empfand ihre Kindheit als glücklich. Die Eltern sollen sich gut verstanden haben. Zur Mutter habe sie ein herzliches und durchaus zärtliches Verhältnis gehabt, während der Vater etwas strenger gewesen sei und zu Hause „die Hosen angehabt" habe. Frühneurotische Symptome wurden nicht berichtet. Der Kontakt mit Gleichaltrigen gelang offenbar ohne Schwierigkeiten.

Bis Kriegsbeginn — sie war damals 12 Jahre alt — soll Frau B. ein gesundes und unbeschwertes Kind gewesen sein. Sie nahm neben der Volksschule Ballettunterricht in der nahegelegenen Großstadt M., bis sie als Jüdin davon ausgeschlossen wurde. Doch sei sie bis 1939 keiner wesentlichen persönlichen Diskriminierung ausgesetzt gewesen. Wohl habe man sie etwas eingeschüchtert und nicht mehr alleine aus dem Hause gehen lassen, mehr habe sie jedoch nicht bemerkt.

1939, das exakte Datum konnte Frau B. nicht mehr erinnern, wurde der Vater von der Polizei zu Hause verhaftet und ins Konzentrationslager Dachau eingeliefert. Das sei ihr wohl nahegegangen, doch habe sie den ganzen Ernst dieses Geschehens noch nicht durchschaut. In der Schule sei sie in den ersten Kriegsjahren diversen Anfeindungen ausgesetzt gewesen. Die Mutter habe sie jedoch schon lange darauf vorbereitet und ihr geraten, sich nicht zu wehren. Zu Hause bei der Mutter und ihren vielen Geschwistern habe sie sich durchaus noch geborgen gefühlt. Anfang 1943 wurde die verbliebene Familie von der örtlichen Polizei abgeholt. Die Behandlung war freundlich, Frau B. hoffte noch zum Vater zu kommen. Die Ankunft im Lager Auschwitz, das Erlebnis der abgezehrten Häftlinge in ihren gestreiften Kleidern habe sie sehr erschüttert. Doch habe sie mit der Mutter und den übrigen sieben Geschwistern — zwei waren als Kleinkinder gestorben — zunächst zusammenbleiben dürfen, was ihr zur Überwindung des ersten Schocks verholfen habe. Im August 1943 erkrankte die Mutter an Typhus oder Fleckfieber. Sie verstarb in der Revierbaracke. Auch Frau B. machte die gleiche Infektionskrankheit durch, und zwar ohne Behandlung, weil man sie aus Angst, sie könnte vergast werden, nicht krank gemeldet habe. Symptome, die für eine Hirnbeteiligung sprechen könnten, scheinen bei Mutter und Tochter nicht aufgetreten zu sein.

Vom Tode der Mutter, an der sie sehr gehangen habe, sei sie schwer betroffen worden. Nur durch die Gemeinschaft mit den Geschwistern — sie habe auch für ihre beiden jüngeren Schwestern mitsorgen müssen — sei sie darüber hinweggekommen. In dieser Zeit habe sie einen um mehrere Jahre älteren Mithäftling, ebenfalls einen deutschen Juden, kennengelernt, der ihr in manchem geholfen habe. Mit ihm habe sich ein Liebesverhältnis angesponnen. Sie habe im Lager Auschwitz auch Geschlechtsverkehr mit ihm gehabt.

Im Frühjahr 1944 sei sie mit der zwei Jahre jüngeren Schwester ins Lager Ravensbrück überstellt worden, wo sie Schwerarbeit habe leisten müssen. Sie habe unter dem Miterleben der grauenhaften Verhältnisse, unter Erschießungen, Erhängen und unter ständiger Todesangst sehr gelitten. Auch zahlreichen Strafmaßnahmen, die man nicht im einzelnen zu schildern braucht, sei sie ausgesetzt gewesen. Vor Angst habe sie zeitweise nicht mehr schlafen können, zumal ihr ein SS-Mann nachgestiegen sei und sie erlebt habe, daß sexuell mißbrauchte Frauen später umgebracht worden seien.

Schließlich, gegen Kriegsende, sei sie völlig abgemagert gewesen. Bei der Befreiung Anfang Mai 1945 in Bergen-Belsen sei sie so entkräftet gewesen, daß sie sich kaum auf den Beinen halten konnte.

Sie habe bald ihren im Lager erworbenen Freund, ihren Vater und ihre Geschwister, bis auf zwei, wiedergefunden. Sie sei zunächst glücklich gewesen, daß sie das alles hinter sich hatte. Wie in einem Freudenrausch habe sie in der ersten Zeit gelebt. Dennoch sei sie ziemlich erschöpft, müde und leistungsunfähig gewesen. Als der erste Freudentaumel vorbei gewesen sei, habe sie wesentlich mehr Beschwerden bemerkt: rasche Ermüdung, Kopfschmerzen, Nervosität, Überempfindlichkeit.

Sie sei mit ihrem Freund nach C. gezogen und habe mit ihm dort zusammengelebt, bis sie 1948 heirateten. Ihre Hoffnungen seien aber schon vorher in eine Enttäuschung umgeschlagen. Sie habe bei ihrem Mann Schutz gesucht und anfangs auch geglaubt, Halt zu finden. Sie habe jedoch wegen der Nervosität gar keine große Lust am Geschlechtsverkehr gehabt, während ihr Mann sie sexuell überfordert habe. Bald habe er auch begonnen, sie zu betrügen. Im Laufe der Zeit sei das immer häufiger vorgekommen, bis er sich 1961 von ihr trennte, um mit einer anderen Frau zusammenzuleben. Sie habe das alles so lange mitgemacht, weil sie geglaubt habe, ihn sehr zu lieben. Erst 1962 habe sie die Scheidung durchgesetzt. Diese Ehegeschichte sei ein wesentlicher Teil ihrer Krankheit.

Sie habe erstmals mit 13 Jahren menstruiert, bis zur Lagerhaft ohne wesentliche Beschwerden. Während der Haft habe die Periode ausgesetzt, hernach sei sie normal wiedergekehrt. Sie habe aber seit der Befreiung fast ständig Unterleibsbeschwerden. Ihrem Mann gegenüber sei sie frigide gewesen. Auch sei sie nie schwanger geworden. Außer erheblichen prämenstruellen und dysmenorrhoischen Beschwerden klagte sie über einen rezidivierenden Fluor und Pruritus vulvae. Am 2. Dezember 1948 war sie wegen einer gänseeigroßen Ovarialcyste re. — die li. Tube war verwachsen und ödematös verändert, die re. durchgängig — operiert worden. Frau B. stand seit 1945 wegen ihrer gynäkologischen Beschwerden in fachärztlicher Behandlung. Der letzte Befund (Univ.-Frauenklinik Erlangen) ergab eine geringe Schwellung der li. Adnexe als Rest einer alten Adnexitis. Der Hormonstatus war normal. Im übrigen wurden die Beschwerden (auch die Frigidität) als funktionell bzw. neurovegetativ bedingt aufgefaßt.

Ebenfalls seit 1945/46 steht Frau B. wegen „vegetativer Labilität", paroxysmalen Tachykardien, Myalgien, Nervosität, innerer Unruhe und Depressionen in ärztlicher Obhut.

Bei der Untersuchung klagte sie weiterhin über Bedrücktheit, Nervosität, Empfindsamkeit und innere Unruhe. Sie fühle sich seit der Befreiung innerlich nicht mehr frei; vielleicht habe sich dies auch im Geschlechtlichen ausgewirkt. Sie schlafe schlecht, vor allem unruhig und sei auch im Schlaf noch ängstlich. Sie habe immer noch schreckliche Phantasien, fürchte zuweilen, ermordet zu werden. Auch Angstträume von Eingeschlossensein in engen Räumen, Ertrinken und dgl. habe sie, nicht dagegen Lagererinnerungen in ihren Träumen.

Bei der internistischen Untersuchung (Med. Univ.-Klinik Frankfurt a. M.) fand sich eine „allgemein nervöse Frau" mit vegetativer Übererregbarkeit. Kreislauffunktionsprüfung, Ruhe- und Belastungs-EKG, Grundumsatzbestimmung ergaben Werte, die noch in den Grenzen der Norm lagen. Folgen einer Fleckfiebererkrankung, insbesondere einer Fleckfieberencephalitis, wurden verneint.

Wir fanden im neurologischen Befund nur geringfügige vegetative Fehlsteuerungen. Das EEG ergab einen Grenzbefund, der ebenso auf einen psychischen Spannungszustand als auf eine leichtere zentrenencephale Störung interpretierbar ist. Ein Luftencephalogramm wurde verweigert.

Der psychische Befund zeigte eine noch dem Durchschnitt entsprechende Intelligenz. Zeichen einer Hirnleistungsschwäche oder anderer organischer Veränderungen waren nicht nachweisbar.

Die Stimmung war gedrückt, subdepressiv, aber durch Zuwendung deutlich aufhellbar. Frau B. wirkte empfindsam, weinte rasch, war aber ebenso leicht wieder zu beruhigen. Sie zeigte leichte hypochondrische Tendenzen. Der charakterologische Testbefund ließ eine infantile Struktur erkennen. Ein ausgesprochenes Anlehnungsbedürfnis war unverkennbar, während zugleich eine deutliche Sexualabwehr bestand. Im Vordergrund stand eine passiv resignierende Haltung. Die Angstbereitschaft war gesteigert. Vorwiegend fanden sich frei flottierende Ängste und Sexualängste. Im Hintergrund bestanden deutlich depressive Zeichen.

Insgesamt bestand der Eindruck einer regressiven Persönlichkeitseinschränkung, der sowohl die Emotionalität und Initiative als auch die sexuelle Bindungsfähigkeit unterlagen. Subjektiv wurde sie als mangelhaftes Selbstvertrauen, Ängstlichkeit und Entmutigung erfahren.

Das Erscheinungsbild des erlebnisbedingten Persönlichkeitswandels (VENZLAFF) zeigt im vorliegenden Fall eine unverkennbare Ähnlichkeit mit den Syndromen, die wir häufig nach extremen Verfolgungsbelastungen im Erwachsenenalter antreffen. Wir finden deutlich depressive und angstneurotische Züge und eine restriktive Persönlichkeitseinschränkung. Tatsächlich fallen die Hauptbelastungen bei Frau B. in eine spätere Entwicklungsphase als in den vorangehend dargestellten Fällen, nämlich in die Zeit vom 15. bis 17. Lebensjahr (Lagerhaft). Bis zum 12. Lebensjahr war Frau B. durch den Schutz ihrer großen Familie erstaunlich gut vor den destruktiven Auswirkungen der Diskriminierung oder Diffamierung bewahrt. Von 1939 bis zur Einlieferung nach Auschwitz 1943 scheint sie zumindest nicht in gleichem Maße wie Dr. X. unter den Anfeindungen ihrer Kameradinnen gelitten zu haben. Sie empfand in der Familie immer noch Geborgenheit, obwohl der Vater längst verhaftet war. Wir dürfen vermuten, daß hier die große Geschwisterzahl die Zerstörung der sozialen Kontakte kompensiert hat. Vielleicht spielte die niedrigere Sozialklasse von Frau B., die weniger Ressentiments provozierte und von vornherein mehr soziale Frustrationen zu ertragen gelehrt hatte, eine wesentliche Rolle dabei.

Die ausschlaggebenden Ereignisse brachte jedoch die Konzentrationslagerhaft. In dieser grauenhaften Situation, auf die Frau B. mit einem deutlichen Schock reagiert hatte, verlor sie die Mutter. In der gleichen Zeit nahm sie 16jährig den ersten sexuellen Kontakt mit einem etwas älteren Häftling auf. Im Laufe der Zeit trat eindeutig zutage, was die außergewöhnlichen Umstände dieser Partnerbeziehung schon vermuten lassen. Frau B. hatte sich aus einem ausgesprochenen Anklammerungs- und Geborgenheitsbedürfnis ihrem Freund und späteren Ehemann angeschlossen. Sie ist niemals in die reife weibliche Geschlechtsrolle hineingewachsen, konnte sich aber auch nie aus der höchst unbefriedigenden Ehe, in der ihre unreife, unter Extrembedingungen zustandegekommene Bindung fixiert war, spontan befreien.

Abgesehen davon, daß dieser Fall ein bezeichnendes Beispiel für die Perpetuierung pathologischer Haltungen durch eine auf sie gegründete Ehe ist, wird noch anderes daran deutlich: Wir haben schon am vorhergehenden Fall exemplifiziert, daß die Verunsicherung der Sozialbezüge im Schulalter auch eine *Verunsicherung der beim Menschen weitgehend sozial konstituierten Geschlechtsrolle* mit sich bringen kann. Dazu kommt aber, und das läßt sich an Frau B. deutlich machen, daß die *Latenzzeit und die Pubertätsphase dem Erlernen vielfältiger sozialer Verhaltensweisen dienen, die für die Verwirklichung der reifen Geschlechtsrolle von grundlegender Bedeutung sind. Die Haft in Konzentrations- und Vernichtungslagern hat wohl durch ihre extreme Einschränkung und Abwandlung der sozialen Kontakte sehr häufig zu einer Unterbrechung dieses Lernverhaltens geführt.* A. FREUD u. S. DANN haben selbst an den *jüngeren Kindern* aus dem Lager festgestellt, daß sie ein *erhebliches Lerndefizit hinsichtlich ihrer Kenntnisse über die reale Welt aufwiesen. In den späteren Entwicklungsphasen, vor allem im Schul- und Pubertätsalter dürfte — wenn man vom reinen Ausbildungs- oder Wissensmangel einmal absieht — das echte Lerndefizit ebenso wie das Erlernen abnormer Verhaltensmuster vorwiegend im Bereich des Sozialverhaltens zu suchen sein.*

Jedenfalls zeigt sich an Frau B., daß die Entfaltung mitmenschlicher Erfahrungen in der eigenen Geschlechtsrolle extrem beschränkt blieb und unter dem Primat von Anklammerungs- und Geborgenheitsbedürfnissen stand. Die Sexualabwehr, verbunden mit Frigidität, zum Teil auch die Beschwerden und Funktionsabweichungen des Genitalapparats sind wohl aus diesem Unvermögen zur Realisierung der reifen Sexualrolle zu verstehen, zumal noch ängstigende Erfahrungen aus der Lagerzeit mit der aggressiven männlichen Sexualität verknüpft sind.

Man muß sich natürlich die Frage vorlegen, inwieweit frühneurotische Züge an der Entstehung der Sexualabwehr beteiligt sind. Belege dafür ließen sich im vorliegenden Fall nicht beibringen. Frau B. kam nach normaler Kindheitsentwicklung mit 13 Jahren zur Menarche und hat — so wurde jedenfalls angegeben — vor der Verfolgung auch keine Menstruationsbeschwerden entwickelt. Allerdings ist die stärkere Bindung an die Familie, besonders an die Mutter, zur Abwehr der früh einsetzenden Diffamierung in der Gesellschaft, möglicherweise ein reifehemmender Faktor, der dem Erlernen früher geschlechtsspezifischer Verhaltensweisen hinderlich sein und die Fixierung infantiler Bindungen fördern kann.

TRAUTMANN und H. STRAUSS haben schwere sexuelle Vollzugsstörungen beschrieben, die sich bei jungen Mädchen entwickelten, wenn das Ersterlebnis ein roher Gewaltakt zumal mit Todesdrohung war. Auch unser Material weist einzelne derartige Fälle auf. Es schien uns aber wichtiger, an Frau B. zu demonstrieren, daß es auf das traumatisierende Ereignis nicht immer ankommt. Vielleicht ist für seine überdauernde Wirksamkeit der gleiche pathogene Hintergrund nötig, der zur Verunsicherung der Geschlechtsrolle insgesamt und zur Fixierung infantiler Bindungsweisen führen kann.

BENSHEIM sprach bei der Altersgruppe der 12- bis 17jährigen von einer „Verkümmerung der Charakterentwicklung", TRAUTMANN bei den 13- bis 15jährigen von einer Unterbrechung der Entwicklung in einem Stadium, das den Beginn der Auseinandersetzung mit den sozialen und sexuellen Problemen der Erwachsenen bringt. Beide vorstehend referierten Fälle zeigen, daß derartige schwerwiegende Bereichsdefizienzen der Charakterentwicklung nach Extrembelastungen vorkommen können. Die restriktive Persönlichkeitseinschränkung, die wir als wesentliches Merkmal dieser Fälle feststellen konnten, ist allerdings als Entwicklungsabbruch nur grob bestimmt. Sie ist, das haben unsere Fälle gelehrt, mehrfach determiniert. Einmal gehen die mangelhafte Entfaltung sozialer Verhaltensweisen, die soziale Verunsicherung und Rollenunsicherheit in sie ein. Zum anderen dient die restriktive Haltung aber auch der Konfliktvermeidung und der Angstabwehr.

Dieser typisierenden Darstellung, die von Fällen mit Verfolgungsbelastungen in begrenzten Altersabschnitten ausging, wollen wir nun einige *Zahlen unseres Gesamtmaterials* hinzufügen. Die Schwierigkeiten, die aus der unterschiedlichen Dauer, Art und Schwere der Verfolgungsbelastung hervorgehen, sind jedoch ein nahezu unüberwindliches Hindernis statistischer Auswertung.

Die Tab. 40 begnügt sich mit gröbsten diagnostischen Unterteilungen. Sie faßt unter „Psychopathie" die schweren Charakterneurosen, Psychopathien und Ent-

Tabelle 40.
Die Verteilung der gestellten Diagnosen auf die Altersgruppen (bei Verfolgungsbeginn)[1]
(Alle Angaben in Prozentzahlen)

	0-13a	14-16a	17-21a	22-30a	31-50a	50a	Gesamt
Paranoische Reaktion	5,3 (2)	— —	1,5 (1)	1,1 (1)	1,1 (1)	— —	5
Psychopathie......................	23,6 (9)	9,1 (3)	14,7 (10)	10,6 (10)	5,7 (5)	— —	37
Chronisch-reaktive Depression	7,9 (3)	30,3 (10)	22,1 (15)	26,9 (25)	42,0 (37)	50,0 (2)	92
Verschiedene erlebnisreaktive Syndrome	60,5 (23)	60,6 (20)	60,3 (41)	62,4 (58)	52,3 (46)	50,0 (2)	190
Nur vegetative Dystonie (verfolgungsbedingt)	— —	— —	5,9 (4)	4,3 (4)	3,4 (3)	— —	11
Gesamtzahl der Fälle = 100%	38	33	68	93	88	4	324

[1] Die absoluten Zahlen stehen in Klammern unter den relativen; die wichtigsten Werte sind durch Umrandung hervorgehoben.

wicklungsstörungen der Persönlichkeit zusammen, während unter dem Titel „Verschiedene erlebnisreaktive Syndrome" Angstneurosen, asthenische Syndrome und andere reaktive Bilder zusammengefaßt sind. Es zeigt sich, daß die Psychopathien, Charakterneurosen und Entwicklungshemmungen bei Verfolgungsbeginn unter 13 Jahren eindeutig häufiger sind. Dagegen sind in der gleichen Altersgruppe Depressionen ausgesprochen selten. In diesem bescheidenen Rahmen bestätigen sich also die Annahmen über die Altersspezifität der erlebnisreaktiven Syndrome bei BENSHEIM, KOLLE, STRAUSS u. a. Die Altersgruppe der 14- bis 16jährigen — wieder bezogen auf das Alter bei Verfolgungsbeginn — zeigt jedoch bereits die gleiche relative Verteilung von Depressionen und Charakterstörungen wie die Erwachsenen. Erst in der Gruppe der über 30jährigen verschiebt sich das Verhältnis wieder im Sinne einer leichten Zunahme der chronischen Depressionen und einer leichten Verminderung der Charakterstörungen (s. auch S. 275 ff).

Wenn man anstelle der Diagnosen eine Symptomtabelle (in graphischer Darstellung) überblickt, dann verwischen sich die unterscheidenden Konturen wieder (s. Tab. 41).

Nur einige relevante Daten lassen sich herausheben:

Die Gruppe der 0- bis 13jährigen liegt bei den verschiedenen funktionellen Körperbeschwerden und bei den vegetativen Dystonien, bei Schlafstörungen usw. eher etwas unter dem Durchschnitt, sicher jedenfalls nicht an der Spitze. Dagegen erreicht sie bei den Charakterstörungen: soziale Isolierung (gesellschaftsflüchtig), Selbstunsicherheit, depressive Reaktionsneigung (zeitweilig depressiv) eindeutig die höchsten Werte. Unsere Feststellung, daß die soziale Verunsicherung im Vorschul- und Schulalter häufiger zu überdauernden Störungen der mitmenschlichen Beziehungen führt, bestätigt sich andeutungsweise in der größeren Häufigkeit von Charakterstörungen. Bemerkenswert scheint die Ehelosigkeit, die mit 26% deutlich über den anderen Altersgruppen liegt. Allerdings waren von den 38 Fällen acht zum Untersuchungszeitpunkt noch unter 30 Jahre alt — drei von diesen acht waren bereits verheiratet. Für den verbleibenden Rest der über 30jährigen liegt die Ehelosigkeit mit 17% im Durchschnittsbereich.

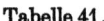

Tabelle 41.

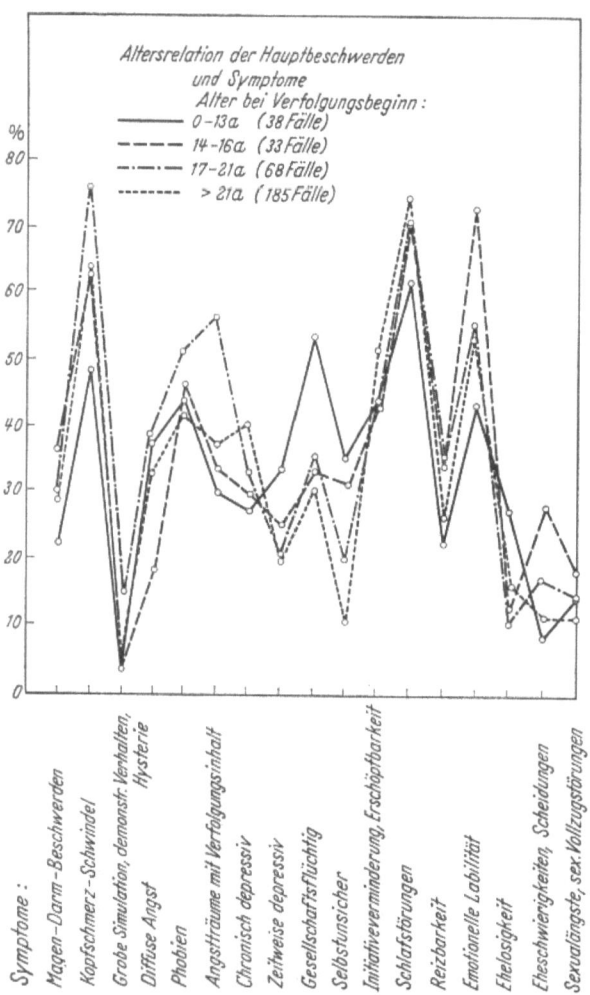

Die Gruppe der 14- bis 16jährigen — also der Heranwachsenden — die während oder bald nach der Pubertät der Verfolgung erstmals ausgesetzt waren, liegt bei Eheschwierigkeiten und bei sexuellen Funktionsstörungen merklich über den übrigen Gruppen. Vielleicht läßt sich daraus schließen, daß die Verfolgung am Ende der Latenzphase, also zur Zeit des Erlebens heterosexueller Partnerbeziehungen, eine höhere Störbarkeit der Sexualrolle mit sich bringt, was nach unseren Erfahrungen auch in Übereinstimmung mit TRAUTMANN und H. STRAUSS nicht unwahrscheinlich ist. Die generelle Verunsicherung der Sozialbezüge liegt dagegen bei dieser Gruppe bereits wieder deutlich unter den entsprechenden Zahlen bei Verfolgung im Schul- und Vorschulalter. Im übrigen weichen die Verfolgten dieser Altersgruppe insgesamt nur wenig von den Erwachsenen ab. Die relative Seltenheit diffuser Ängste und chronischer Depressionen, die relative Häufigkeit emotioneller Labilität, Selbstunsicherheit und sozialer Isolierung spricht jedenfalls für eine etwas stärkere Neigung zu Charakterstörungen als in der Erwachsenengruppe. Keinesfalls kann man aus der Symptomregistrierung eine besondere Häufigkeit von Angst bei dieser Verfolgtengruppe feststellen, wie dies H. STRAUSS und BENSHEIM angenommen hatten.

Wenn man zum Abschluß noch eine grobe Aufzählung der Leitdiagnosen gibt, so wird das Bild deutlicher:

Unter elf Verfolgten, die — jetzt mit verschiedenem Befreiungsalter — erstmals unter 6 Jahren der Verfolgung ausgesetzt waren, ist einer unauffällig (Fred E.). Bei vier Fällen wurden schwere Entwicklungsstörungen der Persönlichkeit oder Psychopathien diagnostiziert. Bei fünf Fällen lautete die Diagnose „Charakterneurose", wobei ebenfalls in unterschiedlichem Ausmaß eine Reifungshemmung des Charakters festzustellen war. Nur in einem Fall lautete die Diagnose „Angstneurose", doch begannen hier die Hauptverfolgungsereignisse erst im Alter von 15 Jahren.

Die Gruppe der 6- bis 13jährigen — wieder bezogen auf das Alter bei Verfolgungsbeginn ohne Rücksicht auf das Befreiungsalter — zeigt von insgesamt 27 Fällen vier mit einer infantilen Entwicklungshemmung des Charakters oder mit psychopathischen Zügen. Fünf Fälle waren in die Gruppe der *autistisch*-sensitiven oder autistisch-dissozialen Fehlhaltung einzugliedern. Von acht Angstneurosen ließen fünf zugleich charakterneurotische Persönlichkeitszüge im Sinne der Reifungshemmung oder erhebliche Zeichen sozialer Isolierung erkennen. Zwei Kernneurosen mit infantil-neurotischen Symptomen wiesen bereits vor der Verfolgung neurotische Merkmale auf. Das gleiche gilt für zwei asthenische Charaktere, bei denen ernste Verdachtsmomente auf eine konstitutionelle, bereits vorher manifeste abnorme Reaktionsweise bestanden. Eine querulatorische Reaktion, der nur eine unbedeutende Verfolgung vorausging, konnten wir nicht mit Wahrscheinlichkeit ätiologisch auf Verfolgungseinflüsse zurückführen.

Zwei paranoide bzw. paranoid-sensitive Fehlhaltungen sind an anderer Stelle ausführlich besprochen worden.

Drei Fälle, und hier liegen die Hauptbelastungen ebenfalls mindestens in der Pubertät, waren als chronische reaktive Depressionen diagnostiziert worden.

4. Zusammenfassung. Es bleibt also der Eindruck, daß die Extrembelastungen der Verfolgung bei hinreichender Einwirkungsdauer im Vorschulalter zu Charakter- und Symptomneurosen, im Schulalter zu Charakterstörungen der verschiedensten Art führen können. Wenn das Entwicklungsalter des Jugendlichen zu Verfolgungsbeginn fortgeschritten ist, wird die Wahrscheinlichkeit, daß es zu einer bleibenden Verunsicherung der geschlechtsspezifischen Sozialrolle oder zu Charakterstörungen kommt, etwas geringer. Dafür steigt jedoch die Häufigkeit chronisch-reaktiver Depressionen mit dem Erreichen der Reife plötzlich merklich an.

Von entscheidender Bedeutung ist die Wandelbarkeit und Beeinflußbarkeit der verschiedenen erlebnisreaktiven Bilder bei Kindern und Jugendlichen vor Abschluß der Entwicklung. Die Bedeutung der sozialen Rehabilitation bzw. der pathogenetische Anteil des familiären oder Erziehungsmilieus nach der Befreiung am weiteren Verlauf wird daran noch einmal deutlich.

f) Psychische Folgeerscheinungen bei Zwangssterilisation

1. Beurteilung des Verfolgungszusammenhanges. Von den acht Zwangssterilisierten unter unseren Begutachteten konnten wir sieben persönlich untersuchen. Diese Gruppe wird ausschließlich durch Zigeuner und farbige Mischlinge gebildet. Alle farbigen Mischlinge unseres Materials (drei Frauen, ein Mann) wurden zwangssterilisiert, während von 13 begutachteten Zigeunern vier Frauen neben anderen Belastungen dieses Schicksal widerfuhr. Bis auf einen Fall blieben dieser Verfolgtengruppe KL- und Versteckbelastungen erspart; sie erlebten jedoch in der Regel langfristige Diffamierungen und Bedrohungen ihrer persönlichen Sicherheit. Wir haben sie daher in unserer Klassifizierung der Verfolgungsbelastungen (S. 123) den schweren Diskriminierungen (D II) zugeordnet. Neben diesen Fällen findet sich in unserem Material eine jüdische Verfolgte (275), bei welcher im KL Auschwitz im 25. Lebensjahr außer anderen „medizinischen Experimenten" eine operative Sterilisierung durchgeführt wurde. Sie wurde dann in weitere KL verschleppt, wo sie unterernährt Schwerarbeit leisten mußte und vielfach mißhandelt wurde. Sie verlor alle Angehörigen, heiratete 1951 und adoptierte 1956 ein Kind. Eine chronische reaktive Depression war festzustellen. Wegen des besonderen Charakters dieser Verfolgungen ordnen wir sie in den tabellarischen Übersichten nicht als Sterilisationsfall ein.

Es erscheint zweckmäßig, die *Verschränkungen der Zwangssterilisation an Zigeunern und farbigen Mischlingen mit der nationalsozialistischen Erb- und Rassegesetzgebung* kurz zu vergegenwärtigen[1]. Zumindest von 1933 bis 1937 gab es keine gesetzlichen Handhaben und parteiamtliche bzw. polizeiliche Anordnungen, welche eine Sterilisierung „Artfremder" nichtjüdischer Herkunft zuließen. Die Durchdringung des gesamten Justiz- und Gesundheitswesens mit „rassen- und erbbiologischen Erkenntnissen" meldete sich bereits in den Reformvorschlägen der Strafrechtskommission an, welche ihre Erwägungen zum „Schutz des Volkes in seiner natürlichen Gesundheit und Kraft, vor allem in seinem Blut" mit dem Satz aus „Mein Kampf" einleitete: „Ein völkischer Staat wird ... in erster Linie die Ehe aus dem Niveau einer dauernden Rassenschande herauszuheben haben, um ihr die Weihe jener Institution zu geben, die berufen ist, Ebenbilder des Herrn zu zeugen und nicht Mißgeburten zwischen Mensch und Affe". Diesem Ziel galten die „Gesundheitsgesetze" (Gesetz zur Verhütung erbkranken Nachwuchses vom 14. Juli 1933 mit Änderungen vom 26. Juni 1935 und 4. Februar 1936; Gesetz zum Schutze des deutschen Blutes und der deutschen Ehre vom 15. September 1935 und Ehegesundheitsgesetz vom 18. Oktober 1935). Das erstgenannte Gesetz gestattete die Sterilisierung Erbkranker und schwerer Alkoholiker. Das Blutschutzgesetz verbot zunächst nur die Eheschließung und den außerehelichen

---

[1] Wir greifen dabei auf Erhebungen des Instituts für Zeitgeschichte in München und auf den BEG-Kommentar BLESSIN-EHRIG-WILDEN zurück.

Verkehr „zwischen Juden und Staatsangehörigen deutschen oder artverwandten Blutes"; jedoch griff schon die erste Durchführungsverordnung vom 14. November 1935 weiter und bestimmte: „Eine Ehe soll ferner nicht geschlossen werden, wenn aus ihr eine die Reinerhaltung des deutschen Blutes gefährdende Nachkommenschaft zu erwarten ist". Der Kommentar von GÜTT, LINDEN und MASSFELLER konkretisiert dies weiter: „Nicht nur durch deutsch-jüdische Mischungen wird die Reinheit des deutschen Blutes gefährdet. Auch die Mischung anderer artfremden Blutes mit deutschem Blut ist für die Weiterentwicklung des deutschen Volkes nachteilig. Als Träger artfremden Blutes werden in der Hauptsache die aus der französischen Besatzungszeit stammenden Negerbastarde und die in Deutschland sich aufhaltenden Zigeuner in Betracht kommen". Vom Ehe- und „Vermischungs"-Verbot bis zur Zwangssterilisierung war es trotz fehlender gesetzlicher Handhabe bei der engen Verbindung staatlicher und parteiamtlicher Gesundheits-Exekutiven nur ein kleiner Schritt. Häufig war der ärztliche Leiter des „Amtes für Volksgesundheit der NSDAP" zugleich Leiter des Staatlichen Gesundheitsamtes. Dies erleichterte die seit 1937 stärker werdende Tendenz, die sog. Artfremden und Asozialen in „polizeiliche Einzelmaßnahmen" dem für sie nicht vorgesehenen Sterilisierungsgesetz zu unterwerfen. Daß solche Eingriffe keineswegs stillschweigend geschahen, ergibt sich u. a. aus einem Passus von „Volk und Rasse" (Jahrgang 1938), in welchem ein Mitarbeiter des rassepolitischen Amtes der Reichsleitung der NSDAP ausführte: „Außer der Judenfrage bestehen noch Möglichkeiten einer Vermischung von Zigeunern und Asozialen, geringere von Asiaten, Negermischlingen usw. mit Deutschen ... Durch sinngemäße Anwendung der Nürnberger Gesetze, notfalls durch staatliche, polizeiliche Einzelmaßnahmen sind vorhandene Gefahren durchaus zu beseitigen". In die „Endlösung" wurden die Zigeuner einbezogen durch den sog. Auschwitzerlaß des Reichsführers der SS vom 16. Dezember 1942. Danach wurden große Anteile der Zigeuner in Vernichtungslager deportiert. Die nicht nach Auschwitz verbrachten Zigeuner sollten generell sterilisiert werden.

Nachfolgend stellen wir der Übersicht von KOLLE unsere Fälle mit den wichtigsten Daten vergleichend gegenüber (s. Tab. 42 u. 43).

Die Sterilisation erfolgte bei der Mehrzahl dieser Verfolgten im Kindes- bzw. Jugendalter. Sie war stets von weiteren Belastungen begleitet: Verunglimpfungen, entehrenden Isolierungen, Verpflichtungen zur Zwangsarbeit bei farbigen Mischlingen, Deportationsdrohungen und langfristigen Haften in „Zigeunerlagern" oder KL bei Zigeunern. Der Sterilisation gingen oft Fahndungen und Hetzjagden nach den Kindern voraus. Durch Polizeiorgane oder Gestapo verhaftet, wurden die Betroffenen einer makabren „anthropologischen Untersuchung" und dann dem Eingriff in regionalen chirurgischen Krankenhäusern zugeführt. Für Eheschließung oder Verbleib außerhalb des KL war dies in einigen Fällen Voraussetzung. Daß dieser erzwungene Eingriff in die leibliche Integrität und die damit notwendig verbundene Beschneidung biologischer, persönlicher und sozialer Vollzüge wesentliche Störungen der Lebensentwicklung der Betroffenen setzte, lehren bereits die in der Tab. 43 niedergelegten groben psychopathologischen und sozialen Daten. Sie zeigen in bemerkenswerter Übereinstimmung zur entsprechenden Statistik von KOLLE einen großen Anteil überdauernder Verunsicherungen, welche sich in depressiven und sensitiven Entwicklungen oder leiblich in vegetativen Syndromen äußern, häufig mit Einschränkungen des erotischen Strebens und stets mit Störungen der sozio-familiären Anpassung verbunden sind.

Mit Recht hat KOLLE aufgezeigt, daß die erzwungene und selbst durch die nazistischen Rassegesetze nicht legitimierte Sterilisation einen irreversiblen Eingriff in die Integrität der Person bedeutete, der mit dem Verlust der Fruchtbarkeit eine nachhaltige Beeinträchtigung der Selbstverwirklichung der Betroffenen nach sich zog. Eine besondere Schwierigkeit der Begutachtung Zwangssterilisierter ergibt sich nun durch die Frage, ob im konkreten Fall über die „durchschnittlich" zu

Tabelle 42.
Die Zwangssterilisation (nach KOLLE)

Name	Alter zur Zeit der Sterilisation Jahre	Alter zur Zeit der Begutachtung Jahre	Beruf zur Zeit der Verfolgung	Bemerkungen
H. R.	12	24	Kind	1953 geheiratet, lebt jetzt in Scheidung
L. K.[1]	13	33	Schülerin	Kontoristin. Unverheiratet
R. M.	16	28	Haustochter	1953 geheiratet
W. A.	18	27	Schülerin	1950 einen um 25 Jahre älteren Mann geheiratet
T. E.	26	38	Gelegenheits-arbeiterin	1933 im Alter von 15 Jahren Geburt eines unehelichen Sohnes. 1939 Heirat mit dem Vater des Kindes. 1942 Scheidung aus rassischen Gründen. 1949 Heirat; Ehe sei nicht gut
H. S.	37	51	Hausfrau	Verheiratet. Zwei Kinder vor der Sterilisation
R. J.	40	51	Händler	Verheiratet. Zwei Kinder vor der Sterilisation
R. L.	40	51	Händler	Verheiratet. Zwölf Kinder, von denen drei ebenfalls sterilisiert worden seien
K. F.	41	52	Geigenbauer und Musiker	Verheiratet. Vor der Sterilisation fünf Kinder
H. P.	42	52	Artist, später ambulanter Händler	Verheiratet. Ein Kind vor der Sterilisation

[1] Marokkaner-Mischling.

erwartenden seelischen Verarbeitungen des schädigenden Ereignisses und seiner Konsequenzen hinaus noch „abnorm"-erlebnisreaktive Folgen psychiatrisch nachweisbar sind. Da die psychiatrische Durchschnittsnorm nicht nur auf die Normverteilung seelischen Reagierens und Verarbeitens bezogen ist, sondern immer auch auf die Durchschnittsverteilung möglicher situativer Belastungen, verschieben sich auf einem Gebiet, wo die Belastungen selbst „abnormer" Art sind, die Maßstäbe, welche üblicherweise eine Differenzierung der Erlebnisreaktionen von den abnormen Erlebnisreaktionen zulassen. Dieser für die gesamte psychiatrische Entschädigungsbegutachtung geltende Sachverhalt tritt bei den Zwangssterilisierten besonders klar hervor. Dennoch scheint uns eine Abhebung derjenigen Verarbeitungsweisen erzwungener Unfruchtbarkeit, die sich gewissermaßen im Bereich des

Tabelle 43.

Die Zwangssterilisation (eigene Fälle)

Nr.	Geschlecht	Verfg. Anlaß[1]	Verfg. Belastung[1]	Alter zur Zeit der Sterilisation	Alter zur Zeit der Begutachtung	Beruf zur Zeit der Verfolgung	Psychopathologische und soziale Daten nach der Verfolgung	Beurteilung
348	♀	f	D II	12	38	Kind	Chronische unsicher-depressive Fehlhaltung, 1946 Ehe, 1947 erfolglose Refertilisierungsoperation, 1947 Scheidung, 1955 zweite Ehe mit erheblich älterem Mann; 1958 Tod des zweiten Mannes, als Krankenschwester tätig, Frigidität	Verfolgungsbedingte Dauer-EM: 25%
156	♀	f	D II	14	38	Kind	Chronische reaktive Depression; unverheiratet, Frigidität	Verfolgungsbedingte Dauer-EM: 25%
365	♂	f	D II	16	41	Arbeiter	Chronische unsicher-depressive Fehlhaltung, 1945 geheiratet; vegetative Dauerbeschwerden	Verfolgungsbedingte Dauer-EM: 25%
223	♀	f	D II	16	42	Haushaltshilfe	Sensitive Fehlhaltung; unverheiratet; Frigidität; labile berufliche Anpassung, vegetatives Syndrom	Verfolgungsbedingte Dauer-EM: 25%
185	♀	z	D II	15	30	Schaustellerin	Vegetatives Syndrom; unverheiratet; ambulante Händlerin	Kapitalabfindung nahegelegt
186	♀	z	D II	16	31	Schaustellerin	Vegetatives Syndrom; unverheiratet; ambulante Händlerin	Kapitalabfindung nahegelegt
145	♀	z	D II	31	54	Hausfrau	Cyolothyme Depressionen; zwei Kinder vor der Sterilisation, Ehemann und Bruder zeitweilig im KL. Frigidität	Verfolgungsbedingte Dauer-EM: 30%
56	♀	z	K I	32	43	Arbeiterin	Depressive Fehlhaltung, Verlust aller nahen Angehörigen, 1942 Abort, um KL zu entgehen, 1944 Sterilisation, 1945 Heirat, Frigidität, starke Ehestörung	Kapitalabfindung nahegelegt

[1] Zeichenerklärung s. S. 123.

Normal-Psychologischen halten, von eindeutig mißlingenden und ständig Störquellen schaffenden Anpassungsversuchen durchführbar. In den Fällen 185 und 186
unserer Tabelle etwa zeigten zwei im frühen Jugendalter sterilisierte Geschwister
bis auf ein vegetatives Syndrom und eine aus ihrer Situation schlüssig heraus-
wachsende Resignation über die geringen Aussichten zur Heirat und den Ausschluß von der Mutter-Rolle eine ausgeglichene seelische Verfassung. Für solche
Bilder mit stabiler Anpassung an die erlittene biopsychische Werteinbuße oder
— sofern man im vegetativen Syndrom einen ins Leibliche verschobenen Austrag
seelischer Spannungen sieht — mit relativer Kompensation würde eine Pauschal-
Entschädigung angemessen sein; eine prozentuale Erwerbsminderung ist in solchen
Fällen gar nicht verläßlich zu begründen. Leider ist im BEG und seinen Durchführungsbestimmungen eine entsprechende Entschädigungsmöglichkeit nicht vorgesehen, eine Lücke, auf welche KOLLE und VON BAEYER bereits hinwiesen[1].

Belangvolle psychiatrische Syndrome, welche über die „normopsychische"
Verarbeitung der Zwangssterilisation hinausgehen, haben wir in mehr oder minder
starkem Ausmaß bei den sechs übrigen Betroffenen gefunden. Die von KOLLE
gegebene Kasuistik einer zwangssterilisierten Zigeunerin ergänzend, sei kurz ein
farbiger Mischling mit ähnlichem Verfolgungsschicksal mit einer dadurch bedingten
depressiv-unsicheren Fehlhaltung geschildert.

Der 41jährige J. (365) ist 1921 geboren und Sohn eines unbekannten farbigen Vaters der
französischen Besatzungsarmee. Die Mutter, eine früher zu Promiskuität neigende Persönlichkeit, gebar ein Jahr später ein weiteres Kind eines anderen Farbigen. Bis zu ihrer Heirat 1929
wuchs J. unter der Vormundschaft der Großeltern auf. Er wurde dort gerecht und streng
erzogen und entwickelte insbesondere zum Großvater eine starke Anhänglichkeit. Im 6. Lebensjahr kam J. zur Mutter zurück, die nach der Heirat gesetzter und ruhiger geworden war.
Zum Stiefvater stand J. während der Schulzeit in spannungsvollen Beziehungen. Aus diesem
Grunde und seiner athletisch-sportlichen Begabung wegen wurde J. vom 12. bis zum 14. Lebensjahr an einen Wanderzirkus „verliehen". Er arbeitete als Bodenakrobat und am Trapez.
Nach einem Unfall wurde der Vierzehnjährige von der Mutter zurückgeholt. Im Kameraden-
kreise war der umgängliche und gefühlswarme J. sehr geschätzt. Als Anführer von Jungen-
banden erwies er sich als ein „wahrer Teufel" an Behendigkeit und hatte bei seinen großen
Körperkräften keine Mühe, sich durchzusetzen. Dies änderte sich ab 1934/35, als er nicht mit
den anderen in HJ-Uniform an gemeinsamen Aktionen teilnehmen durfte. Als er einmal
zum Appell ging, zwang ihn der Fähnleinführer vorzutreten, würdigte ihn vor dem Glied
herab und schickte ihn heim. J. ging zum Autobahnbau und stand ab 1937/38 unter der
Sterilisationsdrohung. Um ihr zu entgehen, suchte er als Binnenschiffer anzuheuern und über
die Grenze zu kommen. Als dies mißlang, wandte er sich an die französische Grenze und bot
sich als Fremdenlegionär an. Seines Alters wegen zurückgeschickt, arbeitete er eine Weile
ohne Papiere auf einem abseits gelegenen Hof der Pfalz, wo er sich für sicher hielt. Bald
wurde ihm durch die Polizei der Ausweis entzogen. J. suchte erneut illegal mit einem Schiff
über die belgische Grenze zu gelangen, erkrankte jedoch an Diphterie, wurde beim Verlassen
der Isolierstation von der Gestapo festgenommen und 17jährig zur Zwangssterilisation überführt. — Während des Krieges war J. dienstverpflichtet, empfand einerseits den Ausschluß
vom Wehrdienst als kränkend und lebte andererseits in Angst vor der Deportation in ein KL.
Er wurde häufig verdächtigt, Fahrräder, Brotmarken u. a. gestohlen zu haben, konnte stets
seine Unschuld nachweisen, erfuhr aber bei den polizeilichen Verhören, daß er ein Mensch

---

[1] Die von KOLLE mitgeteilte Fallgeschichte einer zwangssterilisierten Zigeunerin entspricht diesem „normopsychischen" Verarbeitungsmodus. Er bejaht eine nachhaltige Minderung der geistigen Leistungsfähigkeit der Betroffenen, sieht sich aber ärztlich außerstande,
diese in einem Prozentsatz der Erwerbsminderung auszudrücken, schätzt dann jedoch,
„da das Gesetz aber vom Arzt eine solche Überschreitung seiner Kompetenz geradezu fordert",
die EM auf 50% und empfiehlt einmalige Abfindung.

ohne Rechte sei. Kontakte zu deutschen Mädchen waren unter schwere Strafandrohung gestellt. Ein farbiges Mädchen, dem er sehr anhing, hinterging ihn. In der letzten Kriegszeit meldete sich J. zu einer Arbeitseinheit nach Finnland, „um wenigstens etwas Gemeinschaft zu haben". Beim Rückzug geriet er für 7 Monate in amerikanische Gefangenschaft, wo er sich wiederum wegen seiner Hautfarbe verkriechen mußte. J. heiratete, um den unguten Beziehungen zum Stiefvater zu entgehen, Ende 1945 eine Frau, die älter als er ist. Die Kinderlosigkeit überschattet stark die sonst ausgeglichenen ehelichen Beziehungen. Gegenüber den Arbeitskollegen, die häufig auf seine Kinderlosigkeit anspielen, hält J. seinen Makel geheim. Er geht kaum aus, um „keine Auslegungen machen" zu müssen. Er hat einen Arbeitsplatz gesucht, der in der Nähe seiner Wohnung liegt und zu dem er auf einem Schleichweg gelangt, um nicht unter die Leute zu müssen. Er ist allgemein ängstlich, gerät in Zittern und Schweiß, wenn er im Betrieb ein Formular mit seinen Personalien ausfüllen muß. Er kreist ständig um den Gedanken, was sein werde und wie man ihn anschauen werde, wenn sein Makel herauskomme. „Ich gehe mit meiner Frau kaum aus. Sie hat es schwer mit mir. Da stehen die Leute und denken und sagen ‚seht, er hat keine Kinder'. In mir ist so eine Hemmung. Schon als junger Mann hab' ich nicht den Mumm gehabt, mir ein Mädchen zum Tanz zu holen. Ich hab' mich schon damals versucht aufzuhängen. Sehe ich einen Verwachsenen, so denk' ich, ich bin noch viel weniger, der ist wenigstens ein Mann. Sitz ich am Fernseher, so seh' ich mal was und mal wieder nichts, weil ich daran denk'. Ich habe jetzt alles, habe alles angeschafft, aber für was? Alles schlägt sich mir auf den Magen. Ohne meine Frau kann ich nirgendwo hingehen. Das kleinste Ding ist für mich umwälzend." — J. erschien im psychiatrischen Gespräch als ein gutmütiger, offenherziger, gefühlsweicher Mensch mit großem Vertrauens- und Anlehnungsbedürfnis und einem schnellen Wechsel unbeschwert-heiterer und versorgt-kleinmütiger Anwandlungen. Dabei bestand im kommunikativen Bereich eine ausgeprägte Verunsicherung und Gehemmtheit mit Sensitivität und einem starken Rückzug auf den Schutz durch die energische Ehefrau. Der imposante athletische Habitus des Untersuchten stand in merkwürdigem Kontrast zu seinen unsicher-gehemmten Umgangsweisen, die erst dann einer kindlich-unselbständigen Anlehnung Platz machten, als J. eine vertrauensvolle Beziehung zum Untersucher gefaßt hatte.

An diesem Verfolgtenschicksal ist deutlich zu zeigen — J. ist in dieser Hinsicht für alle übrigen Fälle dieser Gruppe repräsentativ — daß für die Beurteilung des Verfolgungszusammenhanges späterer Fehlhaltungen neben der Diskreditierung, Sterilisation und Ächtung andere verfolgungsunabhängige situative Belastungen berücksichtigt werden müssen. Zigeuner wachsen vielfach in einer instabilen, mit Dissozialität vergleichbaren kindlichen Erziehungsumwelt auf. Man muß jedoch vergegenwärtigen, daß die Mitwelt dieser Menschen ihre eigenen Ordnungen hat, die von der Norm einer bürgerlich-seßhaften Sozialstruktur her nicht beurteilt werden können. Auch angesichts der starken Familien- und Sippenbindung bei Zigeunern wird man eine uns ungeordnet erscheinende Erziehungsumwelt kaum je als „neurotogen" ansehen. Bei farbigen Mischlingen liegt nun in der Tat oft ein „broken home" vor, welches die gesamte Lebensgeschichte bis zur Reife beeinflußt. Es ist hier auch an Zurückstoßungen und Isolierungen zu denken, welchen farbige Kinder aus allgemeinen Vorurteilen heraus und *vor* Einsetzen verfolgungsbedingter Diskreditierungen ausgesetzt waren. Der beschriebene Patient läßt jedoch klar erkennen, daß die Sterilisation und die langjährige entehrende Isolierung von einer Gemeinschaft, in welcher der Junge bereits wurzelte, entscheidendere Formanten der Fehlhaltung sind als die spannungsvolle Familienumwelt in der Kindheit.

Es handelt sich bei den Verfolgten dieser Gruppe meist um schlichte Persönlichkeiten aus einfachem Bildungsklima. Für sie, insbesondere für die stark familienorientierten Zigeuner hat die Fruchtbarkeit einen besonderen biologischen, persönlichen und sozialen Wertakzent. Die innere Auseinandersetzung mit dem

Verlust dieser wesentlichen Möglichkeit zur Selbstverwirklichung verläuft sichtlich besonders schwer, wie u. a. die hohe Rate unverheiratet Gebliebener und gestörter Ehen unter unseren und KOLLES Fällen zeigt. Wir konnten uns bei keinem der untersuchten Zwangssterilisierten davon überzeugen, daß die Schädigung ohne erhebliche seelische Labilisierung verarbeitet wurde — mag diese nun krankheitswertig sein oder noch im Bereich normalpsychologischer Verarbeitungsgrenzen liegen.

Vergleichend sind hier die von EKBLAD vorgelegten Katamnesen an 225 *freiwillig* sterilisierten schwedischen Frauen von Interesse. Ungünstige seelische Fehlverarbeitungen nach Sterilisation wurden vorwiegend beobachtet bei kinderlosen und bei jungen Frauen sowie bei Frauen, deren Sterilisation auf Drängen Verwandter zustande kam. Frauen, welche die Sterilität bedauerten, zeigten häufig eine depressive Insuffizienz, Gereiztheit und nahezu stets Frigidität. Bei Frauen mit asthenischen und neurotischen Strukturen vor dem Eingriff war ziemlich regelmäßig eine Verstärkung der Fehlhaltung festzustellen. 20% aller Untersuchten zeigten Menstruationsstörungen, 19% in den Unterleib lokalisierte psychosomatische Beschwerden, 3% entwickelten eine hypochondrische Fehlhaltung mit Carcinophobie.

Es widerlegen demnach bereits diese Erfahrungen an *freiwillig* Sterilisierten die vor allem in gynäkologischen Gutachten über Zwangssterilisierte häufige, auch von KOLLE kritisierte These, ein seelisches Beschwerdbild nach Sterilisation sei nie auf den erzwungenen Eingriff, sondern auf anlagemäßige Bereitschaften zurückzuführen. Die Ergebnisse EKBLADS weisen dagegen neben Kinderlosigkeit und Jugend auf die Bedeutung der persönlichen Einstellung der Betroffenen zum Eingriff als wesentlichen Faktor hin. Unter diesem Gesichtspunkt stellt die innere Auseinandersetzung mit dem Eingriff bei Zwangssterilisierten von vornherein ein ins Extrem getriebenes „Bedauern" dar. Diese schwedischen Erfahrungen, die außerhalb der Begutachtungs- und Entschädigungssituation gesammelt wurden, ergeben weitere Belege für die „Echtheit" der seelischen Folgeerscheinungen bei Zwangssterilisierten.

2. Einschätzung der „Erwerbsminderung". Ist somit die Beurteilung des Verfolgungszusammenhanges psychischer Schädigungsfolgen nach Zwangssterilisation aufgrund der bisher beigebrachten Erfahrungen durchaus möglich, so bleibt doch die Einschätzung der Entschädigungshöhe bei der jetzigen Rechtslage ganz unsicher. Wir wiesen bereits andernorts darauf hin, daß das im BEG verankerte Prinzip der Wiedergutmachung nationalsozialistischen Unrechts auf diesem besonderen Gebiet leiblich-seelischer Beeinträchtigung keine Anwendung findet. Nach dem BEG können Folgen einer Zwangssterilisation nur dann entschädigt werden, wenn sie eine Erwerbsminderung von wenigstens 25% bedingen (BEG § 31). Der Anspruch auf ein Heilverfahren besteht nur bei der Möglichkeit einer Refertilisierung (§ 30); diese ist jedoch in der Regel aussichtslos. Ein Schmerzensgeld als Ausgleich für erlittene Schmerzen und eingebüßtes Lebensglück ist im BEG nicht vorgesehen. Die aus experimentellen Gründen sterilisierten überlebenden Opfer von Menschenversuchen können einen finanziellen Ausgleich aus einem besonderen Hilfsfonds erhalten (vgl. Kommentar zum BEG von VAN DAM u. LOOS).

Hier klafft im Gesetz offenbar eine Lücke, deren Vorhandensein von den Betroffenen nicht verstanden wird, die aber auch bei sachlicher Würdigung des

Schadens nicht zu rechtfertigen ist[1]. *Es würde dem Wiedergutmachungsgedanken entsprechen, Zwangssterilisierten eine Basisentschädigung in Form einmaliger Abfindung zu gewähren und zusätzliche Entschädigung in solchen Fällen, wo krankhafte bzw. krankheitswertige Folgen gynäkologisch, internistisch oder psychiatrisch nachweisbar sind und die Erwerbsfähigkeit um mindestens 25% senken.* Die Unsicherheit in der Bewertung der Folgeerscheinungen ergibt sich bereits daraus, daß manche Gutachter keine Erwerbsminderung daraus ableiten, KOLLE bei einer Zwangssterilisierten *ohne* psychiatrische Störungen im engeren Sinne die Folgen des Eingriffs einer EM von 50% analog setzt, während wir uns bei Fällen *mit* psychiatrischen Syndromen zu einer Dauer-EM von 25% entschieden. Soweit Nachrichten vorliegen, folgten die Entschädigungsbehörden diesem Vorschlag stets.

Die jetzige Rechtslage zwingt den Gutachter in die unbefriedigende Situation, eine Art *Basisentschädigung* in Prozenten der Erwerbsminderung auszudrücken, um der fraglosen leibseelischen Einbuße der Betroffenen auf indirektem Wege gerecht zu werden. Durch höchstrichterliche Entscheidungen der letzten Zeit wird schon im Versorgungsrecht, das im allgemeinen rigoroser gestaltet ist als das Entschädigungsrecht, ein solches Vorgehen nahegelegt. Das Bundessozialgericht hat im Hinblick auf den kriegsbedingten Verlust der Zeugungsfähigkeit bei einem Soldaten ein Grundsatzurteil gegeben, welches von der Rechtssprechung her die Gesetzeslücke überbrückt.

„Ist der Verlust der Zeugungsfähigkeit Schädigungsfolge im Sinne des BVG, so ist im Zweifel anzunehmen, daß aus diesem Verlust auch ‚seelische Begleiterscheinungen' im Sinne des § 30, Abs. 1 Satz 1 BVG erwachsen." Aus den Gründen: „Der Verlust der Zeugungsfähigkeit beeinträchtigt die Integrität der Persönlichkeit in ihrem Kern; diese Beeinträchtigung ist durchaus geeignet, seelische Begleiterscheinungen hervorzurufen. ... Das Gefühl, im Kern seiner Persönlichkeit getroffen und geschädigt zu sein und in den Augen seiner Umwelt nicht als vollwertig zu erscheinen, drängt sich bei dem Betroffenen zwangsläufig auf und nimmt seine Gedanken in Anspruch. ... Solche inneren Konfliktsituationen beeinflussen in der Regel auch die äußere Lebensführung, insbesondere auch den Kontakt mit der ‚Umwelt' und die Reaktion der ‚Umwelt'. Sie beeinflussen das Verhalten des Betroffenen in der ‚Gesellschaft' und gegenüber Arbeitskameraden und Vorgesetzten, damit aber auch deren Verhalten gegenüber dem Betroffenen und so — insgesamt gesehen — auch Leistung und Erfolg des Betroffenen im ‚Erwerbsleben'. Dies alles liegt, auch wenn die Auswirkungen im einzelnen nur schwer ‚faßbar' sind, so nahe, daß es der Darlegung besonderer Tatsachen hierfür und ihres Nachweises nicht bedarf. Es handelt sich insoweit um einen ‚typischen Geschehensablauf' ... Die Regel des Lebens spricht für diese Tatsache, das Gericht darf sie ohne weitere Beweiserhebung als erwiesen ansehen ...".

Dies bemerkenswerte Urteil[2] bezieht sich ganz offensichtlich auf die regelhaft

---

[1] Wir beschäftigen uns in dieser Untersuchung nicht mit den Opfern der im Dritten Reich *gesetzlich* erfolgten Sterilisierungen aufgrund des „Gesetzes zur Verhütung erbkranken Nachwuchses" und späterer Gesetze. Ein Härteausgleich kann hier nur gewährt werden, wenn die Sterilisierung ohne vorausgegangenes Verfahren oder aufgrund falscher Anwendung der gesetzlichen Bestimmungen erfolgte.

[2] s. auch Urteil des OLG Celle vom 29. Mai 1956 (RzW 7, 190, 1956): „Eine Sterilisation kann unter Umständen schon wegen ihrer Tragweite für die Persönlichkeitsentwicklung der Verfolgten zur Zubilligung einer Geldrente nach § 15, Abs. 2 Ziff. 2 BEG führen, besonders

nach Verlust der Zeugungsfähigkeit zu erwartenden charakterologischen und sozialpsychologischen Konsequenzen und sieht deren erwerbsmindernde Bedeutung auch ohne spezielle Beweiserhebung (etwa durch medizinische Sachverständige) als erwiesen an. (Der Kommentar zum BEG von BLESSIN-EHRIG-WILDEN meint in diesem Zusammenhang, das Gesetz gehe davon aus, daß nicht jede Sterilisation die Erwerbsfähigkeit mindert. Das ist aber aus dem angezogenen § 171 Abs. 3 Ziff. 1 BEG nicht ohne weiteres zu entnehmen. Der Text besagt lediglich, daß ein Härteausgleich solchen Geschädigten gewährt werden kann, welche ohne vorausgegangenes Verfahren nach dem Gesetz zur Verhütung erbkranken Nachwuchses sterilisiert wurden.) Das genannte BSG-Urteil ermöglicht es den Gerichten, eine Basisentschädigung in dem von uns gemeinten Sinne auszusprechen, zu welcher dann je nach Lage des Falles durch sachverständige Beurteilung abnorme oder krankhafte körperliche oder seelische Schäden hinzugebracht werden können. Würde sich diese höchstrichterliche Auffassung, deren Gültigkeit für *Zwangs-sterilisierte* in vieler Hinsicht noch klarer liegt als für den kriegsbedingten Verlust der Zeugungsfähigkeit, auch im gesetzgeberischen Bereich (etwa in einer Novelle zum BEG) durchsetzen, so wäre die Entschädigungssituation dieser Verfolgtengruppe befriedigender geregelt.

Bis dies geschehen ist, wird der Gutachter nach Sachkenntnis und pflichtgemäßem Ermessen entscheiden müssen, ob er die Gesetzeslücke für *regelhafte*

---

dann, wenn sie bei einem im Entwicklungsalter stehenden Mädchen vorgenommen wird." Aus den Gründen: „... Wenn die Leistungsfähigkeit im Sinne §15, Abs. 1 BEG das gesamte Vermögen eines Menschen zu einer der individuellen Norm entsprechenden Ausübung körperlicher und geistiger Funktionen darstellt ..., so muß ein derartig schwerwiegender Eingriff, wie ihn die Unfruchtbarmachung darstellt, dazu führen, daß ein in der Entwicklung zur Reife stehendes Mädchen erheblich in ihrer körperlichen und seelischen Entwicklung gehemmt und beeinträchtigt wird und daß sie nicht das Maß an Leistungsfähigkeit erlangt, das sie ohne den hemmenden Eingriff erlangt haben würde .... In diesem Sinne kann aber bei der Tragweite des Eingriffes die Beeinträchtigung der Leistungsfähigkeit der Klägerin ... unbedenklich auf 30% angenommen werden. Zu Unrecht meint das beklagte Land, daß es sich hierbei um die generelle Schätzung eines immateriellen Schadens handle. Es handelt sich nicht um die Bewertung von entgangenem Lebensglück und verlorener Lebensfreude, sondern um die Abschätzung eines konkreten Maßes an körperlicher und geistiger Leistungsfähigkeit ..."‘. Im Blick auf die letztgenannte Unterscheidung erscheint das oben wiedergegebene BSG-Urteil lebensnäher, wenn es die entgangene Lebenserfüllung und die Leistungsbeeinträchtigung unter sozialpsychologischen Erwägungen im „typischen Geschehensablauf" zusammennimmt.

Dem Urteil des OLG Celle hat der BGH in seiner Entscheidung vom 16. Januar 1957 (RzW 8, 121, 1957) nicht zugestimmt: „Ob eine aus Gründen der Rasse einwandfrei ausgeführte Sterilisation eine Minderung der Erwerbsfähigkeit zur Folge hat, kann nur unter Würdigung der Persönlichkeit des Verfolgten vor und nach dem Eingriff beurteilt werden." In der Begründung wird ausgeführt, daß die bloße Feststellung seelischer Begleiterscheinungen in Analogie zur Beurteilung entstellender Körperschäden (entsprechende Verwaltungsvorschriften zu § 30 BVG) hier *nicht* genüge. Die Sterilisierung bewirke keine äußeren Schäden, ihre Folgen lägen auf seelischem Gebiet. „Deshalb lassen sich nach den Erkenntnissen der ärztlichen Wissenschaft für derartige Schäden keine allgemeingültigen Vom-Hundert-Sätze aufstellen. Die Frage, ob und in welchem Ausmaß die psychischen Folgen des Eingriffs die Entwicklung der Persönlichkeit und ihre Leistungsfähigkeit gehemmt und geschmälert haben, läßt sich nur nach genauer Kenntnis und Würdigung der Persönlichkeit der Klägerin beurteilen." Der BGH lenkt damit die Beantwortung der Frage nach den regelhaften *und* abnormen psychischen Sterilisationsfolgen ganz auf den Gutachter zurück und verschließt sich dem Faktum, daß sie *in jedem Falle* eine erhebliche seelische Einschränkung bedeuten, welcher unabhängig von ihrer erwerbsmindernden Bedeutung rechtlich Beachtung zu schenken wäre.

leib-seelische Folgen der Zwangssterilisation durch Angabe einer basalen Erwerbsminderung schließen will. Das zitierte BSG-Urteil gibt ihm dafür manche Argumentationsstütze. Es ist gut, wenn sich der Gutachter *in solchen Sonderfällen* klarmacht, daß er damit die geltenden Maßstäbe für die Beurteilung krankhafter somatischer und krankheitswertiger erlebnisreaktiver Schädigungsfolgen überschreitet und wenn er diese Reservatio auch in seinem Gutachten fixiert. Die Einschätzung etwaiger *zusätzlicher* Schädigungsfolgen von Krankheitswert erfolgt dagegen wieder nach jenen Grundsätzen, welche für die anderen Verfolgtengruppen in dieser Untersuchung entwickelt werden.

g) Klassifizierung, Beurteilung und Therapie erlebnisreaktiver Syndrome

1. Diagnostische Klassifizierung der erlebnisreaktiven Syndrome. Die diagnostische Etikettierung der erlebnisreaktiven Syndrome bei Verfolgten hat sich lange Zeit sehr eigenständig ohne rechte Beziehung zur psychiatrischen Terminologie entwickelt. Das lag wohl zum wesentlichen Teil an der Neuartigkeit der Erfahrungen mit einer sehr großen Zahl von Menschen, die langwährenden außergewöhnlichen seelischen und körperlichen Belastungen ausgesetzt waren. Dennoch weiß die Psychopathologie zureichende diagnostische und psychodynamische Kategorien und vergleichbare, wenn auch von ähnlichem Ausmaß nur vereinzelte Erfahrungen zur Einordnung dieser Bilder bereitzustellen.

Die Bezeichnungen vom Anlaß her, z. B. „KZ-Syndrom", „Syndrom der Asthenie der Deportierten", „KZ-Neurose" (TARGOWLA, FICHEZ, HERMANN, STRØM, BENSHEIM), „Neurosen der Geächteten", „Neurosen der Vernichtung" (BENSHEIM) usw. erscheinen uns deshalb heute nicht mehr optimal. Selbst gegen den Vorschlag TRAUTMANNS, zwischen einem „traumatischen Angstsyndrom", einem „chronischen Trauersyndrom" und den „Störungen des Affektlebens und Ich-Bewußtseins" zu unterscheiden, bestehen gewisse Bedenken. Wenn auch diese symptomatologische Differenzierung drei Haupttypen der erlebnisreaktiven Syndrome wiedergibt, so erscheint es doch wünschenswert, die Systematik für mehr Dimensionen offen zu halten.

Wir geben nachstehend einen Vorschlag zur Klassifizierung der erlebnisreaktiven Syndrome auf Extrembelastungen und ihres Umfeldes, der an der traditionellen Diagnostik orientiert ist[1]:

I. *Aktuelle Erlebnisreaktionen (und Erschöpfungszustände)*
1. *Vorwiegend anlaßspezifische Reaktionen*
   a) Angst- und Schreckreaktionen
   b) Reaktive Depressionen (bei Verlusten usw.)
   c) Entwurzelungsdepressionen (temporäre Verläufe).
2. *Vorwiegend persönlichkeitsspezifische Reaktionen*
   a) Frühneurotisch geprägte, z. B. hysterische, anankastische Reaktionen
   b) psychopathische, z. B. querulatorische, hyperthyme Reaktionen, asozial-kriminelles Agieren usw.
3. *Psychophysische Erschöpfungszustände*
II. *Abnorme Entwicklungen (progrediente Verläufe)*
   Zum Beispiel hypochondrische, paranoide, querulatorische Entwicklung usw. (meist nicht verfolgungsbedingt)

---

[1] Vgl. HÄFNER und KISKER („Ein psychiatrisch-klinisches Diagnosenschema" Nervenarzt **35**, 34 [1964])

III. *Erlebnisreaktiver Persönlichkeitswandel (chronisch, stationär)*
    1. *Vorwiegend anlaßspezifischer Persönlichkeitswandel*
        a) angstneurotischen Typs
        b) phobischen Typs
        c) depressiven Typs (chronisch-reaktive Depression)
        d) asthenischen Typs
        e) autistisch-dissozialen Typs
    2. *Vorwiegend persönlichkeitsspezifischer Wesenswandel*
        a) Überdauernde Verstärkung frühneurotischer Persönlichkeitsmerkmale
        b) Überdauernde Verstärkung psychopathischer Persönlichkeitsmerkmale
IV. *Erlebnisreaktive Syndrome bei seelischen Belastungen im Kindes- und Jugendalter*
    1. Neurosen
    2. Charakterfehlentwicklungen

Man muß bei dieser relativ weit getriebenen diagnostischen Aufspaltung bedenken, daß die Unterscheidung der Syndrome beim erlebnisreaktiven Persönlichkeitswandel nur nach dem vorherrschenden Merkmal geschieht. Eine große Zahl der erlebnisreaktiven Persönlichkeitsveränderungen weist sämtliche der fünf Charakteristika auf: diffuse Ängstlichkeit, Phobie, depressive Verstimmung, Erschöpfbarkeit und soziale Isolierung.

Von verschiedenen Verfassern wird gefordert, die Bezeichnung „Neurose" nicht auf die erlebnisreaktiven Syndrome der Verfolgten anzuwenden (KOLLE u. a.). Das wäre in gewissem Sinne berechtigt, wenn man mit BODECHTEL, DUBITSCHER, HIRT, PANSE und STÖRRING mit diesem Begriff lediglich die „frühkindlich gesetzten Fehlhaltungen" bezeichnen wollte. Auch als Unterscheidung von den „Rentenneurosen", die allerdings nach dem Vorschlag der eben zitierten Autoren als „psychogene Wunsch- und Zweckreaktionen" benannt werden sollen, könnte eine terminologische Unterscheidung von Vorteil sein. Doch läßt sich der Begriff „Neurose" nicht mehr ohne Zwang auf einen so engen Bereich eingrenzen. In der internationalen Fach-Literatur sind beispielsweise die Termini „traumatische Neurose" oder „War-neurosis" nicht mehr auszumerzen. Die Definition, die BENSHEIM gibt, scheint durchaus den weiteren Rahmen des Begriffs abzustecken: Neurose ist „eine psychogene Reaktionsform des menschlichen Organismus, deren Entstehung auf exogenen Faktoren beruht, wobei je nach der charakterologischen Analyse des Trägers kleinere oder größere psychische Belastungen zu deren Entstehung notwendig sind". „Jeder Mensch ist neurotisierbar", fügt BENSHEIM hinzu, „es kommt nur auf Stärke und Dauer der Belastungen an, die die Neurose hervorrufen, wobei die Neurose als Summation von exogenen und endogenen Faktoren aufzufassen ist."

Wir haben zwar der klareren Unterscheidung der Verläufe wegen den Terminus Neurose teilweise durch „Reaktion", „Entwicklung" und „Persönlichkeitswandel" ersetzt, dennoch darf nicht übersehen werden, daß im inneren Aufbau dieser Syndrome — was VENZLAFF, ENGEL u. a. schon hervorgehoben haben — ein Teil der gleichen psychodynamischen Vorgänge wirksam ist wie in den Frühneurosen. Auch in den erlebnisreaktiven Syndromen Verfolgter sind Verdrängungen, Affektverschiebungen, Reaktionsbildungen und andere Abwehrmechanismen nachweisbar, wenn auch weniger tief und weniger erfolgreich verdrängt werden kann. Das aber hängt offenbar damit zusammen, daß einschneidende Erfahrungen im Erwachsenenalter einem bereits weitgehend realitätsoffenen und bewußt kontrollierenden Ich widerfahren. Ihre definitive Verdrängung oder Abspaltung aus dem

Bewußtsein und die damit einhergehende Umstrukturierung des Ich scheint deshalb nicht mehr so leicht möglich zu sein wie im Kindesalter.

2. Die Schätzung der Erwerbsminderung bei erlebnisreaktiven Syndromen.

E. KRETSCHMER hat in einer pointierten Formulierung betont, daß bei Neurosen eine Berentung nur dann begründet sei, wenn sie entweder ein mit einer Psychose vergleichbares Ausmaß angenommen oder eine vegetativ-endokrin unterbaute Gleichgewichtsstörung des Gesamtorganismus ausgelöst hätten. Beide Kriterien treffen auf einen Teil der Fälle von erlebnisreaktivem Persönlichkeitswandel zu. Dennoch kann man auch den übrigen reaktiv-psychischen Syndromen nicht den Krankheitswert absprechen, was in den letzten Jahren von MÜLLER-SUUR, VON BAEYER, SCHULTZ und NATHO, VENZLAFF, MENDE u. a. ausführlich begründet worden ist. Es gibt zweifellos auch bei den reaktiven Psychosyndromen quantitative Unterschiede des Krankseins und deshalb auch eine, wenn auch nicht immer damit streng korrelierende Leistungsbeeinträchtigung verschiedener Schwere.

Freilich ist die Abschätzung der Erwerbsminderung durch eine erlebnisreaktive Symptomatik, was vor allem WITTER sehr unterstrich, außerordentlich schwierig. Sie hängt von subjektiven Bewertungen des Gutachters ab. Diese Schwierigkeiten stehen vor allem mit der Abgrenzung des eigentlichen Nichtkönnens von den bewußtseinsnahen, willensabhängigen Leistungsmängeln in Zusammenhang. Ihre Motivation fällt, psychodynamisch formuliert, meist mit dem sekundären Krankheitsgewinn zusammen. Auch hier ist die Grenze kaum scharf zu ziehen, denn es gibt zahlreiche Übergänge (s. auch S. 196 ff).

Wir haben in der Einschätzung der Erwerbsminderung davon auszugehen, daß der erlebnisreaktiv Gestörte in einer gegebenen sozialen und kulturellen Umwelt seine Arbeit zu bewältigen hat. Diese Umweltsituation kann er im allgemeinen nur in bescheidenen Grenzen verändern. Es ist wohl kaum zu bezweifeln, daß die Symptome einer Zwangsneurose oder einer schweren chronischen Depression unter normalen Lebensbedingungen nicht von dem jeweiligen Kranken spontan, sozusagen unter Aufbietung seines guten Willens, zum Verschwinden gebracht werden können. Dagegen ist es zweifellos in gewissen Grenzen möglich, beispielsweise einer leichten Niedergeschlagenheit, einer asthenischen Versagensneigung oder unangenehmen vegetativen Beschwerden dennoch eine gewisse Leistung abzutrotzen.

Zu bedenken ist dabei, daß die meisten Neurosen nicht in erster Linie die Erwerbsfähigkeit, sondern viel stärker die Liebes- und Genußfähigkeit, die mitmenschlichen und persönlichen Lebensmöglichkeiten einschränken. Das bringt dem Betroffenen mitunter eine erhebliche Leidensbelastung, die nicht in einer Minderung der Erwerbsfähigkeit ausgedrückt werden kann.

Nicht ganz selten wird von ehemaligen Verfolgten geklagt, daß die Rückerinnerung an die Verfolgungserfahrungen quälend für sie sei, daß gelegentlich Angstträume mit Erlebnissen aus jener Zeit aufträten, ohne daß darüber hinaus noch wesentliche Beschwerden oder Störungen beständen. In solchen Fällen wird man wohl annehmen müssen, daß derart schwerwiegende traumatisierende Erfahrungen so gut wie immer subjektive Nachwirkungen in Gestalt leidvoller Erinnerungen und dgl. hinterlassen. Die Diagnose eines Persönlichkeitswandels

und einer nennenswerten Leistungseinbuße begründet derartige Phänomene für
sich alleine jedenfalls noch nicht.

3. Psychotherapie. Die Frage der Behandlung des erlebnisreaktiven Persönlichkeitswandels und der übrigen erlebnisreaktiven Dauerfolgen können wir hier nur
der Vollständigkeit halber anschneiden. Über eigene psychotherapeutische Erfahrungen mit solchen Patienten verfügen wir nicht. Die von uns in einigen Fällen
übernommenen sozialen Eingliederungsmaßnahmen haben lediglich äußere Schwierigkeiten vermindert, aber keine einschneidende Veränderung des Krankheitsbildes selbst gebracht

In unserem Material sind einige Fälle enthalten, die durch psychoanalytische
Behandlungen gebessert wurden. Es handelte sich um frühneurotische Strukturen,
die teilweise durch die Verfolgungsbelastungen eine Verschlimmerung erfahren
hatten. Eine leichte Besserung scheint durch ambulante Gruppentherapie
in einigen Fällen mit ausgeprägten Tendenzen zur sozialen Isolierung erreicht
worden zu sein. Insgesamt sind systematische Psychotherapieversuche in 17 Fällen
unserer Untersuchten mit erlebnisreaktiven Syndromen durchgeführt worden.
Entscheidende Besserungen konnten wir davon nur in drei Fällen registrieren.
Bei sieben somatisch orientierten Heilverfahren (neuroleptische Kuren, Insulin-
behandlungen, Elektroschocktherapie) war nur in einem Falle eine Besserung festzustellen.

Diese bescheidenen Ergebnisse sind ohne wesentlichen Informationsgehalt,
denn unser Material enthält durch seine Vorauslese mit einiger Wahrscheinlichkeit
nur wenige Fälle, die durch psychotherapeutische Maßnahmen entscheidend gebessert oder geheilt werden konnten. Diejenigen ehemaligen Verfolgten, die nach
mehr als 15 Jahren noch erhebliche psychische Veränderungen und Beschwerden
aufweisen, sind wohl zum größten Teil keine günstigen Fälle für eine Psychotherapie; darin ist H. STRAUSS, KOLLE u. a. sicher Recht zu geben. Sie haben sich
bereits in dieser langen Frist mit ihren Beschwerden eingerichtet, ohne die Chance
einer psychotherapeutischen Hilfe wahrzunehmen. Dabei ist es für den jetzigen
Zustand verhältnismäßig gleichgültig, ob sie mangels hinreichender Mittel und
Möglichkeiten, oder wegen der fehlenden Motivation nicht in Behandlung kamen.

Der relativ große Anteil seelischer Dauerfolgen macht zwar wahrscheinlich,
daß unter den gegebenen Umständen insgesamt keine großen Therapiechancen
bestehen; er schließt aber nicht aus, daß im Einzelfall bei günstiger Indikation
eine Behandlung erfolgreich sein könnte.

Im Gegensatz zu den meisten übrigen Verfassern vertritt TRAUTMANN einen
gewissen Therapieoptimismus. Er empfiehlt psychotherapeutische Interviews unter
Konfrontierung mit den traumatisierenden Erfahrungen. Sie sollen zur Abreaktion
der verdrängten Ängste führen und schließlich auch ein Abklingen der Anpassungsschwierigkeiten, der Unsicherheit und Angst zur Folge haben. Zweifellos ist
TRAUTMANN zuzustimmen, wenn er auf das Fehlen frühzeitiger psychohygieni-
scher und therapeutischer Maßnahmen bei den Befreiten verweist. In Übereinstimmung damit ist eine kathartische Sofortbehandlung der Kriegsneurosen und
der seelisch gestörten Heimkehrer aus Kriegsgefangenenlagern von zahlreichen
Autoren gefordert und mit gutem Erfolg durchgeführt worden (KARDINER, GRINKER
und SPIEGEL, GLASS u. a.).

RÜMKE hatte sehr frühzeitig über erfolgreiche Einzelbehandlungen einer erlebnisreaktiven Fehlhaltung nach Konzentrationslagerhaft berichtet. Erfolgreich war auch die Behandlung von Kindern unmittelbar nach ihrer Befreiung, die A. FREUD u. S. DANN durchführten. Vielleicht ist die Bemerkung von KRAL, einige Monate nach der Heimkehr sei die Therapie der Angstzustände und der Anpassungsstörungen nicht sehr schwierig gewesen, in Richtung auf eine günstige Prognose der Frühbehandlung auch bei Erwachsenen zu deuten. Es ist jedenfalls denkbar, daß eine gut organisierte psychohygienische und therapeutische Frühversorgung das Ausmaß der Folgen oder die Zahl der chronischen erlebnisreaktiven Syndrome merklich vermindert hätte. Die tatsächlichen Verhältnisse, vor allen Dingen der lange, meist tätigkeitslose Aufenthalt in DP-Lagern — LEVINGER rechnet ihm sogar entscheidende pathogene Bedeutung zu — sind jedenfalls ein unglückliches Beispiel versäumter psychiatrischer Intervention, was allerdings durch die damaligen außergewöhnlichen Verhältnisse bedingt war.

Die Frage, ob eine Berentung der seelisch gestörten Verfolgungsopfer im Sinne einer Förderung des sekundären Krankheitsgewinns von Nachteil ist, ist empirisch noch nicht eindeutig beantwortet. Schwerwiegende Bedenken wären vor allem aus den früheren Erfahrungen an Kriegs- und Unfallneurosen abzuleiten, die E. KRETSCHMER, HIRSCHMANN, DANSAUER und SCHELLWORTH, MENDE u. a. dazu bewegen, vor einer Berentung von Neurosen dringend zu warnen. Der einzige empirische Bericht zu dieser Frage bei ehemaligen Verfolgten kommt von B. ROGAN aus der norwegischen Untersuchergruppe (STRØM, EITINGER u. a.). Er stellte bei den sozialen Rehabilitationsmaßnahmen (1957—1961) an psychisch gestörten ehemaligen Konzentrationslagerhäftlingen fest, daß die Berenteten „einen zufriedenen Eindruck machen, mit sicheren Gefühlen in die Zukunft sehen, ihre Schwierigkeiten leichter ertragen und größere Aussichten als früher zu haben scheinen, in ihrer Arbeit zu verbleiben". Er meint, daß die Gewährung einer Rente der Entstehung einer Rentenneurose eher entgegenwirkt und erklärt sich diesen unerwarteten Sachverhalt aus der Verringerung an Verzichten und Bekümmernissen, die das Geld als „Pflaster auf die Wunde" gebracht habe.

Diese Beobachtungen sind bedenkenswert und bedürfen der Nachprüfung an größerem Material.

h) Nachuntersuchungen (Stichprobenkontrolle) Begutachteter mit erlebnisreaktiven Syndromen

Die Schwierigkeiten, die sich aus der Begutachtungssituation einer objektiven Analyse und Bewertung erlebnisreaktiver Syndrome vor allem in manchen Grenzfällen entgegen stellen, haben wir bereits diskutiert. Aus diesem Grunde schien es zweckmäßig, wenigstens eine Stichprobe zur Überprüfung unserer Untersuchungsergebnisse und unserer gutachtlichen Einschätzung durchführen zu lassen. Im gleichen Maße interessierte uns die Frage nach dem Verlauf der erlebnisreaktiven Syndrome, die allerdings schon bei einer gründlichen objektiven Anamneseerhebung und Exploration in der Begutachtungssituation meist leichter zu klären war. Dennoch konnte auch hier eine objektive Kontrolle unserer anläßlich der Begutachtung getroffenen Feststellungen nur von Nutzen sein.

Wir haben alle Fälle aus unserem Material ausgewählt, die mindestens vor 3 Jahren von uns untersucht worden waren. Nachdem wir die praktisch unerreichbaren

Probanden — ein Teil der Begutachteten hatte seinen ständigen Wohnsitz außerhalb Deutschlands — ausgeschieden hatten, verblieben insgesamt 17, die in den Jahren 1956 bis 1959 bei uns persönlich untersucht und diagnostisch den erlebnisreaktiven Syndromen im weitesten Sinne eingegliedert worden waren.

Die 17 Fälle wurden — um ein möglichst objektives Vorgehen zu gewährleisten — nicht vom damaligen Gutachter oder von den Verfassern, sondern von einem unabhängigen, aber hinreichend mit diesen Krankheitsbildern vertrauten Kollegen[1] aufgesucht, der zum Zeitpunkt dieses Forschungsauftrags bereits aus seiner Stellung an der Klinik ausgeschieden war. Grundsätzlich wurde jeder Patient vorher ausdrücklich durch einen Brief verständigt, worin die wissenschaftliche, nichtamtliche Natur des Besuches betont und volle Diskretion gegenüber der Entschädigungsbehörde zugesichert worden war. Einige Zeit später wurden die Probanden in ihrer Wohnung einmal oder mehrmals aufgesucht und eingehend exploriert. Gleichzeitig wurden die Angehörigen befragt und die wirtschaftliche, soziale und familiäre Situation des Untersuchten in Verbindung mit den wesentlichsten Verhaltensmerkmalen festgehalten. Es ist leicht einzusehen, daß dieser Rückgriff auf die Milieu- und Verhaltensanalyse über seine Bedeutung zur Überprüfung unserer Ergebnisse hinaus eine oft eindrucksvolle Komplettierung der klinischen Untersuchungsergebnisse vermittelt hat.

Von den insgesamt 17 Probanden haben drei den Untersucher nicht empfangen oder nur unzureichend informiert. 14 Kranke konnten mit ihren Angehörigen eingehend untersucht werden.

Der Verfolgungsgrund war in elf Fällen Rassezugehörigkeit (acht Juden, drei Zigeuner). Ein jetzt 55jähriger Mann nimmt insoferne eine Sonderstellung ein, weil er als Nichtjude wegen „Rassenschande" verfolgt worden war. Je ein Fall war aus politischen Gründen oder wegen krimineller Vergehen im Konzentrationslager inhaftiert.

Das Alter bei Verfolgungsbeginn lag in drei Fällen unter 10 Jahren, bei den restlichen elf lag es ziemlich gleichmäßig gestreut zwischen 20 und 38 Jahren. Das Höchstalter bei Verfolgungsende betrug 48 Jahre. Das besagt, daß ältere Verfolgte, vor allem solche, die erst jenseits des 50. Lebensjahres der Verfolgung ausgesetzt worden waren, in unseren katamnestischen Verlaufskontrollen nicht enthalten sind.

Dagegen können die drei Jugendlichen durchaus als paradigmatische Fälle gelten. Ein jetzt 25jähriger deutscher Jude[2] war 1945 einige Monate in einer Kinderbaracke des Lagers Theresienstadt interniert. Er hat seine Eltern nur ein halbes Jahr entbehrt und schließlich außer einigen belastenden Erinnerungen keine Folgen davongetragen.

Ein 30jähriger Artistensohn[3] — Vater Jude, Mutter Zigeunerin — war im Alter von 9 Jahren im Konzentrationslager interniert worden und nach zweijähriger Haft bei der Befreiung als vermeintlich elternloses Kind nach Frankreich gekommen. Nach einer zweijährigen Odyssee, die ihn durch verschiedene Kinderheime und Pflegefamilien führte, fanden ihn seine deutschen Eltern 1947 wieder. Er zeigt nun eine erhebliche Reifungsverzögerung mit einer infantil-abhängigen Charakterneurose bei erheblichem exogenen Bildungsmangel, aber durchschnittlicher Intelligenz.

Der dritte Kranke schließlich war als deutscher Jude schon vom 6. Lebensjahr an erheblicher Diskriminierung und Diffamierung ausgesetzt. Er kam mit elf Jahren in ein Internierungslager. Zwei Jahre später — nach der Deportation der Eltern, die beide später zugrunde

---

[1] Dr. VAN KAICK
[2] Vgl. Fall FRED A., S. 227. — [3] Vgl. Fall FRANZ H., S. 239.

gingen — kam er in verschiedene Kinderheime Frankreichs und der Schweiz, bis er 1946 mit Unterstützung einer Jugendorganisation nach Israel auswanderte und 1958 nach Deutschland zurückkehrte. Er leidet an einer ausgeprägten ängstlich-paranoiden Fehlhaltung.

Stellt man die Verfolgungsbelastungen unserer 14 Fälle tabellarisch dar, so zeigt sich ein relativ hoher Anteil an ausgesprochen schweren Verfolgungstatbeständen. Das erklärt vermutlich auch die relativ große Zahl erheblicher psychopathologischer Auffälligkeiten.

D^1	Gefängnishaft, Diffamierung und Diskriminierung	leichter	0
		schwerer	2
V	Versteck und Illegalität	leichter	0
		schwerer	0
G	Ghetto oder Arbeitslager	leichter	1
		schwerer	1
K	Konzentrationslager	kurz	3
		länger	6
	Zwangssterilisierung		1

Die schwereren erlebnisreaktiven Syndrome fanden sich jedenfalls auch bei dieser kleinen Gruppe, ähnlich den Ergebnissen aus unserem Gesamtmaterial, gehäuft bei den schwereren Verfolgungsbelastungen.

Die jeweils bei der Begutachtung vorgeschlagene dauernde Erwerbsminderung wegen des psychiatrischen Verfolgungsleidens ist in ihrer durchschnittlichen Höhe aus der folgenden Zusammenstellung zu entnehmen:

Verfolgungsbedingte Erwerbsminderung	0—24%	25—39%	40—59%	60%
Zahl der Fälle	6	4	2	2

Die Entschädigungsämter oder Gerichte haben in zwölf Fällen unseren Vorschlag ihrer Entscheidung zugrunde gelegt. In einem Falle wurde aus rechtlichen Gründen unter Beibehaltung unserer Diagnose anstelle unseres Vorschlags von 0% eine EM von 40% nach einem früheren Rentenbescheid weitergewährt. In einem zweiten Fall war die Antragsberechtigung prinzipiell bestritten worden und deshalb auch keine Anerkennung der von uns vorgeschlagenen EM von 40% erfolgt.

In der Tab. 44 werden die Ergebnisse hinsichtlich der Diagnosen-, Verlaufs- und Bewertungskontrollen dargestellt:

Tabelle 44.

Diagnose im Gutachten	Fälle	Zustand			Diagnose im Gutachten		Einschätzung der Erwerbsminderung		
		gebessert	unverändert	verschlimmert	bestätigt	teilweise bestätigt	richtig	zu niedrig	zu hoch
Erlebnisreaktive Veränderung ohne wesentlichen Krankheitswert	4		4		3	1	3	1	
Erlebnisreaktive Veränderung + Hirnschaden durch Unterdruckexperimente	1			1	1		1		
Chronisch depressive Fehlhaltungen	6	2	3	1	6		4	1	
Phobische Fehlhaltungen	1	1			1				1
Ängstlich-paranoide Fehlhaltungen	1		1		1		1		
Seelische Entwicklungshemmung (infantil-abhängige Persönlichkeit)	1	1			1		1		

[1] Einteilung entsprechend unserer auf S. 123 ff. gegebenen Skala.

1. Verläufe. Im Überblick fällt zunächst einmal ins Auge, daß die Verläufe insgesamt mehr Beständigkeit als wesentliche Veränderungen erkennen lassen. Dieser Eindruck wird noch verstärkt, wenn man diejenigen Fälle, die als verändert registriert worden sind, einer Einzelanalyse unterzieht. Dabei zeigt sich, daß eine grundlegende Änderung des Krankheitsbildes oder der Fehlhaltung, die man als Heilung, wesentliche Besserung oder als entscheidende Verschlimmerung ansprechen könnte, in keinem Fall zu beobachten war. Eine deutliche Verschlechterung hatte sich lediglich bei jenem ehemals kriminellen KL-Häftling eingestellt, der auch an einem organischen Psychosyndrom nach Hirnschädigung durch Unterdruck- und Unterkühlungsversuchen leidet. Hier zeigte sich, daß eine sehr ungünstige Entwicklung seiner sozialen und wirtschaftlichen Situation zu einer Verstärkung seines abnormen Reagierens auf psychopathischer Grundlage Anlaß gab. Die eigentlich erlebnisreaktiven Folgen, die vorwiegend noch in emotionell belastenden Erinnerungen ohne Krankheitswert bestanden, erscheinen bei strenger Beurteilung nicht verändert.

Unter den *Besserungen* rangierte der schon erwähnte 30jährige Artistensohn, der inzwischen durch Vermittlung der Eltern verheiratet worden war. Die früher sehr ausgeprägten Verhaltensstörungen — beispielsweise zornig-trotziges Aufbegehren gegen die Eltern, längere Phasen apathischer Zurückgezogenheit — waren etwas zurückgetreten, ohne allerdings eine wesentliche Veränderung seiner infantil-passiven Haltung mit sich zu bringen[1]. Bemerkenswert ist, daß der Kranke seit seiner Heirat mit einer energischen, jungen Frau, die den ganzen Haushalt, die Kinder und ihn selbst dirigiert, eine Reihe schwerer körperlicher Krankheiten, so ein rezidivierendes Ulcus ventriculi und eine Nephrolithiasis entwickelt hat. Die zweifellos schwer zu beantwortende Frage nach einer Somatisierung nunmehr unterdrückter Impulse und Affekte könnte hier immerhin gestellt werden, ohne daß wir sie beantworten können. Auf alle Fälle war auch hier der seelische Zustand nicht einmal so erheblich verändert vorgefunden worden, daß eine wesentliche Besserung der Leistungs- oder Erwerbsfähigkeit angenommen wurde.

Die beiden gebesserten Fälle depressiver Fehlhaltungen betrafen leichtere Krankheitsbilder. Hier war es durchwegs zu einer geringfügigen Reduktion der Symptomatik — weniger starke Bedrücktheit, leichte Besserung des Schlafs, etwas seltenere Angstträume — gekommen. Wenn man einen Grund hierfür finden will, so bietet sich in beiden Fällen die Tatsache an, daß eine gewisse Isolierung aus der Gemeinschaft und ein Verzicht auf aktiveres Verhalten bei einer Intensivierung persönlicher oder familiärer Beziehungen unter günstigen Umständen eine gewisse Stabilisierung ermöglicht haben. In beiden Fällen war die soziale Situation — abgesehen von dem erwähnten restriktiven Verhalten — relativ günstig. Das gleiche gilt mit kleinen Modifikationen für eine Kranke, die eine phobische Fehlhaltung aufwies. Durchwegs ist jedoch keine entscheidende Änderung, die etwa Symptomfreiheit gebracht hätte, festgestellt worden.

Eindrucksvoll für den ehemaligen Gutachter war der Bericht des Untersuchers über die objektive Verfassung und Situation der Untersuchten in ihrem gewohnten Milieu. Bei den schwerer gestörten Kranken trat die Leistungsbeeinträchtigung, aber auch die Einschränkung der mitmenschlichen und sozialen Bezüge in der

---

[1] Ausführliche kasuistische Darstellung siehe S. 239.

Verhaltensbeobachtung deutlich zutage. Die Feststellung belangvoller, zum Teil schwerwiegender sozialer und ökonomischer Auswirkungen mancher erlebnisreaktiver Persönlichkeitsveränderungen, auch im Sinne einer zwingenden und nichttendenziösen Einschränkung der Arbeitsfähigkeit (Erwerbsfähigkeit) wurde eindeutig bestätigt.

2. **Einschätzung der Erwerbsminderung.** In Hinblick auf die forensische Fragestellung haben wir an Hand der katamnestischen Befunde auch unsere gutachtliche Bewertung des als verfolgungsbedingt beurteilten psychopathologischen Syndroms vorgenommen. Naturgemäß konnte die Richtigkeit der Einschätzung zum Zeitpunkt der Begutachtung nicht verläßlich überprüft werden. Wir haben deshalb in Tab. 44 als abweichend alle jene Schätzungen aufgeführt, die zum Nachuntersuchungszeitpunkt eine höhere oder niedrigere Erwerbsminderung als zum Zeitpunkt der Begutachtung ergaben.

Erstaunlich ist zunächst einmal die Tatsache, daß in elf von 14 Fällen bei der Kontrolluntersuchung kein Anlaß für eine andere Bewertung der Leistungsbeeinträchtigung gefunden werden konnte. Vor allem war in keinem Falle festgestellt worden, daß der Gutachter durch ein tendenziöses Fehlverhalten, eine Zweckneurose oder dergl. getäuscht worden war. Das mag an dem kleinen Kontrollmaterial liegen, das zudem noch einem bestimmten, keineswegs erwünschten Ausleseprinzip unterliegt. In den Jahren 1954 bis 1958 sind nämlich die Anerkennungen seelischer Folgen nach dem BEG von den Ämtern und in der Rechtsprechung weitaus strenger gehandhabt worden als später. Zudem war in den Publikationsorganen der Verfolgten noch kaum auf die verschiedenen psychiatrischen Verfolgungsleiden und ihre Anerkennungsmöglichkeit hingewiesen worden. So liefen vergleichsweise noch relativ wenige Anträge auf Anerkennung seelischer Verfolgungsschäden ein und diese betrafen offensichtlich zu einem höheren Anteil schwerere erlebnisreaktive Veränderungen als in den darauffolgenden Jahren. Jedenfalls befindet sich unter unseren 14 Fällen keiner, der in der Begutachtungssituation ein zweckneurotisches Verhalten erkennen ließ. Bei den beiden Fällen, die als zu niedrig eingeschätzt klassifiziert worden waren, handelt es sich einmal um den schon erwähnten chronisch depressiven Kranken, der sich offensichtlich im Laufe der vergangenen 5½ Jahre weiter etwas verschlimmert hat. Der Nachuntersuchungsbefund rechtfertigt eine Erwerbsminderung, die um 10 bis 20% höher liegt als die Schätzung des Gutachters. Es muß dabei offenbleiben, ob zum Zeitpunkt der Begutachtung die damals vorgenommene Einschätzung noch angemessen oder etwas zu niedrig angesetzt worden war. Die andere Kranke soll im nächsten Abschnitt besprochen werden, weil hier auch eine gewisse Modifikation der Diagnose nötig war (s. S. 270).

Eindeutig günstiger eingeschätzt wurde die Erwerbsfähigkeit bei einer jetzt 63jährigen deutschen Studienrätin jüdischer Abkunft, die an einer phobischen Fehlhaltung leidet. Wohl ergab die Kontrolluntersuchung eine ausgeprägte Schreckhaftigkeit und verschiedene, mit den Verfolgungserlebnissen thematisch locker zusammenhängende ängstliche Befürchtungen. Auch am ursächlichen Zusammenhang ihrer phobischen Symptome und der von unserer Patientin berichteten, häufig Verfolgungserinnerungen reproduzierenden Angstträume mit gleichzeitig oder anschließend auftretenden vegetativen Symptomen und Beschwerden war nicht zu zweifeln. Doch zeigte sich, daß diese Patientin insgesamt über eine relativ stabile Abwehr und über ein so gut funktionierendes Selbst verfügte, daß weder eine erhebliche Anpassungsstörung noch ein ausgeprägtes Leistungsdefizit nachweisbar waren. Dem stand die Einschätzung einer Erwerbsminderung von 30% durch den Gutachter gegenüber.

Die Anamnese zeigte allerdings, daß die Begutachtung der Patientin bald nach dem Tode des Vaters erfolgt war, an dem sie als Witwe — der Mann war durch nationalsozialistische Gewaltmaßnahmen ums Leben gekommen — sehr gehangen hatte. Sie berichtete auch, daß es ihr nach dem Tod des Vaters längere Zeit schlechter gegangen war, so daß möglicherweise die Einschätzung einer Erwerbsminderung von 30% zu diesem Zeitpunkt gerechtfertigt war.

Dennoch unterstreicht dieser Fall die Schwierigkeiten der Beurteilung der Erwerbsminderung bei vielen Neurotikern, besonders wenn der Verlauf deutliche Schwankungen zeigt. Von den Symptomen her ist das Ausmaß der faktischen Leistungseinschränkung oft nur ganz grob zu beurteilen. Es kommt wesentlich auch darauf an, ob das Selbst in seiner Abwehr der Ängste oder der neurotischen Impulse trotz der Symptome hinreichend stabil, im Verhalten flexibel und an ein Minimum von sozialer Realität anpassungsfähig bleibt.

3. Diagnosen. Wenn wir schließlich zu dieser letzten Rubrik der Tab. 44, kommen, so fällt zunächst die relativ hohe Quote der bestätigten Diagnosen ins Auge. Das darf aber nicht als Kriterium für einen ebenso hohen Grad an Verläßlichkeit unseres Gesamtmaterials gewertet werden. Es handelt sich, wie schon gesagt wurde, bei den katamnestizierten Fällen vorwiegend um schwerere, ausgeprägte erlebnisreaktive Syndrome, wobei die Hälfte einer mehrtägigen stationären Beobachtung unterzogen worden war. Im Gegensatz dazu enthält unser Gesamtmaterial (vgl. Tab. 45, S. 274) einen hohen Anteil nicht persönlich untersuchter Fälle.

Der einzige Fall, der eine Modifizierung der Diagnose nahelegte, ist eine 40jährige Zigeunerin. Sie hat ihre Mutter und alle fünf Geschwister durch die Verfolgung verloren. Sie selbst hat aus Furcht vor einer drohenden KL-Internierung 1942 ihre erste Schwangerschaft abtreiben lassen. 1944 wurde sie aus rassischen Gründen zwangssterilisiert. Der Gutachter kam 1956 zur Feststellung, die Unfruchtbarmachung habe bei der Kranken zu gelegentlichen Verstimmungen und zu einem „reduzierten Lebensgefühl" Anlaß gegeben. Eine meßbare EM nahm er nicht an.

Die katamnestische Untersuchung ergab, daß bei der Patientin doch eine depressiv-resignierende Fehlhaltung mit Selbstwertzweifeln besteht, die eindeutig reaktiv auf die subjektive, als schwerwiegend erfahrene Beeinträchtigung der weiblichen Rolle bezogen sind. Im Hintergrund steht allerdings eine besondere familiäre oder soziokulturelle Situation. Die Freunde und Verwandten unserer Kranken — alle Zigeuner — sind ungewöhnlich kinderreich. Die Frau wird bei ihnen in erster Linie in der Mutterrolle gesehen und geschätzt. So gibt unsere Patientin glaubhaft an, daß Sippenmitglieder ihrem Mann gesagt hätten: „Was willst Du denn mit der, daß Du bei ihr noch bleibst? Was hat sie Dir denn zu bieten? Du hast ja durch sie keine Kinder!"

So klagte denn auch die Patientin: „Früher war ich ein munteres Mädchen, habe immer gearbeitet, war hoffnungsvoll und freudig. Jetzt ist mir alles egal — wozu denn? — für wen? Manche Arbeit bleibt liegen, weil ich keinenEifer mehr habe. Ich bin oft tagelang traurig und schließe mich ein und möchte keinen Menschen mehr sehen."

Die Exploration der Angehörigen bestätigte den depressiv-resignierenden Eindruck, den die Patientin auf den Untersucher machte. In Zeiten stärkerer Verstimmung sei sie schon mehrmals suicidal gewesen.

Wenn der Befund eine depressiv-resignierende Fehlhaltung mit einer beständigen Rollenunsicherheit und daraus resultierenden Selbstwertzweifeln zeigte, so ist doch kein Zweifel an gewissen Schwankungen der begleitenden Verstimmung. Fragt man sich, weshalb der Gutachter den Zustand nur partiell in den Griff bekommen und deutlich harmloser eingeschätzt hatte, so ist natürlich an die damals noch weitgehend ablehnende rechtliche Beurteilung der seelischen Folgen einer Zwangssterilisierung zu denken.

Eine größere Rolle dürften jedoch die Schwierigkeiten der Beurteilung eines solchen, im Verlauf schwankenden Zustands durch eine ambulante Untersuchung gespielt haben, zumal der besondere soziokulturelle Hintergrund im vorliegenden Fall für das Verständnis des Krankheitsbildes besonders bedeutsam ist. Als Ergebnis der Katamnese erscheint es jedenfalls begründet, anzunehmen, daß die Patientin auf Dauer gesehen durch ihre depressive Fehlhaltung eine tatsächliche Leistungsminderung aufweist, die mit einer durchschnittlichen Erwerbsminderung von etwa 20% bis 25% zu veranschlagen wäre.

4. Soziale und mitmenschliche Situation der Untersuchten. Haben wir damit von den Einzelfällen her den Überblick über das Gesamtergebnis der Stichprobenkontrolle diskutiert, so sind schließlich noch die Eindrücke, die der Untersucher bei seinen Hausbesuchen gewann, von einigem Interesse. Allgemein läßt sich sagen, daß alle aufgesuchten Kranken, die eine schwere Verfolgungszeit hinter sich hatten — etwa im Sinne unserer Kategorie K (2), G (2) und D (2), auch wenn sie nicht als krank im eigentlichen Sinne zu bezeichnen waren — über verschiedene Beschwerden klagten. Sie nannten an erster Stelle wechselnde Schlafstörungen, gelegentliche Angstträume mit Inhalten aus der Verfolgungszeit, zuweilen verbunden mit Tachykardien, Schweißausbrüchen und schreckhaftem Erwachen. Bei jenen Verfolgten, die einer besonders langdauernden und schweren KL-Haft ausgesetzt waren, wurden solche Träume durchwegs in größerer Häufigkeit und mit ausgeprägten vegetativen Begleit- oder Folgeerscheinungen berichtet. Dagegen gaben einige der Untersuchten, die eher leichtere Verfolgungsbelastungen durchzustehen hatten an, die Häufigkeit dieser Träume und der Schlafstörungen sei im Laufe der Jahre etwas zurückgegangen. Diese Feststellungen sind an einer zu geringen Zahl von Fällen gewonnen, um über den Charakter von Eindrücken hinauszureichen. Sie stimmen aber in ihrem Trend mit den Ergebnissen unserer Symptomanalyse am Gesamtmaterial durchaus überein.

Die soziale Situation der Untersuchten war in zwölf Fällen ausreichend bis günstig. Lediglich ein Kranker, der wegen der Verschlimmerung seiner depressiven Fehlhaltung oben kurz dargestellt worden war, lebte in einer kleinen kahlen Wohnung weitgehend menschlich isoliert mit seinem Bruder, der ihn einigermaßen versorgte und in bescheidenem Umfang beschäftigte. Er war der einzige, der von seiner Rente lebte und keinen wesentlichen Arbeitsverdienst aufzuweisen hatte. Der zweite Untersuchte, der sich in einer unbefriedigenden sozialen Situation befand, war der ehemals kriminelle Häftling. Bei ihm sind die Gründe dazu in erster Linie in seiner psychopathischen Struktur zu suchen.

5. Zusammenfassung. Insgesamt ist die relativ gute soziale Rehabilitation der Untersuchten im Hinblick auf ihre teilweise schwerwiegenden seelischen Fehlhaltungen und Symptome auffallend. Das gilt in ganz besonderem Maße von dem ehemals jugendlichen Häftling mit seelischer Entwicklungshemmung und von manchen Depressiven.

In nahezu allen Fällen war in verschiedenem Maße eine Neigung zur Isolierung, zum Rückzug aus dem gesellschaftlichen Leben, zur Beschränkung des Umgangs auf den Kreis der eigenen Familie oder auf wenige Vertraute festzustellen. In enger Verbindung damit wurde über ein Unverständnis der Nichtverfolgten für die Verfolgten, recht häufig auch über neue antisemitische oder ähnliche Tendenzen geklagt. Eine außergewöhnliche Empfindsamkeit für neue Bedrohungen, spezifisch antisemitischer oder auch unspezifisch politischer Art, eine ängstliche Verunsicherung des Vertrauens in die Mitwelt war in allen Fällen feststellbar. Diesem wichtigen Fragenkomplex hatten wir einen eigenen Abschnitt gewidmet (S. 139 ff).

Insgesamt aber läßt sich sagen, daß die Stichproben eine verhältnismäßig hohe Zuverlässigkeit der klinischen Untersuchungsergebnisse bei den Begutachtungen und eine befriedigende Zuverlässigkeit der ambulanten Untersuchungen erwiesen haben. Weitergehende Schlüsse lassen sich darauf nicht gründen.

i) Anhang: Symptomstatistische Erhebungen

Die Bearbeitung unseres Materials wurde in erster Linie auf die Kasuistik, in zweiter Linie auf statistische Relationen auf der Basis von Diagnosen (S. 127 ff.) gegründet. Das hat zweifellos Nachteile. So gehen beispielsweise die differenzierteren Ergebnisse der kasuistischen Analysen kaum in das grobe Raster der Diagnosegruppen ein. Andererseits sind Diagnosen, zumal auf dem Gebiet der erlebnisreaktiven Syndrome mit ihren fließenden Übergängen und einer noch unabgeschlossenen Diskussion über ihre Klassifikation, kein sehr verläßlicher Ausgangspunkt. Ihre Korrelation mit anderen Variablen, beispielsweise mit Verfolgungsbelastungen, besitzt nur in engen Grenzen Aussagewert, einmal, weil sie nur bescheidene Möglichkeiten der Quantifizierung bieten, zum anderen weil nicht selten die Verfolgungsbelastung als ein diagnostisches Kriterium bereits in die Diagnose Eingang fand.

Aus diesen Gründen haben wir den Versuch unternommen, einige bescheidene Möglichkeiten der Quantifizierung und der Merkmalskorrelation an unserem Material zu nutzen. Wir haben von 535 begutachteten Fällen Lochkarten mit insgesamt 162 registrierten Einzelmerkmalen angefertigt. Sie enthalten Beschwerden, Symptome, Befunde sowie persönliche, soziale und Verfolgungsdaten.

Den nachfolgenden Tabellen sind lediglich 324 Fälle mit erlebnisreaktiven Syndromen zugrundegelegt. Diese Zahl weicht aus Gründen, die wir im folgenden darlegen werden, von den Zahlen ab, die wir in unserer statistischen Auswertung genannt haben (vgl. S. 132, 377 Fälle mit erlebnisreaktiven Syndromen). Um nämlich die Überlagerung unserer Symptomstatistik mit heterogenen Symptomen und Beschwerden so niedrig wie möglich zu halten, haben wir alle Fälle ausgeschieden, die neben dem erlebnisreaktiven Syndrom auch noch cerebralorganische Krankheitsbil-

der aufwiesen, also beispielsweise Hirnarteriosklerosen, Hirnkontusionsfolgen, Fleckfieberencephalitisfolgen usw. Ebenso wurden alle Fälle mit andersartigen psychischen Störungen, etwa Psychosen, endokrine Psychosyndrome und dgl. ausgeschieden. Dagegen haben wir, um nicht eine einseitige Vorauswahl zu treffen, nicht nur
jene Fälle einbezogen, die wir als verfolgungsbedingt anerkannt haben, sondern alle
ehemaligen Verfolgten, die ausschließlich psychische und vegetative Störungen
aus dem erlebnisreaktiven Formenkreis zeigten, soferne nicht das gleiche Krankheitsbild schon vor der Verfolgung bestanden hatte.

Leider ist eine mathematisch-statistische Auswertung unserer Ergebnisse, etwa
mit Hilfe einer faktorenanalytischen Methode, aus verschiedenen Gründen nicht
möglich. Die vorhandenen Informationen genügten nicht den Anforderungen, die
an ein statistisches Ausgangsmaterial gestellt werden müssen. So sind beispielsweise
die Beschwerden und Symptome nicht unter identischen Bedingungen registriert
oder gemessen worden. Wir mußten sie vielmehr den Angaben der Verfolgten bzw.
den ärztlichen Aufzeichnungen vieler Gutachter entnehmen. Da die Befragung nach
Beschwerden und deren Registrierung sicher nicht immer vollständig war und überdies mit Verzerrungen durch die individuelle Interviewtechnik zu rechnen ist, sind
diese Werte nur in Grenzen zuverlässig. Eine Gegenüberstellung der aus Aktengutachten einerseits, von uns persönlich untersuchten Fällen andererseits gewonnenen
Werte für insgesamt 50 Merkmale (Beschwerden und Befunde) ergab allerdings
nur relativ geringe Abweichungen.

Um eine übersichtliche Darstellung zu ermöglichen, haben wir aus 50 registrierten Beschwerden und Symptomen Hauptmerkmale ausgewählt, die einerseits
nach unseren Ergebnissen die deutlichsten quantitativen Unterschiede erkennen
ließen, andererseits für die psychiatrische Thematik am meisten auszusagen
schienen. In Hinblick auf die mangelhafte Exaktheit haben wir uns zu einer
graphischen Darstellung entschlossen, die den Vorteil optischer Anschaulichkeit
bietet.

Ein weiteres Hindernis für eine statistische Auswertung sind schließlich die
einseitige Vorauslese unseres Materials — Verfolgte, die Antrag auf Entschädigung
wegen eines Körper- oder Gesundheitsschadens auf seelischem Gebiet gestellt hatten — und das Fehlen eines repräsentativen Vergleichsmaterials.

Obwohl wir die im einzelnen aufgeführten Einschränkungen machen müssen,
so besitzen unsere Ergebnisse doch den Wert einer orientierenden Überprüfung
jener Hypothesen, die teilweise nur vom klinischen Eindruck her gemacht wurden.
Allerdings bedürfen sämtliche unsere Ergebnisse einer weiteren Überprüfung
unter den strengen Kautelen einer statistischen Bearbeitung.

Tab. 45 zeigt zunächst die schon erwähnte relative Übereinstimmung der
Symptome und Beschwerden bei Untersuchungs- und Aktengutachten. Die Abweichungen dürften zum Teil auf die gründlichere Registrierung und Dokumentation bei den persönlich untersuchten Fällen zurückgehen, so bei den Eheschwierigkeiten und Ehescheidungen und bei der sozialen Isolierung (vgl. S. 163), vielleicht auch bei den chronisch-depressiven Verstimmungen. Die deutlich größere
Häufigkeit der emotionellen Labilität, vielleicht auch die leichte Häufung von
Kopfschmerzen und Schwindel bei Aktengutachten ist möglicherweise Folge der
unterschiedlichen Akzentsetzung der Untersucher im ärztlichen Interview.

Wir hatten schon gesagt, daß ein repräsentatives Vergleichsmaterial fehlt.

Damit jedoch wenigstens ein loser Eindruck von der relativen Häufigkeit einzelner
Beschwerden bei erlebnisreaktiven Syndromen gegenüber Gesunden vermittelt
wird, haben wir einen Vergleich mit Erhebungen an 124 zur Musterung bestellten
Männern der Altersgruppe 19 bis 21 Jahre einer norddeutschen Großstadt angestellt[1]. Leider ließ sich nur ein kleiner Teil der Beschwerden mit unseren Werten
korrelieren (s. Tab. 46).

Tabelle 45.
Vergleich der Symptomhäufigkeit zwischen Aktengutachten und persönlich untersuchten Fällen

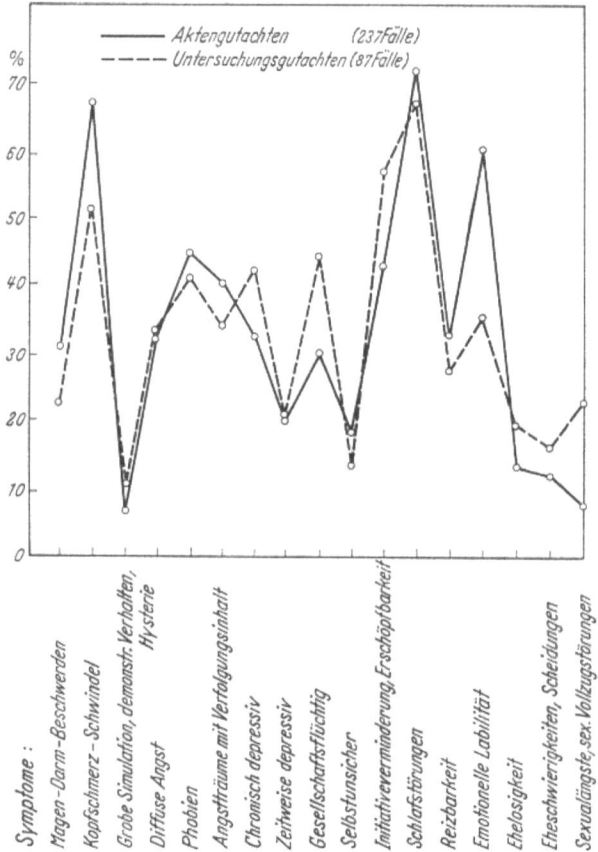

Die größten Unterschiede zugunsten der Verfolgtengruppe zeigen sich bei
Kopfschmerzen und Schwindel, Erschöpfbarkeit, Angstgefühl, Schlaflosigkeit
und bei schweren Träumen. Allerdings ist zum Merkmal Kopfschmerzen anzu-
merken, daß an unserem Material Kopfschmerz und Schwindel zusammen registriert
worden sind, während in der Vergleichsgruppe zu 22% Kopfschmerzen noch in
18% Schwindel angegeben wurden. Das läßt sich selbstverständlich nicht addieren,
denn es dürften bei mehreren Probanden beide Beschwerden vorliegen; doch dürfte
unsere Schätzung von 35% wenigstens der Größenordnung nach dem wirklichen
Anteil nahestehen.

---

[1] Die Ergebnisse dieser Erhebung, die mit einer Liste von 65 Beschwerden durchgeführt
worden sind, hat uns D. v. ZERSSEN zur Verfügung gestellt.

Entgegengesetzt verhalten sich auffallenderweise „innere Unruhe"[1] und das „übermäßige Schlafbedürfnis". Zum letzteren wird man bedenken müssen, daß erhebliche Schlafstörungen, wenn sie vorhanden sind, als Beschwerde so sehr im Vordergrund stehen, daß demgegenüber ein übermäßiges Schlafbedürfnis offenbar kaum mehr als Symptom beachtet oder geklagt wird. Der Wert bei Verfolgten nähert sich mit 1,5% der Null, während er bei Schlafstörungen 71,3% erreicht.

Die Tatsache, daß sich Schlafstörungen und übermäßiges Schlafbedürfnis bei der Vergleichsgruppe in umgekehrter Relation vorfinden (10% gegenüber 23%), spricht auch für diese Annahme.

Man darf vermuten, daß die Häufung der Klage „übermäßiges Schlafbedürfnis" eher ein Symptom relativer Gesundheit eines Kollektivs ist.

Von einiger Wichtigkeit ist immerhin, daß Herzklopfen mit Herzjagen in beiden Gruppen praktisch gleiche Häufigkeit aufweisen und damit als Symptome erlebnisreaktiver Veränderungen fragwürdig erscheinen. Relativ gering sind die Unterschiede auch bei Reizbarkeit, Energielosigkeit, etwas größer bei Konzentrationsschwäche und Leibschmerzen.

Man muß bedenken, daß es sich bei unserem Vergleichsmaterial um junge Menschen männlichen Geschlechts handelt. Es ist eher zu vermuten, daß ihre Beschwerdenhäufigkeit unter den Werten eines nach Alter und sozialer Zusammensetzung mit unseren Verfolgten vergleichbaren Samples liegt.

Unter denjenigen Symptomen, die am ehesten für eine erlebnisreaktive Symptomatik charakteristisch sind, finden sich in diesem engen Rahmen

Tabelle 46.

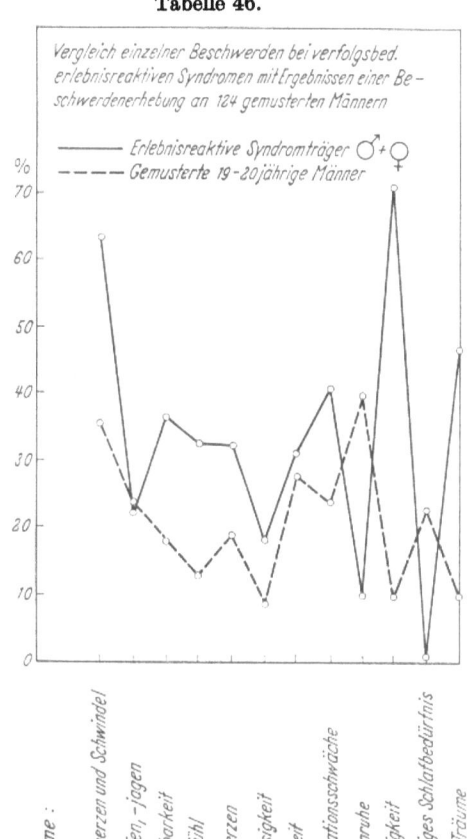

also in erster Linie Schlafstörungen und Angstträume. In zweiter Linie sind Angstgefühle (im Wachen), Erschöpfbarkeit, Kopfschmerz und Schwindel sowie Energielosigkeit zu nennen.

Die wichtigen Symptome soziale Isolierung, Depression, Selbstunsicherheit usw., sind leider im Vergleichsmaterial nicht registriert.

1. Verfolgungsalter und psychiatrische Hauptsymptome. Wir haben aus der gesamten Symptomatik die vier wichtigsten psychiatrischen Symptome, nämlich chronisch depressive Verstimmung, Selbstunsicherheit, soziale Isolierung und

---

[1] Wir vermuten, daß dieses Merkmal eine altersspezifische Häufung bei den 19- bis 21jährigen jungen Männern zeigt.

diffuse Angst herausgegriffen und sie nach ihrer Häufigkeit in den einzelnen Altersgruppen bei Verfolgungsbeginn analysiert (Tab. 47).

Es bestätigt sich, was wir schon bei der Behandlung von Teilfragen in den einzelnen Kapiteln abgehandelt haben. *Die Angstsymptomatik scheint von der Altersphase der erlittenen Belastungen ziemlich unabhängig zu sein.* Lediglich die relativ geringe Häufigkeit der Angst in der Gruppe der 14 bis 16jährigen fällt etwas aus dem Rahmen, ohne daß wir eine Deutung dafür zu geben wüßten.

Die chronisch depressive Verstimmung ist eindeutig altersabhängig, ihre Häufigkeit nimmt mit dem Verfolgungsalter deutlich zu.

Entgegengesetzt verhält sich die Selbstunsicherheit. Sie sinkt von relativ hohen Werten bei Jugendlichen später auf so niedrige Zahlen ab, daß man ernsthaft vermuten darf, im Erwachsenenalter seien seelische Belastungen nur noch ausnahmsweise imstande, Selbstunsicherheit oder Minderwertigkeitsgefühle als Dauerfolge zu verursachen. Der etwas niedrigere Wert in der Altersstufe 0 bis 8 Jahre könnte hier mit der Häufung von Charakterfehlentwicklungen im Sinne der Verwahrlosung zusammenhängen. Bei solchen Menschen findet sich meist eine erhebliche Ich-Schwäche, selten jedoch Selbstunsicherheit als subjektiv registriertes Symptom.

Ebenso deutlich altersabhängig ist die soziale Isolierung. Der Verlauf dieser Kurve läßt erkennen, daß offenbar auch *die Belastungen im Erwachsenenalter noch zu sozialen Kontaktstörungen führen können,* was unsere Kasuistik auch belegt hat. *Das Kindes- und Jugendalter ist jedoch in dieser Hinsicht offensichtlich viel stärker gefährdet.*

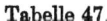

Tabelle 47.

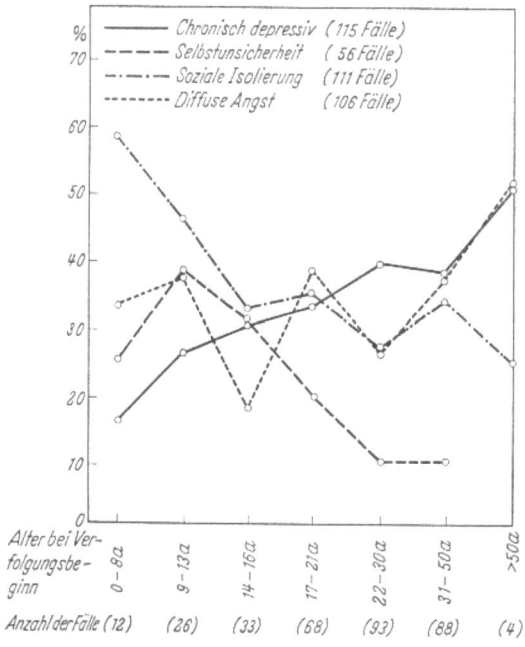

2. Symptomprofile der einzelnen diagnostischen Gruppen.
Alle folgenden Darstellungen gehen aus Gründen der Übersichtlichkeit und Vergleichbarkeit von einem verkürzten Symptom- oder Beschwerderaster aus. Es wurden 17 Merkmale ausgewählt, die nach unserer Ansicht den optimalen Informationswert über das psychiatrische Erscheinungsbild geben (Tab. 48).

Die Anzahl der Fälle bei paranoiden Entwicklungen und bei den als verfolgungsbedingt anerkannten vegetativen Dystonien ist zu klein, um wesentliche Schlüsse darauf zu gründen. Es könnte lediglich auf den geringen Anteil bewußter Ängste und anderer bewußtseinsnaher psychischer Symptome bei den vegetativen Krankheitsbildern hingewiesen werden. Offensichtlich herrschen die somatischen Beschwerden einerseits, die bewußtseinsfernen psychischen Symptome „emotionelle Labilität", und „Erschöpfbarkeit" andererseits bei diesem Krankheitsbild vor.

Aufschlußreicher ist das Symptomprofil der Charakterfehlentwicklungen und Psychopathien. Es zeigt relativ wenig Depressivität, zumal im Vergleich mit den folgenden Darstellungen des erlebnisreaktiven Persönlichkeitswandels. Dagegen

Tabelle 48.

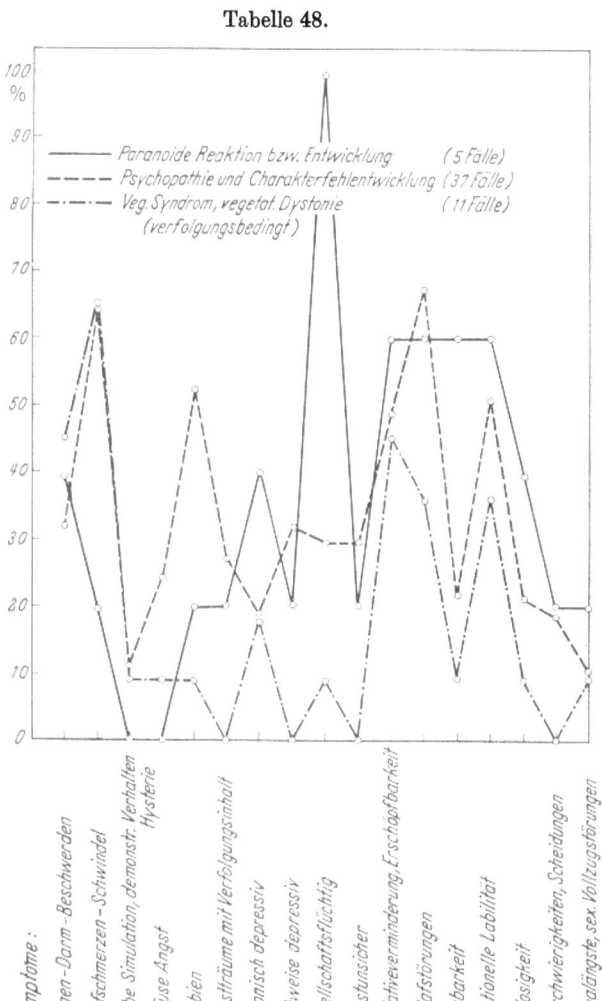

sind Ehelosigkeit, Scheidungen und Eheschwierigkeiten relativ häufig (Tab. 49).

Die Gegenüberstellung der chronischen Depressionen mit den übrigen erlebnisreaktiven Bildern zeigt vor allem, daß die allgemeine Symptomatik kaum voneinander abweicht. Lediglich die chronisch depressive Verstimmung als dominantes Symptom, auf das die Diagnose gegründet wurde, ist erheblich häufiger anzutreffen. Eine leichte relative Häufung zeigt auch die soziale Isolierung (gesellschaftsflüchtig), wobei offenbleibt, ob dies Folge, Anlaß oder Begleitmerkmal der Verstimmung ist (Tab. 50).

Vergleicht man diese Tabelle mit der vorhergehenden (Tab. 48), dann tritt deutlich eine relative Übereinstimmung der Symptomprofile der drei Syndrome (angstneurotische, asthenische und chronisch-depressive Fehlhaltung) hervor. Die Hauptunterschiede — teilweise sind sie nicht einmal erheblich — sind tatsächlich in den Häufigkeitsabweichungen der drei Leitsymptome Angst, chronisch-depressive Verstimmung, Erschöpfbarkeit und Initiativeminderung zu suchen.

Tabelle 49.

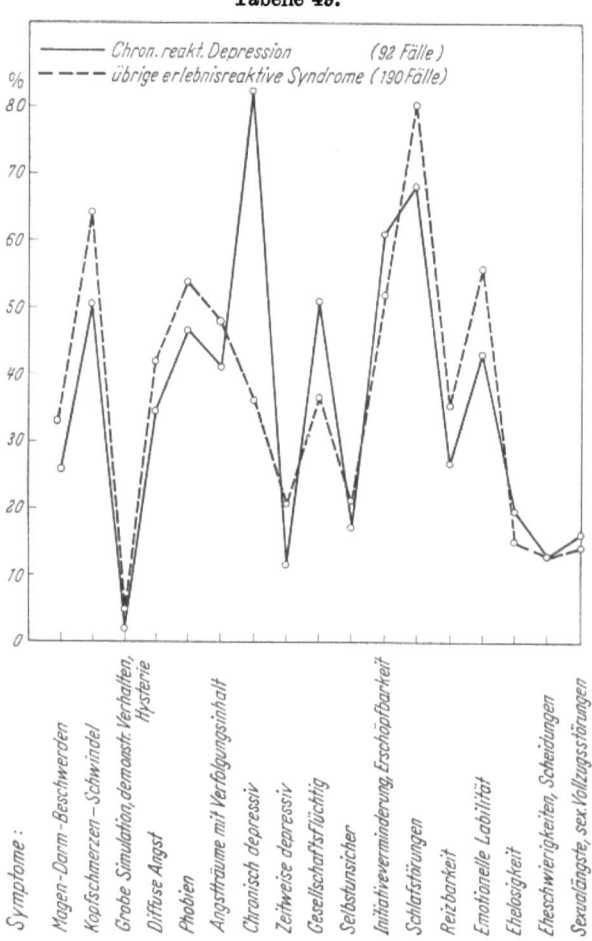

Damit wird die Richtigkeit unserer diagnostischen Klassifizierung, die diese Syndrome nur als drei Varianten des weitgehend einheitlichen erlebnisreaktiven Persönlichkeitswandels auffaßt, bestätigt (vgl. dazu auch Tab. 50).

3. Symptomrelation der Verfolgungsbelastungen. Die Gegenüberstellung zweier Typen von Verfolgungsbelastungen (s. Tab. 51) ist eine grobe Vereinfachung. Sie zielt lediglich darauf ab, einen relativ leichten Verfolgungstatbestand mit einem relativ schweren — ohne Berücksichtigung der persönlichen Betroffenheit — in den Auswirkungen auf das Symptombild zu vergleichen. Insgesamt tritt bei einer gewissen Ähnlichkeit der Kurvenverläufe *eine eindeutige Häufung von Sym-*

ptomen oder Beschwerden insgesamt bei den schwerer Belasteten hervor. Die deutlichsten Unterschiede treten bei *Kopfschmerzen und Schwindel, bei Angstträumen,*
chronischer Depression, *Schlafstörungen* und bei Reizbarkeit zutage. Das ist insofern sehr aufschlußreich, als die (in Kursivdruck hervorgehobenen) Merkmale bereits
bei unserem Vergleich der erlebnisreaktiven Beschwerden Verfolgter mit den

Tabelle 50.
Symptomprofile von Angstneurosen und neurasthenischen Syndromen

Beschwerden einer Gruppe von 124 Gemusterten (Tab. 46) eine eindeutige Häufung
auf der Seite der traumatischen Syndrome zeigten. (Depression war bei den Gemusterten als Beschwerde nicht registriert worden.) Etwas höhere Werte fanden
sich unter den schwerer Verfolgten auch bei der sozialen Isolierung und emotioneller Labilität, während die Unterschiede bei diffuser Angst, Phobien und Erschöpfbarkeit relatv gering sind. Simulation, Selbstunsicherheit und Stimmungsschwankungen („zeitweilig depressiv"), Ehelosigkeit, Ehescheidungen und Eheschwierigkeiten sind bei leichter Verfolgten eher geringfügig häufiger.

4. Familienverluste. Nachdem von verschiedenen Autoren die Bedeutung der
Verluste nächster Angehöriger für die erlebnisreaktiven Syndrome (KOLLE, VON
BAEYER, BENSHEIM, EISSLER u. a.) und insbesondere für das „Trauersyndrom"
(TRAUTMANN) hervorgehoben wurde, haben wir zwei Gruppen verglichen: die-
jenigen, die keine nächsten Angehörigen verloren, und jene, die ihre gesamte
engere Familie eingebüßt haben (Tab. 52).

Tabelle 51.

*Vergleich der Symptomhäufigkeit bei leichterer und bei schwererer, ein Jahr überdauern-
der Verfolgungsbelastung*

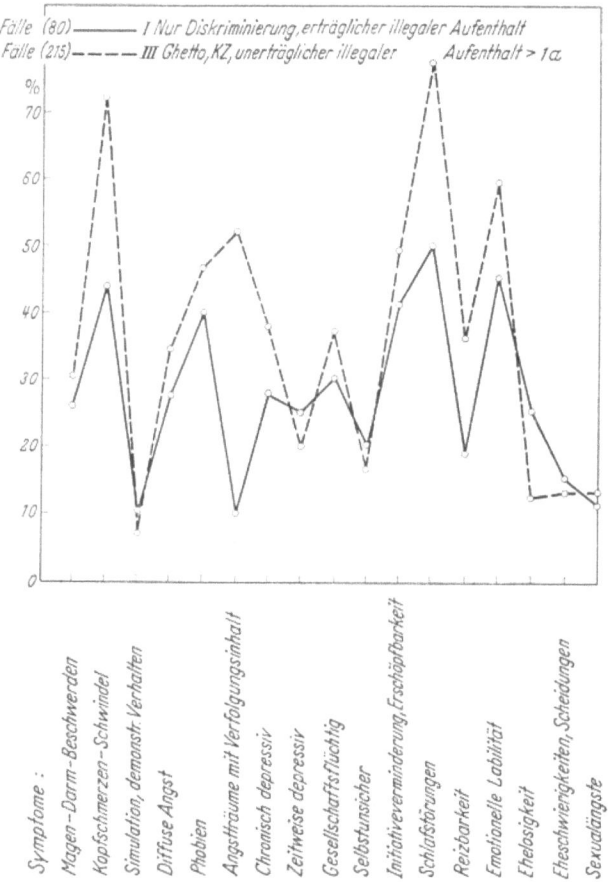

Rechnet man ein, daß die zweite Gruppe insgesamt auch den schwereren
Verfolgungsbelastungen ausgesetzt war, so ist der Unterschied unerwartet gering.
Vor allem — das ist auffallend — sind chronische Depressionen, entgegen der
Hypothese TRAUTMANNS u. a., bei jenen häufiger, die ihre gesamte engere Familie
behielten. Die Annahme, das Trauern um den Tod der Angehörigen sei über-
wiegendes Motiv dieser Verstimmungen, ist also unwahrscheinlich. Wesentlich
höhere Werte zeigen die Verwaisten lediglich bei Angstträumen — wo man einen
psychodynamischen Zusammenhang mit dem Tod der Angehörigen vermuten
kann — und bei emotioneller Labilität.

5. Nationale Herkunft der Verfolgten. Zur Frage der nationalen oder soziokulturellen Färbung der Syndrome haben wir die aus osteuropäischen Ländern
stammenden den aus Deutschland und Österreich kommenden Verfolgten gegenübergestellt. Zur Bildung kleinerer nationaler Einheiten waren die Zahlen zu klein
(Tab. 53).

Das Ergebnis ist enttäuschend. Vergleicht man es mit Tab. 51 (Schwere der
Verfolgungsbelastungen), so entdeckt man eine ausgesprochene Ähnlichkeit der bei-

Tabelle 52.

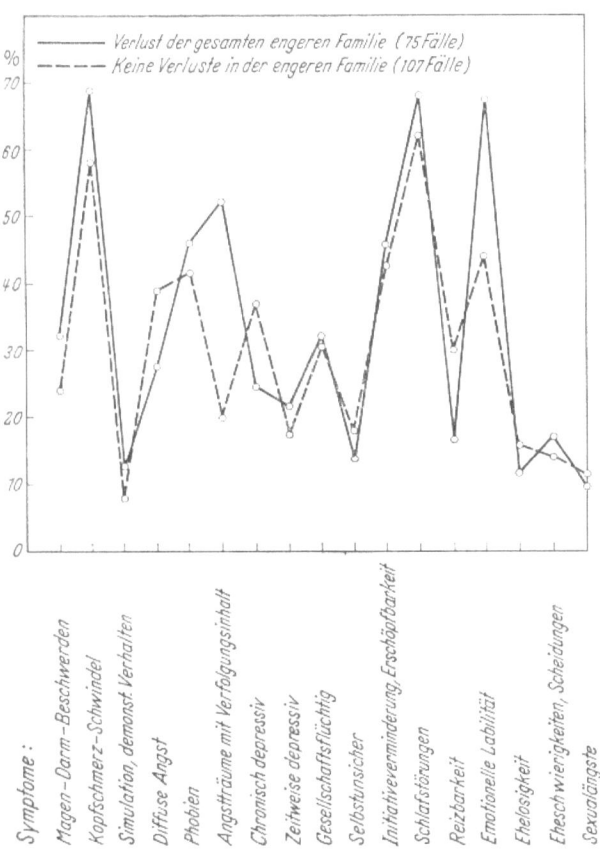

den Kurvenverläufe. Tatsächlich finden sich bei den osteuropäischen Verfolgten
insgesamt mehr, die schweren Verfolgungsbelastungen ausgesetzt waren, als unter
den deutschstämmigen.

Eine Färbung der Syndrome nach nationaler Herkunft hat sich also nicht
belegen lassen.

6. Struktur der Herkunftsfamilie. In der Tab. 54 sind wir von zwei Familien-
typen ausgegangen. Verfolgte, die feststellbar aus orthodoxen kinderreichen
Familien mit autoritärer Erziehung und patriarchalischer Struktur hervorgingen,
sind jenen gegenübergestellt, die aus liberalen, nicht patriarchalisch-autoritär
organisierten Kleinfamilien hervorgingen. (Naturgemäß konnte eine größere Zahl
von Fällen wegen unzureichender Angaben nicht eingeordnet werden.)

Dieser Vergleich hat ein höchst aufschlußreiches Einzelergebnis: *Hysterische Symptome, Simulation und Aggravation sind nahezu dreimal so häufig (12,4% gegen 4,4%) bei den Verfolgten aus patriarchalischen Großfamilien registriert.*

Tabelle 53.

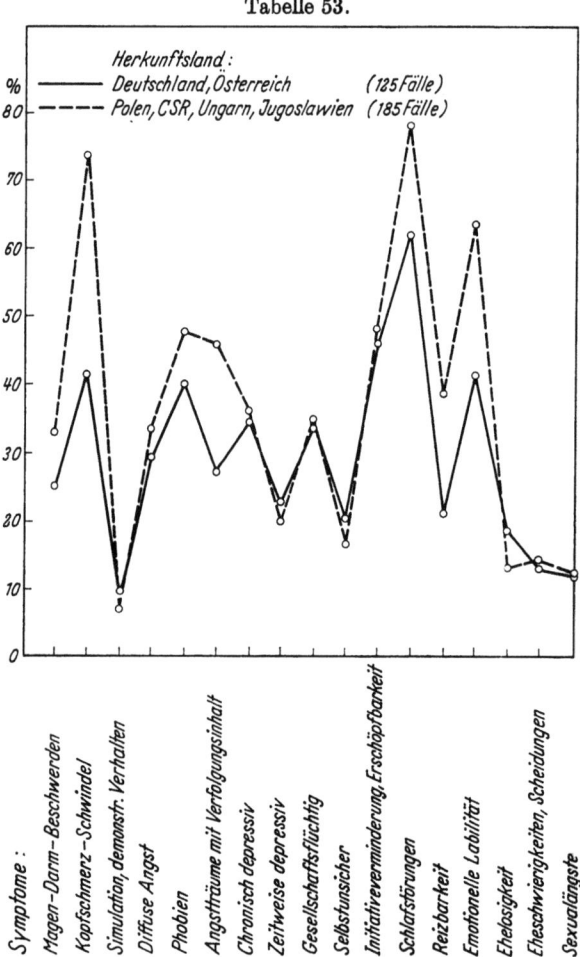

Dieser Befund kann nicht durch die insgesamt schwereren Verfolgungsbelastungen dieser Gruppe erklärt werden, denn Tab. 51 hat gezeigt, daß das Merkmal Simulation usw. bei den leichter Verfolgten eher häufiger ist.

In Übereinstimmung mit HELLPACH, VON BAEYER und KRANZ dürfte also kein Zweifel daran sein, daß *das hysterisch-demonstrative Verhaltensschema ein kulturspezifisches, und kaum ein belastungsspezifisches Syndrom ist. Es scheint mit der patriarchalischen Familienstruktur oder Gesellschaftsordnung in Zusammenhang zu stehen.*

Tab. 55 zeigt zunächst eine relativ gute Übereinstimmung der Symptomatik in den verschiedenen Sozialklassen. Auffallende Unterschiede ergaben sich nur bei den hysterisch-demonstrativen Symptomen, bei Stimmungsschwankungen (zeit-

weilig depressiv), bei sozialer Isolierung und bei Eheschwierigkeiten. Die zunehmende Häufung der hysterisch-demonstrativen Symptome im reziproken Verhältnis zu Sozialklasse, von 0% (I) auf 18% (III) spricht eindeutig für die soziologische Determination dieser Symptomatik, was bereits Tab. 54 deutlich
machte. Die leichte Häufung von Kopfschmerz/Schwindel könnte eine etwas
größere Somatisierungstendenz niedrigerer Sozialklassen gegenüber einer etwas
höheren Reflexionsneigung in höheren Sozialklassen anzeigen. Jedenfalls ist die

Tabelle 54.

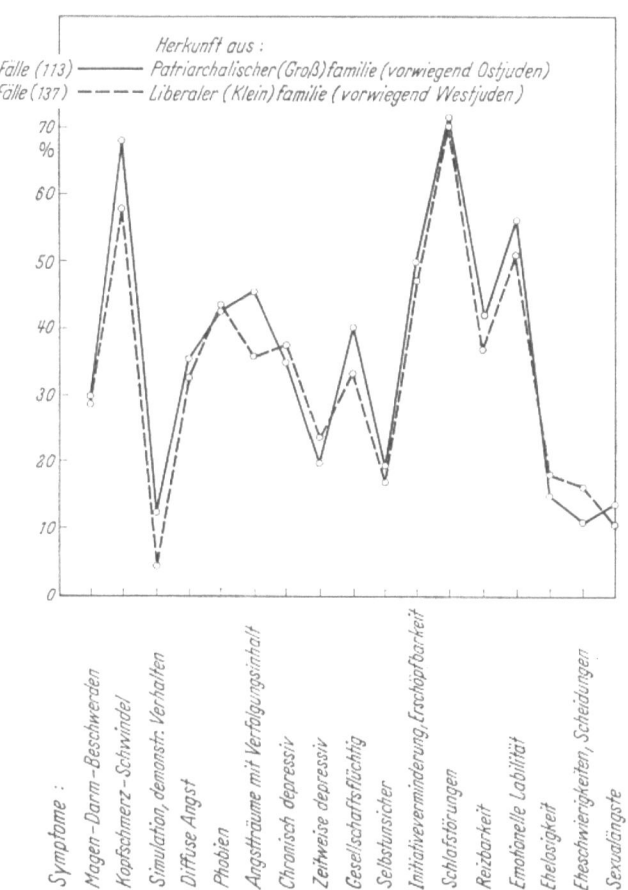

eindeutige Relation zwischen Häufigkeit von sozialer Isolierung und Verstim-
mungen auf spätere (nach der Verfolgung sich ereignende) Anlässe einerseits und
Sozialklasse andererseits aus einer solchen stärkeren Reflexionsneigung höherer
Sozialklassen interpretierbar. Inwieweit die soziale Isolierung bei Angehörigen
höherer Gesellschaftsschichten objektiv häufiger ist, läßt sich schwer sagen. Bei
Reizbarkeit und emotioneller Labilität liegen jedenfalls die Werte der unteren
Klassen — vermutlich im Zusammenhang mit durchschnittlich etwas geringerer
Reflektiertheit und Zügelung der Affekte — geringfügig höher. Eheschwierigkeiten

und Ehescheidungen häufen sich auffallend in der untersten Sozialklasse, ohne daß
wir eine Erklärung dafür geben könnten.

7. Soziokulturelle Bedingungen nach der Befreiung und Emigration. Zur Frage
der pathogenen Bedeutung der Nachkriegsbelastungen gibt die Tab. 56 nur
begrenzte Auskunft. Offensichtlich häufiger sind bei den Ausgewanderten gegen-

Tabelle 55.
Soziale Herkunft und Symptomhäufigkeit

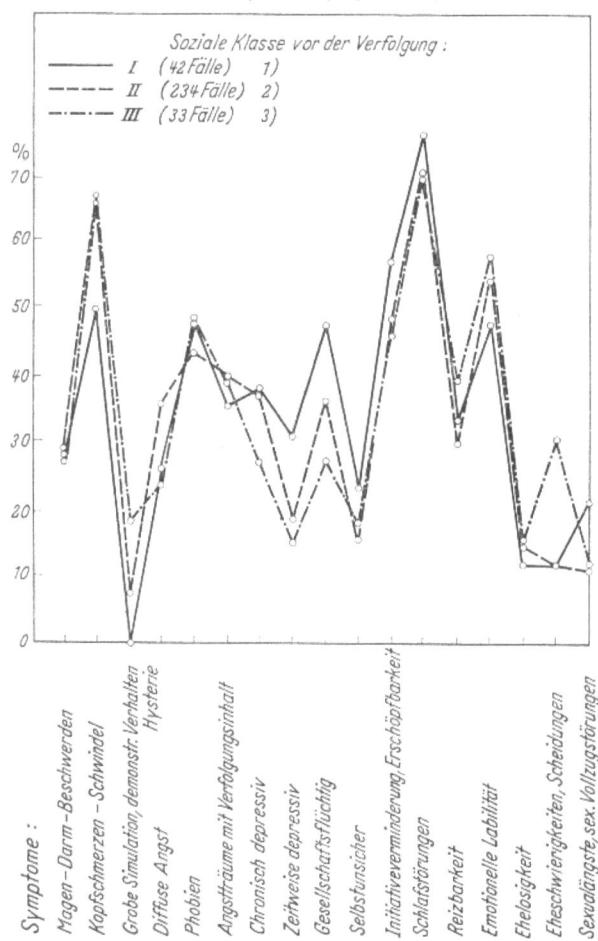

¹ Akademiker, selbständige Kaufleute, höhere Beamte, Industrielle.
² Größere Bauern und Handwerker, Beamte und Angestellte, Facharbeiter in Großstädten.
³ Kleinbauern, Kleinhandwerker, ungelernte Arbeiter.

über den in der Heimat Verbliebenen nur die vegetativen und psychosomatischen
Beschwerden und die emotionelle Labilität. Das wäre mit den Feststellungen von
WEINBERG gut in Übereinstimmung zu bringen.

WEINBERG fand, daß bei erheblichen Akkulturationsschwierigkeiten ein psycho-
somatisches Syndrom als Entlastungsfunktion zwischen der unvollständigen Anpassung und der seelischen Gesundheit auftritt. Er spricht in diesem Zusammen-

hang in Anlehnung an das „general adaptation syndrome" SELYES von einem
„personal-adjustment-syndrome".

Soziale Isolierung ist ebenso wie Initiativemangel und Erschöpfbarkeit häufiger bei jenen, die in der Heimat verblieben sind. Es ist zu diskutieren, ob dies
mit den verringerten Möglichkeiten zur restriktiven Abwehr bei den Emigranten
durch den Zwang zur Anpassung an eine neue Gesellschaft und Kultur zusammen-

Tabelle 56.

Symptomhäufigkeit und Emigration nach der Verfolgung

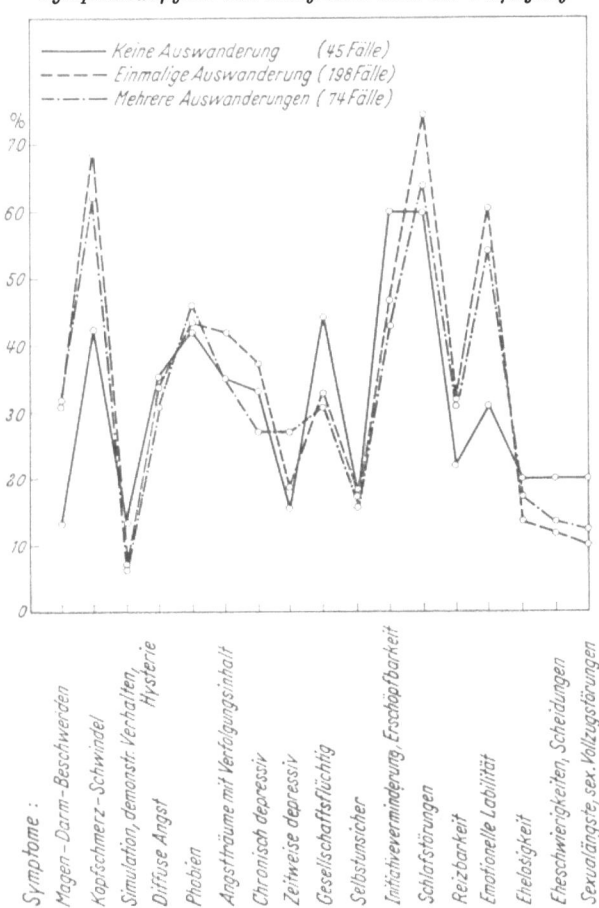

hängt. (Die Häufung von Eheschwierigkeiten, Ehelosigkeit und sexuellen Störungen
bei nicht Emigrierten ist schwer interpretierbar.)

Die Gruppe der mehrfach Emigrierten zeigt eine leichte Häufung bei depressiven
Reaktionen auf spätere Anlässe, bzw. Stimmungsschwankungen („zeitweilig depressiv").

8. Kulturwechsel. Unter großem Kulturwechsel verstehen wir die Emigration
in ein relativ sprach- und kulturfremdes Land, beispielsweise von Osteuropa nach
den USA. Unter „kein Kulturwechsel" sind jene registriert, die ihre Heimat
behielten oder nur in ein Nachbarland mit sehr ähnlichen soziokulturellen Bedingungen (z. B. Deutschland—Holland) ausgewandert sind.

Die Tab. 57 zeigt gegenüber der vorhergehenden ziemlich identische Verhältnisse. Sie spricht eher in Richtung auf eine relative Unabhängigkeit der Symptombilder — mit Ausnahme der „emotionellen Labilität" — vom Wechsel der soziokulturellen Lebensbedingungen. Wahrscheinlich ist die Rückkehr in die Heimat
oder das Aufgebenmüssen der gewohnten sozialen Umwelt der wichtigere Para-
meter.

Tabelle 57.

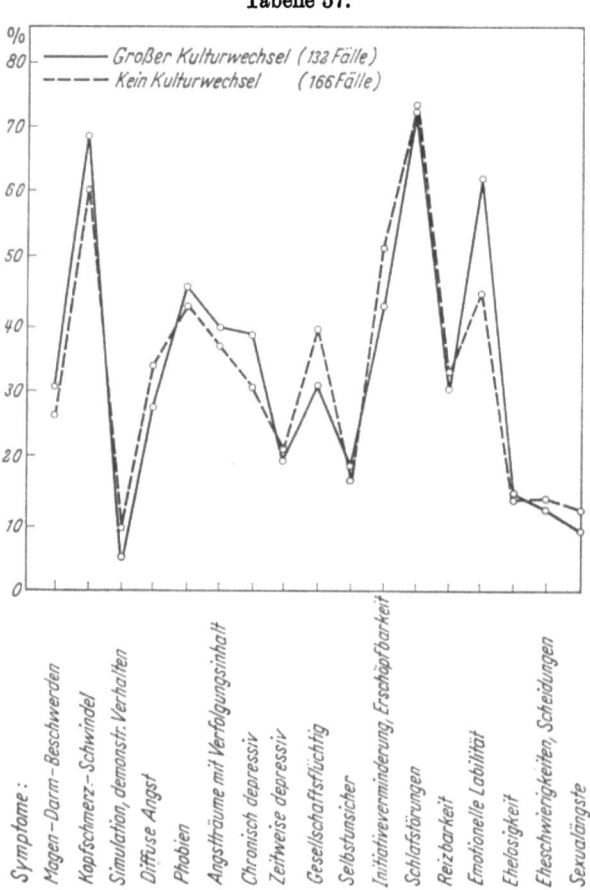

9. Soziale Eingliederung. Wenn man nun von den allgemeinen Tatbeständen
der Emigration in die Registrierung der individuellen Akkulturations- oder
Adaptationsleistung geht, so stellt sich folgendes Bild dar (Tab. 58).

Bemerkenswert ist die weitaus größere Häufung der sozialen Isolierung, die
deutliche Häufung von Selbstunsicherheit, chronisch depressiver Verstimmung,
Eheschwierigkeiten und sexuellen Vollzugsstörungen bei den schlecht Angepaßten. Daraus läßt sich jedoch nicht schließen, daß die genannten Symptome
durch die Anpassungsschwierigkeiten hervorgerufen wurden. Es könnte ebensogut
sein, daß eine derartige Symptomatik vorwiegend durch die Verfolgungsbelastungen hervorgerufen worden ist und ihrerseits die Anpassungs- oder Akkulturations-
fähigkeit merklich beeinträchtigt hat.

10. Derzeitiges Aufenthaltsland. Zur Frage der nationalen oder kulturellen Färbung der erlebnisreaktiven Syndrome, aber auch zur Klärung der Einflüsse unterschiedlicher ärztlicher Auffassungen, beispielsweise der Asthenie-Theorien französischer Untersucher, auf das Erscheinungsbild haben wir die Verfolgten nach Aufenthaltsländern aufgegliedert.

Die Tab. 59 zeigt eine — wahrscheinlich kulturell bedingte — eindeutig gerin-

Tabelle 58.

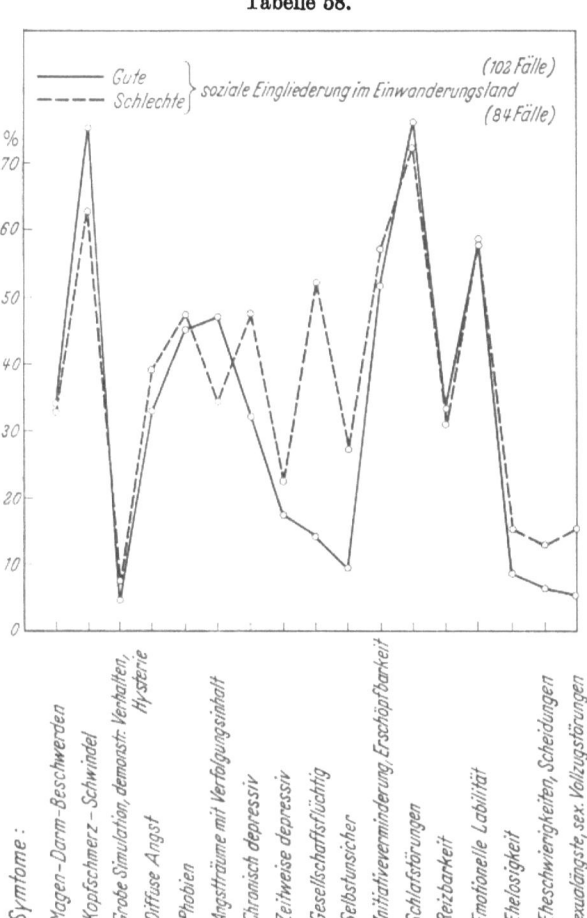

gere Häufigkeit vegetativer (Kopfschmerzen, Magen-Darmbeschwerden) und affektiver Symptome (Reizbarkeit, emotionelle Labilität) bei den in Deutschland lebenden Verfolgten. Eheschwierigkeiten und Scheidungen sind dagegen bei dieser Gruppe häufiger. Die leichte Häufung von Angstträumen und sozialer Isolierung bei den in Israel lebenden Verfolgten ist schwer interpretierbar.

Tab. 60 zeigt eine Gruppe von Verfolgten in geschlossenen jüdischen Siedlungsgebieten der USA mit weitgehend erhaltener Heimatkultur (Bronx/NY, Brooklyn/NY) im Vergleich zu den übrigen in den USA lebenden. Wir sind auf dieses Thema bereits eingegangen. Auffallend bleiben die, auch bei allen in

den USA lebenden Verfolgten, niedrigen Werte für soziale Isolierung. Vor allem
aber zeigen die in geschlossenen Siedlungsgebieten mit erhaltener Heimatkultur
Lebenden eine geringere Häufigkeit der depressiven Symptome und der sexuellen
Vollzugsstörungen. Im Gegensatz dazu sind Kopfschmerzen, Angstsymptome,
Reizbarkeit, etwas auch Schlafstörungen und emotionelle Labilität, häufiger. Diese
Feststellungen sind zunächst nicht sehr zuverlässig, denn bei einer Gruppe mit

Tabelle 59.

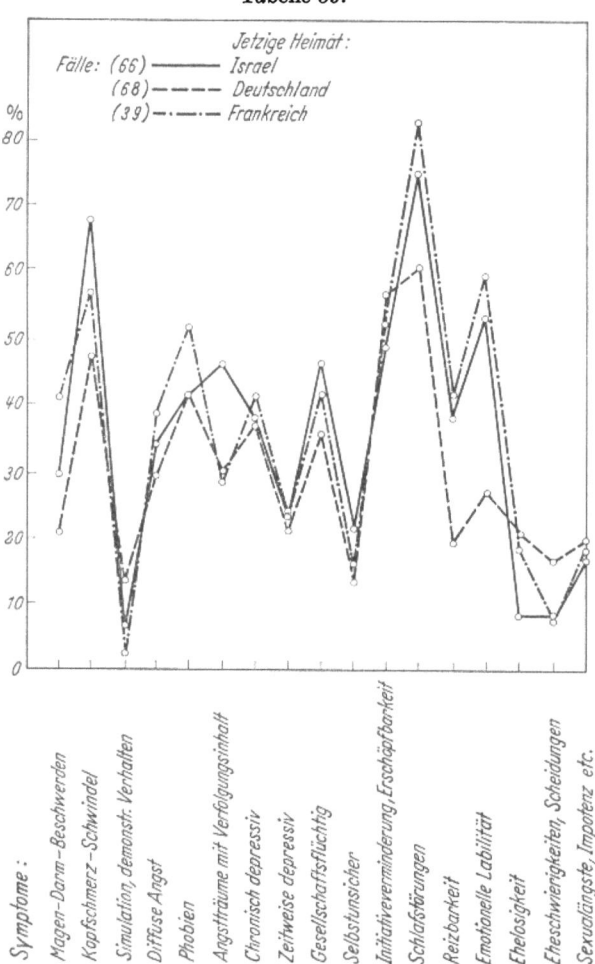

lokaler Konzentration ist die Gefahr der Vorauslese durch einzelne ärztliche Untersucher groß. Immerhin ist es eine Anregung zu Nachuntersuchungen an einem
größeren Material unter der Frage einer soziokulturellen Färbung der Symptombilder.

11. Derzeitiger Familienstatus. Nachdem H. Strauss ausdrücklich betont hat,
daß chronische Depressionen viel deutlicher mit dem Alleinsein korrelieren als
mit einem vorausgegangenen Aufenthalt in Konzentrationslagern, sind wir dieser

Frage auch an unserem Material nachgegangen. Die Ergebnisse (s. Tab. 61) sind keineswegs eindeutig. Insgesamt zeigen beide Gruppen nur relativ geringe Unterschiede. Lediglich die soziale Isolierung — ein in diesem Zusammenhang wenig aussagekräftiges Merkmal — und die chronisch-depressive Verstimmung sind bei den Alleinlebenden etwas häufiger. Angst und Phobien verhalten sich entgegengesetzt. Das gleiche ist bei der Reizbarkeit zu verzeichnen, was allerdings damit zusammenhängen dürfte, daß die in der Familie Lebenden

Tabelle 60.

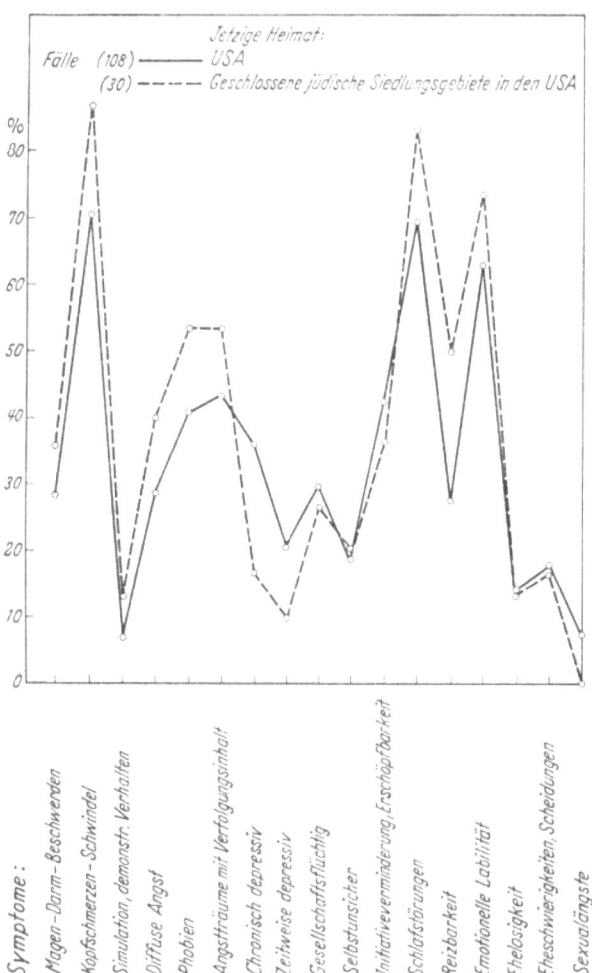

mehr Gelegenheit zur Manifestation und zur Selbstwahrnehmung der Reizbarkeit haben.

Wir sehen also, wie wir schon aus der positiven Korrelation der depressiven Symptome mit schwereren Verfolgungsbelastungen festgestellt haben, keine Möglichkeit, die Hypothese von H. STRAUSS in vollem Umfang zu bestätigen (s. auch S. 205 ff).

Abschließend bleibt uns noch einmal Gelegenheit, auf den bedingten Wert unseres Zahlenmaterials hinzuweisen, das nicht mehr als vorläufige Orientierungen zu geben vermag.

Tabelle 61.

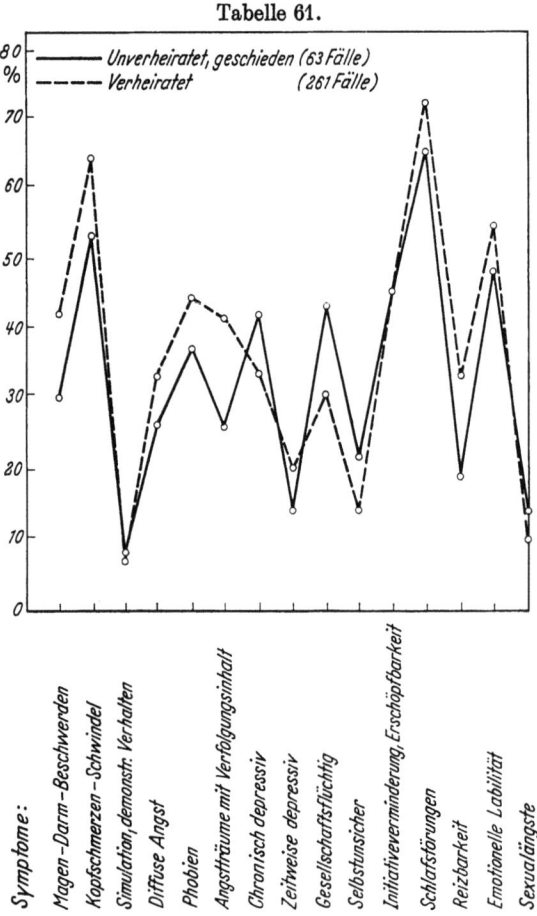

V. Die Beurteilung der Psychosen
a) Allgemeine Fragen

Während der Beurteilung verfolgungsbedingter Schädigungen des peripheren und zentralen Nervensystems im Entschädigungsverfahren keine Sonderstellung gegenüber anderen Begutachtungszweigen (etwa versorgungsrechtlichen, sozial-rechtlichen usw.) zukommt und auch die Begutachtung erlebnisreaktiver Verfolgungsschäden allmählich zu verläßlicheren Maßstäben gebracht wird, steht die Einschätzung des Verfolgungszusammenhanges der Psychosen noch in großen Schwierigkeiten. Die Gründe dafür sind vielfältig. Mangelnde Übereinstimmung in der *diagnostischen Klassifizierung* der Psychosen und ihrer Untergruppen bildet hier sicher das geringste Hindernis, obzwar sich im Einzelfall von Gutachter zu Gutachter, vor allem vom deutschen zum angloamerikanischen Gutachter, erheb-liche klassifikatorische Divergenzen ergeben können. Im allgemeinen ist jedoch

über die grobe Zuordnung, zumal der großen endogenen Psychosen, eine ausreichende Übereinkunft zu erzielen. Entscheidend für den Konsensus ist die
Differenziertheit der im Gutachten mitgeteilten biographischen und symptomato-
logischen Daten. Sind sie gegeben, so ist es auch bei aktenmäßiger Begutachtung
nicht schwierig, die Klassifikation eines ausländischen Vertrauensgutachters in
die deutsche psychiatrische Systematik einzuordnen. Immerhin fallen aber bereits
mit der diagnostischen Zuordnung der jeweiligen Psychose gutachtliche Vor-
entscheidungen, und es ist nicht gleichgültig, ob man sich an einem dualen Schema
der endogenen Psychosen orientiert oder etwa Randgruppen der Schizophrenien
und Cyclothymien mit Übergängen zum erlebnisreaktiv-psychopathischen Bereich
anerkennt.

Die Beurteilung des Verfolgungszusammenhanges führt den Gutachter, hat er
über die Diagnose Klarheit erlangt, angesichts der unklaren *Ätiologie* der Psychosen
vor ein unlösbar scheinendes Problem. Gewöhnlich scheiden sich hier die Geister,
und somatogenetische oder psychogenetische Hypothesen, in höchster Allgemeinheit und Einseitigkeit gereiht, füllen die Beurteilungen der Gutachten. Deutsche
und angloamerikanische Autoritäten in stattlicher Anzahl werden konfrontiert,
bis das ratlose Gericht schließlich eine Auszählung dieser Autoritäten veranstaltet,
um zumindest nach demokratischem Mehrheitsprinzip zur Entscheidung im
konkreten Fall zu kommen[1]. Vielfach bestimmt auf diesem unklaren Feld bereits
die Wahl des Obergutachters den Ausgang des Verfahrens (BRUNN). Es bedarf
keiner Hervorhebung, daß diese Sachlage gerade im Bereich der Entschädigungsbegutachtung unbefriedigend ist.

b) Weisen der gutachtlichen Beurteilung

Dem Sachverständigen, welcher bei der pathogenetischen Beurteilung der
Psychosen gleichwohl zu einer Entscheidung gelangen muß und nicht beim
Bekenntnis seines Nichtwissens halt machen kann, stehen drei Möglichkeiten der
Stellungnahme offen. Er kann *dogmatisch, pragmatisch* oder *differentiell* beurteilen.
Diese drei Möglichkeiten seien kurz erläutert.

1. Die dogmatische Beurteilung. Sie geht von einer als gesichert unterstellten
somatogenetischen oder psychogenetischen Konzeption der Psychosen aus. Im
ersten Fall wird der Zusammenhang zwischen Psychose und Verfolgung abgelehnt,
es sei denn, daß eine belangvolle somatische (insbesondere cerebrale) Noxe in
der Verfolgungszeit einwirkte und eine zeitliche Bindung an die Manifestation der
Psychose nachzuweisen ist. Hier wird dann häufig eine zeitlich abgrenzbare Einwirkung der somatischen Noxe im Sinne der ,,Auslösung" der Psychose bejaht
und eine konventionell auf die Dauer des ersten Schubes (bzw. der Phase) oder
auf ein Jahr begrenzte Pauschalanerkennung vorgenommen. Die Verfolgung als
leib-seelische Belastungssituation wird generell nicht als ,,adäquater" pathoge-
tischer oder provozierender Faktor gewertet. In der Begründung dieser Auffassung
stehen Hinweise auf erb- und konstitutionsbiologische Erfahrungen, sowie auf die
ausgebliebene Häufung der Psychosen in Katastrophenepochen im Vordergrund.
Man erwähnt auch die von KRAL u. a. herausgestellte Seltenheit der Psychosen in

---

[1] So wurden wir bei einem mündlichen OLG-Termin aufgefordert, die zentraleuropäischen
psychiatrischen Lehrstuhlinhaber zu unterteilen in solche, die für oder gegen eine situative
Mitverursachung der Schizophrenien seien (s. S. 321).

Konzentrationslagern. WEITBRECHT verneint die Häufung endogener Psychosen beim Personenkreis rassisch und politisch Verfolgter. (Die im Ausland zu dieser Frage durchgeführten Zensus-Forschungen werden uns unten noch beschäftigen.) Wird dagegen eine psychogenetische Ätiologie zugrundegelegt, so rückt im Extremfall jede während oder nach der Verfolgung auftretende Psychose in die Entschädigungspflicht. Wir lasen im Gutachten eines Nervenarztes und Psychotherapeuten: „Für diese Menschen genügen alle sich aus dem Nürnberger Gesetz ergebenden Drangsalierungs- und Verfolgungsmaßnahmen, um einen traumatisch bedingten Krankheitszustand (sc. die Psychose) zu verankern." — Beide Varianten der dogmatischen Beurteilung werden weder der pathogenetischen Problematik der Psychosen noch den Forderungen des Entschädigungsgesetzes gerecht. Sie orientieren sich an vereinfachten Vorstellungen über das Geflecht der Bedingungen, welche das Ingangkommen und den Verlauf der Psychosen bestimmen. Andererseits berücksichtigen sie nicht die dem BEG eigentümlichen Fassungen der Begriffe „Anlage" und „wesentliche Mitverursachung", sowie die dort geforderten Wahrscheinlichkeitsgrade der Zusammenhangsfeststellung (s. unten).

2. Die pragmatische Beurteilung. Dieser Sachlage sucht die *pragmatische Beurteilung* dadurch zu entsprechen, daß sie die unklare Ätiologie der Psychosen einräumt und die Zusammenhangsfrage nach praktischen Konventionen, nach empirischen Faustregeln beantwortet. Weithin angewendet werden die im Sinne von K. SCHNEIDER (am Beispiel der Schizophrenie) formulierten Begutachtungsgrundsätze. Danach ist ein ursächlicher Zusammenhang zwischen entschädigungspflichtigem Ereignis und Psychose anzuerkennen, wenn keine Psychosen in der Familie vorlagen, keine auffallende prämorbide Persönlichkeit nachweisbar und ein evidenter, durch einwandfreie Zeugen bekundeter zeitlicher Zusammenhang des Ausbruches einer Psychose und einer einwandfreien körperlichen (in ganz seltenen Fällen auch einmal akuten seelischen) Schädigung festzustellen ist. Entscheidend für diese pragmatische Lösung ist der Schluß vom zeitlichen Zusammenhang auf den als solchen unbekannten ursächlichen Zusammenhang. Dieser bleibt undiskutiert und wird indirekt am Index der zeitlichen Verkettung (juristisch: am typischen Geschehensablauf) abgelesen. Daß auch diese pragmatische Regel erhebliche dogmatische Einschläge (und zwar somatogenetische) hat, geht daraus hervor, daß der körperlichen Schädigung ein erheblicher Vorrang vor der seelischen eingeräumt wird. Dabei ist bis heute keineswegs überzeugend nachgewiesen, daß körperliche Noxen häufiger Psychosen provozieren als seelische Belastungen und daß unter den letzteren die akuten vor den überdauernden Belastungen rangieren. Das statistische Morbiditätsrisiko für Menschen mit familiärer Belastung oder abnormer prämorbider Struktur ist zwar größer; eine generelle Erhöhung der Krankheitsanfälligkeit unter körperlichen oder seelischen Belastungen läßt sich für den Einzelfall daraus aber nicht ableiten. VENZLAFF hat nun den Versuch gemacht, die pragmatische Lösung K. SCHNEIDERs zu differenzieren und auf die Besonderheiten des BEG abzustimmen. Seine Auffassung ist an der Schizophrenie entwickelt worden, läßt sich jedoch prinzipiell auf alle hier gemeinten Psychosen ausdehnen. VENZLAFF geht vom „Regelfall" aus, dessen psychotische Erkrankung in keiner Beziehung zu seelischen Erschütterungen steht. In Einzelfällen ergebe sich aber eine so zwingende zeitliche Beziehung von seelischer Erschütterung und Ausbruch der Psychose, daß die Annahme einer hier obwaltenden Kausalbeziehung

nicht immer grundsätzlich verneint werden könne. VENZLAFF verweist in diesem
Zusammenhang auf die von K. SCHNEIDER und BONHOEFFER im ersten Weltkrieg
gemachten Einzelbeobachtungen, auf vier Fälle von MAYER-GROSS[1], welche dieser
als Exempel psychogener Auslösung im Handbuch mitteilte, auf die von ZUTT und
KULENKAMPFF neuerdings beschriebenen paranoiden Lebenskrisen sowie auf die
eigene Begutachtung eines bis dahin gesunden 17jährigen Mädchens, welches
während einer Juden-Razzia in eine schwere schizophrene Psychose geriet.
VENZLAFF vollzieht damit eine gewisse Aufwertung der seelischen Erschütterungen
und beruft sich dabei auch auf KOLLE, welcher in seiner Studie „Psychosen als
Schädigungsfolgen" darauf aufmerksam macht, daß es unbillig sei, Provokationen
von Psychosen durch somatische Vorgänge anzuerkennen und eine „psychoreaktive
Mitverursachung" nicht gelten zu lassen. Bei zeitlicher Bindung von Psychosebeginn und seelischer Erschütterung ist nach VENZLAFF die letztere auch deshalb
als wesentliche Teilursache anzusehen, weil die zweite Durchführungsbestimmung
zum BEG und ihre höchstrichterliche Auslegung eine elastische Handhabung
des Begriffs der wesentlichen Mitverursachung bei anlagebedingten Leiden möglich macht (s. u.). Pragmatische Überlegungen veranlassen dann VENZLAFF zu
einer vollen Anerkennung der Gesamtschwere und des Gesamtverlaufes der Psychose, wenn für sie die wesentliche Mitverursachung durch Verfolgungsbelastungen
gesichert werden konnte. Er lehnt es ab, für den initialen Krankheitsverlauf eine
zeitlich begrenzte Anerkennung vorzunehmen, weitere Schübe oder Phasen aber
als eigengesetzliche nicht mehr zu entschädigen.[2] Insofern jeder Krankheitsverlauf

---

[1] Dabei ist die von MAYER-GROSS gegebene nuancierte Abwägung dieses Problems nicht
aus den Augen zu verlieren: „Die weitere Folgerung aus diesen (sc. verständlichen) Zusammenhängen, daß ihnen nämlich eine *genetische* Bedeutung, wenigstens für die Auslösung des Schubes,
zukomme, wird in allen den Fällen nahegelegt, wo eine Anhäufung äußerer und innerer Konflikte
den Ausweg in die Psychose zu verlangen scheint, Konflikte, die zumeist der „schizoiden"
Artung entspringen oder durch die Vorboten der schleichend beginnenden Erkrankung erst geschaffen werden. Solche Beobachtungen sind gewiß keine Seltenheit, aber ein überzeugender
Nachweis, daß nun in der Tat die Psychose die einzige Lösungsmöglichkeit des Konfliktes gewesen
sei, ist ebenso wenig zu bringen, wie die Meinung zu widerlegen ist, ohne diesen Anlaß wäre die
Schizophrenie noch weiterhin latent geblieben. Nachdem wir den Einfluß situativer Momente
auf die Gestaltung einzelner Symptome und des ganzen Krankheitsbildes, das bereits in
Gang gesetzt ist, kennen, ist eine Provokation eines Schubes durch eine erschütternde oder
zermürbende Situation nicht auszuschließen." (Handb. Geisteskrankh. Bd. 9, S. 114 f.)

[2] Eine solche Handhabung wurde bekanntlich im versicherungsrechtlichen Gutachten über
Schizophrenie und Wehrdienst 1939 durch die Schweizer Psychiater KLAESI, MAIER, MANZONI,
STECK und STAEHELIN empfohlen. Interessant ist die dort versuchte Abtrennung „schizoider
Reaktionspsychosen" von den endogenen Schizophrenien. Die ersteren betreffen Menschen,
welche „die Anlage zur Schizophrenie in schwächerer Form in sich tragen, die aber in ruhigen
Lebensverhältnissen ruhig bleiben; werden sie dagegen von schwer auf sie einwirkenden äußeren
oder inneren Schädigungen betroffen (sehr starke, besonders affektiv wirkende seelische Einflüsse, auch Infektionskrankheiten, Vergiftungen, Unfälle usw.), so können sie mit einem
vorübergehenden Stadium von Geisteskrankheit reagieren, das in seinen Symptomen einer
echten Schizophrenie sehr ähnelt oder auch manchmal gar nicht von ihr unterschieden werden
kann. Nach dem Ablauf dieses krankhaften Stadiums kommen sie in den Zustand sog. Anpassung zurück, den sie vor der Erkrankung hatten". So einleuchtend diese relative Unterscheidung ist, gutachtliche Konsequenzen werden von den Verfassern daraus nicht gezogen.
Für beide Formen wird letzten Endes eine *dauernde* Verschlimmerung durch Einflüsse des
Militärdienstes abgelehnt. Daß unter den besonderen Verhältnissen des Schweizer Militärdienstes situative Einflüsse Schizophrenien nicht mitbedingten, ist später durch WYSS in einer
Statistik der schizophrenen Militärpatienten der Waldau (1939 bis 1944) bestätigt worden.

eine Einheit sei, erscheine es inkonsequent, für einzelne Erkrankungsstrecken
jeweils verschiedene Ursachenbezüge anzunehmen. VENZLAFF hält die Vorstellung
für angemessener, daß eine (somatische oder seelische) Schädigung eine Krankheitsbereitschaft zur Manifestation bringe, was dann in den eigengesetzlichen
Krankheitsverlauf hineinführe. Unter einer solchen Vorstellung sei es inkonsequent,
etwa eine chronifizierende Schizophrenie in ihrem Gesamtverlauf anzuerkennen,
bei schubhaftem Verlauf aber stets den ersten Schub zu entschädigen. Ganz
ähnliche Überlegungen veranlassen VENZLAFF, einen anderen Begutachtungsweg
abzulehnen: nämlich für spätere Schübe eine Ursachenteilung vorzunehmen und
im Sinne einer anhaltend abgrenzbaren Verschlimmerung eine durchschnittliche
und bleibende verfolgungsbedingte Erwerbsminderung anzusetzen, spätere Verschlimmerungen durch neue Schübe aber aus der Entschädigung herauszunehmen.
Mit Recht weist VENZLAFF darauf hin, daß solche Lösungen schon im Hinblick
auf die Formulierung des Entschädigungsgesetzes nicht durchführbar sind. Darauf
ist unten noch einzugehen.

   3. Die differentielle Beurteilung. Unter *differentieller Beurteilung* verstehen wir
die differenzierende Herausarbeitung des gesamten Geflechtes der für die Psychose
bedeutsamen Wirkbedingungen unter strengster Rücksicht auf die individuelle
Lage des Begutachteten. Wir halten diese Form der Begutachtung für die optimale
und müssen daher ihre Voraussetzungen darlegen. Ein individualisierendes Vorgehen wird zwar allgemein als methodische Bedingung jeder Begutachtung
gewertet; die Praxis der Begutachtung — und diejenige im Entschädigungsverfahren bildet darin keine Ausnahme — zeigt jedoch, daß dann, wenn eine
Psychose zu beurteilen ist, Explorationen und Auswertung der Akten nicht selten
unter einseitiger Lenkung durch ein pathogenetisches Vorurteil erfolgen. Auf die
Beschreibung einer Psychose, ihres Verlaufes und die Erläuterung allgemeiner
psychiatrischer Lehrmeinungen zur Pathogenese wird viel Aufmerksamkeit ge-
wendet, während die Erkundung der präpsychotischen Entwicklung und möglicher Anlaß-Situationen oberflächlich bleibt.

   Eine differenzierende Beurteilung der Psychosen im Entschädigungsverfahren
wird zu einer größeren Subtilität in der Erfassung provozierender Anlässe und
mitverursachender Faktoren gedrängt, weil die somatischen und psychischen Belastungen der Verfolgung intensitativ und qualitativ aus allen bisher in der
Psychiatrie beachteten Auslösungsfaktoren herausfallen und weil die rechtlichen

---

Mit Recht hat schon KORNHUBER darauf aufmerksam gemacht, daß diese Auffassung nicht
auf die Verhältnisse eines kriegführenden Landes zu übertragen ist; auf die Psychosen Verfolgter vermutlich noch weniger, wie wir hinzufügen. Die hier interessierenden, in der deutschen Gutachterpraxis selten zur Kenntnis genommenen Wandlungen der Schizophrenie-
beurteilung spiegeln sich deutlich im Vergleich des eben zitierten Schweizer Gutachtens mit
einem von M. BLEULER, M. MÜLLER und G. SCHNEIDER am 7. November 1960 erstatteten
neuen Gutachten über Schizophrenie und Militärdienst. Hier wird die im ersten Gutachten noch
bejahte Frage nach Erblichkeit, Endogenität und Wehrdienstunabhängigkeit verneint. Eine
Anerkennung von Schizophrenien als Schädigungsfolge wird nahegelegt, wenn vor dem Dienst
keine derartige Störung bestand, wenn die psychotischen Erlebnisthemen mit dem Militärdienst in Zusammenhang stehen und die Störung nach Entlassung aus dem Dienst abklingt.
Die versicherungsrechtliche Berücksichtigung persönlichkeitsinadäquater Belastungen als
Teilursache von Schizophrenien und neurotischen Erkrankungen (und von Verschlimmerungen
eines vorbestehenden Leidens), wie sie dies Gutachten fordert, wird auch von HADDENBROCK
als eine unumgängliche wissenschaftliche und gutachtliche Entscheidung angesehen.

Anforderungen an die „wesentliche Mitverursachung" anlagebedingter Leiden
von anderen Rechtsgebieten stark unterschieden sind. Die Rechtssprechung des
BGH zur Mitdeterminierung anlagebedingter Leiden durch Verfolgungseinflüsse
legt dem Beurteiler geradezu eine differenzierende Erfassung der zur Anlage
hinzutretenden, das Ingangkommen und den Verlauf der Psychose mitgestaltenden
Faktoren nahe. Damit werden vom Psychiater diagnostische und pathogenetische
Überlegungen gefordert, die als Strukturanalytik psychotischer Querschnitts- und
Verlaufsbilder, als mehrdimensionale Diagnostik oder — moderner — als Bedingungsanalyse der Psychosenpathogenese in der Methodik seines Faches verankert sind.

Sicher muß kritisch gesehen werden, daß in der Rechnung der multifaktoriellen
Betrachtungsweise der Psychosen viele Unbekannte stecken, wie es K. Schneider
formulierte. Beachtet man jedoch die Forschungsergebnisse der beiden vergangenen Jahrzehnte, so sind für die Frage situativer Mitprägungen der Psychosen, die
hier vor allem interessiert, Klärungen erreicht worden, welche in nicht wenigen
Fällen verläßliche Aussagen gestatten. Dazu bedarf es allerdings einer diagnostischen Differenzierung, die über die Sonderung des schizophrenen und cyclothymen
Formenkreises hinausgeht. Der verwickelte pathogenetische Aufbau der mannigfaltigen Psychosen des Rückbildungsalters, eine ganze Reihe aus Endogenem *und*
Reaktivem erwachsende depressive Verfassungen, viele den Kernschizophrenien
nicht zuzurechnende paranoide Zustände sind in ihrer situativen Mitprägung
weitgehend aufgeklärt worden. Sie haben ihre je eigene Anlaß-Charakteristik, und
es bedarf der Prüfung, ob der besonderen Verfolgungssituation im Vergleich zu
anderen in der Lebensgeschichte erscheinenden Gefährdungen ein Anlaß-Wert
zukommt. Im Rahmen dieser mehr praktisch orientierten Untersuchung kann die
ganze Problematik des Verhältnisses von Psychogenem und Endogenem, welche
von E. Bleuler bis zur Gegenwart die Psychiatrie der Psychosen beschäftigt,
nicht angedeutet werden. Manche Details werden weiter unten bei der Diskussion
der einzelnen Psychosen zur Sprache kommen. In diesem Zusammenhang sei
lediglich die Frage aufgegriffen, welche allgemeinen Voraussetzungen eine Belastungssituation zu erfüllen hat, wenn sie als *adäquater Anlaß* für das Ingangkommen einer Psychose gelten soll. Wir suchen dafür formale Kriterien anzugeben,
welche unabhängig von der Art der Psychose wesentlich sind.

c) Zusammenhangskriterien

Es sei von folgender *allgemeinen Bestimmung* ausgegangen, die das psychiatrisch
Vertretbare mit dem entschädigungsrechtlich Notwendigen verbindet. *Eine Situation kann dann mitverursachender Anlaß einer Psychose sein, wenn ein vorher
relativ angepaßter Betroffener durch sie eine nachhaltige Erschütterung der leiblichen
Integrität, des Persönlichkeitskerns oder der mitmenschlichen Sicherheit erfährt und
keine stabile Anpassung an die Folgen der Erschütterung bis zur Manifestation der
Psychose erreicht wurde.* Hierzu einige Erläuterungen. Situation meint im Sinne
der modernen Anthropologie ein Ereignis, welches den in ihr Stehenden in seinem
ganzen Befinden, Erleben und Verhalten betrifft. Situation schließt stets den
Bezug „innerer" Angewiesenheit und Ausgesetztheit zur „äußeren" Gewährung
und Gefährdung ein. — Das Merkmal der früheren *relativen* Angepaßtheit des

Betroffenen bringt zum Ausdruck, daß im Kräfteverhältnis zwischen Belastungssituation und prämorbider Struktur der situative Faktor nicht nur unbedeutend
ist. Nach der traditionellen Meinung ist eine abnorme prämorbide Struktur als
solche bereits nicht mehr vereinbar mit der Annahme einer Auslösung durch
situative Belastungen. Eine solche generelle Auffassung würde aber nahezu alle
Psychosen aus der Anlaß-Diskussion ausschließen, weil in der überwiegenden Zahl
der Fälle „abnorme prämorbide Züge" mit je besonderen situativen Anfälligkeiten
bestehen. — Wir betonen neben der Erschütterung des Persönlichkeitskerns und
der mitmenschlichen Sphäre diejenige der *leiblichen* Integrität, weil Anlässe nicht
nur durch psychische Belastungen im engeren Sinne gebildet werden, sondern
auch (zumal für Psychosen) durch Einbrüche in das vegetativ-vitale Geschehen.
Die Isolierung „psychischer Belastungen" ist, anthropologisch gesehen, immer
künstlich. Das Leibliche ist stets im Spiel, und von den noch personal strukturierten Verunsicherungen und Degradationen der Leiblichkeit bis zum aper-
sonalen Schlag in die basalen vegetativen Abläufe gibt es alle Übergänge.
Unsere Formulierung soll hier die Möglichkeiten offen halten, Anlässe und Leibliches sowohl psychologisch (etwa im Sinne der sozialen Rollenfunktion des Leiblichen) als auch physiologisch (im Sinne der Einwirkung auf die somatischen
Korrelate der Psychose) aufeinander zu beziehen. — Das Merkmal der noch nicht
erreichten Anpassungsstabilität bei Manifestation der Psychose ersetzt für uns die
traditionell geforderte enge zeitliche Nachbarschaft von Belastung und Psychosebeginn. Wir halten die zeitliche Bindung nicht für irrelevant und sehen in ihr
auch weiterhin ein erstes grobes Kriterium der Zusammenhangsbeurteilung. Dies
Kriterium ist der Ursachenlehre somatischer Erkrankungen entlehnt und psychiatrisch nur praktikabel, wenn eine rigorose somatische Auffassung der Psychosen
vertreten wird. Für eine differenziertere Sicht der Psychosen-Pathogenese sind
aber wesentlicher jene Umordnungen und Labilisierungen der Persönlichkeitsstruktur, welche auf die situative Belastung folgen, ohne sogleich in die psychotische Dekompensation einzumünden. Dies „Vorbereitungsfeld" der Psychose im
Sinne K. Schneiders mit seinen unspezifischen Prodromen ist nicht selten zeitlich
gedehnt; in ihm vollziehen sich die pathogenetisch entscheidenden Verschiebungen,
und es ergibt sich die Notwendigkeit, gerade für dies unter Umständen klinisch
symptomfreie, aber psychodynamisch bedeutsame Intervall die Wirksamkeit oder
Unwirksamkeit der voranliegenden situativen Belastung herauszustellen. Es ist
zuzugestehen, daß sich diese Forderung im Rahmen der Begutachtung (zumal
einer aktenmäßigen) selten genau erfüllen läßt. Oft muß man sich mit dem
fehlenden oder gelingenden Nachweis sog. „Brückensymptome" begnügen. Da
die Verfolgungsbelastungen in der Regel langjährige Zeitstrecken umfassen, gerät
man schon aus diesem Grunde in Schwierigkeiten, wenn man das Kriterium der
Zeitbindung starr anwendet. *Nicht die pure Zeit-Differenz von Belastungssituation
und Psychosebeginn entscheidet die Anlaß-Frage, sondern die Dichte oder Lockerheit
ihrer psychodynamischen Verklammerung.* Diese Feststellung bedeutet keine „Auf-
weichtendenz" innerhalb der Zusammenhangsbeurteilung. Dem Gutachter wird
damit vielmehr ein differenzierter Gebrauch seiner psychopathologischen Methoden
nahegelegt. Es kann sich dann etwa herausstellen, daß eine Psychose, die der
Belastung benachbarter liegt, dennoch durch diese nicht „adäquat" veranlaßt
wurde, während der Zusammenhang bei entfernterer Manifestation unter Um-

ständen zu bejahen ist. Liegen nur grobe Daten vor, so wird man auf die Undurch-
führbarkeit einer differentiellen Beurteilung hinweisen und sich auf die gutachtliche Minimumleistung einer pragmatischen Beurteilung zurückziehen.

Große Kritik ist geboten, wenn aus der Erlebnisthematik und Psychodynamik
einer Psychose auf den Anlaßwert einer früheren Belastungssituation geschlossen
werden soll. Ein Verfolgungswahn ist mit einer vorangehenden Verfolgungsbelastung nicht schon deswegen pathogenetisch verklammert, weil beiden der
Sachverhalt der Verfolgung gemeinsam ist. Gegen solche und ähnliche Deutungen
spricht die Ubiquität und Monotonie der psychotischen Erlebnisthemen. In die
psychotische Wandlung wird ein ganzes Kaleidoskop hintergründiger Gehalte
hineingerissen, und es sind nur in ganz seltenen Fällen eines detaillierten Klar-
liegens des psychotischen Gesamtverlaufes überzeugende Rückschlüsse auf den
Belastungswert des Anlasses möglich. Bei Begutachtungen ergibt sich eine solche
Durchsichtigkeit der Psychose häufig nicht.

Für die Frage, ob aus der Symptomatologie einer Psychose auf die pathogenetische
Bedeutung situativer Belastungen geschlossen werden kann, sind theoretische Ausführungen
lehrreich, welche kürzlich von GOTTSCHICK in seiner Monographie über Psychiatrie der Kriegsgefangenschaft gemacht wurden. Dieser Autor hatte in einem psychiatrischen Krankenhaus für
deutsche Kriegsgefangene in den USA 1944 bis 1946 günstige Beobachtungsmöglichkeiten und
überprüfte an 385 Psychotikern unter 598 Lazarettinsassen (60 Fälle werden eingehend kasuistisch erörtert) den Zusammenhang der Psychosen mit situativen Anlässen. Nach einer sympto-
matologisch-sozialen Definition der Psychose (psychotisch ist, wer die Situation illusionär,
halluzinatorisch oder wahnhaft verkennt und deswegen hospitalisiert wird) differenziert er
sein Material in wahnhafte (165 Fälle), stuporöse (58 Fälle), läppisch-zerfahrene (46 Fälle),
demente (37 Fälle), ängstliche (13 Fälle), depressive (51 Fälle) und manisch-zirkuläre (15 Fälle)
klinische Bilder. GOTTSCHICK mahnt unter dem Eindruck der häufigen Kombinationen von
situativen Belastungen und insbesondere vorübergehenden wahnhaften Zuständen zur Zurückhaltung mit der Schizophreniediagnose und dem Endogenitätsargument. In kritischer
Auseinandersetzung mit der geläufigen dualen Diagnostik der endogenen Psychosen sucht
GOTTSCHICK nach einem differenzierteren nosologischen Psychosenschema, das sich allerdings
vom Entwurf KRAEPELINS nicht substantiell, sondern höchstens terminologisch unterscheidet.
In Anlehnung an WERNICKE, KLEIST und STRANSKY unterscheidet GOTTSCHICK nach „Funktionssystemen" die „Noopsychosen mit fehlenden oder höchstens sekundären thymopsychischen Symptomen" von den „Thymopsychosen mit fehlenden oder höchstens sekundären
noopsychischen Syndromen", schließlich „noopsychische Mischpsychosen".

In unserem Zusammenhang ist eine von GOTTSCHICK versuchte ätiologische Gliederung
von größerem Interesse; sie überkreuzt sich mit der eben genannten funktionssystematischen
Ordnung. GOTTSCHICK kennt „Situationspsychosen", „Dispositionspsychosen" und situativ-
dispositionell bedingte „Kombinationspsychosen".

Situationspsychosen sind krankhafte Störungen peripherer Abschnitte des noopsychischen
oder thymopsychischen Systems. Sie können bereits durch geringe Umweltbelastungen in
Gang kommen, sofern diese ein bereits vorher labiles Gleichgewicht des jeweiligen Funktions-
systems zur Dekompensation bringen. Ihre Symptomatik ist gekennzeichnet durch Einengung
des Erlebnisspielraumes auf einen kleinen krankhaften Wahrnehmungs-, Vorstellungs- oder
Gemütskomplex, der in Sinnestäuschungen, Wahn und affektiven Entgleisungen das Seelenleben beherrscht und als gegen die Person des Kranken gerichtet empfunden wird. — *Dispositionspsychosen* sind dagegen durch somatische, umweltunabhängige Veränderungen bewirkt.
Es handelt sich hier um krankhafte, nicht schädigungsbedingte Störungen des „zentralsten"
Anteils der noo- oder thymopsychischen Funktionssysteme, von denen entweder das eine oder
das andere, niemals aber beide gleichzeitig erkrankt sind. Dispositionelle Noopsychosen sind
durch einen „Zerfall der Erlebniseinheit", des „Ichs" gekennzeichnet, dispositionelle Thymopsychosen durch autochthone Verstimmungen. Die *situativ-dispositionellen Komplexformen*
schließlich weisen eine gemischte noothymopsychische Symptomatik auf.

In bezug auf die hier interessierende Frage der pathogenetischen Wertung situativer Einflüsse ergibt sich aus der eigenwilligen Gliederung GOTTSCHICKS, daß die psychotische Symptomatik bei den Situationspsychosen auf die Person des Betroffenen zentriert bleibt, während bei Dispositionspsychosen (die auch für GOTTSCHICK vorwiegend endogenen Charakter besitzen) eine Pluralisierung und Kollektivierung des psychotischen Erlebens besteht. Weiterhin werden die reinen noopsychischen oder thymopsychischen Bilder von GOTTSCHICK in jedem Falle den endogenen Dispositionspsychosen zugeordnet. Komplexformen sind also für ihn der Möglichkeit nach immer situativ mitbedingt. Im Blick auf seine Gefangenschaftspsychosen sieht GOTTSCHICK unter 48 verwertbaren Fällen 18 situative Psychosen, 10 dispositionelle Psychosen und 20 Mischpsychosen.

So erfreulich die hier versuchte Auflockerung der Psychosen-Pathogenese auch ist, so läßt sie sich doch schwer mit heutigen nosologischen, psychopathologischen und psychodynamischen Auffassungen in Einklang bringen. Daß Funktionssysteme getrennt erkranken, ist aus der Symptomatologie der von GOTTSCHICK mitgeteilten Fälle nicht hinreichend zu belegen, widerspricht dem klinischen Wissen über die Verflechtungen affektiver und schizophrener Bilder und ist auch mit den heutigen Kenntnissen über neurophysiologische und psychodynamische Zusammenhänge schwer zu vereinbaren. Die Erlebnisrichtung des Wahns, des Halluzinierens usw. und die Reinheit bzw. Unreinheit des jeweiligen noopsychotischen oder thymopsychotischen Bildes als Kriterien der situativen Mitverursachung zu benutzen, scheint uns nicht möglich.

Setzt man unser begrenztes psychodynamisches Wissen über die intrapsychotischen Motivationsgesetze in Rechnung, so läßt sich zur pathogenetischen Mitbewertung der psychotischen Erlebnisthematik folgendes sagen: Treten unmittelbar oder mittelbar psychodynamisch aufweisbare, mit der Verfolgung verknüpfte Gehalte in der Psychose hervor, so kann das neben anderem einen Hinweis darauf geben, daß eine untergründig fortdauernde Erschütterung der Persönlichkeit besteht. Ihre Bewertung vollzieht sich unter Berücksichtigung anderer pathogenetischer Momente. Das zeitliche Auftreten solcher Themen und ihr dynamischer Stellenwert im psychotischen Gesamterleben sind dabei stets zu beachten. Wenn als Kernstück der Wahnbildung einer Schizophrenen der Gedanke bearbeitet wird, sie sei keine Jüdin, da dieses Volk längst ausgestorben sei, so wird man diesen psychopathologischen Sachverhalt, sofern er *seit ihrem Beginn die Psychose nachhaltig* bestimmt, nicht von vornherein als unbedeutend werten können[1].

In unserer oben gegebenen Bestimmung des mitverursachenden Anlasses fehlt das Kriterium der *Akuität* der Erschütterung, das die konventionelle Beurteilung (etwa bei K. SCHNEIDER) stark beeinflußt. Die Auffassung, eine situative Be-

---

[1] In diesem Zusammenhang ist ein Urteil des Landgerichts Hildesheim vom 7. April 1959 (RzW 10, 22 [1959]) von Interesse: „Wahnvorstellungen aus der Verfolgungszeit sind bei der Paranoia noch kein Anzeichen dafür, daß die Geisteskrankheit durch die Verfolgung verursacht oder verschlimmert worden ist." Aus den Gründen: Charakteristisch ist für die Schizophrenie weiterhin, daß die durch sie hervorgerufenen Wahnideen sich komplexartig mit einem (echten oder vermeintlichen) Erlebnis beschäftigen, das sich im Laufe der Jahre ganz allgemein auf das jeweilige Milieu überträgt und in dieser Allgemeinheit zu völliger Assoziationsunfähigkeit führt ... Die Verfolgung hat den sich ja erst allmählich nach außen kundtuenden Wahnvorstellungen lediglich den Inhalt gegeben. Es hätte ebensogut ein anderer Inhalt sein können, der einem anderen „Erlebnis" entsprang und dann von diesem geprägt worden wäre, ohne damit an dem schicksalhaften Verlauf der Krankheit das mindeste zu ändern oder gar seine Ursache zu sein." Der Sachverständige, dessen Auffassung dies Urteil folgt, stützt sich ganz offensichtlich auf die der traditionellen Psychiatrie geläufige, am schärfsten von K. SCHNEIDER formulierte Trennung des pathogenetisch irrelevanten thematischen Soseins der Psychose von ihrem kausal zu interpretierenden Dasein. Danach „arbeitet" die Psychose mit der Biographie des Betroffenen, hat aber darüber hinaus nichts mit ihr zu tun. Diese Trennung, so didaktisch praktikabel sie sein mag, hat für uns keine ausschließliche Gültigkeit. Das angezogene Urteil trägt solchen Einzelfällen nicht Rechnung, bei denen „Wahnvorstellungen aus der Verfolgungszeit" doch einmal (neben anderem) Hinweis auf eine Mitverursachung durch die Verfolgung sein *können*.

lastung müsse akut sein, (d. h. plötzlich einsetzend und relativ kurz), wenn ihr „auslösende" Bedeutung zugesprochen werden solle, läßt sich nach der neueren Anlaß-Forschung der Psychosen (ZUTT, W. SCHULTE, KULENKAMPFF, MATUSSEK, KORNHUBER, KISKER u. a.) nicht mehr halten. Akute Belastungen *können* bedeutsam sein, häufiger sind dies dagegen chronische Spannungssituationen und Daueranlässe. Diesem Belastungstyp entsprechen, wenigstens formal, auch die meisten Verfolgungssituationen.

Zuletzt ist darauf hinzuweisen, daß unsere Bestimmung konjunktivisch gehalten ist. Eine Belastungssituation *kann*, wenn sie alle aufgeführten Bedingungen erfüllt, mitverursachender Anlaß sein, aber sie muß es nicht sein. Ob sie es ist, ergibt sich erst aus der Würdigung der klinischen Gesamtlage. Die situative Belastung muß in ein Verhältnis gesetzt werden zu allen übrigen ätiologisch belangvollen Faktoren, zur hereditären Manifestationspenetranz, zu konstitutionsbiologischen und somatischen Miturachen, zur speziellen diagnostischen Subsummierung als „Rand"- oder „Kern"-Psychose usw. Dies ist wissenschaftlich gefordert, aber auch rechtlich, insofern nach dem BEG eine *wesentliche* Mitverursachung bei anlagebedingten Leiden schon dann anzunehmen ist, wenn an ihrer Auslösung verfolgungsabhängige Faktoren zu mindestens 25% beteiligt sind[1].

d) Verfolgungsbelastungen als Anlaß-Situationen

Die konventionelle Zusammenhangsbeurteilung der Psychosen ist an Belastungsmodellen entwickelt worden, welche auf die Verfolgungssituation in vielem nicht mehr anwendbar sind. Akut hereinbrechende Katastrophen (Erdbeben, Zugunglücke, Trommelfeuer, Bombenangriffe, reguläre Strafhaften usw.) galten auf lange als Modellfälle für die Auslösungsfrage; die Dauerbelastung des letzten Krieges, die Erfahrungen über lange Gefangenschaften und Entwurzelungen großer Bevölkerungsgruppen in der ganzen Welt lehrten dann manches anders sehen. Der Blick richtete sich nicht mehr so sehr auf die äußere Drastik hereinbrechender Ereignisse, auf ihre soziologische äußere Gestalt, sondern auf ihre sozio-psychodynamischen Implikationen. Der Faktor der mitmenschlichen Isolierung — in seiner allgemein-psychohygienischen Bedeutung lange erkannt — rückte ins Interesse der Psychosenpathogenese, und zwar in einer von Psychose zu Psychose je andersartig differenzierten Weise.

Es kann hier nicht im einzelnen begründet werden, wie die moderne psychiatrische Forschung in ihrer Sicht auf die situative Mitverursachung und Mitformung der Psychosen die dogmatischen Alternativen von Somatogenie und Psychogenie zu überwinden versucht. In bezug auf die Schizophrenien, welche für den hier gemeinten Zusammenhang als prototypische Psychosen gelten können, hat dies der zweite internationale Kongreß für Psychiatrie in Zürich deutlich gemacht. Entscheidend ist, daß auch für den kritischen Beurteiler, der das Restproblem des Endogenen an den Psychosen nicht unterschätzt, relativ spezifische Belastungs-Situationen aufgewiesen wurden, welche für das Ingangkommen und den Verlauf der Psychosen nicht unerheblich sind. Es ist sorgfältig abzuwägen, ob in der sog. *objektiven Verfolgungsbelastung*, die der Gutachter aus vielfältigen

---

[1] BGH-Urteil vom 30. Mai 1962 (RzW **13**, 425, 1962): „Aus diesen Gründen ... ist ... eine auf Gewaltmaßnahmen beruhende Ursache schon dann als wesentlich bezeichnet worden, wenn sie wenigstens zu einem Viertel zur Entstehung des Leidens beigetragen hat."

Daten rekonstruiert, eine solche Situation mitgegeben ist, und welcher Platz ihr unter den sonstigen verfolgungsunabhängigen Bedingungen zukommt. Ohne in Einzelheiten zu gehen (s. VON BAEYER, BENEDETTI, M. BLEULER, KIND u. JOHANSSON, BÜRGER-PRINZ, FEDERN, HÄFNER, H. HOFF, LLAVERO, MATUSSEK, RUFFIN, W. SCHULTE, TELLENBACH, W. WAGNER, WEITBRECHT, WINKLER, WYRSCH, ZUTT u. a.) lassen sich heute bestimmten depressiven, paranoiden und schizophrenen Verläufen mehr oder minder umschreibbare situative Auslösungs- und Mitformungs-charakteristika zuordnen. Sie können in der frühen Lebensgeschichte liegen, wie etwa bestimmte Prägungen des symbiotischen Bezuges zu primordialen Pflegepersonen bei späteren Depressiven und Schizophrenen; sie können in den kritischen Entwicklungsabschnitten, in der Pubertät, Adoleszenz und beginnenden Reifezeit einwirken, hier den Aufbau einer Identität in der Ablösung von den Eltern beeinträchtigen und damit zur Entwicklung pubertärer und postpubertärer Psychosen hebephrener Färbung beitragen; sie können in der beginnenden Reifezeit und im mittleren Lebensalter den Sozialrang und das Vertrauen in tragende mitmenschliche Bezüge erschüttern und damit paranoide Syndrome veranlassen; sie können mit der Gefährdung und Vernichtung der Ordnung des Wohnens und pflichtgemäßen Leistens prämelancholische Naturelle in depressive Phasen treiben (TELLENBACH) und den Alternden mit der Entwurzelung und Brüskierung aller für ihn geltenden Daseinswerte in den Zusammenbruch der Altersdepression. Das sind lockere Umschreibungen belastender Lagen, die im Einzelfall sicher kritisch analysiert werden müssen. Besondere Beachtung verlangen die endogen-konstitutionell mitgegebenen Gefährdungen und Angewiesenheiten des Betroffenen, seine präpsychotische Labilisierbarkeit und ihre dynamische Verschränkung mit der Belastung. Daß der Präpsychotische — ganz allgemein gesagt — eine labile psychophysische Organisation hat und der psychotischen Dekompensation mehr oder minder nahesteht, wird durch die traditionelle Psychosenlehre nahegelegt.

Nach Ergebnissen der Situationsforschungen über Psychosen ist aber auch zu bedenken, daß die „auslösenden" Ereignisse in der Regel *nicht* ubiquitäre und also Scheinanlässe sind, sondern eine *Verschränkung* mit den endogen-konstitutionellen Bereitschaften eingehen müssen, um die psychotische Dekompensation zu veranlassen. Eine Bedingungsanalyse der Verschränkungen ist demnach erforderlich und heute auch in viel weiterem Maße möglich als es aus den stereotypen Berufungen auf die „Lehrmeinung" über endogene Psychosen in manchen Gutachten erkennbar wird.

Die im einleitenden Teil dieser Untersuchung dargestellten Belastungen Verfolgter (s. S. 6), vor allem die dort herausgearbeiteten Phänomene der totalen Isolierung, der existentiellen Annihilierung und Entwurzelung sind als *mögliche* Anlaß-Situationen in dem erörterten Sinne durchaus belangvoll. Ob sie im Einzelfall wirklich Anlässe einer Psychose wurden, ist nicht generell, sondern nur in differenzierender Sicht auf die individuelle Lage entscheidbar. Daher ist der Hinweis auf die ausgebliebene statistische Häufung von Psychosen bei Verfolgten ein Scheineinwand.

e) Frühere Forschungen

1. Statistische Erhebungen und Schätzungen. Sie geben zwar indirekte wertvolle Hinweise, führten aber bisher zu keiner befriedigenden Übereinstimmung im

Hinblick auf den Zusammenhang von Psychosen und Verfolgung. Die bisher
vorgelegten Untersuchungen stehen bereits methodisch in soviel Schwierigkeiten,
daß sie zur gutachtlichen Argumentation kaum geeignet sind. Erfahrungen über
Zusammenhänge zwischen Psychosen und Kollektivbelastungen, die nicht zur
Verfolgung zu rechnen sind, ergeben grundsätzlich negative Beziehungen, belassen
aber im Einzelfall die Möglichkeit einer positiven Beurteilung.

EBERMANN u. MÖLLHOFF fanden bei einem ausgelesenen Anstaltsmaterial ver-
triebener Donaudeutscher keine Psychosenhäufung. — Die Zusammenhänge mit
Psychosen und Kriegseinwirkungen mit Gefangenschaft sind seit den Erfahrungen
BONHOEFFERS aus dem ersten Weltkrieg stets skeptisch beurteilt worden. Immer-
hin hat BONHOEFFER in 3 bis 4% der bei Kriegsteilnehmern aufgetretenen Schizo-
phrenien eine so enge zeitliche Beziehung zwischen Kriegsschäden erheblicher
Intensität und dem Auftreten der Erkrankung festgestellt, daß sich die Annahme
einer kausalen Beziehung aufdrängte. — EXNER verwies in einer 1926 erschienenen
Arbeit über sibirische Spätheimkehrer darauf, daß Depressionszustände und akute
Psychosen oft erst dann entstanden, wenn „der Wiedereintritt in das normale
Leben unter den durch den Krieg erschwerten Daseinsbedingungen die Anpassung
an ein neues Leben und den radikalen Umbau der psychischen Mechanismen
forderte". — Reservierter äußerten sich nach diesem Kriege die Autoren des
„Handbuches der ärztlichen Erfahrungen aus der Gefangenschaft" und KORN-
HUBER in einer neueren Literaturübersicht. Dieser Autor betont vor allem die
Heimkehr aus der Gefangenschaft als Provokationssituation für Psychosen. Die
bei der Heimkehr auftretenden sozialpsychologischen und biologischen Umstel-
lungen sind danach psychosefördernd. Überzeugende Statistiken dazu gibt es
indessen nicht. Krieg, Gefangenschaft, Konzentrationslager und Internierung
haben nach KORNHUBER zwar eine hohe Stabilität der endogenen Psychosen gegen
Milieueinflüsse gezeigt, jedoch kann keine absolute Stabilität behauptet werden,
und es sind die seelischen Belastungen dieser Situationen nicht bedeutungslos,
insofern sie erhebliche Wirkungen auf die innere Sekretion, das vegetative System
usw. haben. Gleichwohl hält KORNHUBER mit K. SCHNEIDER, KOLLE, SCHRAPPE,
SCHULTE u. a. Psychosen als Schädigungsfolgen für sehr selten. — Lediglich eine
„pathoplastische Färbung" der Psychosen durch das „besondere Milieu" der
Gefangenschaft wird von ROMMELSPACHER in einer Übersicht an 266 in der
Gefangenschaft psychiatrisch Erkrankten bemerkt. Ähnlich äußert sich MARKER
über paranoid und depressiv gefärbte Psychosen bei Flüchtlingen und Entwurzelten unmittelbar nach dem Kriegsende. — SCHMITZ legt das Gewicht auf die
somatischen Provokationsfaktoren; die Gefangenschaft als Belastungs-Situation
kann nur *neben* diesen Faktoren berücksichtigt werden, und zwar dann, wenn ihre
Erlebnisseite eine pathoplastische Funktion in der Psychose übernimmt oder wenn
aus der prämorbiden Persönlichkeitsstruktur erschlossen werden kann, daß für
sie die Isolierung von der Außenwelt besonders belastend sein mußte. — GOTT-
SCHICK untersuchte 800 deutsche Gefangene in amerikanischen Lagern (1944/46)
und beschreibt eine auffällig große Zahl „schizoformer Erkrankungen" und Wahnbildungen und stuporös-depressiver Bilder. Wir sahen bereits oben, daß dieser
Autor darin vielfach keine „endogenen" Schizophrenien sieht, sondern reaktiv-
schizophrene Zustände. KORNHUBER findet bei Durchsicht des GOTTSCHICKschen
Materials eine starke Diskrepanz von Anlässen und abstrusem psychotischem

Reagieren, ein Weiterbestehen der Psychose nach Entfernung aus der belastenden Lageratmosphäre und ein gutes Ansprechen auf Elektroschocktherapie, Sachverhalte, die ihn zur Annahme echter schizophrener Schübe mit relativ guter Remissionstendenz veranlassen. — (Auf die früher intensiv diskutierten Haft- und Degenerationspsychosen gehen wir hier nicht ein, da die damaligen diagnostischen Unterteilungen heute nicht mehr gebräuchlich sind. Es erlauben auch weder der Belastungstyp der Strafhaft noch die Population der Häftlinge fruchtbare Vergleiche zu den Gegebenheiten unseres Materials.)

2. **Beobachtungen über Psychosen während der Verfolgungssituation und der Nachkriegsjahre.** Beobachtungen über *Psychosen während der Verfolgungssituation* selbst konnten naturgemäß nur unsystematische Eindrücke wiedergeben. Daß Psychotiker sofort der Vergasung anheimfielen, ist immer wieder betont worden und aus der Terrordynamik der Lager unmittelbar einleuchtend. Der vielzitierte Befund von KRAL, der im psychiatrischen Dienst des Lagers Theresienstadt nur selten Psychosen sah, ist bei der besonderen Organisation dieses Lagers nicht ohne weiteres repräsentativ für andere Verfolgtengruppen. STOKVIS sah bei der ambulanten Betreuung deportationsbedrohter holländischer Juden vor allem erlebnisreaktive Bilder, aber auch Verschlechterungen Schizophrener und eine Umwandlung der Symptomatik in Richtung des Paranoids.

Die statistischen Erhebungen an Verfolgten während der Nachkriegsjahre blieben — was die Psychosen angeht — vieldeutig. HELLWEG-LARSEN u. Mitarb. fanden bei 1282 überlebenden dänischen Konzentrationslagerinsassen (überwiegend politisch Verfolgte) im Endstadium der Hungerkrankheit schizophrenieartige exogene Psychosen, kaum endogen-psychotische Zustände. Dagegen hat EITINGER an einer norwegischen Population verfolgter Nachkriegsemigranten (1879 stationär psychiatrisch behandelte Fälle in der Zeit vom 1. Januar 1946 bis 31. Dezember 1955) eine gegenüber der norwegischen Durchschnittsbevölkerung fünffach erhöhte psychotische Morbiditätsrate festgestellt. Fehlerquellen ergeben sich dabei aus den benutzten diagnostischen Standards, aus der erhöhten Migrationsrate präpsychotischer und psychotischer Verfolgter schlechthin, aus der begrenzten Vergleichbarkeit zur Kontrollgruppe usw. EITINGER glaubt sich bei Anerkennung aller methodischen Schwierigkeiten gleichwohl zu dem Schluß berechtigt, daß Entwurzelung und Isolierung im Einwanderungsland usw. die Entstehung von „psychotischen Bildern mit Verwirrtheit und Verfolgungswahn" begünstigen. Erbpsychiatrische Erhebungen LANGs an 80 in die Schweiz emigrierten jüdischen Flüchtlingen der gehobenen Sozialklasse (mitsamt Verwandten 1360 Probanden) ergaben, daß diese Sondergruppe im Hinblick auf psychiatrische Belastungen eher eine positive Auslese darstellt. Man wird für die von EITINGER untersuchte Population nicht ohne weiteres eine ähnliche erbbiologische Struktur voraussetzen können. Die in der älteren psychiatrischen Literatur gelegentlich vertretene Auffassung, bei Juden liege die Erkrankungshäufigkeit an Psychosen, insbesondere an affektiven Psychosen, höher als bei anderen Bevölkerungsteilen, ist empirisch bisher nie gesichert worden. ROBERTS u. MYERS zeigten in einem neueren Zensus über 2000 Patienten der USA, die sich 1950 in psychiatrischer Behandlung befanden, daß bei Juden keine Häufung affektiver Psychosen gegeben war. Die relative Häufung neurotischer Störungen bei Juden (höher bei Einge-

sessenen als bei Immigranten) erklärt sich zwanglos aus der größeren Aufge-
schlossenheit der jüdischen Bevölkerung für Psychotherapie bzw. aus dem besseren
sozialen Status eingesessener jüdischer Bürger in den USA.

Mit MURPHY, welcher die gesamte statistisch-epidemiologische Literatur deportierter und emigrierter Verfolgter in der Nachkriegszeit analysierte, gelangt man
zu der Überzeugung, daß die Verfolgungszeit selbst nicht mit einer statistisch
faßbaren Anhebung der Psychosenrate einherging. Ein Hochschnellen psychiatrischer Aufnahmeziffern war festzustellen, als sich die Verfolgten aus der protektiv-
isolierenden Umgebung der DP-Lager in die jeweiligen Einwanderungsländer
ergossen (für diesen eigentümlichen Sachverhalt siehe die Diskussion der sozial-
psychologisch-psychohygienischen Bedeutung der DP-Lager S. 139ff). So betont
dann MURPHY vor allem den Zusammenhang der Psychosen mit dem sozialen
Umbruch der Emigration, welcher einerseits eine große Fähigkeit zur Umanpassung
verlange, andererseits aber ohne klare Maßstäbe der besonderen Weisen solcher Anpassung geleistet werden müsse (vgl. auch die ähnlichen Überlegungen WEINBERGS
an Hand einer israelischen Emigrantengruppe S. 56). EVRARD findet bei den Schizophrenien Entwurzelter ausschließlich paranoide Syndrome und bezieht diesen
Sachverhalt auf das Einwirken der sozialen Isolierung.

3. Gutachtliche Erfahrungen. *Gutachtliche Daten* zur Frage des Verfolgungszusammenhanges der Psychosen wurden außer von KOLLE und KLUGE sowie GREVE
und RUFFIN nicht mitgeteilt. Alle Autoren legen mit Recht den Akzent auf die
zahlenmäßig überwiegenden, in ihrer möglichen Verfolgungsbedingtheit eviden-
teren erlebnisreaktiven und organischen Schädigungen. KLUGE sah die endogenen
Depressionen seines Gutachtenmaterials (12% unter 60 Aktengutachten) als ver-
folgungsunabhängig an. Er beschreibt jedoch eine Sondergruppe „chronischer
Depressionen mit organischen Zügen" (27%), deren Verfolgungsbedingtheit vorwiegend aus somatischen Belastungen hergeleitet wird. Es handelt sich hier
durchaus um *psychotische* Verfassungen; sie werden vom Autor auch gegen die
mehr reaktiv betonten „chronischen Entwurzelungsdepressionen" abgehoben.
Schizophrenien fehlten offensichtlich in KLUGES Material. KOLLE, welcher die
endogenen Depressionen seines Gutachtenmaterials (6 Fälle bei 216 Gutachten
der Jahre 1953 bis 1956) offensichtlich nach schärferen diagnostischen Kriterien
aussonderte, entschloß sich zweimal zur Anerkennung des Verfolgungszusammenhanges. Schizophrenien (3 Fälle) wurden von ihm dagegen abgelehnt. Im Prinzip
aber mahnt KOLLE für die Begutachtung Schizophrener zur vorsichtigen Abwägung, insbesondere auch im Hinblick auf die erheblichen Diskordanzraten der
Zwillingsforschung. Er anerkennt die Mitbeteiligung von Umweltschäden bei der
Manifestation schizophrener Symptome und vertrat im Falle eines dystrophie-
geschädigten früheren Gefangenen mit einer abnormen Heimkehrreaktion die
Auffassung, daß dessen unmittelbar nach der Heimkehr einsetzende Schizophrenie
durch Gefangenschaftseinflüsse wesentlich mitverursacht wurde. GREVE u. RUFFIN
anerkannten bei vier Schizophrenen einmal, bei neun Cyclothymen dagegen
siebenmal den Zusammenhang mit der Verfolgung.

Leider sind kasuistische Mitteilungen über Psychosen bei Verfolgten selten.
Außer eigenen früheren Publikationen eines paranoiden Grenzfalles (v. BAEYER
und KISKER), einer im KL ausgebrochenen Schizophrenie eines polnischen Studenten

(KISKER[1]), sowie Fällen von MARCH und CREMERIUS sind uns keine ausführlichen
Schilderungen bekannt. Da uns die Diskussion vor allem anhand einer kasuistischen
Entfaltung der individuellen Bio- und Psychodynamik weiterzuführen scheint,
werden wir diese Lücken durch Falldarstellungen unten auszufüllen suchen.

Neben statistischen und kasuistischen Belegen sind von großem Interesse die
aus dem allgemeinen Eindruck schöpfenden Erfahrungen weiterer Kliniker. Sie
werden in der Entschädigungsbegutachtung Psychotischer nicht differenziert
genug berücksichtigt und gehen oft im Sog, der die Routinebegutachtung zur
dogmatischen Beurteilung treibt, unter. Man erinnert sich zu selten an die Bemerkungen BONHOEFFERS nach dem letzten Kriege, die der „grundsätzlichen Frage"
gelten, „ob ein Zusammenwirken exzessiven affektiven Erlebens und körperlicher
Qual Psychosen hervorrufen kann". Er sieht eine „Grenze der psychischen Tragfähigkeit für das Individuum" bei einem „Übermaß künstlich herbeigeführter,
körperlich quälender, persönlichkeitsentwürdigender Prozeduren" und beschreibt
kurzdauernde Halluzinosen nach Geständniserpressungen, Folterungen, Bedrohung der Angehörigen usw. BÜRGER-PRINZ hat eindringlich auf die Bedeutung
der „Entwurzelung ganzer Populationen" für das reaktive Ingangkommen
depressiver Erkrankungen, „die ganz im Stile endogener weiterlaufen", hingewiesen. Gegenüber den situativ motivierten Entwurzelungsdepressionen sieht er
bei diesen Depressionsformen, die das „grundsätzliche Symptomenensemble endogener Depressionen" bieten können, wie hier „die Konfliktmasse selbst sich in
Vitalstörungen umsetzt ...". Ganz ähnlich beobachtete RUFFIN „Entwurzelungs-
melancholien" mit dem Gepräge der endogenen Depression, aber ohne phasenhafte
Antezedentien, prädepressive Abnormitäten oder somatische Einschläge bei
erfolgreichen Persönlichkeiten der älteren Generation, welche unter den Massen-
phänomenen der Entwurzelung (KL, chronische Demütigung, Vertreibung,
Flucht) Bilder mit Schlafstörungen, hypochondrischen Manifestationen, Verar-
mungsideen, Lebensangst und Unlust, Menschenscheu und tiefer monotoner Ver-
sorgtheit entwickelten. Die Vitalisierung chronischer reaktiver Depressionen wird
auch von WEITBRECHT und LEHMANN betont. WEITBRECHT sieht allerdings Provokationen von Schizophrenien durch die Verfolgung überaus selten. Daß so wenig
Verfolgte zu Paranoiden wurden, wiewohl die „unvorstellbare Isolierung jüdischer
Menschen inmitten des Mordgesindels einen so unmenschlichen Grad von Entbergung" darstellte, wird für WEITBRECHT zu einer Stütze für die Annahme, daß
die Stabilität der Ich-Grenze, deren Läsion schizophrenen Zerfall bewirkt, größer
ist als diejenige der Stimmungs- und Antriebsregulationen. W. SCHULTE bezieht
in einem Vergleich der Erfahrungen des jetzigen mit dem früheren Kriege dagegen
auch die Provozierung und Mitverursachung schizophrener Psychosen ein. Für
Verfolgte gilt allgemein seine Feststellung, daß psychische Einwirkungen dann
bedeutungsvoll sind, „wenn sie sich auf körperliche Schädigungen, Strapazen und
Intoxikationen, Abmagerungen und Auszehrungen aufpfropfen". Ähnlich abwä-
gend sehen GREVE u. RUFFIN, „daß es auch im Beginn und Vorstadium eines
schizophrenen Prozesses günstige und ungünstige Welt- und Umweltbezüge und
Konstellationen geben könnte, die dem Manifestwerden sowie der Ausgestaltung
einer Schizophrenie förderlich sind oder sich hierbei hemmend auswirken könn-

---

[1] In: Erlebniswandel des Schizophrenen. Springer: Berlin-Göttingen-Heidelberg 1960,
Pat. D., S. 103ff.

ten .... Auch bei der Annahme eines in der Hauptsache anlagebedingten, vielleicht letztlich somatischen Leidens könnte diese Hypothese ... im Sinne einer Mitverursachung Geltung haben''.

Aus allem ergibt sich, daß der Zusammenhang von Verfolgung und Psychose nicht dogmatisch nach einer „Lehrmeinung'', sondern differenzierend in kritischer und theoretisch unvoreingenommener Abschätzung aller im Einzelfall ins Spiel kommenden Faktoren zu beurteilen ist. Mit Absicht wurde hier von uns nicht die antikonstitutionell-psychodynamische „Lehrmeinung'' angloamerikanischer Autoren über die Psychosen-Pathogenese herangezogen, welchen (wie auch vereinzelten deutschsprachigen Forschern) diese Erkrankung vielfach als verzweifelter Ausweg Einzelner aus einer sonst unerträglichen sozialen Umwelt erscheint. Gerade die kontinentale psychiatrische Tradition mit der ihr eigentümlichen Sorgfalt in der Abschätzung des Vorgegebenen und Widerfahrenen scheint eine differenzierte Sicht auf die hier gestellte Aufgabe zu ermöglichen. Angesichts der besonderen Erschütterungen der Verfolgten wird sie die reservierte Vermutung von MAYER-GROSS über den „Ausweg in die Psychose'' unter einer „Anhäufung äußerer und innerer Konflikte'' besonders ernst nehmen müssen. Wie immer man auch nosologisch-systematisch zur Aufgliederung von Kern- und Randpsychosen, von psychotischen Prozessen und psychotischen Entwicklungen oder Reaktionen, von genuinen und Pseudo-Psychosen usw. stehen mag, eine pathogenetische und auch diagnostische Differenzierung ist unumgänglich, wenn der Einzelfall konditionalanalytisch korrekt gewürdigt werden soll. Die Spezifität der psychotischen Symptome wird neuerdings mit Recht lebhaft in Frage gestellt (RÜMKE, WEITBRECHT, BRONISCH, ZEH u. a.). Damit rücken die Gesichtspunkte der Verlaufsgestalt der Psychose und ihrer erlebnismäßigen Querschnittstruktur als diagnostische und pathogenetische Kriterien in ein neues Licht. Den Verzahnungen des Verlaufes und der Querschnittsdynamik mit dem Situativen nachzugehen, bildet bei der Begutachtung der Psychosen die entscheidende Aufgabe. Sie ist zuletzt von ZUTT überzeugend formuliert worden: „Achtet man auf solche Zusammenhänge, so ist es auch gar nichts Ungewöhnliches, daß Lebensschicksal und Psychose in unübersehbarer Weise ... miteinander verwoben sind. Man kann diese Verwobenheit für unwesentlich halten, man kann sie als zufälliges Zusammentreffen von Lebensschwierigkeiten mit einer Erkrankung abtun oder als Auslösung einer Erkrankung durch körperliche Begleiterscheinungen von Aufregungen infolge von Konflikten. Ich gestehe, daß diese Betrachtungsweisen, die uns gelehrt wurden, die ich selbst gelehrt habe und nach der ich ärztlich gehandelt habe, auf die Dauer unter dem Eindruck der immer erneuten klinischen Erfahrung nicht überzeugen konnte.''

f) Rechtliche Voraussetzungen der Beurteilung

Es wurde oben bereits erwähnt, daß eine differenzierende Beurteilung der Psychosen, wie wir sie skizzierten, nicht zuletzt durch die besondere Fassung des BEG und die zur Problematik sog. *Anlageleiden* bisher ergangenen höchstrichterlichen Urteile gefordert wird. Die elastische Formulierung des Begriffes der „wesentlichen Mitverursachung'' (s. S. 354) ermöglicht grundsätzlich die Anerkennung des Verfolgungszusammenhanges bei bestimmten Formen und Verläufen auch endogener Psychosen, sofern sie den angegebenen Zusammenhangskriterien

(s. S. 295) genügen. Als „wesentlich" gilt eine Mitursache schon dann, wenn sie
zumindest zu einem Viertel oder zu weniger als 50% an der Gesamtverursachung
beteiligt, d. h. „nicht unbedeutend" ist (BGH-Urteile vom 6. Dezember 1957[1],
18. Mai 1960[2] und 30. Mai 1962[3]). Psychosen, zumindest die „endogenen" Kernformen, also bestimmte typisch cyclothyme und schizophrene Verläufe, wird
man mit HAND den vom BEG gemeinten, in ihm aber medizinisch nicht definierten
„anlagebedingten Leiden" zurechnen und damit dem psychiatrischen Wissen über
vorgegebene somato-psychische Bereitschaften im weitesten Sinne entsprechen.
Entscheidend ist nun eine Differenzierung *anlagebedingter Leiden in strengem Sinne*
von anderen anlagemäßig mitgeprägten Leiden, wie sie in einem Urteil des BGH
vom 18. Mai 1960[4] gegeben wurde. Als solche gelten Leiden, welche „nach Ablauf
einer gewissen Zeit seit der Verfolgung nur deshalb noch" fortbestehen, „weil eine
bei dem Geschädigten vorhandene abnorme seelische Veranlagung die Ausheilung
seines Gesundheitsschadens verhindert". Sie sind verfolgungsbedingt, wenn feststeht, daß sie auf einer manifest gewordenen krankhaften Anlage beruhen und
wenn weiter feststeht, daß sie auch ohne die Verfolgung schicksalhaft aufgrund
der Anlage, wenn auch möglicherweise später und in geringerem Ausmaß, ausgebrochen wären. Es ist HAND zuzustimmen, wenn er diese Bestimmung nur für
diejenigen extrem seltenen Erbkrankheiten gelten läßt, für welche ein eindeutiger
Erbgang nachgewiesen ist. Mit Recht wird von HAND auch die Umkehr der Beweislast gemäß BGH-Urteil vom 8. April 1959[5] und die vom Gutachter geforderte
Entscheidung, ob ein anlagebedingtes Leiden früher, in stärkerem Grade und in
welchem Zeitraum durch die Verfolgung verursacht wurde (BGH-Urteil vom
6. Dezember 1957[6]), nur auf diese engere Gruppe der Erbleiden bezogen. Offensichtlich umfaßt jedoch das oben zitierte BGH-Urteil vom 18. Mai 1960 auch
Anlageleiden *in weiterem Sinne*, d. h. nicht nur Leiden mit eindeutig bestimm-
barem Erbgang, sondern alle diejenigen Leiden, von denen feststeht, daß die
Erbanlage eine wesentliche Ursache ist, zu deren Manifestation aber die Verfolgung als adäquate weitere Ursache hinzutreten kann.

Ist die wesentliche Mitverursachung einer Psychose einmal festgestellt, so
gilt diese in ihrer Gesamtheit als Verfolgungsleiden und ihre gesamten erwerbsmindernden Konsequenzen sind als verfolgungsbedingt anzusehen. Die in Entschädigungsgutachten bei Psychosen vielfach geübte Ursachenteilung oder die
Aufgliederung der Erwerbsbeeinträchtigung in einen verfolgungsbedingten und
verfolgungsunabhängigen Anteil ist also rechtlich nicht möglich, wenn eine wesentliche Mitverursachung des Anlageleidens im Sinne seiner *Entstehung* durch Ver-

---

[1] RzW 9, 196 (1958).

[2] RzW 11, 453 (1960). Der Begriff der „wesentlichen Mitverursachung" wurde in einem
weiteren BGH-Urteil vom 15. Oktober 1958 (RzW 10, 91 [1959]) noch auf einer ganz andersartigen Argumentationsebene definiert: „Eine wesentliche Mitverursachung im Sinne des
§ 4 2 DV-BEG ist dann anzunehmen, wenn der verfolgungsbedingte Anteil der Gesamtminde-
rung der Erwerbsfähigkeit mindestens 25% beträgt". Die Beweisbeschlüsse der auftrag-
gebenden Gerichte stützen sich bei der Bestimmung der wesentlichen Mitverursachung häufig
allein auf diese aus den *sozialen Konsequenzen* des Verfolgungsschadens entwickelte Definition.
Sie ist aber streng zu trennen von der oben genannten „ätiologischen" Definition des BGH.

[3] RzW 13, 425 (1962).

[4] RzW 11, 453 (1960).

[5] RzW 10, 333 (1959).

[6] RzW 9, 196 (1958).

folgungseinflüsse konstatiert wurde[1]. In diesem Falle ist auch eine zeitliche Begrenzung der Anerkennung des Zusammenhanges rechtlich nicht zulässig, da die einmalige Anstoßwirkung der Verfolgung auf die Manifestation genügt, um — juristisch gesehen — den gesamten Verlauf des Leidens zu determinieren. Dies ergibt sich ebenfalls aus dem bereits häufiger zitierten BGH-Urteil vom 18. Mai 1960, welches ausführt, daß ein nur aufgrund einer abnormen seelischen Veranlagung auch nach der Verfolgung fortbestehendes Leiden auch dann verfolgungsbedingt ist, wenn feststeht, daß die abnorme Veranlagung durch die Verfolgung manifest wurde und nicht feststeht, daß sie auch ohne die Verfolgung wirksam wurde. Für diese Voraussetzungen genügt nach dem Urteil des BGH die einfache Wahrscheinlichkeit. Insofern der Gutachter in einer differenzierenden Beurteilung der einzelnen Faktoren zwar die Bedingungen der Manifestation der Psychose positiv und mit einiger Wahrscheinlichkeit aufweisen kann, in der Regel aber den negativen Beweis, daß die Psychose auch ohne die Verfolgung aufgetreten wäre, schuldig bleiben muß, läßt sich die zweite Voraussetzung des BGH-Urteils gutachtlich kaum erfüllen. Man wird jedoch in diesem Punkt — VENZLAFF hat sich für die Schizophrenie-Begutachtung ähnlich ausgesprochen — die positive Charakterisierung der Manifestationsbedingungen medizinisch für ausreichend halten, einen Verfolgungszusammenhang annehmen und die Bewertung der Lücke in der geforderten negativen Argumentation rechtlicher Würdigung überlassen.

Solche Überlegungen ergeben sich für die Mehrzahl chronischer Psychosen, wenn, wie häufig, der Nachweis des Erkrankungsbeginnes *während oder unmittelbar* (d. h. bis 8 Monate) *nach* der Verfolgung nicht zu führen ist. Ist dies aber der Fall, so genügt schon die Vermutung des § 28, Abs. 2 BEG in Verbindung mit § 15 BEG zur Zusammenhangsfeststellung. Immerhin wird der Gutachter auch in solchen Fällen beurteilen müssen, ob die *heute* bestehende Psychose noch mit der „damals erlittenen Schädigung", also der initialen Psychose in Zusammenhang steht[2].

Aufteilung der Ursachen, deren Erwerbsminderung und zeitliche Begrenzung der Anerkennung sind bei Psychosen (sofern es sich um chronische Anlageleiden handelt) dann zu diskutieren, wenn es um die Frage der vorübergehenden abgrenzbar

---

[1] HEBENSTREIT hebt die juristischen Hintergründe einer andersartigen Behandlung der Anlageleiden heraus. Das Entschädigungsrecht orientiert sich auf weite Strecken an den bewährten Regeln des Versicherungs- und Versorgungswesens und geht erst dort eigene Wege, wenn neben die Verfolgung als Ursache eines Leidens ein anderer Kausalfaktor tritt. Für die richtunggebende Verschlimmerung vorhandener Leiden und die Überführung einer Anlage in ein reales Leiden (wesentliche Mitverursachung) wird eine Bewertung nach *qualitativen* Maßstäben eingeführt. Die neue Qualität gilt als neuer Tatbestand und wird daher in vollem Umfang als Verfolgungsschaden anerkannt, ohne daß es auf eine quantitative Abgrenzung des Verfolgungsanteils noch ankommt. HEBENSTREIT fährt hier fort: „Leider stößt diese Wendung vom quantitativen zum qualitativen Denken in der Praxis auf Widerstand. Ein großer Teil der ärztlichen Gutachter ist zwar bereit, die schon aus dem Versorgungsrecht bekannte richtunggebende Verschlimmerung zu respektieren. Er glaubt aber, im Falle des § 4 DV einen Widerspruch darin erblicken zu müssen, daß ein eindeutig anlagebedingtes Leiden als verfolgungsbedingt entstanden angesehen werden soll. Der vermeintliche Gewissenskonflikt ist um so schwerer, als viele Gutachter mit der juristischen Methode der Fiktion nicht vertraut sind und deshalb die Formel ‚gilt als . . .' für eine Tatsachenbehauptung halten. Um dieser Schwierigkeit auszuweichen, verfährt man daher nach versorgungsrechtlicher Praxis, indem man auch hier von Verschlimmerung spricht und damit zu einer anteiligen Anerkennung kommt. Die Unhaltbarkeit dieses Verfahrens hat der BGH mit Recht hervorgehoben."

[2] BGH-Urteil vom 25. September 1957 RzW **9**, 20 (1958).

anhaltenden oder richtunggebenden *Verschlimmerung eines vorbestehenden Leidens* geht[1]. § 28, Abs. 3 BEG führt dazu aus, daß „die bloße Anlage zu einem Leiden . . ., von der noch ungewiß ist, ob sie jemals zur Manifestation . . . gelangen wird" im Rechtssinne „noch kein Leiden" darstellt. Für die Diskussion einer Verschlimmerung ist also gefordert, daß die Psychose bereits vor der Verfolgung manifest war. Bei der Feststellung einer richtunggebenden Verschlimmerung, also eines belangvollen Wandels der Verlaufsrichtung der Psychose unter der Verfolgung, gilt das Leiden *im vollen Umfang* als Verfolgungsschaden. In diesem Zusammenhang ist immer auch zu prüfen, inwiefern durch ein *Fehlen angemessener psychiatrischer Behandlung* der Verlauf der Psychose beeinflußt wurde.

Die *Wahrscheinlichkeitsanforderung*, welche an die Beurteilung des Verfolgungszusammenhanges gestellt wird, ist nicht bei allen anlagebedingten Leiden von gleicher Strenge. Für einige Anlageleiden genügt hierzu nicht die einfache Wahrscheinlichkeit (juristisch: es müssen mehr oder ebenso viele Ursachen dafür als dagegen sprechen[2]), sondern es ist eine an Sicherheit grenzende Wahrscheinlichkeit verlangt. In dem schon zitierten Urteil vom 25. September 1957 hatte sich der BGH auch für Anlageleiden noch mit der einfachen Wahrscheinlichkeit begnügt. In einem Urteil vom 6. Dezember 1957[3] und einem Beschluß vom 8. April 1959[4] hatte der BGH die Umkehr der Beweislast auf den Verfolgten — und damit die Forderung nach Erweis einer vollen Wahrscheinlichkeit — nahegelegt für Fälle, bei welchen die Anlage alleinige — wenn auch verspätete — Ursache des Leidens sein kann. Das hatte nach der Darstellung von HEBENSTREIT, welchem wir hier folgen, in der Praxis der Entschädigungsorgane zu Verallgemeinerungen geführt, derart, daß bei *allen* anlagebedingten Leiden die Beweislast auf den Verfolgten verlagert wurde. Der BGH sah sich daraufhin auch mit Rücksicht auf sein Urteil vom 15. Oktober 1958[5] veranlaßt, dem einen Riegel vorzuschieben. Im Urteil vom 18. Mai 1960[6] stellt er klar, daß nur *einige* anlagebedingte Leiden, nämlich die Anlageleiden „im eigentlichen Sinne" mit der erforderlichen Sicherheit als alleinige Ursachen in Betracht kommen. Wir haben schon darauf hingewiesen, daß auf dem Gebiet der Neuropsychiatrie nur die extrem seltenen Erbleiden mit evidentem, dominantem oder recessivem Erbgang als Anlageleiden „im eigentlichen Sinne" gelten können. Für die Psychosen kann dies in der Regel nicht behauptet werden; sie fallen daher aus der Beweislastumkehr und der erhöhten Wahrscheinlichkeitsanforderung heraus. Erst recht gilt das für die erlebnisreaktiv-neurotischen Zustände. Der Gutachter hat dies besonders zu beachten, da der größere Teil der Gerichte von dieser Interpretation des BGH keine Kenntnis nimmt und die Formulierungen der Beweisbeschlüsse nach wie vor die erhöhte Beweisanforderung ausdrückt, ohne die Anlageleiden, der höchstrichterlichen Rechtsprechung gemäß, zu differenzieren. Mit Recht macht

---

[1] BGH-Urteil vom 29. Februar 1956: „Ist ein anlagebedingtes Leiden durch Verfolgungsmaßnahmen verschlimmert worden, so gilt nur diese Verschlimmerung als Verfolgungsschaden. Ein Entschädigungsanspruch besteht nur, wenn die Verschlimmerung die Erwerbsfähigkeit um mindestens 30% vermindert hat." RzW 7, 181 (1956).

[2] BGH-Urteil vom 25. September 1957 RzW 9, 20 (1958).

[3] RzW 9, 196 (1958).

[4] RzW 10, 333 (1959).

[5] RzW 10, 91 (1959).

[6] RzW 11, 453 (1960).

auch HEBENSTREIT darauf aufmerksam, daß der Kreis der Anlageleiden „im eigentlichen Sinne" extrem klein sei, und daß ihm jedenfalls keines der Leiden angehöre, mit denen der BGH bisher befaßt gewesen sei. Da jedoch der BGH durchaus auch mit Psychosen befaßt war, darf auch hieraus geschlossen werden, daß mit der engeren Fassung der Anlageleiden Psychosen *nicht* generell gemeint sein können.

Um diesen für die Beurteilung entscheidenden Punkt noch einmal hervorzuheben: Nur bei Anlageleiden im strengen Sinne ist der volle Beweis der wesentlichen Mitverursachung durch Verfolgungseinflüsse zu erbringen. Bei allen anderen anlagebedingten und nicht anlagebedingten — und also auch psychotischen — Leiden genügt die *einfache Wahrscheinlichkeit*, soweit zugunsten des Verfolgten nicht bereits die gesetzliche Vermutung über den Zusammenhang zum Zuge kommt. Im gleichen Sinne äußert sich auch WEISS.

Bis zum Bekanntwerden des BGH-Urteils vom 18. Mai 1960 und der darin gegebenen Differenzierung der Anlageleiden sah sich der Gutachter regelmäßig in großen Schwierigkeiten, wenn seinen Zusammenhangsfeststellungen eine „an Sicherheit grenzende Wahrscheinlichkeit" abverlangt wurde. Hatte er eine neurotische Fehlhaltung oder eine Psychose, seiner wissenschaftlichen Überzeugung entsprechend, in ihrer anlagemäßigen Mitbedingtheit herausgestellt, so war die Wahrscheinlichkeitsanforderung in bezug auf die wesentliche Mitverursachung durch Verfolgungseinflüsse oft nur durch einen restriktiven Hinweis auf die methodischen Grenzen des psychiatrischen Fachgebietes zu erfüllen. Wir wiesen in solchen Fällen darauf hin, daß unsere Feststellung nur unter Beachtung der prinzipiellen „Unexaktheit" psychiatrischer Urteile zu treffen sei. Eine Entschädigungsbehörde antwortete denn auch auf unsere besorgte Anfrage, daß „ein unwiderlegbarer und exakter Nachweis im naturwissenschaftlichen Sinne nicht verlangt" werde. Die durch das BGH-Urteil vom 18. Mai 1960 geschaffene Rechtslage erleichtert nun die Beurteilung der Psychosen und erspart dem Gutachter auf diesem schwierigen Gebiet haarspalterische Aussagen zur Wahrscheinlichkeit.

Wir gingen auf die rechtliche Bewertung der anlagebedingten Leiden[1] hier deswegen so ausführlich ein, weil viele Gutachter die Konsequenzen, welche sich daraus für die *Psychosen* ergeben, nicht kennen oder falsch einschätzen. In bezug auf die Neurosen und erlebnisreaktiven Folgezustände ist zwar jetzt weitgehend die Einsicht in die Unterschiede zwischen Entschädigungsrecht einerseits, Versorgungs- und Versicherungsrecht andererseits durchgedrungen, nicht jedoch für die Psychosen. Zu wie großer Kritik und Vorsicht der Gutachter auch bei der Bewertung gerade der endogenen Psychosen verpflichtet ist — er wird von den Rechtsbestimmungen zu einer differenzierenden Einschätzung ihrer vorgegebenen Manifestationspenetranz, ihrer Mitverursachung und Mitformung durch situative Faktoren veranlaßt und muß dabei die Schablonen aus anderen Begutachtungszweigen ablegen.

Faßt man den Anlagebegriff weit, so könnte ihm auch zugerechnet werden die Summe jener Dispositionen, welche sich aus ungünstigen situativen Einwirkungen in der frühen Kindheit ergibt. Solche Faktoren, in der Psychodynamik der Neurosen seit langem bekannt, werden heute auch für bestimmte Gruppen

---

[1] Aus allgemein-medizinischer Sicht wurde diese Problematik kürzlich von JACOB dargestellt.

von Psychosen ernsthaft erörtert. Es empfiehlt sich jedoch hier, ähnlich wie bei der Beurteilung erlebnisreaktiver Fehlhaltungen, die vor der Verfolgung einwirkenden situativen *Prägungen* von *angelegten* hereditären, somatischen und charakterologischen Bedingungen zu differenzieren.

g) Statistische Daten

Im allgemein-statistischen Teil (s. S. 127) wurde bereits bemerkt, daß der Anteil der Psychosen in unserem Material (71 Fälle, 14,2%) im Vergleich zu Mitteilungen anderer Autoren relativ hoch liegt. Auslesefaktoren heterogener Art sind hierfür verantwortlich. Wir können uns ihre Analyse hier ersparen, da kein Schluß auf eine Häufung der Psychosen bei Verfolgten beabsichtigt ist. Schizophrenien, wozu wir ohne Rücksicht auf den Verlauf alle Bilder mit Symptomen ersten Ranges im Sinne K. SCHNEIDERs rechneten, überwiegen die übrigen Psychosen absolut (37 Fälle, 7,4% aller Begutachteten). Die 18 Cyclothymen bei unseren Untersuchten (3,6%) wurden diagnostisch scharf gefaßt. Vitalisierte neurotische oder Entwurzelungs-Depressionen ordneten wir den erlebnisreaktiven depressiven Syndromen zu, um die Frage nach dem Verfolgungszusammenhang für cyclothyme Kernfälle prägnant zu halten. In zwei Fällen war eine diagnostische Zuordnung zu Schizophrenien oder Cyclothymien nicht möglich. 14 Untersuchte (2,8%) waren als phasenspezifische Psychosen des Rückbildungsalters aufzufassen.

Die Verteilung der einzelnen Psychosen auf die Verfolgungsbelastungen (s. Tab. 18, S. 131) ergibt für die Schizophrenien ganz unterschiedliche Verhältnisse.

Unsere Cyclothymien weisen nahezu ausschließlich die Belastungsart der Diskreditierung und (weit geringer) diejenige des Verstecks, und zwar jeweils leichtere Betroffenheitsgrade auf. Bei Schizophrenien überwiegen bei gleichmäßiger Verteilung auf die vier Verfolgungsarten eindeutig die schwereren Betroffenheitsgrade. Dies gilt auch dann, wenn man die durchschnittliche Verteilung der Verfolgungsbelastungen in unserem Untersuchungsgut berücksichtigt. Auch bei den Involutionspsychosen ist (außer der Verfolgungsart D) ein Überwiegen der schwereren Belastungen feststellbar. Man wird diese Korrelationen nicht überschätzen, wenn man die Hypothese an sie heranträgt, die unter Umständen pathogenetisch bedeutsame Verfolgungscharakteristik Cyclothymer liege mehr in der Infragestellung von Ansehen, Habe und Heimat (bei der Gruppe D I handelt es sich zumeist um Vorkriegs-Emigrationen wohlsituierter und ,,assimilierter" Juden des Mittelstandes), diejenige Schizophrener vor allem im totalen Zusammenbruch mitmenschlicher Ordnungen und in der langjährigen elementaren Bedrohung der leiblichen und persönlichen Sicherheit. Weitergehende Entscheidungen sind an Hand unserer statistischen Daten kaum möglich. Man erinnert sich in diesem Zusammenhang auch des Versuches WEITBRECHTs, die relative Häufigkeit chronischer, vital gefärbter reaktiver Depressionen bei Verfolgten und die Seltenheit (?) schizophrener Zustände damit zu erklären, daß die der Stimmungsregulation dienenden psychophysischen Apparate durch situative Belastungen leichter tangierbar seien als die der Ich-Identität dienenden. Unsere Befunde könnten eine solche quantitative Belastungs-Hypothese stützen, da die Belastungen Schizophrener tatsächlich gravierender zu sein scheinen. Die Häufung schwerer Verfolgungsbelastungen läßt jedoch nicht von vornherein ausschließen, daß es spezifische situative Belastungen gibt, welche die Ich-Identität im Sinne WEITBRECHTs erschüttern und damit Einfluß auf das Ingangkommen der schizophrenen Ich-Störung nehmen.

Man wird in den diskutierten statistischen Beziehungen vorerst nur einen Hinweis sehen. Daß die Belastungsverteilung bei angstneurotischen Syndromen (s. S. 132) ähnlich wie bei Schizophrenen aussieht, gibt zu denken und macht einspurige pathogenetische Hypothesen unglaubhaft. Will man sich nicht auf die Unspezifität der Belastungen und die Disposition zur Psychose als Erklärungen zurückziehen, so bleibt vor allem die Evidenz sorgfältiger kasuistischer Erfahrungen. Darin wird das vielgliedrige pathogenetische Geschehen in der geringsten Verkürzung zugänglich.

Zahlenangaben zur *Beurteilung des Verfolgungszusammenhanges* der Psychosen seien schon hier vorweggenommen (s. Tab. 62). Bei 71 Psychosen wurde in 29 Fällen ein Verfolgungszusammenhang anerkannt, in 42 Fällen abgelehnt. Während bei allen übrigen Psychosen die abgelehnten Fälle weit überwiegen, kehrt sich dies Verhältnis bei den Schizophrenien zugunsten der Anerkennungen um. Daueranerkennungen wurden bei Cyclothymien selten vorgenommen, bei Schizophrenien dagegen häufig.

Tabelle 62.
*Diagnostische Aufgliederung der 71 Psychosen
und Beurteilung ihres Verfolgungszusammenhanges*

Diagnosen	Zahl	ab-gelehnt	an-erkannt	auf dauernd	zeitlich be-grenzt	i. S. wesentl. Mitver-ursachung	i. S. richtungge-bender Ver-schlimmerung
Schizophrenien	37	16	21	19	2	19	2
Cyclothymien	18	11	7	2	5	5	2
Involutionspsychosen	14	13	1	1	—	1	—
Nicht klassifizierbare Psychosen	2	2	—	—	—	—	—
Psychosen insgesamt	71	42	29	21	8	25	4

Bevor wir diese Befunde näher erläutern, ist es notwendig, die wichtigsten *sozialen Daten* der Psychosen herauszuziehen (s. Tab. 63).

Das Durchschnittsalter zu Beginn der Verfolgung zeigt bei anerkannten und abgelehnten Schizophrenien keine verwertbaren Unterschiede. Es liegt deutlich niedriger als bei den Cyclothymien, zumal bei den anerkannten Fällen. Ein Verlust der Mehrzahl naher Angehöriger ist bei den anerkannten Schizophrenien sehr viel häufiger zu registrieren als in allen übrigen Gruppen; er tritt bei den anerkannten Cyclothymien ganz zurück. Auch Emigrationen nach dem Kriege, die einerseits auf eine vorangehende stärkere Verfolgungsbelastung, andererseits auf eine zusätzliche Umanpassungsleistung auf dem Hintergrund stärkerer Verfolgung verweisen, sind bei den anerkannten Schizophrenien relativ häufig und fehlen bei anerkannten Cyclothymien. Von 17 Fällen mit tiefreichender sozial-familiärer Isolierung nach der Verfolgung entfallen allein zwölf Fälle auf die anerkannten Schizophrenien. Bei den abgelehnten Schizophrenien kommt Isolierung nicht vor. Diese Verhältnisse sind bei den Cyclothymien weniger prägnant. Die Verteilung der Sozialklasse vor der Verfolgung läßt keine besonderen Schlüsse zu. Die

Tabelle 63.
Soziale Daten der Psychosen

Diagnosen		Gesamtzahl	Durchschnittsalter bei Verfolgungsbeginn	Verlust der Mehrzahl naher Angehöriger		Emigration			Sozial-familiäre Isolierung nach der Verfolgung		Sozialklasse vor der Verfolgung		
				ja	nein	vor dem Kriege	nach dem Kriege	keine	ja	nein	höhere	mittlere	untere
Schizophrenien	anerkannt	21	22	15	5	8	11	2	12	9	5	15	1
	abgelehnt	16	24	7	9	8	8	—	—	16	2	13	1
Cyclothymien	anerkannt	7	40	1	6	5	—	2	3	4	1	5	1
	abgelehnt	11	28	2	9	8	2	1	2	9	—	10	1
Involutionspsychosen	anerkannt	1	26	1	—	—	1	—	—	1	—	—	1
	abgelehnt	13	43	7	6	6	6	1	—	13	1	9	3
Nicht klassifizierbare Psychosen	anerkannt	—	—	—	—	—	—	—	—	—	—	—	—
	abgelehnt	2	34	1	1	2	—	—	—	2	—	2	—

Häufigkeit der oberen Stände bei den Schizophrenien entspricht bekannten epidemiologischen Erfahrungen.

Damit ergeben sich bereits aus dem rohen statistischen Überblick bestimmte Sozialprofile. Schizophrenien, deren Verfolgungszusammenhang bejaht wurde, waren erheblich jünger als die entsprechenden Cyclothymien, wiesen häufiger einen Verlust naher Angehöriger und eine soziale Isolierung nach der Verfolgung auf und hatten schwere Belastungen mit zusätzlichen späteren Eingliederungsanforderungen im Immigrationsland. Diese Unterschiede bestätigen unsere Überlegungen zu den schizophrenen und cyclothymen Anlaß-Situationen, die bei der Analyse der Verfolgungsbelastungen der Psychosen (s. S. 310) angestellt wurden.

Unter diesem Blickwinkel wird bis zu einem gewissen Grade auch die bei Cyclothymien sehr viel höhere Rate an Ablehnungen bzw. an zeitlich begrenzten Anerkennungen verständlich. Bei der vergleichsweise leichteren Belastungscharakteristik der Cyclothymien entschließt man sich weniger schnell zur Anerkennung als bei den verhältnismäßig schwereren Belastungen Schizophrener, sofern für beide Gruppen einmal andere wichtige Kriterien (zeitlicher und psychodynamischer Zusammenhang usw.) konstant gesetzt werden. Bedenkt man die oben zitierten Forschungen zur Unterschiedlichkeit der

Anlässe schizophrener und cyclothymer Psychosen, so stehen die hier ermittelten Differenzen der Belastungs- und Sozialdaten zu ihnen in einer guten Entsprechung. Zugespitzt läßt sich sagen: Die typische Anlaß-Situation Cyclothymer ist die Diskreditierung, der Verlust von Ansehen und Habe und die erzwungene Emigration vor dem Kriege, während diejenige des Schizophrenen im totalen Zusammenbruch des Familiengefüges in Kindheit, Pubertät oder Adoleszenz, der völligen Entbergung in KL, Ghetto oder Versteck, schließlich in der nach der Befreiung andauernden Isolierung besteht. Es wird kasuistisch zu zeigen sein, inwieweit diese Typen belastender Situationen konkrete Gültigkeit haben.

Für die unterschiedlichen Resultate bei der Begutachtung Schizophrener und Cyclothymer sind weiter auch klinische Gesichtspunkte bedeutsam. Der phasische Verlauf der Cyclothymien, der übrigens hier überwiegend zeitlich befristete Anerkennungen begründet, und ihre leibnahe Symptomatologie lassen in vielen Fällen eher an ein eigengesetzlich-endogenes Geschehen denken. Nicht zufällig ist die klassische Auslösungslehre an endogenen Depressionen und nicht an Schizophrenien entwickelt worden. Sieht man von der Randgruppe biographisch mitdeterminierter existentieller Depressionen im Sinne HÄFNERS einmal ab, so scheint das im übrigen so mechanische und psychopathologisch unangemessene Ausklinkungsmodell auf Cyclothymien gerade noch anwendbar. Der von KRANZ hervorgehobene „Autismus" cyclothymer Depressionen, die relative Einförmigkeit des endogen-depressiven Stils erschweren darüber hinaus noch die Aufdeckung einer psychodynamischen Verklammerung mit situativ-mitmenschlichen Belastungen.

Trotz ihres ungünstigeren Verlaufs stehen Schizophrenien von vornherein in einer engeren Beziehung zu personal-mitmenschlichen Konfliktquellen. Man könnte diese Relation geradezu umkehren und in der Weltoffenheit schizophrener Zustände, in ihrer großen situativen Formbarkeit (K. SCHNEIDER) oder der Tatsache, daß in der Schizophrenie immer das Ich des Betroffenen wesentlich verhandelt wird (L. BINSWANGER), eine unter anderen Bedingungen für die *Möglichkeit* ungünstigerer Verläufe erblicken. Solche und andere (oben diskutierte) Erwägungen haben sicher unsere Zusammenhangsbeurteilung bei den Schizophrenen unseres Materials mitgelenkt. Es kommt hinzu, daß der von uns verwendete Schizophrenie-Begriff weiter ist als unsere Cyclothymie-Fassung, also nicht nur deletär-progredient verlaufende Kernformen im Sinne LANGFELDTS, RÜMKES, EYS u. a. umfaßt, sondern auch vorübergehende Wahnsyndrome, langwährende schizophrene Krisen ohne Defektbildung usw., welche in der Schule KRETSCHMERS als Randpsychosen, in der angloamerikanischen Psychiatrie als „schizophrenic reaction" und „paranoid states", im französischen Raume als „bouffées délirantes aigues" klassifiziert würden. Da zahlreiche Übergänge zwischen Kern- und Randformen bestehen, schien es uns gerade unter der Fragestellung einer situativen Mitverursachung und Verlaufsformung zweckmäßig, mit K. SCHNEIDER und KRETSCHMER den übergreifenden Begriff der *Schizophrenien* beizubehalten und die situative Mitformung nicht allein den Randformen vorzubehalten, indem man sie als Entwicklungs-Pseudo-Schizophrenien aus der umfassenden Schizophrenie-Problematik herausnimmt. Für unser Vorgehen sprechen auch die statistischen Befunde bei denjenigen erlebnisreaktiven Syndromen unseres Materials, die den Schizophrenien am nächsten stehen. Autistische Entwicklungshemmungen, sensitiv-paranoide Fehlentwicklungen, zum Teil auch die dissozialen Syndrome weisen ähnliche Belastungs- und Sozialprofile auf wie unsere Schizophrenien (s. S. 132). Wie schwierig es sein kann, eine Grenze zwischen reaktiven und psychotischen Wahnbildungen gerade bei Verfolgten mit ihren Extremerfahrungen zu ziehen, haben wir an dem andernorts mitgeteilten Fall eines Jugendlichen mit einer extremen paranoiden Entwicklung aufgewiesen (s S. 220). Eine Unterscheidung nach den üblichen Kriterien von „Prozeß" und „Entwicklung" bleibt hier oft ganz künstlich, und man hat vielfach Anlaß, sowohl schizophrene Bilder als auch chronische Fehlhaltungen wahnhaft-sensitiven oder autistischen Gepräges als „psychische Prozesse" im Sinne der von HÄFNER durchgeführten Revision dieses Jasperschen Begriffes aufzufassen.

Wie die obige Tabelle erkennen läßt, wurde von 14 Involutionspsychosen lediglich in einem Falle ein Verfolgungszusammenhang anerkannt. Es handelt sich hier meist um verwaschen depressive, seltener um paranoide Zustände, die Jahre nach der Verfolgung in striktem Zusammenhang zur biosozialen Krisensituation des Rückbildungsalters auftraten. Diese Zustände sind in der Regel gut von den anders zu beurteilenden Entwurzelungsdepressionen, die sich vorzugsweise bei älteren Betroffenen nach der Verfolgung einstellten, und von sonstigen verfolgungsunabhängigen Altersneurosen zu unterscheiden.

Die Ablehnung des Verfolgungszusammenhanges einer Psychose ist nicht stets gleichbedeutend mit der Ablehnung sonstiger organischer oder erlebnisreaktiver Verfolgungskonsequenzen. Die in Klammern gesetzten Zahlen der Tabelle 16 (S. 128) orientieren über Kombinationen von Psychosen mit erlebnisreaktiven Syndromen. Bei phasisch verlaufenden Psychosen sind solche Abgrenzungen relativ leicht vorzunehmen. Schwieriger, aber bei genauer Kenntnis des Falles dennoch möglich, ist die Unterscheidung angstneurotischer oder depressiver Fehlhaltungen von den Prodromalerscheinungen einer Schizophrenie, diejenige asthenischer und anderer Fehlhaltungen von blanden schizophrenen Residualzuständen. Nicht selten ist festzustellen, daß die Gutachter ihr Augenmerk ganz auf die Beurteilung der Psychose richteten und dabei die Möglichkeit zusätzlicher erlebnisbedingter Schädigungen vernachlässigten.

h) Kasuistik

Die folgenden Fallschilderungen stehen unter dem Gedanken, die oben dargelegten Gründe für positive Beantwortungen der Frage nach dem Verfolgungszusammenhang durch konkrete Krankengeschichten zu belegen. Wir verzichten daher auf Mitteilungen über Psychosen, für welche ein Verfolgungszusammenhang nicht anzunehmen war. In dieser Richtung verfügt die Psychiatrie über genügend ausgearbeitete Argumente. Da uns Erfahrungen über andere Gutachten zeigten, daß Psychosen in der Regel nicht in einem ursächlichen Zusammenhang mit wie auch immer gearteten Verfolgungsbelastungen gebracht werden und daß die Begründung dafür kaum je auf den Sinn des Entschädigungsgesetzes und seiner Durchführungsverordnungen bezogen wird, ist es zweckmäßig, das kasuistische Material ausführlich darzustellen und die dabei auftretenden entschädigungsrechtlichen Fragen hervorzuheben. Im folgenden schildern wir in jeder diagnostischen Gruppe einige Fälle ausführlicher, während *alle* übrigen Fälle in Kurzform dargestellt werden. Die Beschränkung auf anerkannte Fälle kann im weniger aufmerksamen Leser den Eindruck einer einseitigen Beurteilung erwecken; er möge sich dabei der nicht hier, aber in den obigen Tabellen aufgeführten abgelehnten Fälle erinnern.

1. Schizophrenien. Wir beginnen mit sieben Kranken, die *im Kindesalter verfolgt* wurden. Es handelt sich überwiegend um chronisch verlaufende Schizophrenien.

Die seit 1944 in einem südfranzösischen psychiatrischen Hospital asylierte Patientin E. (443) ist jetzt 38 Jahre alt und wuchs als jüngstes von vier Kindern in einer in Deutschland ansässigen jüdischen Familie auf. Eine frühkindliche Hirnschädigung trat bereits in den ersten Lebensjahren in der Form eines intellektuellen Entwicklungsrückstandes und motorischer Ungeschicklichkeit in Erscheinung. In der Volksschule war das von den Eltern und Geschwistern sehr umsorgte Kind jedoch mit Nachhilfestunden zu halten. Aus der Familie sind belastende psychiatrische Erkrankungen nicht bekannt. Bei der Deportation der Familie in ein französisches Konzentrationslager 1940 stand Frl. E. im 15. Lebensjahr und war in ihrer Gesamtentwicklung zu dieser Zeit noch deutlich rückständig. Im Lager war die Patientin starker Aushungerung unterworfen und unter ganz unhygienischen Verhältnissen untergebracht. 1942 wurde die gesamte Familie mit Ausnahme von zwei überlebenden Geschwistern in ein Vernichtungslager deportiert, während Frl. E., damals wegen körperlicher Erschöpfung nicht transportfähig, zurückblieb. In dieser Zeit entwickelte die Patientin ein hebephrenes Bild mit affektiver Verarmung, Autismus, Nahrungsverweigerung und episodischen katatonen Erscheinungen. Sie wurde, nachdem sie auf freien Fuß gesetzt war, in Heimen und Asylen untergebracht. Eine Überführung in ein psychiatrisches Krankenhaus erfolgte erst 1944, da bei ihrem Status als Deutsche jüdischer Herkunft vorher die Gefahr der Vernichtung bestanden hätte. Während der nahezu zwanzigjährigen Hospitalisierung besteht ein gleichförmiges Bild mit Agitiertheit, Stereotypien, Freßsucht, halluzinatorischen Erscheinungen. Sie erinnert sich nicht an die Trennung von den Eltern, negiert ihr Aufwachsen in Deutschland, möchte nur französisch sprechen und weigert sich, die deutsch gehaltenen Briefe der Geschwister zu lesen. Bei allen Verhaltensauffälligkeiten ist sie im Krankenhaus befriedigend angepaßt. Das Personal ist ihr sehr zugetan. Über gleichgültige Themen kann sie sich adäquat und geordnet äußern. Weitergehende Fragen beantwortet sie mit mutistischer Sperrung.

In der Beurteilung wurde der *enge zeitliche Zusammenhang* der Schizophreniemanifestation mit den Lagerbelastungen und der Zerstörung der familiären Ordnung in den Mittelpunkt gestellt. Langjährige Verunsicherungen und Ängstigungen kumulierten in der Deportation und Lagerhaft, schließlich in der totalen Isolierung von allen bergenden mitmenschlichen Kontakten, auf welche dieses cerebral vorgeschädigte, retardierte Kind besonders angewiesen war. Bei der starken Gebundenheit an die Familie mußte die abrupte Trennung von Eltern und Geschwistern, der Verbleib in einer sprachfremden, feindlichen Welt die seelische Struktur der Betroffenen überfordern. Hereditäre Belastungen und auffällige prämorbide Züge waren nicht nachzuweisen. In der voranliegenden Hirnschädigung war kein das Auftreten der Schizophrenie begünstigender Faktor zu sehen und daher nicht die richtunggebende Verschlimmerung eines vorbestehenden Leidens, sondern die wesentliche Mitverursachung eines bis dahin nicht manifestierten Anlageleidens im weiteren Sinne durch Verfolgungseinflüsse anzunehmen. Ein Anlageleiden im strengen Sinne war nicht zu diskutieren, da nicht verläßlich behauptet werden konnte, das Leiden wäre auch ohne die Verfolgung schicksalhaft auf Grund der Anlage, wenn auch möglicherweise später und in geringerem Ausmaß aufgetreten. Eine positive Beurteilung des Zusammenhanges ergab sich bereits durch die Erfüllung jener Kriterien, die in der pragmatischen Begutachtung (S. 292) zugrunde gelegt werden. Die verfolgungsbedingte Dauer-EM war auf 100% zu schätzen, fortlaufende Pflege- und Behandlungsbedürftigkeit zu bejahen. Die Entschädigungsbehörde hat diese Beurteilung in ihren Bescheid übernommen.

Der 32jährige E. (26) wuchs in der Bukowina als älterer zweier Brüder in einer jüdischen Akademikerfamilie heran. Er zeigte eine normale seelische Entwicklung, gute Schulleistungen und war frei von belangvollen körperlichen Erkrankungen. Keine familiären Belastungen. Seit 1939/40 bedeuteten antisemitische Diskreditierungen, Boykottmaßnahmen und Enteignungen indirekte Belastungen für die Familienatmosphäre. Katastrophale Einwirkungen begannen nach Abzug der russischen Truppen im Sommer 1941. Der 10jährige E. wurde jetzt gemeinsam mit den Eltern und dem jüngeren Bruder in ein KL in Bessarabien deportiert. Er stand für mehrere Monate noch im Schutz der Eltern unter der Terroratmosphäre dieser Lager. Ende 1941 erfolgte die Umsiedlung in ein transnistrisches Lager, wenige Wochen später der Transport in ein weiteres Lager. Hier wurde das Kind zu einer Massenexekution abgestellt. Während Eltern und Brüder erschossen wurden, konnte das Kind nach einigen Tagen bewußtlos, aber unverletzt unter den Leichen hervorgezogen werden. Als „lebende Leiche" wurde es einige Tage von einer Bäuerin versteckt gehalten. Der Junge wurde dann bis zur Befreiung im August 1944 in rumänischen Lagern, bis zur Übersiedlung nach Israel Ende 1950 in verschiedenen Waisenhäusern aufgezogen.

Übereinstimmende Beobachtungen des Pflegepersonals ergaben, daß E. während dieser Jahre kontinuierlich seelisch auffällig war. Das Kind war während der ersten beiden Jahre nach dem Massaker hochgradig deprimiert, apathisch und ängstlich. Es jammerte nach den Eltern, versteckte sich unter dem Bett, verweigerte die Nahrung und blieb kontaktscheu. Wegen Einordnungsschwierigkeiten wurde das Kind während des Waisenhausaufenthaltes häufig dem Arzt vorgestellt, der es als unsicher, einsam, verstört und traurig beschreibt. Eine psychiatrische Untersuchung erfolgte dort noch nicht. In Israel wurde bei dem jetzt 18jährigen ein mehrwöchiger Versuch mit sozialen Wiedereingliederungsmaßnahmen (Sprachkurs, Heimbetreuung usw.) gemacht. E. sonderte sich auch hier bald ab, stand nachts auf, verschwand auf Tage, äußerte Angst vor Vergiftung und Ermordung durch die Deutschen. In zwanghaftem Grübeln rekapitulierte er ständig die frühere Massakerszene. Er mußte im März 1951 in ein psychiatrisches Hospital gegeben werden. Der dort geäußerte Vergiftungs- und Ermordungswahn blieb weiterhin auf vermeintliche nationalsozialistische Verfolger bezogen. Nach intensiver Insulin-Cardiazol- und Elektrokrampftherapie war eine vorübergehende Besserung zu sehen. Negativismen und Gehörshalluzinationen verdichteten sich bald wieder, und E. wurde in ein Arbeitsdorf für psychiatrisch Kranke gegeben, in welchem er bis zur Zeit weilt. Ab 1958 war bei dem als „stabil-schizophrene Defektremission" diagnostizierten Kranken eine Beruhigung festzustellen. Eine 1951 eingerichtete Vormundschaft konnte aufgehoben und E. an eine Teilarbeit herangeführt werden.

In dem für eine Entschädigungskammer erstatteten Gutachten war zunächst die Auffassung des beratenden Arztes der Entschädigungsbehörde zurückzuweisen, die Schizophrenie als anlagebedingte Erkrankung entstehe und verlaufe ohne Einfluß äußerer Umstände und es handle sich stets um einen Zufall, wenn der Beginn der Erkrankung, was im vorliegenden Falle nicht feststehe, mit der Verfolgung zusammenfalle. Bei fehlender psychiatrischer Untersuchung in der Zeit von 1942 bis 1950 war nicht sicher zu entscheiden, ob die belegten schwerwiegenden seelischen Veränderungen damals erlebnisreaktiv-neurotischen oder bereits psychotischen Charakter hatten. Unter Beachtung des Beweisnotstandes des Klägers war jedoch mit Gewißheit festzustellen, daß sich die Veränderung des Erlebens und Verhaltens an eine exzessive Verfolgungsbelastung anschloß und andererseits schlüssig in die Erlebnisdynamik der später diagnostizierten Schizophrenie überleitete. Die im frühen Alter vollzogene Zerstörung des Familienzusammenhanges, die im Massaker für dieses Kind realisierte Vernichtung von Vertrauen und Sicherheit in der Mitwelt ergaben zusammen mit langjährigen Lager- und Waisenhausaufenthalten eine Belastungssituation, die nach entwicklungspsychologischen Einsichten zumeist zu einer dauerhaften Erschütterung und Deformierung der Per-

sönlichkeitsstruktur führt. Bei E. geht die schwere autistische Fehlhaltung oder
präpsychotische Wandlung fugenlos in die schwer und chronisch verlaufende
Schizophrenie über. (Dieser Fall zeigt auch in wünschenswerter Deutlichkeit, daß
die von den Gerichten oft gestellte Forderung, das *Schicksal der Angehörigen*
—hier also die neben und über dem Kind vollzogene Erschießung der Eltern und
des jüngeren Bruders — aus dem gesetzlich erheblichen „Verfolgungstatbestand"
auszuklammern, psychiatrisch oft nicht zu erfüllen ist [s. auch S. 343]). Im Falle
dieses Kranken sind unsere oben aufgestellten formalen *Kriterien für eine Anerkennung der Psychose* durchaus erfüllt. E. war vor der Verfolgung angepaßt,
erfuhr durch die Belastungssituation eine nachhaltige Erschütterung der leiblichen Integrität, des Persönlichkeitskerns und der mitmenschlichen Sicherheit
und erreichte bis zur Manifestation der Psychose keine stabile Anpassung an die
Folgen der Erschütterung. Die von 1942 bis 1950 einsetzenden abnormen Erlebnis-
züge waren in diesem Fall ohne Rücksicht auf ihre psychiatrische Klassifizierung
als erlebnisdynamische Vorläufer der Psychose aufzufassen. Eine Verflechtung
der späteren psychotischen Erlebnisstrukturen mit den besonderen Erschütterungen war nachzuweisen, ein Überwiegen anlagemäßiger Verursachungsmomente
nicht wahrscheinlich zu machen. Eine wesentliche Mitverursachung im Sinne
der Entstehung wurde für das Gesamtleiden bejaht und die verfolgungsbedingte
EM bis 1957 auf 100%, ab 1958 bis zur empfohlenen Nachuntersuchung auf 60%
eingeschätzt.

Die 32jährige verheiratete Frau R. (485) wuchs mit vier weiteren Geschwistern in einer
ungarischen jüdischen Mittelstandsfamilie auf. Keine familiären Belastungen. Die seelische
und körperliche Entwicklung der Verfolgten verlief bis zum deutschen Einmarsch 1944 ungestört. Doch ergaben sich bereits in den vorangehenden Jahren angesichts zunehmender Diskreditierungen und Enteignungen jüdischer Bürger starke Verunsicherungen der Familie.
Die damals 13jährige wurde dann sofort mit den Eltern und Geschwistern in ein Ghetto der
Heimatstadt eingeschlossen. Dort lebte die Familie zusammengepfercht unter schlechten
hygienischen und alimentären Lebensbedingungen und in ständiger Angst vor der unaus-
weichlichen Deportation. Im April 1944 gelangte man nach mehrtägigem erschöpfenden
Waggontransport in das Vernichtungslager Auschwitz. An der Rampe wurden die Eltern
und drei jüngere Brüder als Arbeitsunfähige zur Vernichtung abgeführt. Als das Mädchen
der Mutter auf dem Weg zur Gaskammer folgen wollte, wurde es brutal mißhandelt und zu
den beiden älteren Schwestern zurückgeschickt. Frau R. blieb während der gesamten Verfolgung mit den Schwestern zusammen. Ende August 1944 wurden die Geschwister von
Auschwitz — ihre Erfahrungen in diesem Lager entsprechen den im Eingang dieser Studien
geschilderten Verhältnissen — zur Zwangsarbeit in das KL Dachau verlegt. Vor der Befreiung
nahm sie an einem Todesmarsch teil und mußte bis zuletzt die Vernichtung gewärtigen.
Auf dem Marsch noch machte sie eine unklare typhöse Erkrankung durch. Nach der Befreiung
wurde Frau R. vorübergehend in einem Kinderlager, dann mit den Schwestern zusammen in
einem DP-Lager in Süddeutschland untergebracht. Sie wanderte 1947 in die USA aus, heiratete
dort 1950 einen früher ebenfalls verfolgten Schneider und gebar bis 1960 vier Kinder. Nach
den Angaben der Betroffenen war es bei ihr bereits zwei Monate nach der Befreiung zu einem
Verwirrtheitszustand mit hochgradiger Angst und akustischen Halluzinationen gekommen.
Ihren Bekundungen zufolge hatte sie damals „Einbildungen und Träume von den Eltern und
den umgekommenen jüngeren Brüdern", wurde für 6 bis 7 Monate in einem psychiatrischen
Krankenhaus in Süddeutschland interniert und einer Insulin-Koma-Behandlung unterzogen.
Sie glaubte damals, zusammen mit den Eltern in einer Grube zu liegen und erkannte ihre
Schwester nicht wieder. Leider konnten Krankenblattunterlagen über diese Erkrankung nicht
erlangt werden. Im Juli 1948 traten bei Frau R. erneut psychotische Erscheinungen auf. Sie
glaubte, ihr Vater sei da und verkannte eine Krankenschwester als ihre Mutter. Nach den
Krankenblatteintragungen reproduzierte sie in dieser und den folgenden psychotischen Krisen

häufig KL-Szenen. Im übrigen bestand jeweils ein Bild mit Inkohärenz, Erregtheit und lärmend-unruhigem Verhalten. Bis 1958 befand sie sich insgesamt fünfmal in psychiatrisch-stationärer Behandlung, wurde aber in den Zwischenzeiten auch häufig ambulant mit Elektroschock behandelt. Bis 1962 hatte sie wahrscheinlich mehr als 100 Elektroschockbehandlungen erhalten. In den Intervallen zwischen den Psychosen klagte sie über Schlaflosigkeit, Gedrücktheit und lebensmüde Anwandlungen, Dunkelangst und Reizbarkeit.

In diagnostischer Hinsicht mußte sich das Gutachten zunächst gegen die Auffassungen des ausländischen Vertrauensgutachters und des nervenärztlichen Dienstes der Entschädigungsbehörde wenden, es liege hier eine phasisch verlaufende endogene Depression vor. Das Ausbleiben eines schizophrenen Dauerwandels schien uns nicht gegen die Wahrscheinlichkeit einer schizophrenen Erkrankung mit angedeutet phasischem Verlaufstyp zu sprechen. Eine vorwiegend hereditäre Verursachung war beim Fehlen familiärer Belastungen, aber auch im Blick auf die unterschiedliche Konkordanz von Zwillingen, die in den Jahren vor der Psychose getrennt oder zusammen lebten (KALLMAN, SLATER), auf die unterschiedliche Tendenz zur schizophrenen Erkrankung bei Kindern mit schizophrenen Müttern, bzw. schizophrenen Vätern (ALANEN), auf ähnlich hohe Konkordanzziffern eineiiger Zwillinge bei Schizophrenen, Tuberkulösen und Homosexuellen usw. nicht wahrscheinlich zu machen. Ein Anlageleiden im strengen Sinne des BGH (s. S. 305) war daher nicht anzunehmen. Daß die Anlage als solche zwingend zur Erkrankung führte, erschien weniger wahrscheinlich als die Auslösung und Mitwirkung der zeitlich nahen besonderen Belastung. Bei Unterstellung des Beweiswertes der Angaben von Frau R. über die Erkrankung 1945 ergab sich ein Verfolgungszusammenhang bereits aus der vom Gesetzgeber angenommenen Vermutungsfrist von 8 Monaten nach der Befreiung. Beim jugendlichen Alter der Verfolgten bedeutete zudem die Wiedereingliederung in das normale Leben bei Verlust von Eltern und Heimat eine besonders schwere Belastung. Es war davon auszugehen, daß das Leiden mit Wahrscheinlichkeit erst durch das Hinzukommen der besonders schweren und in relativ frühem Alter erfolgten Belastung manifest wurde und ohne diese kaum zur Manifestation gekommen wäre. Dafür sprach auch, daß in den Themen der akuten Psychosen Verfolgungserinnerungen immer wieder aufbrachen, woraus auf eine psychodynamische Mitwirksamkeit der Belastung bis in die Erkrankungsphasen der letzten Jahre zu schließen war. (Von Interesse ist, daß die psychotischen Exacerbationen hier nicht im Zusammenhang mit Geburten erfolgten. Bemerkenswert scheint ferner, daß die beiden überlebenden *älteren* Schwestern den Verarbeitungsmodus schwerwiegender erlebnisreaktiver Fehlhaltungen aufweisen.) Sofern das Gericht die Angaben der Betroffenen über die Ersterkrankung 1945 nicht als hinreichend beweiskräftig erachten würde, ergab sich die Ausgangssituation einer Erstmanifestation im zeitlichen Zusammenhang mit der Auswanderung in die USA und den Belastungen einer Eingliederung in andersartige soziokulturelle Bedingungen auf dem Hintergrund von Familienverlust und Entwurzelung. Dem Gericht war zu überlassen, das Faktum der Emigration und der Umanpassungsschwierigkeiten als Verfolgungseinwirkung rechtlich zu bewerten. Im Bejahungsfalle ergab sich die gleiche Bewertung wie oben.

Die 36jährige Frau L. (263) entstammt einer früher in Polen ansässigen jüdischen Familie. Keine psychiatrischen Belastungen bekannt. Unauffällige seelische Entwicklung während der Kindheit. Bei Beginn der Verfolgung 13jährig, wurde Frau L. ab 1939 zunächst zu Zwangsarbeiten herangezogen, im April 1941 in einem Ghetto eingeschlossen und im Juli 1942 in ein Zentralarbeitslager überstellt. Im August 1942 wurde sie von den Eltern und dem jüngeren Bruder (alle im Vernichtungslager Treblinka umgekommen) getrennt. Im Sommer 1944 erfolgte der Transport nach Auschwitz. Spätere Aufenthalte in den KL Hindenburg und Bergen-Belsen. Während der Haftzeit häufig mißhandelt, hochgradig entkräftet, Hungerdystrophie. Klagte über Depressivität, Apathie, Angstträume, Schlafstörung, Schwäche und Magenkrämpfe, wurde beim Transport nach Bergen-Belsen kurz vor der Befreiung revierbedürftig und verblieb noch bis Juli 1945 im DP-Krankenhaus Bergen-Belsen. Heiratete 1946 einen früheren KL-Insassen. Zwei Geburten 1947 und 1952. Blieb bis zur Auswanderung 1948 depressiv, zurückgezogen, vegetativ gestört. Unmittelbar nach Ankunft in den USA Appendektomie. Der operierende Arzt sprach sie deutsch an, worauf sie fürchtete, es handele sich um einen Nazi, der sie töten wolle. War in der Rekonvaleszenz laut, aufgeregt, schlug ihr Kind, erschien zunehmend verschroben und verlor das Interesse an der Familie. Schloß sich vor vermeintlich anrückender SS ein. Bei Verschlimmerung des Bildes 1951 erstmals psychiatrisch hospitalisiert, Insulin-Koma-Behandlung ohne wesentliche Besserung. In den folgenden Jahren erneute längere Hospitalisierungen. Bei der vertrauensärztlichen Begutachtung 1958 deutlicher Defektzustand mit Verschrobenheit, Autismus, Antriebswandel, ängstlicher Stimmungslage und akustischer Halluzinose. Hörte die Stimmen deutscher Soldaten, die ihr „geh weiter!" zuriefen, fühlte sich von Deutschen bedroht.

Im vorliegenden Fall wurde vom Gutachter eine prozeßhaft verlaufende Schizophrenie diagnostiziert, für welche eine erblich mitbedingte Persönlichkeits- und Erlebnisdisposition unterstellt wurde. Eine ursächliche Mitprägung dieser Disposition durch die im jugendlichen Alter und unter Totalverlust der Familie erfahrenen langdauernden Belastung war wahrscheinlich. Eine nach der Befreiung hervortretende depressiv-ängstliche Persönlichkeitsumwandlung leitete im Zusammenhang mit der durch die Einwanderung bedingten Umanpassung in eine paranoide Prozeßpsychose über. Eine wesentliche Mitverursachung des Leidens durch die Verfolgungsbelastungen war zu bejahen.

Frau R. (334), 36 Jahre alt, ist das älteste von zwei Kindern einer jüdischen Mittelstandsfamilie aus Polen. Keine familiäre Belastung, ausgeglichene Kindheitsentwicklung. Vom 12. Lebensjahr an war sie zunächst Entwürdigungen und Entbehrungen bei Zwangsarbeiten ausgesetzt; wurde von 1940 bis 1943 im Ghetto der Heimatstadt festgesetzt und bis zur Befreiung in verschiedenen Konzentrationslagern gehalten. Sie verlor hier den Bruder und den Vater. Nach der Befreiung blieb sie nach ärztlichen Beobachtungen apathisch, gedrückt und konzentrationsschwach. Ende 1947 soll ein kurzdauernder Verwirrtheitszustand aufgefallen sein, bei welchem sich Frau R. durch unbekannte Feinde bedroht fühlte und mehrfach weglief. Sie versuchte sich auf das Abitur vorzubereiten, bestand aber nicht, heiratete 1948 und wanderte 1950 nach Israel aus. Seit Mitte 1951 erschien Frau R. dem Ehemann verändert. Im Anschluß an einen Abort kam es Anfang 1952 zu einer akuten Zuspitzung mit schizophrener Symptomatik. Die Patientin äußerte die wahnhafte Befürchtung, sie sei bei der Abrasio sterilisiert worden, um sie für ein Bordell zu präparieren. Ihre (damals dreijährige) Tochter benehme sich wie eine Dirne. Das Dienstmädchen habe das Kind zu homosexueller Tätigkeit angeleitet usw. Es erfolgte psychiatrische Hospitalisierung mit Insulin- und Elektrokrampfbehandlung. Anfang 1953 Entlassung in gebessertem Zustand. 1956 Geburt eines zweiten Kindes. 1958 erneuter schizophrener Schub mit Ratlosigkeit, ängstlicher Verstimmung und Beeinträchtigungswahn. In dieser Zeit befand sich Frau R. in einer Ehekrise. Der Ehemann hatte Scheidungsabsichten geäußert. Bei der Entlassung nach dreimonatiger Behandlung bestanden leichte schizophrene Defektzeichen.

Eine Prozeßschizophrenie mit relativ leichter Verlaufsform und Auslösbarkeit der Schübe durch situative Anlässe intim-familiärer Art (Abort, Ehekrise) war anzunehmen. Der kurzdauernde Angstzustand 1947 wurde als wahnähnliche Zuspitzung im Rahmen einer chronischen ängstlich-depressiven Fehlhaltung, noch nicht als schizophrener Schub aufgefaßt. Die Auslösung der schizophrenen Schübe durch Verfolgungseinwirkungen konnte aufgrund des fehlenden zeitlichen und psychodynamischen Zusammenhanges als unwahrscheinlich abgelehnt werden. Eine verfolgungsbedingte ängstlich-depressive Charakterumprägung schien im Blick auf die langjährige Verfolgungsbelastung im Kindes- und Jugendalter und die seit der Befreiung kontinuierlich bestehenden (hier nicht referierten) Erlebnisveränderungen gegeben. Dieser erlebnisreaktiven Angstdepression überlagerte sich seit dem zweiten Schub 1958 eine leichte schizophrene Defektsymptomatik. Die besondere Art, Schwere und Dauer der Verfolgung führten bei Frau R. nicht nur zu einer erlebnisbedingten Persönlichkeitsfehlhaltung, sondern auch zur Akzentuierung und Ausprägung der im übrigen hereditär und durch Frühprägungen vorgegebenen Bereitschaft zur schizophrenen Erkrankung. Zum Auftreten schizophrener Schübe kam es dann durch spezifische mitmenschliche Belastungssituationen verfolgungsunabhängiger Art. Die erlebnisbedingte Fehlhaltung wurde mit einer verfolgungsbedingten EM von 30% eingeschätzt. Im Hinblick auf die Schizophrenie wurde (entgegen der sonst von uns geübten Beurteilungspraxis) eine Aufteilung vorgenommen und der verfolgungsbedingte Anteil der EM aufgrund dieses Leidens mit 10 bis 15% angegeben.

Der 34jährige R. (155) wuchs mit mehreren Geschwistern in einer jüdischen Familie des gehobenen Standes in Deutschland auf. Er verlor im 4. Lebensjahr (1932) den Vater. Im 5. und 6. Lebensjahr war er schweren Angsterlebnissen durch die Verfolgung der Familie ausgesetzt; Inhaftierung und Mißhandlung der Mutter, Hausdurchsuchungen, Anpöbelungen in der Öffentlichkeit usw. In die Kindheit fällt eine dreimalige Flucht in fremdsprachige Länder (tschechisch, israelisch, englisch). R. litt darunter, von den jeweils neuen Mitschülern wegen seiner Aussprache verlacht zu werden. In der CSR und Palästina gelang die Einordnung noch. Nach der Übersiedlung nach Australien mit 12 Jahren vereinsamte R. immer mehr und geriet kontinuierlich zunehmend in eine mißtrauisch-ängstliche, geradezu wahnhafte Einstellung zur Umgebung. Er witterte überall Nazis, glaubte aus den Reden der Mitschüler und Lehrer antisemitische Bemerkungen herauszuhören und befürchtete, Nazis könnten ins Haus eindringen, um der Mutter etwas anzutun. Diese wahnhafte Einstellung überdauerte die Schulzeit und machte sich auch geltend, als R. vom 17. bis zum 23. Lebensjahr in Australien als Textilarbeiter beschäftigt war. Auf einer 1950/51 zu Verwandten in Deutschland und Italien unternommenen Reise kam es zu einer Zuspitzung des wahnhaften Zustandes. R. wurde psychiatrisch hospitalisiert und ausgiebig mit Insulin und Elektroschocks behandelt. Es kam zu einer vorübergehenden Besserung. Eine wahnhaft-sensitive Einstellung blieb jedoch in den folgenden Jahren bestehen. Bei der vertrauensärztlichen Untersuchung 1957 bestand ein ausgeprägter Verfolgungswahn und Arbeitsunfähigkeit. R. fühlte sich beobachtet, verlacht, glaubte Abhörgeräte in der Wohnung und wirkte auf den Untersucher schüchtern, kontaktschwach und introvertiert. Die ängstlich-mißtrauische Einstellung richtete sich nie gegen Angehörige. Ein schizophrener Persönlichkeitsdefekt war nicht feststellbar.

Dieses chronische paranoide Syndrom steht zwar in vielen Zügen einer schweren wahnhaften Entwicklung näher als einem paranoid-schizophrenen Prozeß. Wir haben es gleichwohl hier und nicht bei der Gruppe sensitiv-paranoider Fehlhaltungen anderer jugendlicher Verfolgter eingeordnet (S. 224). Scharfe Grenzen zwischen beiden Gruppen lassen sich gerade anhand unseres Materials kaum ziehen. Die Wahnkrankheit des R. stellt für unseren Blick kein unableitbares Novum seiner Lebensgeschichte dar, sondern ergibt sich mit innerer Konsequenz aus seinem sensitiven Charakter, den Belastungen der sichernden Beziehung zur Mutter und dem Zwang zu ständigen Umanpassungen an neue Umgebungen in Kindheit und Jugend. Eine wesentliche (d. h. nicht nur unbedeutende) Mitbedingung dieses Wahnleidens durch die Verfolgung war unbeschadet seiner näheren diagnostischen Klassifizierung wahrscheinlich. Dies auch bei Beachtung des Anlage- oder Krankheitsfaktors.

Der 34jährige J. (33) ist einziges Kind einer ostdeutschen jüdischen Familie, in welcher psychiatrische Erkrankungen nicht vorkamen. Seine seelische Entwicklung verlief bis zum Beginn der Verfolgungen im 4. Lebensjahr ungestört. Mit Beginn des Volksschulbesuches wurde J. von ideologisch verhetzten Kameraden gehänselt, beschimpft und mißhandelt. Er wurde von gemeinsamen Aktivitäten ausgeschlossen und zeigte im 6. bis 8. Lebensjahr einen ängstlichen Rückzug. Durch Überführung in ein auswärtiges jüdisches Erziehungsinstitut suchte man das Kind vor diesen Einwirkungen zu schützen. Im Internat mußten die Kinder u. a. die Aufenthalts- und Schlafräume verunreinigen, um anwesenden Photographen Stoff für Nazizeitschriften zu liefern. Während der Pogrome 1938 flüchteten die Eltern mit dem Kind über Litauen, England und Kuba in die USA. Vom Kind wird berichtet, daß es während der Überfahrt ängstlich und depressiv war, und daß diese Verfassung während der jahrelangen Emigrationsbedingungen weiterbestand. Ab 1940 mußte psychiatrische ambulante Behandlung und Heimunterbringung in Anspruch genommen werden. Man stellte „schizophrene Erregungszustände" fest. Eine zunächst fünfjährige Hospitalisierung wurde 1942 notwendig. J. ist jetzt seit 20 Jahren in Anstaltspflege. Ängste und Wahngedanken der ersten Krankheitsjahre blieben auf die belastenden Kindheitserfahrungen bezogen. Es bestand ein schizophrenes Vollbild mit Autismus, Denkstörungen und paranoid-halluzinatorischen Erscheinungen. Die behandelnden amerikanischen Psychiater diskutierten neben der Verfolgung eine Zwangsstruktur der Mutter und eine mögliche homosexuelle Verführung durch Gleichaltrige 1938 in Kuba als psychodynamische Faktoren.

Unter Hinweis auf den endogenen Charakter der Schizophrenien hatte der ausländische Vertrauensgutachter einen Verfolgungszusammenhang abgelehnt. In unserem Gutachten für die Klageinstanz wurde der Zusammenhang im Sinne der wesentlichen Mitverursachung eines Anlageleidens bejaht, wobei uns neben anderen Bedingungen (Abwesenheit familiärer Belastungen und abnormer prämorbider Züge) der zeitliche und psychodynamische Zusammenhang der bestehenden Psychose zur Kindheitserschütterung und den kontinuierlichen sozialen Entwurzelungen wesentlich erschien. Die Erstinstanz schloß sich in ihrem Urteil dieser Auffassung an. Die daraufhin erfolgende Berufung der Entschädigungsbehörde stützte sich auf die Äußerung SCHRAPPES, daß von extrem seltenen Ausnahmen abgesehen die Verursachung einer Schizophrenie durch äußere Einwirkungen als unwahrscheinlich zu bezeichnen sei, und zwar nicht, weil die Ursachen der Schizophrenie unbekannt seien, sondern weil der positive Nachweis erbracht worden sei, daß die Krankheitsanlage in den allermeisten Fällen für die Krankheitsmanifestation von entscheidender Wichtigkeit sei. Das OLG hat im Berufungsurteil die Entschädigungsansprüche des J. abgelehnt und sich dabei u. a. auf WITTER gestützt. Aus den Gründen: „Von den vom Senat gehörten Sachverständigen beider Richtungen hat Prof. W. als Anhänger der konservativen Lehrmeinung die *Möglichkeit* (von uns gesperrt) eines Ursachenzusammenhanges mit der Begründung abgelehnt, daß für Erkrankungen aus dem Formenkreis der Schizophrenie, insbesondere des beim Kläger aufgetretenen katatonen Typs, nicht psychische, sondern somatische Ursachen entscheidend seien. Dagegen hält Dr. K. als Anhänger der Gegenmeinung, die auch psychischen Belastungen als Verursachungsfaktoren der Schizophrenie eine bedeutende Rolle beimißt, nicht nur die Möglichkeit, sondern auch die *Wahrscheinlichkeit* (von uns gesperrt) eines Ursachenzusammenhanges für gegeben. Nach diesem Ergebnis der Beweisaufnahme bleibt, da die Streitfrage in der medizinischen Wissenschaft ungeklärt ist und die von Prof. W. vertretene Ansicht — wie auch Dr. K. bestätigt — der von den deutschen Psychiatern ganz überwiegend vertretenen Meinung entspricht, schon die *Möglichkeit* (von uns gesperrt) der Mitverursachung der Erkrankung des Klägers durch die von ihm dargelegten verfolgungsbedingten seelischen Erschütterungen ungewiß."

Wir haben im Vorgehenden sieben vorwiegend chronisch verlaufende Schizophrenien bei Verfolgungsbeginn im Kindesalter geschildert. Aus den zahlreichen sich dabei aufdrängenden Fragen sei nur weniges zur Erläuterung herausgegriffen. Nur im ersten Fall (443) ist ein striktes zeitliches Zusammenfallen von Psychose und Verfolgung festzustellen. Das ist nicht erstaunlich, da Schizophrenien des Kindesalters überhaupt selten sind. Es ist also schon aus diesem Grund eine Koinzidenz nicht häufig zu erwarten. Manifestierte sich aber eine Psychose während der Verfolgung im Kindes- oder Jugendalter, so bedeutete das, zumindest für die Kerngruppe Verfolgter, die Vernichtung des Betroffenen, ein Schicksal, dem die erstgenannte Kranke durch glückliche Umstände entging. Da Schizophrenien erst im psychosefähigen Alter (der Postpubertät, Adoleszenz und beginnenden Reifezeit) auftreten können, steht man in vielen Fällen vor der Frage, welchen pathogenetischen Brückenwert die vor der Psychose entstandenen nichtpsychotischen oder präpsychotischen Fehlhaltungen haben. Wie den mitgeteilten Fällen zu entnehmen ist, haben wir die pathogenetische Bedeutung der „erlebnisreaktiven" Zwischenglieder bejaht, wenn bei Fehlen hereditärer und konstitutioneller Vorbahnungen eine lebensgeschichtlich *zwingende Verbindung* von der Belastung über die Fehlhaltung in die initiale psychotische Verarbeitung führte. Natürlich ist es demjenigen, der die Schizophrenien pauschal als sinnfremde, ausschließlich somatisch determinierte Einbrüche in die Lebensgeschichte nimmt, von vornherein unmöglich, im konkreten Fall eine solche Verbindung überhaupt anzunehmen oder zu verneinen. Es kommt hinzu, daß Psychosen (wie auch produktiv-erlebnisreaktive Bilder) weniger häufig in der aktuellen Belastung als in der Entlastungs- und Wiederanpassungsphase aufzutreten scheinen (MURPHY, EITINGER, SCHULTE). So bilden sich die für die Schizophrenien typischen AnlaßSituationen nicht selten erst unter den neuen Lebensverhältnissen im Einwanderungsland usw. heran. Daß diese Bedingungen letztlich aus den Konsequenzen der zurückliegenden Verfolgung erwachsen, steht psychologisch und soziologisch außer Frage; ob sie auch *rechtlich* für die Beurteilung des Verfolgungszusammenhanges gültig sind, kann der Gutachter meist nicht entscheiden. In solchen Fällen ist es zweckmäßig, den Gerichten eine Alternativbeurteilung (s. Fall 485 S. 317) zu geben.

Im Blick auf die Schicksale solcher Verfolgter, zumal kindlich Verfolgter und ihre späteren ängstlich-wahnhaften „Entwicklungen" oder „Prozesse" ist es heute auch bei nüchterner Berücksichtigung unseres Partialwissens um Heredo- und Somatogenie und um die großen Zahlen nichtverfolgter Anstaltsinsassen mit ähnlichen Verläufen nicht mehr vertretbar, das Einwirken mitmenschlicher Faktoren und die daraus folgenden juristisch-sozialen *Verantwortlichkeiten* pauschal zu negieren. In vielen Gutachten beratender Ärzte der Entschädigungsbehörden bildet ein verhängnisvoller, in seiner Idee vor 50 Jahren konzipierter und bis heute festgehaltener Satz von JASPERS[1] den Schlußstein ihrer Beurteilungen. Wir zögern nicht, die These von JASPERS als ungenügend differenziert und überholt zu bezeichnen. Seit Jahrzehnten wurde in der Schizophrenie-Psychopathologie in dieser Richtung entkräftendes Material herbeigebracht, das längst über die „Schwierigkeiten im Einzelfall" hinausgeht.

Bei den folgenden fünf Verfolgten lag die *Belastung im mittleren Lebensalter*; es handelt sich wiederum überwiegend um chronische Schizophrenien.

Die 55jährige Frau H. (149) lebte bis zur Heirat 1931 in einer deutschen Großstadt und war als Lehrerin tätig. Sie wuchs mit mehreren Geschwistern in einer jüdischen Mittelstandsfamilie heran, in welcher psychiatrische Erkrankungen nicht vorkamen. Sie ging 1931 mit ihrem Mann, einem in Belgien ansässigen Kaufmann, in dessen Heimatland. Bis zur Besetzung

---

[1] „Es ist unmöglich, einen echten Wahn in seiner Genese zu verstehen. Verständlich kann aus Anlage, Milieu und Erlebnis der *Inhalt* des Wahns sein, aber der Wahncharakter des Erlebens bleibt das spezifisch Neue, das in einem Zeitpunkt des Lebens hinzukommen muß. *Der paranoische Mechanismus ist unverstehbar.* Ungeachtet der Schwierigkeiten im Einzelfall bleibt die Ausdehnung des Verstehens über den Bereich des wirklich Verstehbaren zu verwerfen. Im Zusammenhang mit allen Versuchen, die Schizophrenie zu verstehen, steht hier die Tendenz, die Tatsache des Prozesses in ihrer Spezifität zu verwischen."

Belgiens im Mai 1940 war Frau H. frei von seelischen oder körperlichen Störungen. Im früheren Beruf und in der (kinderlos gebliebenen) Ehe hatte sie sich als tatkräftig und anpassungsfähig erwiesen. Mit der Besetzung wandte sie sich nach Südfrankreich und wurde im Juli 1940 in einem Internierungslager festgesetzt. Bekanntlich wurden diese Lager nach der Besetzung Südfrankreichs in KL und Sammelstellen für Deportationen in östliche Vernichtungslager umgewandelt.

Nach der Deportation des Ehemannes 1942 erkrankte Frau H. akut und mußte bis zur Befreiung in einem provençalischen psychiatrischen Hospital untergebracht werden. Einzelheiten über die Psychose sind erst für die Zeit nach der Repatriierung der Patientin in eine belgische Klinik (1945) bekannt geworden. Frau H. verblieb dort bis Juli 1946, zeigte nach Insulinkur und Elektrokrampfbehandlungen nur eine vorübergehende Besserung und befindet sich seit Oktober 1946 mit kurzfristigen Unterbrechungen in einer belgischen Kolonie für Geisteskranke. Aus den Erhebungen des psychiatrisch-diagnostischen Zentrums in Belgien ergibt sich, daß die Psychose 1942 mit einem depressiven Vorstadium begann und bald in ein schizophrenes Vollbild mit Beziehungswahn, Stimmenhören, katatonen Verhaltensweisen und stabilem emotionalen Defekt einmündete. Die anamnestische Erhebung zeigte, daß die Patientin an der Erlebnisthematik der Verfolgung während der ganzen Psychose weitergearbeitet hatte. Sie beschäftigte sich viel mit dem Tod ihres Mannes, wobei ein starker Mangel an Gefühlsbeteiligung auffiel. Andererseits behauptete sie wahnhaft, ihr Mann lebe noch, und verkannte ihre Situation als diejenige eines KL.

Ein Verfolgungszusammenhang war für diese erstmals im 35. Lebensjahr aufgetretene schizophrene Psychose zu bejahen, da alle oben (S. 295) herausgearbeiteten Zusammenhangskriterien als erfüllt angesehen wurden. Da auch Anlageleiden, sofern für sie die Wahrscheinlichkeit einer wesentlichen Mitverursachung durch Verfolgungseinflüsse dargetan ist, in ihrer Gesamtheit als Verfolgungsleiden gelten, war die verfolgungsbedingte EM ab 1942 auf $100^0/_0$ einzuschätzen. Die Entschädigungsbehörde hatte in diesem Falle entgegen den gesetzlichen Bestimmungen die Angabe eines „verfolgungsbedingten Anteils" des Leidens verlangt. Die anteilige EM wurde von uns auf $40^0/_0$ geschätzt. Dieser Auffassung ist die Entschädigungsbehörde gefolgt.

Der 55jährige Dr. med. M. (168) kommt aus einer früher in Deutschland ansässigen jüdischen Akademikerfamilie. Keine Belastung mit psychiatrischen Erkrankungen. Unauffällige Entwicklung in Kindheit und Jugend; feinfühlige, differenzierte Persönlichkeitsstruktur. Dr. M. wurde 1933 aus seiner ärztlichen Krankenhaustätigkeit entlassen. Er reagierte mit einem depressiven Zusammenbruch, wagte sich wochenlang nicht mehr unter Menschen und trug sich mit Selbstmordabsichten. Er fuhr, ohne den Verwandten präzise Motive anzugeben, nach Paris, hielt sich dort verborgen und zeigte bei Versuchen, ihn zur Rückkehr nach Deutschland zu bewegen, eine (damals objektiv gegenstandslose) Angst vor einer Gestapo-Verfolgung. Er ging auf zwei Jahre in ein südfranzösisches Sanatorium, wo er ärztlich tätig sein sollte, litt jedoch auch dort unter unmotivierter Angst, war beruflich nicht zu brauchen und kehrte völlig verstört zu den Angehörigen nach Deutschland zurück. Er versuchte sich kurzfristig und erfolglos in einer selbständigen Praxis, war dabei ständigen Diffamierungen ausgesetzt. Nach den Ausschreitungen im November 1938 verließ er fluchtartig Deutschland und suchte nach Durchqueren mehrerer Staaten in den USA eine Praxis zu begründen. Er hatte dabei wenig Erfolg, wirkte zurückgezogen und menschenscheu und wurde durch Schuldängste im Hinblick auf die im KL zurückgebliebenen Angehörigen eingenommen. (Der Vater überlebte die KL-Zeit und erreichte in den USA ein hohes Alter; ein Bruder überlebte ebenfalls, während die zwei Schwestern vernichtet wurden.) 1944, als der Verlust der nahen Angehörigen für Dr. M. sicher schien, geriet er in depressiv gefärbte Versagenszustände, mußte zweimal Krankenhausbehandlung suchen und kam seither zu keiner beruflichen Tätigkeit mehr. Er zog sich zunehmend von der Außenwelt zurück, lebte im abgedunkelten Zimmer und verwahrloste. Seit 1948 traten wahnhafte Erscheinungen deutlich hervor. Er verriegelte das Zimmer und sah in jedem Menschen einen Beauftragten Hitlers, der ihn abhole. 1949 traten nach der Beobachtung des behandelnden Psychiaters weitere psychotische Erscheinungen hinzu. Dr. M. glaubte sich von allen Menschen verspottet und hörte Stimmen, die ihn des Kommunismus, der Unsittlichkeit, insbesondere der Homosexualität ziehen. 1952 wurde er für ein halbes Jahr in Hospitalbehandlung gegeben, erhielt Elektroschocks, wurde ungebessert entlassen. Seither lebt er pflegebedürftig zu Hause, liegt mit dunkler Brille und in Decken eingehüllt im verdunkelten, überheizten Zimmer, die Ohren mit Watte verstopft. Lehnt jede Untersuchung ab. Hypochondrische Befürchtungen traten während der letzten Jahre in den Vordergrund.

Auch in diesem Falle waren die depressiv-wahnhaften Erscheinungen der Jahre 1933 bis 1935 und 1944 bis 1948, die sich jeweils im Zusammenhang mit unmittelbaren oder mittelbaren Verfolgungsbelastungen ergaben, als *pathogenetische Bindeglieder* der 1948 hervortretenden paranoid-halluzinatorischen Schizophrenie zu werten. Die wesentliche Mitverursachung dieses Anlageleidens durch Verfolgungseinflüsse im Sinne der Entstehung war zu bejahen. Die verfolgungsbedingte Erwerbsminderung wurde auf 100% eingeschätzt. Der Bescheid der Entschädigungsbehörde entsprach unserer Auffassung.

Der 48jährige S. (343) ist jüngstes von sieben Kindern einer in Polen unter einfachen Verhältnissen lebenden jüdischen Familie. Keine familiären Belastungen; vor der Verfolgung angepaßter und leistungsfähiger Handwerker, stand bei Kriegsausbruch im polnischen Militärdienst. Geriet 1939 in Gefangenschaft, Entlassung nach 7 Monaten. Ab März 1940 in verschiedenen polnischen Zwangsarbeitslagern: Unterernährung, häufige Mißhandlungen. 1943 Transport ins Vernichtungslager Auschwitz. Eltern, alle Geschwister und erste Frau wurden vergast. Befreiung in Breslau im Februar 1945. S. verbrachte dann mehrere Monate mit einem hochgradigen Erschöpfungszustand im Spital. Er heiratete im Oktober 1945 eine KL-Insassin, die er 1943 im Lager kennengelernt hatte. Diese fand sich vor der Eheschließung verändert, gefühlskalt geworden und ängstlich gegenüber erneuten Verfolgungen. Blieb bis zur Auswanderung in die USA 1949 weiterhin depressiv, mißtrauisch, eifersüchtig, zurückgezogen und ohne Bedürfnis nach beruflicher Betätigung. Ab 1950 nahm er in den USA ambulante psychiatrische Behandlung in Anspruch. 1951 kam es zu einer Zuspitzung des Zustandes. S. vermutete, daß Nachbarn ihm absichtlich Unannehmlichkeiten bereiten würden, wechselte mehrfach die Stellen und bezichtigte die Frau des Ehebruchs. Bis 1956 konnte sich S. sozial halten. Er wurde jetzt zweimal psychiatrisch hospitalisiert, mit ESB behandelt. S. glaubte sich beschuldigt, die Frau eines anderen genommen zu haben. Er suchte sich ständig zu rechtfertigen und erschien ängstlich-gespannt. Er wurde gebessert entlassen und ist seither mit einem chronisch-wahnhaften Bild leichter Art durchaus leistungsfähig. Neben dem gegen die Frau gerichteten Wahn und gelegentlicher Aggressivität wurden vorübergehende Depressionszustände mit Suicidneigungen und ein erlebnisreaktives Allgemeinsyndrom mit nächtlichen Pavor-Zuständen, Schlafstörung, Kopfschmerzen usw. beobachtet. Eine Dissoziation der Persönlichkeit bildete sich nicht heraus. S. blieb auch sozial befriedigend eingeordnet.

Die Verfassung des S. war nicht als Kernschizophrenie, sondern als paranoischer Prozeß einzuordnen. Neben hypothetisch vorauszusetzenden konstitutionell-charakterogenen Einflüssen und Frühprägungen wurden den langjährigen Extrembelastungen während der Haft ein nicht unerheblicher Einfluß auf die Entwicklung der chronisch wahnhaften Einstellung zugesprochen. Das stärkere Hervortreten der paranoischen Haltung erst nach der Emigration entspricht der Erfahrung, daß in den ersten Jahren nach der Befreiung bei KL-Insassen zunächst elementare Erschöpfung und Apathie vorherrschen. Die Wahrscheinlichkeit paranoider Krisen bei einer paranoischen Struktur nimmt dann zu, wenn der Betroffene wieder mitmenschlich-beruflichen Forderungen und entsprechenden Konfliktmöglichkeiten ausgesetzt ist. Die verfolgungsbedingte EM dieses durch Verfolgungsumstände wesentlich mitverursachten Anlageleidens wurde auf 50% geschätzt. Vor der Klageinstanz kam auf der Grundlage dieser Beurteilung ein Vergleich zustande.

Die 59jährige unverheiratete Musikerin U. (291) ist Halbjüdin und kommt aus einer mit psychiatrischen Erkrankungen nicht belasteten Familie. Im Verhältnis zu ihren beiden Schwestern erschien sie schon in der Jugend labiler und unausgeglichener. Die Familie verfiel wegen der jüdischen Abstammung des Vaters ab 1933 zunehmend gesellschaftlicher Diskriminierung und sozialer Benachteiligung. Der Vater wurde von einem hohen juristischen Amt enthoben. Frl. U. reagierte von Anfang an auf die Belastungen ängstlicher und mißtrauischer als die übrigen Familienmitglieder. Insbesondere verstärkten sich nach dem Tode des Vaters (1936) ihre mehr oder minder begründeten Befürchtungen, als Halbjüdin stärker in die Verfolgung hineingezogen zu werden, wobei ihre Ängstlichkeit manchmal das vernünftige Maß überschritt. Sie schlief damals außerhalb des Hauses, da sie eine nächtliche Abholung durch die Gestapo erwartete. In diese Zeit fällt der Abbruch der Beziehungen zu einem Freund, in welchem sie (unberechtigterweise) einen Nazi vermutete. Sie fürchtete, bei Konzerten öffentlich zum Aufhören aufgefordert zu werden, geriet in eine ängstlich-depressive Krise und mußte ambulante nervenärztliche Behandlung aufsuchen. Im September 1938 ging die Patientin nach England. Hier wirkte sie auf Zeugen rastlos, unausgeglichen und äußerte 1939 Verfolgungsgedanken. Hinter jedem Baum stehe ein Polizist, der auf sie aufpasse; die Nazischwestern, die den Vater pflegten, hätten ihn umgebracht usw. Vom Leiter der Schule, in welcher sie als Hilfslehrerin für Deutsch tätig war, behauptete sie, daß er Nazi sei. Überhaupt wähnte sie London voller Nazis. Frl. U. wechselte jetzt häufig die Stellen. In dieser Zeit entwickelte sich eine manifeste Wahnpsychose — Frl. U. machte einen Suicidversuch durch Ertränken — der im Juni 1940 zur ersten Anstaltsunterbringung führte. Sie verblieb dort bis August 1941, wurde intensiv somatisch behandelt und konnte sich dann 2 Jahre als Gesellschafterin einordnen. Vom Herbst 1943 bis zur Rückkehr nach Deutschland im Sommer 1953 blieb Frl. U. interniert. Die Naziverfolgung blieb Leitthema der Psychose. Sie hielt daran fest, daß alle Angehörigen umgekommen seien. Heimgekehrt, konnte sie in einem Zimmer in der Nähe der Schwester verbleiben, nahm ihre musikalische Aktivität wieder auf, ohne berufsfähig zu werden. Sie zeigt seither eine soziale Remission mit diskreten affektiven Dauerveränderungen. Eine gewisse Wahnbereitschaft und eine Neigung zu Verstörtheit bei Erwähnung der Verfolgungsthemen blieben bestehen.

Die zunehmenden seelischen Veränderungen während der Verfolgungszeit und nach der Emigration 1938 bis 1940 waren als *wahnähnliche Reaktionen* zu sehen, welche motivisch *einfühlbare Vorstadien* des ab 1939 beginnenden *generalisierten Wahnes* im engeren Sinne darstellten. Es war darauf hinzuweisen, daß sich der Übergang von verständlichen wahnähnlichen Situationen zum echten, situationsunangemessenen Wahn in vielen Fällen allmählich und für die Umgebung auf längere Zeit unbemerkbar vollzieht. Beim gegebenen engen zeitlichen und thematischen Zusammenhang der Wahnbildung mit der durchgemachten Diskriminierung, welche eine langfristige unausweichliche Situation mit dem Charakter sozialer Isolierung bedeutete, war bei dieser sensiblen Persönlichkeit eine wesentliche Mitbedingtheit der Wahnbildung durch diese besondere Situation wahrscheinlich. Die genaue Analyse der seelischen Einstellung der Betroffenen in der Verfolgungszeit und bis zum Ausbruch der paranoiden Psychose ließ uns die Auffassung eines Vorgutachters zurückweisen, wonach ein psychopathologisch relevantes Geschehen „unvermittelt" erst 2 Jahre nach der Emigration einsetzte, als sich Frl. U. in „absoluter Sicherheit" befunden habe. Die Klageinstanz hat diese Auffassung zur Grundlage eines Vergleiches gemacht.

Das 51jährige Frl. I. (10) entstammt einer deutschen jüdischen Familie des Mittelstandes. Keine belastenden psychiatrischen Erkrankungen. Die Verfolgte war nach Volks- und Handelsschulbesuch von 1927 bis 1934 als Kontoristin tätig und leistungsfähig. Unter dem Eindruck zunehmender Boykottmaßnahmen und Diffamierungen zog sie sich von 1934 bis 1937 in das

elterliche Geschäft zurück und emigrierte 1937 nach Holland, wo sie sich 1943 (seit der Besetzung stark gefährdet und diskreditiert) ein Unterkommen als Hausmädchen suchte. Im März
1943 wurde die 32jährige in ein holländisches KL verbracht und von dort in deutsche Konzentrationslager (u. a. Auschwitz) deportiert. In den Lagern war sie ausgehungert, leistete schwere
Zwangsarbeiten, wurde mehrfach mißhandelt, zu Euthanasieversuchen herangezogen usw. Die
Befreiung erfolgte 1945 auf einem Vernichtungstransport. Zwei Geschwister und die Mutter
wurden vergast. Ein Bruder überlebte. Wegen schwerer Hungerdystrophie wurde Frl. I.
bis Juli 1945 in Schweden klinisch behandelt. Sie befand sich dann bis Mitte Juni 1946 in
einem Rekonvaleszentenheim, wo sie über Kopfschmerzen, Brechreiz und abnorme Gewichtszunahme klagte und zunehmend hypochondrisch wirkte. Ein dreimonatiger Versuch, in
Schweden als Haushaltshilfe zu arbeiten, führte zu einem Versagen. Sie suchte nervenärztliche
Behandlung und mußte erneut für $\frac{1}{2}$ Jahr ins Krankenhaus gehen (bis März 1947). Sie wirkte
auf die Internisten nervös, unlustig und apathisch und wurde für „einbildungskrank" gehalten.
Auf die vermeintlich falsche Einschätzung ihrer Verfassung durch die Ärzte reagierte Frl. I.
mit Selbstbeschuldigungen. Im Sommer 1947 bestand eine hochgradige Empfindlichkeit mit
Sorgen über die eigene Gesundheit, insbesondere in bezug auf das weiter ansteigende Körpergewicht. Die Patientin wurde auch jetzt nicht arbeitsfähig. Im Herbst 1947 verschlechterte
sich der Zustand; Frl. I. wurde mißtrauisch, fürchtete die Rückführung nach Deutschland
durch die schwedische Polizei, da sie unehrlich gewesen sei und zuviel Unterstützung bezogen
habe. Im November 1947 stürzte sie sich in suicidaler Absicht in einen Kanal. Seither ist sie
mit Unterbrechungen psychiatrisch hospitalisiert. Sie zeigt ein vorwiegend paranoides Bild
mit wahnhafter Abwehr aller Menschen ihrer Nachbarschaft, glaubt sich sexuell beeinflußt.
Dieses schizophrene Bild wird durch negativistisch-querulatorische Züge mitgestaltet. In ihrer
Kommunikation schwankt die Betroffene zwischen kriecherischer Unterwürfigkeit und
dysphorischer Arroganz.

Wir geben hier einen längeren Ausschnitt aus unserer Beurteilung wieder, da
die Zusammenhangsproblematik der vorliegenden Schizophrenie in mancher Hinsicht auf die anderen Fälle dieser Gruppe zutrifft.

Für die Beurteilung der Zusammenhangsfrage der schizophrenen Psychose
mit den Verfolgungsbelastungen sind differenziertere pathogenetische Erwägungen
erforderlich als sie in den Stellungnahmen des ärztlichen Dienstes der Entschädigungsbehörde geführt wurden. Es entspricht der heutigen Forschungssituation
auf dem Schizophreniegebiet nicht, pauschal auf die Endogenität und Anlagebedingtheit dieses Leidens hinzuweisen und Umwelteinflüsse bei gegebener zeitlicher Bindung des Psychosebeginns an die situative Belastung allenfalls als
Faktoren für eine zeitlich begrenzte Verschlimmerung oder Vorverlegung der
Manifestation der Psychose in Anspruch zu nehmen. Wir heben zur angemessenen
Würdigung der Zusammenhangsfrage einzelne Bedingungen heraus. Für die
Zuerkennung des Verfolgungszusammenhanges im Hinblick auf eine schizophrene
Psychose im Sinne der wesentlichen Mitverursachung eines sog. Anlageleidens
durch Verfolgungseinflüsse ist zu fordern: 1. daß die klinische Symptomatologie
und das Verlaufsbild der Psychose nicht den deletären hebephren gefärbten Bildern
der vorwiegend hereditär-somatisch bedingten schizophrenen Kerngruppe zuge-
hört. Im vorliegenden Falle läßt der langjährige pseudoneurotische Verlaufstyp
der Schizophrenie (Hoch u. Polatin) — Symptome ersten Ranges sind erst spät
belegt — zusammen mit der deutlichen reaktiven Überformtheit des Gesamtbildes
den Schluß auf das Mitwirken psychoreaktiver Faktoren innerhalb dieser besonderen Schizophrenieform zu. Es ist auch durchaus daran zu denken, daß die
somatisch-anlagemäßigen Korrelate der Schizophrenie durch die erhebliche körperliche Belastung während der Lagerhaft (Hungerdystrophie) beeinflußt worden sind.
In diesem Zusammenhang ist auf die unmittelbar nach der Befreiung hervor-

tretende Konstitutionsumwandlung zum pastös-dysmorphen Typus hin aufmerksam zu machen, welche auf eine nachhaltige Beeinflussung der endokrinen
Funktionen verweist. Solche Verschiebungen korrelieren häufig mit aufbrechenden
schizophrenen Psychosen und sind mit ihnen pathogenetisch verknüpft. 2. ist für
eine Diskussion der Zusammenhangsfrage einer Schizophrenie die Abwesenheit
belangvoller familiärer (erblicher) Belastungen zu fordern. Im vorliegenden Falle
sind gleichsinnige oder andersartige psychiatrische Erkrankungen in der Familien-
umgebung der Antragstellerin nicht gefunden worden. Es darf daraus für den
Rahmen der Begutachtungspraxis abgeleitet werden, daß die erbliche Penetranz
im vorliegenden Falle nicht hoch ist. Das bedeutet praktisch, daß der Nachweis,
daß Frl. I. auch ohne die stattgehabten Verfolgungsbelastungen später an einer
Schizophrenie erkrankt wäre, nicht zu führen ist. 3. Die Belastungen, welchen
Frl. I. während der Verfolgungszeit ausgesetzt war, haben nicht den Typus von
abrupt einbrechenden affektiven Traumatisierungen oder von kollektiven Katastrophen, für welche die Forschung die Unerheblichkeit in bezug auf die Auslösung
oder Mitverursachung von Schizophrenien nachgewiesen hat. Es handelte sich
vielmehr um Einwirkungen, welche die Antragstellerin von 1934 bis 1937, dann
ab 1940 in eine Verfassung kompletter Ungeborgenheit, elementarer Entrechtung
und Daseinsbedrohung und völliger Entwürdigung versetzten, Situationen, welche
geeignet sind, das intime Strukturgefüge einer Person schwer und nachhaltig zu
erschüttern. Es kann in diesem Zusammenhang auf die Veröffentlichungen zur
Frage der Einwirkung von KL-Haften usw. auf die Persönlichkeitsstruktur verwiesen werden. Nimmt man die seelischen Konsequenzen hinzu, welche die Vernichtung der nächsten Angehörigen für die Antragstellerin haben mußte, so kann
mit ausreichender Wahrscheinlichkeit festgestellt werden, daß die Verfolgungsbelastung die psychische Struktur der Betroffenen entscheidend beeinflußte. Eine
solche belangvolle Modifizierung der seelischen Struktur durch Extrembelastungen,
welche die Intimsphäre der Person, insbesondere ihre mitmenschlichen Bezüge
nachhaltig tangieren, ist nun durch neuere psychiatrische Forschungen als pathogenetisch belangvolles Moment für das Ingangkommen von Schizophrenien herausgestellt worden. Die Psychiatrie sieht heute die Kausierung von Schizophrenien
als ein „multikonditionales" Geschehen. Im konkreten Falle ist stets mit einem
Zusammenspiel sehr unterschiedlicher pathogenetischer Faktoren zu rechnen,
woraus sich für die Begutachtung die Forderung ergibt, individualisierend das
Gewicht endogener und peristatischer Momente abzuschätzen. 4. Ein gewichtiger
Hinweis auf die pathogenetische Wirksamkeit von peristatisch-situativen Bedingungen wird mit Recht in der zeitlichen Verklammerung des Psychosebeginnes
mit der Belastungssituation gesehen. Die Einschätzung der Zeitbindung in den
bisherigen deutschen Vorgutachten übersieht, daß bei Frl. I. Prodromalerscheinungen der beginnenden Psychose gegeben sind, die als solche keineswegs schon grö-
bere Verhaltensstörungen und auffällige Erlebnisabwandlungen psychotischer Art
voraussetzen. Es gibt gerade der an produktiven Symptombildungen arme, Ver-
wechslungen mit einer Neurose immer wieder zulassende spätere Verlauf Hinweise
darauf, daß auch in der Zeitstrecke von 1945 bis 1947 nur diskrete Veränderungen
vorlagen. Solche Vorstadien sind in diagnostischer Hinsicht unspezifisch und können
ihre Deutung erst rückblickend aus der dann später diagnostizierten Psychose
erhalten. So paßt das von Frl. I. während des Zeitraums 1945 bis 1947 geklagte

Beschwerdebild (abnorme Gewichtszunahme, Erbrechen, Kopfschmerzen, Apathie, hypochondrische Klagen, Mangel an sozialer Einordnungsfähigkeit usw.) einerseits zum Bild psychoreaktiver Leidenszustände Verfolgter, andererseits zum Prodrom einer subchronisch beginnenden schizophrenen Psychose. Es ist auch darauf hinzuweisen, daß Frl. I. erstmals Ende des Jahres 1946 nervenärztlich gesehen wurde. In den internistischen Krankenhäusern und Rekonvaleszentenheimen, in welchen sie bis dahin untergebracht war, wird aber erfahrungsgemäß die Diagnose einer beginnenden pseudoneurotisch gefärbten Schizophrenie verfehlt. Es kann also unterstellt werden, daß Vorläufer der später deutlicher hervortretenden Psychose bereits in das Jahr 1945/46 fallen, daß somit eine zeitliche Bindung des Psychosebeginns an die Verfolgungsbelastung mit Wahrscheinlichkeit gegeben ist. 5. Wenn ein Zusammenhang der Schizophrenie mit Verfolgungsbelastungen angenommen werden soll, ist weiterhin eine motivische Verklammerung, ein psychodynamischer Zusammenhang der späteren seelischen Krankheit mit den besonderen Verfolgungsbelastungen zu fordern. Um in dieser Hinsicht zu einer stringenten Aussage zu gelangen, bedarf es allerdings genauerer Beschreibungen des Symptombildes der Psychose als sie in den schwedischen Krankenblättern und Gutachten gegeben wurden. Immerhin ist festzustellen, daß die Psychose auf weite Strecken beherrscht wird von der Befürchtung der Patientin, unheilbar körperlich krank zu sein. Diese leibliche Thematik der psychotischen Vorstellungswelt der Kranken schließt sich sinnvoll an ihr faktisches leibliches Darniederliegen während der KL-Haft und nach der Befreiung bis in das Jahr 1947 an, wie es von den deutschen Vorgutachtern mit Recht konstatiert worden ist. Auf der anderen Seite war die schizophrene Erlebnisdynamik, soweit erkennbar, mitgestaltet durch eine mißtrauisch-verschlossene Grundhaltung gegen die Mitwelt, durch die Befürchtung, daß sie durch die Polizei erneut nach Deutschland deportiert werde und durch psychotisch determinierte Selbstvorwürfe über zu Unrecht im Einwanderungsland erhaltene Fürsorgeleistungen. Auch diese psychodynamischen Bezüge können Hinweise auf eine pathogenetische Verklammerung der Psychose mit der Verfolgungsbelastung geben. Richtet man die Gesamtheit der eben erörterten Bedingungen auf die besonderen Rechtssätze des BEG und seiner Durchführungsbestimmungen zur Beurteilung anlagebedingter Krankheitszustände aus, so ist nach unserer Überzeugung eine wesentliche Mitverursachung der schizophrenen Psychose durch Verfolgungsbelastungen im vorliegenden Falle unabweisbar. Dies gilt insbesondere im Hinblick auf die bekannte Definition, die der Bundesgerichtshof dem Begriff der „wesentlichen Mitverursachung" gegeben hat. (BGH-Urteile vom 6. Dezember 1957 und 18. Mai 1960.) Aus psychiatrischer Sicht kann geurteilt werden, daß die Gesamtheit der von Frl. I. durchgemachten Verfolgungsbelastungen als eine Mitursache aufgefaßt werden muß, „die nicht unbedeutend ist". Diese Mitverursachung gilt nach unserer Überzeugung nicht nur im Hinblick auf die Auslösung oder Provokation, sondern ist eine wesentliche Mitverursachung im Sinne der Entstehung.

Die Entschädigungsbehörde ist dieser Auffassung gefolgt.

Die folgenden drei Fallmitteilungen betreffen Schizophrenien mit stärker hervortretendem *phasischen Verlauf*. Für die Beurteilung ergab sich dabei stets die Frage, ob bei gegebenem Verfolgungszusammenhang die Psychose zeitlich begrenzt oder in ihrem ganzen Verlauf anzuerkennen sei.

Die 49jährige Frau L. (407) stammt aus einer in der CSR ansässigen jüdischen Familie des sozialen Mittelstandes. Keine familiären Belastungen; unauffällige seelische Entwicklung bis zur Verfolgungszeit. Nach Absolvierung der höheren Schule arbeitete sie bis zur Heirat 1938 im väterlichen Geschäft. 1941 wurde ihr Mann deportiert. Sie selbst wurde 1944 von der SS verhaftet und nach kurzem Aufenthalt im Ghetto in das Vernichtungslager Auschwitz überführt. Die letzten Wochen vor der Befreiung im Mai 1945 leistete Frau L. Zwangsarbeit im Munitionswerk eines Außenlagers von Buchenwald. Dort häufige Mißhandlungen. Am Eingang von Auschwitz war die Mutter von ihr getrennt und zur Vergasung abgeführt worden. Zur Zeit der Befreiung bestand bei Frau L. eine schwere Hungerdystrophie. Sie wurde im August 1945 in der CSR wegen eines „Nervenzusammenbruchs" hospitalisiert und mit Elektroschocks behandelt. Sie befürchtete in den Menschen der Umgebung SS-Leute. Sie traf ihren Mann in dieser Zeit wieder. 1947 erfolgte einen Monat vor der Geburt des zweiten Kindes erneute Hospitalisierung mit Elektroschockbehandlung. Einzelheiten über diese Erkrankung sind nicht bekannt. Bis zur Auswanderung in die USA 1950 blieb Frau L. seelisch auffällig, klagte Kopfschmerzen, fühlte sich der Hausarbeit nicht gewachsen usw. Im Frühjahr 1951 akuter Angstzustand und erneute psychiatrische Hospitalisierung mit ESB. Blieb dann gereizt, unruhig und ängstlich, mußte im Frühjahr 1952 erneut asyliert werden. Frau L. glaubte jetzt, körperlich schwer krank zu sein, klagte Schmerzen am ganzen Körper und bekundete eine feindselige Einstellung gegen ihre Kinder. Nach erneuter somatischer Therapie mit der Diagnose einer paranoiden Schizophrenie gebessert entlassen. Seither besteht eine Persönlichkeitsveränderung mit ängstlicher und aggressiver Erregbarkeit, Schlaflosigkeit, Kontaktscheu und Initiativeverarmung.

Diagnostisch stand eine in Schüben verlaufende Schizophrenie mit leichter Defektbildung außer Zweifel. Bei gegebenem zeitlichem Zusammenhang zur Verfolgung wurde die Krankheit als wesentlich mitverursachtes Anlageleiden angesehen, die EM bis 1952 auf 100%, ab 1952 auf 30% eingeschätzt.

Die 38jährige Frau R. (282) kommt aus einer jüdischen Akademikerfamilie, die in der CSR ansässig war. Keine belastenden Erkrankungen. Unauffällige seelische Entwicklung in Kindheit und Jugend. 14jährig mußte sie den Oberschulbesuch abbrechen, da die Eltern, um der Gestapo zu entgehen, nach Prag übersiedelten. Hier erlebte die Verfolgte ihre ersten entwürdigenden Diskreditierungen, war durch den Davidstern aus Gesellschaft und Öffentlichkeit weitgehend ausgeschlossen und lebte dabei in ständiger Angst vor der Deportation. 1942 wurde sie mit Mutter und Großmutter nach Theresienstadt verbracht. Der Vater und eine um wenige Jahre ältere Schwester konnten fliehen und emigrieren. Als 17jährige erlitt sie unter den bekannten Umständen Theresienstadts einen ersten seelischen Zusammenbruch. Die Mutter verstarb ohne ärztliche Hilfe an einem Brustkrebs, während die Großmutter durch Entkräftung umkam. Während des gesamten Aufenthaltes mußte Frau R. ständig damit rechnen, in ein Vernichtungslager deportiert zu werden. 1944 machte sie eine als Encephalitis bezeichnete Erkrankung mit Somnolenz, hohem Fieber und Ataxie durch und wurde dabei im psychiatrischen Hospital durch KRAL behandelt. Während der letzten Haftzeit war sie stark apathisch und depressiv. Hochgradig unterernährt, machte sie vor der Befreiung noch eine fieberhafte typhöse Erkrankung durch. Ein erster schizophrener Schub erfolgte nach der Rückkehr nach Prag und dem Wiedersehen mit dem Vater im Sommer 1945. Frau R. mußte auf drei Monate psychiatrisch hospitalisiert werden. Während die Behandlung als solche durch Ärzte und Zeugen hinreichend bekundet ist, stehen Krankenblattunterlagen über die Erstbehandlung nicht mehr zur Verfügung. Sie verließ Prag 1946 und begab sich auf 4 Jahre nach Paris, wo sie vom März bis Juni 1950 erneut erkrankte. 1952 ist im Wochenbett ein weiterer Erkrankungsschub aufgetreten, 1953/54 befand sich Frau R. mit einem vierten Schub für ein halbes Jahr in Hospitalbehandlung und erhielt eine Insulinkur. 1956/57 erfolgte wiederum eine Elektroschockkur in einem englischen Hospital; 1958 mußte in Kanada eine ambulante Elektroschockserie gegeben werden. Übereinstimmend wird von allen Ärzten eine paranoid-halluzinatorische Symptomatik für die jeweiligen Schübe beschrieben. In den Intervallen zwischen den Schüben bestand stets eine angstneurotisch-depressive erlebnisreaktive Verfassung. Ein schizophrener Persönlichkeitswandel hat sich nicht herausgebildet.

Da thematisch-psychodynamische Details der jeweiligen Schübe nicht bekannt wurden, war im Sinne der pragmatischen Beurteilung (S. 292) und unserer oben aufgestellten Kriterien der Verfolgungszusammenhang herzuleiten aus der fehlenden familiären Belastung, der unauffälligen prämorbiden Struktur, dem Zusammenhang mit somatischen Noxen und einer extremen seelischen Erschütterung im jugendlichen Alter, des weiteren aus dem Verlaufstyp der Psychose, welcher ohne Defektbildung und mit kontinuierlicher reaktiver Auslösbarkeit verknüpft blieb und nicht den Kernschizophrenien zuzuordnen war. In Anlehnung an VENZLAFF wurde der Gesamtverlauf der Psychose für verfolgungsabhängig gehalten, da eine Ursachenteilung für die jeweiligen Schübe psychiatrisch und rechtlich undurchführbar schien und in dem verfolgungsabhängigen Anstoß des ersten psychotischen Schubes eine Determinante zu sehen war, die den Gesamtverlauf der Psychose beeinflußte.

Die 49jährige Frau Dr. jur. X. (235) ist ältestes zweier Kinder einer jüdischen Juristenfamilie und schloß in der CSR 1938 ihre juristischen Studien ab. Keine familiäre psychiatrische Belastung. Bis zur Verfolgung aktive, leistungsfähige Persönlichkeit. 1938 flohen die Eltern aus dem Heimatort, um Verfolgungen nach dem Einmarsch zu entgehen. Beide wurden im Krieg in Vernichtungslagern umgebracht. 1940 wurde Frau Dr. X. mit ihrem Mann — sie hatte im selben Jahr geheiratet — in der Slowakei, wohin sie ausgewichen war, interniert. Sie verrichtete Zwangsarbeiten und mußte stets damit rechnen, einem der nach Auschwitz gehenden Transporte zugeteilt zu werden. Im August 1944 wurde das Lager durch Partisanen befreit. Frau Dr. X. lebte jetzt mit ihrem Mann (Arzt) bis zur Befreiung illegal in Wäldern. Sie befand sich dabei unter menschenunwürdigen Verhältnissen, war hochgradig unterernährt und in ständiger Furcht vor den in den Wäldern fahndenden deutschen Truppen. Während der Lagerhaft und der Illegalität setzten starke nervöse Erscheinungen, Erschöpfung und ängstlich-resignierte Anwandlungen ein. 1945 nach Prag zurückgekehrt, erfuhr die Verfolgte von der Vernichtung der Familie. Sie reagierte darauf mit einer ausgeprägten Depression und monatelang anhaltenden Wein- und Angstzuständen. Nach dem Krieg gelang es ihr nicht, an den früheren Beruf anzuknüpfen. Bis zur Auswanderung nach Israel 1949 war sie in untergeordneter Stellung an der jüdischen Kultusgemeinde tätig. Sie wurde mißtrauisch, abgeschlossen, blieb ganz vom Ehemann abhängig und plagte ihn mit ihrem Mißtrauen gegen andere Menschen. Sie war zunehmend hypochondrisch und phobischen Anwandlungen unterworfen. In Israel kam sie als Fürsorgerin unter, lehnte jede nervenärztliche Hilfe ab und suchte den fortbestehenden Angstanwandlungen durch eine kompensierende Pflichthaltung auszuweichen. 1954 begleitete sie ihren Mann, der nach psychiatrischem Urteil ebenfalls an unbeherrschbaren Angstanwandlungen leidet, auf eine Studienreise nach London. Schon bei der Verabschiedung und Abreise wurde die Patientin auffällig, auf der Schiffsreise, zunehmend später in Paris und London, wo sie sich unter Gestapoangst in Hotelzimmern einschloß, entwickelte sie einen floriden Verfolgungswahn, in dessen Mittelpunkt die Befürchtung stand, die Menschen ihrer Umgebung seien Deutsche und würden sie töten. Im englischen psychiatrischen Krankenhaus wurde eine paranoide Reaktion diagnostiziert und Elektroschockbehandlung durchgeführt. Während der Rückreise nach Israel ein halbes Jahr später kam es zu einem paranoiden Rezidiv. Sie hatte panikartige Angst und suchte sich ständig zu vergewissern, ob man sie nicht nach Deutschland holen würde. Erneute Anstaltsbehandlung. Nach der Entlassung noch einige paranoid-psychotische Zustände, die durch medikamentöse und psychotherapeutische Hilfen beherrscht werden konnten. Ihre Ehe ist kinderlos geblieben. Frau Dr. X. hat ihren Beruf aufgeben müssen, lebt ganz abgeschlossen und fühlt sich nur in der Nähe ihres Mannes sicher.

Dieses 1954 auf dem Hintergrund einer ängstlich-depressiv veränderten Persönlichkeit entstehende paranoide Syndrom war nur in weiterem Sinne dem schizophrenen Formenkreis zuzuordnen. Der Kontext mit dem vorbestehenden ängstlichunsicheren Rückzug dieser Verfolgten, die *späte Auslösung durch eine spezifische Anlaß-Situation* rücken das Bild in die Nähe einer schweren sensitiven Entwicklung. Eine wesentliche Mitverursachung und Mitgestaltung des paranoiden Syndroms durch die Verfolgung über das Bindeglied des ängstlich-abhängigen Wandels der Betroffenen während der Jahre nach der Befreiung schien uns gegeben; eine konstitutionell-charakterogene Reaktionsbasis konnte hypothetisch unterstellt, aber nicht als zureichende Bedingung der Wahnbildung angesehen werden.

Die Beurteilung dieser phasischen Verläufe steht vor der Schwierigkeit, entweder nur einzelne Phasen (bzw. Schübe) oder die gesamte Psychose in den Verfolgungszusammenhang einzubeziehen. Zur letztgenannten Lösung wird man sich eher bei einem situativ stark verklammerten Paranoid (235, 282) entschließen, zur ersteren, wenn die Psychose einer cyclothymen Phase näher steht. In Zweifelsfällen ist jedoch die von VENZLAFF vertretene Anerkennung des Gesamtverlaufes zu bevorzugen, da sich sonst eine unvertretbare Zurückstellung der phasischen Verläufe gegenüber den primär chronischen ergibt, die in ihrem ganzen Verlauf entschädigt werden, sofern die wesentliche Mitverursachung einmal wahrscheinlich gemacht wurde. Die anlagegebundene Krankheitsbereitschaft wird durch eine Schädigung (etwa eine schwere seelische Belastung) zur Manifestation gebracht; damit ist eine entscheidende Vorbahnung, unter Umständen eine Senkung der Manifestationsschwelle für spätere Auslösungen gesetzt, die aus dem späteren Verlauf nicht mehr eliminierbar ist. Jedenfalls ist die Behauptung nicht zu belegen, daß der nächste Schub allein oder vorwiegend auf der Penetranz der Anlagemomente beruhe.

Dagegen spricht auch die Erfahrung an den eben geschilderten Fällen. Die Auslösesituationen haben vielfach eine spezifische, auf die Verfolgungsbelastung und ihre isolierenden Konsequenzen zurückzubeziehende Struktur. Auch die Erlebnisdynamik dieser paranoiden Episoden selbst wird oft weiter durch das Thema der *Nazi*-Verfolgung (nicht der Verfolgung schlechthin) bestimmt. Bei vielen der eben dargestellten Wahnkrisen hat man nicht den aus kernschizophrenen Verläufen bekannten Eindruck, daß hier die Psychose zufällig mit *diesem* Thema arbeite und daß dieses Thema, in den Eigengang der Psychose hineingerissen, damit gewissermaßen selbständig, überindividuell und von der Konfliktdynamik der psychotisch gewordenen Persönlichkeit abgelöst worden sei.

Diese für das mittlere Lebensalter (zumal für Frauen) typischen rezidivierenden paranoiden Erkrankungen zeigen in der Stilistik ihrer extrapsychotischen Persönlichkeitsverbiegungen, ihrer Anlässe und Wahnbildungen eine nachhaltige Prägung durch die inneren Konsequenzen des Verfolgungserlebens. Bei den nachfolgend beschriebenen drei Kranken konnten sich die Gutachter von dieser durchgehenden Determination der Psychose durch die Verfolgung nicht überzeugen und hielten die Einwirkung für zeitlich begrenzt.

Die 41jährige Frau G. (142) kommt aus einer mit psychiatrischen Erkrankungen nicht belasteten jüdischen Familie aus Polen. Normale seelische Entwicklung. Absolvierte 1938 die Mittelschule und war bei Verfolgungsbeginn kaufmännisch im väterlichen Unternehmen tätig. 1939 wurde die Achtzehnjährige zu Zwangsarbeiten herangezogen und dabei bereits häufiger mißhandelt. Im März 1942 wurde bei einer Massenexekution auf dem Marktplatz der Heimatstadt ihr Vater vor ihren Augen erschossen. Frau G. erlitt danach einen Zusammenbruch, bei dem sie sich zu Hause verkroch, jeden Menschen, sogar die Schwester, für Gestapomitglieder hielt und die Nahrung verweigerte. Sie erschien ganz apathisch. Ein beigezogener Arzt stellte Wahnvorstellungen fest und machte auf Suicidgefahr aufmerksam. Nach 14 Tagen klang dieser Zustand ab, jedoch klagte Frau G. seither über Angstzustände, Alpträume mit Schlafstörung und Kopfschmerzen. Sie wurde in ein Zwangsarbeitslager überführt, aus dem sie zusammen mit der Schwester flüchtete. Erneut verhaftet, konnte sie aus einem weiteren Arbeitslager mit der Schwester wieder entfliehen (Oktober 1942). Die Geschwister hielten sich einige Zeit bei einem polnischen Bauern versteckt und schmuggelten sich dann mit „arischen" Papieren in einen Transport polnischer Arbeiter nach Süddeutschland. Unter falschem Namen war sie vom Mai 1943 bis April 1945 als Küchenhilfe in einer süddeutschen Gaststätte tätig. Sie stand in dieser Zeit unter ständigen Angstspannungen, als Jüdin erkannt und deportiert zu werden. In dieser Zeit geriet sie erneut in eine Verfassung mit hochgradiger Apathie und Mißtrauen. Sie verließ für drei Wochen nicht das Bett und sah in jedermann einen SS-Spitzel. 1946 Auswanderung in die USA. Von April bis Juni 1947 psychiatrische Hospitalisierung wegen Verfolgungswahn und depressiver Verstimmung. Während der Behandlung beschäftigte sie sich ängstlich mit den zurückliegenden Erlebnissen in Deutschland, fürchtete, nach dort zurückgebracht und erneut verfolgt zu werden. Sah in den Mitpatienten frühere Mithäftlinge. Nach Elektroschockbehandlung gebessert entlassen. 1950 Heirat. Im gleichen Jahr Erkrankung unter ähnlichem paranoid-depressivem Bild: ängstigte sich davor, getötet zu werden, fühlte sich verfolgt, sprach von Spionen. Nach 6wöchiger Behandlung mit 15 ESB gebessert entlassen. Ähnliche Symptomatik bei der letzten psychotischen Phase im Herbst 1957. Neben allgemeiner Verfolgungsangst hielt die Kranke ihren Mann für untreu, bezweifelte, ob er wirklich ihr Mann sei usw. In den Zwischenzeiten relativ gut angepaßt. Keine schizophrenen Defekthinweise.

Die Zuordnung dieses Falles zum schizophrenen Formenkreis erscheint nur bei Orientierung am psychopathologischen Querschnitt z. Zt. des Höhepunkts der Psychose möglich. Unter dem Verlaufsgesichtspunkt wäre diese Psychose fraglos den phasischen Psychosen zuzurechnen. Ein Verfolgungszusammenhang wurde nur für die ersten beiden Phasen während der Verfolgung (1942 und 1944) anerkannt, während für die schwereren Phasen 1947 und 1950 der Zusammenhang mit den besonderen sozio-familiären Bedingungen im Einwanderungsland wesentlicher schien.

(Der Vergleich dieser Kranken mit der oben geschilderten Patientin Frau L. [407] ergibt eine weitgehend ähnliche Gesamtlage. Bei Frau G. wurde der Gutachter durch den stärkeren phasisch-cyclothymen Einschlag der Psychose dazu bestimmt, nur die beiden in die Verfolgungszeit fallenden Erkrankungen anzuerkennen.)

Die 39jährige Frau B. (181) kommt aus einer psychiatrisch nicht belasteten jüdischen Familie, die vor der Verfolgung unter guten sozialen Bedingungen in Polen lebte. Der Vater soll ein nervöser Mensch gewesen sein, während die Mutter als ruhige, kühle Frau geschildert wird, zu welcher die Patientin in der Kindheit keine rechte Liebe fassen konnte. Eine erste seelische Krise mit Schulschwierigkeiten, Depressivität und Apathie fällt vor die Verfolgungszeit im 15. Lebensjahr. Der Zusammenbruch soll sich in zeitlichem Zusammenhang mit der Psychose einer Freundin entwickelt haben. Nach der Genesung wollte die Patientin ihre Studien nicht fortsetzen und wurde vom Vater gelegentlich als „Verrückte" angeredet. Ab 1939 war die 16jährige zunächst Entwürdigungen und Freiheitsbeschränkungen unterworfen. Im Ghetto starb der Vater an Entkräftung, während ein Bruder 1943 vor ihren Augen von der SS erschossen wurde. Die Mutter wurde in ein Vernichtungslager abgeführt. Seit 1941 setzten nach der Erinnerung von Frau B. Verstimmungen ein, welche sich nach der Ermordung des Bruders zu einem schweren depressiven Bild steigerten. 1944 wurde Frau B. nach Auschwitz transportiert und leistete dann bis zur Befreiung 1945 in einem anderen KL schwere Zwangsarbeiten. Bis zur Auswanderung nach Israel 1947 weilte sie in einem süddeutschen DP-Lager. Sie heiratete 1946 und hatte 1947 und 1949 Geburten. Im Zusammenhang mit der letzten Geburt und einer starken ehelichen Konfliktsituation kam es 1949 zu einer zweiten seelischen Störung mit Hypochondrie, Angstzuständen und allgemeiner Hilflosigkeit. Nach ambulanten Schockbehandlungen leichte Besserung. 1952 wurden erneute Schockbehandlungen erforderlich. 1953/54 erfolgte Anstaltsunterbringung unter dem Bild eines schizophrenen Defektzustandes. Nach der Entlassung autistisch antriebsarm, depressiv. 1961 erneute Hospitalisierung.

Da eine (wahrscheinlich) psychotische Manifestation bereits in die Zeit vor der Verfolgung fiel, war hier eine *abgrenzbare Verschlimmerung einer vorbestehenden*

Schizophrenie bis 1951 mit einer anteiligen verfolgungsbedingten EM von 30% anzunehmen. Grundleiden und weiterer Verlauf waren einerseits auf Anlage- und Prägungsfaktoren, andererseits auf Anlässe der persönlichen Situation der Patientin (Geburt, Ehekrise) zu beziehen.

Die 55jährige Frau C. (432) stammt aus einer wohlhabenden jüdischen Familie in Ostdeutschland. Keine familiären psychiatrischen Belastungen. Sie war bereits seit 1933 Diskriminierungen ausgesetzt und bemühte sich vor dem Kriege fieberhaft um eine Auswanderung für den Sohn und sich. Sie schloß sich Mitte 1940 einem illegalen Transport an, der über die Donauländer nach Rumänien führte. Sie befand sich dann für 3 Monate unter äußerst ungünstigen Bedingungen auf einem Schiff, das die illegalen Auswanderer nach Palästina bringen sollte. Unter einer Typhusepidemie und der ständig möglichen Versenkung oder Aufbringung des Schiffes leistete Frau C. als Leiterin der Schiffsküche offenbar Übermenschliches. Nach Ankunft in Israel wurde ihr mit anderen Passagieren die Einwanderung verweigert. Frau C. wurde dann unter schlechtesten Lebensbedingungen 5 Jahre auf der Insel Mauritius interniert. 1½ Jahre nach Beginn der Internierung unternahm sie im Beginn einer schizophrenen Erkrankung einen ernsthaften Suicidversuch. Aus dem Krankenblatt des Hospitals Mauritius ist ersichtlich, daß Frau C. 10 Monate vor der Hospitalisierung, also etwa ½ Jahr nach Beginn der Internierung, in eine zunehmende Depression geriet. Sie wurde hospitalisiert, später nach Israel überführt und befindet sich seither mit kurzen Unterbrechungen in Anstaltsbehandlung. Diagnose: schwere paranoide Schizophrenie mit Defekt.

Bei dieser erstmals im 34. Lebensjahr ausgebrochenen chronischen Defektschizophrenie wurde eine zeitlich auf 2 Jahre begrenzte Anerkennung nach Schweizer Vorbild (S. 293) gewählt. Dieser Beurteilung eines Mitarbeiters der Klinik aus dem Jahre 1958 würden wir heute nicht mehr folgen. Wenn auch Einzelheiten der Psychose nicht bekannt wurden und zweifellos ein kernschizophrener Verlauf vorliegt, genügen die Bedingungen der fehlenden Heredität, der angepaßten prämorbiden Persönlichkeit und des zeitlichen Zusammenhanges zwischen Psychosebeginn und Extrembelastungen, um bereits im pragmatischen Sinne K. Schneiders und Venzlaffs den Zusammenhang zu bejahen. Sofern die Internierung auf Mauritius als Verfolgungseinfluß angesehen wird, erfüllt bereits der zeitliche Zusammenhang dieser Kernschizophrenie, die nicht als anlagebedingtes Leiden im vom BGH gemeinten strengen Sinne angesehen werden kann, die Vermutung des § 28, Abs. 2 BEG (S. 109).

Die situative Mitverursachung von *Spätschizophrenien* (Erstmanifestation nach dem 40. Lebensjahr) ist seit je stärker beachtet worden. Die Untersuchungen von M. Bleuler und Klages insbesondere haben unsere Kenntnis über die präpsychotische Persönlichkeitsstruktur, über die Krisenanfälligkeit und spezielle Anlaß-Situation sowie die Verläufe solcher Späterkrankungen vertieft. Die folgenden zwei Krankengeschichten sind dieser Gruppe zuzuordnen.

Der 60jährige frühere Kaufmann und Schriftsteller G. (500) entstammt einer wohlhabenden jüdischen Familie in Ungarn. Keine familiären psychiatrischen Erkrankungen. G. genoß in einer harmonischen Erziehungsatmosphäre eine differenzierte Ausbildung, bezog eine Handelsakademie und übernahm zusammen mit einem Bruder nach dem Tode des Vaters das Familienunternehmen. Er war sportlich (Olympiateilnehmer) und gesellschaftlich aktiv, betätigte sich schriftstellerisch und lebte aus einer starken Identifizierung mit deutscher Bildung. Er heiratete 1934; 1935 und 1937 wurden Töchter geboren. Die Ehe gestaltete sich harmonisch. Bei Besetzung seiner Heimatstadt durch deutsche Truppen mußte G., der in seinen Schriften eine antinazistische Haltung vertreten hatte, flüchten. Am ersten Zufluchtsort Belgrad wurde von der Gestapo seine Auslieferung begehrt. In erschöpfenden und gefährlichen Märschen gelangte G. über 300 km an die jugoslawische Grenze. Hier wurde er verhaftet und in einem Lager interniert. Nach einem Fluchtversuch neuerlich verhaftet, geriet G. in

einen Erregungszustand und mußte psychiatrisch asyliert werden. Einem einflußreichen
ärztlichen Verwandten gelang die Rückführung des psychisch kranken G. in eine Budapester
geschlossene Anstalt. Die Diagnose eines akuten schizophrenen Schubes wurde gestellt. Nach
einjährigem Aufenthalt und Insulinkur wurde er im Herbst 1942 entlassen. Bis zur Befreiung
beim Fall von Budapest im Januar 1945 lebte G. unter unmenschlichen Bedingungen. Er war
zunächst obdachlos in wechselnden Verstecken in Budapest, wurde mehrfach aufgegriffen und
nur unter Hinweis darauf, daß er psychiatrisch krank und nicht Jude sei, in Freiheit belassen.
Vorübergehend befand er sich in Arbeitslagern. Im März 1944 wurde er durch ein Standgericht
wegen angeblicher Sabotage zum Tode verurteilt. Vor der Exekution verhalfen ihm ungarische
Soldaten zur Flucht. Aus einem Sammellager, in welchem Deportationstransporte zusammen-
gestellt wurden, konnte er entfliehen. Vorher wurde er von ungarischer SS verschleppt und
mißhandelt. Unmittelbar nach der Befreiung erfuhr G., daß Frau und beide Töchter in einem
Vernichtungslager vergast wurden. Er wandte sich an den Heimatort, erhielt vom einstigen
Besitz nichts zurück und verwickelte sich bald in Konflikte mit jugoslawischen Behörden. Er
heiratete 1948 eine Schneiderin, die ihn bis heute betreut und unterhält. Kinderlose Ehe.
Die Auswanderung nach Israel erfolgte angesichts drohender erneuter Verfolgungen im selben
Jahr. Seit der Befreiung besteht ein nervöses Beschwerdebild mit Depressivität, mitmenschlichem Rückzug, Angstzuständen und allgemeiner Leistungsabnahme. G. blieb in Israel
unangepaßt, erlernte die Landessprache nicht und fristete sein Leben mit Gelegenheits-
gedichten. Ein milder schizophrener Defektzustand wurde von den behandelnden Nerven-
ärzten festgestellt. 1954 mußte G. mit einem erneuten hochgradigen Angst- und Erregungszustand auf einige Wochen hospitalisiert werden. Seither zeigt er unter ambulanter psycho-
pharmakologischer Therapie ein Bild mit ängstlich-mißtrauischen Episoden, Konzentrationsstörungen und ausgeprägter Kontaktscheu.

Wir konnten uns der Auffassung des nervenärztlichen Beraters der Entschädigungsbehörde, wonach die im 40. Lebensjahr manifestierte Schizophrenie
„schicksalsmäßig" aufgetreten sei und „einen zu erwartenden Verlauf" genommen
habe, nicht anschließen. Im Blick auf die zeitliche Verklammerung der Erstmanifestation mit einer leib-seelischen Extrembelastung wurde die wesentliche
Mitverursachung für die Ersterkrankung bejaht. Das weitere Verfolgungsschicksal
des Betroffenen, das Fehlen angemessener Therapie von 1942 bis 1945, schließlich
die Erwägung, daß durch die psychotische Erstmanifestation eine pathogenetische
Konstellation geschaffen wurde, die den weiteren Verlauf mitbestimmte, legten
eine Anerkennung des Gesamtleidens nahe.

Das 70jährige Frl. H. (416) kommt aus einer deutschen jüdischen Familie der mittleren
Gesellschaftsklasse. Keine belastenden psychiatrischen Erkrankungen in der Familie. Nach
Volks- und Oberschulbesuch war sie bis zur erzwungenen Flucht für 29 Jahre als geschätzte
kaufmännische Angestellte in demselben Industrieunternehmen tätig. Die 47jährige wurde
nach Ausplünderung ihrer Wohnung aus der Firma, mit der sie sich sehr identifizierte, zwangs-
entlassen und mußte, um ihr Leben zu retten, im April 1939 nach England fliehen. Sie nahm
dort eine Stelle als Hausangestellte an. Es entwickelte sich eine ängstliche Depression, die
7 Monate nach der Auswanderung zur psychiatrischen Hospitalisierung führte. Zur Zeit der
Aufnahme bestand bereits ein Bild mit ängstlicher Gehemmtheit, Verbalhalluzinose und Verfolgungswahn. Nahrungsverweigerung, psychomotorische Unruhe, Vernachlässigung des eigenen Körpers, Autismus und Aggressivität traten bald hinzu. Sie glaubte vom Personal vergiftet
zu werden, weil sie Jüdin sei, und halluzinierte Stimmen von Fremden aus der deutschen Heimat. Die 70jährige ist seit 1939 dauernd asyliert und zeigt seit Jahrzehnten einen schizophrenen Dauerzustand mit weiterlaufender produktiver Symptomatik.

Für die im 47. Lebensjahr nach einer schweren Entwurzelungsbelastung manifestierte Psychose war neben Anlagefaktoren und klimakterischen Einflüssen der
gewaltsame Umbruch einer festen Lebensordnung als wesentlich mitverursachen-
des Moment anzusehen. Soziale Isolierung und Rangeinbuße mußten diese unverheiratet gebliebene, in ihrem Lebensentwurf vermutlich einseitige und kontakt-

gefährdete Frau besonders stark betreffen. Es war zwar für wahrscheinlich zu halten, daß ohne Disposition zur Schizophrenie und ohne Mitwirksamkeit des Klimakteriums nach einer solchen Entwurzelung keine Prozeßpsychose aufgetreten wäre. Andererseits mußte es als unwahrscheinlich gelten, daß es ohne die seelische Belastung, allein durch Disposition und Klimax zur Psychose gekommen wäre, da der zeitliche und thematische Zusammenhang die Mitwirksamkeit der Belastung evident machte.

Beide Fälle mit einer schizophrenen Erstmanifestation, die nach der Lebensmitte und in zwingendem, zeitlichem Zusammenhang mit schweren Belastungen erfolgte, wurden von den nervenärztlichen Vorgutachtern nicht angemessen beurteilt. Im ersten Fall (500) wurde der Zusammenhang unter pauschalem Hinweis auf das Endogenitätsargument abgelehnt. Entgegen dem Wortlaut des BEG und seiner Durchführungsbestimmungen kam der Gutachter im zweiten Fall (416) lediglich zu einer anteiligen Anerkennung und Aufsplitterung der EM in einen verfolgungsbedingten und verfolgungsunabhängigen Anteil.

Die Schizophrenie des zuletzt aufzuführenden Kranken betrifft einen politisch Verfolgten und begann nach Art einer *Haftpsychose*.

Der 1903 geborene F. (268) stammt aus einfacheren Verhältnissen und war bis zum Beginn der Verfolgung 1934 nicht krank. Keine familiären Belastungen. Soll in der Kindheit dickköpfig und bis zum 15. Lebensjahr Enuretiker gewesen sein. Nach Volksschulbesuch und Schmiedegesellenprüfung einige Zeit auf Wanderschaft, stets aufgeschlossen, leistungsfähig, ausgeglichen. Ab 1933 arbeitslos. Im März 1934 wegen Verteilens politischer Schriften verhaftet. F. kam in Untersuchungshaft (davon 2 Wochen verschärfte Einzelhaft). Ein Verfahren wegen Vorbereitung zum Hochverrat wurde eingeleitet. In der 3. Haftwoche (7. April 1934) geriet F. in einen hochgradigen Erregungszustand, welcher Isolierung und Fesselung erforderlich machte. Als 2 Tage später die Fesselung gemildert wurde, zertrümmerte er das Zelleninventar und stieß mit dem Kopf gegen die Wand. Er wurde blutüberströmt und bewußtlos in der Zelle gefunden. Am 11. April wurde F. in die psychiatrische Abteilung des Zuchthauses überführt. Hier erschien er schwerbesinnlich, ängstlich und konnte sich an die Ereignisse der vergangenen Tage nur umrißhaft erinnern. In den nachfolgenden Tagen berichtete F. stockend, er höre in den Abendstunden Glockengeläute und Rufe seiner Frau. Er fürchtete, seine Frau werde begraben und er selbst verfolgt. Im Juli 1934 beschmierte er sich mit Kot und Urin, hörte weiterhin die Stimme der Frau. Bis zu seiner Verurteilung zu 18 Monaten Gefängnis (die Staatsanwaltschaft hatte die Verantwortlichkeit und Haftfähigkeit nicht bezweifelt) roch F. verbranntes Menschenfleisch, hörte fremde Stimmen und diejenige des eigenen Kindes. Während der Haftzeit hochgradig ängstlich und gehemmt, gelegentliche Durchbrüche mit Phrasen wie „lassen Sie die rote Front aufmarschieren"! Damalige Diagnose: Haftreaktion eines debilen Psychopathen, Dementia simplex?. Nach Entlassung aus der Haft verstört, Verfolgungsangst, teilnahmslos. Sprach wirr über Gott, Regierung usw. Schlug der Frau vor, gemeinsam in den Wald zu gehen und sich und die Kinder umzubringen. Nachdem er im Frühjahr 1936 einen Bekannten als Verfolger verkannt und mit dem Messer bedroht hatte, erfolgte Einweisung in eine Anstalt, in welcher er bis zum Tod an Hydrops und Tuberkulose im Jahre 1944 verblieb. Bei der Aufnahme zerfahren, mißtrauisch, ängstlich. Abgerissene Bemerkungen: „Das hat doch keinen Wert ... es brennt ... sie sucht mich ... tun Sie mich doch zu den Leuten oder richten Sie mich gleich hin." Abstruse Exekutions- und Kastrationswünsche. Bei genauer Intelligenzprüfung kein Hinweis auf Schwachsinn. Insulinkur und Cardiazol-Schocks besserten das Bild nicht. Während der Jahre bis zum Tode typischer schizophrener Defektzustand.

Auch im vorliegenden Falle war eine wesentliche Mitverursachung der in der politischen Haft ausbrechenden Schizophrenie für wahrscheinlich zu halten. Die Kriterien einer pragmatischen Zusammenhangsbeurteilung (S. 292) konnten als erfüllt gelten. Soweit Einzelheiten der Psychose bekannt wurden, ergab sich

darüber hinaus noch eine deutliche psychodynamische Verklammerung der präpsychotischen Diffamierung und Gefährdung mit der initialen Psychose. Die
Entschädigungsbehörde ist unserer Beurteilung gefolgt.

2. Cyclothymien. Die entschädigungsrechtliche Beurteilung der Cyclothymien
ist in der Regel leichter als diejenige der Schizophrenien, wenn sie diagnostisch
eng gefaßt, also auf klassische phasische Verläufe beschränkt und von den Involutionspsychosen, von Depressionen auf dem Boden cerebraler Prozesse, von
vitalisierten chronisch-reaktiven Bildern, vegetativen und endo-reaktiven Dysthymien usw. abgegrenzt werden. Wir haben uns um eine solche strikte Fassung
bemüht. Die meisten Cyclothymien, für die ein Verfolgungszusammenhang nicht
bejaht werden konnte, entsprechen typischen phasischen Verläufen. In den hier
darzustellenden anerkannten Fällen sind neben typischen cyclothymen Bildern
auch Kombinationen mit erlebnisreaktiven Folgezuständen und Grenzfälle vertreten. Das ist verständlich, denn oft erlaubte erst die Verklammerung eines
erlebnisreaktiven Geschehens mit der cyclothymen Psychose, diese im Verfolgungszusammenhang zu sehen.

Wir wiesen bereits darauf hin, daß bei cyclothymen Psychosen ein *Verfolgungs-*
zusammenhang für das Gesamtleiden seltener als bei Schizophrenien angenommen
wurde. Ein erster einschlägiger Fall betrifft eine Zigeunerin (145), welche nach
schweren Diffamierungen und Ängstigungen (Ehemann und Bruder im KL) und
im Anschluß an eine erzwungene Sterilisation erstmals mit einer depressiven
Phase erkrankte. Die Daueranerkennung eines verfolgungsbedingten Anteils des
cyclothymen Verlaufes wurde auch bei einem jüdischen Journalisten empfohlen
(75), welcher nach langer Diffamierung vor dem Krieg nach Israel flüchtete und
dort eine schwere depressive Fehlhaltung mit kontinuierlichem beruflichen Versagen zeigte, die nach einigen Jahren in einen cyclothym-depressiven Verlauf
einmündete. Die im folgenden ausführlicher geschilderte Krankheitsgeschichte
einer Patientin mit einem vorwiegend *manisch*-phasenhaften Verlauf ist in unsere
klinische Statistik nicht mehr eingeordnet worden, da die Begutachtung erst
kürzlich erfolgte. Sie verdient jedoch wegen der besonderen Verflechtung der
Psychose mit der Verfolgung Beachtung, zumal, da entsprechende Beobachtungen
in der bisherigen Literatur über Verfolgung und Psychosen nicht mitgeteilt
wurden.

Frau E., 34 Jahre alt, ist jüngstes von fünf Geschwistern einer jüdischen Familie aus einer
südwestdeutschen Großstadt. Keine familiäre Belastung, unauffällige seelische Entwicklung
in der Kindheit. Bis 1938 konnte sie noch die Volksschule besuchen, dann Privatunterricht bei
jüdischem Lehrer bis zu dessen Verhaftung 1940. Anschließend mußte die 12jährige ent-
würdigende Zwangsarbeiten verrichten und den Judenstern tragen. 1943 wurde sie mit der
Mutter verhaftet und kam über einige Gefängnisse in das KL Ravensbrück. Sie erlebte dort
alle bekannten Entbehrungen und Bedrohungen, wurde mehrfach mißhandelt, erlebte, wie
eine gleichaltrige Freundin von den Wachhunden der Mannschaften zerfleischt wurde und
die Mutter nach einem Euthanasieexperiment verstarb. Machte mehrere Selektionen durch,
bei denen sie die Vergasung befürchten mußte. Ein auffälliger seelischer Zustand mit ängstlicher Verstimmung und Hemmung trat nach der Beobachtung der Schwester in dieser Haftzeit ein. Im Januar 1945 unklare typhöse Erkrankung. Frau E. wurde durch die Schwester
offenbar sehr gestützt und konnte durch deren Aktivität einen Todesmarsch vor der Befreiung
überleben. Anfang August 1945, drei Monate nach der Befreiung, mußte die 17jährige aus dem
englischen Flüchtlingslager in Norddeutschland auf 3 Wochen in eine psychiatrische Klinik
gegeben werden. Möglicherweise nach einer Liebesenttäuschung geriet sie in ein manisches

Bild mit Ideenflucht, Rede- und Bewegungsdrang. Patientin erschien schnippisch, mischte sich in alles ein, sang nachts und gebärdete sich erotoman. Im Gespräch mit dem Arzt äußerte sie: „Ich habe von meiner Kindheit nichts gehabt und will das nachholen. Wenn ich an meine Mutter denke, muß ich immer weinen." Die manische Phase klang ohne besondere Therapie in 3 Wochen ab. 1946 suchte Frau E., nachdem sie den Vater wiederfand, nach Israel auszuwandern und konnte nach zweijähriger Internierung auf Cypern dort ansässig werden. Sie heiratete Ende 1949 und war als Verkäuferin tätig. Im Beginn einer Schwangerschaft, die dann unterbrochen wurde, kam es 1950 zu einer erneuten manischen Phase mit 6monatiger psychiatrischer Hospitalisierung. 1952 ließ sich der Ehemann wegen der psychischen Erkrankung von ihr scheiden. 1954 erfolgte die zweite Heirat. Zwei spätere Geburten stehen nicht in zeitlichem Zusammenhang mit Phasen. Die späteren Phasen: 1955 und 1956 Depressionen, 1958 Manie, 1959 Depression. Häufig hypomane Nachschwankungen. In den psychotischen Phasen ist Frau E. vorwiegend mit dem Tod der Mutter, dem Lagerleben, mit dem Nazismus beschäftigt, möchte sterben usw. Neben den Phasen besteht seit der Befreiung ein ängstlicher Persönlichkeitswandel der Verfolgten mit allgemeiner Schreckhaftigkeit, starkem infantilen Anlehnungsbedürfnis an die Angehörigen, Angst vor Alleinsein, nächtlichen Pavor-Zuständen mit Reproduktion von Verfolgungsszenen und vegetativen Krisen.

Bei gegebenem zeitlichen Zusammenhang zur Verfolgung im Kindesalter war die Psychose nicht nur auf eine anlagemäßig vorgegebene Reaktionsfähigkeit, sondern auch interpretierend auf einen kompensatorischen Durchbruch bis dahin unterdrückter Lebensbereiche zu beziehen. Eine Überschreitung der Grenzen ihrer Verarbeitungs- und Anpassungsfähigkeit wurde bereits aus der initialen Angstdepression im Lager 1944 ersichtlich. Der Vergleich der Belastungssituation dieser Verfolgten mit den von KORNHUBER, KINKELIN u. a. für phasische Erkrankungen ermittelten Auslösesituationen zeigt trotz der Exzessivität der Belastung ähnliche Züge. Unter der von den meisten Autoren geteilten Überzeugung, daß bei der relativ geringen Penetranz des hereditären Psychosefaktors in einem gewissen Anteil manisch-depressiver Phasen situative Faktoren wesentliche pathogenetische Bedeutung haben, war ein Verfolgungszusammenhang im vorliegenden Falle anzuerkennen. Daß die Psychose in der *Entlastungssituation*, und zwar nach einer erotischen Enttäuschung, begann, entspricht der Auslösungscharakteristik von Manien. Die Enttäuschung sprach gerade jenen prekären Lebensbereich an, der durch die jahrelange Verfolgung des Kindes nicht zu einer Ausbildung gelangt war. Der dauerhafte infantil-ängstliche Strukturwandel der Betroffenen machte zudem einen fortdauernden Einfluß der pathogenen Verfolgungseinwirkungen auf das cyclothyme Gesamtleiden wahrscheinlich. Der ersten Schwangerschaft, der Scheidung usw. kommt demgegenüber geringere pathogene Bedeutung zu.

Zeitlich begrenzte Anerkennungen der Cyclothymie als Verfolgungsleiden wurden bei folgenden Fällen vorgenommen:

Eine Verfolgte aus angesehener jüdischer Gelehrtenfamilie (352) mußte im 52. Lebensjahr überstürzt aus Deutschland in die Schweiz fliehen und geriet danach in eine typische „Umzugs"-Depression mehrmonatiger Dauer. Eine zweite depressive Phase erfolgte beim Umzug in die USA, wohin die Verfolgte inzwischen emigriert war. Unmittelbar nach Rückkehr von einer Gedenkfeier für ihren Vater in Deutschland, bei welcher sie sehr geehrt worden war, erkrankte sie mit einer dritten Phase, welche wie die vorangehende Hospitalisierung und Elektroschockbehandlung notwendig machte. Für diese Erkrankungen wurde ein Verfolgungszusammenhang bejaht, während eine 1957 nach einer Operation auftretende Phase nicht mehr als verfolgungsbedingt betrachtet wurde.

Ein bis dahin gesunder Nationalökonom aus der CSR (228) mußte im September 1938 zunächst nach Prag, schließlich 1939 mit der Familie in die Schweiz flüchten. Während des Krieges war er dort in zionistischen Wohlfahrtsorganisationen tätig und durch das Schicksal der Juden sehr belastet. Die Nachricht über die Vernichtung eines Kindertransportes, dessen

Einreise in die Schweiz bereits bewilligt war, schließlich das Eintreffen eines Judentransportes aus Theresienstadt in St. Gallen und die Kenntnis vom Tod Nahestehender führten zu einem depressiven Zusammenbruch des 43jährigen (Februar 1945). Er weinte viel, wurde apathisch, verlor das Interesse am kurz zuvor geborenen eigenen Kind und mußte seine Tätigkeit mehrere Monate aufgeben. Eine weitere, schwerere depressive Phase erfolgte 1946, als der inzwischen nach Israel Ausgewanderte eine Reise in die Schweiz unternahm. Mehrere typische depressive Phasen der folgenden Jahre standen in erkennbarem Zusammenhang zu verfolgungsunabhängigen Belastungssituationen in Israel. Die letzten Phasen zeigten eine paranoide Färbung und leiteten in einen chronisch hypomanischen cerebralsklerotischen Dauerwandel über. Der Verfolgungszusammenhang wurde für die erste cyclothyme Phase 1945 anerkannt. Ein gerichtlicher Vergleich basiert auf dieser Auffassung.

Ganz ähnlich beurteilt wurde eine Verfolgte (17), die im 44. Lebensjahr (1939) nach dem Abtransport ihres Verlobten in eine cyclothym-depressive Phase geriet. Auch nach Rückkehr des Verlobten aus dem KL und gemeinsamer Auswanderung nach Shanghai blieb die depressive Erkrankung noch einige Monate bestehen. Weitere schwere depressive Phasen setzten erst 1947 in der Entlastungssituation nach Immigration in die USA ein.

Ebenso wurden erste cyclothym-depressive Phasen anerkannt bei einem politisch Verfolgten (86) während der Entlastungssituation nach 9jähriger KL-Haft im 48. Lebensjahr und bei einer jüdischen Verfolgten (67), die nach der Auswanderung nach Palästina 1935 im 51. Lebensjahr in einen endogen-depressiven Verstimmungszustand geriet.

Unsere Erfahrungen an diesen Cyclothymie-Fällen zeigen, daß ein Verfolgungszusammenhang für den Gesamtverlauf der Erkrankung nur unter besonderen Bedingungen bejaht wurde: Zusammenfall extremer seelischer Belastungen mit einer Sterilisation (145), Herauswachsen der Cyclothymie aus einer chronischen reaktiven Depression (75), schwere Verfolgung im Kindesalter mit früh einsetzenden manischen Phasen bei einer unreif gebliebenen Persönlichkeit. Im typischen Falle zeigt dagegen die Gruppe zeitlich begrenzt anerkannter Cyclothymien eine Erstmanifestation im mittleren bis höheren Alter und eine Verfolgungsbelastung, welche der Diskreditierung näher als der KL-Situation steht. Wir betonten schon, daß der Belastungstyp der Entwurzelung und des Wertzusammenbruches eine gewisse Anlaßspezifität für Cyclothymien zeigt. Diese steht in guter Übereinstimmung zur Typik der Auslösesituationen, wie sie durch KINKELIN, KORNHUBER und TELLENBACH für Cyclothymien herausgearbeitet wurde und an unserem Fall 352 am klarsten hervortritt. Stärker als bei Schizophrenien ist das Auftreten cyclothymer Erkrankungen in unmittelbarem Zusammenhang zur *Entlastung* zu beobachten. Diese Verknüpfung entspricht den allgemeinen Beobachtungen zur Häufung psychischer Dekompensationen in der Entlastungsphase (SCHULTE, MURPHY, PFISTER-AMMENDE) und wird bei Cyclothymien besonders augenfällig, weil deren elementares Einsetzen das allgemeine Erschöpfungssyndrom zurückdrängt, welches um diese Zeit sonst erlebnisreaktive Störungen häufig verdeckt. Kombinationen mit erlebnisreaktiven Fehlhaltungen waren bei unseren Cyclothymien (5 von 18 Fällen) nicht seltener als bei Schizophrenien; ein Hinweis darauf, daß die allgemein für synton und belastungsresistent gehaltene Persönlichkeitsstruktur späterer Cyclothymer der erlebnisreaktiven Umprägbarkeit nicht entzogen ist.

Die Frage ist berechtigt, ob nicht manche der dargestellten Cyclothymien in ihrem ganzen Verlauf als verfolgungsbedingt anzuerkennen wären. Die klinische Erwägung, daß Cyclothymien leibnäher als Schizophrenien verlaufen (K. SCHNEIDER, WEITBRECHT), ist an dieser Zurückhaltung in der Beurteilung des Verfolgungszusammenhanges sicher beteiligt. Es ist nicht sicher, ob dieser aus dem

cyclothymen *Syndrom* gewonnene Eindruck auch pathogenetisch gültig ist. Im
Blick auf den Anlage- und Mitverursachungsbegriff des BEG und unsere oben
angegebenen Zusammenhangskriterien (S. 295) ist jedenfalls die Begrenzung des
Verfolgungszusammenhanges auf die erste oder die ersten cyclothymen Phasen
nicht zwingend. Hält man sich *auch* an das aus Lebensgeschichte, Anlässen und
Syndrom-Psychodynamik Belegbare und nicht allein an das ätiologisch Postu-
lierte, so ist die Cyclothymie trotz ihres phasischen Verlaufes ein nicht minder einheitliches Leiden als die Schizophrenie und daher auch als Gesamterkrankung
zu entschädigen.

3. **Involutionspsychosen.** Die Abgrenzung dieser oft atypisch depressiv oder
paranoid und organisch gefärbten Bilder von spät manifestierenden Schizophrenien
und Cyclothymien geschah hier nach den üblichen klinischen Maßstäben. Daß von
unseren 14 Fällen nur einer als verfolgungsbedingt angesehen wurde, ergibt sich
aus der oft über ein Jahrzehnt reichenden Zeitstrecke zwischen Verfolgung und
Psychose. Ein Verfolgungszusammenhang scheint diskutabel bei altersbedingten
Zuspitzungen und psychotischen Umgestaltungen chronischer reaktiver Depressionen und bei Psychosen, welche bei Verfolgung im Rückbildungsalter zum Ausbruch kamen. In beiden Fällen wird man mit der Anerkennung um so zurück-
haltender sein, je stärker der Verlauf durch cerebralsklerotische und senile Einschläge bestimmt wird. Der verfolgungsabhängige „Zusammenbruch" der Alten,
wie er von KOLLE herausgestellt wurde, wird von uns der Gruppe chronisch *erlebnisreaktiver* (zumal depressiver) Syndrome älterer Verfolgter zugeordnet. Auch wenn
solche Verfassungen durch gelegentliche Verwirrtheitszustände oder involutions-
depressive bzw. -paranoide Züge ausgezeichnet sind, schien uns die Einwirkung
verfolgungsabhängiger Noxen nicht vorwiegend im Bereich vasculärer und sonstiger cerebral-involutiver Vorgänge zu liegen, sondern in der seelischen Verarbeitung
und der Sozialanpassung *auf dem Hintergrund* eines gegebenen Alterswandels.
Aus dieser Sicht erklärt sich auch die gegenüber KOLLE erheblich niedrigere Anzahl
anerkannter cerebraler Gefäßprozesse. Auch in dem von uns anerkannten Fall
einer Involutionspsychose bei einer aus Polen stammenden Jüdin (342) mit einer
schweren Belastung (1jähriger Ghetto-, 3jähriger KL-Aufenthalt, Verlust der
Eltern, Geschwister, des Ehemannes und aller Kinder) wuchs die Psychose zunehmend seit 1958 aus einer chronischen reaktiven Depression heraus, welche ab
1953 eine atypische phobisch-hypochondrische Färbung angenommen hatte. Die
Verfolgte hatte während eines zweijährigen DP-Lageraufenthaltes erneut geheiratet und ein Kind geboren, war jedoch im Einwanderungsland Israel stets familiär
und sozial unangepaßt geblieben. Bei neun der 14 beobachteten Involutionspsychosen bestand, wie im geschilderten Fall, eine erlebnisreaktive Fehlhaltung
stärkeren Grades, welche als verfolgungsabhängig angesehen, aber nicht in einen
wesentlichen pathogenetischen Zusammenhang zur Psychose gebracht wurde.

i) Zusammenfassung

Unter entschädigungsrechtlichem Aspekt stellen die Psychosen keine Anlageleiden im strengen Sinne dar. Die Beurteilung ihres Verfolgungszusammenhanges
setzt eine differenzierende Erfassung derjenigen Faktoren voraus, welche für die
Bereitschaft zur Psychose, für ihr Ingangkommen, ihre Psychodynamik und den

Gesamtverlauf wesentlich sind. Unter Abwandlung der pragmatischen Zusammenhangskriterien K. Schneiders ergibt sich in bezug auf *mitverursachende Anlässe*
folgende Bestimmung: Eine Situation kann dann mitverursachender Anlaß einer
Psychose sein, wenn ein vorher relativ angepaßter Betroffener durch sie eine nachhaltige Erschütterung der leiblichen Integrität, des Persönlichkeitskerns oder der
mitmenschlichen Sicherheit erfährt und keine stabile Anpassung an die Folgen der
Erschütterung bis zur Manifestation der Psychose erreicht wurde. Dabei ist die
den einzelnen Psychosen eigene Anlaß-Charakteristik zu beachten. Ist einmal für
den initialen Verlauf der Verfolgungszusammenhang wahrscheinlich gemacht, so
ist in der Regel der Gesamtverlauf des Leidens als entschädigungspflichtig anzusehen. Einer Aufteilung der Ursachen (und der EM-Sätze) stehen psychiatrische
und rechtliche Schwierigkeiten entgegen. Daß unter den kollektiven Katastrophen
keine Häufung der Psychosen eintrat und daß diese bei Verfolgten innerhalb der
Belastungssituation offenbar selten waren, bildet kein Argument gegen den pathogenetischen Zusammenhang von Verfolgung und Psychosen.

Bei 71 Psychosen unseres Materials wurde der Verfolgungszusammenhang in
42 Fällen abgelehnt, in 29 Fällen anerkannt. Die Rate der Anerkennung lag bei
Schizophrenien höher als bei den übrigen Psychosen. Da Erfahrungen an anderen
Gutachten zeigen, daß Psychosen vielfach nicht in einen ursächlichen Zusammenhang mit (wie auch immer gearteten) Verfolgungsbelastungen gebracht werden
und daß die Begründung dafür kaum je auf den Sinn des Entschädigungsgesetzes
bezogen wird, haben wir alle anerkannten Fälle mit Psychosen unter Verweis auf
neuere Forschungen und entschädigungsrechtliche Fragen kasuistisch erörtert.

VI. Praktische Probleme
der psychiatrischen Entschädigungsbegutachtung

a) Allgemeiner Überblick

Die Begutachtung Verfolgter wird von nicht wenigen Fachkollegen als heißes
Eisen angesehen. Es wird eine Politisierung der Psychiatrie befürchtet: Der Gutachter stelle sich in den Dienst der rechtspolitischen Idee der Wiedergutmachung,
zumal der Psychiater halte als Lückenbüßer für jene psychologischen und allge-
mein-menschlichen Verfolgungsauswirkungen her, die in den übrigen Entschädigungssparten (Freiheitsschaden, Schaden am Vermögen, im beruflichen Fortkommen usw.) nicht angemessen berücksichtigt seien. In der Tat sieht sich der
Psychiater nicht selten durch die begutachtenden Kollegen der übrigen medizinischen Disziplinen, welche den Anlagebegriff noch nicht auf das BEG abgestimmt
haben (Jacob), in diese Rolle gedrängt. Auch Entschädigungsbehörden und
Gerichte, nicht zuletzt der Verfolgte selbst, sehen die Zuständigkeit des Nervenarztes, wenn alle medizinischen Gutachten ablehnend ausfielen und der „nervöse"
Charakter der Beschwerden in den Beurteilungen immer häufiger ausdrücklich
wird. Der Psychiater bedarf unbeirrbarer Sachlichkeit, um dieser Dynamik gegenüber die Maßstäbe seiner Beurteilung zu wahren und seine Befunde gegen den
nicht entschädigungsfähigen „immateriellen Schaden" „normal"-psychologischer
Verfolgungskonsequenzen abzugrenzen.

1. Zuständigkeiten des Gutachters und der Entschädigungsorgane. Die Sorge, daß
die psychiatrische Begutachtung in materialrechtliche Interessen verflochten

werden könne, erscheint gegenstandslos, wenn sich der nervenärztliche Gutachter wie in anderen Zweigen seiner gutachtlichen Tätigkeit an die aus den gesetzlichen Bestimmungen folgenden Sachfragen hält. Die rechtspolitischen Hintergründe für die gegenüber dem BVG usw. andersartige Bestimmung von Anlage, Mitverursachung, Wahrscheinlichkeitsanforderungen usw. im BEG tangieren nicht die gutachtliche Sachklärung. Der Gutachter wird aber auch peinlich darauf achten müssen, Normen und Konventionen, die in der Versorgungs- und sonstigen Sozialmedizin ihre Berechtigung haben mögen, nicht unbesehen in die Beurteilung von Entschädigungsfällen zu übernehmen. Dies gilt, wie die Ergebnisse unserer Untersuchung zeigen, in besonderer Weise für die Beurteilung *erlebnisreaktiver* Schädigungsfolgen. Die Sonderstellung der erlebnisreaktiven Entwicklungen nach Belastungen ungewöhnlichen Ausmaßes gegenüber den banalen traumatischen Neurosen ergibt sich klar aus unseren und anderen einschlägigen Untersuchungen; sie wurde in dem zusammenfassenden Bericht von BODECHTEL u. a. über die versorgungs- und sozialmedizinische Beurteilung der Neurose noch einmal deutlich herausgehoben.

Im Problem der Beurteilung erlebnisreaktiver Störungen, auf welches an anderer Stelle dieser Arbeit eingegangen wurde (S. 261), liegt ein weiteres Motiv für die genannte Zurückhaltung gegenüber der Entschädigungsbegutachtung. Man fürchtet, es könne der Damm, den die traditionelle psychiatrische Lehre gegen ungerechtfertigte Rentenansprüche von Neurotikern errichtete, auf diesem Gebiet durchlöchert und damit psychiatrisch und volkswirtschaftlich unvertretbaren Entschädigungen ganz allgemein Tür und Tor geöffnet werden. Unsere Begutachtungsergebnisse zeigen jedoch, daß eine psychopathologische Sonderung elementarer und „adäquater" Fehlentwicklungen von tendenziösen Fehlhaltungen durchführbar ist. Nicht zweckgesteuerte abnorme Dauerhaltungen, in den übrigen Begutachtungsgebieten Ausnahmen, sind hier allerdings bei einem belangvollen Anteil gegeben. Gewisse Regelhaftigkeiten der Bedingungen, unter denen sie zustande kommen und diagnostiziert werden können, sind in dieser Untersuchung empirisch aufgewiesen worden. *Eine sachliche, auf wissenschaftlichen Einsichten beruhende Begutachtung erlebnisreaktiver Störungen Verfolgter ist also durchaus möglich.*

Wir würden diesen zunächst als selbstverständlich erscheinenden Sachverhalt nicht eigens hervorheben, wenn nicht die „Wissenschaftlichkeit" der Neurosenbeurteilung, die Abgrenzbarkeit tendenziöser und nichttendenziöser Fehlhaltungen in der Begutachtung überhaupt und insbesondere in der Begutachtung Verfolgter bestritten worden wäre. Für WITTER entzieht sich die Frage, inwieweit eine erlebnisreaktive Fehlhaltung die Selbstverfügbarkeit des Betroffenen determiniert, der empirischen Beantwortung. Sie unterliegt für ihn einer durch „Kennerschaft" und „Evidenz" getragenen *Bewertung*, die letztlich außermedizinisch ist und sich nach Übereinkünften und konventionellen Bewertungsschemata regelt. An solchen Kollektivnormen gemessen erbringen nach WITTER die echten, nicht tendenzgebundenen psychoreaktiven Störungen Verfolgter der Psychiatrie „keine neuen Erkenntnisse", insofern hier „das, was früher die Ausnahme war, nun sehr häufig auftritt". WITTER möchte die erlebnisreaktiven Störungen Verfolgter nach einem „neuen Schema" regeln und rät dem Gutachter, die Entschädigungsfrage weitgehend dem richterlichen Ermessen anheim zu stellen.

Wir sind den Gründen dieser merkwürdig radikalen Reduktion der fachlichen Kompetenz in einer andernorts publizierten Kontroverse mit WITTER nachgegangen und verweisen zu ihrer Widerlegung auf die einleitenden Kapitel dieses Buches[1]. Für die Begutachtungspraxis ergibt sich daraus, daß der Sachverständige sich keineswegs richterliche Kompetenzen anmaßt, wenn er die vom Amt oder Gericht gestellten Fragen aus ihren besonderen rechtlichen Voraussetzungen beantwortet. Er tut dies unreflektiert vielmehr dann, wenn er an andernorts geltenden Rechtsnormen festhält und den konkreten Fall danach beurteilt. Die „allgemein menschliche Dimension", etwa der moralischen Verpflichtung zur Entschädigung der Verfolgten, welche WITTER zu Unrecht auf die Ebene psychiatrischer Sachverständigentätigkeit verschiebt, liegt in der Verantwortung der politischen, legislativen und judikativen Instanzen. Dem Gutachter aber obliegt es noch immer, unter Berücksichtigung der rechtlichen Normen, die seine Fragestellung bestimmen, sein Gutachten auf einer optimalen empirischen Basis und in *Anwendung* seiner wissenschaftlichen Methoden und Erkenntnisse zu erstatten.

Die empirisch-psychopathologische Bestimmbarkeit des Krankheitswertes oder der Beschränkung der individuellen Freiheitsgrade bei erlebnisreaktiven Störungen wird von manchen Psychiatern noch heute negiert und dem Bereich rechtlich-normativer Setzungen überantwortet. Zumindest seit den begrifflichen Klärungen MÜLLER-SUURS zum empirischen Ermessenskalkül in der Abgrenzung neurotischer Störungen von der Norm kann dieser Agnostizismus jedoch als überholt gelten, und der Psychiater braucht nicht zu zögern, die sonst verwendeten differenzierten psychopathologischen Methoden auf diesem Gebiet einzusetzen.

Die Aufgabe des Sachverständigen wird auch in den maßgeblichen Auslegungen des BEG[2] von den rechtlichen Kompetenzen der Entschädigungsorgane klar abgegrenzt. Die Frage des adäquaten Kausalzusammenhangs zwischen Verfolgung und Schädigung ist nach BLESSIN-EHRIG-WILDEN als *Rechtsfrage* an sich unabhängig von der Stellungnahme des ärztlichen Sachverständigen zu beantworten. Immerhin wird den ärztlichen Gutachten eine so wesentliche Bedeutung beigemessen, daß es einen wesentlichen Verfahrensmangel darstellt, wenn das Entschädigungsorgan, sofern es sich nicht um einen zweifelsfreien Fall handelt, die Frage ohne Beiziehung eines ärztlichen Gutachtens entscheidet. Die Entschädigungsbehörden sind verpflichtet, dem Gutachter eine Übersicht derjenigen Vorgänge zu geben, die er als Verfolgungsmaßnahmen seinem Gutachten zugrunde zu legen hat; bei Verfolgungsbelastungen, welche sich durch Ermittlungen nicht

---

[1] Mit Recht hat BRUNN (RzW **11**, 481, 1960) gegen WITTERS einseitige Betonung des Wertungsaspekts der medizinischen Gutachtertätigkeit aus juristischer Sicht Bedenken erhoben. Diese Bedenken werden auch durch den neueren Vorschlag WITTERS nicht aufgelöst, nach psychiatrischer Feststellung des Verfolgungszusammenhanges und der „Erheblichkeit" psychischer Störungen die Festlegung der Erwerbsminderung ausschließlich am „äußeren Verfolgungsschicksal" zu orientieren und in solchen Fällen *generell* eine EM von 25% anzuerkennen.

[2] Die Abhandlung von AMMERMÜLLER-WILDEN „Gesundheitliche Schäden in der Wiedergutmachung" gibt eine ausführliche Schilderung der Aufgaben des Gutachter im Entschädigungsverfahren. In rechtlicher Hinsicht ist dieser Kommentar in manchem überholt. Die Darstellung psychiatrischer Schädigungsfolgen, insbesondere „psychogener Störungen und Neurosen" (auf der Grundlage des von KRETSCHMER am 1. März 1951 für die Kriegsopferversorgung erstatteten Mustergutachtens) genügt der heutigen Problemlage im Entschädigungsrecht nicht mehr.

mit Sicherheit feststellen lassen, durch die Darstellung des Verfolgten aber geltend gemacht werden, kommt dem Gutachter die Aufgabe zu, festzustellen, ob sich für sie vom medizinischen Standpunkt eine innere Wahrscheinlichkeit ergibt, die dann vom Gericht zu denkbarer Weise in Betracht kommenden Schädigungsvorgängen in Beziehung gesetzt wird. Häufig wird der Sachverständige in solchen Fällen eine Alternativ-Beurteilung abgeben, um dem Entschädigungsorgan die Entscheidung über den wahrscheinlicheren Verfolgungshergang zu ermöglichen.

An anderer Stelle dieser Untersuchung (S. 343) wurde bereits auf die Schwierigkeit hingewiesen, der sich insbesondere die psychologisch-psychiatrische Wertung des „Verfolgungstatbestandes" gegenübersieht, wenn die *unmittelbar* gegen den Verfolgten gerichteten Maßnahmen berücksichtigt, *mittelbare* (also etwa gegen nahe Angehörige gerichtete) Maßnahmen dagegen vernachlässigt werden sollen. Tatsächlich ist diese Klausel in der Mehrzahl der uns zugehenden Begutachtungsfragen enthalten. Die Künstlichkeit der Anwendung dieses Unmittelbarkeitsprinzips bei erlebnisreaktiven Schäden liegt auf der Hand. Wie kann der begutachtende Psychiater bei der Würdigung der Erlebnisbelastung eines fünfjährigen Kindes (S. 317) davon absehen, daß seine Eltern und Geschwister, während sie es an der Hand hielten, bei einer Massenexekution erschossen wurden und das Kind, geschützt durch die Leichen der Angehörigen, überlebte? Diesem Umstand trägt ein neueres Urteil des BGH vom 28. Juni 1961 (s. KÜSTER) angemessen Rechnung, in welchem das „Richtungserfordernis" relativiert und einem Beurteiler vorgehalten wird, er habe „vielleicht die psychische Belastung durch den Tod einer Reihe naher Angehöriger nicht hinreichend beachtet". Der Gutachter wird durch diese Entscheidung vor dem Zwang zu einer lebensfremden Aufsplitterung der Motivzusammenhänge einer psychologisch einheitlichen Verfolgungssituation bewahrt.

Nach § 33 BEG ist die Erwerbsminderung *abstrakt* zu beurteilen, d. h. nach der Leistungsminderung im allgemeinen Erwerbsleben. Dabei sind jedoch der vor der Verfolgung ausgeübte Beruf oder die begonnene Berufsausbildung zu berücksichtigen. Für die Bemessung der Erwerbsminderung gelten auch bei im Ausland wohnenden Untersuchten die in der Bundesrepublik üblichen Bewertungsgrundsätze. Aus der Forderung nach abstrakter Beurteilung der EM ergibt sich, daß es unerheblich ist, ob der Verfolgte früher berufstätig war oder ohne die Verfolgung berufstätig sein würde. Ein Anspruch auf Rente kann auch gegeben sein, wenn sich der Verfolgungsschaden auf die Erwerbsverhältnisse des Verfolgten tatsächlich nicht nachteilig auswirkte (BLESSIN-EHRIG-WILDEN).

Das Gericht hat den Ausführungen der Sachverständigen gegenüber freien Spielraum. Es ist zwar, wie der BGH ausführt[1], „weitgehend auf ärztliche Gutachten angewiesen", soll aber anhand der Gutachten in freier Würdigung die vorhandenen wissenschaftlichen Erkenntnisquellen ausschöpfen und sich mit beachtlichen wissenschaftlichen Meinungen auseinandersetzen. Dies wird zugleich vom Gutachter erwartet, wobei das Gericht im Prinzip nicht gehalten ist, den Auffassungen der Vertrauensgutachter vor denen der Privatgutachter den Vorzug zu geben. In dieser Hinsicht teilt der BGH nicht die Zurückhaltung des früheren Reichsgerichts. Der Sachverständige kann auf Antrag einer Partei vom Gericht

---

[1] BGH-Urteil vom 10. Februar 1960, RzW **11**, 335 (1960).

gehört oder zu schriftlichen Stellungnahmen zu Fragen des Klägers veranlaßt werden. Der BGH hat weiterhin den Spielraum der richterlichen Würdigung der Gutachten straff begrenzt. Es wird vorausgesetzt, „daß der Richter in der Beurteilung medizinischer Fragen regelmäßig nur laienhafte Kenntnisse hat"; er muß seine abweichende Überzeugung *im einzelnen* begründen und dartun, „daß seine abweichende Auffassung nicht durch einen Mangel an Sachkunde *beeinflußt* ist" (BGH vom 29. Februar 1960, 28. Juni 1961, KÜSTER). Die Auffassung JACOBS, daß der Entschädigungs-Jurist, der eine Vielfalt medizinischer Sachverständigen- aussagen überblicke, vielfach dem medizinischen Gutachter in der Beurteilung medizinischer Fragen der Entschädigungspraxis überlegen sei, trifft sicher auf Einzelfälle zu, darf aber nicht zu einer einseitigen Sicht der eben dargestellten Kompetenzaufgliederung führen.

So ist es auf psychiatrischem Gebiet unerläßlich, daß der mit der Verfolgten- literatur vertraute Sachverständige das Gericht berät, um die Zusammenhangs- beurteilung richtig zu lenken. Am Beispiel der typischen Verlaufsgestalten psychi- scher Störungen Verfolgter (Zurücktreten bzw. Verschwinden vorbestehender neu- rotischer und psychotischer Störungen in der Belastungsphase [KRAL, TAS u. a.], blande leiblich-asthenische Symptomatik in der Erholungsphase des DP-Lagers, Aufbrechen produktiver abnormer Verarbeitungsweisen in der Konfrontation mit neuen sozialen Forderungen usw.) ist deutlich zu zeigen, daß die pathogenetischen Zusammenhänge von Zustandsbildern höchst unterschiedlichen Erscheinungstyps nur vom psychiatrischen Kenner korrekt beurteilt werden können.

2. Die besondere Situation des Gutachters im Entschädigungsverfahren. Es ist für die sachlich-wissenschaftliche Haltung des Gutachters nicht abträglich, sondern förderlich, wenn er sich mit dem *emotionalen Hintergrund der Begutachtungs- situation* beschäftigt, der bei der Untersuchung Verfolgter anders strukturiert ist als bei sonstigen Begutachtungsfällen. Wir machten schon bei der Darstellung des Untersuchungsganges bei persönlich Begutachteten (S. 118) auf das Geflecht von Übertragungen und Gegenübertragungen aufmerksam, das sich zumal bei solchen Untersuchten ergeben kann, welche zur Begutachtung erstmals nach der Emi- gration wieder deutschen Boden betreten[1].

---

[1] Daß auch Behörden bzw. die in ihnen tätigen Sachbearbeiter trotz bürokratischer Distanz zum Antragsteller in Gegenaggression verfallen können, lehrt folgendes Beispiel: Eine jüdische Verfolgte (395) war 16jährig nach ihren glaubhaften und mit Zeugenbekun- dungen übereinstimmenden Angaben während der Ghettohaft in Polen mehrfach von SS- Personal vergewaltigt worden. Sie hat den Hergang in mehreren eidesstattlichen Erklärungen übereinstimmend fixiert. Sie heiratete 1945 einen Verfolgten, verschwieg diesen Sachverhalt zunächst und teilte ihn während der ersten Schwangerschaft (1946) dem Ehemann in einem nächtlichen Weinkrampf und überwältigt von Schuldgefühlen mit. Das Datum dieser Mit- teilung wurde vom Ehemann nach Aufforderung der Behörde beschworen. Die Ehe der Antragstellerin ist seit diesem Geständnis durch Spannungen getrübt. — Der Sachbearbeiter der Behörde bezweifelte in seinen Schriftsätzen vor der Klageinstanz die Wahrheit der Angaben der Klägerin mit folgenden Überlegungen: Es sei nicht einzusehen, warum die Klägerin diese Vorfälle im Ghetto nicht gemeldet oder zumindest andere Insassen zum Einschreiten auf- gefordert habe. Sofern die Vergewaltigung geschehen sei, müsse der Ehemann davon vor der Eheschließung Kenntnis erlangt haben. Da die späteren Ehepartner sich nach der Befreiung kennen lernten, müsse dies spätestens beim ersten Geschlechtsverkehr an den Tag getreten sein. Insofern der Ehemann, wie sein späteres Verhalten in der Ehe zeige, auf die Unberührt- heit der Frau großen Wert lege, hätte er sie unter solchen Umständen nicht geheiratet. Da er es getan habe, seien seine und seiner Frau Erklärungen nicht glaubhaft.

Die Rolle des Gutachters ist für den ehedem Verfolgten in besonderem Maße doppeldeutig. Der Untersuchte sieht in ihm mit Notwendigkeit *auch* einen Repräsentanten jener Nation, von der ihm Schreckliches widerfuhr. So sehr er bestrebt ist, dem Untersucher Vertrauen entgegenzubringen, wird er ihn doch unversehens immer wieder in die Lage des Angeklagten versetzen und dabei stets unsicher sein, ob ihn die eigene aggressive Unmittelbarkeit nicht verletzte. Vom Gutachter verlangt diese Situation eine ausgewogene Verarbeitung der Angst, der Aggressivität und des Leids, in welche er *immer* einbezogen wird. Er bedarf einer elastischen Haltung, die teilnehmendes Zuhören, ordnend-zielendes Explorieren und distanzierte Vergegenwärtigung umfaßt. Er wird dies leisten können, wenn folgende Voraussetzungen erfüllt sind: allgemeine Information über die dokumentarisch festgelegten Details der Verfolgungsbelastungen und des Verfolgungsgeschehens, genaue Kenntnis der entschädigungsrechtlichen Bestimmungen, spezielle neurosen-psychiatrische Schulung, psychotherapeutische Arbeit mit einzelnen Verfolgten außerhalb der Begutachtungssituation.

Wir erwähnten bereits, daß die psychiatrische Begutachtung für den Verfolgten einen besonderen emotionellen Stellenwert im oft langjährigen Gang seines Entschädigungsverfahrens hat. Nicht in jedem Falle lassen sich die vergangenen Belastungen detailliert im psychiatrischen Gespräch fassen. Im allgemeinen neigt der Verfolgte der nichtverfolgten Mitwelt und auch dem Gutachter gegenüber zur Verdeckung und Zurückhaltung der belastenden Erinnerungen. Exploratorischem Eindringen begegnet er gelegentlich auch mit den Abwehrweisen der Arroganz und Gereiztheit, vielleicht auch mit kleinmütigen oder unterwürfigen Anwandlungen. Der Gutachter wird jeweils abwägen müssen, ob er den Abbau von Abwehr-Kulissen vertreten und etwaige emotionale Ausbrüche auffangen kann. Oft ist die Begutachtungssituation, zumal für den im Ausland wohnenden Verfolgten, der seinen Entschädigungsanspruch in Korrespondenzen, Empfangsbekenntnissen von Bescheiden und Urteilen, taktischen Beratungen mit Anwälten usw. immer nur in höchst rationalisierter Weise vertritt, die einzige Situation, in welcher unvermittelte emotionale Bekundungen möglich sind. Diese Dynamik durchbricht nicht selten die Schranke der schon erwähnten *Gruppenexklusivität*, die den Verfolgten sonst gegen Nichtverfolgte abgrenzt.

Sie wird aus der Schilderung einer jüdischen Verfolgten aus Frankreich (430) deutlich, welche 18jährig mehr als zwei Jahre nach Auschwitz und anderen KL deportiert wurde: „In den Morgenstunden des 1. Mai wurde ich von den Amerikanern befreit, meine Schwestern gingen sofort teils zu Fuß, teils per Bahn nach Frankreich zurück. Ich konnte einfach nicht. Ich hatte Angst, was mit den Eltern und dem Verlobten ist. Ich blieb im Leben der Deportierten von damals und wanderte von Ort zu Ort. Nach einigen Wochen ging ich über Straßburg heim. Der Vater lag sterbend im Bett. Das Schicksal der Brüder war ganz ungewiß. Der Mutter durfte man darüber nichts sagen. Ich kam mit der Erwartung, nach allem Durchgemachten anders empfangen zu werden. Die Gleichgültigkeit der Menschen gegenüber dem Gewesenen kränkte mich. Ich verstand die Menschen nicht mehr, und sie haben mich nicht mehr verstanden. So ist es bis heute. Ich konnte das oberflächliche Mitleid der verschonten Glaubensgenossen nicht vertragen. Mein eigener Vater hielt mich für verrückt. Ich mußte aus der Heimatstadt weg, nachdem ich die Leute aus dem Hause herauswarf. Ich ging für 6 Monate in ein kleines Dorf. Zum Tode des Vaters kam ich kurz zurück. Ich konnte nicht weinen. Sie sprachen schlecht über mich, als ich sagte, er hätte wenigstens ein Grab und über die Millionen von Auschwitz würde niemand weinen. Einen Tag nach seiner Beerdigung hatte ich wieder den roten Pullover an und ging tanzen. Ich wollte nach Paris und viele Männer haben. Ich sagte das auch meinem Verlobten, um ihm weh zu tun. Mit den beiden Schwestern kamen wir am Ort noch in den Ruf der Verrücktheit und wurden von der Polizei angehalten. Ich habe 1946 geheiratet, bin bis heute ein zerbrochener Mensch. Mein Mann allein (ehemaliger KL-Insasse) kann mich verstehen, wenn ich plötzlich so Haßgefühle kriege, selbst gegen meine Kinder. Die Ehen meiner Schwestern sind geschieden. Ist das verwunderlich ? Mein Mann hat allen Grund, sich über meine Unausgeglichenheit zu beklagen. Wenn meine Familie zusammenhält, so deswegen, weil ich ihn und meine Kinder so liebe. Wenn ich bei ihm bin, bin ich zufrieden. Allein weine ich nur oder lasse den Tag über den Lautsprecher brüllen. Wenn die Kinder zu Bett sind, geht es los. Ich muß mich krampfhaft mit dem Mann unterhalten. Ich sage ihm dann, ich bring mich und die Kinder um, bis er mir sagt, ich müsse hinter Gitter. Alle Bekannten haben sich von uns zurückgezogen. Ich kann es nicht ertragen, über gleichgültige Dinge Konversation zu machen. Ich muß über das Lager sprechen, obwohl ich nicht will. Fahre ich mit dem Mann über Land, sehe einen Güterzug am Bahnübergang mit Viehwagen, so nicke ich ihm zu, sage nichts, aber habe es wieder im Kopf und im Herzen. Dasselbe, wenn irgendwo Rauch aufsteigt, und so geht es jetzt 18 Jahre . . .".

Diese Zusammenhänge sind für den psychiatrischen Sachverständigen aufschlußreich und geben *gutachtlichen* Erfahrungen, die sonst durch Verkünstelungen der Untersuchungssituation beschränkt werden, hier einen besonderen Wert. Die von MATUSSEK analysierte *Gutachtersituation* im Entschädigungsverfahren muß, wenn sie überhaupt sachlichen Sinn haben soll, so gestaltet werden, daß das Symptombild des Untersuchten von den Vorstellungen des Untersuchers möglichst unbeeinflußt bleibt. MATUSSEK stellte bei intensiven Explorationen von Verfolgten, die früher andernorts begutachtet worden waren, heraus, daß die Untersuchten dem Gutachter oft nur diejenigen Symptome nannten, von denen sie meinten, er wolle sie hören und könne etwas mit ihnen anfangen. MATUSSEK spricht vom „Zwang zur Symptomanpassung an die Untersuchungssituation". In der Tat wird eine Routine-Exploration, die auch sonst in der Neurosenpsychopathologie zur diagnostischen und pathogenetischen Klärung nicht ausreicht, kaum je zu einem klaren Bild der Fehlhaltung führen. Der Gutachter *muß* jedoch soweit als möglich zu einem solchen Bild gelangen. Das ist möglich, wenn er die Untersuchungsbedingungen so gestaltet, daß ein gewisser Abbau des tief verwurzelten Mißtrauens gegenüber den Mitmenschen, besonders Nicht-KLlern gegenüber (MATUSSEK) geschieht. Nach unseren Erfahrungen läßt sich das am besten durch eine Aufgliederung der psychiatrischen Gespräche erreichen. Die ersten Sitzungen wird man der Errichtung einer vertrauensvollen Beziehung zum Untersucher vorbehalten und die Affektdynamik der Begutachtungssituation zum Thema machen. Dies vollzieht sich meist so, daß der Untersuchte den Arzt stellvertretend in die Rolle des Angeklagten bringt und damit zugleich austestet, wieweit direkte Äußerungen von Aggressivität, Angst, Beschuldigung usw. für den Untersucher zumutbar sind. Erst wenn eine solche kathartische Absteckung der Belastbarkeit des Untersuchers erfolgte, wird dieser die Exploration der Lebensgeschichte beginnen und Vertiefungen an Krisenpunkten vornehmen können. Auf die Schwierigkeiten, die jeder Begutachtung nach Aktenlage entgegenstehen, wurde bereits in anderem Zusammenhang hingewiesen (S. 116 ff.).

Die persönliche Untersuchung eines Verfolgten und die detaillierte Exploration seiner Haltungsabwandlung bedeuten also für den Gutachter Anforderungen, die anders gelagert und wahrscheinlich schwieriger zu erfüllen sind als bei sonstigen Begutachtungen. Wir heben diese „technischen" Fragen hier so hervor, weil die neuro-psychiatrischen Gutachten mancher deutscher Untersucher und vieler ausländischer Vertrauensgutachter unzureichend sind. Dies gilt einerseits für die

Detailliertheit der anamnestischen Erhebungen und der Beschreibung des Beschwerdebildes; andererseits wird oft deutlich, daß sich der Gutachter durch seine Explorationstechnik von vornherein die Sicht auf wichtige psychopathologische Zusammenhänge abschnitt, indem er eine Verschärfung der mißtrauisch-ängstlichen Einstellung des Untersuchten provozierte. Wenn ein ausländischer Vertrauensgutachter angibt, er stelle der Reihe nach kurze, präzise Fragen, lasse dem Untersuchten zunächst keine Möglichkeit zu breiteren Schilderungen und erwarte kurze Verneinung oder Bejahung der Fragen, so wird er in den anschließend dem Untersuchten eingeräumten freien Ergänzungen keine unbefangene Darstellung der Befindlichkeit des Betroffenen mehr erhalten können. Eine solche Explorationstechnik, für die übliche Rentenbegutachtung vielleicht vertretbar, *kann* zweckmäßig sein, wenn es um eine neurologische oder hirntraumatische Schädigung geht oder wenn man einen querulierenden Rentenneurotiker vor sich hat. Für einen nicht geringen Anteil erlebnisreaktiv geschädigter Verfolgter ergibt sich dem Gutachter damit jedoch sicher ein einseitiges Bild.

Ein Beispiel für eine Verfälschung der gutachtlichen Erfahrungsbildung durch ungeeignete Explorationstechnik ergibt sich aus dem Protokoll des Sohnes einer Verfolgten, das dieser während und unmittelbar nach der Untersuchung der Mutter durch den ausländischen Vertrauensgutachter anfertigte. Die kritisch-sachliche Haltung des Protokollanten kann unterstellt werden. Es geht uns hier auch weniger um Details als um die Gestaltung der Beziehung Gutachter—Untersuchter im ganzen. Die Fallgeschichte dieser Cyclothymen wurde auf S. 337 dargestellt (352). — Auf dem Wege zur Untersuchung wirkte Frau Y. aufgeregt und äußerte mehrfach: „Es wird doch nicht sehr schlimm werden? Dr. X. soll besonders unfreundlich und ablehnend sein." Nach freundlichem Empfang bei Dr. X. gestattete dieser dem Ref., bei der Untersuchung anwesend zu sein. Ref. nahm an zwei Sitzungen teil mit Ausnahme von 10 Min., während derer Dr. X. die Mutter in einem anderen Raum untersuchte. Wir entnehmen aus den Notizen des Ref. folgende Auszüge. Dr. X.: „Wir müssen eine Diagnose stellen, wir haben ja gar keine Diagnose." Frau Y. (ängstlich): „Ist nicht schon einmal eine Diagnose gestellt worden?" Dr. X.: „Das von Dr. Z. ist gar keine Diagnose." (Dieser Satz sechsmal wiederholt.) Frau Y. (verwirrt): „Bin ich nicht schon vorher von Dr. Z. untersucht worden?" Dr. X.: „Er hat gar keine Diagnose gestellt. Er hat gar keine Diagnose gestellt. Warum waren Sie unglücklich?" Frau X.: „Aus vielen Gründen. Wir mußten fort, plötzlich von einem Tag auf den anderen." Dr. X.: „Das mußten viele." Frau Y. (schweigend). Dr. X.: „Nun?" Frau Y.: „Wir mußten fliehen." Dr. X.: „Hatten Sie einen Paß?" Frau Y.: „Ja." Dr. X.: „Dann sind Sie ja nicht geflohen, sondern regulär ausgewandert." Frau Y. (verwirrt): „Aber wir waren doch geflohen." Dr. X.: „Das ist keine Flucht, was noch?" Frau Y.: „Mein Sohn ..." Dr. X.: (unterbrechend): „Ich spreche von Ihnen und nicht von Ihrem Sohn." Frau Y. (verängstigt): „Dann weiß ich nichts mehr ..." Dr. X.: „Warum waren Sie denn überhaupt unglücklich?" Frau Y.: „Meine beste Freundin und ihre ganze Familie ... (wollte offensichtlich nicht sagen, daß sie ermordet wurden). Dr. X.: „Ich will nicht wissen, was anderen passiert ist, sondern Ihnen. Die anderen gehen uns nichts an." usw.

Die Struktur dieser Beziehung von Gutachter und Untersuchtem ist Teilglied eines umfassenderen sozialpsychologischen Netzwerkes, in welchem Antragsteller, Kläger, bereits Entschädigte, Anwälte, Entschädigungsbehörden, rechtsprechende und sachverständige Instanzen aufeinander bezogen sind; die Orientierung aller Beteiligten an rational-rechtlichen und sachlichen Normen wird durch die erhöhte Bodenaffektivität einer Situation, in der es um Verfolgung und Wiedergutmachung, also um eminent sozial-*ethische* Vorgänge geht, bei bestem Bemühen dennoch erschwert. Es bedarf keiner Erläuterung, daß emotionale Faktoren an der Frage der psychischen Dauerschäden besonders deutlich werden. In den Wiedergutmachungsjournalen wird ihnen während der letzten Jahre zunehmend Aufmerksamkeit geschenkt[1]. Die zweite Welle von Kriegsverbrecherprozessen in den letzten Jahren hat zusammen mit den antisemitischen Vorfällen in der Bundesrepublik[2] die Entschädigungsfrage wieder mehr in den Vordergrund treten lassen. Die Entschädigungs-Gutachter, zumal die ausländischen Vertrauensgutachter, sind aus diesem Spannungsfeld keineswegs freigestellt, sondern häufig dem Druck der öffentlichen Meinung und der Interessenverbände ausgesetzt. Bemühungen um eine Novellierung des BEG[3] tun ein übriges, um die Arbeit des Gutachters zu komplizieren. SIMON hat die Aufgaben des ausländischen Vertrauensgutachters dargestellt.

In manchen Fällen bringen Aussprachen, die der Verfolgte mit seinem Anwalt hatte, das seelische Beschwerdebild erst zu voller Klarheit. In der Klage-Begründung aufgeführt, können solche neuen Aspekte dem Gutachter wertvolle Hinweise für die Exploration und Beurteilung vermitteln. In anderen Fällen wird er Verkünstelungen wegräumen müssen, die durch falsch verstandene anwaltliche Tätigkeit in den Verfahrensgang gebracht wurden. So hatte eine Verfolgte (295) bei einer ersten vertrauensärztlichen Begutachtung lediglich Körperschäden auf orthopädisch-chirurgischem Gebiet angegeben und seelisch-nervöse Beschwerden ausdrücklich verneint. Im Klageverfahren führte der Anwalt nun aus, die Klägerin habe sich durch die Verfolgung „eine vegetative Dystonie verbunden mit Erschöpfungszuständen und allgemeiner Nervenschwäche, stechenden Kopfschmerzen, Schlafstörungen, Schwindelgefühlen, nächtlichen Schweißausbrüchen, Angstzuständen, Zwangsvorstellungen, Halluzinationen, Übererregbarkeit, Reizbarkeit, vorzeitige Ermüdbarkeit, Antriebsschwäche, depressive Stimmungslage, Gedächtnisstörung, Konzentrationsschwäche und Auffassungsschwäche" zugezogen. Erweckte schon dieser klischierte Beschwerdekatalog gewisse Zweifel an der Authentizität der Angaben des Anwaltes, so wurden sie bestätigt durch die Äußerung der Verfolgten bei einer zweiten vertrauensärztlichen Begutachtung. Sie wies die Aufstellung entrüstet zurück und gab an, der Anwalt habe diese Leiden, die sie nicht kenne, ohne ihr Wissen in die Klagebegründung gebracht.

Obwohl die seit 1957 in unserem Sprachgebiet häufigeren Publikationen über seelische Dauerschäden Verfolgter in vielem klärend wirkten, bestehen auch jetzt noch erhebliche Differenzen zwischen den Auffassungen derjenigen Ärzte, welche im Ausland mit Verfolgten therapeutisch umgehen und als Vertrauensgutachter fungieren[4] und den amtlich und sonstwie bestellten Gutachtern in unserem Land.

---

[1] Wiedergutmachungsbeilage der „Allgemeinen Wochenzeitung der Juden in Deutschland" (Düsseldorf); „Die Wiedergutmachung", Beilage zur Zeitung „Aufbau" (New York); Informationsdienst der internationalen Föderation der Widerstandskämpfer (FIR, Wien).

[2] Die antisemitischen und nazistischen Vorfälle. Weißbuch und Erklärung der Bundesregierung. Bonn 1960.

[3] Die Spezialvereinigung für Wiedergutmachungsanwälte im Deutschen Anwaltsverein und andere Verfolgtengremien beschäftigen sich mit Initiativen, die dem Wiedergutmachungsausschuß des Bundestages zugeleitet wurden. Erstrebt wird etwa, bei allen Verfolgten, die länger als 1 Jahr in KL-Haft waren, die Wahrscheinlichkeit einer gesundheitlichen Schädigung ohne besonderen Nachweis anzunehmen. Dieser Forderung wurde im Entwurf eines zweiten Gesetzes zur Änderung des Bundesentschädigungsgesetzes mit einer Änderung des § 31 BEG entsprochen (s. S. 115). Gegen den Begriff der Vermutung des Kausalzusammenhanges, insbesondere in der geplanten Ausdehnung der BEG-Novelle, hat SPENGLER Bedenken geäußert.

[4] Repräsentativ dafür ist etwa der Bericht über das unter dem Patronat der WHO veranstaltete Kolloquium über „Pathologische Spätfolgen bei den jüdischen Opfern der NS-Verfolgung". Paris 20. bis 21. Juni 1961 (WHO Publ.).

Den letzteren stehen die „Richtlinien zur vertrauensärztlichen Gutachtertätigkeit im Rahmen des BEG" zur Verfügung, welche 1962 auf den neuesten Stand gebracht wurden und in ihrem allgemeinen Teil recht brauchbar sind.

Die speziellen Kapitel dieser Richtlinien sind von unterschiedlichem Wert. Die Abhandlung der vegetativen Dystonie vernachlässigt die gesicherte Tatsache, daß vegetative Syndrome unter Umständen Begleiterscheinungen einer chronischen seelischen Konfliktlage sein können. Es bedeutet also nicht von vornherein einen „Mißstand", bei bestimmten vegetativen Syndromen Verfolgter *auch* den „Psychiater zu bemühen". — Für die Colitis mucosa — um ein weiteres Beispiel herauszugreifen — wird psychischen Faktoren „wesentliche Bedeutung" beigemessen. An den Hinweis, daß infantile Frustrierungen des Haben- und Behaltenwollens von Nahrung und Besitz typische psychogene Konstellationen abgeben, wird dann das merkwürdige Argument geknüpft: „die Erlebnisse in der Verfolgung waren wohl anderer Natur". — Die Darstellung der psychischen Schädigungen durch Verfolgung erscheint unklar und gibt dem Gutachter keine brauchbaren Richtlinien. Neurosen werden mit Rentenneurosen gleichgesetzt. Die aneinandergereihten Auszüge aus neueren Publikationen vermitteln kein deutliches Bild des in diesen Forschungen über erlebnisreaktive Schäden Erarbeiteten. Eine Neufassung dieses Abschnittes der Richtlinien ist dringend erwünscht. — Begrüßenswert ist der Abdruck der Arbeit von VENZLAFF über Schizophrenie und Verfolgung. Weitergehende Hinweise auf die Beurteilung endogener Psychosen fehlen in diesen Anleitungen.

3. Häufigkeit psychiatrischer Verfolgungsschäden. Über die *Häufigkeit psychiatrischer Verfolgungsschäden* liegen keine sicheren statistischen Angaben vor. Der vor allem von französischen Autoren geteilten Auffassung, daß kein ehemaliger Verfolgter (insbesondere kein KL-Insasse) ohne seelische Dauerschäden verblieben sei, stehen Untersuchungen gegenüber, welche *verfolgungsbedingte* psychische Störungen nur bei einem gewissen Anteil Verfolgter fanden. Neben der Verfolgung im engeren Sinne wurden ihre psycho-sozialen *Folgen*, also die Verwöhnungssituation des DP-Lagers (LEVINGER), die Entwurzelung und mitmenschliche Isolierung (H. STRAUSS), die gelingende oder mißlingende Akkulturation im Einwanderungsland (WEINBERG) usw. als Bedingungen der Fixierung und Aufrechterhaltung ungünstiger seelischer Verarbeitungsweisen sehr beachtet. Systematische Untersuchungen an einer unausgelesenen Gruppe Verfolgter, also auch an Nicht-Antragstellern, wurden von MATUSSEK eingeleitet. In einer vorläufigen Mitteilung vermutet dieser Autor, daß es bei *allen* KL-Insassen zu dauernden Haltungsänderungen und Symptombildungen gekommen sei. Hier wird allerdings zu fragen sein, ob solchen Schäden auch durchweg eine psychiatrisch-gutachtliche, erwerbsmindernde Relevanz zuzumessen ist.

Nach einer Mitteilung des Bundesfinanzministeriums aus dem Jahre 1960 liegt die Zahl der eingegangenen Ansprüche auf Entschädigung von Gesundheitsstörungen bei etwa 365 000 (Zahl der überhaupt angemeldeten Ansprüche: 2,67 Millionen). Davon wurden 129 000 erledigt, und zwar 61 000 durch Zuerkennungen, 46 000 durch Ablehnungen und 21 000 durch „Erledigungen auf sonstige Art". Eine statistische Übersicht der finanziellen Gesamtleistungen nach dem BEG bis zum Ablauf des Jahres 1959 wurde von METZ gegeben. Angaben über die Anzahl jener

Verfolgter, die keine Gesundheitsschäden geltend machen, liegen nicht vor; man kann jedoch annehmen, daß diese Gruppe nicht unbeträchtlich ist.

Da es in der Bundesrepublik keine Zentralstelle gibt, bei welcher statistisches Material über die Verteilung der Gesundheitsschäden gesammelt wird, bemühten wir uns bei einer regionalen Entschädigungsbehörde um Informationen über die relative Häufigkeit geltend gemachter psychischer Schäden, über die Rate der Anerkennungen und über Kriterien der gutachtlichen Beurteilung. Leider wurde uns von den übergeordneten Behörden eine statistische Auswertung der dortigen Unterlagen versagt. In dieser Hinsicht steht lediglich die Angabe von H. STRAUSS zur Verfügung, daß in seinem Begutachtungsbereich (New York) etwa ein Drittel der Gesundheitsschaden-Antragsteller auch seelische Folgeerscheinungen angeben und der psychiatrischen Begutachtung zugeführt werden. Natürlich schwankt diese nach unseren Erfahrungen eher zu niedrig gegriffene Quote; sie ist insbesondere von der Einstellung des vertrauensärztlichen Hauptgutachters abhängig[1], der meist Allgemeinmediziner oder Internist ist. Wir wiesen schon darauf hin, daß in vielen unserer Fälle eine psychiatrische Erstbegutachtung noch nicht in der Behördeninstanz sondern in der Klageinstanz erfolgte. Bedenkt man alle aufgeführten Zusammenhänge, so ist der Schluß von H. STRAUSS nicht unbedingt zwingend, daß mehr als die Hälfte aller Verfolgten ohne psychische Störungen sei. Da Zensusforschungen an unausgelesenen Gruppen überlebender Verfolgter durch die seit der Belastung verflossene Zeit und durch andere Variable äußerst schwierig sind, wird man allenfalls noch von künftigen statistischen Überblicken eine zumindest grobe Klärung dieser Fragen erwarten können.

b) Gutachtliche Ergebnisse

1. **Allgemeine Daten.** Im folgenden beschäftigen wir uns vorwiegend mit den gutachtlichen Daten von Verfolgten mit *erlebnisreaktiven* Störungen, die im Mittelpunkt unserer Untersuchung stehen. Diese Zustände wurden in 75% unseres Gesamtmaterials (377 Fälle) festgestellt. In 289 dieser Fälle (77%) wurde der Verfolgungszusammenhang bejaht. (Nähere Aufschlüsse über die Belastungs-, Alters- und diagnostische Verteilung vermitteln die Tab. 11 ff.).

Aus der früher wiedergegebenen Tab. 22 ergibt sich die *gutachtlich anerkannte Dauer* erlebnisreaktiver Syndrome. Bei depressiven und angstneurotischen Fehlhaltungen sowie bei autistischen Entwicklungshemmungen liegt der Anteil der Anerkennungen am höchsten. Asthenische, phobische, sensitiv-paranoide, dissoziale, hypochondrische und vegetative Syndrome wurden weniger häufig als Verfolgungsleiden anerkannt. Am niedrigsten liegt die Rate der Anerkennungen bei charakterneurotisch-psychopathischen, querulatorischen und anankastischen Zuständen. Daß in der Tabelle unter den 16 tendenziösen Fehlhaltungen zwei zeitlich begrenzte Anerkennungen auftauchen, hängt mit einem Wandel des Verlaufsbildes dieser beiden Fälle zusammen, in denen es erst später zur Entwicklung

---

[1] SPENGLER führt in einem Vortrag vor den Vertrauensärzten des Generalkonsulats in New York an, daß bei 60% der Entschädigungsanträge seelische Gesundheitsschäden geltend gemacht werden. Eigentümlich berührt die Haltung dieses Autors, wenn er in die Schulung der Vertrauensärzte in New York die Bemerkung flicht: „Bei allem Mitgefühl für die Opfer der nationalsozialistischen Gewaltherrschaft erscheint dieser hohe Prozentsatz zweifelhaft. Wir dürfen uns zwar nicht darüber beklagen, denn auch hier gilt, daß wer Wind sät, Sturm erntet ...".

des tendenziösen Bildes kam. Die Tab. 22 zeigt ferner, daß in der Kerngruppe Depressiver, Angstneurotischer und autistisch Retardierter zugleich die Quote der Dauer-Anerkennungen (mehr als 10 Jahre) am höchsten liegt.

Die nachfolgende Tab. 64 demonstriert noch einmal Anzahl und Dauer der Anerkennungen im erlebnisreaktiven Bereich ohne Rücksicht auf die diagnostischen Untergruppen.

Tabelle 64.

Anzahl und Dauer der Anerkennungen sowie Ablehnungen bei erlebnisreaktiven Syndromen

| Gesamtzahl | an-erkannt | bis zu 2 Jahren | | 3—5 Jahre | | 6—10 Jahre | mehr als 10 Jahre | ab-gelehnt |
| | | mit | ohne | mit | ohne | | | |
		Erschöpfungssyndrom		Erschöpfungssyndrom				
377	289	5	14	16	19	14	221	88

Wesentlich an diesem Überblick ist, daß in 76% der anerkannten Fälle ein Dauercharakter des Verfolgungsleidens festgestellt wurde. Die übrigen 24% zeitlich begrenzter Anerkennungen sind ziemlich gleichmäßig auf die verschiedenen Zeitetappen (bis zu zwei Jahren, 3 bis 5 Jahre, 6 bis 10 Jahre) verteilt. Ablehnungen erfolgten bei 23% der beobachteten erlebnisreaktiven Syndrome. Die angeführten Zahlen entsprechen dem an anderen Stellen dieser Untersuchung über die Chronifizierungstendenz erlebnisreaktiver Schäden Gesagten.

Die vorgeschlagenen *Erwerbsminderungsgrade bei erlebnisreaktiven Schäden* gehen aus der Tab. 65 hervor. Von den 189 anerkannten Fällen dieser Gruppe lassen sich zu dieser Frage bei 285 Fällen Aussagen machen. Die oft erheblich höher liegenden, befristeten EM-Grade für initiale Erschöpfungszustände wurden in der Aufstellung nicht berücksichtigt. Bei abfallenden EM-Graden seit der Befreiung ist die Dauer-EM zugrunde gelegt worden.

Tabelle 65.

Die Erwerbsminderungsgrade bei verfolgungsbedingten erlebnisreaktiven Schäden

	unter 25%	25—30%	40%	50%	mehr als 60%	verwertbare Fälle insgesamt
Anzahl der Fälle	55	185	28	8	9	285

Aus der Übersicht geht hervor, daß unter den überhaupt festgestellten erlebnisreaktiven Syndromen unseres Materials 61% (230 Fälle) eine verfolgungsbedingte EM von mehr als 25% aufweisen. Die überwiegende Zahl der anerkannten Fälle wurde mit einer EM von 25 bzw. 30% eingestuft. Relativ hohe EM-Sätze von 50% und mehr wurden vor allem bei schweren chronisch-reaktiven Depressionen älterer Verfolgter und bei den autistischen Entwicklungen bzw. sensitiv-paranoiden Fehlentwicklungen Jugendlicher angesetzt. In 55 Fällen (meist asthenischen oder ängstlichen Bildern leichteren Grades) erschien uns zwar ein Verfolgungszusammenhang gegeben, aber keine Erwerbsminderung rentenberechtigenden Grades. Eine nähere Aufschlüsselung der Korrelationen zwischen EM-Sätzen und Verfolgungsbelastungen, Lebensalter usw. findet sich im symptomstatistischen Teil (s. S. 263).

Tabelle 66.

Die Begutachtungsergebnisse bei den erlebnisreaktiven Syndromen

Gesamtzahl der Untersuchten	Erlebnisreaktive Syndrome	Verfolgungsbedingte erlebnisreaktive Syndrome	Verfolgungsbedingte erlebnisreaktive Syndrome mit EM größer als 25%	Verfolgungsbedingte erlebnisreaktive Syndrome mit Dauerberentung
500 (100%)	377 (75%)	285 (56%)	230 (46%)	190 (38%)

Tab. 66 zeigt, daß bei 38% der von uns begutachteten Verfolgten eine Dauerberentung vorgeschlagen wurde. *Diese 190 Fälle repräsentieren jene Kerngruppe erlebnisreaktiver Dauerschäden, welche im Mittelpunkt der Fragen dieser Untersuchung steht. Von links nach rechts gelesen, ergibt die Tabelle Einblick in den Auslesevorgang, wie er sich in jeder einzelnen Begutachtung konkret vollzieht. Wenn unsere Begutachtungsergebnisse Gültigkeit haben, so sind unter 100 begutachteten Verfolgten etwa 38 Betroffene mit seelischen Dauerschäden belangvoller Art zu erwarten, eine Quote, welche mit den häufig verwendeten Titeln „extrem seltene Ausnahme" oder auch „Ausnahme" nicht genügend gekennzeichnet ist.*

2. Vergleich mit Erfahrungen anderer Gutachter. Ein Vergleich unserer *Anerkennungsraten* mit den von anderen Autoren mitgeteilten Werten ist nicht ohne weiteres möglich, da genau aufgeschlüsselte Daten nicht gegeben wurden. KOLLE fand bei 216 Begutachtungen 99 (45%) erlebnisreaktive Syndrome im weiteren Sinne. Anerkennungen des Verfolgungszusammenhanges erfolgten bei 77 Fällen. In seinem Material liegt also der Anteil erlebnisbedingter Störungen niedriger als bei uns; die Rate der Anerkennungen ist bei dieser Gruppe jedoch relativ höher. Obwohl kein zahlenmäßiger Vergleich unserer Daten mit den Anerkennungsquoten ausländischer Vertrauensgutachter und beratender Ärzte der Entschädigungsbehörde angestellt werden kann, ergibt sich der Eindruck, daß bei etwa gleicher Einschätzung der absoluten Häufigkeit neurotischer Störungen im weitesten Sinne (bis etwa $2/3$ aller Begutachteten) die Beurteilung der Verfolgungsbedingtheit erheblich differiert.

Tabelle 67.

Anteil und Beurteilung der erlebnisreaktiven Störungen bei verschiedenen Gutachtern

	Erlebnisreaktive Syndrome	Verfolgungsbedingte erlebnisreaktive Syndrome	Verfolgungsbedingte erlebnisreaktive Syndrome mit Dauerberentung
Beratende Ärzte der Entschädigungsbehörden	etwa 75%	etwa 30%	etwa 5%
Unsere Beurteilung	75%	58%	38%
Ausländische Vertrauensgutachter ...	etwa 75%	etwa 90%	etwa 75%

Unsere Beurteilung hält danach gewissermaßen die Mitte zwischen den Extremen der Ablehnung bei den Ärzten der Entschädigungsbehörden und der Anerkennung bei den ausländischen Gutachtern. Wir betonen, daß es sich bei den oben für beide Gutachtergruppen angegebenen Daten um idealtypische Eindruckswerte handelt. Auf die Gründe der unterschiedlichen Begutachtungen wird weiter unten näher eingegangen.

3. Erwerbsminderungssätze. Im Hinblick auf die *verfolgungsbedingten Erwerbs-minderungssätze* ergeben sich ganz ähnliche Verhältnisse. Unsere oben wieder-gegebene Tabelle läßt erkennen, daß das Gros der verfolgungsbedingten erlebnis-reaktiven Störungen mit 25 bis 30% in die niedrigste Berentungsstufe eingeordnet wurde. Das entspricht der deutschen Begutachtungspraxis, welche erlebnisreaktive Störungen in der Regel leichteren psychoorganischen Schädigungen äquivalent setzt. Ausländische Gutachter, an anderen Berentungsnormen orientiert, kommen in dieser Gruppe meist zu bedeutend höheren Erwerbsminderungssätzen. Rogan, ein Mitarbeiter Strøms, hat bei Nachuntersuchungen norwegischer Verfolgter mehr als die Hälfte der (diagnostisch allerdings nicht aufgegliederten) Unter-suchten in die Invaliditätsgruppe 50 bis 79%, bzw. 80 bis 100% eingeordnet, während 16 von 100 Untersuchten unterhalb der Berentungsgrenze lagen. Bastiaans verglich die Begutachtungsergebnisse zweier holländischer Unter-suchungsinstanzen, welche neurotische bzw. neurasthenische Zustände mit einer EM zwischen 35 und 45% einstuften. Bastiaans sowohl wie dänische Autoren (Thygesen) haben positive Korrelationen zwischen der Höhe der Erwerbsminde-rung und dem Gewichtsverlust infolge Deportation bzw. dem „Hungerstress" gefunden. Unsere Ergebnisse (s. Tab. 18—20) zeigen ebenfalls gewisse Beziehungen zwischen dem Ausmaß der Verfolgungsbelastungen und dem Schweregrad der erlebnisreaktiven Schädigung; jedoch kommen — zumal für die Höhe der Dauer-Erwerbsminderung — andere Faktoren als die körperliche Belastung hierfür ins Spiel. Sicher läßt sich sagen, daß die verfolgungsbedingte Erwerbsminderung in keiner *eindeutigen* Beziehung zum Schweregrad der leib-seelischen Belastung in der Verfolgungszeit steht. Generelle psychopathologische Richtlinien dafür, wann im gegebenen Fall eine rentenberechtigende Erwerbsminderung, wann eine unter-halb der Grenze von 25% liegende Erwerbsminderung anzunehmen ist, lassen sich schwer angeben. Für eine Leistungsminderung, die ein Viertel der gesamten leiblichen und persönlichen Erfüllungsfähigkeit umfaßt, ist aber bei den erlebnis-reaktiven Syndromen der Nachweis einer belangvollen und elementaren Be-schränkung der individuellen Erfüllungsmöglichkeiten und der sozialen Anpas-sungsfähigkeit erforderlich. Im Einzelfall kann es sehr schwierig sein, solche krankheitswertigen Einschränkungen gegen die durchschnittlich zu erwartende seelische Verarbeitung schwerer Belastungen abzugrenzen. Zweifellos gehen auch auf diesem Gebiet schwerster menschlicher Widerfahrnisse normalseelische Ver-arbeitungsweisen von Dauercharakter fließend in abnorme oder neurotische Fehl-verarbeitungen über. Eine Haltungsabwandlung von Dauer und einer gewissen Ausprägung ist nach allen Erfahrungen bei *allen* Betroffenen, die nach ihren Belastungen zur Kerngruppe Verfolgter zu rechnen sind, festzustellen. Eine Fixie-rung des Vorstellungslebens an die vergangenen Schreckensszenen, Angstträume, Reserviertheit im mitmenschlichen Umgang, eine unabschließbare Trauerarbeit bei der Erinnerung an den Verlust der Nächsten, resignierende oder pessimistische Zukunftserwartungen usw. sind wesentliche Züge dieser ubiquitären Dauerprägung durch das Verfolgungsschicksal. Verbinden sie sich mit einer Neigung zu astheni-schem Versagen, mit vegetativen Erscheinungen und Stimmungslabilität, so wird oft von einer „Deportiertenasthenie" oder einem „KZ-Syndrom" gesprochen — unprägnante Begriffe, die als Verständigungshilfen in der nervenärztlichen Praxis-routine oder der ambulanten Kurzbegutachtung einen Sinn haben mögen. Nach unserer Erfahrung gehören viele der zum „KZ-Syndrom" gerechneten „Beschwerden" in den Bereich der durchschnittlichen seelischen Verarbeitungsweise. Manchmal stellen sie den Ausdruck aktueller Anpassungskonflikte dar, die nicht auf dem Hintergrund einer verfolgungsbedingten Umprägung erwachsen. In einigen Fällen entspricht das „asthenische Vokabular" einfach dem Erwartungsschema und den Suggestivfragen des nervenärztlichen Untersuchers.

Gleichwohl wird bei Übersicht eines großen Untersuchungsmaterials sehr deutlich, daß die im engeren Sinne abnormen und krankheitswertigen erlebnisreaktiven Bilder Verfolgter zunächst als Zuspitzungen und Intensivierungen der genannten Durchschnittsverarbeitungen imponieren. Asthenie, blandes Versagen, hintergründige Angst usw. sind auch hier phänotypische Charakteristika. Es hängt für die angemessene Beurteilung nun viel davon ab, die vom Untersuchten zunächst klischéartig angebotenen Beschwerden zu durchstoßen bzw. sie umfassenderen pathocharakterologischen und lebensgeschichtlichen Strukturen einzuordnen. Das Schlagwort des „KZ-Syndroms" ist dabei eher hinderlich. Erst aus den Strukturen der Gestimmtheit, der persönlichen und sozialen Sicherheit, der leiblichen Befindlichkeit und ihren Abwandlungen usw. läßt sich entscheiden, ob die asthenische Oberflächensymptomatik eine belangvolle Deformierung basaler Persönlichkeitszüge anzeigt oder nicht. Eine derartige entwicklungspsychologisch und neurosenpsychiatrisch vertiefte Erfassung des Strukturganzen der Persönlichkeit des Verfolgten kann dann auch Belege dafür beibringen, ob im gegebenen Fall krankheitswertige Verarbeitungsfolgen vorliegen, die eine Leistungsminderung um 25% oder mehr bewirken. Nicht durch äußere (etwa rechtliche) Normierung oder Orientierung an Symptomkatalogen, sondern nur in eingehender exploratorischer Arbeit am Einzelfall läßt sich die berechtigte Frage entscheiden, wo bei *abnormen* Belastungen die Grenzen zwischen *normalen* und *krankheitswertigen* seelischen Verarbeitungsweisen liegen.

Für die psychiatrische Begutachtungspraxis ist es zweckmäßig, ein verfolgungsbedingtes *Leiden* nur dann anzunehmen, wenn die Leistungsminderung zumindest bei einem Viertel liegt, und nicht mit verfolgungsbedingten EM-Sätzen von 10 oder 20% zu operieren. Letzteres ist dann angezeigt, wenn es um die Einschätzung abgrenzbarer Verschlimmerungen vorbestehender Leiden geht, ausnahmsweise auch bei der Zusammenfassung der Erwerbsminderungssätze aus verschiedenen medizinischen Fachgebieten. Davon abgesehen, besagt eine unter 25% liegende psychiatrische EM, daß eine nicht krankheitswertige Verfassung innerhalb der Spielbreite der Durchschnittsverarbeitungen vorliegt.

4. **Kategorien des Verfolgungszusammenhanges (Verursachung, Mitverursachung, Verschlimmerung usw.).** Wie sich der Verfolgungszusammenhang bei den erlebnisreaktiven Syndromen auf die rechtlich dafür vorgesehenen Kategorien aufgliedert, zeigt die Tab. 68.

Bei etwa zwei Dritteln der anerkannten erlebnisreaktiven Syndrome haben wir gutachtlich eine *Verursachung im Sinne erstmaliger Entstehung* angenommen, die *wesentliche Mitverursachung eines Anlageleidens* durch Verfolgungseinflüsse dagegen wesentlich seltener und nur dann, wenn ungünstige Anlagefaktoren oder disponierende Prägungen vor der Verfolgungszeit anamnestisch, charakterologisch, konstitutionsbiologisch *belegbar* waren. Der hypothetische Schluß auf ein „Anlageleiden", sobald eine erlebnisreaktive Störung, eine Neurose diagnostiziert wird, erscheint uns konstitutionspsychiatrisch nicht so verläßlich begründet, daß eine generelle Zuordnung der erlebnisreaktiven Syndrome zu den Anlageleiden daraus herleitbar wäre. *In keinem Falle haben wir eine erlebnisreaktive Störung als „anlage-bedingtes Leiden im eigentlichen Sinne", wie es die Rechtssprechung zum BEG definiert, angesehen*[1]. Die Gründe für dieses Vorgehen, das von den psychiatrisch unvertretbaren Beurteilungen mancher beratender Ärzte der Entschädigungsbehörden stark abweicht, wurden in dieser Untersuchung entwickelt. Hier sei nur betont, daß das Argument der bei gleicher Verfolgungsschwere *nicht* erlebnisbedingt geschädigten Verfolgten nicht überzeugen kann, da es von einer Kollektivvorstellung über „Normalkonstitution" und „normopsychische Struktur" ausgeht, die durch neuere entwicklungspsychologische Einsichten in den Matrix-Wert der seelischen Reaktionsbasis überholt ist.

Tabelle 68.

Die Beurteilung des Verfolgungszusammenhanges bei den erlebnisreaktiven Syndromen

Zusammenhangs-Kategorie	i. S. der Entstehung verursacht	Anlageleiden, durch Verfolgung wesentlich mitverursacht	Vorbestehendes Leiden	
			abgrenzbare Verschlimmerung	richtunggebende Verschlimmerung
Anzahl der auszuwertenden Fälle: 261	187	53	14	7

Verschlimmerungen vorbestehender Fehlhaltungen waren vergleichsweise selten festzustellen, und zwar dann, wenn diese bereits *vor* der Verfolgung manifest und zugleich *krankheitswertig* waren. Sind kindliche Entwicklungsstörungen, Erziehungsschwierigkeiten, Pubertätsentgleisungen usw. von leichterem Ausmaß gegeben, so rechtfertigt das in der Regel nicht die Annahme eines vorbestehenden Leidens. Wohl aber kann unter Umständen daraus der Hinweis auf eine anlagemäßige oder infantil-peristatische Mitbedingtheit des *später* manifestierten Leidens genommen werden.

Wir zeigen an einem kurzen Fallbeispiel, daß zwischen der Verschlimmerung eines vorbestehenden Leidens und der wesentlichen Mitverursachung eines Anlageleidens, in diesem Falle einer als anlagebedingt gefaßten charakterneurotischen Vorprägung zu unterscheiden ist.

Die bei der Begutachtung 42jährige jüdische Verfolgte wuchs in Berlin auf (370). Sie wurde als Einzelkind nach 10jähriger Ehe der Eltern geboren. Die Mutter war damals 38 Jahre alt und überließ wegen ihrer geschäftlichen Beanspruchung die Erziehung in früher Kindheit und Schulzeit einer Schwester und einem Hausmädchen. Wenn sie in die Erziehung eingriff, so geschah dies in einer ängstlich-verwöhnenden Haltung. So blieb die Klägerin in der Kindheit recht isoliert und übermäßig beschützt. Die Eltern standen in bezug auf die Erziehungsmethode der Tante, die von der Klägerin als „Affenliebe" charakterisiert wird, in gegensätzlichen Spannungen. So nahm die Klägerin den Weg zu einem kapriziös-verwöhnten, instabilen Mädchen.

---

[1] Wir teilen in diesem Zusammenhang auch nicht die generelle Auffassung von GOETZ, die Rechtsprechung des BGH stehe mit dem medizinischen Denken und den Regeln der Begutachtung nicht im Einklang. Die Rechtsprechung des BGH (zur Frage der Anlageleiden, der wesentlichen Mitverursachung, Verschlimmerung usw.) veranlaßt und ermöglicht eine *differenzierende* Würdigung der Zusammenhangsbeurteilung und zwingt den Gutachter in bestimmten Fällen aus der Schematik der traditionellen Adäquanztheorie heraus.

Zum Verfolgungsschicksal: 1934/35 erzwungener Berufswechsel, 1936 Entzug der Arbeits-
erlaubnis, 1938 Gestapoverhöre unter dem Vorwand der „Rassenschande". Mai 1939 Emigration nach England. Eltern und Tante im KL vernichtet. Im Einwanderungsland vom
Herbst 1939 bis Oktober 1944 interniert. 1944 bis 1946 schwere depressiv-ängstliche Krisen
mit Suicidalität. Besserung der psychischen Beschwerden seit der Heirat 1948. Kinderlose Ehe.
Erneute seelische Krisen seit 1957, und zwar in zeitlichem Zusammenhang mit ehelichen
Spannungen.

Der Amtsgutachter diagnostizierte eine „vegetative Dystonie", welche als
„Konstitutionsleiden" für einen vierjährigen Zeitraum (1939 bis 1943) eine vorübergehende *Verschlimmerung* erfahren habe. Wir führten dazu aus: „Man muß
davon ausgehen, daß bei Frau X. unter den besonderen Bedingungen ihres
Heranwachsens in Kindheit und Jugend bereits eine abnorme seelische Vorprägung im Sinne eines neurotischen Charakterwandels vorlag, welche zu einem
manifesten neurotischen Beschwerdebild mit vorwiegender ängstlich-depressiver
und asthenischer Symptomatik allerdings erst unter den Belastungen der Ver-
folgungs- und Emigrationszeit führte … Man kann die sich jetzt entwickelnde
asthenisch-depressive Fehlhaltung als ein Anlageleiden im weiteren Sinne auf-
fassen, wobei unter „Anlage" die Gesamtheit der durch Konstitutionseinflüsse und
ungünstige seelische Frühprägungen gesetzten Dispositionen zur späteren neurotischen Fehlhaltung zu verstehen ist. Dieses „Anlageleiden" wurde bei der Klägerin
durch die verfolgungseigentümlichen Belastungen bis zur Emigration *wesentlich
mitbedingt* und in seinem weiteren Verlauf für einen gewissen Zeitraum durch sie
mitgestaltet. Von einer vorübergehenden Verschlimmerung im Sinne des ärztlichen Dienstes der Entschädigungsbehörde kann aber deswegen nicht gesprochen
werden, weil das „Leiden" früher nur in der Anlage bestand und nicht in manifesten
Beschwerden in Erscheinung trat. Für die Frage des Verfolgungszusammenhanges
der später ähnlich weiterlaufenden Beschwerden ist die rechtliche Würdigung des
Verfolgungsherganges ausschlaggebend. Nimmt man die Gesamtheit der von
Frau X. im Emigrationsland und insbesondere in der Internierung durchgemachten
Entbehrungen und auch das Erlebnisgewicht des Verlustes der nächsten Ange-
hörigen *nicht* als verfolgungseigentümlich, so wird man auch den Fortgang des
Beschwerdebildes ab Anfang 1944 nicht mehr als wesentlich durch Verfolgungs-
umstände bedingt erachten. Wertet man sie aber als Verfolgungsbelastungen, so
ist bis zur Rückwanderung der Klägerin im Jahre 1948 das weiter bestehende
Beschwerdebild als Verfolgungsleiden zu nehmen. Erst zu dieser Zeit treten dann
ursächliche Bedingungen für die Aufrechterhaltung des asthenisch-depressiven
Symptoms zutage, die auch im weiteren psychopathologischen Sinne nicht mehr
der Verfolgung zugerechnet werden können. Es wird dann auch deutlich, daß
Symptomumgestaltungen und Neuproduktionen von Beschwerden in zeitlichem
und thematischem Zusammenhang zu Konfliktquellen der persönlichen Lebenssphäre der Klägerin entstehen …".

5. **Heilbehandlung.** Den Anspruch auf *Heilbehandlung* im Sinne ambulanter
nervenärztlicher Versorgung und Führung haben wir bei allen erlebnisreaktiven
Störungen, für welche ein Verfolgungszusammenhang anzunehmen war, bejaht.
Davon ist zu unterscheiden der Vorschlag eines gezielten klinischen Heilverfahrens
oder einer intensiven Psychotherapie mit begründbarer Aussicht auf eine Heilung
bzw. wesentliche Besserung des Leidens. Solche Maßnahmen haben wir bei den
erlebnisreaktiven Störungen in 17 Fällen empfohlen, in 52 Fällen ausdrücklich

als aussichtslos erklärt. Die Empfehlung systematischer Psychotherapie ist bei Verfolgten im jüngeren Alter sinnvoll, wenn noch keine Chronifizierung der Fehlhaltung besteht. Sofern berufliche Einkünfte gegeben sind, ist stets zu fordern, daß der Behandelte einen eigenen finanzierten Beitrag zur Psychotherapie leistet. In der überwiegenden Zahl der Fälle stehen Alter, Chronifizierung und die seit der Verfolgung verflossenen zwei Jahrzehnte einer systematischen Behandlung entgegen. Die von BASTIAANS mitgeteilten therapeutischen Erfahrungen, die ärztlichen Behandlungsberichte vieler von uns Begutachteter und die Ergebnisse von psychotherapeutischen und klinischen Heilverfahren bei einigen unserer Gutachten veranlassen zu einer reservierten Beurteilung der Behandlungsaussichten. Auf weitere Probleme der Psychotherapie bei erlebnisbedingten Schäden Verfolgter wird an anderer Stelle dieser Untersuchung (S. 264) eingegangen.

6. **Zusammenarbeit mit anderen medizinischen Disziplinen.** Eine Übersicht der *Begutachtungen auf anderen medizinischen Fachgebieten* im gleichen Verfahrensgang ergibt sich aus der Tab. 69. 209 unserer 500 Fälle wurden im gleichen Verfahren durch andere Disziplinen mitbegutachtet.

Tabelle 69.
Ergebnisse der Begutachtung auf anderen medizinischen Fachgebieten
(bezogen auf die Gesamtzahl von 500 Begutachteten)

Innere Medizin		Chirurgie, Orthopädie		Gynäkologie		HNO		andere Gebiete	
an-erkannt	ab-gelehnt	an-erkannt	ab-gelehnt	an-erkannt	ab-gelehnt	an-erkannt	ab-gelehnt	an-erkannt	ab-gelehnt
51	93	10	12	6	10	4	9	3	11

Dieser rohe Überblick zeigt bereits, daß die Rate anerkannter Verfolgungsleiden dort niedriger liegt als auf unserem Fachgebiet. Am häufigsten ergibt sich die Notwendigkeit gemeinsamer Begutachtung zwischen Internisten und Neuropsychiater, dies insbesondere bei der Beurteilung depressiv oder hypochondrisch gefärbter leiblicher Beschwerden, vegetativer Funktionsstörungen und psychosomatischer Beschwerdebilder. Letztere, etwa das Asthma bronchiale oder die Colitis mucosa, werden in der internistischen Routinebegutachtung oft nicht differenziert genug beurteilt. Der Psychiater kann in solchen Fällen die seelische Situation, die psychodynamische Einbettung der leiblichen Störung aufhellen helfen; die Beurteilung von Verfolgungszusammenhang und Erwerbsminderung wird er, wenn er nicht über psychosomatische Spezialerfahrung verfügt, dem Internisten überlassen. Am besten ist es jedoch, wenn die Begutachtung hier in einer Hand verbleibt, am besten in derjenigen des psychosomatisch geschulten Internisten. Ähnliches gilt für die Beurteilung der vegetativen Störungen; die Zuständigkeit des Psychiaters wird dort gegeben sein, wo interne Erkrankungen oder belangvolle Konstitutionseinflüsse als Grundlage der Fehlregulation auszuschließen sind und diese als Begleitsyndrom einer seelischen Fehlhaltung und chronischen Konfliktsituation aufzufassen ist. Wie häufig dies der Fall ist, wurde im symptomstatistischen Teil gezeigt. Im allgemeinen ist die gutachterliche Zusammenarbeit auf diesem Gebiet eine befriedigende. Belehrend scheint folgendes Beispiel eines

Mißlingens, wo der Internist unsere Diagnose uminterpretierte und die vorgeschlagene verfolgungsbedingte EM reduzierte. Sieht man von den hier nicht interessierenden Besonderheiten des Einzelfalles ab, so beeindruckt dies Vorgehen
durch die neurosenpsychologische Griffunsicherheit und das schwer zu beseitigende
Vorurteil gegen den Belegwert des *Subjektiven* in der psychopathologischen
Methodik.

Eine medizinische Klinik war durch die Entschädigungskammer veranlaßt
worden, neben der internistischen Begutachtung ein psychiatrisches Zusatzgutachten beizuziehen. In diesem Gutachten, welches nach Aktenlage erstattet wurde
(206), kamen wir zur Auffassung, daß bei der Klägerin eine leichte Angstneurose
mit vegetativem Begleitsyndrom vorliege und eine verfolgungsbedingte EM von
20% auf dauernd mit sich bringe. — Im Hauptgutachten führte der internistische
Obergutachter dazu u. a. aus: „Ein Widerspruch zwischen subjektiven Angaben
und objektivem Befund erweckt den dringenden Verdacht, daß es sich bei den
‚Hustenanfällen‘ um Symptome im Sinne einer *gewöhnlichen* ‚Neurose‘ handelt.
Dies würde umso mehr der Fall sein, wenn sich der nach Akteninhalt dringende
Verdacht bestätigen würde, daß die Klägerin entgegen ihren Behauptungen nicht
auf Anlaß einer Gesundheitsbehörde wegen eines *objektiven* Befundes zur Untersuchung gehen muß, sondern von *sich aus* eine vornehmen läßt ... Bezüglich
der vegetativen Dystonie wird dem Obergutachten der Psychiatrischen und
Neurologischen Klinik zugestimmt. Hinsichtlich der Einschätzung der *verfolgungsbedingten* EM der Klägerin durch Angstneurose und vegetative Fehlsteuerungen
ist zu berücksichtigen, daß an der Neurose als ‚Wurzelfassungs-‘ bzw. ‚Entwurze-
lungsneurose‘ auch die nicht mehr verfolgungsbedingte Verpflanzung in völlig
neue Lebensverhältnisse mitgewirkt haben dürfte. Offensichtlich liegen aber doch
auch Fehlhaltungen im Sinne einer *gewöhnlichen* Neurose vor, d. h. einer solchen
mit gewissen früher als hysterisch bezeichneten Tendenzen oder Strukturen
(unzutreffende anamnestische Angaben, Angaben über Hustenanfälle, Aufstoßen,
Rülpsen). Daher ist es nicht angängig, an den an sich offensichtlich nicht wirklich
erheblichen seelischen und vegetativen Störungen der Klägerin Verfolgungseinwirkungen einen größeren als nur einer EM von etwa 10 bis 15% entsprechenden
Anteil ursächlich beizumessen.“ Aus dem Landgerichtsurteil (Stuttgart): „Die
Obergutachter der Medizinischen Klinik ... sind der Kammer seit längerem als
objektive, zuverlässige Sachverständige bekannt ... Die Kammer sieht sich außerstande, die im wesentlichen auf Angaben der Klägerin beruhende tatsächliche
Grundlage des Obergutachtens der Psychiatrischen und Neurologischen Klinik,
nämlich die dort angenommene Entwicklung der vegetativen und seelischen Störungen der Klägerin, als richtig anzuerkennen und sich diesem Obergutachten
anzuschließen. Ob die von der Klinik vertretene medizinische Lehrmeinung, die
z. B. der in verschiedenen Entscheidungen des OLG Stuttgart[1] vertretenen, widerspricht, richtig ist, braucht daher nicht erörtert, ein weiteres Obergutachten nicht
eingeholt zu werden; immerhin kann zu diesem wichtigen Teilproblem auf die
außerordentlich beachteten Ausführungen ... des Obergutachters der Medizinischen Klinik verwiesen werden ...“.

Auf die Gründe der zunehmenden Tendenz, bei Entschädigungs-Gutachten

---

[1] Über den Zusammenhang der „Lehrmeinungen“ bestimmter Kliniken mit den Entscheidungen bestimmter OLG-Bezirke s. Küster.

den Neuropsychiater beizuziehen, gingen, wir schon ein (S. 340). In vielen Fällen wurden psychiatrisch einschlägige Beschwerden und Leiden von den Vertrauensgutachtern und beratenden Ärzten übersehen, falsch eingeschätzt, von den Verfolgten verschwiegen oder nicht für medizinisch relevant gehalten. Es gibt in unserem Material 18 Fälle anerkannter und ausgeprägter seelischer Schädigungen, welche aus einem der genannten Gründe erst im Klage- oder Berufungsverfahren einer psychiatrischen Untersuchung zugeführt wurden. Andererseits wird der Psychiater gelegentlich von den anderen Gutachtern oder den Anwälten bemüht, wenn die Beurteilungen der übrigen Fachgebiete ablehnend ausfielen und trotz Fehlen seelisch-nervöser Beschwerden der Eindruck verblieb, es bedürfe die allgemein menschliche Auswirkung der Verfolgung einer Genugtuung, die noch im Medizinischen liege. Der Psychiater hat solchen Fällen gegenüber die Maßstäbe seiner fachlichen Einsicht zu wahren, um nicht zum Lückenbüßer anderer Entschädigungssparten (Freiheitsschaden, Berufsschaden usw.) oder für jenen ,,immateriellen Schaden" gemacht zu werden, welcher sich aus dem Verfolgungserleben *schlechthin* ergibt, psycho*path*ologisch unabschätzbar ist und vom Gesetzgeber nicht entschädigt wird.

7. **Unterschiedliche Beurteilungen verschiedener Gutachter.** Für die Begutachtungspraxis ist weiterhin das *Verhältnis unserer Beurteilungen zu anderen* im Verfahren erstatteten *psychiatrischen Gutachten* oder nervenärztlichen Stellungnahmen von erheblichem Interesse. Wir ziehen für diese Fragestellung alle als erlebnisreaktive Syndrome klassifizierten Fälle heran, und zwar unabhängig von der Beurteilung ihres Verfolgungszusammenhanges (377 Fälle). In 326 Fällen lassen sich hierzu Aussagen machen, da 40 Fälle erstmals psychiatrisch begutachtet wurden und elf weitere Fälle keine brauchbaren Vergleiche zuließen. Eine Übersicht gibt die Tab. 70.

Tabelle 70.
Verhältnis unserer Beurteilung zu früheren psychiatrischen Gutachten

insgesamt	Bestätigung	Erhöhung	Erniedrigung
326 (100%)	110 (34%)	177 (54%)	39 (12%)

In etwa einem Drittel der Fälle standen unsere Beurteilungen in Übereinstimmung mit den oder dem Vorgutachten. Bei mehr als der Hälfte der Fälle gelangten wir zu einer höheren Einschätzung der psychiatrischen Verfolgungskonsequenzen, sei es durch andersartige Diagnose oder durch Konstatierung eines Verfolgungszusammenhanges, sei es durch längere oder höhere Einstufung der Erwerbsminderung. Bei etwa einem Achtel ergab sich eine Herabsetzung gegenüber den vorgutachtlichen Einschätzungen.

Daß zwei Drittel unserer Gutachten gegenüber den Vorgutachten desselben Fachgebietes Unterschiede der Beurteilung aufweisen, könnte entmutigen und an der Verläßlichkeit psychiatrischer Begutachtungen überhaupt zweifeln lassen. SEYFFERT hat an einem *forensisch*-psychiatrischen Gutachtenmaterial der Heidelberger Klinik in 54% der Fälle belangvolle Unterschiede der Beurteilung zu Vorgutachten nachgewiesen und für die Differenz der Ergebnisse die Qualität der Gutachten, insbesondere das Gefälle zwischen klinischen Obergutachten und

Kurzgutachten psychiatrisch unzureichend geschulter Amtsgutachter verantwortlich gemacht. Berücksichtigt man diese Ergebnisse, so erscheint die Übereinstimmung in 34% auf dem Gebiet der Entschädigungsbegutachtung noch relativ hoch, da
die Beurteilung hier die Beantwortung differenzierterer Fragen verlangt als sie auf
forensischem Gebiet gestellt werden. Die gegenüber der deutschen andersartige
Ausbildung und Begutachtungspraxis ausländischer Neuropsychiater, die als
Vertrauensgutachter fungieren, kommt erschwerend hinzu.

Neben diesen Gründen spielt die mangelnde Qualität und Differenziertheit
vieler ausländischer Vertrauensgutachten und Kurzgutachten beratender Ärzte
der Entschädigungsbehörde eine wichtige Rolle für die gefundenen Differenzen
der Beurteilungen. Revisionen *klinischer* Vorgutachten waren in unserem Material
nur in wenigen Ausnahmefällen erforderlich, zumeist dann, wenn inzwischen neue
Unterlagen oder anamnestisches Material hinzugekommen waren. Daß darüber-
hinaus *dogmatische* Einschläge der Beurteilungen (S. 291) wesentlich sind, weiß
jeder in der Entschädigungsbegutachtung Erfahrene, der die stereotype Abfolge
pauschaler Anerkennungen oder hoher verfolgungsbedingter EM-Sätze bei ausländischen Vertrauensgutachtern und ebenso pauschaler Ablehnungen oder niedriger Erwerbsminderungen bei den beratenden Ärzten der Entschädigungsbehörden kennenlernte. Ganz entsprechend beziehen sich 36 der 39 in unseren Gutachten
vorgenommenen Herabsetzungen auf Beurteilungen ausländischer Gutachter,
während Erhöhungen bis auf wenige Ausnahmen gegenüber den Stellungnahmen
beratender Ärzte erfolgten.

Ein Beispiel dafür, wie umständlich, verzögert und kostspielig der Verfahrensgang werden
kann, wenn unzureichende Begutachtungen durchgeführt wurden, ergibt sich aus dem psychiatrisch klar gelagerten Fall einer ängstlich-depressiven Fehlhaltung einer jetzt 64jährigen
Verfolgten (91). In Deutschland aufgewachsen, machte die jüdische Klägerin im 18. Lebensjahr Abitur und heiratete 20jährig einen Chemiker, hatte zwei Geburten und wanderte 1932
nach Frankreich aus. Im Einwanderungsland war die Familie jahrelang in einer prekären
Lage, da der Ehemann nach 1933 die Geschäftsverbindungen nach Deutschland verlor und
als Autovertreter tätig werden mußte. Die bekannten Diffamierungen und Gefährdungen
setzten mit der deutschen Besetzung Frankreichs ein. Die Nachrichtenverbindung zu den in
Deutschland weilenden Eltern brach ab. Diese wurden in ein Vernichtungslager deportiert.
Der Ehemann verstarb 1941 unmittelbar nach einem Gestapoverhör mit Mißhandlungen.
Die Klägerin stand in ständig wachsender Angstspannung und Sorge um ihre beiden Kinder.
Sie flüchtete mit einem Kind 1943 nach Südfrankreich, während das andere bei einem Bauern
versteckt zurückgelassen und später über die Schweizer Grenze gebracht wurde. Die Klägerin
lebte bei Nizza in verschiedenen Kellerverstecken. Ihr Sohn wurde zeitweilig verhaftet.
Dezember 1943 mußte sie sich, da die Lage zu gefährlich wurde, vom Sohn trennen. Sie wandte
sich auf einem strapaziösen mehrtägigen Reiseweg nach Lyon und entwickelte bei einer
bedrohlichen Razzia ein rechtsseitiges Gesichtszucken, das bis zur Gegenwart anhielt. In Lyon
lebte sie ein weiteres Jahr in einem Bretterverschlag verborgen, beobachtete den Abtransport
ebenfalls versteckter Juden der Nachbarschaft und wurde völlig entkräftet im Dezember 1944
befreit. Seit den Nachkriegsjahren ist sie unregelmäßig als Telefonistin und Bürokraft mit
unterdurchschnittlichem Einkommen bei einer jüdischen Hilfsorganisation tätig. Neben
vegetativ-abdominellen Beschwerden und dem Gesichtstic besteht bei der Klägerin kontinuierlich seit der Befreiung eine ausgeprägte angstneurotische Symptomatik und ein depressiver
Rückzug.

Die Klägerin stellte *1956* Gesundheitsschäden-Antrag und machte in einer
eidesstattlichen Erklärung detaillierte Angaben über das psychische Beschwerdebild. Dieses wird durch ausführliche Atteste von vier französischen Ärzten, welche
die Klägerin während der Verfolgungszeit und in den Jahren nach der Befreiung

behandelten, bestätigt. Die Entschädigungsbehörde forderte *1959* bei einem französischen Neuropsychiater einen Befundbericht ein, der das Syndrom ebenfalls erhärtet. Der Amtsgutachter stellt *1960* aufgrund dieser Unterlagen fest, bei der Klägerin habe eine „leichte Dystrophie mit vegetativen Dysregulationen im Sinne der vorübergehenden zeitlich abgrenzbarer Verschlimmerung (?) mit einer verfolgungsbedingten EM von 25% vom 1. Oktober 1944 bis 30. September 1949 vorgelegen. *1960* erging ein entsprechender Bescheid der Entschädigungsbehörde. Im Klageverfahren wurden ausführliche Befundberichte von MINKOWSKI, TARGOWLA und zwei anderen französischen Neuropsychiatern vorgelegt, die auf den Dauercharakter der erlebnisreaktiven Störung verwiesen. *1961* erstattete eine deutsche Universitätsnervenklinik ein Obergutachten aufgrund persönlicher Untersuchung. Der dort erarbeitete „psychische Befund" lautet folgendermaßen: „Im Rahmen der Untersuchung ist Frau X. bewußtseinsklar, über ihre Person, den Ort und das Datum ausreichend orientiert. Die Vorgeschichte wird von der Untersuchten flüssig in gutem Deutsch vorgetragen. Die wesentlichen Ereignisse konnten den zugehörigen Daten zugeordnet werden. Auch andere, zurückliegende Ereignisse wurden in Einzelheiten noch deutlich erinnert. Ein Anhalt für Gedächtnisstörung bot sich somit nicht. Die intellektuellen Leistungen entsprachen dem Bildungsniveau. Insgesamt machte die Untersuchte einen etwas gedrückten, im übrigen aber recht lebhaften Eindruck. Zeichen einer organisch bedingten Wesensänderung oder einer Psychose ließen sich nicht nachweisen." Das Beschwerdebild der Klägerin wird mit „allgemeinen Altersveränderungen" erklärt, welche bei alternden Frauen weit verbreitet seien, „wie uns die Renteneingangsstatistiken der Rentenversicherung der Arbeiter und Angestellten jährlich lehren." *1962* wurde mit dem Urteil des Landgerichts die Klage abgewiesen. Im selben Jahre erfolgte auf Initiative der Klägerin eine persönliche Begutachtung durch VENZLAFF, welcher in eingehender psychiatrischer Anamnese das Persönlichkeitsbild vor der Verfolgungszeit, die Belastungssituation und den Verlauf der Beschwerden herausarbeitete und die Bekundungen der französischen Kollegen bestätigte. Dieser Gutachter schlägt eine verfolgungsbedingte Dauer-EM von 30% vor. In unserem Gutachten vom *Dezember 1962* für das OLG verzichteten wir auf nochmalige persönliche Untersuchung und schlossen uns der Beurteilung VENZLAFFS an.

Es erscheint überflüssig, das Versagen des Amtsgutachters und des nervenklinischen Obergutachters — das charakterologisch-psychopathologische Armutszeugnis seines „psychischen Befundes" spricht für sich — in diesem Verfahren näher zu erläutern.

Wir verkennen nicht den Wert der gutachtlichen Arbeit, welche von vielen Fachkollegen an einer großen Anzahl psychischer Gesundheitsschäden-Anträge unter erheblichem Zeitdruck geleistet wurde. Die dargelegten Diskrepanzen lassen es jedoch wünschenswert erscheinen, stärker als bisher geschehen durch gemeinsame Konferenzen, Arbeitstagungen und gegenseitige Informationen zu größerer Übereinstimmung der beteiligten Gutachtergruppen zu gelangen.

8. Auffassung der Sachverständigen und rechtliche Entscheidungen. Die Frage, in welchem *Verhältnis* die von Behörden erlassenen *Bescheide und die gerichtlichen Urteile und Vergleiche zu unseren gutachtlichen Beurteilungen* stehen, beantwortet die Tab. 71. Bei 141 der 377 erlebnisreaktiven Syndrome lassen sich dazu Aussagen machen[1].

Tabelle 71.

Verhältnisse der amtlichen Bescheide und Gerichtsurteile zu unseren Gutachten bei den erlebnisreaktiven Syndromen

Bestätigung unserer Beurteilung	Erhöhung gegenüber unserer Beurteilung	Herabsetzung gegenüber unserer Beurteilung
144	4	3

In der überwiegenden Zahl der Fälle machten die Entschädigungsorgane unsere Beurteilungen zur Grundlage ihrer Entscheide. In sieben Fällen bestanden Unterschiede zur gutachtlichen Auffassung. In diesen Fällen erfolgte die andersartige Entscheidung allein aufgrund amtlicher oder richterlicher Urteilsbildung ohne Beiziehung weiterer Gutachten.

Die gefundene Übereinstimmung kann jedoch nicht ohne weiteres als Index für die „Richtigkeit" unserer Beurteilungen genommen werden, da die Instanzen weitgehend von den Schlußfolgerungen des Fachgutachters abhängig sind. Immerhin ergibt sich mittelbar daraus, daß auch auf dem schwierigen Gebiet erlebnisreaktiver Schädigungsfolgen gutachtliche Maßstäbe erreicht werden können, die den Entschädigungsorganen, welche Gutachten verschiedener Herkunft übersehen, verbindlich erscheinen.

Diskrepanzen zwischen verschiedenen Gutachtern oder Gutachtern und Gerichten entzünden sich am häufigsten an der *Frage der Adäquanz und Entschädigungspflichtigkeit erlebnisreaktiver Störungen.* Dieses von VENZLAFF gründlich diskutierte Problem steht auch im Mittelpunkt dieser Untersuchung. Die Wichtigkeit dieses Sachverhaltes rechtfertigt es, an dieser Stelle aus der kasuistischen Gutachtenpraxis auf typische Schwierigkeiten hinzuweisen. Ein extremes Beispiel verdeutlicht, wie weit sich die Auffassungen der Gutachter und des Gerichtes voneinander entfernen können.

Die bis dahin lebenstüchtige jüdische Klägerin (139) wurde im 50. Lebensjahr (1940) in ein südfranzösisches Hungerlager deportiert. Ihr Mann wurde von dort in ein Vernichtungslager gebracht. Der Klägerin drohte bis zur Befreiung 1944 dasselbe Schicksal. Seither besteht bei ihr ein psychogenes Zittern, eine Neigung zu „hysterischen" Anfällen mit Bewußtseinstrübung, seit Antragstellung zusätzlich (1950) ein Hemmungsstottern. Der psychische Hintergrund der psychogenen Körperstörungen ist weder von den französischen Vertrauensgutachtern noch von den deutschen nervenklinischen Gutachter bei persönlicher Untersuchung exploriert oder aufgeklärt worden. 1953 wurde das Leiden von deutschen Aktengutachtern nicht als verfolgungsbedingt gewertet. Im Klageverfahren hielt derselbe Aktengutachter an der Auffassung fest, daß die Körperstörungen psychogen-funktioneller Natur und nicht verfolgungsbedingt seien. 1956 erstattete ein Mitarbeiter der Heidelberger Klinik ein Obergutachten für das OLG und führte aus, psychogene Reaktionen seien bis zu 6 Monaten nach Aufhören der KL-Belastung als verfolgungsbedingt und entschädigungspflichtig aufzufassen. Bei Fortbestehen seien sie nicht auf die erlittene Schädigung, sondern auf die abnorme Persönlichkeitsstruktur der Betroffenen zurückzuführen. Langes Bestehen und Ausprägung der Störung veranlaßten den Gutachter, ihr „Krankheitswert aus praktischen Gesichtspunkten" beizumessen und die EM ohne Rücksicht auf die Ursache auf 80% zu beziffern.

---

[1] Wir verdanken die Unterlagen dem Entgegenkommen vieler mit der Entschädigung befaßter Ämter, Kammern und Senate, welche uns Zweitschriften von Bescheiden, Urteilen und Vergleichen überließen.

Wir zitieren im folgenden aus dem bemerkenswerten Urteil des OLG Karlsruhe vom 12. Oktober 1956.

„Die Klägerin leidet an nervösen Anfällen, die sich in Sprachstottern, Zittern am ganzen Körper und Schlagen der Gliedmaßen äußern. Aus den fachärztlichen Gutachten ist zu entnehmen, daß es sich hierbei nicht um ein organisches Leiden, aber um psychogene Krankheitserscheinungen handelt. Das angefochtene Urteil verneint den ursächlichen Zusammenhang dieses Gesundheitsschadens mit NS-Gewaltmaßnahmen. Das Gutachten der Psychiatrischen und Neurologischen Klinik der Universität Heidelberg sieht in den nervösen Störungen eine abnorme Reaktion der Klägerin auf ihre Erlebnisse und führt dazu aus: man werde es selbstverständlich nicht als abnorm bezeichnen können, wenn Frau X. auf die Erlebnisse der Deportation ... mit irgendwelchen psychogenen Krankheitserscheinungen reagiere. Als abnorm müsse man aber benennen, wenn Frau X. jetzt Jahre nach Aussetzen dieser Belastungen noch diese Krankheitssymptome produziere und wenn sogar noch heute Symptome, wie etwa 1950 das Stottern, dazukämen ... Wenn wie hier ... auch noch Jahre nach Aufhören ... der auslösenden Situation die psychogenen Krankheitserscheinungen festgehalten und sogar weiter ausgebaut wurden, so überwiege der Anteil der Persönlichkeit am Zustandekommen der abnormen Reaktionen so sehr, daß man zum jetzigen Zeitpunkt die auslösende Situation in keiner Weise mehr dafür verantwortlich machen könne ... Dieser Auffassung ist nicht beizutreten. Der ursächliche Zusammenhang zwischen den NS-Gewaltmaßnahmen gegen die Klägerin und ihren nervösen Anfällen wird im Ergebnis durch die Feststellung bestätigt, daß es sich ‚um eine abnorme Reaktion auf ihre Erlebnisse‘ handele. Daß diese Reaktion als abnorm bezeichnet wird, ändert daran nichts. Eine Reaktion steht, ob sie abnorm oder normal ist, begriffsnotwendig in ursächlichem Zusammenhang mit der sie hervorrufenden Aktion. Daß im vorliegenden Fall ein einzelnes Symptom, nämlich das Stottern, erst seit 1950 auftrat, ist unerheblich. Auch der Umstand, daß die Klägerin ihrem Wesen nach zu solchen psychogenen Störungen neigt, daß ihr Leiden ... anlagebedingt ist, hindert den Kausalzusammenhang nicht ... Für die Annahme, daß es auch ohne NS-Verfolgungsmaßnahmen aufgetreten wäre, gibt es keinen Anhaltspunkt. Das Leiden muß daher als durch NS-Maßnahmen verursacht gelten. ... Zu prüfen bleibt jedoch, ob der Kausalzusammenhang noch als adäquat bezeichnet werden kann und deshalb zur Begründung des Entschädigungsanspruch ausreicht. Diese Frage ist zu bejahen. Der Zusammenhang zwischen Deportation und Gesundheitsschaden der Klägerin ist nicht so entfernt, daß er außer Betracht bleiben könnte. Hierbei handelt es sich nicht eigentlich um eine Frage der Kausalität, sondern um die Ermittlung der Grenze, bis zu der dem Urheber einer Bedingung eine Haftung für ihre Folgen billigerweise zugemutet werden kann. ... Daß kein organisches Leiden vorliegt, steht dem Anspruch auf Entschädigung nicht im Wege. Der Schädiger hat grundsätzlich auch Beeinträchtigungen zu entschädigen, die aus seelischen Reaktionen der Betroffenen herrühren. ... Den nervösen Störungen, an denen die Klägerin leidet, ist auch ein erheblicher Krankheitswert beizumessen. Die Beeinträchtigung der Erwerbsfähigkeit hierdurch wird im Gutachten ... auf 80% geschätzt. Der Senat folgt dieser Ansicht. ...“

So schlüssig dies Urteil in rechtlicher Hinsicht sein mag, so unbefriedigend ist es psychiatrisch; und zwar wegen einer nicht genügenden Differenziertheit des psychiatrischen Gutachtens. (Das Gutachten wurde von einem Mitarbeiter der Klinik zu Beginn des Jahres 1956 abgefaßt, als die von den Verfassern inzwischen gewonnenen Beurteilungskriterien noch nicht hinreichend geklärt waren.) Zunächst wäre bei dem wenig detaillierten anamnestischen Material eine erneute persönliche Begutachtung zu fordern gewesen, um die vom Gutachter aufgeworfene, aber nicht entschiedene Frage, ob hier und seit wann ein tendenzneurotisches Bild mit simulierten bzw. durch unbewußte Zweckeinstellungen gesteuerten psychomotorischen Äußerungen oder eine elementare Haltungsabwandlung mit psychogenem Beiwerk vorliege, schlüssig zu beantworten. Bei genauer Kenntnis des psychodynamischen Hintergrundes der Körperstörung hätte man dann den Verfolgungszusammenhang im Hinblick auf die Bestimmungen des BEG ablehnend oder bejahend — in jedem Falle jedoch *differenziert* — beurteilen können. Indem der Gutachter den Zusammenhang *pauschal* nach den Regeln der üblichen Rentenbegutachtung ablehnte, der Störung zugleich aber aus „praktischen Gesichtspunkten" einen erheblichen Krankheitswert, einen echten Leidenscharakter zusprach, beließ er dem Gericht eine Lücke an möglichen sachlichen Erwägungen, die dann formal sachlich korrekt, psychopathologisch aber vielleicht inkorrekt geschlossen wurde.

Daß auch die Entschädigungsbehörden, beraten durch ihren ärztlichen Dienst, vielfach pauschal Neurosen mit Rentenwunschreaktion gleichsetzen und diese Gleichung für überzeugender halten als die anderslautende Beurteilung des von ihnen eingeforderten Fachgutachtens, lehrt der Fall eines 57jährigen halbjüdischen Verfolgten (290), der seit dem 30. Lebensjahr (1935) unter klassischen phobischen Anfällen leidet. Sie begannen mit der öffentlichen Diskreditierung der später nach Theresienstadt deportierten jüdischen Mutter und der eigenen Verunsicherung, die bis zum Kriegsende stetig zunahm. Ein KL-Aufenthalt blieb diesem Verfolgten erspart. Er hatte jedoch belastende Gestapoverhöre durchzustehen und sah den Abtransport als Möglichkeit ständig vor sich. In den psychiatrischen Gesprächen wurde eine zwingende motivische Verklammerung des phobischen Leidens mit der Belastungssituation aufgewiesen. Pathognomonische Schilderungen des Verfolgten, sein Verhalten bei der Untersuchung, opfervolle psychotherapeutische Behandlungen und Angaben über die allmähliche Besserung des phobischen Bildes machten eine Zweckreaktion unwahrscheinlich. Eine wesentliche Mitverursachung durch Gewaltmaßnahmen wurde auch bei Berücksichtigung vorgegebener Bereitschaften wahrscheinlich erachtet. Der ärztliche Dienst des Entschädigungsamtes führte dazu aus: „Bei der psychischen Störung handelt es sich um eine Phobie. Bei der Entstehung von Phobien spielt die Anlage eine erhebliche Rolle. Die Krankheitserscheinungen können aufgrund verschiedenster Erlebnisse, die für die Betroffenen aus innerpsychischen Gründen eine besondere Bedeutung haben, auftreten. Dies war offensichtlich auch bei Herrn X. der Fall, da die ersten Symptome seiner Phobie beim Anblick eines düsteren Waldstücks mit einer dunklen Wolke darüber auf einem Spaziergang auftraten. Die Phobie hat aber bereits vor Beginn der Verfolgungsmaßnahmen (1935! eingefügt von Verff.) bestanden. Es ist Herrn X. aber trotz seiner psychischen Störungen gelungen, sich so geschickt zu verhalten, daß er der Zwangsarbeit oder einer Inhaftierung entgehen konnte ... Zusammenfassend ist zu sagen, daß, da ein zeitlicher Zusammenhang ... nicht besteht, nicht angenommen werden kann, daß Herr X. an einer verfolgungsbedingten Gesundheitsschädigung leidet." Es erging ein ablehnender Bescheid.

Neben der später revidierten Auffassung der Behörde, daß der Verfolgungstatbestand erst Jahre nach 1935 einsetzte, ist aufschlußreich, daß der Verfasser der amtsärztlichen Beurteilung offensichtlich ohne jede Kenntnis der Neurosenlehre Stellung nahm. Sein Hinweis auf das geschickte Verhalten des Betroffenen während der Verfolgungszeit spricht weder gegen den Verfolgungszusammenhang noch gegen den Krankheitswert dieser phobischen Fehlhaltung. — Vor der Klageinstanz wurde dann auf der Grundlage unseres Gutachtens ein Vergleich geschlossen.

In diesem Zusammenhang ist auf den gutachtlichen Aspekt der Frage einzugehen, wie weit die *Aufrechterhaltung und Chronizität einer Fehlhaltung auf die früher verursachenden Bedingungen beziehbar* bleibt. Richter und selbst fachärztlich geschulte Gutachter geraten oft in Schwierigkeiten, wenn es bei evidenten chronischen Fehlhaltungen darum geht, die Geltung jener sonst auf Neurotiker angewandten Faustregel einzuschränken, wonach eine Erlebnisreaktion ein bis zwei Jahre nach dem schädigenden Ereignis abzuklingen pflegt und, wo dies nicht der Fall ist, aus konstitutionellen oder final-tendenziösen Gründen persistiert. In diesem Buch wurden die neurosenpsychologischen, charakterologischen und prägungstheoretischen Gründe (S. 139 ff.) sowie die rechtlichen Erwägungen (S. 354), welche die Gültigkeit dieser Regel beschränken, eingehend entwickelt. Die gutachtliche Anwendung ergibt sich exemplarisch aus zwei Gutachten.

Einzelheiten des ersten Falles (30) können hier ausgeklammert bleiben, da es auf prinzipielle Fragen der rechtlichen Beurteilung von Neurosen ankommt. Zum Verfahrensgang: Der ausländische Vertrauensgutachter und der beratende Nervenarzt der Entschädigungsbehörde hatten für eine chronische erlebnisreaktive Störung eine dauerhafte verfolgungsbedingte EM von 25% angenommen. Das Entschädigungsamt setzte sich über die Auffassung beider Gutachter hinweg, da einer Psychoneurose „im versorgungsrechtlichen Sinne" kein Krankheitswert beizumessen sei. Im Klageverfahren erfolgte erneute nervenärztliche Begutachtung, welche die Auffassung der Vorgutachter bestätigte. Gleichwohl wurde die Klage vom Landgericht abgewiesen. Das OLG stellte den übrigen Begutachtungsfragen folgende Erläuterungen zur Seite:

„Die Klägerin leidet u. a. an einer Neurose. Ob eine Neurose, insbesondere die bei der Klägerin, als verfolgungsbedingt zu bewerten ist, erscheint zweifelhaft. Zum einen ist die (vielleicht umstrittene) Lehrmeinung bekannt, daß seelische Wunden nach Abklingen und im Abstand von der Störquelle heilen, im Grunde genommen wie körperliche Wunden. Selbst wenn es nicht so wäre, sollte es wohl aber nicht so sein, daß mit zunehmendem Abstand von der Störquelle auch die seelische Fehlhaltung stärker wird. Das Gegenteil erscheint richtiger: Je größer der Abstand, je geringer die Einwirkung der vergangenen Störquelle. Andernfalls erscheint die Annahme naheliegend, daß nicht diese Störquelle, sondern andere Störquellen die Neurose unterhalten oder steigern. — Zum anderen ist auch bekannt, daß eine Neurose ohne die besondere Persönlichkeitsstruktur des Erkrankten sich nicht manifestiert. Dies erklärt, daß nicht jeder KL-Häftling Neurotiker ist. Ist aber die besondere Persönlichkeitsstruktur des Erkrankten wesentlich, ist dann nicht die vergangene Verfolgung nur ein äußerlicher Anlaß für die heutige Neurose und wäre die Neurose nicht auch durch die sonstigen Belastungen des Lebens in Erscheinung getreten? Der Krankheitswert einer Neurose wird nicht bezweifelt."

Wir antworteten unter anderem: „Ein Überblick über den Gang des bisherigen Entschädigungsverfahrens zeigt, daß dem Leidenszustand der Klägerin eine Anerkennung als Verfolgungsschaden stets versagt wurde, wiewohl die in den verschiedenen Instanzen hinzugezogenen ärztlichen Sachverständigen diesen Zusammenhang stets bejahten. ... Wir sind der Auffassung, daß auch ohne den expliziten Nachweis von Brückensymptomen — die verspätete Antragstellung kann bei der besonderen sozialen Situation der Klägerin nicht ohne weiteres gegen deren Existenz gewertet werden — ein ursächlicher Zusammenhang zwischen dem vegetativ-phobischen Beschwerdesyndrom und den Verfolgungsbelastungen in jenem Sinne als gegeben erachtet werden kann, wie er von den Durchführungsbestimmungen zum BEG umrissen wird. Danach sind auch anlagemäßig vordeterminierte Leiden dann anzuerkennen, wenn in der verursachenden Faktorenreihe Verfolgungsmomenten *eine wesentlich mitbedingende Einwirkung* mit einfacher Wahrscheinlichkeit zugesprochen werden kann. ... Da nur ein Teil des Personenkreises, welcher ähnlichen Verfolgungsbelastungen unterworfen war, in neurotische Haltungsabwandlungen gerät, darf daraus, wenn auch mit aller Reserve, auf die Existenz von begünstigenden Anlagemomenten bei diesem Anteil geschlossen werden. Es würde jedoch einer weithin gesicherten neurosenpsychologischen Erfahrung widersprechen, wenn in diesen Fällen dem Anlagemoment ausschließlich entscheidendes pathogenetisches Gewicht beigemessen würde. Es besteht in der wissenschaftlichen Lehrmeinung Einverständnis darüber, daß beim Zustandekommen neurotischer Fehlhaltungen eine „Konvergenzreihe" oder ein „Wirkungskreis" vorgegebener Strukturmomente der Persönlichkeit und erlebnismäßiger Einwirkungen besteht. Neurotische Zustände, wie sie bei der Klägerin vorliegen, sind gerade durch ein relatives Vorwiegen der Erlebnismomente im Gefüge der pathogenetischen Bedingungen charakterisiert. In diesem bei rassisch Verfolgten häufig zu findenden Syndrom spiegelt sich die unverarbeitete langjährige Bedrohung der basalen Existenzsicherheit in besonderer Prägnanz wider. — Zu Recht hält das OLG die Meinung einer Vergleichbarkeit des Abheilens einer körperlichen Wunde mit demjenigen einer seelischen Fehlhaltung für zweifelhaft. Keineswegs besteht ein Reziprozitätsverhältnis zwischen „Störquelle" und seelischer Fehlhaltung derart, daß sich die Fehlhaltung stets umso stärker zurückbilde, je größer der (zeitliche) Abstand von der „Störquelle" sei. Aus einer Persistenz der seelischen Fehlhaltung bei zunehmendem Abstand von der „Störquelle" kann nicht ohne weiteres auf das Dazwischentreten andersartiger, die Neurose unterhaltender „Störquellen" geschlossen werden. Eine solche Annahme würde ein mechanisch-starres Wechselverhältnis von neurotischer Haltungsabwandlung und jeweilig angesetztem Verursachungsmoment voraussetzen; eine solche starre Äquivalenz besteht auf neurosenpsychologischem Gebiet nicht. Für neurotische Symptombildungen, wie etwa für das bei der Klägerin vorliegende phobische Erleben, ist es vielmehr charakteristisch, daß sie sich zu aberrierenden *Haltungen* herausformen, deren Abhängigkeit vom pathogenen belastenden Erlebniszusammenhang für das Selbsterleben des Leidenden und den unbefangenen Blick des Mitmenschen nicht mehr erkennbar zu sein braucht. Es besteht dabei aber eine seelische Beziehung zwischen „Störquelle" und neurotischem Erscheinungsbild, dessen Dynamik durch den objektiven zeitlichen Abstand nicht verringert werden muß und der unter Anwendung neurosenpsychologischer Erfahrungen, insbesondere in der Psychotherapie, in seiner jeweiligen Struktur aufgewiesen werden kann."

Wir bejahten im vorliegenden Fall den Verfolgungszusammenhang der erlebnisreaktiven Störung. Das OLG forderte noch eine Erläuterung zu unserer oben genannten Formulierung, daß ein Verfolgungszusammenhang dieser Störung auch ohne *expliziten* Nachweis von *Brückensymptomen* gegeben werden könne. Darauf war zu antworten, daß auf die Feststellung einer *Kontinuität des Beschwerdebildes* seit der Befreiung, gestützt auf ärztliche Atteste und anamnestische Erinnerungen der Betroffenen in eidesstattlichen Erklärungen und Untersuchungen usw. nicht verzichtet werden kann. Eine Explizierung und Objektivierung von Brückensymptomen im eigentlichen Sinne, also durch detaillierte psychiatrische Untersuchungsbefunde, ist dagegen kaum zu fordern, da solche Untersuchungsmöglichkeiten 1945 bis 1948 für DP's kaum gegeben waren. Erschwerend für den Nachweis von Brückensymptomen ist weiterhin, daß die erlebnisreaktive Symptomatik während der DP-Lagerzeit meist diskreter, leibnäher und unprofilierter blieb und erst beim Übergang im Einwanderungsland in Form schwerer Anpassungskrisen aufbrach[1]. Dieser Sachverhalt hat eine große theoretische Bedeutung für die pathogenetische Bewertung der DP-Lagereinflüsse bei der Aufrechterhaltung von neurotischen Störungen; er kann aber gutachtlich nicht generell dahingehend ausgelegt werden — diese Auslegung wird vielfach von Entschädigungsbehörden vertreten — die Neurosen der Verfolgten entstünden angesichts verfolgungsunabhängiger Existenzschwierigkeiten im Ausland.

Leider hat uns das OLG (Stuttgart) über den Ausgang des Verfahrens nicht informiert. Aus dem zitierten Urteil desselben OLG im anschließend zu erörternden Fall ist jedoch zu schließen, daß das Gericht an dem merkwürdigen und medizinisch unhaltbaren Axiom der Parallelisierbarkeit körperlicher und seelischer „Wundheilung" festhielt. Dies sicher in eindeutigem Gegensatz zum BGH, der die Problematik des *Fortbestehens* psychischer Fehlhaltungen differenzierter sieht (S. 305 f.).

Wir treten auch beim zweiten hier zu behandelnden Fall (381) nicht in Einzelheiten ein. Es sei angeführt, daß die Entschädigungsbehörde, auf den Amtsgutachter gestützt, *vorübergehende* psychoreaktive Beschwerden für einen zweijährigen Zeitraum als verfolgungsbedingt angesehen hatte. Im Klageverfahren machte der Verfolgte geltend, daß sein Beschwerdebild nach 1947 keine Änderung erfahren habe. Dies wurde durch ein ausländisches neuropsychiatrisches Privatgutachten unterstrichen. Im Rechtsstreit wurde dann vom Landesentschädigungsamt unter Berufung auf ein Urteil des OLG Stuttgart vom 27. Januar 1961 vorgetragen, es bestehe der psychiatrische Lehrsatz[2] zu Recht, wonach eine seelische Wunde grundsätzlich gleich einer körperlichen Wunde, wenn ihr Ruhe gelassen werde und die Infektion behoben sei, abheile. Bleibe entgegen der Norm eine solche „seelische Vernarbung" trotz beendeter Verfolgung aus, so sei zu prüfen, ob nicht die Verfolgung, sondern andere verfolgungsunabhängige Faktoren die psychische Erkrankung unterhalten würden. (vgl. den eben erörterten Fall 30).

Im vorliegenden Fall entsprach der gerichtlich geschlossene Vergleich unserer Beurteilung, die wie im vorangehenden Fall begründet wurde[3].

---

[1] Die medizinisch ungeschulten Sachbearbeiter der Behörden, aber auch Amtsgutachter ziehen aus den Eintragungen der IRO-Karteikarten (arbeitsfähig, transportfähig, medizinisch o. B.), die aufgrund von Kurzuntersuchungen vor der Auswanderung gefertigt wurden, nicht selten den Schluß auf eine zu dieser Zeit unauffällige *seelische* Verfassung der Auswanderer. Daß dies unhaltbar ist, bedarf kaum näherer Erläuterung.

[2] Es gibt eine Reihe solcher unbesehener „Lehrsätze" in der Entschädigungsbegutachtung. Ein chirurgisch-orthopädischer Amtsgutachter rekurriert stereotyp auf ein „Gesetz der spontanen Gemütsberuhigung" als Argument für die Rückbildungspflicht psychiatrischer Störungen Verfolgter.

[3] Nach dem Abschluß unseres Manuskriptes erschien der von P. PAUL und H. J. HERBERG herausgegebene Sammelband „Psychische Spätschäden nach politischer Verfolgung", Verlag S. Karger, Basel, New York 1963, mit einem Vorwort der Bundesministerin für das

Gesundheitswesen, Frau Dr. ELISABETH SCHWARZHAUPT. Von den Beiträgen dieses Werkes konnten wir nur den von uns selbst verfaßten „Zur Frage des ‚symptomfreien Intervalles' bei erlebnisreaktiven Störungen Verfolgter (Erfahrungen aus zwei Begutachtungen)" im Texte berücksichtigen. Das ist insofern bedauerlich, als der Band auch sonst zahlreiche Spezialstudien enthält, die in enger Beziehung zu unseren eigenen Fragestellungen stehen. So behandelt C. BONDY das Problem der Versagungstoleranz und Versagungssituation, als welche die Verfolgungssituation psychologisch in der Hauptsache gefaßt wird. ELLA LINGENS-REINER gibt zwei eindrucksvolle Fallbeispiele von sozialen Anpassungsschwierigkeiten und psychosomatischen Leiden bei ehemaligen KL-Häftlingen. H. PAUL berichtet über internationale Erfahrungen mit psychischen Spätschäden. In diesem Referat werden auch uns nicht zugänglich gewesene tschechische, jugoslawische, ungarische und rumänische Untersuchungen erwähnt. E. KLUGE bespricht Defektzustände nach schweren Haftzeiten, insbesondere nach KL-Haft. Im Mittelpunkt steht der adynamische, irreversible Versagenszustand, um den sich je nach Umständen verschiedene psychopathologische Produktionen gruppieren können. Von U. VENZLAFF stammen zwei Beiträge: Eine sorgfältige Analyse von Erlebnishintergrund und Dynamik seelischer Verfolgungsschäden und ein Gutachten zur Frage des Zusammenwirkens erlebnisreaktiver, vegetativer und hormonaler Faktoren bei Verfolgungsschäden. G. K. DÖRING behandelt die spezifischen Spätschäden der weiblichen Psyche durch die politische Verfolgung. Es handelt sich u. a. um Sterilität nach Zwangssterilisierung und Zwangsabtreibung. Im KL selbst war die Amenorrhoe ohne Ausnahme. Die Beiträge X—XIV beziehen sich auf einen geschlossenen Personenkreis von 544, zumeist in Belgien wohnhaften, aus Polen stammenden Verfolgten, von denen 199 Patienten durch eine Kölner Arbeitsgruppe von zehn bis zwölf Fachärzten persönlich untersucht wurden (vgl. die durch J. M. FITZEK und H. J. HERBERG mitgeteilten Auslesegesichtspunkte und allgemeinen Erfahrungen). Die Verff. betonen die Problematik der „teilweise nicht befriedigenden Gutachten im Entschädigungsverfahren". Eine ausführliche, kasuistisch unterlegte Darstellung ist 23 Begutachteten gewidmet, die im Kindes- und Jugendalter Verfolgungen ausgesetzt waren. Es resultierten z. T. sehr schwere seelische Fehlhaltungen vom vorwiegend ängstlichen Typus, z. T. auch, vor allem bei früheren Ghettobewohnern, Entwurzelungs- und Verwahrlosungserscheinungen. Über psychologische Untersuchungsergebnisse 15 Jahre nach der Verfolgung berichtet H. PAUL (50 Fälle). Es werden Ergebnisse einer normierten Beschwerdeerhebung und von psychodiagnostischen Testverfahren mitgeteilt. An der Spitze der Beschwerden stehen leichte Erregbarkeit, Kopfschmerzen und Stimmungsbeeinträchtigungen. Die allgemeine Intelligenz und ihre Hilfsfunktionen sind um so eher reduziert, je jünger der Mensch die Verfolgung erlebte. Es besteht der Eindruck einer „diffusen, unterschwelligen hirnorganischen Schädigung". Das regressive bzw. retardierte Moment ist auf charakterologischem Gebiet deutlicher als auf dem der Intelligenz. Bei allen Untersuchten bestanden tiefgreifende psychische Störungen. Verf. verweist auf das Phänomen der „asynchronen Alterung" in den einzelnen diagnostischen Medien, besonders bei Personen, die lange Zeit unterernährt waren oder unter langdauernder Angst standen. Die Bedeutung der graphologischen Diagnostik im Rahmen der Begutachtung Verfolgter bespricht M. PAUL-MENGEL-BERG. H. J. HERBERG erörtert an internistischen Krankheitsfällen bei Verfolgten, die in Verstecksituationen gelebt hatten, die Frage, in welchem Umfang schwerste seelische Belastungen das Auftreten körperlicher Krankheitszustände beeinflussen können. Es handelt sich um Fälle von Voralterung, Arteriosklerose und Hypertonie, Diabetes mellitus und Ulcus, bei denen dem Gutachter ein ursächlicher Zusammenhang des Leidens mit der Verfolgung annehmbar erschien, besonders dann, wenn ein schwerer erlebnisbedingter Persönlichkeitswandel zugleich greifbar war. Unabhängig von der Kölner Gutachtergruppe macht W. MENDE Ausführungen über gutachterliche Probleme bei der Beurteilung erlebnisreaktiver Schädigungen. Er erkennt eine Entschädigungspflicht, abweichend von der bisher herrschenden Generallinie der Versorgungsmedizin, praktisch nur für jene Extremfälle rassisch Verfolgter an, die die Vernichtungslager überlebt haben. Im Schlußwort und Ausblick des Buches betonen die Herausgeber, „wie wenig bisher über die Verursachungszusammenhänge in ihrer Dynamik und Verlaufsgestalt ausgesagt werden kann und wie viele Fragestellungen theoretisch-wissenschaftlicher und praktisch-gutachterlicher sowie therapeutisch-psychohygienischer Art sich dabei noch ergeben". Sie fordern eine intensivierte nationale und internationale Zusammenarbeit von spezialisierten Arbeitsgruppen und ein Spezialinstitut zur Zusammenfassung der Einzelergebnisse.

C. Zusammenfassung

Die Belastungssituation nationalsozialistisch Verfolgter wird bestimmt durch den *Terror*. Sein wesentliches Kennzeichen ist die *Annihilierung* als Sinn- und Wertberaubung der persönlichen und sozialen Existenz.

Die *seelische Verarbeitung der Belastungssituation* KL-Inhaftierter zeigt im typischen Fall die Abfolge: Einlieferungsschock mit Angst und Depersonalisation, Anpassungsphase mit apathisch-primitiviertem Verhalten, gelegentlich auch partieller Identifikation mit dem Wertsystem der Verfolger, schließlich der Endzustand mit totaler Abstumpfung und fortgeschrittener Kachexie. Vorbestehende Neurosen wurden durch den KL-Aufenthalt größtenteils abgeschwächt. Ein gehäuftes Auftreten neurotischer oder psychotischer Störungen während der Haft ist nicht erwiesen; da anpassungsbehinderte KL-Insassen der Vernichtung anheimfielen, besteht hier eine beträchtliche Dunkelziffer.

Zur theoretischen und gutachtlichen Beurteilung erlebnisbedingter Verfolgungsschäden bedarf es einer *psychiatrischen Traumatologie*. Diese läßt sich nicht auf dem affektbiologisch verengten Trauma-Begriff der klassischen Lehre von den traumatischen Neurosen begründen. Auch triebdynamische und Stress-theoretische Vorstellungen gestatten keine umfassende Einsicht in die abnormen Verarbeitungen von Extrembelastungen. Erfahrungen über die *Entwurzelung* (in Kriegsgefangenschaft, Migrationsbewegungen usw.) legen eine *sozial-anthropologische Würdigung des traumatisch deformierten Weltbezuges* der Betroffenen nahe, die auch somatische Schädigungen (cerebrale Dystrophieschäden usw.) zu berücksichtigen hat.

Die *Literatur über psychische Schädigungen durch Verfolgung* ergibt übereinstimmend ein relativ einheitliches Kern-Syndrom mit chronischer Angst, Depressivität und Asthenie, das nach einer Latenzzeit mit blander Erschöpfungssymptomatik in Erscheinung tritt und je nach Orientierung der Autoren neuropathologisch, psychosomatisch oder psychodynamisch erklärt wird. Anhaltende Charakteropathien bei Verfolgten des Kindes- und Jugendalters wurden besonders beachtet. Absicht der eigenen Untersuchung war u. a., die pauschalen diagnostischen Titel des „KZ-Syndroms", der „Asthenie der Deportierten" usw. psychopathologisch in Genese, Syndromatologie und Verlauf aufzuschlüsseln.

Das BEG und die dazu ergangene *Rechtsprechung* verlangen für die Beurteilung psychiatrischer Verfolgungsschäden eine differenzierende Abwägung anlagemäßiger sowie verfolgungseigentümlicher und verfolgungsunabhängiger prägender Einflüsse. Gegenüber dem sonstigen Versicherungs- und Versorgungsrecht sind hier andersartige Bestimmungen des Anlageleidens, der Mitverursachung, der Wahrscheinlichkeit des Zusammenhanges usw. zu beachten.

Die *klinisch-statistische Untersuchung von 500 Begutachteten* ergibt (zunächst

ohne Rücksicht auf den Verfolgungszusammenhang) in 75% der Fälle charakterneurotisch-psychopathische Fehlhaltungen bzw. erlebnisreaktive Syndrome (vorwiegend angstneurotische Fehlhaltungen und chronische reaktive Depressionen).
Tendenziöse Fehlhaltungen wurden in 3% der Fälle beobachtet. Eine Häufung
angstneurotischer und chronisch depressiver Verfassungen bei schweren Verfolgungsbelastungen (insbesondere langjährigen KL- und Ghetto-Haften) ist erkennbar. Chronische Depressionen scheinen bei älteren Verfolgten vorzuwiegen, während Angstneurosen und autistisch-sensitive bzw. dissoziale Fehlhaltungen bei
Verfolgung im jugendlichen und mittleren Alter häufiger sind. Das Verhältnis
der zeitlich begrenzten zu den dauerhaften erlebnisreaktiven Syndromen entspricht 1:3,4.

Psychodynamischer Schwerpunkt der erlebnisreaktiven Syndrome Verfolgter
ist die mehr oder minder anhaltende *Verunsicherung der mitmenschlichen Beziehungen*. Diese kann sich als vorübergehende singulär-paranoische Reaktion, als
paranoide Variante der traumatischen Phobie äußern oder auch in andersartigen
dissozialen Fehlhaltungen. Aus der Zerstörung des tragenden Bodens in der
menschlichen Gemeinschaft läßt sich jene *Generalisierung der mißtrauisch-verbitterten Einstellung zur Mitwelt* einsehen, welche bei nahezu allen schwerer Verfolgten nachweisbar ist. Realerfahrungen, welche die mitmenschlichen Bezüge
einschneidend und langwährend destruieren, führen zusammen mit den konflikthaften Verflechtungen des Verfolgten in seine Mitwelt *nach* der Befreiung zu einer
pathologischen Beziehungsstruktur, die ein wesentlicher Grundzug des erlebnisbedingten Persönlichkeitswandels ist.

Eine *Symptomstatistik sozialer Verhaltensmerkmale* an 324 Untersuchten mit
psychopathisch-erlebnisreaktiven Störungen seit der Verfolgung bestätigt die
Hypothese, daß die Zerstörung der Identität in der Gemeinschaft zu einer bleibenden Verunsicherung der mitmenschlichen Beziehungen führen kann. In die
Stilistik der Verarbeitung der Belastungen gehen unbewältigte Versagungen und
Kränkungen, Schuld- und Haßgefühle, überhaupt das sozial-emotionale Gefälle
zwischen Verfolgten und Nichtverfolgten ein. *Kernsymptom* der *Verunsicherung
ist die Isolierung in der Gemeinschaft*.

Kasuistische und symptomstatistische Erhebungen sowie psychodynamische
Überlegungen führen zur *Unterscheidung partieller und reversibler Erlebnisreaktionen*
Verfolgter (traumatische Angstreaktionen, reversible angstneurotisch-phobische
Syndrome usw.) *vom chronischen Persönlichkeitswandel* asthenischen oder depressiv-
ängstlichen Gepräges. Dieser muß von psychopathisch-charakterneurotischen Fehl-
haltungen sorgfältig differenziert werden.

Ein hervorstechender Typus des Persönlichkeitswandels wird durch *chronische
reaktive Depressionen* Verfolgter gebildet. Entwurzelungsdepressionen entstehen
vornehmlich aus massiven äußeren Isolierungen und Verlusten, während das
chronische Trauer-Syndrom und der depressiv-ängstliche Persönlichkeitswandel
einer „inneren" Entwurzelungssituation entspringen. Bestimmt die restriktiv-
resignierende Charakterpanzerung das Bild, so treten Apathie und Gedrücktheit
als Affektabwehr hervor, während Angst, Trauer und affektbelastete Inhalte
teilweise verdeckt bleiben. Bei Verlustdepressionen überwiegt die Fixierung der
Vergangenheit als chronische Trauer, zugleich damit die entängstende, realitäts-
verneinende Hinwendung zu idealisierten Erinnerungen. Chronische reaktive

Depressionen können auch ohne schwerste Verfolgungsbelastung bei Entrechtung, Diskriminierung und Verlust von Heim und Habe auftreten. Für die Begutachtung ist die Kenntnis einer oft mehrjährigen Latenz zwischen Verfolgung und Beginn der Depression wichtig (Verdeckung der Depression durch Erschöpfungssyndrom, konfliktvermeidende Situation des DP-Lagers, dann Forderung nach Wiederherstellung des verlorenen Sozialstatus).

Die sehr seltenen *paranoiden Fehlhaltungen* können bei spezifischer Disposition entstehen, wenn Kinder und Jugendliche in der kritischen Phase der sozialen Entfaltung von schweren Belastungen betroffen werden und ein langfristiger Verlust schutzgewährender Familienbindungen den Heranwachsenden außerstande setzt, seine Position auf dem Niveau realer Sozialbeziehungen zu verteidigen. Ähnliches gilt für die *erlebnisreaktiven Syndrome verfolgter Kinder und Jugendlicher* überhaupt (Kernneurosen, Psychopathien bzw. psychopathieähnliches Verhalten nach Verfolgung im Kindesalter, autistisch-sensitive, ängstlich-selbstunsichere und ähnliche Fehlhaltungen bei Verfolgung im Schulalter und der Pubertät). Je höher das Entwicklungsalter zu Verfolgungsbeginn liegt, umso geringer wird die Wahrscheinlichkeit einer bleibenden Verunsicherung der geschlechtsspezifischen Sozialrolle oder der Charakterentwicklung. Dafür steigt jedoch die Häufigkeit chronisch-reaktiver Depressionen mit dem Erreichen der Reife bei Verfolgungsbeginn an. Für die Zusammenhangsbeurteilung ist belangvoll, daß der Jugendliche oft erst nach langer Latenz zu einer neurotischen Auseinandersetzung mit den bisher verdrängten belastenden Erinnerungen gelangt. Die seelische Lage verfolgter Kinder hängt weitgehend von der Wiederherstellung einer normalen Familiensituation nach der Befreiung und von sozialpädagogischen Hilfen ab. Totalverlust der Familie mit wechselnden Unterbringungen begünstigt „psychopathisches" Agieren, während bei erhaltener Familie klassische Neurosen häufiger sind. Für die Genese der Fehlhaltungen kommt in diesen Fällen bis zur Praepubertät dem Verlust des bergenden Familienrahmens, später zunehmend dem sozialen Lerndefizit Bedeutung zu.

Für die *psychischen Folgeerscheinungen bei Zwangssterilisierten* (vorwiegend Zigeuner und farbige Mischlinge) geben BEG und Rechtsprechung bis heute keine befriedigende Regelung. Bei der Mehrzahl unserer acht Zwangssterilisierten wurden krankheitswertige abnorme Verarbeitungen der durch den erzwungenen Eingriff gesetzten biopersonalen Werteinbuße festgestellt. Es wird vorgeschlagen, Zwangssterilisierten eine Basisentschädigung in Form einer einmaligen Abfindung zu gewähren und zusätzliche Entschädigung in solchen Fällen, wo krankhafte bzw. krankheitswertige Folgen gynäkologisch, internistisch oder psychiatrisch nachweisbar sind, welche die Erwerbsfähigkeit um mindestens 25% senken.

Ein Vorschlag zur *Klassifikation erlebnisreaktiver Syndrome Verfolgter* nach differenzierten psychiatrischen und neurosenpsychologischen Gesichtspunkten wird S. 262f. gemacht. Die *psychotherapeutische Beeinflußbarkeit* chronischer erlebnisreaktiver Verfolgungsschäden ist in der Regel nicht groß. *Nachuntersuchungen* an einer Stichprobe unserer Fälle drei bis fünf Jahre nach der Begutachtung bestätigen nicht die Auffassung, daß die Berentung seelisch gestörter Verfolgungsopfer rentenneurotische Entwicklungen begünstigt. Die Nachuntersuchung ergab eine gute Zuverlässigkeit der Ergebnisse der Begutachtung. Sie zeigte, daß in entsprechenden Fällen eine außergewöhnliche Empfindsamkeit für

antisemitische oder unspezifische politische Bedrohungen und eine ängstliche
Verunsicherung des Vertrauens in die Mitwelt weiterbestand.

Symptomstatistische Erhebungen an 324 Fällen ergeben, daß die Angstsymptomatik vom Belastungsalter unabhängig ist, während die chronisch-depressive
Verstimmung mit dem Verfolgungsalter zunimmt. Umgekehrt verhält sich die
Selbstunsicherheit; es ist zu vermuten, daß seelische Belastungen im Erwachsenenalter nur ausnahmsweise Selbstunsicherheit und Minderwertigkeitsgefühle als
Dauerfolge verursachen. Eine Häufung von Symptomen bei schwerer Belasteten
ist generell festzustellen. Angstträume und emotionelle Labilität stehen in engerer
symptomstatistischer Beziehung zum Familienverlust als die Depressivität. Daß
hysterisch-demonstratives Verhalten ein kulturspezifisches Syndrom ist, ergibt
sich aus seiner Häufung bei Verfolgten aus den unteren Sozialklassen und patriarchalischen Großfamilien. Bei emigrierten Verfolgten treten vegetativ-psycho-
somatische Beschwerden und emotionelle Labilität stärker hervor, während sie
bei in der Heimat Verbliebenen seltener sind. Die Hypothese, daß chronische
Depressivität häufiger mit dem Alleinsein des Verfolgten als mit vorangegangenem
KL-Aufenthalt korreliere, läßt sich nicht bestätigen.

Bei *71 Psychosen* unter unseren Fällen wurde der Verfolgungszusammenhang
in 42 Fällen abgelehnt, in 29 Fällen anerkannt. Schizophrenien wurden häufiger
anerkannt als die übrigen Psychosen. Die Beurteilung der Psychosen wird anderwärts häufig nicht auf die Bestimmungen des BEG bezogen. Im Sinne des BEG sind
Psychosen auch bei vorauszusetzenden anlagemäßigen Dispositionen *keine* Anlageleiden im strengen Sinne. Gesetz, Rechtsprechung und Lage der heutigen Psychose-
Forschung fordern und erlauben mehr als eine dogmatische oder pragmatische
Zusammenhangsbeurteilung. Vorgegebene Bereitschaften zur Psychose, Anlässe
ihres Ingangkommens, psychodynamische und Verlaufs-Struktur der Psychose
usw. sind differenzierend zu erfassen. Eine Belastungssituation kann dann mitverursachender Anlaß einer Psychose sein, wenn ein vorher relativ angepaßter
Betroffener durch sie eine nachhaltige Erschütterung der leiblichen Integrität,
des Persönlichkeitskerns oder der mitmenschlichen Sicherheit erfährt und keine
stabile Anpassung an die Folgen der Erschütterung bis zur Manifestation der
Psychose erreicht wurde. Die Belastungscharakteristik Schizophrener zeigt bei
unseren Fällen häufig einen totalen Zusammenbruch mitmenschlicher Ordnungen
und langjährige Bedrohung der leiblichen und persönlichen Sicherheit; bei Cyclothymen bestand als Anlaß-Situation vorwiegend ein Verlust von Ansehen, Habe
und Heimat. Ist der Verfolgungszusammenhang für den initialen Verlauf einer
Psychose wahrscheinlich, so ist in entsprechenden Fällen auch der Gesamtverlauf
des Leidens als entschädigungspflichtig anzusehen. Einer Aufteilung der Ursachen
(und EM-Sätze) stehen psychiatrische und rechtliche Schwierigkeiten entgegen.

In der *Begutachtungspraxis* ist der Rechtsbegriff der „wesentlichen Mitverursachung", insbesondere bei sogenannten Anlageleiden, sorgfältig zu beachten.
In keinem Falle haben wir eine erlebnisreaktive Störung als „anlagebedingtes
Leiden im eigentlichen Sinne", wie es die Rechtsprechung des BGH definiert,
angesehen. Erlebnisreaktive Syndrome wurden bei 377 Fällen (75%) unseres
Gutachtenmaterials festgestellt; in 285 Fällen (56%) war der Verfolgungszusammenhang zu bejahen; bei 230 (46%) konnte eine rentenberechtigende verfolgungsbedingte EM von 25% und mehr angenommen werden; eine Dauerberentung

erfolgte bei 190 Fällen (38%). *Diese 190 Fälle repräsentieren jene Kerngruppe erlebnisreaktiv Geschädigter, welche im Mittelpunkt dieser Untersuchung steht. Wenn unsere Begutachtungsergebnisse Gültigkeit haben, so sind unter 100 psychiatrisch zu begutachtenden Verfolgten etwa 38 Betroffene mit erlebnisbedingten Dauerschäden belangvoller Art zu erwarten.* Dieser Wert liegt erheblich niedriger als die Begutachtungsergebnisse neuropsychiatrischer Vertrauens- und Privatgutachter des Auslandes, andererseits erheblich höher als die Raten der beratenden Ärzte der Entschädigungsbehörden.

Die *Gesamtheit unserer Ergebnisse* bestätigt in vielem die Auffassung derjenigen Autoren, welche das Faktum überdauernder psychischer Fehlhaltungen im Gefolge von Extrembelastungen bejahen. *Die rechtliche Konsequenz aus solchen psycho dynamisch und sozialpsychopathologisch bedingten Folgen extremer Belastungen ist deren Anerkennung als adäquat durch die Verfolgung verursachte oder mitverursachte Gesundheitsschäden, was für die (seltenen) tendenziös geprägten, wunschbedingten Fehlhaltungen nicht gesagt werden kann*; letztere sind nach der „klassischen" Lehre zu beurteilen. Unsere Darstellung sucht die oft unsystematischen, teilweise schwer zugänglichen Erfahrungen verschiedener Untersuchergruppen zu sammeln und durch eigene Erhebungen an einem repräsentativen Anteil der bisher von uns begutachteten 800 Verfolgten zu ergänzen. Eine Durchdringung dieses Erfahrungsbestandes mit den Denkmitteln der modernen Psychopathologie ergibt Schlußfolgerungen für die psychiatrische Traumatologie, für die Sozio- und Psychodynamik der Fehlhaltungen überhaupt, für die psychohygienische Prophylaxe bei gegenwärtigen und künftigen Entwurzelungs- und Terrorbelastungen, nicht zuletzt für eine einheitlichere entschädigungsrechtliche Beurteilung psychiatrischer Verfolgungsschäden. Ergänzungen und Korrekturen unserer Ergebnisse durch Erhebungen an unausgelesenen Gruppen überlebender Verfolgter bilden auf diesem Gebiet eine wichtige Aufgabe.

Literatur

ABEL, TH.: The sociology of concentration camps. Vortr. geh. in Sektion IVb: Concentratie-kampen en jodenvervolgingen, van het congres „Detwede wereldoorlog in het westen", Sept. 1950.

ADELSBERGER, L.: Medical observations in Auschwitz concentration camp. Lancet 2, 317 (1946).

— Psychologische Beobachtungen im Konzentrationslager Auschwitz. Schweiz. Z. Psychol. 6, 124 (1947).

ADLER, A.: Two different types of post-traumatic neuroses. Amer. J. Psychiat. 102, 237 (1945).

ADLER, H. G.: Theresienstadt 1941—1945. Tübingen 1955.

— Die Juden in Deutschland — von der Aufklärung bis zum Nationalsozialismus. München 1960.

ALANEN, Y. O.: The mothers of schizophrenic patients. Kopenhagen 1958

ALTHOFF, B.: Observations on the psychology of children in a DP camp. J. Soc. Casework 29, 17 (1948).

AMMERMÜLLER, H., u. H. WILDEN: Gesundheitliche Schäden in der Wiedergutmachung. Stuttgart und Köln 1953.

ANOCHIN, P.: Die chronische progressive Asthenie. Vol. 1, Mezhdunarodnaja Kniga Moskow 1957.

ARENDT, H.: Elemente und Ursprünge totaler Herrschaft. Frankfurt 1955.

BACHARACH, A.: L'asthénie du déporté. Presse méd. 63, 63 (1955).

BAELZ, E.: Über Emotionslähmung. Allg. Z. Psychiat. 58, 717 (1901).

v. BAEYER, W.: Der Begriff der Begegnung in der Psychiatrie. Nervenarzt 26, 369 (1955).

— Die Freiheitsfrage in der forensischen Psychiatrie mit besonderer Berücksichtigung der Entschädigungsneurosen. Nervenarzt 28, 337 (1957).

— Erlebnisreaktive Störungen und ihre Bedeutung für die Begutachtung. Dtsch. med. Wschr. 83, 2317 (1958).

— Neurose, Psychotherapie und Gesetzgebung. Hbch. Neurosenlehre u. Psychother. Bd. 1. München, Berlin 1959.

— Über die psychiatrische Begutachtung von Gesundheitsschäden aus der nationalsozialistischen Verfolgung. In: Neue Wege der Fürsorge (Festschr. Prof. H. Muthesius) Frankfurt 1960.

— Erlebnisbedingte Verfolgungsschäden. Sitz. Ber. Südwestd. Neur. u. Psychiatr. 77. Wander-versammlung. Zbl. ges. Neurol. Psychiat. 163, 129 (1961)

— Erlebnisbedingte Verfolgungsschäden. Nervenarzt 32, 534 (1961).

— Erschöpfung und Erschöpftsein. Nervenarzt 32, 193 (1961).

—, u. K. P. KISKER: Abbiegung der Persönlichkeitsentwicklung eines Jugendlichen durch nationalsozialistische Verfolgungen. In: Verfolgung und Angst. Stuttgart 1960.

—, H. HÄFNER u. K. P. KISKER: Zur Frage des „symptomfreien Intervalls" bei erlebnis-reaktiven Störungen Verfolgter. In: Psychische Spätschäden nach politischer Verfolgung. Basel, New York 1963.

— — — „Wissenschaftliche Erkenntnis" oder „menschliche Wertung" der erlebnisreaktiven Schäden Verfolgter? Nervenarzt 34, 120 (1963).

v. BAEYER-KATTE, W.: Das Zerstörende in der Politik. Heidelberg 1958.

— Nachträgliche Gedanken zu einem Symposion über die psychologischen und sozialen Voraussetzungen des Antisemitismus. Psyche 16, 3 (1962).

BAKIS, E.: The so-called DP apathy of germanys DP camps. Trans. Kansas Ac. Sci. 55, 62 (1952).

BALINT, M.: Angstlust und Regression. Beitrag zur psychologischen Typenlehre. Stuttgart: Klett 1960.

BANSI, W., u. H. PETERS: Bericht über internmedizinische Untersuchungen von Dystrophiefolgen bei Heimkehrern. In: Der Gesundheitszustand der Heimkehrer. Stuttgart 1959.

BASCHWITZ, K.: Du und die Masse. 2. Aufl. Leiden 1951.

BASTIAANS, J.: Psychosomatische gevolgen van onderdrukking en verzet. Amsterdam 1957.

BENEDETTI, G., H. KIND u. A. S. JOHANSSON: Forschungen zur Schizophrenielehre 1956—61. Fortschr. Neurol. Psychiat. 30, 341, 445 (1962).

BENON, R.: La pathologie des deportés. L'asthénie chronique. Le Méd. d'usine 17, 303 (1955).

BENSHEIM, H.: Die KZ-Neurose rassisch Verfolgter. Ein Beitrag zur Psychopathologie der Neurosen. Nervenarzt 31, 462 (1960).

BERG, M.: Warsaw Ghetto. New York 1945.

BERINGER, K., u. R. MALLISON: Vorzeitige Versagenszustände. Allg. Z. Psychiat. 124, 100 (1949).

BERL, F.: The adjustment of displaced persons. Jew. Soc. Serv. Q. 24, 254 (1948).

BERNSTEIN, F.: Der Antisemitismus als Gruppenerscheinung. Berlin 1926.

BETTELHEIM, B.: Individual and mass behavior in extreme situations. J. abnorm. soc. Psychol. 38, 417 (1943).

— The informed heart; autonomy in a mass age. New York 1960. (Free Press of Glencoe.)

BINSWANGER, L.: Melancholie und Manie. Pfullingen 1960.

BIRKENFELD, G.: Der NKWD-Staat: Aus den Berichten entlassener KZ-Insassen. Monat 2, 628 (1950).

BLAHA, F.: Zur Pathogenese der Atherosklerose aus den Erfahrungen im Konzentrationslager. Z. tschechischer Ärzte 92, (1958). (Dtsch. Übersetzung des Autors, nicht veröffentlicht.)

BLESSIN, G., H.-G. EHRIG u. H. WILDEN: Bundesentschädigungsgesetze, Kommentar. 3. Aufl. München, Berlin 1960.

BLEULER, E.: Primäre und sekundäre Symptome in der Schizophrenie. Z. ges. Neurol. Psychiat. 124, 607 (1930).

BLEULER, M.: Krankheitsbild, Persönlichkeit und Familienbild Schizophrener und ihre gegenseitigen Beziehungen. Leipzig 1941.

—, M. MÜLLER u. G. SCHNEIDER: Probleme der Schizophrenie im Versicherungsrecht. (Gutachten an das Eidgenöss. Versicherungsgericht über den Zusammenhang von Schizophrenie und Militärdienst vom 7. November 1960.) Schweiz. Arch. Neurol. Psychiat. 89, 359 (1962).

BLOCH, H. A.: The personality of inmates of concentration camps. Amer. J. Soc. 52, 335 (1947).

BODECHTEL, G., F. DUBITSCHER, HIRT, F. PANSE u. G. E. STÖRRING: Die „Neurose". Ihre versorgungs- und sozialmedizinische Bedeutung. Bonn 1960.

BONDY, C.: Problems of internment camps. J. abnorm. soc. Psychol. 38, 453 (1943).

BONHOEFFER, K.: (Herausg.) Geistes- und Nervenkrankheiten. In: Hbch. d. ärztl. Erfahrungen im Weltkriege 1914/18. Leipzig 1922.

— Vergleichende psychopathologische Erfahrungen aus den beiden Weltkriegen. Nervenarzt 18, 1 (1947).

Books on persecution and resistance in Germany. Catalogue No. 1. London 1949 (Wiener Library).

BOWLBY, J.: Maternal care and mental health. World Health Organ. Genf 1951.

BRÄUTIGAM, W.: Genetisch-deterministische oder präsentisch-offene Einstellung in der Psychotherapie. Jb. Psychol. Psychother. 8, 262 (1962).

— Psychosomatische Gesichtspunkte bei Magenerkrankungen und ihre Bedeutung für die Begutachtung. Med. Sachverst. 59, 27 (1963).

BRILL, N. Q.: Neuropsychiatric examination of military personnel recovered from Japanese prison camps. Bull. US Army Med. Dep. 5, 429 (1946).

BRONISCH, F. W.: Die Grenzen des Spezifischen im klinischen Bereich. Dtsch. med. Wschr. 79, 576 (1954).

BRUNN, W.: Die entschädigungsrechtliche Problematik psychischer Störungen. Rechtsprechg. z. Wiedergutmachgsr. (Beil. z. N. Jur. Wschr.) 11, 481 (1960).

BÜRGER-PRINZ, H.: Psychopathologische Bemerkungen zu den cyclischen Psychosen. Nervenarzt 21, 505 (1950).

— Probleme der Psychiatrie und Umwelt. Stud. Gen. 4, 227 (1951).

Bürger-Prinz, H.: Die seelische und soziale Situation des Heimkehrers. In: Extreme Lebensverhältnisse und ihre Folgen. Bad Godesberg 1959.

Cayrol, J.: Lazarus unter uns. Stuttgart 1959.
Chodoff, P.: Late effects of the concentration camp syndrome. Arch. Gen. Psychiat. 8,
323 (1963).
Cohen, E. A.: Het duitse concentratiekamp. Een medische en psychologische studie. 2. Aufl.
Paris, Amsterdam 1952.
— Human behavior in the concentration camp. London 1954.
Cremerius, J.: Psychose oder Neurose. In: Verfolgung und Angst in ihren leib-seelischen
Auswirkungen (Herausg. H. March) Stuttgart 1960.

van Dam, H. G., u. H. Loos: Bundesentschädigungsgesetz. Berlin u. Frankfurt 1957.
Dambuyant, M.: Remarques sur le moi dans la déportation. J. Psychol. norm. path. 39,
187 (1946).
Davie, M. R.: Refugees in America. New York, London 1947.
Decille, H.: En merge de la psychologie du bagne, le bagne nazi. Arch. med. Soc. 2, 523 (1946).
Das DP-Problem. Tübingen 1950.
Displaced, refugee and migrant children. Int. Child. Welf. Rev. 5, 51 (1951).
Dubitscher, F.: Seelisches Trauma und Neurose. Med. Sachverst. 53, 125 (1957).
Dührssen, A.: Psychogene Erkrankungen bei Kindern und Jugendlichen. Göttingen 1954.

Ebermann, H., u. G. Möllhoff: Psychiatrische Beobachtungen an heimatvertriebenen
Donaudeutschen. Nervenarzt 28, 399 (1957).
Eisenstadt, S. N.: The process of absorption of new immigrants in Israel. Hum. Relat. 5,
223 (1952).
Eissler, K. R.: Die Ermordung wievieler seiner Kinder muß ein Mensch symptomfrei ertragen,
um eine normale Konstitution zu haben? Psyche 17, 241 (1963).
Eitinger, L.: The incidence of mental disease among refugees in Norway. J. Ment. Sci. 105,
326 (1959).
— Pathology of the concentration camp syndrome, Preliminary report. Arch. gen. Psychiat. 5,
371 (1961).
— Concentration camp survivors in the postwar world. Amer. J. Orthopsychiat. 32, 367 (1962).
Ekblad, M.: The prognosis after sterilisation on social-psychiatric grounds. Copenhagen 1961.
Engel, W.: Reflections on the psychiatric consequences of persecution. Amer. J. Psychother.
26, 191 (1962).
Erikson, H. E.: Kindheit und Gesellschaft. Stuttgart: Klett 1961.
Evrard, A.: Paranoide geestesstoornissen bij ontheemden. Belg. T. Geneesk. 12, 1266 (1956).
Exner, R.: Zur Psychologie und Psychopathologie der sibirischen Kriegsgefangenen. Z. Neu-
rol. Psychiat. 103, 635 (1926).
Extreme Lebensverhältnisse und ihre Folgen. Handb. d. ärztl. Erfahrungen aus d. Gefangen-
schaft (Bd. I 1958 — Bd. VIII 1959). Bad Godesberg 1959.
Ey, H.: Einheit und Mannigfaltigkeit der Schizophrenie. Nervenarzt 29, 433 (1958).

Färgeman, P.: De psychogene psykoser. Kobenhavn 1945.
Faust, C.: Hirnatrophie nach Hungerdystrophie. Nervenarzt 23, 406 (1952).
Federn, E.: The terror as a system: the concentration camp. Psychiatr. Quart. Suppl. Vol.
22, Part I, 1948.
Federn, P.: Ich-Psychologie und die Psychosen. Bern 1956.
Ferrer, O.: Verpflanzungspsychosen. Arch. Med. leg. (B. Aires) 1, 424 (1931).
Fichez, L. (Edit.): Die chronische progressive Asthenie. Materialien der internat. Konferenzen
von Kopenhagen und Moskau. Band 1. Wien 1957.
— Andere Spätfolgen. Auf Grund der Beobachtungen bei den ehemaligen Deportierten und
Internierten der nazistischen Gefängnisse und Vernichtungslager. Band II. Wien 1957 u.
—, u. A. Klotz: Die vorzeitige Vergreisung und ihre Behandlung. An Hand von Beobachtun-
gen an ehemaligen Deportierten und KZ-Häftlingen. Wien 1961.
Foreman, P. B.: Buchenwald and modern prisoner-of-war detention policy. Social Forces 37,
289 (1959).
Frank, Anne: Geschichten und Ereignisse aus dem Hinterhaus. Frankfurt 1960.

FRANKEL, B., and R. MICHAELS: A changing focus in work with young unattached DPS. Jew. Soc. Ser. 27, 221 (1951).

FRANKL, V. E.: Ein Psycholog erlebt das Konzentrationslager. 2. Aufl. Wien 1947.

— Psychohygienische Erfahrungen im Konzentrationslager. In: Hdbch. Psychother. u. Neurosenlehr. Bd. 4, München, Berlin 1959.

— Psychologie und Psychiatrie des Konzentrationslagers. In: Psychiatrie der Gegenwart. Bd. III. Berlin - Göttingen - Heidelberg 1961.

FREUD, A., u. S. DANN: Gemeinschaftsleben im frühen Kindesalter. In: Jb. Psychoanalyse Bd. 2., Köln und Opladen 1962.

FREUD, S.: Vorlesungen zur Einführung in die Psychoanalyse. Ges. W. XI Imago Publ. Comp. London 1952.

— Angst und Triebleben. Neue Folge der Vorlesungen zur Einführung in die Psychoanalyse. Ger. W. XV Imago Publ. Comp. London 1952.

FRICK, E., u. H. HÄFNER: Zur Nosologie der sog. vegetativen Dystonie. Dtsch. med. Wschr. 81, 1231 (1956).

FRIEDMANN, P.: Some aspects of concentration camp psychology. Amer. J. Psychiat. 105, 601 (1949).

FRIEDRICH, C. J.: Totalitäre Diktatur. Stuttgart 1957.

FUCHS-KAMP, A.: Lebensschicksale und Persönlichkeit ehemaliger Fürsorgezöglinge. Berlin: Springer 1929.

GAERTNER, M. L.: A companion of refugee and non-refugee immigrants to New York City. In: Flight and resettlement, Paris 1955.

v. GEBSATTEL, V. E.: Prolegomena einer medizinischen Anthropologie. Berlin-Göttingen-Heidelberg 1954.

— Die phobische Fehlhaltung. In: Hdbch. d. Neurosenl. u. Psychother. Bd. II. München, Berlin 1959.

GEIGER, TH.: Formen der Vereinsamung. Köln. Vierteljahrsh. Sozial. 10, 220 (1932).

GERCHOW, J.: Über die Ursachen sexueller Fehlhaltungen und Straftaten bei ehemaligen Kriegsgefangenen. Dtsch. Z. gerichtl. Med. 42, 452 (1953).

— Inzestprobleme bei Heimkehrern aus langjähriger Kriegsgefangenschaft. Zbl. ges. Neurol. Psychiat. 125, 154 (1953).

— Untersuchungen über die kriminologische Bedeutung der Kontaktstörungen bei Heimkehrern aus Kriegsgefangenschaft. Mschr. Kriminol. u. Strafrechtsreform 36, 156 (1953).

GILLES, A.: Etude sur certains cas de neurasthénie et, à leur propos, sur certains états psychologiques sur la ligne de feu. Ann. méd. Psychol. 73, 209 (1916/17).

GIRGENSOHN, H.: Pathologische Anatomie der Gefangenschaftskrankheiten mit Bemerkungen zu ihrer Klinik und zur Frage der Spät- und Dauerschäden. In: Extreme Lebensverhältnisse und ihre Folgen, Bd. VII, Bad Godesberg 1959.

GLASS, A. J.: Psychotherapy in the combat zone. Amer. J. Psychiat. 110, 725 (1954).

GLAUS, A.: Zur Prognose und Behandlung der unsozialen Psychopathie. Schweiz. med. Wschr. 81, 722 (1951).

GLOVER, E.: Basic mental concepts. London: Imago 1947.

GÖBEL, J.: Die Aufgaben des medizinischen Sachverständigen im Entschädigungswesen. Med. Sachverst. 54, 158 (1958).

GOETZ, E.: Vergleichende Betrachtungen der Begutachtung nach dem BVG und dem BEG. Med. Sachverst. 59, 132 (1963).

GOLDFARB, W., L. SIBULKIN, M. BEHRENDS and H. JAKODA: Parental perplexity and childhood confusion. In: A. H. Esman (Ed), New Frontiers in child guidance. New York 1958.

GONGH, H. G.: Studies of social intolerance. J. soc. Psychol. 33, 327, 247 (1951).

GOTTSCHICK, J.: Kriegsgefangenschaft und Psychosen. Nervenarzt 21, 129 (1950).

— Neuropsychiatrische Erkrankungen bei deutschen Kriegsgefangenen in USA im Lichte statistischer Betrachtungen. Arch. Psychiat. 185, 491 (1950).

— Psychiatrie der Kriegsgefangenschaft. Stuttgart 1963.

GREENSON, R. R.: The psychology of apathy. Psychoanalyt. Quart. 18, 290 (1949).

GREVE, W., u. H. RUFFIN: Erfahrungen bei der Begutachtung von Verfolgten. Jb. Psychol. med. Anthropol. 11, 66 (1964).

GRINKER, R. R., and D. P. SPIEGEL: Men under stress. Philadelphia 1945.

GROEN, J., L. VAN DER HORST, and J. BASTIAANS: Grondslagen der klinische psychosomatiek. Haarlem 1951.

GRUENBERGER, F.: The jewish refugees in Shangai. J. Soc. Stud. 12, 329 (1950).

GRUNBERGER, B.: Der Antisemit und der Ödipuskomplex. Psyche 16, 255 (1962).

GRYGIER, T.: „Oppression", a study in social and criminal psychology. London 1954.

GÜTT, A., H. LINDEN u. F. MASSFELLER: Blutschutz und Ehegesundheitsgesetz. München 1937.

HADDENBROCK, S.: Referat, Nervenarzt 34, 239 (1963).

HÄFNER, H.: Die existentielle Depression. Arch. Psychiat. 191, 351 (1954).

— Zur Daseinsanalyse der Schwermut. Z. Psychother. med. Psychol. 8, 223 (1958).

— Diskussionsbemerkung zum Thema: Organwahl, Organsprache, Organspezifität. Praxis Psychother. 7, 229 (1962).

— Neuere psychopathologische Konzepte der endogenen Psychosen. Z. Psychother. med. Psychol. 13, 170 (1963).

— Prozeß und Entwicklung als Grundbegriffe der Psychopathologie. Fschr. Neur. 31, 393 (1963).

—, u. K. P. KISKER: Ein psychiatrisch-klinisches Diagnosenschema. Nervenarzt 35, 34 (1964).

HAGENBERG, A.: Kommentar zu Durchführungsverordnungen zum Bundesentschädigungsgesetz. Frankfurt a. Main 1955.

HALLEN, O.: Über isolierte Phobien nach Verkehrsunfällen. Nervenarzt 31, 454 (1960).

HAND, G.: Zur Definition der anlagebedingten Leiden im Sinne des § 4 der 2. DV — BEG. Rechtsprechg. z. Wiedergutmachgsr. (Beil. z. N. Jur. Wschr.) 12, 103 (1961).

HARTMANN, H.: The mutual influences in the development of ego and id. The Psychoanal. Study of the child. VII, 9, (1952.

— Ich-Psychologie und Anpassungsproblem. Stuttgart: Klett 1960.

—, E. KRIS, and R. LOEWENSTEIN: Comments on the formation of psychic structure. The psychoanal. study of the child. III/IV. New York 1946.

HEBENSTREIT, R.: Die entschädigungsrechtliche Bewertung anlagebedingter Leiden. Rechtsprechg. z. Wiedergutmachungsr. (Beil. z. N. Jur. Wschr.) 12, 101 (1961).

HEINTZ, P.: Soziologische Theorie. Stuttgart 1962.

HELLPACH, W. Grundlinien der Psychologie der Hysterie. Leipzig 1904.

HELLWEG-LARSEN, P.: Famine disease in german concentration camps. Copenhagen 1952.

—, H. HOFFMEYER, J. KIELER, E. H. THAYSEN, J. H. THAYSEN, P. THYGESEN u. M. H. WULFF: Die Hungerkrankheit in den deutschen Konzentrationslagern. In: Gesundheitsschäden durch Verfolgung und Gefangenschaft und ihre Spätfolgen. Frankfurt 1955.

HENSSGE, E.: Reaktive psychische Erkrankungen der Nachkriegszeit. Psychiat. Neurol. med. Psychol. (Lpz.) 1, 133 (1949).

HERBERG, H. J., u. E. SCHILF: Psychopathologisches Syndrom nach jahrelanger Haft und schwerer Fehl- und Mangelernährung bei Spätheimkehrern. Nervenarzt 29, 85 (1958).

HERMANN, K.: Die psychischen Symptome des KZ-Syndroms. In: Gesundheitsschäden durch Verfolgung und Gefangenschaft und ihre Spätfolgen. Frankfurt: 1955.

HILD, S.: Über Neurosen mit vorwiegend internistischen Symptomen bei ehemaligen Soldaten und Heimkehrern. Med. Mschr. 6, 451 (1952).

HIRSCHMANN, J.: Abnorme seelische Reaktionen und Entwicklungen nach Unfall; die sog. Unfallneurose und Rentenneurose, Simulation und Aggravation. Hdbch. Neurosenlehre Psychoth., Bd. II, S. 735. München: Urban & Schwarzenberg 1959.

HOCH, P. H.: The problem of schizophrenia in the light of experimental psychiatry. In: Experimental psychopathology. New York, London 1957.

HOFF, H.: Lehrbuch der Psychiatrie. Basel, Stuttgart 1956.

HOLLINGSHEAD, A. B., R. ELLIS, and E. KIRBY: Social mobility and mental illness. Amer. Soc. Rev. 19, 577 (1954).

—, and F. C. REDLICH: Social class and mental illness. New York 1958.

HORNEY, K.: Der neurotische Mensch in unserer Zeit. Stuttgart 1951.

HOTTINGER, A., O. GSELL, E. NEHLINGER, C. SALZMANN u. A. LABHART: Hungerkrankheit, Hungerödem, Hungertuberkulose. Basel 1948.

HUEBSCHMANN, H.: Tuberkulose und Wiedergutmachung. Beitr. Klin. Tuberk. 120, 305 (1959).

HUGHES, E. C.: Social change and status protest: An essay on the marginal man. Phylon 10, 58 (1941).

HUK, B.: Reihenuntersuchung ehemaliger KZ-ler. In: Gesundheitsschäden durch Verfolgung und Gefangenschaft und ihre Spätfolgen. Frankfurt 1955.

HYATT, W. A.: Psychiatric study of Indian soldiers in the Arakan. Brit. J. med. Psychol. 24, (1951).

JACOB, W.: Gesellschaftliche Voraussetzungen zur Überwindung der KZ-Schäden. Nerven-arzt 32, 542 (1961).

— Die Bedeutung des ärztlichen Gutachtens im Entschädigungsrecht. Rechtsprechg. z. Wiedergutmachungsr. (Beil. z. N. Jur. Wschr.) 14, 289 (1963).

— Die entschädigungsrechtliche Beurteilung der Anlagebedingtheit innerer Erkrankungen nach den Gesichtspunkten naturwissenschaftlich-medizinischer Grundlagenforschung. Rechtsprechg. z. Wiedergutmachgsr. (Beil. z. N. Jur. Wschr.) 14, 150 (1963).

— Kausalität und wesentliche Mitverursachung. (Im Druck).

JACOBSON, E.: Depersonalisation. J. Amer. psychoanal. Ass. 7, 581 (1959).

JANET, P.: Les névroses. Paris 1909.

JASPERS, K.: Allgemeine Psychopathologie. 7. Aufl. Berlin - Göttingen - Heidelberg 1959.

JENSCH, N.: Über psychogene Störungen der Kriegsgefangenschaft. Dtsch. med. Wschr. 74, 368 (1949).

JONES, M., and J. M. TANNER: The clinical characteristics, treatment and rehabilitation of repatriated prisoners of war with neurosis. J. Neurol. Neurosurg. Psychiat. 11, 53 (1948).

JORES, A.: Elf Jahre in Einzelhaft. Schwere Hypertonie, Herzinsuffizienz. In: Verfolgung und Angst. Stuttgart 1960.

JUNG, R.: Einleitung zur Kriegspsychiatrie. In: Psychiatrie der Gegenwart. Band III. Berlin-Göttingen - Heidelberg 1961.

VAN KAICK, G.: Die Begutachtung rassisch und politisch Verfolgter im Entschädigungsver-fahren an der Psychiatr.-Neurol. Klinik d. Univers. Heidelberg von 1950 bis 1960. Med. Diss. Heidelberg 1962.

KALLMANN, F. J.: The genetics of schizophrenia. New York 1938.

KARDINER, A.: Traumatic neuroses of war. In: Amer. Handbook Psychiatr. ed. b. S. Arieti, New York: Basic Books 1959.

KAUTSKY, B.: Die psychologische Situation des Konzentrationslagerhäftlings. In: Die Psycho-hygiene. Bern 1949.

— Teufel und Verdammte. Zürich 1956.

KEILSON, H.: Zur Psychologie der jüdischen Kriegswaisen. In: Die Psychohygiene. Bern 1949.

KEYS, A. u. Mitarb.: Zit. n. KORNHUBER.

KILIAN, H.: Die seelische und soziale Situation des Heimkehrers. In: Extreme Lebensver-hältnisse und ihre Folgen, Bd. VII, Bad Godesberg 1959.

KINKELIN, M.: Verlauf und Prognose des manisch-depressiven Irreseins. Schweiz. Arch. Neurol. Psychiat. 73, 100 (1954)

KISKER, K. P.: Der Erlebniswandel des Schizophrenen. Berlin - Göttingen - Heidelberg 1960.

— Die psychiatrische Begutachtung der Opfer nationalsozialistischer Verfolgung. Vortrag Kongr. d. Psychiatr.-Neurol. Gesellschaft Dresden 1961.

— Zur vgl. Situationsanalyse beginnender Schizophrenien und erlebnisreaktiver Fehlent-wicklungen bei Jugendlichen. II. Mitt. Arch. Psychiat. 203, 26 (1962).

— Bemerkungen zum Erleben des Leibes bei Verfolgten. Jb. Psychol. u. Psychother. 11, 82 (1964).

KLÄSI, J., H. W. MAIER, B. MANZONI, H. STECK u. J. E. STAEHELIN: Schizophrenie und Militärdienst. Versicherungsrechtliches Gutachten. Schweiz. Arch. Neurol. Psychiat. 44, 353 (1939).

KLAGES, W.: Die Spätschizophrenie. Stuttgart 1961.

KLEIN, H., J. ZELLERMAYER and J. SHANAN: Former concentration camp inmates on a psychiatric ward. Arch. gen. Psychiat. 8, 334 (1963)

KLEIST, K.: Schreckpsychosen. Zit. n. JASPERS.

KLUGE, E.: Über die Folgen schwerer Haftzeiten. Nervenarzt **29**, 46? (1958).
— Über den Defektcharakter von Dauerfolgen schwerer Haftzeiten. Med. Sachverst. **57**, 185 (1961).
KNOLL, E.: Der Bundesgerichtshof und die sog. Unfallneurose. Med. Sachverst. **52**, 97 (1956).
KOGON, E.: Der SS-Staat — das System der deutschen Konzentrationslager. 5. Aufl. Berlin 1954.
KOLLE, K.: Die Opfer der nationalsozialistischen Verfolgung in psychiatrischer Sicht. Nervenarzt **29**, 148 (1958).
— Psychosen als Schädigungsfolgen. Fortschr. Neurol. Psychiat. **26**, 101 (1958).
KORNHUBER, H.: Über Auslösung cyclothymer Depressionen durch seelische Erschütterungen. Arch. Psychiat. **193**, 391 (1955).
— Psychologie und Psychiatrie der Kriegsgefangenschaft. In: Psychiatrie d. Gegenwart Bd. III. Berlin - Göttingen - Heidelberg 1961.
KRAEMER, R.: Beiträge zum Verhalten in Kriegsgefangenschaft und Internierung. Münch. med. Wschr. **1956**, 1718.
KRAEPELIN, E.: Über Entwurzelung. Z. ges. Psychiat. Neurol. **63**, 1 (1921).
KRAL, V. A.: Psychiatric observations under severe chronic stress. Amer. J. Psychiat. **108**, 185 (1951).
KRANZ, H.: Zeitbedingte abnorme Erlebnisreaktionen. Allg. Z. Psychiat. **124**, 336 (1949).
— Die schizoide Fehlhaltung. In: Hbch. Psychother. u. Neurosenlehre. Bd. II. München und Berlin 1960.
KRAUS, H.: The newcomer's orientation to the american community. J. Soc. Casework **29**, 9 (1948).
KRETSCHMER, E.: Die mehrdimensionale Struktur der Schizophrenien in bezug auf ihre Therapie. Z. Psychother. med. Psychol. **7**, 183 (1957).
— Die Begutachtung der Neurosen und psychopathischen Reaktionen in der Sozialversicherung. Dtsch. med. Wschr. **82**, 433 (1957).
— Medizinische Psychologie. 12. Aufl. Stuttgart 1963.
KRÖBER, E.: Über Haftpsychosen (Anlage und exogene Faktoren bei der Entstehung von Haftreaktionen. Erfahrungen an Internierten). Nervenarzt **19**, 402, (1948).
KÜSTER, O.: Den Arzt hören. Rechtsprechg. z. Wiedergutmachgsr. (Beil. z. N. Jur. Wschr.) **13**, 10 (1962).
KULENKAMPFF, C.: Zum Problem der abnormen Krise in der Psychiatrie. Nervenarzt **30**, 62 (1959).

LANG, T.: Erste psychiatrisch-erbbiologische Untersuchungen an jüdischen Flüchtlingen. Bulletin de l'Académie Suisse des Sciences médicales 1945, Fasc. 1.
LANGER, D.: Die wichtigsten Ergebnisse der Stress-Forschung (bis 1957) und deren Bedeutung für die Psychiatrie. Fortschr. Neurol. Psychiat. **26**, 321 (1958).
LANGFELDT, G.: The prognosis in schizophrenia and the factors influencing the course of the disease. Kopenhagen 1937.
LEHMANN, H. E.: Psychiatric concepts of depression: Nomenclature and classification. Canad. Psychiat. Ass. J. **4**, Spec. Suppl. 1959.
LEVI, P.: Ist das ein Mensch? Frankfurt, Hamburg 1958.
LEVINGER, L.: Psychiatrische Untersuchungen in Israel an 800 Fällen mit Gesundheitsschaden-Forderungen wegen Nazi-Verfolgung. Nervenarzt **33**, 75 (1962).
LIFTON, R.: „Home by Ship". Reaction patterns of american prisoners of war repatriated of North Korea. Amer. J. Psychiat. **110**, 733 (1954).
LINGENS-REINER, E.: Prisoners of fear. London 1948.
LITTNER, J.: Aufzeichnungen aus einem Erdloch. München 1948.
LLAVERO, F.: Symptom und Kausalität, Grundfragen der Neurologie und Psychiatrie. Stuttgart 1953.
VAN LOGHEN, M.: Zit. n. KORNHUBER.
LOOSLI-USTERI, M.: La vie psychique des enfants déracinés. Rev. int. Enfant **7**, 10 (1946).

MALZBERG, B.: Social and biological aspects of mental disease. Utica/NY: State Hospital Press 1940.

MARCH, H. (Herausg.): Verfolgung und Angst in ihren leib-seelischen Auswirkungen. Klett: Stuttgart 1960.

MARKER, R.: Die Bedeutung endogener und exogener Faktoren beim Zustandekommen von paranoiden und depressiv gefärbten Psychosen bei Flüchtlingen und Entwurzelten. Inaug. Diss. Heidelberg 1946.

MASSING, P. W.: Vorgeschichte des politischen Antisemitismus. Frankfurt 1959.

MATUSSEK, P.: Zur Frage des Anlasses bei schizophrenen Psychosen. Arch. Psychiat. **197**, 91 (1958).

— Die Konzentrationslagerhaft als Belastungssituation. Nervenarzt **32**, 538 (1961).

— Die Rückgliederung von Verfolgten — die Bewältigung ihres Schicksals. Die Therapiewoche, Bd. 13, Heft 22, 1109—1113 (1963).

MAYER-GROSS, W.: Die Schizophrenie. Die Auslösung durch seelische und körperliche Schädigungen. In: Hdbch. d. Geisteskrankht. Bd. 9. Berlin 1932.

MENDE, W.: Ausweichtendenzen in der Neurosebegutachtung. Med. Sachverst. **56**, 6 (1960).

— Kriterien zur diagnostischen Abgrenzung der „adäquaten erlebnisreaktiven Entwicklung". Med. Sachverst. **57**, 180 (1961).

METZ, W.: Die finanziellen Leistungen nach dem BEG in graphischer Darstellung. Rechtsprechg. z. Wiedergutmachgsr. (Beil. z. N. Jur. Wschr.) **11**, 337 (1960).

MEYERINGH, H.: Über Spätfolgen der Dystrophie. Dtsch. med. Wschr. **79**, 241 (1954).

MICHEL, M.: Gesundheitsschäden durch Verfolgung und Gefangenschaft und ihre Spätfolgen. Frankfurt 1955.

MIERKE, K.: Die Überforderung von Letztgrenzen der seelisch-geistigen Leistungs- und Belastungsfähigkeit. Prax. Kinderpsychol. **4**, 15 (1955).

MINKOWSKA, F., et J. FUSSWERK: Le test de Rorschach chez les enfants juifs victimes des lois raciales. Z. Kinderpsychiat. **14**, 133 (1947).

MINKOWSKI, E.: L'anaesthésie affective. Ann. méd.-psychol. **104**, 80 (1946).

— Les conséquences psychologiques et psychopathologiques de la guerre et du nazisme. Aspect général du problème. Schweiz. Arch. Neurol. Psychiat. **61**, 280 (1948).

MITSCHERLICH, A.: Die Vorurteilskrankheit — Einleitung zum Thema. Psyche 16, 241 (1962).

—, u. F. MIELKE: Wissenschaft ohne Menschlichkeit. Heidelberg 1949.

MÜHLBÄCHLER, W.: Das Zwangsjackensyndrom bei Spätheimkehrern. Medizinische 1959 456.

MÜLLER, K. V.: Die seelische Schädigung des Flüchtlingskindes als soziologisches Problem. Volksgesundheitsdienst **1951**, 4.

MÜLLER, R.: Zur psychischen Situation von spät rückgeführten Kindern und Jugendlichen. Prax. Kinderpsychol. **5**, 211 (1956).

MÜLLER-HEGEMANN, D., u. G. SPITZNER: Reihenuntersuchungen bei Verfolgten des Naziregimes mit besonderer Berücksichtigung von Einzelhaftfolgen. Dtsch. Gesundh.-Wes. 18, 107 (1963).

MÜLLER-SUUR, H.: Abgrenzung neurotischer Erkrankungen gegenüber der Norm. In: Hbch. Neurosenlehre u. Psychother. Bd. I. München, Berlin 1959.

MURPHY, H. B. M.: The mental health of refugees and transplanted people. An analytical bibliography. London 1951.

— Einwirkungen von Emigration und Flucht auf die psychische Verfassung. In: Geistige Hygiene. Basel 1955.

— (Edit.) Flight and resettlement. Paris 1955.

— Social change and mental health. In: Causes of mental disorders. A review of epidemiological knowledge. New York 1961.

NAJAR, A.: Psychologie de l'enfance dans les „camps d'Attente" en Allemagne. Enfance **3**, 168 (1950).

NARDINI, J. E.: Survival factors in american prisoners of war. Amer. J. Psychiat. **109**, 241 (1952).

NIEDERLAND, W. G.: The problem of the survivor, Part. I: some remarks on the psychiatric evaluation of emotional disorders in survivors of nazi persecution. J. Hillside Hosp. **10**, 233 (1961).

NIREMBERSKI, M.: Psychological investigation of a group of internees at Belsen. Camp. J. Ment. Sci. **92**, 60 (1946).

ØDEGARD, Ø.: Emigration and insanity. Acta psychiatr. Scand. Suppl. 4, 1932.

OMANSEN, R.: Der Arzt im Dienst der Wiedergutmachung. Wiedergutm. Beil. d. allg. Wochenzeitung d. Juden in Deutschland. Mai 1960.

OPPENHEIM, H. Die traumatischen Neurosen. Berlin 1889.

PANSE, F.: Das Schicksal von Renten- und Kriegsneurotikern nach Erledigung ihrer Ansprüche.
Arch. Psychiat. 77, 61 (1926).
— Angst und Schreck. Stuttgart 1952.

PARK, R. E.: Human migration and the marginal man. Amer. J. Sociol. 33, 881 (1928).

PAUL, H.: Charakterveränderungen durch Kriegsgefangenschaft und Dystrophie. In: Extreme
Lebensverhältnisse und ihre Folgen. Bd. VIII. Bad Godesberg 1959.
— Die Psyche des Hungernden und des Dystrophikers. In: Extreme Lebensverhältnisse und
ihre Folgen. Handb. d. ärztl. Erfahrung aus d. Gefangenschaft. Bd. V. Bad Godesberg 1959.
— Bemerkungen zum menschlichen Verhalten unter extremen Lebensverhältnissen. Ärztl.
Prax., 12, 1537 (1960).
—, u. V. E. FRANKL: Psychohygiene in Katastrophensituationen. In: Hbch. Neurosenlehre
u. Psychother. Bd. 4. München u. Berlin 1959.
—, u. H. J. HERBERG: Psychische Spätschäden nach politischer Verfolgung. Basel, New York
1963.

PEDERSEN, S.: Psychopathological reactions to extreme social displacements. Psychoanal.
Rev. 36, 344 (1949).

PETRY, F.: Zur Differentialdiagnose der Hirnschädigung nach Mangel- und Fehlernährung.
Dtsch. Z. Nervenheilk. 172, 234 (1954).

PFISTER, M.: Vorläufige Mitteilungen über psychologische Untersuchungen an Flüchtlingen.
Bull. schweiz. Akad. med. Wiss. 2, 102 (1946/47).

PFISTER-AMMENDE, M. (Edit.): Die Psychohygiene. Grundlagen und Ziele. Bern 1949.
— Zur Psychopathologie der Entwurzelung. Bull. schweiz. Akad. med. Wiss. 8, 338 (1952).
— (Edit.) Geistige Hygiene. Forschung und Praxis. Basel 1955.
— Psychologie und Psychiatrie der Internierung und des Flüchtlingsdaseins. In: Psychiatrie
d. Gegenwart. Bd. III. Berlin - Göttingen - Heidelberg 1961.

PFLANZ, M.: Sozialer Wandel und Krankheit. Stuttgart 1962.

POLIAKOV, L., u. J. WULF: Das Dritte Reich und die Juden. Dokumente und Aufsätze.
Berlin-Grunewald 1955.

POPPER, L.: Ärztliche Erfahrungen bei Untersuchungen nach dem österreichischen Opfer-
fürsorgegesetz. In: Verfolgung und Gefangenschaft und ihre Spätfolgen. Frankfurt 1955.

PORTNOY, D. S.: The adolescent immigrant. Jew. Soc. Serv. 25, 268 (1948).

RADO, S.: Pathodynamics and treatment of traumatic war neuroses. Psychosom. Med. 4,
113 (1942).

RAWLEY, C.: The Adjustment of jewish displaced persons. Soc. casework 29, 316 (1948).

REDLICH, F. C., and A. B. HOLLINGSHEAD: Social structure and psychiatric disorder. Amer.
J. Psychiat. 109, 729 (1953).

REDSHAW, G. M.: Psychiatric problems amongst migrants. Med. J. Aust. 2, 852 (1956).

REICHMANN, E. G.: Flucht in den Hass. Frankfurt a. M. o. J.

REICHNER, H.: Über Lagerneurosen. Stud. Gen. 3, 9 (1950).

REITLINGER, G.: Die Endlösung. Berlin 1956.

REITMÜLLER, G.: Die Endlösung — Hitlers Versuche der Ausrottung der Juden Europas
1939—1945. Berlin 1956.

REVEL, G., E. MINKOWSKI et E. JOUHY: Les enfants de Buchenwald. Genf 1946.

RICHET, M., et A. MANS: Pathologie de la déportation. Paris 1956.

ROBERTS, B. H., and J. K. MYERS: Religion, national origin and mental illness. Amer. J.
Psychiat. 110, 759 (1954).

ROMMELSPACHER, F.: Der Einfluß der Kriegsgefangenschaft auf Pathogenese und Pathoplastik
von Psychosen und Erlebnisreaktionen. Arch. Psychiat. 182, 284 (1949).

ROST, J.: Beitrag zum psychischen Zustandsbild der Erschöpfung. Nervenarzt 20, 325 (1949).

ROUSSET, D.: L'Univers concentrationnaire. Paris 1946.
— Les jours de notre mort. Paris 1947.

Rozanski, L.: Mützen ab. Eine Reportage aus der Strafkompanie des KZ Ausschwitz. Hannover 1948.

Rubinowicz, D.: Das Tagebuch. Frankfurt 1960.

Rümke, H. C.: Over psychische stoornissen bij den gezonden mensch. Ned. T. Geneesk. 92, 156 (1948).

— Late werkingen van psychotraumata. Ned. T. Geneesk. 95, 2928 (1951).

— Die klinische Differenzierung innerhalb der Gruppe der Schizophrenien. Nervenarzt 29, 49 (1958).

Ruffin, H.: Melancholie. Dtsch. med. Wschr. 82, 1080 (1957).

— Das Altern und die Psychiatrie des Seniums. In: Psychiatr. d. Gegenwart, Bd. II. Berlin-Göttingen-Heidelberg 1960.

Ruppin, A.: Soziologie der Juden. 2. Bd. 1930/31.

Sartre, J. P.: Betrachtungen zur Judenfrage. Zürich 1948.

Schellworth, W.: Neurosenfrage, Ursachenbegriff und Rechtsprechung. Stuttgart 1953.

Schettler, G.: Arteriosklerose, Artiologie, Pathologie, Klinik-Therapie. Stuttgart; Thieme 1961.

Schmitz, W.: Kriegsgefangenschaft und Schizophrenie. Med. Klin. 45, 404 (1950).

Schneider, K.: Reaktion und Auslösung bei der Schizophrenie. Z. Neurol. 50, 49 (1919).

— Anfänge von Psychosen. Dtsch. med. Wschr. 59, 1029 (1933).

— Selbstmord und Dienstbeschädigung. Schizophrenie und Dienstbeschädigung. Nervenarzt 21, 480 (1950).

— Klinische Psychopathologie. 6. Aufl. 1962.

Schoenberner, G.: Der gelbe Stern. Die Judenverfolgung in Europa 1933—1945. Hamburg 1960.

Schrappe, O.: Die ätiologische und pathogenetische Bedeutung nicht-endogener Faktoren für die Schizophrenie. Stuttgart 1959.

Schulte, W.: Äußere Einflüsse auf neurologisch-psychiatrische Krankheiten. Ein Vergleich mit den Ersten Weltkriegserfahrungen. Ärztl. Wschr. 1, 550 (1946).

— Hirnorganische Dauerschäden nach schwerer Dystrophie. München, Berlin 1953.

— Cerebrale Defektsymptome nach schwerer Hungerdystrophie. Nervenarzt 24, 415 (1953).

Schultz, J. H., u. Natho: Zum Problem der Begutachtung von Neurosen. Ärztl. Mitt. 46, 2637 (1961).

Segelle, P., et R. Ellenbogen: Fréquence et gravité des différentes affections et infirmités rencontrés chez les survivants des camps de concentration. Kopenhagen 1954.

Selbach, C., u. H. Selbach: Über die psychische Dynamik versprengter Gruppen. In: Psychiatrie und Gesellschaft. Berlin und Stuttgart 1958.

Selye, H.: Einführung in die Lehre vom Adaptationssyndrom. Stuttgart 1953.

Seraphim, P. H.: Das Judentum im osteuropäischen Raum. Essen 1938.

Seyffert, H. M.: Über Verschiedenheiten bei der psychiatrischen Begutachtung Krimineller. Nervenarzt 22, 194 (1951).

Shuval, J. T.: Some persistent effects of trauma: five years after the nazi concentration camps. Social Problems 5, 230 (1957).

Silbermann, A.: Die Soziologie des Antisemitismus. Psyche 16, 246 (1962).

Simmel, E.: War neuroses in „Psychoanalysis today". Ed. by S. Lorand, Int. Univ. Press V 53 (1945).

Simon, J.: Die Begutachtung bei den jüdischen Opfern der Naziverfolgung. In: Pathologische Spätfolgen bei den jüdischen Opfern der NS-Verfolgung. Paris 1961.

Slater, E.: Psychotic and neurotic illnesses in twins. London 1953.

Sorge-Boehmke, E.: Aus einem Flüchtlingsleben. Int. Zschr. Indiv. Psychol. 17, 179 (1948).

Spechmann, K.: Veränderungen am Nervensystem bei Mangelernährung. Nervenarzt 18, 262 (1947).

Spengler, F.: Problematisches zur ärztlichen Gutachtertätigkeit im Entschädigungsverfahren der Verfolgten der nationalsozialistischen Gewaltherrschaft. Med. Sachverst. 59, 135 (1963).

Spillane, J. D.: Nutritional disorders of the nervous system. Edinburgh 1947.

Spitz, R.: Hospitalism, a follow-up report. In: The Psychoanalytic study of the child. (New York) II, 255 (1946).

SPITZ, R.: Die Entstehung der ersten Objektbeziehungen. Stuttgart: Klett 1960.
STOKVIS, B.: The significance of the collective guilt complex in antisemitic aggression. Folia psychiat. neurol. **54,** 33—39 (1951).
— Beobachtungen eines Amsterdamer Psychiaters während der Nazi-Besatzung von 1940—45. Mschr. Psychiat. **122,** 277 (1951).
STONEQUIST, B. E. V.: The marginal man. New York 1937.
STRASSMANN, H. D., M. B. THALER, and H. SCHEIN: A prisoner of war syndrome: Apathy as a reaction to severe stress. Amer. J. Psychiat. **112,** 998 (1956).
STRAUS, E.: Geschehnis und Erlebnis. Berlin 1930.
— Diskussionsbemerkungen zu vorstehenden Beiträgen von W. v. BAEYER, P. MATUSSEK und W. JACOB. Nervenarzt **32,** 551 (1961).
STRAUSS, H.: Besonderheiten der nichtpsychotischen Störungen bei Opfern der nationalsozialistischen Verfolgung und ihre Bedeutung bei der Begutachtung. Nervenarzt **28,** 344 (1957).
— Psychiatric disturbances in victims of racial persecution. In: Proc. of the Third World Congr. of Psychiatry. Montreal 1961.
STRØM, A., L. EITINGER, O. GRØNVIK, A. LØNNUM, A. ENGENS, K. OSWIK u. B. ROGAN: Untersuchungen an norwegischen ehemaligen Konzentrationslagergefangenen. T. norske Laegeforen **13,** 803 (1961).
STRÜMPEL, A.: Münch. med. Wschr. **42,** 1137 u. 1165 (1895).
SYMMONDS, C. P., and D. J. WILLIAMS: Clinical and statistical study of neurosis precipitated by flying duties. In: Air ministry, psychological disorders in flying personnel of the Royal Air Force 140—172, London: His Majesty's stat. Office 1947.

TANNER, J. M.: Stress and psychiatric disorder. Oxford 1960.
—, and M. JONES: The psychological symptoms and the physiological response to exercise of repatriated prisoners of war with neurosis. J. Neurol. Neurosurg. Psychiat. **11,** 61 (1948).
TARGOWLA, R.: Les données de la narcose intraveineuse liminaire dans les états „neuropathiques"; le syndrome d'hypermnésie emotionelle tardif. Ann. Méd. **51,** 223 (1950).
— Syndrom der Asthenie der Deportierten. In: Gesundheitsschäden durch Verfolgung und Gefangenschaft und ihre Spätfolgen. Frankfurt 1955.
—, et A. FEDER: Sur certaines applications de la narcose barbiturique liminaire. Ann. méd.-psychol. **106,** 233 (1948).
TAS, J.: Psychical disorders among inmates of concentration camps and repatriates. Psychiat. Quart. **25,** 679 (1951).
TELLENBACH, H.: Die Melancholie. Berlin-Göttingen-Heidelberg 1961.
THYGESEN, P.: Allgemeines über die Spätfolgen. In: Gesundheitsschäden durch Verfolgung und Gefangenschaft und ihre Spätfolgen. Frankfurt 1955.
—, and J. KIELER: The mussulman. In: Famine discease in german concentration camps. Kopenhagen 1952.
TRAUTMANN, E. C.: Psychiatrische Untersuchungen an Überlebenden der nationalsozialistischen Vernichtungslager 15 Jahre nach der Befreiung. Nervenarzt **32,** 545 (1961).
TRÜB, C. L.: Die Mitwirkung des Arztes bei der Durchführung des Bundesentschädigungsgesetzes und in der Praxis des Entschädigungsrechts. Koblenz 1955.
TYHURST: Displacement and migration. Amer. J. Psychiat. **107,** 561 (1951).

Union mondiale OSE: Pathologische Spätfolgen bei den jüdischen Opfern der NS-Verfolgung. Paris 1961.
UTITZ, E.: Psychologie des Lebens im Konzentrationslager Theresienstadt. Wien 1948.

VENZLAFF, U.: Die Entschädigungspflicht von Neurosen im Zivilrecht (eine bemerkenswerte Entscheidung des Bundesgerichtshofes). Nervenarzt **28,** 415 (1957).
— Die psychoreaktiven Störungen nach entschädigungspflichtigen Ereignissen (d. sog. Unfallneurosen). Berlin-Göttingen-Heidelberg 1958.
— Grundsätzliche Betrachtungen über die Begutachtung erlebnisbedingter seelischer Störungen nach rassischer und politischer Verfolgung. Rechtsprechg. z. Wiedergutmachgsr. (Beil. z. N. Jur. Wschr.) **10,** 289 (1959).

VENZLAFF, U.: Grundsätzliche Betrachtungen über die Begutachtung erlebnisbedingter seelischer Störungen nach rassischer und politischer Verfolgung. Wiedergutm. Beil. d. allg. Wochenzeitg. d. Juden in Deutschland. Mai 1960.
— Schizophrenie und Verfolgung. Rechtsprechg. z. Wiedergutmachgsr. (Beil. z. N. Jur. Wschr.) 12, 193 (1961).
— Untersuchungen an ehemaligen norwegischen Konzentrationslagergefangenen. Rechtsprechg. z. Wiedergutmachgsr. (Beil. z. N. Jur. Wschr.) 13, 295 (1962).
Vertrauensärztliche Gutachtertätigkeit im Rahmen des Bundesgesetzes zur Entschädigung für Opfer der nationalsozialistischen Verfolgung, hrsg. v. Bayer. Landesentschädigungsamt. 2. Aufl. München 1960.
VISCHER, A. L.: Die Stacheldrahtkrankheit. Zürich 1918.
WAGNER, W.: Versuche zu einer geisteswissenschaftlich fundierten Psychiatrie. Berlin, Heidelberg 1957.
WANGH, M.: Psychoanalytische Betrachtungen zur Dynamik und Genese des Vorurteils, des Antisemitismus und des Nazismus. Psyche 16, 273 (1962).
WEINBERG, A. A.: Migration and belonging. The Hague 1961.
WEISS, K.: Verschlimmerung und wesentliche Mitverursachung. Rechtsprechg. z. Wiedergutmachgsr. (Beil. z. N. Jur. Wschr.) 12, 343 (1961).
WEITBRECHT, H. J.: Depressive und manische endogene Psychosen. In: Psychiatrie der Gegenwart. Bd. II. Berlin-Göttingen-Heidelberg 1960.
— Endogene phasische Psychosen. Symptombilder und Verläufe. Fortschr. Neurol. Psychiat. 29, 129 (1961).
— Gestaltwandel der psychiatrischen Krankheitsbilder. Med. Klin. 57, 81 (1962).
v. WEIZSÄCKER, V.: Soziale Krankheit und soziale Gesundung. Berlin 1930.
WIESENHÜTTER, E.: Soziologie der Neurosen. In: Hbch. Neurosenlehre, Psychother. Bd. 1. München, Berlin 1959.
WILDE, H.: Sozialpsychologische Erfahrungen aus dem Lagerleben. Zürich, New York 1946.
WILDE, W.: Die Unfallneurose als Problem der Sozialrechtsprechung in der neueren Entwicklung. Fortschr. Neurol. Psychiat. 20, 477 (1952).
WILDEN, H.: Die Entschädigung wegen Schadens an Körper und Gesundheit nach den Vorschriften des Bundesentschädigungsgesetzes (BEG). Nervenarzt 34, 70 (1963).
WILKE, G.: Akute cerebrale Hungerschäden in Kriegsgefangenschaft und ihre neurologischen und psychiatrischen Folgen. In: Psychiatrie d. Gegenwart. Bd. III. Berlin-Göttingen-Heidelberg 1961.
WIND, E. DE: Confrontatie met de dood. Folia psychiat. neerl. 1949. (zit. n. V. E. FRANKL).
WINKLER, G. E.: Probleme der psychiatrischen Begutachtung der Opfer der nationalsozialistischen Verfolgung. Med. Welt 1961, 1226.
WINKLER, W. T.: Krisensituation und Schizophrenie. Nervenarzt 25, 500 (1954).
— Formen existentieller Depressionen und ihre psychotherapeutische Behandlung. Regensburg. Jb. ärztl. Fortbild. 6, 236 (1957).
WITTER, H.: Entschädigungspflicht der Neurose als Problem der Sozialversicherung. Nervenarzt 1956, 505.
— Erlebnisbedingte Schäden Verfolgter. Nervenarzt 33, 509 (1962).
— Zur Beurteilung erlebnisbedingter Verfolgungsschäden. Dtsch. Ärztebl. 61, 187 (1964).
WOLF, S., and S. RIPLEY: Reactions among allied prisoners of war subjected to three years of imprisonment and torture by the Japanese. Amer. J. Psychiat. 104, 180 (1947).
WOLFENSTEIN, M.: „Disaster" Free press of Glencoe: New York 1957.
WOLFF, J.: Das Dritte Reich und seine Vollstrecker. Berlin-Grunewald 1961.
WOLFFHEIM, N.: Kinder aus Konzentrationslagern. Mitteilungen über die Nachwirkungen des KZ-Aufenthaltes auf Kinder und Jugendliche. Prax. Kinderpsychol. 7, 302 (1958).
WYRSCH, J.: Zur Geschichte und Deutung der endogenen Psychosen. Stuttgart 1956.
WYSS, R.: Die schizophrenen Militärpatienten der Waldau 1939—44. Beitrag zur Frage der Bedeutung exogener Einflüsse auf Ausbruch und Verlauf der Schizophrenie. Mschr. Psychiat. 113, 153 (1947).
ZUTT, J.: Das Schizophrenieproblem. Nosologische Hypothesen. Klin. Wschr. 1956 679.
— Über verstehende Anthropologie. Versuch einer anthropologischen Grundlegung der psychiatr. Erfahrung. In: Psychiatrie d. Gegenw. Bd. I. Berlin-Göttingen-Heidelberg 1962.

Namenverzeichnis

Die kursiven Seitenzahlen beziehen sich auf das Literaturverzeichnis

Abel, Th. *374*

Adelsberger, L. 9, 14, *374*

Adler, A. 140, 177, 187, 199, *374*

Adler, H. G. 9, 71, 72, *374*

Alanen, Y. O. 318, *374*

Alexander, F. 152

Allers 216

Althoff, B. 178, 196, 227, 242, *374*

Ammermüller, H., u. H. Wilden 342, *374*

Anochin, P. *374*

Arendt, H. 3, 4, 8, 9, *374*

Bacharach, A. *374*

Baelz, E. 21, *374*

Baeyer, W. v. 23, 25, 30, 85, 86, 94, 103, 104, 106, 150, 155, 168, 178, 188, 189, 193, 196, 200, 202, 209, 220, 222, 224, 256, 263, 280, 282, 300, 303, *374*

— H. Häfner u. K. P. Kisker 154, *374*

Baeyer-Katte, W. v. 2, 3, 6, 9, *374*

Bakis, E. *374*

Balint, M. 190, *374*

Bansi, W. 49, *374*

— u. H. Peters *374*

Baschwitz, K. 5, *375*

Bastiaans, J. 29, 35, 36, 37, 63, 64, 81, 82, 83, 84, 99, 100, 123, 136, 138, 143, 144, 150, 151, 159, 169, 189, 198, 199, 216, 224, 225, 353, 357, *375*

— s. Groen J. *378*

Behrends, M. s. Goldfarb, W. *377*

Benedetti, G., H. Kind u. A. S. Johansson 300, *375*

Benon, R. 157, *375*

Bensheim, H. 91, 92, 101, 103, 105, 106, 136, 150, 151, 159, 168, 169, 188, 189, 200, 209, 222, 224, 225, 248, 249, 251, 261, 262, 280, *375*

Berg, M. 18, *375*

Beringer, K., u. R. Mallison 49, *375*

Berl, F. *375*

Bernstein, F. *375*

Bettelheim, B. 9, 14, 21, *375*

Binswanger, L. 313, *375*

Birkenfeld, G. *375*

Blaha, F. 49, *375*

Blessin, G., H.-G. Ehrig u. H. Wilden 106, 108, 109, 114, 252, 260, 342, 343, *375*

Bleuler, E. 102, 295, *375*

Bleuler, M. 300, 333, *375*

— M. Müller u. G. Schneider 294, *375*

Bloch, H. A. 144, 178, *375*

Bodechtel, G., F. Dubitscher, Hirt, F. Panse u. G. E. Störring 263, 341, *375*

Bondy, C. 9, 14, 15, 98, 368, *375*

Bonhoeffer, K. 21, 25, 84, 85, 293, 301, 304, *375*

Bowlby, J. 226, 232, *375*

Boyce 215

Bräutigam, W. 104, 189, *375*

Brill, N. Q. 48, *375*

Bronisch, F. W. 305, *375*

Brunn, W. 291, 342, *375*

Bürgen, J. W. 3

Bürger-Prinz, H. 20, 44, 46, 51, 105, 300, 304, *375*

Cayrol, J. 9, 151, *376*

Chodoff, P. 151, *376*

Cohen, E. A. 9, 11, 14, 16, 17, 21, 73, 97, 98, 142, 198, *376*

Cremerius, J. 94, 304, *376*

Cruickshank 47, *376*

Dam, H. G. van, u. H. Loos 258, *376*

Dambuyant, M. 142, *376*

Dann, S. s. Freud, A. 81, 101, 141, 143, 151, 168, 177, 178, 192, 227, 229, 232, 233, 242, 248, 265, *377*

Dansauer 265

Davie, M. R. 141, 158, 203, 204, 205, 218, *376*

Decille, H. *376*

Döring, G. K. 368

Dubitscher, F. 46, 94, *376*

— s. Bodechtel, G. 262, 341, *375*

Dührssen, A. 232, *376*

Ebermann, H., u. G. Möllhoff 205, 301, *376*

Ehrig, H.-G. s. Blessin, G. 106, 108, 109, 114, 252, 260, 342, 343, *375*

Eisenstadt, S. N. 60, 66, 146, 150, 158, 203, 204, 205, 216, 218, *376*

Eissler, K. R. 154, 280, *376*

Eitinger, L. 50, 130, 177, 178, 181, 182, 200, 206, 209, 210, 212, 265, 302, 322, *376*

Eitinger, L. s. Strøm, A. 76, 188, 265, *384*
Ekblad, M. 258, *376*
Ellenbogen, R. s. Segelle, P. 77, 99, 188, *383*
Ellis, R. s. Hollingshead, A. B. *378*
Engel, W. 185, 190, 200, 209, 212, 231, 262, *376*
Engens, A. s. Strøm, A. 76, 188, 265, *384*
Engeset 77, *376*
Erikson, H. E. 155, 223, *376*
Evrard, A. 303, *376*
Exner, R. 301, *376*
Ey, H. 313, *376*

Färgeman, P. 217, *376*
Faust, C. 50, *376*
Feder, A. s. Targowla, R. *384*
Federn, E. *376*
Federn, P. 300, *376*
Ferrer, O. 216, *376*
Fichez, L. 188, 195, 200, 214, 261, *376*
— u. A. Klotz *376*
Fitzek, J. M. 368
Flückinger-Müller 24
Foreman, P. B. *376*
Frank, Anne 19, 58, 233, *376*
Frankel, B., u. R. Michaels *377*
Frankl, V. E. 9, 14, 15, 16, 23, 73, 103, 143, 149, 152, *377*
— s. Paul, H. 151, *382*
Freud, A. 196, 226, *377*
— u. S. Dann 81, 101, 141, 143, 151, 168, 177, 178, 192, 227, 229, 232, 233, 242, 265, *377*
Freud, S. 16, 25, 27, 28, 29, 30, 34, 63, 157, 185, 192, 248, *377*
Frick, E., u. H. Häfner 188, *377*
Friedmann, P. 144, 151, *377*
Friedrich, C. J. 2, 3, *377*
Fuchs-Kamp, A. 226, 239, *377*
Fusswerk, J. s. Minkowska, F. *381*

Gaertner, M. L. 57, *377*
Gaupp, R. 215
Gebsattel, V. E. v. 23, 32, 33, 34, 63, 64, 148, 177, 190, 195, *377*
Geiger, Th. 223, *377*
Gerchow, J. *377*
Gilles, A. *377*
Girgensohn, H. 49, *377*
Glass, A. J. 40, 150, 177, 264, *377*
Glaus, A. 226, 239, *377*
Glover, E. 155, *377*
Göbel, J. 89, *377*
Goetz, E. 355, *377*
Goldfarb, W. 226, *377*
— L. Sibulkin, M. Behrends u. H. Jakoda *377*
Gongh, H. G. *377*
Gottschick, J. 44, 297, 298, 301, *377*

Greenson, R. R. 79, 158, 177, *377*
Greve, W., u. H. Ruffin 130, 188, 200, 204, 303, 304, *377*
Grinker, R. R., u. D. P. Spiegel 22, 177, 199, 264, *378*
Groen, J. 73, 198, *378*
— L. van der Horst u. J. Bastiaans *378*
Grønvik, O. s. Strøm, A. 76, 188, 265, *384*
Gruenberger, F. 5, 150, 215, *378*
Grunberger, B. *378*
Grygier, T. *378*
Gsell, O. s. Hottinger, A. *378*
Gütt, A., H. Linden u. F. Massfeller 253, *378*

Haddenbrock, S. 294, *378*
Häfner, H. 202, 300, 313, 314, *378*
— u. K. P. Kisker 261, *378*
— s. Baeyer, W. v. 154, *374*
— s. Frick, E. 188, *377*
Hagenberg, A. *378*
Hallen, O. 32, *378*
Hand, G. 112, 306, *378*
Hartmann, H. *378*
— E. Kris u. R. Loewenstein 155, *378*
Hebenstreit, R. 307, 308, 309, *378*
Heidegger, M. 34
Heintz, P. 55, 68, 69, *378*
Hellpach, W. 282, *378*
Hellweg-Larsen, P. 74, 154, 178, 187, 302, *378*
— H. Hoffmeyer, J. Kieler, E. H. Thaysen, J. H. Thaysen, P. Thygesen u. M. H. Wulff 17, *378*
Henssge, E. *378*
Herberg, H. J. 367, 368, *378*
— u. E. Schilf 46, 200, *378*
Hermann, K. 75, 76, 100, 177, 178, 188, 195, 200, 261, *378*
Hess, W. R. 189
Hess-Thaysen, E., u. J. Hess-Thaysen 48
Hess-Thaysen, J. s. Hess-Thaysen, E. 48
Hild, S. *378*
Hirschmann, J. 265, *378*
Hirt s. Bodechtel, G. 262, 341, *375*
Hoch, P. H. 326, *378*
Hoff, H. 53, 188, 300, *378*
Hoffmeyer u. Wulff 76, 85
Hoffmeyer, H. s. Hellweg-Larsen, P. 17, *378*
Hollingshead, A. B., R. Ellis u. E. Kirby *378*
— u. F. C. Redlich *378*
— s. Redlich, F. C. *382*
Horney, K. 152, *378*
Horst, L. van der, s. Groen, J. *378*
Hottinger, A., O. Gsell, E. Nehlinger, C. Salzmann u. A. Labhart *378*
Huebschmann, H. *378*

Hughes, E. C. *379*
Huk, B. 90, 150, *379*
Hyatt, W. A. *379*

Jacob, W. 95, 152, 154, 340, 309, 344, *379*
Jacobson, E. 143, 144, 158, *379*
Jakoda, H. s. Goldfarb, W. *377*
Janet, P. 33, *379*
Jaspers, K. 181, 322, *379*
Jensch, N. 178, *379*
Johansson, A. S. s. Benedetti, G. 300, *375*
Jones, M., u. J. M. Tanner 123, *379*
— s. Tanner, J. M. 177, *384*
Jores, A. 94, *379*
Jouhy, E. s. Revel, G. *382*
Jung, R. 39, 40, *379*

Kaick, G. van 123, 147, 149, 211, 220, 266, *379*
Kallmann, F. J. 318, *379*
Kardiner, A. 29, 63, 100, 177, 187, 264, *379*
Kautsky, B. 9, 15, 16, 17, 73, 98, *379*
Keilson, H. *379*
Keys, A. u. Mitarb. 47, *379*
Kieler, J. s. Hellweg-Larsen, P. 17, *378*
— s. Thygesen, P. 71, 73, 97, *384*
Kilian, H. 42, 44, *379*
Kind, H. s. Benedetti, G. 300, *375*
Kinkelin, M. 337, 338, *379*
Kinsky 57
Kirby, E. s. Hollingshead, A. B. *378*
Kisker, K. P. 94, 106, 220, 222, 299, 303, 304, *379*
— s. v. Baeyer, W. 154, *374*
— s. Häfner, H. 261, *378*
Kläsi, J., H. W. Maier, B. Manzoni, H. Steck u. J. E. Staehelin 293, *379*
Klages, W. 333, *379*
Klein, H., J. Zellermayer u. J. Shanan 154, 159, 163, 164, 195, *379*
Kleist, K. 22, 297, *379*
Klotz, A. s. Fichez, L. *376*
Kluge, E. 94, 96, 101, 130, 200, 303, 368, *380*
Knoll, E. *380*
Kogon, E. 3, 4, 8, 9, 10, 11, 13, 14, 15, 16, 17, 98, *380*
Kolle, K. 50, 85, 89, 90, 96, 101, 104, 106, 127, 129, 130, 131, 136, 147, 150, 168, 184, 193, 199, 200, 203, 209, 212, 222, 224, 225, 249, 253, 254, 256, 258, 259, 262, 264, 280, 293, 301, 303, 339, 352, *380*
Kornhuber, H. 41, 42, 44, 46, 47, 294, 299, 301, 337, 338, *380*
Kraemer, R. *380*
Kraepelin, E. 51, 297, *380*
Kral, V. A. 9, 14, 71, 96, 97, 98, 159, 198, 215, 265, 291, 302, 329, 344, *380*
Kranz, H. 85, 98, 215, 282, 313, *380*

Kraus, H. *380*
Kretschmer, E. 32, 39, 62, 119, 189, 215, 263, 265, 313, 342, *380*
Kris, E. s. Hartmann, H. 155, *378*
Kröber, E. *380*
Küster, O. 343, 344, 358, *380*
Kulenkampff, C. 293, 299, *380*

Labhart, A. s. Hottinger, A. *378*
Lamy 71, 97
Lang, T. 302, *380*
Langer, D. 35, *380*
Langfeldt, G. 313, *380*
Lehmann, H. E. 304, *380*
Lengyel, 14
Levi, P. 9, 17, *380*
Levinger, L. 92, 93, 94, 96, 101, 105, 194, 200, 209, 265, 349, *380*
Lifton, R. 43, 142, 150, 151, 155, 159, 177, 184, 199, *380*
Linden, H. s. Gütt, A. 253, *378*
Lingens-Reiner, E. 9, 11, 15, 368, *380*
Littner, J. 18, *380*
Llavero, F. 300, *380*
Loewenstein, R. s. Hartmann, H. 155, *378*
Loghen, M. van 98, *380*
Lønnum, A. s. Strøm, A. 76, 188, 265, *384*
Loos, H. s. van Dam, H. G. 258, *376*
Loosli-Usteri, M. *380*

Maier, H. W. s. Kläsi, J. 293, *379*
Mallison, R. s. Beringer, K. 49, *375*
Malzberg, B. 204, *380*
Mans, A. s. Richet, M. 77, *382*
Manzoni, B. s. Klaesi, J. 293, *379*
March, H. 94, 304, *381*
Marker, R. 301, *381*
Massey 39
Massfeller, F. s. Gütt, A. 253, *378*
Massing, P. W. *381*
Matussek, P. 94, 106, 120, 149, 150, 152, 154, 157, 158, 299, 300, 346, 349, *381*
Mayer-Gross, W. 293, 305, *381*
Mende, W. 94, 101, 119, 131, 263, 265, 368, *381*
Menninger 21
Metz, W. 349, *381*
Meyer, J.-E. 21, 24
Meyeringh, H. 50, *381*
Michaels, R. s. Frankel, B. *377*
Michel, M. 74, 85, *381*
Mielke, F. s. Mitscherlich, A. 9, *381*
Mierke, K. *381*
Minkowska, F., u. J. Fusswerk *381*
Minkowski, E. 21, 70, 79, 103, 157, 168, 224, 361, *381*
— s. Revel, G. *382*

Mitscherlich, A. 5, *381*
— u. F. Mielke 9, *381*
Möllhoff, G. s. Ebermann, H. 205, 301, *376*
Mühlbächler, W. 200, *381*
Müller, K. V. *381*
Müller, M. s. Bleuler, M. 294, *375*
Müller, R. *381*
Müller-Hegemann, D. 150, *381*
— u. G. Spitzner *381*
Müller-Suur, H. 263, 342, *381*
Murphy, H. B. M. 51, 52, 53, 66, 204, 215, 303, 322, 338, *381*
Myers, J. K. s. Roberts, B. H. 158, 302, *382*

Najar, A. 178, 196, 227, 242, *381*
Nardini, J. E. 41, 42, 143, 150, 158, 177, 198, *381*
Natho s. Schultz, J. H. 263, *383*
Nehlinger, E. s. Hottinger, A. *378*
Niederland, W. G. *381*
Niremberski, M. 73, 97, 144, 153, 159, 178, 215, 216, 227, *381*

Ødegard, Ø. 204, *382*
Omansen, R. *382*
Oppenheim, H. 23, 34, 62, *382*
Oswik, K. s. Strøm, A. 76, 188, 265, *384*

Panse, F. 21, 22, 23, 27, 32, 62, 152, 177, 262, *382*
— s. Bodechtel, G. 262, 341, *375*
Parin 24, 178, *382*
Park, R. E. 55, 68, *382*
Paul, H. 39, 47, 152, 200, 367, 368, *382*
— u. V. E. Frankl 151, *382*
Paul-Mengelberg, M. 368
Pawlow, I. S. 32
Pedersen, S. 217, *382*
Peters, H. s. Bansi, W. *374*
Petry, F. 50, *382*
Pfister, M. *382*
Pfister-Ammende, M. 51, 52, 54, 55, 67, 141, 149, 151, 338, *382*
Pflanz, M. 25, *382*
Polatin 326
Poliakov, L., u. J. Wulf *382*
Popper, L. *382*
Portnoy, D. S. *382*

Rado, S. 144, 151, *382*
Rawley, C. 154, 157, 203, 216, *382*
Redlich, F. C., u. A. B. Hollingshead *382*
— s. Hollingshead, A. B. *378*
Redshaw, G. M. *382*
Reichmann, E. G. 4, 5, *382*
Reichner, H. 55, *382*
Reitlinger, G. 10, 18, *382*
Reitmüller, G. 3, *382*

Revel, G., E. Minkowski u. E. Jouhy *382*
Rewerts 47
Richet, M., u. A. Mans 77, *382*
Richter, D. 37
Ripley, S. s. Wolf, S. 24, 46, 85, 143, 149, 158, 177, 187, 196, 199, 215, 216, *385*
Roberts, B. H., u. J. K. Myers 158, 302, *382*
Rogan, B. 265, 353
— s. Strøm, A. 76, 188, 265, *384*
Rommelspacher, F. 301, *382*
Rost, J. *382*
Rousset, D. 9, 10, *382*
Rozanski, L. *383*
Rubinowicz, D. 19, 58, 233, *383*
Rümke, H. C. 265, 305, 313, *383*
Ruffin, H. 51, 105, 300, 304, *383*
— s. Greve, W. 130, 188, 200, 204, 303, 304, *377*
Ruppin, A. *383*

Salzmann, C. s. Hottinger, A.
Sartre, J. P. *383*
Schein, H. s. Strassmann, H. D. 149, 214, *384*
Schellworth, W. 265, *383*
Schenck 43, 47
Schettler, G. *383*
Schilf, E. s. Herberg, H. J. 46, 200, *378*
Schmitz, W. 301, *383*
Schneider, G. s. Bleuler, M. 294, *375*
Schneider, K. 197, 292, 293, 295, 296, 298, 301, 310, 313, 333, 338, 340, *383*
Schoenberner, G. *383*
Schrappe, O. 301, 321, *383*
Schulte, W. 50, 51, 84, 184, 200, 299, 300, 301, 304, 322, 338, *383*
Schultz, J. H. 23, *383*
— u. Natho 263, *383*
Schultz-Hencke 234
Segelle, P., u. R. Ellenbogen 77, 99, 188, *383*
Selbach, C., u. H. Selbach 27, 39, 64, *383*
Selbach, H. s. Selbach, C. 27, 39, 64, *383*
Selye, H. 34, 36, 59, 64, 285, *383*
Seraphim, P. H. *383*
Seyffert, H. M. 359, *383*
Shanan, J. s. Klein, H. 154, 159, 163, 164, 195, *379*
Shuval, J. T. *383*
Sibulkin, L. s. Goldfarb, W. *377*
Silbermann, A. 5, *383*
Simmel, E. 144, 151, *383*
Simon, J. 348, *383*
Slater, E. 318, *383*
Sorge-Boehmke, E. *383*
Spechmann, K. *383*
Spengler, F. 348, 350, *383*
Spiegel, D. P. s. Grinker, R. R. 22, 177, 199, 264, *378*

Spillane, J. D. *383*
Spitz, R. 226, 232, *384*
Spitzner, G. s. Müller-Hegemann, D. *381*
Staehelin, J. E. s. Kläsi, J. 293, *379*
Steck, H. s. Kläsi, J. 293, *379*
Stierlin 22
Störring, G. E. s. Bodechtel, G. 262, 341, *375*
Stokvis, B. 70, 98, 302, *384*
Stonequist, B. E. V. *384*
Stransky 297
Strassmann, H. D., M. B. Thaler u. H. Schein 149, 214, *384*
Straus, E. 12, 15, 30, 31, 32, 33, 34, 61, 63, 64, 148, 155, 177, 195, *384*
Strauss, H. 85, 86, 87, 88, 94, 100, 101, 102, 104, 105, 127, 130, 133, 135, 136, 139, 149, 150, 159, 168, 169, 181, 184, 188, 198, 199, 200, 205, 206, 212, 213, 214, 222, 224, 248, 249, 250, 251, 264, 288, 289, 349, 350, *384*
Strøm, A. 130, 261, 353, *384*
— L. Eitinger, O. Grønvik, A. Lønnum, A. Engens, K. Oswik u. B. Rogan 76, 188, 265, *384*
Strømgren 217
Strotzka 53
Strümpel, A. 25, *384*
Symmonds, C. P., u. D. J. Williams *384*
Symonds 177

Tanner, J. M. 37, *384*
— u. M. Jones 177, *384*
— s. Jones, M. 123, *379*
Targowla, R. 77, 78, 79, 99, 100, 122, 157, 178, 184, 188, 195, 214, 261, 361, *384*
— u. A. Feder *384*
Tas, J. 9, 13, 73, 96, 97, 143, 149, 158, 159, 198, 199, 215, 344, *384*
Tellenbach, H. 300, 338, *384*
Thaler, M. B. s. Strassmann, H. D. 149, 214, *384*
Thaysen, E. H. s. Hellweg-Larsen, P. 17, *378*
Thaysen, J. H. s. Hellweg-Larsen, P. 17, *378*
Thygesen, P. 75, 130, 178, 181, 188, 195, 199, 200, 205, 214, 353, *384*
— u. J. Kieler 71, 73, 97, *384*
Thygesen u. Wulff 75
Thygesen, P. s. Hellweg-Larsen, P. 17, *378*
Toynbee 40
Trautmann, E. C. 89, 100, 146, 149, 150, 152, 154, 155, 157, 159, 173, 182, 184, 185, 186, 187, 188, 191, 192, 199, 200, 209, 210, 211, 212, 224, 244, 245, 248, 250, 261, 264, 280, *384*

Trüb, C. L. *384*
Tyhurst 157, 216, *384*

Utitz, E. 9, 14, 16, *384*

Venzlaff, U. 30, 91, 93, 94, 104, 105, 107, 127, 149, 155, 159, 160, 174, 184, 193, 194, 199, 200, 209, 213, 247, 262, 263, 292, 293, 294, 307, 330, 331, 333, 349, 361, 362, 368, *384*
Voelkel 212
Vischer, A. L. 41, 67, *385*

Wagner, W. 300, *385*
Wangh, M. 5, *385*
Weinberg, A. A. 51, 56, 57, 58, 59, 64, 65, 66, 67, 136, 146, 147, 150, 158, 203, 205, 218, 284, 303, 349, *385*
Weiss, K. 111, 309, *385*
Weitbrecht, H. J. 51, 105, 292, 300, 304, 305, 310, 311, 338, *385*
Weizsäcker, V. v. 25, *385*
Wernicke 297, *385*
Wetzel 21
Wiesenhütter, E. *385*
Wilde, H. *385*
Wilde, W. *385*
Wilden, H. 114, *385*
— s. Ammermüller, H. 342, *374*
— s. Blessin, G. 106, 108, 109, 114, 252, 260, 342, 343, *375*
Wilke, G. 47, 49, *385*
Williams, A. H. 24
Wind, E. de *385*
Winkler, G. E. 89, 186, 200, 300, *385*
Winkler, W. T. *385*
Witter, H. 184, 263, 321, 341, 342, *385*
Wolf, S., u. S. Ripley 24, 46, 85, 143, 149, 150, 158, 177, 187, 196, 199, 215, 216, *385*
Wolfenstein, M. 151, *385*
Wolff, J. 18, 37, 38, *385*
Wolffheim, N. 80, 81, 141, 143, 153, 227, *385*
Wulf, J. s. Poliakov, Le. *382*
Wulff, M. H. s. Hellweg-Larsen, P. 17, *378*
Wulff s. Hoffmeyer 76, 85
— s. Thygesen 75
Wyrsch, J. 300, *385*
Wyss, R. 293, *385*

Zeh 305
Zellermayer, J. s. Klein, H. 154, 159, 163, 164, 195, *379*
Zerssen, D. v. 274
Zutt, J. 26, 67, 293, 299, 300, 305, *385*

Sachverzeichnis

Abhängigkeitswünsche 154
Abreaktion, kathartische 184
Abwehrmechanismus 36, 159 f., 184
—, ängstlich-mißtrauischer 161
—, aggressiver 119, 159
—, infantilneurotischer 192
Abwehrverhalten 83
Adäquanz 181, 355, 362
Affektlähmung 210
Agieren, psychopathisches 236
Akkulturation 146, 203
—, Krise 216
—, Schwierigkeiten 284
Altersneurose 314
Alterspsychose 52
Alterung, asynchrone 368
Altersverteilung 121, 135 f.
Amtsgutachter 360 f.
Anästhesie, affektive 21, 70, 80, 98, 103
Anankasmen 89
Angstbereitschaft
—, generalisierte 105
—, permanente 184
Angstneurose 22, 86 f., 135, 279
—, infantilgenetische 191
—, reversible 177 f.
—, traumatische 139 f.
Angstphantasie 186
Angstreaktion 33, 177
Angstsymptomatik 84, 212, 274, 276
—, chronische 92, 182
Angstsyndrom, traumatisches 89, 182, 261
Angstträume 81, 185 f., 209
Angsttrauma 140
Anklägerrolle 158
Anlage 356 f.
Anlageleiden 110, 355 f.
—, wesentliche Mitverursachung 110, 321
Anlagefaktoren 88
Anlaßsituation 183, 213
Annihilierung 86, 209
Anpassung, schöpferische 56
Anpassungslücke 59, 147
Anspruchsniveau, soziales 146
Antisemitismus 5, 11
—, Progrome 5
—, Überich 5
—, Vorurteilsforschung 5

Antragsfrist 114
Apathie 93
Arteriosklerose 79, 368
Arisierung 6
Asthenie 77 f., 79, 135
— der Deportierten 96, 99 f.
Aufenthaltsland 287 f.
Auswanderung, erzwungene 206

Befürchtungen
—, paranoische 144
—, pathologische 139
Begehrungsneurose 86
Begutachtung 85 f., 95
—, erste 117, 118
—, private 116 f.
—, Rolle des Gutachters 119
—, teilnehmende Exploration 117
—, Ergebnisse 352
—, Praxis 342 f.
Belastungsklassifikation 123
Belastungen, familiäre 126 f.
Belastungssituation, extreme 19 f., 60
—, Erdbeben 21
—, Explosionen 21
—, Grubenkatastrophen 21
—, Naturkatastrophen 20
Beweisnotstand 316
Beziehungsstörungen
—, familiäre 175
—, mitmenschliche 166 f.
Brückensymptom 366
Bundesentschädigungsgesetz (BEG) 106
—, Änderungsgesetz 115

Charakterabwehr 209
—, restriktiv-depressive 212
Charakterneurose 193
Charakterpanzerung 212
Charakterstörung 249
Charakterstruktur, abnorme 220
Charakterumprägung
—, ängstlich-depressive 319
Colitis, ulceröse 86
Cyclothymie 90, 96, 128 f., 336 f.
—, Auslösesituation 338

Cyclothymie, Daueranerkennung 336
—, manisch-phasenhafter Verlauf 336
—, Verfolgungszusammenhang 336

Daseinserschütterung 148
Dauerfolgen
—, asozial-kriminelles Verhalten 162 f.
—, diffuse Angst 162 f.
—, Gemeinschaftsflüchtigkeit 162 f.
—, Gesellschaftsflüchtigkeit 162 f.
—, Mißtrauen 162 f.
—, paranoides Verhalten 162 f.
—, Selbstunsicherheit 162 f.
Dauerkonflikt 154
Dauerschäden,
—, erlebnisreaktive Kerngruppe 352
—, seelische 139, 205
—, untendenziöse 85
Depersonalisation 38
—, initiale 143
Depression 82, 93
—, chronisch-reaktive 86, 90, 175, 199 f.,
   213 f., 249 f.
—, endogene 82, 313
—, Entwurzelungsdepression 199
—, existentielle 202, 313
—, neurotische 82, 212
—, reaktive 72, 93, 135
—, Trauersyndrom 199
Diagnose 127 f., 270
Diktatur 2
Diskriminierung 6, 140
Disposition 182, 356
—, frühkindlich geprägte 110
—, individuelle 179, 203
—, irreversible 195
—, psychodynamische 204
—, reversible 195
DP-Lager 58, 60, 94
Dysthymie, endoreaktive 89, 105
Dystonie, vegetative 249 f., 356
Dystrophieschäden 42, 130
—, cerebrale 129

Ehelosigkeit 279
Ehescheidung 279
Eheschließung, vorzeitige 153
Eheschwierigkeiten 279, 283
Eichmannprozeß 185
Eingliederung, soziale 286 f.
Emanzipation, Juden 56
Emigration 86, 284 f.
—, Selbstmord 53
Emotionslähmung 21
Encephalopathie 93
Endlösung 3
Entfremdungsreaktion 90

Entschädigung 1
—, Bescheide 361 f.
—, Beweiserleichterung 108 f., 115
—, Beweislast 111
—, endogene Psychosen 112
—, Erwerbsfähigkeit 109
—, Härteausgleich 115
—, Hausgeld 113 f.
—, Heilverfahren 113 f.
—, Instanzen 116
—, Kapitalentschädigung 113 f.
—, Organe 114, 340, 362
—, psychische Störungen 107
—, rechtliche Grundlagen 106 f.
—, Rente 113 f.
—, Sachverständiger 114
—, Sekuritätsstreben 117
—, Umschulungshilfe 113 f.
—, Verfolgungstatbestand 108
—, Vergleiche 361
—, Versorgung der Hinterbliebenen 113 f.
—, Wahrscheinlichkeit 109
—, wesentliche Mitverursachung 116
Entschädigungsbegutachtung 340 f.
—, Agnostizismus 342
—, Anerkennungsraten 352
—, autistische Entwicklungshemmung 350
—, Begutachtung nach Aktenlage 346
—, emotionaler Stellenwert 345
—, Erwerbsminderung 343
—, Fehlhaltung, depressive, angstneurotische
   und tendenziöse 350
—, gutachtliche Ergebnisse 350
—, Kausalzusammenhang 342
—, Krankheitswert 342
—, rechtspolitische Hintergründe 341
—, Situation des Gutachters 344 f.
—, Symptomanpassung 346
—, unterschiedliche Beurteilung 359
—, Verfolgungshergang 343
—, Wissenschaftlichkeit 341
—, Zuständigkeiten des Gutachters 340
Entscheidungen, rechtliche 361
Entwicklungsabbrüche 222, 262
Entwicklungshemmung 86, 102
—, autistische 135
Entwicklungsphase, kritische 224
Entwurzelung 50 f., 66 f., 146, 213
—, Deportation 51
—, Flucht 51
—, Gemeinschaftszugehörigkeit 57, 65
—, Identität 68
—, Immigration 66
—, Interniertenlager 67
—, Internierungspsychose 52
—, Isolierung 58
—, Lagerneurose 55, 67

Entwurzelung, Migration 56
—, Morbidität für psychische Störungen 66
—, Scheinverwurzelung 54
—, seelische Gesundheit 57
—, spatialer Aspekt 68
—, soziokulturelle Bedingungen 284
—, temporaler Aspekt 68
—, Wanderung 51, 65
—, Wiederverwurzelung 54
Entwurzelungsdepression 86, 105, 201 f., 208
Erlebnisreaktionen, aktuelle 177 f.
Erlebnisrepräsentanz 180
Ersatzbindung 223
Erschöpfung 64, 274, 275, 285
Erschöpfungsdepression 197
Erschöpfungssyndrome 128 f., 178, 196
Erwerbsminderung 111, 113, 269
—, verfolgungsbedingte 115, 351, 353 f.
Euthanasieversuche 126
Exploration, Widerstand 155
Extremerfahrung 194

Familienbindungen 224
Familienstatus 288 f.
Familienverlust 171, 280
Fehlhaltung
—, charakterneurotisch-psychopathische
    128 f.
—, autistisch-depressive 245
—, autistisch-dissoziale 194, 245
—, autistisch-sensitive 245
—, depressive 210
—, dissoziale 146
—, paranoide 215 f., 218
—, phobische 33, 33 f., 86, 189 f.
—, phobisch-angstneurotische 64
Feindseligkeit 215
Fleckfieber 72, 126
—, Encephalitisfolgen 49, 94, 130
Flüchtlinge, Morbiditätsziffern 53
Frühprägung 356
Frühverfolgte 224
Frustrationssituation, extreme 149

Geborgenheitsbedürfnis 247
Geheimorganisationen 3
Geschlechtsrolle 248
Gesetz zur Verhütung erbkranken Nach-
    wuchses 259
Ghetto 18 f.
Gruppenexklusivität 122, 345
Gruppenstabilität 27
Gutachter 352 f.

Haltung, restriktiv-depressive 209
Haßgefühl 157 f.
Heilbehandlung 356 f.

Heimatvertriebene 94
Herkunft, nationale 120, 281
—, Familie 281
Hirntrauma 49, 76, 94
Homöostasis, psychosomatische 35
Homosexualität 42
Hunger 16, 47 f.
—, Gewichtsabnahme 74
   -ödeme 76
—, organische Folgen 84
Hungerdystrophie 47 f., 74, 125 f.
Hypermnesie 184
—, paroxysmale 78, 122, 157
Hysterie 82

Ich-Identität 223
Identifikation, soziale 223
Identitätsfindung 155
Identitätskrisen 155
Indoktrinierung 143
Initiativemangel 285
Internistische Leiden 126
Involutionspsychosen 128 f., 314, 339
Isolierung, soziale 84, 91, 95, 155, 163, 176,
    276, 283, 285

Kannibalismus 42
Kausalzusammenhang 109
—, adäquater 108
—, Wahrscheinlichkeit 115
Kernneurosen 191 f., 227 f.
Kernpsychopathie 193
Kernschizophrenie 324
Kinder und Jugendliche,
—, erlebnisreaktive Syndrome 224 f.
—, Entwicklungsverzögerungen 225
—, extreme Mangelernährung 225
—, Früherfahrung 239
—, Ich-Entwicklung 242
—, Infantilismus 225
—, Kleinkind 232
—, Kleinwuchs 225
—, regressive Fixierung 234
—, Retardierung 225
—, Symbiose 232
—, Über-Ich-Entwicklung 242
—, Unreife des Ich 241
—, Verhaltensstörungen 241
—, Verunsicherung 232
—, Verwahlosungsstruktur 241
—, Wiedereingliederung 242
Klassifikation, diagnostische 127 f., 261 f.
Körperstörung, psychogene 86
Kopfschmerzen 274
Konstitutionsleiden 356
Kontaktstörung 276
—, mitmenschliche 176

Konversionshysterie 82
Konzentrationslager 8 f., 45, 69 f., 71
—, Affektstupor 86
—, Anpassungsweisen 13 f.
—, Apathie 14
—, Asozialität 81
—, Ausleseprozeß 198
—, Bordell 10
—, Einlieferungsschock 71
—, existentieller Strukturverlust 103
—, Gefühlsabstumpfung 76
—, Gruppenbildung 15
—, Häftlingsjustiz 15
—, Häftlingskategorien 10
—, hysterische Reaktion
—, Ich-Lähmung 83
—, initiale Reaktion 14
—, Jugendliche 92
—, Kapo 12
—, Kinder 73, 80 f., 141, 168
—, Konzentrationär 13
—, Krankenrevier 10
—, Krematorium 10
—, kriminelles Verhalten 81
—, Lagerältester 12
—, Massentötung 10
—, medizinische Experimente 9
—, Mißhandlungen 10
—, Mortalität 198
—, Muselmann 17, 41, 71
—, passiver Selbstmord 17
—, Primitivierung des Verhaltens 15
—, Psychose 73, 302 f.
—, Selbstmord 17
—, Selbstmordversuch 72
—, Selbstverwaltung 12
—, Selektion 73
—, Sklavenarbeit 9
—, Sonderaktion 10
—, Syndrom 96, 99 f.
—, Todesmärsche 10
—, Typen 11 f.
Koreakrieg 18
Krankheitswert 111, 364
Krankheitsgewinn, sekundärer 178
Kriegsgefangenschaft 2, 40, 65
—, amerikanische 46
—, chinesische 143, 184
—, deutsche 46
—, Erschießungen 43
—, Filzung 41
—, Gefangenenlager 41
—, Gehirnwäsche 3
—, Gemeinschaftszerfall 3, 43
—, Heimkehr 43
—, Indoktrination 3, 43
—, inhumane 45, 95

—, japanische 38, 45, 46, 76, 85, 143
—, Lagerterror 41
—, Lagerneurose 82
—, Psychose 44
—, russische 96
—, Sowjetunion 41, 46
—, Spätheimkehrer 41, 46, 152
—, Suicide 45
—, Vitalitätsknick 46
—, Zweckreaktion 46
Kriegsneurose 181
Kriegsopferversorgung 342
Kriegspsychiatrie 21
—, Bombardement 21
—, Bombenkrieg 39
—, Dschungelkrieg 39
—, Kampfmüdigkeit 199
—, Kampfreaktion 22
—, Kleingruppen 39
—, Kriegsbelastung 39 f.
—, Kriegsneurosen 65
—, Kurzbehandlung 40
Kulturwechsel 285 f.
KZ-Neurose 261
KZ-Syndrom 181, 261, 353

Latenzzeit 84, 154, 178, 181, 213 f.
Latenzperiode 98, 229, 233
Lehrmeinung 358
Lerndisposition 223, 244
Lernverhalten 248

marginal man 55 f.
Massenmord 3
Merkmalskorrelation 272
Mischlinge, farbige 121, 125
Mißhandlungsfolgen 125
Mitverursachung, wesentliche 111, 180, 198

Nachkriegsanlässe 213
Nachuntersuchung 265 f.
Nationalsozialismus 5 f.
Nazigeist 152
Neurasthenie 82
Neurosen 82, 94, 262, 358, 365
—, Bedeutungsgehalt 63
—, Begehrungsvorstellung 62
—, Darbietungsformen 24
— der Geächteten 91, 261
—, Hysterismus 25
—, Ich-Motiv 63
—, infantilgenetische 185
—, kindliche 180
—, Krankheitsgewinn 63
—, Krankheitswert 25, 28, 33, 62
—, neurastheniforme 99
—, Privatneurose 62

Neurosen, Psychogenie 62
—, rechtliche Beurteilung 365
—, Sinngehalt 103
—, Sinnhorizont 64
—, traumatische 23 f., 32, 62, 82, 86, 262
— der Vernichtung 91, 261
—, Zwang zur Sinnentnahme 64
Normalkonstitution 355

Objektverlust 223

Pavor nocturnus 186
Persönlichkeitsumprägung 120
Persönlichkeitswandel 155, 175, 262
—, asthenischer 197
—, depressiv-ängstlicher 205 f.
—, erlebnisbedingter 91
—, erlebnisreaktiver 160, 177 f., 193 f., 213, 247
Phobien 31, 89, 139 f., 141, 189 f.
—, Infantilgenese 190
—, systematisierte 105
—, traumatische 144, 174
Populärliteratur 184
Prestigeverlust 205
Projektion, paranoide 224
Psychogenie 26
Psychopathien 98, 191 f., 234 f., 249 f.
Psychosen 290 f.
—, Anerkennung, zeitlich begrenzte 337
—, anlagebedingte Leiden in strengem Sinne 306 f.
—, Anlageleiden 305, 339
—, Anlaß 295, 299 f., 340
—, Auslösung 291
—, Bedingungsanalyse 300
—, Belastungssituation 296
—, Bereitschaft 339
—, Beurteilung 291, 305
—, Cyclothymie 310
—, endogene 52, 90, 96, 216
—, Entlastungssituation 337 f.
—, Entwurzelungsbelastung 334
—, Erlebnisthematik 297
—, Haftpsychose 335
—, Kasuistik 314 f.
—, Kernschizophrenie 295
—, Klassifizierung 290
—, Kriegsgefangenschaft 297
—, Lehrmeinung 305
—, Manifestationspenetranz 299
—, manisch-depressive 72
—, Mitverursachung, wesentliche 306, 326
—, Morbiditätsrisiko 292
—, nicht klassifizierbare 128 f.
—, pathogenetische Bindeglieder 324
—, prämorbide Persönlichkeit 292
—, Prodromalerscheinungen 327

—, Psychodynamik 296 f., 339
—, psychoreaktive Mitverursachung 293
—, reaktives Ingangkommen 304
—, richtunggebende Verschlimmerung 308
—, schizophrene Reaktionspsychosen 293
—, Schizophrenien 94, 310, 313
—, soziale Daten 311
—, Spätschizophrenie 333
—, statistische Daten 300 f., 310
—, Strukturanalytik 295
—, symptomatische 97
—, Verfolgungszusammenhang 311, 339
—, Vitalisierung 304
—, Vorbereitungsfeld 296
—, Vorstadien 325
—, Wahrscheinlichkeitsanforderung 308 f.
—, Zusammenhangskriterien 295 f., 326, 340
Psychotherapie 79, 264, 357
—, Heilverfahren 264
—, psychoanalytische 264
—, Rentenneurose 265
—, sekundärer Krankheitsgewinn 264
—, Sofortbehandlung 264
—, Therapiechancen 264

Rachegefühle 161
Randpersönlichkeit 55 f., 68 f.
Reaktion,
—, angstneurotisch-reversible 178
—, hysterische 86, 100 f.
—, paranoide 141, 175
—, paranoische 249 f.
—, paranoisch-sensitive 216 f.
—, schizoide 82
—, singulär-paranoische 140 f., 160, 215
—, wahnähnliche 325
Reaktionsform, Situationsspezifität 178
Reaktionsneigung, frühneurotische 199
Realangst 142
—, pathologisch gesteigerte 185 f.
Realitätskontrolle 144
Rechtsprechung des BGH 112
—, Urteile 361
Rehabilitation 154
—, soziale 152
Reizbarkeit 158, 289
Reiz-Reaktionsmodell 65
Rekonvaleszenzstadium 99
Rentenneurose 82, 94, 95, 100 f.
Rentenwunschreaktion 119 f., 364
Rollenerwartung 146 f.
Rollenunsicherheit 150
Ruhr 126

Schäden,
—, cerebrale 128 f.
—, erlebnisreaktive, Kerngruppen 135
—, —, Verlaufscharakteristik 135 f.

Schizophrenie 52, 72, 82, 90, 96f., 128f., 314, 315f.
—, Anlaßsituation 330
—, Erlebnisdynamik 328
—, paranoide 217
—, Verlaufstyp 330
—, wesentliche Mitverursachung 328
—, zeitlicher Zusammenhang 315
Schlafstörung 186, 274
Schreckhaftigkeit 209
Schreckreaktion 20f., 177
Schuldgefühle 88, 144, 154, 157f., 159, 215, 244
Schußverletzungen 126
Schwindel 274
Sekundärdynamik, pathogene 213
Selektion 215
Selbstkonzept 204
Selbstunsicherheit 276, 279
Simulation 279
Situation
—, soziale 271
—, soziokulturelle 165
Sozialneurose 23
Sozialprestige 146, 204
Sozialrollen, geschlechtsspezifische 244
Sozialstatus 146
Sozialverhalten, Veränderungen 144
Spätschäden 74f.
—, psychische 367
—, psychosomatische 83
Spannungszustand, reaktiver 86
Sprachisolierung 216
Syndrome
—, anankastische 128f.
—, angstneurotische 128f.
—, angstneurotisch-phobische 181f.
—, asthenische 90, 128f., 195f.
—, autistische 128f.
—, chronisch paranoide 320
—, depressive 128f.
—, dissoziale 128f.
—, erlebnisreaktive 128f., 139f.
—, —, Beurteilung 261f.
—, —, Dauer 136f.
—, —, Klassifizierung 261f.
—, —, Therapie 261f.
—, —, Verschlimmerung 196f.
—, hypochondrische 128f.
—, neurasthenische 279
—, phobische 128 f.
—, psychogene, sonstige 128f.
—, psychosomatische 199
—, querulatorische 128f.
—, reaktive, Erwerbsminderung 263
—, sensitiv-paranoide 128f.
—, tendenziöse 128f.

—, vegetative 128 f.
Syndromverschiebung 84
Symptome, vegetative 187f.
—, Dermographismus 188
—, ergotropes Alarmsyndrom 188
—, Fingertremor 188
—, funktionelle Organstörungen 189
—, Hyperhidrosis 188
—, Kopfschmerzen 187
—, paroxysmale Tachykardie 187
—, psychosomatische Erkrankungen 189
—, Schwindel 187
Symptomprägung, infantil-neurotische 179
Symptomprofile 276f.
Symptomstatistik 272f.
Statuskrisen, soziale 218
Sterilisation
—, erzwungene 252f.
—, freiwillige 258
Sterilität 88
Stimmungsschwankungen 279
Störungen, erlebnisreaktive
—, Entschädigungspflichtigkeit 362
—, psychoreaktive 91
Stress 34f., 59, 64
—, Adaptationssyndrom 35
—, Alarm-, Anpassungsphase 35
—, Kreisprozeß 64
—, Reiz-Reaktionsschema 38
Struktur, normopsychische 355

Terror 1f., 20, 68
—, Ächtung 103
—, Annihilierung 86, 103f.
—, Beschimpfung 5
—, Blutschutzgesetz 252
—, Boykott 5, 6
—, Denunziation 6
—, Deportation 8
—, Diskriminierung 5
—, Endlösung 8, 11, 253
—, Entrechtung 103
—, Entwürdigung 103
—, Folterszenen 85
—, Gestapo 6
—, Gleichschaltung 4
—, Meinungsdruck 4
—, Nürnberger Gesetze 7
—, Propaganda 4
—, Pseudogegner 9
—, Schutzhaft 6
—, Selbstmord 40, 85
—, SS 7, 8
—, Verketzerungsdrohung 5
—, Zwangsarbeit 10
Tests, psychologische 119
Trauersyndrom 210f.
Trauma, psychisches 30f., 34, 63, 80

Tuberkulose 126
Typhus abdominalis 126

Überlebenschance 198
Umgebung, sprachfremde 241
Umstrukturierung 85, 104, 155
—, bleibende 46
Unfallneurose 181
Untersuchungsgang 118f

Verfolgung
—, Anlässe 120f.
—, Jugendalter 102, 136
—, Kindesalter 101, 136, 234f.
—, körperliche Schäden 125f.
—, Minderjährige 101
—, objektive Kriterien 122
—, psychopathologische Begleit- und Folge-
    erscheinungen 69f.
— in der Pubertät 101, 239f.
— im Schulalter 239f.
— im Vorschulalter 227f.
Verfolgungsalter 275f.
Verfolgungsängste, persistierende 141, 144
Verfolgungsbelastung 122f.
—, Diffamierung 123f.
—, Diskriminierung 123f.
—, Ghetto 123f.
—, Illegalität 123f.
—, Kristallnacht 7
—, Novemberaktion 7
—, Symptomrelation 278f.
—, Vernichtungslager 123f.
—, Versteck 123f.
—, Zwangsarbeitslager 123f.
Verfolgungserinnerungen 154f.
—, Abspaltung 155
—, Verdrängung 155
Verfolgungsschäden, Häufigkeit 349f.
Verfolgungszusammenhang 354f.
—, Anerkennung 137
—, Verschlimmerung 354
—, Verursachung 354
Verhaltensstörungen
—, hysterisch-demonstrative 282
—, mitmenschliche 171
—, restriktive 215
Verläufe 268
Verlustdepressionen, chronifizierte 210f.
Verpflanzungspsychose 216

Vernichtungslager 3, 92
Versagenszustand 51, 89, 96
—, irreversibler 368
Versagungssituation 368
Versagungstoleranz 368
Verschlimmerung 110f., 355
—, abgrenzbar anhaltende 111
—, richtunggebende 111, 180, 198
—, vorübergehende 111
Versteck 18f.
Verstimmung, chronisch depressive 276
Vertrauensgutachter 360
—, ausländische 360
Verunsicherung 139f., 244
—, bleibende 209
—, traumatische 147f.
Vollzugsstörungen, sexuelle 173
Voralterung 368
Vorkriegsemigranten 206
Vorprägung, frühneurotische 25

Widerstandsbewegung 3, 74
Widerstandskämpfer 82
—, jugoslawische 178
Wiedereingliederung 104
Wiederverwurzelung 209
Wertentwurf, individueller 204
Wohnland 118f.
Wunschphantasien 144, 151f., 215
Wunschreaktion 91

Zigeuner 121, 125, 253
—, Lager 253
Zivilinternierung 95
Zusammenhang
—, kausaler 112
—, psychodynamischer 181
—, zeitlicher 181
Zwangsneurose 98
Zwangssterilisation 91, 125, 252f.
—, Basisentschädigung 259
—, Erwerbsminderung 256f.
—, immaterieller Schaden 260
—, Mischlinge 252
—, psychische Folgeerscheinungen 252f.
—, Rassegesetzgebung 252
—, Rassenschande 252
—, Rechtslage 259
—, Verfolgungszusammenhang 252
—, Zigeuner 252
Zweckreaktion 262, 364

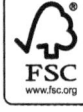